最新 衛生薬学

[第3版]

東京薬科大学名誉教授
別 府 正 敏

東京薬科大学薬学部教授
平 塚 明

編 集

東京薬科大学名誉教授
渡 部 烈

東京薬科大学名誉教授
菊 川 清 見

顧 問

東 京 廣 川 書 店 発 行

第3版のまえがき

薬学の衛生薬学分野は，健康と健全な環境を目指す学問分野です．近年，この分野においては，生活習慣病を防ぐ予防策としての食物の摂取，食の安全としての食品衛生，保健衛生，健康障害をおよぼす毒物異物に大きな関心が寄せられています．また，ヒトの活動によって健康を脅かす因子や環境を破壊する要因が益々増加しており，水環境や大気環境，さらには地球環境の健全化についても大きな関心がもたれています．薬剤師は，これらに関する基本的知識，技能および態度を身につけておくことが要求されます．

本書は薬科大学での衛生薬学分野の教科書として編集されたものであり，薬剤師国家試験の衛生薬学の出題範囲を網羅しています．薬剤師国家試験の出題基準は5年毎に見直されていますが，本書は平成17年3月（第90回）から概ね5年間実施される新出題基準の「衛生薬学」に沿って編集されています．

また，新出題基準の衛生薬学分野は，薬学教育が6年制に移行する平成18年度の入学生から適用される日本薬学会の薬学教育モデル・コアカリキュラムの「健康と環境」の内容と同一になっています．

従って，本書の内容は新出題基準の衛生薬学に準拠しており，モデル・コアカリキュラムの健康と環境にも準拠していることになります．本書の目次は新出題基準にのっとり，参考としてモデル・コアカリキュラムの一般目標と到達目標も付したので参考にしていただきたいと思います．

本分野の特徴は，刻々と内容が変化することであり，生活習慣病の予防，食の安全，新興・再興感染症，内分泌撹乱物質，地球温暖化問題など，社会的な関心が10年前とは大きく変遷しています．本書はこの変遷に対応すべく，科学とそれに関する法制度を併せて網羅し，ストーリーだてて記述しています．学生諸君が本書を熟読すれば，副読本なしで十分な理解ができると信じます．

おわりに，本書を出版するにあたり，貴重な時間を費やしご協力いただきました執筆者各位，さらに廣川書店編集部の方々に深く感謝申し上げます．

平成17年1月

編　　者

目　次

第1編　健　康

本書の到達目標

本書の内容は日本薬学会の薬学教育モデル・コアカリキュラムの大項目【健康と環境】の一般目標および到達目標がすべて含まれている.

第1編　健　康

C11　健　康

一般目標：人とその集団の健康の維持，向上に貢献できるようになるためにに，栄養と健康，現代社会における疾病とその予防に関する基本的知識，技能，態度を修得する.

第1章　食物と健康

(1) 栄養と健康

一般目標：健康維持に必要な栄養を科学的に理解するために，栄養素，代謝，食品の安全性と衛生管理などに関する基本的知識と技能を修得する.

A　栄養素

【栄養素】

到達目標

1. 栄養素（三大栄養素，ビタミン，ミネラル）を列挙し，それぞれの役割について説明できる.
2. 各栄養素の消化，吸収，代謝のプロセスを概説できる.
3. 脂質の体内運搬における血漿リポタンパク質の栄養学的意義を説明できる.
4. 食品中のタンパク質の栄養的な価値（栄養価）を説明できる.
5. エネルギー代謝に関わる基礎代謝量，呼吸商，エネルギー所要量の意味を説明できる.
6. 栄養素の栄養所要量の意義について説明できる.
7. 日本における栄養摂取の現状と問題点について説明できる.
8. 栄養素の過不足による主な疾病を列挙し，説明できる

B　食品の品質と管理

【食品の品質と管理】

到達目標

1. 食品が腐敗する機構について説明できる.
2. 油脂が変敗する機構を説明し，油脂の変質試験を実施できる.（知識，技能）
3. 食品の褐変を引き起こす主な反応とその機構を説明できる.
4. 食品の変質を防ぐ方法（保存法）を説明できる.

6. 代表的な食品添加物を用途別に列挙し，それらの働きを説明できる．
7. 食品添加物の法的規制と問題点について説明できる．
8. 主な食品添加物の試験法を実施できる．（技能）
9. 代表的な保健機能食品を列挙し，その特徴を説明できる．
10. 遺伝子組換え食品の現状を説明し，その問題点について討議する．（知識，態度）

【食中毒】

到達目標

5. 化学物質（残留農薬）による食品汚染の具体例を挙げ，人の健康に及ぼす影響を説明できる．

C　食品汚染による健康障害

【食品の品質と管理】

到達目標

5. 食品成分由来の発癌物質を列挙し，その生成機構を説明できる．

【食中毒】

到達目標

1. 食中毒の種類を列挙し，発生状況を説明できる．
2. 代表的な細菌性，ウイルス性食中毒を列挙し，それぞれの原因となる微生物の性質，症状，原因食品および予防方法について説明できる．
3. 食中毒の原因となる自然毒を列挙し，その原因物質，作用機構，症状の特徴を説明できる．
4. 代表的なマイコトキシンを列挙し，それによる健康障害について概説できる．
5. 化学物質（重金属など）による食品汚染の具体例を挙げ，人の健康に及ぼす影響を説明できる．

第 2 章　社会・集団と健康

(2) 社会・集団と健康

一般目標：社会における集団の健康と疾病の現状およびその影響要因を把握するために，保健統計と疫学に関する基本的知識，技能および態度を修得する．

A　保健統計

【保健統計】

到達目標

1. 集団の健康と疾病の現状を把握する上での人口統計の意義を概説できる．
2. 人口静態と人口動態について説明できる．
3. 国勢調査の目的と意義を説明できる．
4. 死亡に関する様々な指標と定義と意義について説明できる．
5. 人口の将来予測に必要な指標を列挙し，その意義を説明できる．

到達目標

2. 日本における人口の推移と将来予測について説明できる．

3. 高齢化と少子化によりもたらされる問題点を列挙し，討議する．（知識，態度）

B　健康と疾病をめぐる日本の現状

【健康と疾病をめぐる日本の現状】

到達目標

1. 死因別死亡率の変遷について説明できる．

C　疫　学

【疫　学】

到達目標

1. 疾病の予防における疫学の役割を説明できる．
2. 疫学の三要因（病因，環境要因，宿主要因）について説明できる．
3. 疫学の種類（記述疫学，分析疫学など）とその方法について説明できる．
4. 患者・対照研究の方法と概要を説明し，オッズ比を計算できる．（知識，技能）
5. 要因・対照研究（コホート研究）の方法の概要を説明し，相対危険度，寄与危険度を計算できる．（知識，技能）
6. 医薬品の作用・副作用の調査における疫学的手法の有用性を概説できる．
7. 疫学データを解釈する上での注意点を列挙できる．

第3章　疾病の予防

(3) 疾病の予防

一般目標：公衆衛生の向上に貢献するために，感染症，生活習慣病，職業病についての現状とその予防に関する基本的知識，技能，態度を修得する．

A　健康とは

【健康とは】

到達目標

1. 健康と疾病の概念の変遷と，その理由を説明できる．
2. 世界保健機関（WHO）の役割について概説できる．

B　疾病の予防

【疾病の予防とは】

到達目標

1. 疾病の予防について，一次，二次，三次予防という言葉を用いて説明できる．
3. 新生児マススクリーニングの意義について説明し，代表的な検査項目を列挙できる．
4. 疾病の予防における薬剤師の役割について討議する．（態度）

C　感染症の現状とその予防

【感染症の現状とその予防】

到達目標

1. 現代における感染症（日和見感染，院内感染，国際感染症など）の特徴について説明できる．
2. 新興感染症および再興感染症について代表的な例を挙げて説明できる．
3. 一，二，三類感染症および代表的な四，五類感染症を列挙し，分類の根拠を説明できる．
4. 母子感染する疾患を列挙し，その予防対策について説明できる．
5. 性行為感染症を列挙し，その予防対策と治療について説明できる．
6. 予防接種法と結核予防法の定める定期予防接種の種類などを挙げ，接種時期などを説明できる．

【疾病の予防とは】

到達目標

2. 疾病の予防における予防接種の意義について説明できる．

D　生活習慣病とその予防

【生活習慣病とその予防】

到達目標

1. 生活習慣病の種類とその動向について説明できる．
2. 生活習慣病のリスク要因を列挙できる．
3. 食生活と喫煙などの生活習慣と疾病の関わりについて説明できる．

E　職業病とその予防

【職業病とその予防】

到達目標

1. 主な職業病を列挙し，その原因と症状を説明できる，

F　家庭用品の規制

第２編　環　境

C12　環　境

一般目標　人の健康にとってより良い環境の維持と向上に貢献できるようになるために，化学物質の人への影響，および生活習慣病や地球生態系と人の健康との関わりについての基本的知識，技能，態度を修得する．

第４章　化学物質の生体への影響

(1) 化学物質の生体への影響

一般目標：有害な化学物質などの生体への影響を回避できるようになるために，化学物質の毒性など

に関する基本的知識を修得し，これに関連する基本的技能と態度を身につける.

A　化学物質の代謝・代謝的活性化

【化学物質の代謝・代謝的活性化】

到達目標

1. 代表的な有害化学物質の吸収，分布，代謝，排泄の基本的なプロセスについて説明できる.
2. 第一相反応が関わる代謝，代謝的活性化について概説できる.
3. 第二相反応が関わる代謝，代謝的活性化について概説できる.

B　化学物質による発癌

【化学物質による発癌】

到達目標

1. 発癌性物質などの代謝的活性化の機構を列挙し，その反応機構を説明できる.
2. 変異原性試験（Ames 試験など）の原理を説明し，実施できる.（知識，技能）
3. 発癌のイニシエーションとプロモーションについて概説できる.
4. 代表的な癌遺伝子と癌抑制遺伝子を挙げ，それらの異常と癌化との関連を説明できる.

C　化学物質の毒性

【化学物質の毒性】

到達目標

1. 化学物質の毒性を評価するための主な試験法を列挙し，概説できる.
2. 肝臓，腎臓，神経などに特異的に毒性を示す化学物質を列挙できる.
3. 重金属，農薬，PCB，ダイオキシンなどの代表的な有害化学物質の急性毒性，慢性毒性の特徴について説明できる.
4. 重金属や活性酸素による障害を防ぐための生体防御因子について具体例を挙げて説明できる.
5. 毒性試験の結果を評価するのに必要な量-反応関係，閾値，無毒性量（NOAEL）などについて概説できる.
6. 化学物質の安全摂取量（1 日許容摂取量など）について説明できる.
7. 有害化学物質による人体影響を防ぐための法的規制（化審法など）を説明できる.
8. 環境ホルモン（内分泌撹乱化学物質）が人の健康に及ぼす影響を説明し，その予防策を提案する.（態度）

D　化学物質による中毒と処置

E　薬毒物中毒と薬毒物検出法

【化学物質による中毒と処置】

到達目標

1. 代表的な中毒原因物質の解毒処置法を説明できる.
2. 化学物質の中毒量，作用器官，中毒症状，救急処置法，解毒法を検索することができる.（技

能）

第５章　生活環境と健康

(2) 生活環境と健康

一般目標：生態系や生活環境を保全，維持するために，それらに影響を及ぼす自然現象，人為的活動を理解し，環境汚染物質などの成因，人体への影響，汚染防止，汚染除去などに関する基本的知識と技能を修得し，環境の改善に向かって努力する態度を身につける．

A　地球環境と生態系

(1) 化学物質の生体への影響

【電離放射線の生体への影響】

到達目標

1. 人に影響を与える電離放射線の種類を列挙できる．
2. 電離放射線被曝における線量と生体損傷の関係を体外被曝と体内被曝に分けて説明できる．
3. 電離放射線および放射線核種の標的臓器・組織を挙げ，その感受性の差異を説明できる．
4. 電離放射線の生体影響に変化を及ぼす因子（酸素効果など）について説明できる．
5. 電離放射線を防御する方法について概説できる．
6. 電離放射線の医療への応用について概説できる．

【非電離放射線の生体への影響】

到達目標

1. 非電離放射線の種類を列挙できる．
2. 紫外線の種類を列挙し，その特徴と生体に及ぼす影響について説明できる．
3. 赤外線の種類を列挙し，その特徴と生体に及ぼす影響について説明できる

(2) 生活環境と健康

【地球環境と生態系】

到達目標

1. 地球環境の成り立ちについて概説できる．
2. 生態系の構成員を列挙し，その特徴と相互関係を説明できる．
3. 人の健康と環境の関係を人が生態系の一員であることをふまえて討議する．（態度）
4. 地球規模の環境問題の成因，人に与える影響について説明できる．
5. 食物連鎖を介した化学物質の生物濃縮について具体例を挙げて説明できる．
6. 化学物質の環境内動態と人の健康への影響について例を挙げて説明できる．
7. 環境中に存在する主な放射性核種（天然，人工）を挙げ，人の健康への影響について説明できる．

B　廃棄物

【廃棄物】

到達目標

1. 廃棄物の種類を列挙できる.
2. 廃棄物処理の問題点を列挙し，その対策を説明できる.
3. 医療廃棄物を安全に廃棄，処理する（技能，態度）.
4. マニフェスト制度について説明できる.
5. PRTR 法について概説できる.

C　環境保全

【環境保全と法的規制】

到達目標

1. 典型七公害とその現状，および四大公害について説明できる.
2. 環境基本法の理念を説明できる.
3. 大気汚染を防止するための法規制について説明できる.
4. 水質汚濁を防止するための法規制について説明できる.

D　水環境

【水環境】

到達目標

1. 原水の種類を挙げ，特徴を説明できる.
2. 水の浄化法について説明できる.
3. 水の塩素処理の原理と問題点について説明できる.
4. 水道水の水質基準の主な項目を列挙し，測定できる.（知識，技能）
5. 下水処理および排水処理の主な方法について説明できる.
6. 水質汚濁の主な指標を水域ごとに列挙し，その意味を説明できる.
7. DO，BOD，COD を測定できる.（技能）
8. 富栄養化の原因とそれによってもたらされる問題を挙げ，その対策を説明できる.

E　大気環境

【大気環境】

到達目標

1. 空気の成分を説明できる.
2. 主な大気汚染物質を列挙し，その推移と発生源について説明できる.
3. 主な大気汚染物質の濃度を測定し，健康影響について説明できる.（知識，技能）
4. 大気汚染に影響する気象要因（逆転層など）を概説できる.

F　室内環境

【室内環境】

到達目標

1. 室内環境を評価するための代表的な指標を列挙し，測定できる.（知識，技能）

2. 室内環境と健康との関係について説明できる.
3. 室内環境の保全のために配慮すべき事項について説明できる.
4. シックハウス症候群について概説できる.

第I編

健　康

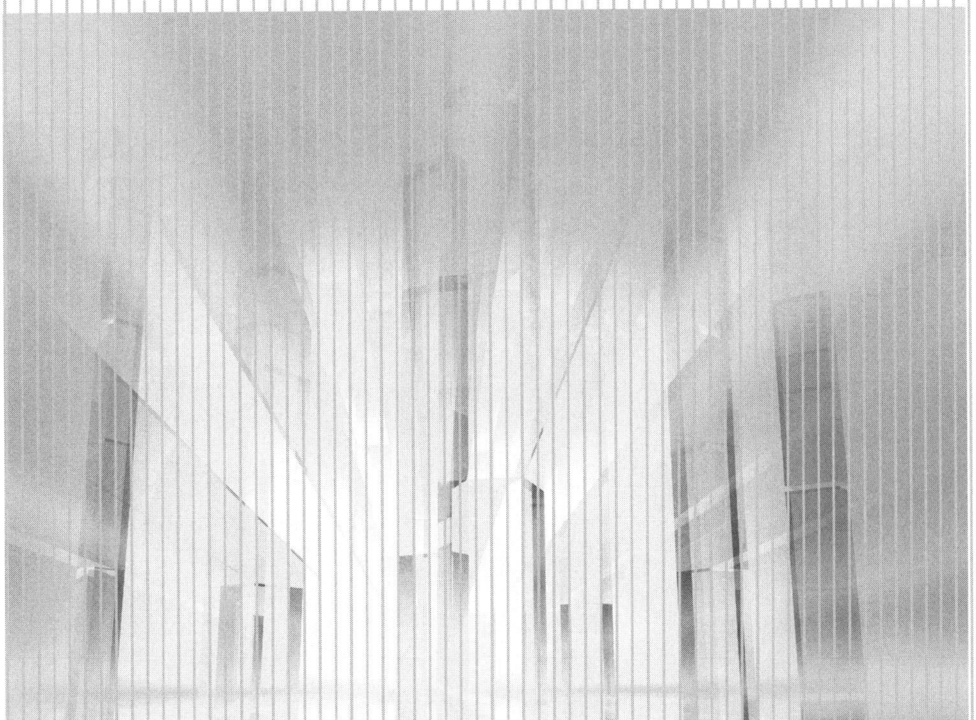

第1章 食物と健康

A 栄養素

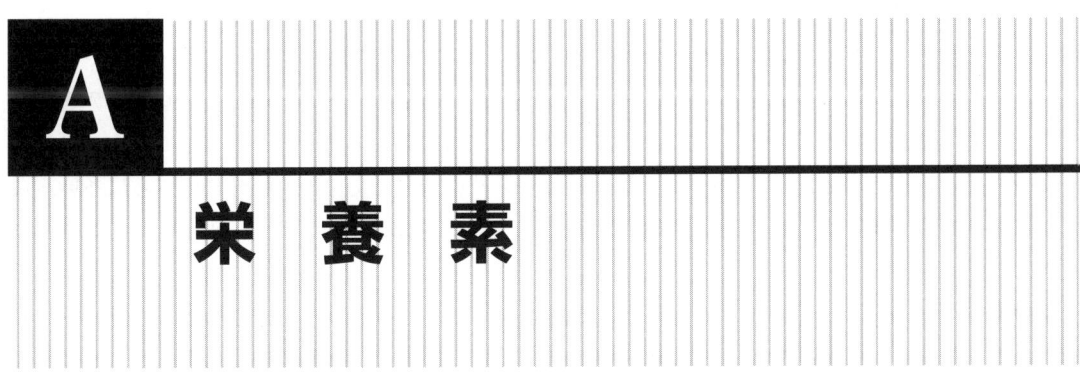

健康を維持するためには栄養素の摂取が必要である．ここでは，5大栄養素の役割，体内での働き，所要量，生活習慣病との関連について述べる．また，食物成分のもつ栄養以外の生理機能についても述べる．

A 1. 栄養素の種類

ヒトが摂取しなければならない糖質，脂質，タンパク質，ビタミン，ミネラルを5大栄養素といい，このうち糖質，脂質，タンパク質を3大栄養素という．3大栄養素は体内で生合成されるものと，生合成されないため食物から必ず摂取しなければならないものがあり，脂質，タンパク質の一部，ビタミン，ミネラルは体内では生合成されない．

1.1 糖質（sugar）

糖質は一般式 $C_m(H_2O)_n$ で表され，炭水化物（carbohydrate）ともいう．糖質の栄養素としての役割は体内に吸収されてエネルギー源として利用されることにある．余剰分は脂肪に変換されて蓄えられる．糖質は体内でも生合成されるので必須性のものはないが，エネルギー源として一定量摂取する必要がある．食物成分として糖質は甘味を呈する．糖質には，エネルギーを産生する栄養価はないが生理機能性をもつものがある．

糖質は主として植物により合成されるが動物にも含まれる．基本的な成分は三つの6炭糖，**グルコース**（glucose：Glc），**ガラクトース**（galactose：Gal），**フルクトース**（fructose：Fru）であり，これらはいずれもD型である．鎖式構造をとるとアルドースのGlcとGalは1位にCHO基，ケトースのFruは2位にCO基をもつので還元性を示す．分子内でヘミアセタール構造をつくり環状構造をつくるとGlc，Galは1位に，Fruは2位にαとβのアノマー（anomer）の異性体をつくる（図A.1）．

オリゴ糖にはGlc（α1)-(β2）Fru構造のショ糖（スクロースsucrose），Gal（β1)-(4）Glc構造の**乳糖**（ラクトースlactose），Glc（α1)-(4）Glc構造の**麦芽糖**（マルトースmaltose）がある．ショ糖は非還元糖，乳糖，麦芽糖は還元糖である．植物性多糖質には**デンプン**（starch）があり，Glcがα1–4で直鎖状に結合した構造の**アミロース**（amylose）とさらにGlcのα1–6結合が加わってできる分枝状構造の**アミロペクチン**（amylopectin）からなる．デンプンは微細構造（β-デンプン）をつくっているため消化酵素では切断されにくいが，水を加えて加熱するとこの構造は壊れてα-デンプンとなり，消化酵素で切断されやすくなる．動物性多糖質には動物がエネルギー源として貯えた**グリコーゲン**（glycogen）があり，アミロペクチンと同様な分枝構造をしているが枝分れはさらに多い．これらのオリゴ糖や多糖は，ヒトの消化酵素で消化されて最終的には単糖になり，吸収されてエネルギーとして利用される．

食物繊維（dietary fiber）はヒトの消化酵素で消化されない食物中の成分の総称であり，体内に吸収されることなく，消化管内で有益な機能を果たしている．主として植物性食品に含まれる．主な成分にGlcがβ1–4結合したセルロース（cellulose），ヘミセルロース，ガム質，ペクチンなどの植物細胞壁または細胞間質の構成成分，イヌリン，マンナンなどの貯蔵性多糖，リグニン（lignin）のよ

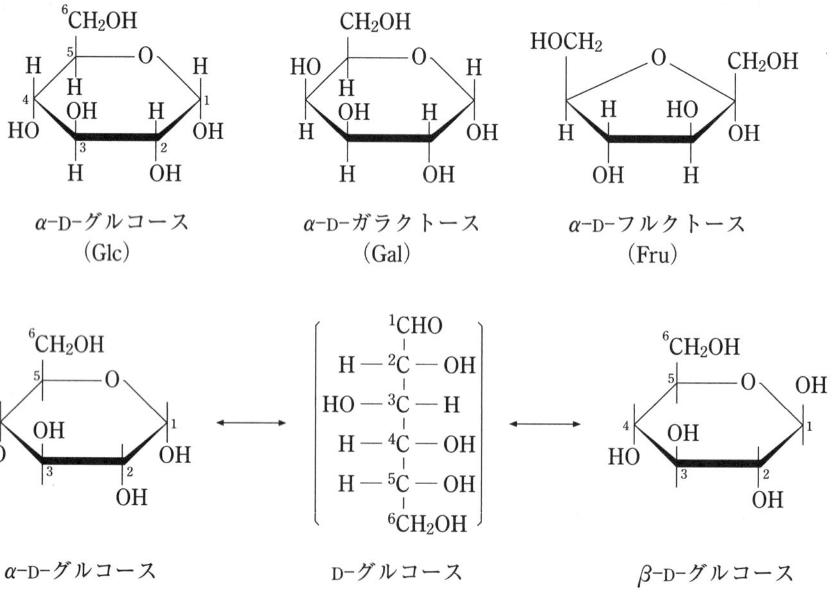

図A.1　主な6炭糖（α D型）とD-グルコースの水中での変化

うな木化細胞壁のフェノール性の植物成分などがある．リグニン以外は多糖類である．セルロース，ヘミセルロース，リグニンは水に溶けず，ガム質，イヌリン，マンナンは水に溶ける．ペクチンには水溶性のものと不溶性のものがある．

食物繊維には次の機能がある．i）整腸作用．水分を吸収し，食物のかさを増して腸管を刺激し便の大腸通過時間を速めるので便秘を防ぐ．ii）大腸癌を防ぐ可能性，iii）コレステロールの吸収阻害による血中コレステロール値の改善．この効果は水溶性食物繊維がゲル化してコレステロールのミセル化を阻害するためであるとされている．iv）食後の糖質の腸管吸収の遅延による血糖値上昇を緩和する作用．水溶性食物繊維が胃で膨張することにより，食物の胃内滞留時間を延長することによると考えられる．

フラクトオリゴ糖やパラチノースで代表される難消化性オリゴ糖は，虫歯にならない抗う蝕作用があるほか，腸内ビフィズス菌の増殖を促す整腸作用の機能がある．腸内細菌によって発酵をうけて短鎖脂肪酸となって吸収されるがカロリーは低い．食物繊維や難消化性オリゴ糖を含む食品が特定保健用食品として認可されている（B 2.3 参照）．

エリスリトール，ソルビトール，キシリトールで代表される**糖アルコール**は低カロリー性の甘味料である．ソルビトール，キシリトールは食品添加物甘味料として指定されている．

1.2　脂質（lipid）

脂質は水に不溶で，有機溶媒に溶けるものを総称するが，化学構造的には加水分解によって脂肪酸（fatty acid）を生じるものをさす．脂質の中で栄養素として重要なものは脂肪酸とグリセロールとのエステルからなる**トリアシルグリセロール**（triacylglycerol）構造をした油脂（oil）や脂肪（fat）であり（図 A.2），植物の種子や動物の皮下組織などに多量に含まれる．食物中の油脂や脂肪は食材の旨味を引き出す役目を果たしている．摂取された油脂中の脂肪酸はエネルギー源として使われるほか，体の構成成分として利用され，また様々な生理活性を発現する成分に変換されて機能する．余剰分は脂肪として蓄積される．脂肪酸は体内で生合成されるものと，生合成されないため食物から摂取しなければならない必須脂肪酸とがある．

別の種類の脂質として**コレステロール**（cholesterol）および**コレステリルエステル**（cholesterylester）

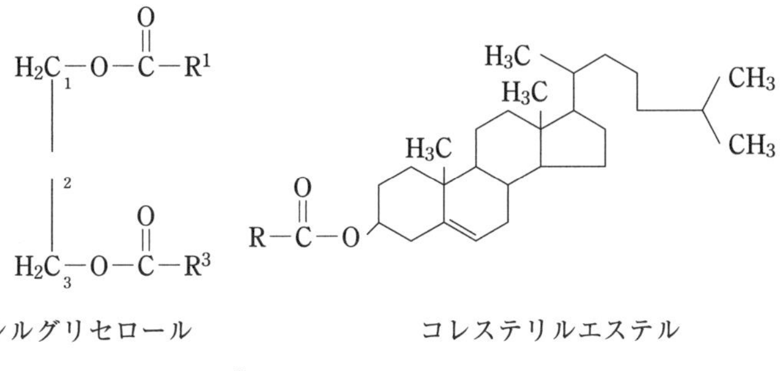

図 A.2　トリアシルグリセロールとコレステリルエステル

（脂肪酸エステル）（図A.2）があり，動物性食品に含まれている．ヒトは肝臓でアセチルCoAを用いて1.5～2 g/day程度生合成しており，食物からも0.3 g/day程度摂取している．コレステロールはエネルギー源にはならないが，細胞膜の成分となるほか，胆汁酸（bile acid），性ホルモンなどの生合成に必要である．しかし，過剰のコレステロールは動脈硬化性疾患などを誘発するおそれがある．

食物に含まれる代表的な炭素数16以上の長鎖脂肪酸は，**飽和脂肪酸**，**一価不飽和脂肪酸**（MUFA），**多価不飽和脂肪酸**（PUFA）に分けられ，PUFAは栄養学的にさらに**n-6系列**および**n-3系列**の脂肪酸に分けられる（図A.3）．脂肪酸の種類は食物や油脂によって異なり，畜肉，乳製品の大部分の脂肪酸は飽和およびMUFAであり，少量のn-6系列PUFAも含まれる．植物油脂の脂肪酸の大部分はMUFAおよびn-6系列PUFAである．魚類の脂肪酸は大部分がn-3系列PUFAである（図A.4）．

脂肪酸の生合成は植物と動物では基本的に異なる．動植物ともにアセチルCoAを材料にしてカルボキシル基側へ向かって炭素鎖2個ずつの鎖長延長を行い，ステアリン酸を生成し，9位に二重結合を1個導入して**オレイン酸**をつくる．植物はこの位置からメチル基側にさらに不飽和化を行って，n-6系列の**リノール酸**，n-3系列の***α*-リノレン酸**をつくるが，動物ではこの不飽和化はできない（図A.5）．動物がつくることができないリノール酸と*α*-リノレン酸を**必須脂肪酸**（essential fatty acid）と

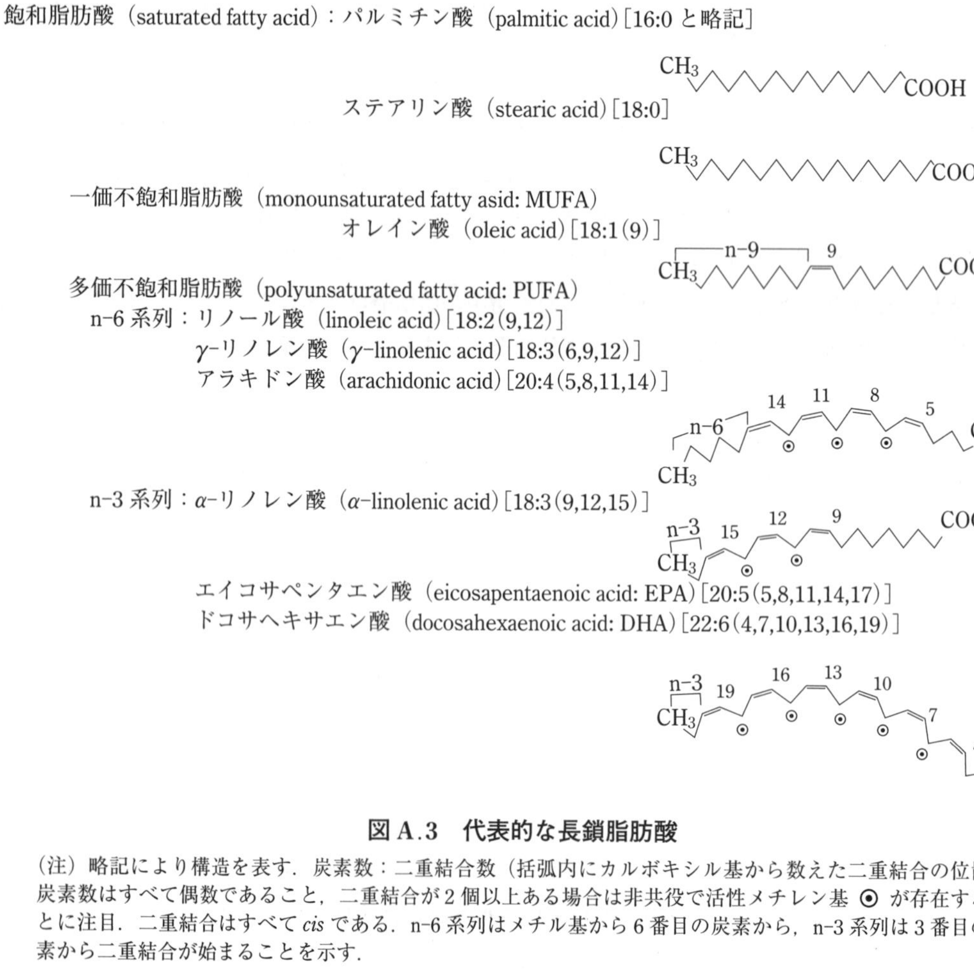

図A.3　代表的な長鎖脂肪酸

（注）略記により構造を表す．炭素数：二重結合数（括弧内にカルボキシル基から数えた二重結合の位置．炭素数はすべて偶数であること，二重結合が2個以上ある場合は非共役で活性メチレン基 ⊙ が存在することに注目．二重結合はすべて*cis*である．n-6系列はメチル基から6番目の炭素から，n-3系列は3番目の炭素から二重結合が始まることを示す．

いう．動物では，これらの脂肪酸を利用して，カルボキシル基のほうに不飽和化と炭素鎖延長を行い，n-6系列のリノール酸から同系列の**γ-リノレン酸**，**アラキドン酸**をつくり，n-3系列のα-リノレン酸から同系列の**エイコサペンタエン酸**（EPA），**ドコサヘキサエン酸**（DHA）をつくる．

実験動物では必須脂肪酸のリノール酸が欠乏すると，成長抑制，皮膚病変などの異常が欠乏症として現れる．n-6系列およびn-3系列のPUFAは，他の脂肪酸と同様にエネルギー源として用いられるが，細胞膜を構成したり，独特の生理作用成分をつくる．n-6系列のアラキドン酸は**プロスタグランジン**（prostaglandin）：血管拡張をする PGE_2，血小板凝集阻害作用をもつ PGI_2，血小板凝集を起こす TXA_2 や**ロイコトリエン**（leucotriene）をつくり生体の恒常性を保つ働きをしている（図A.5）．しかし，リノール酸の摂取量が多すぎると TXA_2 の作用が亢進して，心筋梗塞や血栓症などの疾患に陥りやすいことが指摘されている．一方，n-3系列のPUFAはn-6系列PUFAの代謝を制御してn-6系列PUFAの作用の亢進に歯止めをかける役目をもつ．n-3系列PUFAには，実験動物では学習能の向上作用，またヒトでは敵意性低下作用があるといわれている．

総脂肪の好ましい摂取量は20〜25エネルギー％とされており，これ以上増えるとホルモンのアンバランスをきたし，乳癌や大腸癌が増加することが指摘されている．一方，n-6系列とn-3系列のPUFAは3エネルギー％程度は摂取することが必要とされるが，n-6系列とn-3系列は機能が異なるため，これらの脂肪酸は過不足のない摂取量が大切とされる．n-6/n-3の摂取量比は4程度が適正で

A

飽和脂肪酸と一価不飽和脂肪酸
　畜肉，卵，乳製品
n-6系多価不飽和脂肪酸
　リノール酸：植物油（べにばな油，ダイズ油，コーン油，綿実油）
　リノール酸とアラキドン酸：畜肉，乳製品
n-3系多価不飽和脂肪酸
　α-リノレン酸：植物油（しそ実油）
　EPA，DHA：魚肉，魚油

B

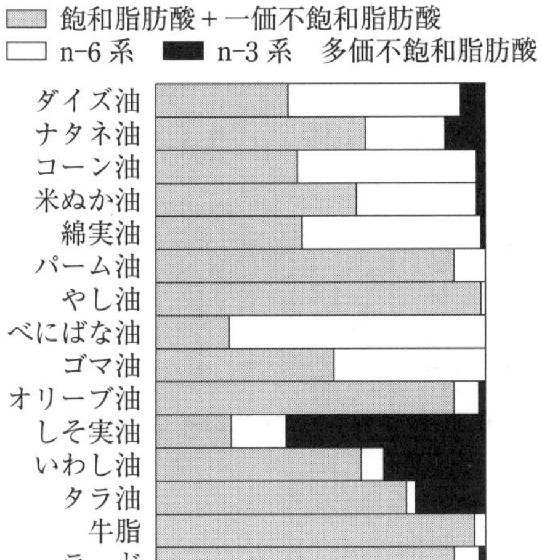

図A.4　食物（A）および油脂（B）の脂肪酸

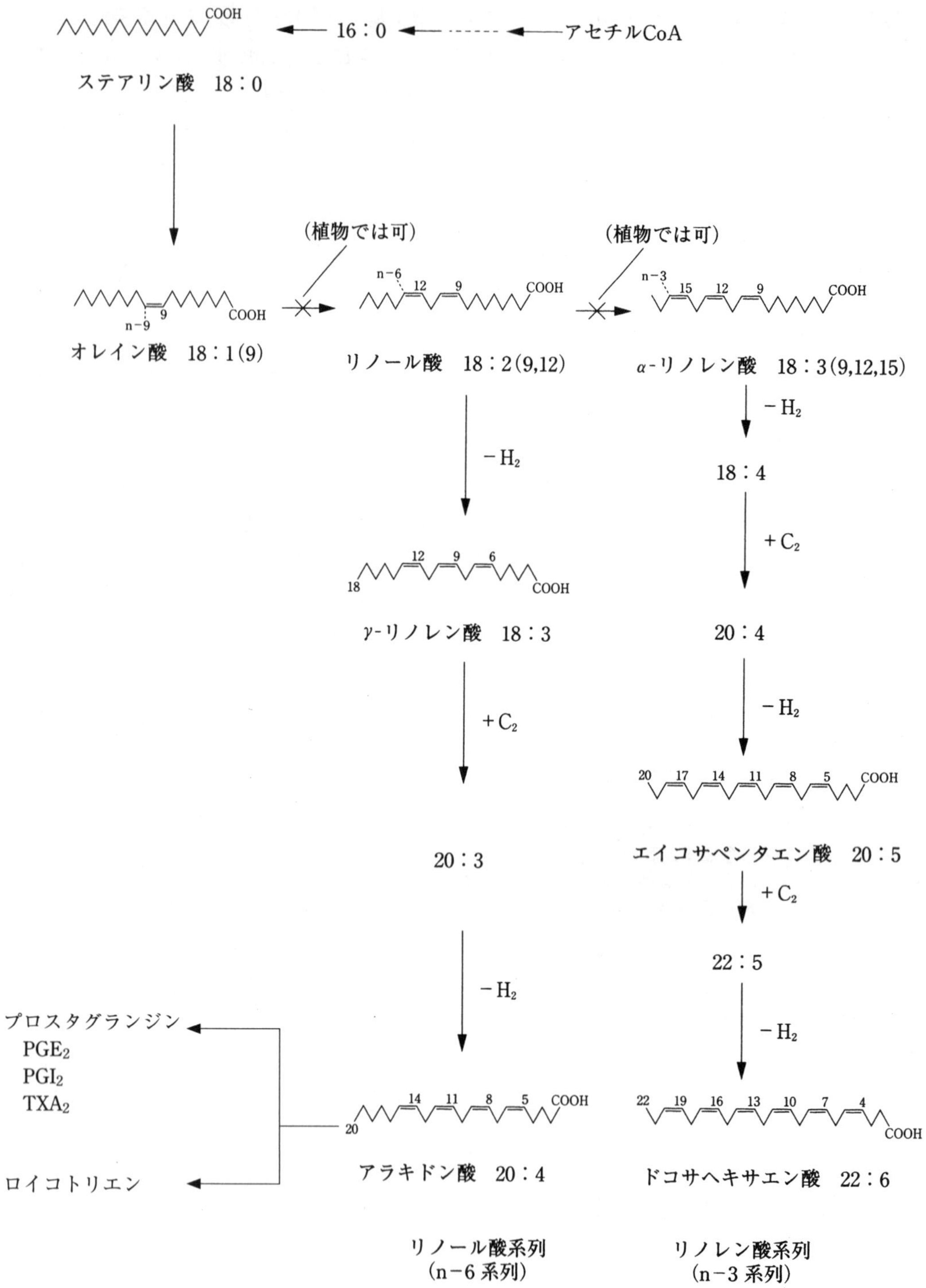

図 A.5　動物における脂肪酸とプロスタグランジン，ロイコトリエンの合成

あろうとされているが，この値は高すぎ，2 程度がよいとの指摘もある．

新しい生理機能をもつ脂肪酸として**共役リノール酸**（conjugated linoleic acid，CLA）が注目されている．リノール酸の二つの二重結合は共役していないが，共役した二重結合をもつリノール酸（9-*cis*, 11-*trans* と 10-*trans*, 12-*cis*）のことで，制癌作用，免疫調節作用，体脂肪調節作用など他の脂肪酸にはない機能があるとされている．

1.3　タンパク質（protein）

タンパク質はアミノ酸（amino acid）がペプチド（peptide）結合で繋がった構造をもつものを指す．窒素含量が多いので，食物中のタンパク質の量は窒素量で表すことが可能で，

$$\text{タンパク質量} = \text{窒素量} \times 6.25 \ (\text{窒素係数})$$

で計算できる．タンパク質中のアミノ酸は 23 種存在し，いずれも α-アミノ酸であり L 型である（表 A.1）．タンパク質の栄養素としての役割はアミノ酸を供給し体をつくることである．体のタンパク質は常に分解されて尿素として排泄され（**不可避的窒素損失**），また新たに合成されているため，成人でもその損失分を食事から補給しなければならない．不可避的窒素損失量を補うためには成人で 50～60 g/day のタンパク質の摂取が必要とされる．タンパク質は鳥獣肉類，魚介類，卵，乳，豆類などに豊富に含まれるが，穀類も重要なタンパク質供給源である．摂取されたタンパク質は消化されてアミノ酸として吸収され，体のなかでタンパク質や含窒素化合物の原料として使われる．アミノ酸はエネルギー源としても利用されうるが，糖質や脂質が十分摂取されているときはエネルギー源としての利用量は少ない．過剰に摂取されたタンパク質は脂肪に変換されて貯えられる．

アミノ酸には体内で十分生合成できるものがあるが，生合成できないか，できても十分な量を合成できず食物から摂取しなければならないものがあり，これを**必須アミノ酸**（essential amino acid）という，**イソロイシン**（Ile），**ロイシン**（Leu），**リシン**（Lys），**メチオニン**（Met），**フェニルアラニン**（Phe），**トレオニン**（Thr），**トリプトファン**（Trp），**バリン**（Val）および**ヒスチジン**（His）の 9 種が必須アミノ酸とされている．ヒト体内で他の栄養素から生合成できるアミノ酸はグルタミン酸（Glu），グルタミン（Gln），プロリン（Pro），アスパラギン酸（Asp），アスパラギン（Asn），アラニン（Ala），グリシン（Gly），セリン（Ser），アルギニン（Arg）の 9 種であり，これらは食物から補給する必要がない（非必須アミノ酸）．これらの多くは糖質の中間代謝物である α-ケト酸からアミノ基転移反応によって生成されるが，対応する α-ケト酸が存在しないアミノ酸はこの反応によっては生成しない．チロシン（Tyr），システイン（Cys）はそれぞれ必須アミノ酸であるフェニルアラニン，メチオニンからのみ生合成されるので，準必須ともいうべきアミノ酸である．必須アミノ酸のなかで，構造的に分岐鎖をもつイソロイシン，ロイシンは**分岐鎖アミノ酸**（branched chain amino acid；BCAA）と呼ばれ，情報伝達を活性化して筋肉タンパク質の生合成を促進する機能があるとされ，これらを含むアミノ酸飲料が販売されている．

タンパク質の栄養価は二つの方法によって評価される．一つは実験動物を用いて算出する**生物価**（biological value）で，タンパク質の質的評価の指標として用いられる．生物価は次式で表される．

$$\text{生物価} = (\text{体内保留窒素量}/\text{吸収窒素量}) \times 100$$

表 A.1　α-アミノ酸

$$R-\underset{\displaystyle NH_2}{\underset{|}{CH}}-COOH$$

分類	略称（略号）	R	（注）
中性アミノ酸	グリシン（Gly）	H–	
	アラニン（Ala）	CH_3–	
	バリン（Val）	CH_3–CH– │ CH_3	
	ロイシン（Leu）	CH_3–CH–CH_2– │ CH_3	必須アミノ酸
	イソロイシン（Ile）	CH_3–CH_2–CH– │ CH_3	
ヒドロキシアミノ酸	セリン（Ser）	HO–CH_2–	
	トレオニン（Thr）	CH_3–CH– │ OH	必須アミノ酸
含硫アミノ酸	システイン（Cys）	HS–CH_2–	
	シスチン（Cys│Cys）	S–CH_2– │ S–CH_2–	ポリペプチド生成後，システインどうしが結合したもの
	メチオニン（Met）	CH_3–S–CH_2–CH_2–	必須アミノ酸
芳香族アミノ酸	フェニルアラニン（Phe）	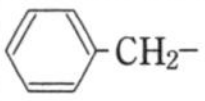	必須アミノ酸
	チロシン（Tyr）	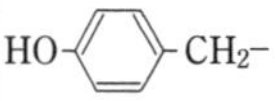	
	トリプトファン（Trp）	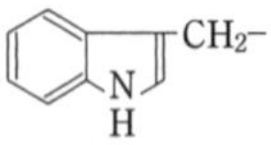	必須アミノ酸
イミノ酸	プロリン（Pro）	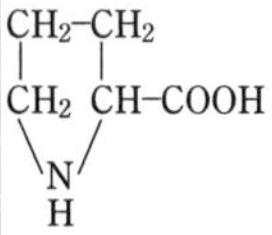	
	ヒドロキシプロリン（Hyp）	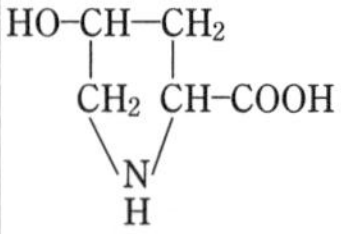	
酸性アミノ酸とそのアミド	アスパラギン酸（Asp）	HOOC–CH_2–	
	アスパラギン（Asn）	H_2NOC–CH_2–	中性
	グルタミン酸（Glu）	HOOC–CH_2–CH_2–	
	グルタミン（Gln）	H_2NOC–CH_2–CH_2–	中性
塩基性アミノ酸	ヒスチジン（His）	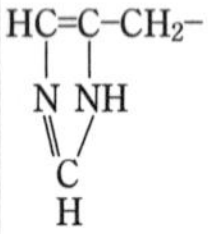	必須アミノ酸
	アルギニン（Arg）	H_2N–C–NH–CH_2–CH_2–CH_2– ‖ NH	
	リシン（Lys）	H_2N–CH_2–CH_2–CH_2–CH_2–	必須アミノ酸
	ヒドロキシリシン（Hyl）	H_2N–CH_2–CH–CH_2–CH_2– │ OH	

タンパク質の栄養価は吸収されたアミノ酸がいかに効率的に利用されるかで決まる．吸収窒素量とは，食べた食物中の窒素量から，糞便中に排泄された分を差し引いたもので，体内保留窒素量とは，吸収窒素量から尿中の窒素量を差し引いたものである．生物価が高い値を示すほど，吸収された窒素が効率よく利用されたことになる．主要食品の生物価を表 A.2 に示す．動物性タンパク質のほうが植物性タンパク質よりも高い値を示している．

もう一つの評価法は化学的方法によるものである．生物価が多大の時間と経費を要することから，現在では，化学的方法による**アミノ酸スコアー**（amino acid score）が用いられている．体内に吸収されたアミノ酸の大部分はタンパク質合成に使われるが，必須アミノ酸が1種類でも不足していればそ

表 A.2　主要食品のタンパク質の生物価

動物性タンパク質		植物性タンパク質	
牛肉	78	米	86
牛乳	93	小麦粉	52
卵	94	大豆	41
豚肉	74	ジャガイモ	69

表 A.3　アミノ酸評点パターン

ア　ミ　ノ　酸	アミノ酸評点パターン（窒素 1 g 中の mg 数）	
	FAO/WHO（1973 年）	FAO/WHO（1989 年）（2 歳以上の児童～成人用）
イソロイシン	250	180
ロイシン	440	410
リシン	340	360
メチオニン＋シスチン	220	160
フェニルアラニン＋チロシン	380	390
トレオニン	250	210
トリプトファン	60	70
バリン	310	220
ヒスチジン	—	120

のアミノ酸の量以上にはタンパク質は合成できないので，他のアミノ酸の過剰分は利用されないまま脂肪に変換されるかエネルギーに換えられてしまう．したがって，必須アミノ酸をバランスよく含有するタンパク質がアミノ酸の生体内利用において無駄がなく，良質のタンパク質であるといえる．人体にとって理想的な組成で必須アミノ酸を含有するタンパク質を想定し，それと実際の食品中のタンパク質のアミノ酸組成を比較して，不足しているアミノ酸があればその不足量を点数化する方法が採られている．理想タンパク質としては，かつては鶏卵やヒト乳に含まれるタンパク質が適用され，その必須アミノ酸パターンが標準とされていたが，1973 年に FAO/WHO で改訂され，アミノ酸評点パターンが示され，1989 年には，2 歳以上の児童，成人の区分は統合された（表 A.3）．いずれのパターンでもメチオニンとフェニルアラニンが非必須アミノ酸であるシスチンとチロシンとの合計値で示されているが，これはシスチンやチロシンがあればその前駆体であるメチオニンとフェニルアラニンは少なくてすむからである．

これらのアミノ酸評点パターンに照らして最も不足しているアミノ酸を**制限アミノ酸**（limitting amino acid）といい，このアミノ酸量がタンパク質の栄養価を決定する．アミノ酸スコアーは次式により算出される．

$$\text{アミノ酸スコアー} = (a/b) \times 100$$

a：試験食品中の制限アミノ酸量（mg/Ng）

b：アミノ酸評点パターン中の上記制限アミノ酸に相当するアミノ酸量（mg/Ng）

表A.4　各種食品タンパク質のアミノ酸スコアー

動物性食品	アミノ酸スコアー	植物性食品	アミノ酸スコアー
牛　肉	97（バリン）	米	65（リシン）
鶏　肉	100	食パン	44（リシン）
鶏　卵	100	サツマイモ	88（リシン）
牛　乳	100	トウモロコシ	74（リシン）
魚（アジ）	100	豆腐	82（含硫アミノ酸）
貝（アサリ）	81（バリン）	中華めん	38（リシン）

（　）内は制限アミノ酸

表A.4に示すように，動物性タンパク質のアミノ酸スコアーは100に近く，植物性タンパク質のアミノ酸スコアーはリシンなどが不足しているため低い．アミノ酸スコアーで採点しても生物価と同様に動物性タンパク質は植物性タンパク質よりも栄養価が高いが，動物性タンパク質ばかり摂取すると動物性脂肪の摂取量も増えるので好ましくない．両者をほぼ1：1の割合で摂取するのがよいとされている．また，制限アミノ酸が互いに異なる植物性タンパク質を組み合わせて摂取すると不足分を互いに補い合って十分な栄養価が得られることがある．

1.4　ビタミン（vitamin）

ビタミンは体内では生合成されず，食物から摂取しないと特徴的な**欠乏症**をきたす栄養素である．微量で体内の栄養素の代謝を触媒する有機化合物と定義される．発見の当初，生命に不可欠な（vital）アミン（amine）ということから vitamin と呼ばれるようになった．その多くは補酵素（coenzyme）として，あるいは体内で補酵素となってタンパク質からなるアポ酵素（apoenzyme）と結合して酵素（enzyme）となり機能する．

ヒトで推奨量や目安量が算定されているビタミンは13種類あり，脂溶性ビタミンと水溶性ビタミンに分類されている．脂溶性ビタミンはビタミンA，D，E，K（図A.6），水溶性ビタミンはビタミンB_1，B_2，B_6，B_{12}，ニコチン酸，パントテン酸，ビオチン，葉酸，ビタミンC（図A.7）である．ビタミンの前駆体で，体内に入ってからビタミンに変化するものをプロビタミンといい，カロテノイド（プロビタミンA），プロビタミンDがある（図A.6）．

ビタミンは食物から摂取する必要があるが，ビタミンによっては，腸内細菌により生合成され（7種），ヒト体内に取り込まれて必要量が確保されているものもある．また，少量ではあるがヒト体内で生合成されるもの（ニコチン酸）もある．ビタミンが欠乏する原因としては，食物中の含量が少ない場合，食物の調理熱で破壊される場合，胃腸の吸収力が低下している場合，抗生物質の長期服用により腸内細菌が死滅し，細菌によるビタミンの供給が低下した場合，食物中のビタミン分解酵素やビタミン拮抗剤によってビタミンの分解や吸収阻害が起こった場合，などがある．

脂溶性ビタミンのA，D，E，Kおよびカロテノイドは，小腸で胆汁酸や脂肪酸の混合ミセルに溶け込んで吸収されるので，食品中の脂肪含量がこれらビタミン類の吸収に影響を及ぼすことがある．水溶性ビタミンの多くはトランスポーターを介して能動的に腸管から吸収されると考えられている．しかし，一般に水溶性ビタミンは脂溶性ビタミンに比べて吸収が悪い．

脂溶性ビタミンは吸収後，皮膚や臓器の脂肪組織に蓄積しやすいので過剰摂取により**過剰症**を起こ

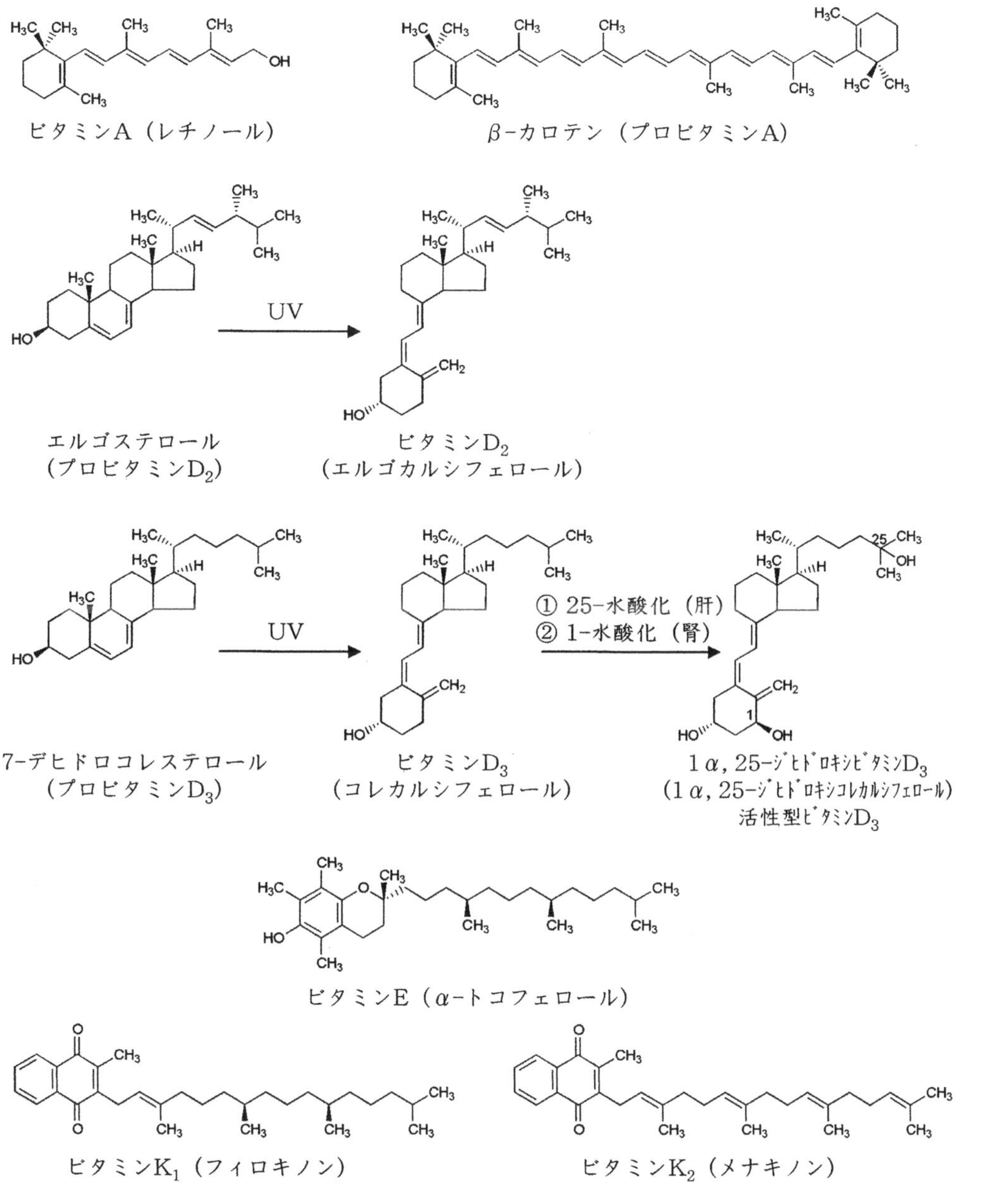

図A.6　脂溶性ビタミンとプロビタミン

すことがある．水溶性ビタミンは尿中へ排出されやすく，過剰に摂取しても直ちに排出されるので過剰症を起こしにくい．

ヒトで所要量が算定されているビタミン13種のうち，脂溶性ビタミンのすべて（A，D，E，K）および水溶性ビタミンの一部（ナイアシン，B_6，葉酸）には，許容上限摂取量が決められている．

a）ビタミンA（vitamin A）

性状と供給源：通常**レチノール**（retinol）のことを指すが（図A.6），広義には15位のCH_2OH基が酸化されてCHO基となった**レチナール**（retinal），COOH基となった**レチノイン酸**（retinoic acid）

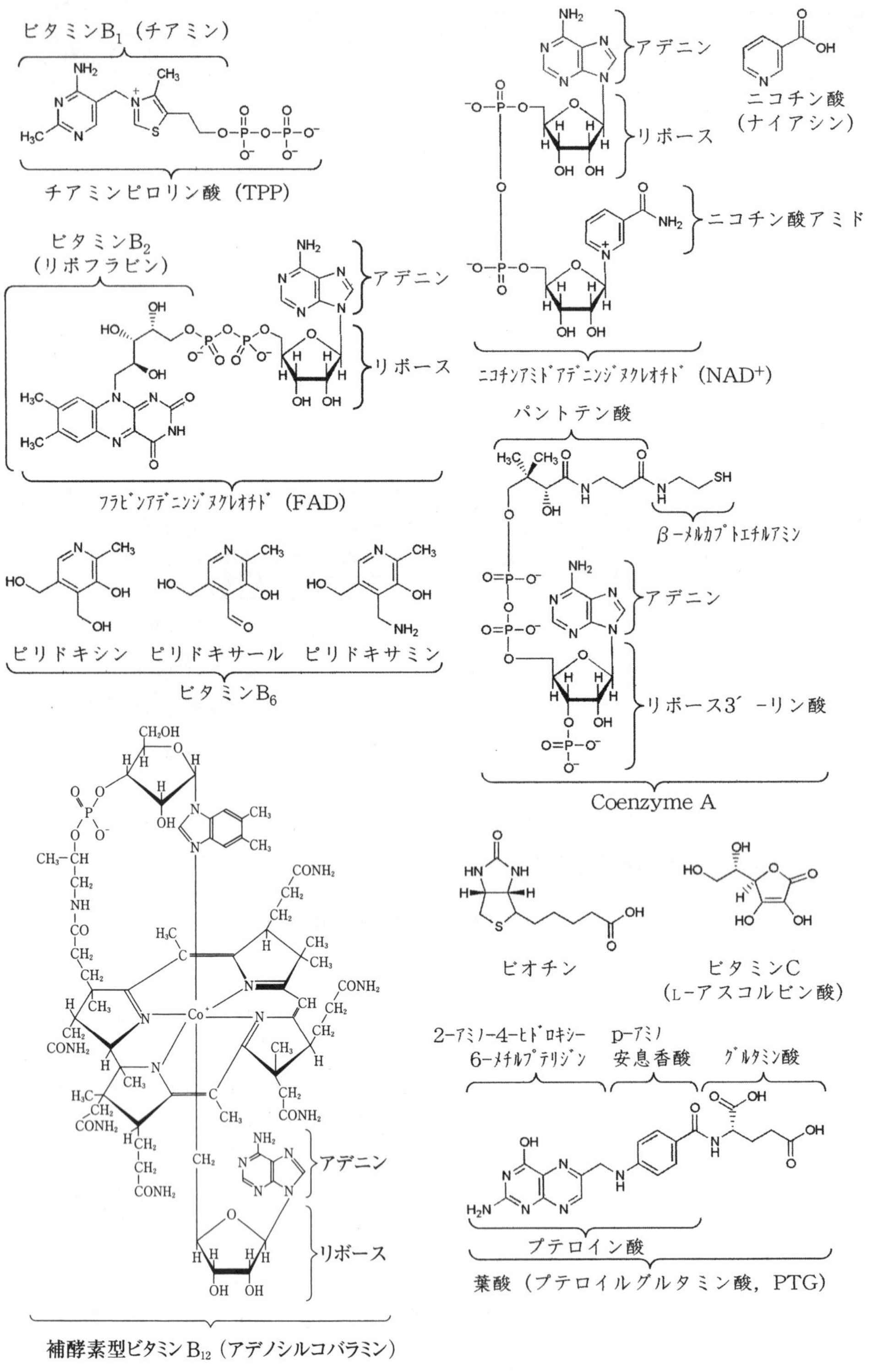

図 A.7　水溶性ビタミンとその補酵素型

をも含める．これらはレチノイドと総称されることもある．レチノールおよびその類縁体は不飽和のイソプレノイド側鎖をもつため酸化されて活性を失いやすい．側鎖の二重結合は共役しており all-*trans* 型である．レチノールは天然には動物性食品にのみ含まれており，動物，魚類の肝，乳脂肪，卵黄などに主として長鎖脂肪酸のエステルとして含まれている．

生理作用と欠乏症，過剰症：ビタミンAの欠乏により**夜盲症**や幼若動物の発育停止，粘膜の上皮細胞の乾燥・角質化などが起こる．ビタミンAには，視覚作用のほかに，成長促進作用，皮膚や粘膜の保持作用，生殖作用，抗腫瘍作用，細胞分化誘導作用などの生理作用のあることが知られている．

視覚作用では，眼の網膜において光を感じる働きをしている．網膜には11-*cis*-レチナールと塩基性タンパク質オプシン（opsin）がSchiff塩基により結合した**ロドプシン**（rhodopsin）（視紅）が存在し，これに光が当たるとall-*trans*-レチナールとオプシンに光化学的に分解される．この化学変化により放出されたエネルギーが光を感じる視神経の刺激となる．all-*trans*-レチナールは11-*cis*-レチナールへ異性化されて再びオプシンと結合し，ロドプシンが再生される（図A.8）．夜盲症は，光を感知するロドプシンの減少によるものである．

成長促進作用はレチノール，レチナール，レチノイン酸のいずれにも認められるが，上皮細胞の機能維持や抗腫瘍作用，細胞分化誘導作用などはレチノイン酸が最も強い活性を示す．レチノイン酸はステロイドホルモンと同様，**核内のレセプター**に結合して遺伝子の発現を転写レベルで調節していることが明らかになり，これらビタミンAの生理作用は遺伝子の発現（特定のタンパク質の合成）を介したものであると考えられている．

ビタミンAは細胞膜を不安定にする作用がある．ビタミンAの過剰症は，急性中毒として脳圧亢進症状が，慢性中毒として四肢の疼痛性腫脹が，妊婦の場合は胎児の催奇形性が知られている．催奇形性は，胚発生時の遺伝子発現のプログラムを過剰なビタミンAが乱すためであろうと考えられて

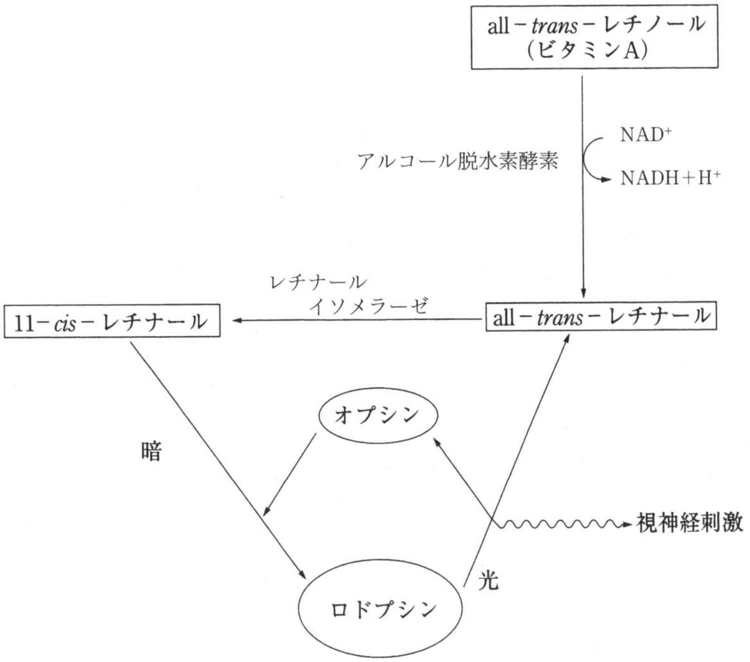

図A.8　ビタミンAの視覚作用

いる．ビタミンAの過剰症をきたす食物としてイシナギの肝臓がある．

b）カロテノイド（carotenoid）

光，酸素，熱にきわめて不安定な物質である．ヒトにおける所要量が算定されてはいないが，体内でビタミンAを生成するので**プロビタミンA**（provitamin A）ともいわれる．天然にカロテノイドは約600種の化合物が広く生物界に見出されているが，合成できるのは植物のみで，動物に見出されるのは植物由来のものである．カロテノイドは緑黄色野菜，果実，海草，茶に多く，**β-カロテン**（β-carotene）（図A.6）とルテインを主要成分とするものが多く，トマトやスイカではリコペンを主要成分としている．ニンジンにはα-カロテンも多い．これらカロテノイドは，植物にあっては光合成の際に生じる活性酸素の一重項酸素を除去する役割を果たしている．動物体内ではβ-カロテンが最もビタミンAへの転換効率がよく，小腸粘膜や肝臓のジオキシゲナーゼ（β-carotene-15, 15′-dioxygenase）によって2分子のレチナールに分解されて利用される．β-カロテンは活性酸素による光線過敏症の治療にも使用されている．β-カロテンの血中濃度は長寿な動物ほど高いことから，生体にとって重要な役割を果たしていると考えられている．カロテノイドの制癌作用についても研究が進められている一方，1996年のアメリカ，フィンランドの臨床介入試験では，β-カロテンは喫煙者の肺癌による死亡率を上昇するという結果であった．その原因は，用量が多すぎたのか，不純物が混入していたのではないかと疑われているが，定かではない．

c）ビタミンD（vitamin D）

性状と供給源：D_2（**エルゴカルシフェロール**，ergocalciferol）とD_3（**コレカルシフェロール**，cholecalciferol）があり，両者ともほぼ同程度の効力を示す．D_2は菌類食品（きのこ，酵母など）由来の**エルゴステロール**（ergosterol）（**プロビタミンD_2**）が皮膚表面で紫外線により変化して生成する．D_3は動物性食品（魚油，卵黄，乳脂肪など）から直接摂取されるか，あるいは動物性脂肪に含まれる**7-デヒドロコレステロール**（7-dehydrocholesterol）（**プロビタミンD_3**）が摂取後，皮膚表面で紫外線により変化して生成する（図A.6）．

生理作用と欠乏症，過剰症：ビタミンAと同様，**核内レセプター**に結合して遺伝子の転写を制御することにより，その生理作用を発揮する．小腸から吸収されたD_3や皮膚で生成したD_3は肝臓でミクロソームP450により25位が水酸化され，さらに腎臓でミトコンドリアP450により1α位が水酸化されて活性型**1α，25-ジヒドロキシD_3**（1α，25-ジヒドロキシコレカルシフェロール，1α，25-dihydroxycholecalciferol）（図A.6）に代謝される．活性型ビタミンD_3は血中のビタミンD結合タンパク質と結合し小腸粘膜，骨，腎臓などの標的組織へ輸送され，組織の受容体に結合し，核内レセプターおよび転写調節因子と結合して遺伝子発現を制御することによりカルシウム代謝を調節する．小腸粘膜では**Ca^{2+}結合タンパク質**の生合成を増大させ，Ca^{2+}の腸管から血中への吸収を促進する．骨ではCa^{2+}の骨から血中への移行（骨吸収）を，腎臓においては腎尿細管におけるCa^{2+}の再吸収を促進する．Ca^{2+}の吸収促進効果のほうが骨からの解離よりはるかに大きく，また，Ca^{2+}の吸収促進は二次的にPO_4^{3-}の吸収をも促進するので，骨や歯の形成を高めるように働く（骨形成）ことになる．

ビタミンD欠乏は，幼児では**くる病**（rickets），成人では骨軟化症を引き起こす．高齢者では**骨粗鬆症**（osteoporosis）の危険性が考えられる．過剰のビタミンD摂取によっては骨無機質の消失や軟骨組織の石灰化，腎臓結石の形成などが起こる．

d）ビタミンE（vitamin E）

性状と供給源：天然にはα-，β-，γ-，δ-トコフェロール（tocopherol）およびα-，β-，γ-，δ-トコトリエノール（tocotrienol）の八つの同族体が存在する．**トコフェロール**はクロマン環に水酸基が置換したクロマノールに飽和イソプレノイド側鎖がつき，トコトリエノールは不飽和イソプレノイド側鎖がついたものである．天然のものは*d*-体である．ビタミンE効力はα-トコフェロール（Toc）（図A.6）が他に比べてはるかに強い．動物体内では合成されないが，植物油脂，穀類，魚介類に多く含まれる．Tocは容易に酸化され，トコフェリルラジカル（Toc･）を経てトコキノン（tocoquinone）になる．

生理作用と欠乏症：欠乏症としてはネズミで不妊が認められたが，作用の機序は明らかではない．Tocの重要な生理作用として抗酸化作用がある．生体膜のリン脂質やリポタンパク質の脂質などには酸化されやすいPUFA（RH）が含まれており，PUFAは活性酸素と酸素の存在下，活性メチレン基（図A.3の⦿の位置）に水素の引き抜きによるラジカル（R･）生成と移動，酸素の付加を受けて生成する脂質ペルオキシルラジカル（ROO･）が細胞や組織を傷害する．このときTocは疎水性のイソプレノイド側鎖があるため膜や組織の脂質に溶け込み，フェノール性水酸基の水素原子をROO･に供与することにより脂質ヒドロペルオキシド（ROOH）に変換して，ラジカルの連鎖反応を断ち切り，自らはToc･となり，細胞を酸化的傷害から保護する．Toc･はビタミンC，NADHの作用と連動して元に戻る．一方生成したROOHはSeを含むグルタチオンペルオキシダーゼ（glutathione peroxidase），ビタミンB_2から生じる補酵素FADの存在下グルタチオンレダクターゼ（glutathione reductase），グルコース-6-リン酸-デヒドロゲナーゼ（glucose-6-phosphate-dehydrogenase）の働きで還元されROHとなり完全に不活性になる．このようにTocは他の抗酸化成分のビタミンC，B_2，セレンとともに生体内の**抗酸化ネットワーク**をつくり，体の酸化を保護している（図A.9）．Tocの所要量は，PUFAの摂取量に見合った量が必要であるとされている．Tocは吸収されたのち輸送タンパク質と結合して組織に運搬され利用されるが，輸送タンパク質の先天性欠乏症があり，この欠乏症では運動神

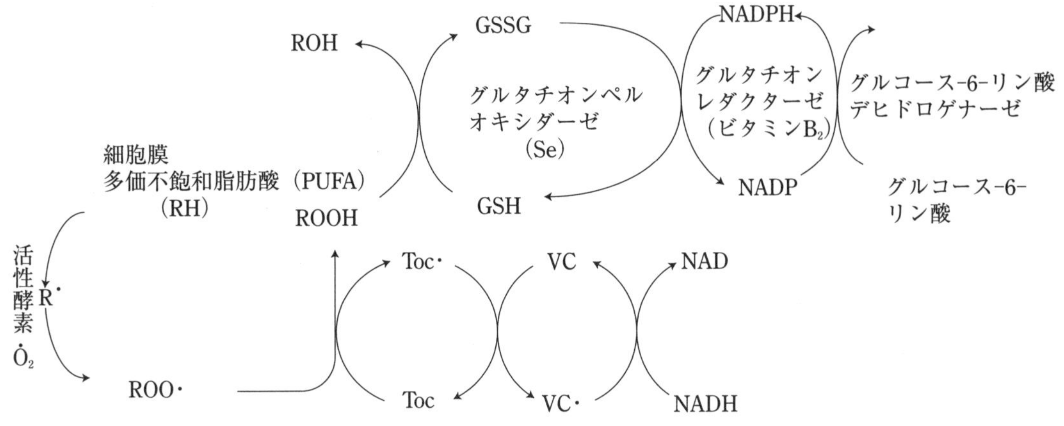

図A.9　細胞膜脂質の抗酸化システム

食物成分として，ビタミンE，C，B_2およびセレンが関与．

経の失調をきたすということがわかってきた．これは脳のTocが欠乏したため，運動神経系に酸化的傷害が起こったのではないかと推測されている．酸化による生体成分や細胞の傷害は，老化，癌や動脈硬化などの生活習慣病を引き起こす要因の一つと考えられており，Tocなどには老化やこれらの疾患に対する予防効果が期待されている．Tocは疫学調査によっても動脈硬化症などの循環器疾患に対する予防効果が認められている．長寿の動物ほど血中のToc濃度が高いことも知られている．Tocには過剰症は認められていない．

e）ビタミンK（vitamin K）

性状と供給源：天然にはK_1（**フィロキノン** phylloquinone）とK_2（**メナキノン** menaquinone）がある（図A.6）．K_1は単一化合物であるが，K_2はイソプレン単位数により14の同族体がある．K_1は植物の葉緑体で産生され，豆類やその油脂，緑色野菜，海草類などに多く含まれる．K_2は微生物により産生され，発酵食品に多いが，とりわけ納豆に多く含まれる．K_2は腸内細菌によってもつくられる．

生理作用と欠乏症，過剰症：ビタミンKはカルボキシラーゼの補酵素であり，タンパク質のグルタミン酸残基を**γ-カルボキシグルタミン酸**（γ-carboxyglutamic acid：Gla）に変えて（Gla化）Ca^{2+}と結合できるようにする（図A.10）．ビタミンKは**プロトロンビン**（prothrombin）のほか，数種の**血液凝固因子**の肝臓での生合成に必要である．これらの凝固因子前駆体のグルタミン酸残基をGla化する．実験動物では，ビタミンK欠乏により血液が凝固しにくくなる．健常人ではビタミンKは腸内細菌により必要量が供給されるので，この欠乏症は起こりにくい．しかし，抗生物質の長期投与で腸内細菌による供給が減少した場合には欠乏症状を呈することがある．新生児や乳児ではビタミンK欠乏が起こりやすく，その結果，消化管出血（新生児メレナ）や頭蓋内出血が起こる．これは，出生後しばらくは腸内の無菌状態が続き腸内細菌によるビタミンKの供給が少ないこと，ビタミンKの吸収に必要な胆汁酸の分泌が不十分なことによる．この予防のため新生児にビタミンKシロップの投与が行われている．過剰症は，新生児へのビタミンK過剰投与による溶血性貧血などがある．ワルファリンやジクマロールはビタミンK拮抗剤であり，心筋梗塞や血栓症の治療や予防に用いられる．

ビタミンKは骨形成にも関与することが明らかにされている．骨形成の過程ではカルシウム結合タンパク質**オステオカルシン**（osteocalsin）がカルシウムやリンからなるヒドロキシアパタイトの生成を促し，骨の石灰化を促進するが，このタンパク質のCa^{2+}に対する結合性はビタミンKによるGla化により付与されている．ビタミンKは骨粗鬆症患者の骨量改善に効果があることから，ビタミンK_2製剤（メナキノン-4）が骨粗鬆症の骨量・疼痛改善薬として用いられている．また，K_2を強化した納豆も特定保健用食品として認可されている（B 2.3参照）．

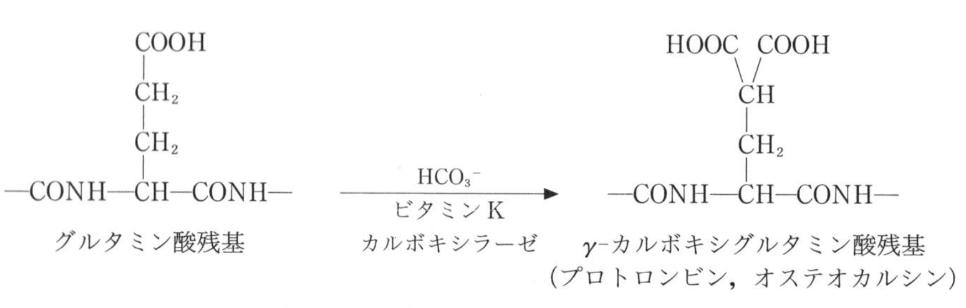

図A.10　ビタミンKの補酵素機能

f）ビタミン B_1（vitamin B_1）

性状と供給源：化学名は**チアミン**（thiamine）（アノイリン aneurin ともいう）．植物性食品では胚芽，豆類，酵母に多く，動物性食品では豚肉や卵黄，肝臓に多い．

生理作用と欠乏症：チアミンは体内でチアミンキナーゼによりピロリン酸化されて生体内活性型の**チアミンピロリン酸**（thiamine pyrophosphate：TPP）（図 A.7）となる．TPP は糖質代謝において α-ケト酸の脱炭酸酵素や脱水素酵素などの補酵素として働く（図 A.11）．

欠乏により**多発性神経炎**，脚気など神経系の障害が起こる．糖代謝に重要なビタミンであり，グルコースを主成分とする非経口的栄養療法（total parenteral nutrition：TPN）において，チアミン不足の結果，脳障害（ウェルニッケ症候群，コルサコフ症候群）をきたすことがあり，注目されている．

チアミンの腸管からの吸収をよくするため，脂溶性の誘導体にしたもの（アリチアミンなど）が数種開発されており，多発性神経炎の治療薬として効果がある．チアミンはまた，食物（ワラビ，貝類，魚類）やヒト腸内細菌が有するチアミナーゼ（アノイリナーゼ）により分解されるので，欠乏症になりやすい．

g）ビタミン B_2（vitamin B_2）

性状と供給源：化学名は**リボフラビン**（riboflavin）．黄緑色の蛍光物質．肝臓，魚介類，鶏卵，きのこなどに多い．腸内細菌によっても補給される．

生理作用と欠乏症：生体内ではリン酸エステルのフラビンモノヌクレオチド（flavin mononucleotide：FMN），FMN にアデニンヌクレオチドが結合した**フラビンアデニンジヌクレオチド**（flavinadenine dinucleotide：FAD）（図 A.7）の形でフラビンタンパク質（flavoprotein）と呼ばれる**脱水素酵素**の補酵素として働く．これらの補酵素は酸化還元系や電子伝達系の反応を触媒する．例えば，FAD は基質から水素を 2 個奪って $FADH_2$ となり，これが別の基質や金属イオン，酸素に，水素また

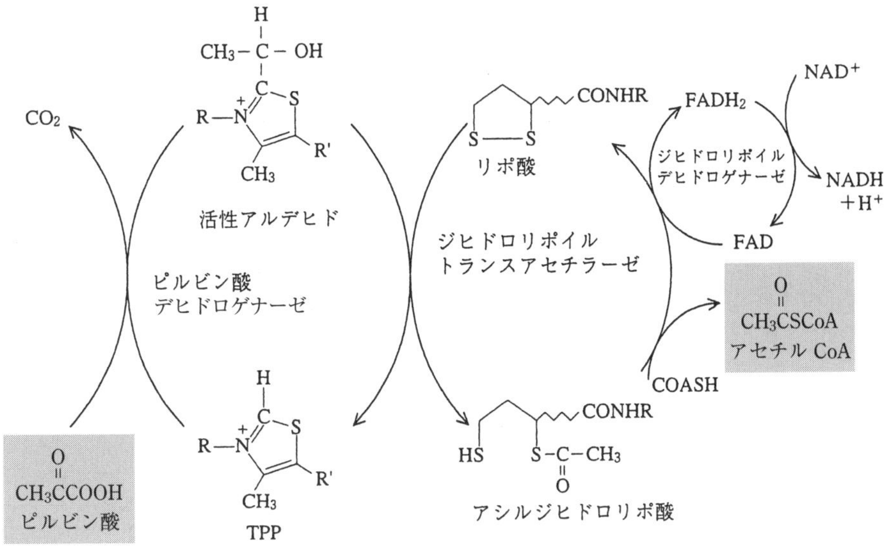

図 A.11　ピルビン酸酸化的脱炭酸反応における TPP の役割

は電子を渡すことにより，糖，脂質，アミノ酸の酸化的分解や電子伝達系における ATP 産生に関与し，自らは FAD に戻る．

欠乏症は，舌炎，口角炎，口唇炎，脂漏性皮膚炎など．

h）ビタミン B_6（vitamin B_6）

性状と供給源：**ピリドキシン**（pyridoxine），**ピリドキサール**（pyridoxal），**ピリドキサミン**（pyridoxamine）（図 A.7）がある．種実類，胚芽，酵母，肝臓などに多い．腸内細菌によっても合成される．

生理作用と欠乏症：生体内では活性型の**ピリドキサールリン酸**（pyridoxal phosphate），**ピリドキサミンリン酸**（pyridoxamine phosphate），**ピリドキシンリン酸**（pyridoxine phosphate）となって**アミノ基転移反応**やアミノ酸の脱炭酸反応などの補酵素として働く．例えば，α-アミノ酸から対応する α-ケト酸への変換を可逆的に触媒するトランスアミナーゼ（transaminase）のアミノ基転移反応では，アルデヒド基をもつピリドキサールリン酸が α-アミノ酸のアミノ基を Schiff 塩基形成を経て奪い取り，α-ケト酸に変える．自らはピリドキサミンリン酸に変わる（図 A.12）．すなわち，ピリドキサールリン酸（アミノ基受容体型）とピリドキサミンリン酸（アミノ基供与型）間の変化によりアミノ基の転移を行う．この反応はアミノ酸がケト酸を経て TCA サイクルに入りエネルギー源として利用される場合，アミノ酸の生合成の場合にみられる．

B_6 は腸内細菌で合成されるので欠乏は起こりにくいが，アミノ酸代謝において重要な役割を果たしているのでタンパク質摂取量に見合った量が必要である．ビタミン B_6 拮抗薬などの投与により脂漏性皮膚炎，舌炎，けいれんなどの欠乏症が起こる．

i）ビタミン B_{12}（vitamin B_{12}）

性状と供給源：化学名は**コバラミン**（cobalamin）．コバルトを含み，コバルトにシアノ基が結合したシアノコバラミン（cyanocobalamin），デオキシアデノシル基が結合した**アデノシルコバラミン**（adenosylcobalamin）（図 A.7），メチル基が結合した**メチルコバラミン**（methylcobalamin）がある．シアノコバラミンは抽出時にシアンを用いたときにできる人工産物であり，生体内ではアデノシルコバラミンとメチルコバラミンが補酵素として働く．腸内細菌が合成し動物体内に蓄えられる．魚介類，

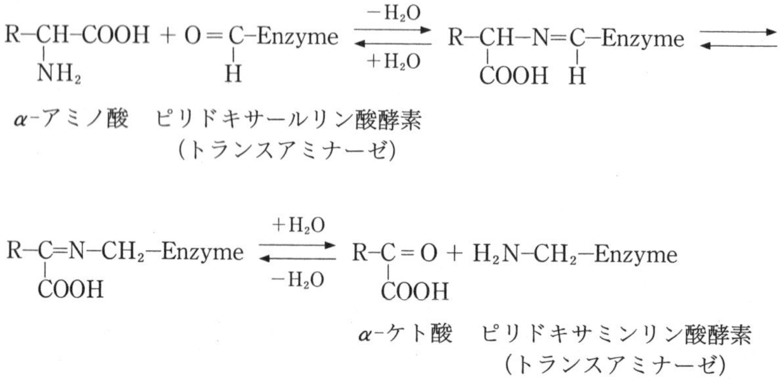

図 A.12　アミノ基転移反応による α-アミノ酸から α-ケト酸への変換

獣鳥肉類などに含まれ，特にその肝臓に多い．

生理作用と欠乏症：アデノシルコバラミンは，基質分子内で水素移動を伴う異性化（メチルマロニル-CoA，スクシニル-CoA 異性化反応など），脱離，転移，還元などの酵素反応に関与する．

メチルコバラミンはメチル基の移動を伴う酵素反応（ホモシステインのメチル化によるメチオニン生成など）に関与している．

B_{12} は遊離型のままでは吸収されず，**胃粘膜**から分泌される内因子と呼ばれるムコ多糖と複合体をつくった状態で小腸のレセプターを介して吸収される．胃癌や胃潰瘍のため全胃摘出した場合，内因子不在により B_{12} が吸収されなくなり，**悪性貧血**が起こる．

j）ニコチン酸（nicotinic acid）

性状と供給源：，**ナイアシン**（niacin）ともいう．同じ効力のあるニコチン酸アミド（nicotinamide）もある．肉類，肝臓，酵母，胚芽，豆類，きのこなどに多い．動物では必要量の一部が肝臓でトリプトファンから生合成される．

生理作用と欠乏症：生体内では**ニコチンアミドアデニンジヌクレオチド**（nicotinamide adenine dinucleotide：NAD），**ニコチンアミドアデニンジヌクレオチドリン酸**（nicotinamide adenine dinucleotide phosphate：NADP）の形で**脱水素酵素**の補酵素として酸化還元系の反応を触媒する．NAD（イオン化しているので NAD^+ と書くことが多い）（図 A.7）はエネルギー代謝に重要な役割を果たしており，糖質や脂肪酸，アミノ酸の中間代謝産物を基質とし，これらから水素を 2 個奪って $NADH+H^+$ となり，水素をミトコンドリアの電子伝達系に伝達し NAD^+ に戻る．電子伝達系が受け取った水素は ATP 合成のエネルギーとして利用される．

$$\text{H}-\text{基質}-\text{H} + \text{NAD}^+ \rightleftharpoons \text{基質} + \text{NADH} + \text{H}^+$$

NADP は還元型の NADPH の形で水素供与体として脂肪酸など生体成分の合成反応に関わる．また，NADH や NADPH は酸化型グルタチオン（oxidized glutathione：GSSG）や酸化ヘモグロビン（メトヘモグロビン methemoglobin）の酵素的還元にも関与し，酵素毒性に対する防御系の一員をなしている．

欠乏症はペラグラ（pellagra）と呼ばれる皮膚炎で，口内炎や紅色舌，下痢を伴い，しばしば中枢神経の障害が起こり，痴呆となる．しかし，トリプトファンに富むタンパク質を十分とっていれば欠乏症になりにくい．

k）パントテン酸（pantothenic acid）

性状と供給源：パント酸（pantoic acid）と β-アラニン（β-alanine）が酸アミド結合したものである．β-アラニンは天然には数少ない β-アミノ酸である．酵母，肝臓，肉・魚類，牛乳，豆類などに多い．腸内細菌によっても合成される．

生理作用と欠乏症：生体内では ADP-3′-リン酸および β-メルカプトエチルアミンと結合して**コエンザイム A**（coenzyme A：CoA，反応式の上では CoA･SH とも書く）（図 A.7）となって補酵素として働く．CoA は β-メルカプトエチルアミン由来の SH 基を有し，この部分で有機酸とチオエステルをつくりアシル基の授受を行う．例えば，糖質代謝や脂肪酸代謝でアセチル基やスクシニル基などの授受に関与している．ヒトでは腸内細菌により合成されるので，欠乏症は起こりにくい．

l）ビオチン（biotin）

供給源：肝臓，肉類，牛乳，卵黄などに多い．腸内細菌により合成される．構造式は図A.7.

生理作用と欠乏症：カルボキシラーゼやトランスカルボキシラーゼの活性中心リシン残基のε-アミノ基に酸アミド結合で結合し，補酵素としてCO_2の固定や転移を触媒する．炭酸固定反応では，ビオチンがH_2CO_3とATPによりいったんカルボキシル化を受け，次いで基質にカルボキシル基が移される．腸内細菌により合成されるので欠乏症になりにくいが，ビオチンは卵白中の塩基性タンパク質**アビジン**（avidin）と極めて強く結合するので，生の卵白を多量に食べると吸収が阻害され欠乏症になる．加熱した卵白ではアビジンが変性失活しているため，その摂食では欠乏症にならない．欠乏症は皮膚炎，食欲不振，貧血など．

m）葉酸（folic acid）

性状と供給源：別名プテロイルグルタミン酸（PGA）ともいい，天然にはポリグルタミン酸誘導体として存在する（図A.7）．緑色野菜，肝臓，豆類，胚芽，牛乳などに多い．腸内細菌により合成される．

生理作用と欠乏症：生体内では還元されて活性型の**テトラヒドロ葉酸**となり補酵素として働く．メチル基，メチレン基，メテニル基，ホルミル基など炭素原子1個を含む単位の転移反応を触媒し，核酸塩基の生合成，アミノ酸代謝などに関与している．核酸塩基の生合成に関与しているので，欠乏により巨赤芽球性貧血になる．ヒトでは，妊娠時のように多量の消費があるときは欠乏に陥ることがあり，**悪性貧血**になる．妊娠時に欠乏に陥ると，胎児に先天的異常のリスクがあるという．

n）ビタミンC（vitamin C）

性状と供給源：化学名は**L-アスコルビン酸**（L-ascorbic acid）．エンジオール（enediol）構造を有する水溶性抗酸化物質であり，還元性を有する（図A.7）．L-アスコルビン酸の酸化型L-デヒドロアスコルビン酸（L-dehydroascorbic acid）にも同程度のビタミンC活性がある．果実（特に柑橘類），生鮮野菜などに多い．ジャガイモなどイモ類も供給源である．

生理作用と欠乏症：結合組織のタンパク質**コラーゲン**（collagen）の生合成において，プロリン残基を水酸化して4-ヒドロキシプロリン残基とする酵素反応の触媒因子として働き，高等動物の結合組織の生成と維持に必要とされる．欠乏症は歯茎の結合組織生成障害による壊血病である．

L-アスコルビン酸は，脂溶性ビタミンのビタミンE（Toc）とともに生体を酸化的傷害から防御する**抗酸化**システムをつくり，酸化的傷害から保護している（図A.9参照）．

1.5　ミネラル（mineral）

人体は固形物35〜45％で構成されている．固形物の65％が有機物，35％が無機物である．構成元素でみると，C，H，O，Nが96％を占めている（表A.5）．ミネラル（無機質）は骨や歯，体液などに存在し（図A.13），生体を構成するとともに機能維持に必要である．ミネラルは比較的多く必

表 A.5 人体を構成する元素

				体内量	含有量(%)				体内量(mg)	含有量(%)
多量元素		酸素	(O)		62	微量必須元素	鉄	(Fe)	3,800	0.005
		炭素	(C)		21		亜鉛	(Zn)	2,000	—
		水素	(H)		10		銅	(Cu)	70〜100	0.00015
		窒素	(N)		3		ヨウ素	(I)	15〜20	0.00004
	主要必須元素	カルシウム	(Ca)	1,300 g	1.90		セレン	(Se)	12〜18	—
		リン	(P)	700 g	0.95		マンガン	(Mn)	10〜18	0.0003
		硫黄	(S)	163 g	0.16		モリブデン	(Mo)	9	—
		カリウム	(K)	3,000 mEq	0.23		クロム	(Cr)	1.5	—
		ナトリウム	(Na)	3,600 mEq	0.08		コバルト	(Co)	1.2	—
		塩素	(Cl)	2,000 mEq	0.08					
		マグネシウム	(Mg)	24 g	0.027					

要とするもの6種の**主要必須元素**(Ca, P, Mg, Na, K, Cl)と,微量必要とする9種の**微量必須元素**(trace element)(Fe, Cu, Zn, Se, Mn, Mo, Cr, Co, I)とがある(表A.5).主要必須元素は体を構成するために1日100 mg以上の摂取が必要であるが,微量元素は酵素の補因子(cofactor)となって触媒として働くので,微量必要であるが,多量摂取すると弊害が起こるものである.これらのミネラルはNaとClを除き,ヒトの推奨量や目安量が算定されており,ほとんどのものが上限量が決められている(3.2参照).

ミネラルは消化管中ではイオンに解離しており,細胞膜を透過しにくいが,小腸粘膜の細胞膜に存在するトランスポーターにより細胞内に能動的に輸送される.ミネラルの吸収は共存する食物成分の影響を受ける.例えば,穀類や豆類に含まれる**フィチン酸**〔phytic acid,イノシトールヘキサリン酸(inositol hexaphosphate)〕はCaやMg, Fe, Znなどと複合体をつくり,吸収を阻害し,ときにはこれらの元素の欠乏症を引き起こすことがある.

a) カルシウム Ca

人体を構成するミネラルのうち最も量の多いものであり,体重の約2%を占める.その99%は骨と歯を形づくっている.骨や歯のカルシウムの大半はヒドロキシアパタイト〔$3\,Ca_3(PO_4)_2 \cdot Ca(OH)_2$〕の形で存在し,骨の石灰質の基本構造をつくっている.骨のカルシウムは血漿中のカルシウムと絶えず交換されており,骨量の増えない成人にあっても一定量のカルシウムを食物から摂取する必要がある.また,カルシウムは各種酵素や,受容体,輸送タンパク質など様々な機能タンパク質に結合し,血液凝固,筋収縮,神経刺激伝達,細胞内情報伝達など多様な生命活動に関与している.血清中のカルシウムは厳密にコントロールされているが,血清中のカルシウムが低くなるとテタニー(筋硬直)となる.カルシウムの欠乏は骨の石灰化(骨形成)の異常をきたし,発育期の幼児では発育障害やくる病,成人では骨軟化症になる.60歳以上の高齢者においては骨粗鬆症を引き起こすおそれがある.

カルシウムは所要量の最も多いミネラルであり,成人1日当たり600〜700 mgから2500 mg(上限値)必要である.カルシウムは必要量摂取するだけでなく,吸収を促進,阻害する食物成分にも注意する必要がある.カルシウムは小魚,牛乳,チーズ,緑黄色野菜などに多く含まれる.牛乳や乳製品に含まれるカルシウムはリンタンパク質カゼインが含まれるため吸収されやすい.カゼインホスホペ

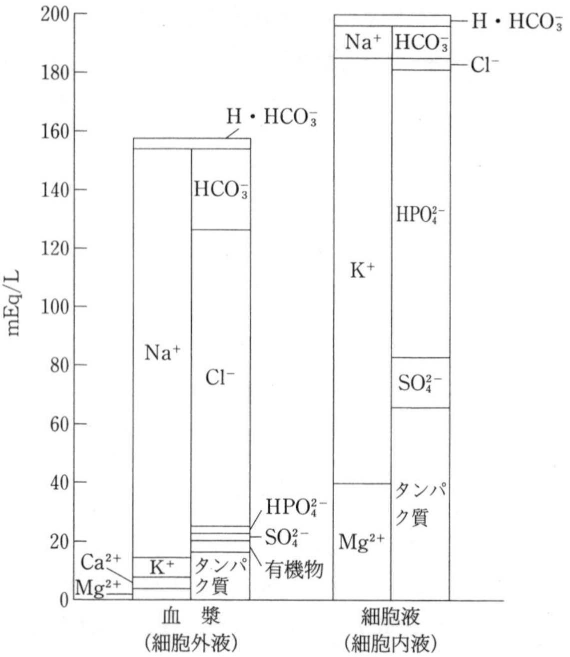

図 A.13　細胞内外液の電解質組成

プチド（CPP），クエン酸リンゴ酸カルシウム（CCM）はカルシウムの吸収を助けるとして，これらを含む食品が特定保健用食品として許可されている（B 2.3 参照）．腸管での Ca^{2+} の吸収は，活性型ビタミンDにより生合成が促進される Ca^{2+} 結合性タンパク質により仲介されるので，ビタミンDの摂取が重要である．Ca^{2+} はシュウ酸塩やリン酸塩になると溶解度が落ちて吸収されにくくなる．Ca と P の比が 2：1 のとき，カルシウムとリンともに最も吸収されやすく，PO_4^{3-} 濃度が増えると不溶性の $Ca_3(PO_4)_2$ となって吸収が悪くなる．リンの摂取量が 1 日 2 g を超えるとカルシウムの代謝が崩れ，骨への影響も心配される．リン酸塩は食品添加物や清涼飲料水に多く使用され，リン酸塩摂取量が増大しており注意が必要である．Ca/P 比が小さい加工食品として，ウインナーソーセージ（1/14.2），コーラ（1/5.5），インスタントラーメン（1/4.2），スナックポテト（1/6.1）などがある．

血漿中の Ca^{2+} 濃度は，活性型ビタミンDのほか，副甲状腺ホルモン（上皮小体ホルモン，パラトルモン，PTH ともいう），甲状腺のカルシトニンが，腸管からの Ca^{2+} の吸収，腎臓での Ca^{2+} の再吸収，骨からの Ca^{2+} の溶出（骨吸収）を調節することにより一定に保たれているが，これらの因子に異常がある場合にもカルシウム欠乏症が起こることがある．

b）リン P

人体の約 1 % を占め，カルシウムについで含量の多い元素である．その約 90 % はリン酸カルシウム，リン酸マグネシウムとして骨や歯を形成し，残りは，DNA や RNA などの核酸，リン脂質，リンタンパク質，その他 ATP などのリン酸化合物，または遊離のリン酸として存在し，種々の生命活動に関わっている．肉，魚，牛乳，卵黄，穀類など種々の食品に含まれているので欠乏症になるおそれはない．過剰の PO_4^{3-} の摂取は Ca^{2+}，Mg^{2+}，Zn^{2+} などの二価イオンの吸収を阻害し，これらのミネラルの欠乏症をきたす可能性がある．

c）マグネシウム Mg

成人体内に約 30 g あり，その約 70 % は骨に存在する．残りは細胞内液に存在し，血漿中にはほとんど存在しない（図 A.13）．カルシウムやリンとともに骨を形成し，各種の機能タンパク質の活性化に関与している．青のりなどの海草類，胚芽，豆類などに多く含まれている．欠乏症はまれにしかみられないが，テタニー様症状がある．

d）ナトリウム Na

成人体内に 60~65 g 含まれ，細胞外液（血漿と細胞間液）と骨に分布している．骨には骨塩の形で 43 % が含まれ，残り大半は細胞外液に存在し，細胞内液にはわずか 2 ～ 3 % 含まれるのみである（図 A.13）．浸透圧や酸–塩基平衡など体液の恒常性の維持や，筋肉・神経の刺激感受性の保持に関与している．食塩，味噌，醤油などからの摂取量が多い．

Na^+ はグルコースの能動輸送に用いられるのと同じ輸送タンパク質に Na^+ が結合して腸粘膜細胞内に吸収される．Na^+ の欠乏により，食欲不振，倦怠，疲労などがみられるが，現在の食生活において欠乏症になることはない．むしろ過剰摂取が問題視されている．ナトリウムの過剰摂取により**高血圧**症が発生することが，疫学的にも動物実験でも明らかにされている．食塩として 1 日 6 g 程度が好ましいとされている．

e）カリウム K

成人体内に約 200 g 含まれ，約 90 % は細胞内液に分布している（図 A.13）．ナトリウムと同様，浸透圧や酸–塩基平衡など体液の恒常性の維持や，筋肉・神経の刺激感受性の保持に関与している．海草，野菜，果実，穀類など植物性食品を通じて摂取される．カリウム欠乏食で低カリウム血症を起こした場合，筋無力症，心電図の異常などがみられる．過剰のカリウムを摂取しても，尿から速やかに排泄されるので過剰症が起こることはまれである．

f）塩素 Cl

成人体内に約 150 g 含まれ，大半は細胞外液に分布している（図 A.13）．ナトリウムとともに浸透圧の維持や酸–塩基平衡の維持に関与するほか，胃液中に HCl として存在し，胃液の pH を酸性に保ち，ペプシンが働きやすくする．食塩として摂取されることが多い．

g）鉄 Fe

成人体内に約 3 ～ 5 g 含まれ，多くは機能鉄すなわち**ヘム**（heme）鉄の形で**ヘモグロビン**（hemoglobin）（65 %）や**ミオグロビン**（myoglobin）（10 %），その他のヘムタンパク質に存在し，残りは貯蔵鉄すなわち非ヘム鉄としてフェリチン（ferritin）（10 %）やヘモシデリン（10 %），血漿中のトランスフェリン（transferrin），乳汁中のラクトフェリン（lactoferrin）などの鉄結合タンパク質に存在する．遊離の形ではほとんど存在しない．ヘム鉄は酸素を結合して運搬（赤血球中のヘモグロビンや筋肉中のミオグロビン）が行い，また，酸化還元反応を触媒する酵素の触媒部位（細胞内のシトクロム）を形成する．

魚介類，肉類，肝臓，卵黄，海苔などの海草や緑黄色野菜などに多く含まれている．動物性食品に含まれるヘム鉄は鉄の約 40 %を占め，非ヘム鉄に比べて吸収効率がよい．ヘム鉄を含む食品が特定保健用食品として許可されている（B 2.3 参照）．

遊離の鉄は Fe^{3+} の形では吸収されず，胃内の鉄結合性タンパク質ガストロフェリン（gastroferrin）と結合して Fe^{2+} に還元され，十二指腸で吸収される．遊離の鉄の吸収効率はビタミンCにより高められ，茶のタンニン（tannin，ポリフェノール化合物），卵黄のホスビチン（phosvitin，リン酸基を多数含むタンパク質），穀類のフィチン酸などによって低下する．ビタミンCは Fe^{3+} を Fe^{2+} に還元することにより吸収を高め，タンニンやホスビチン，フィチン酸は鉄イオンを結合することにより吸収を阻害する．

体内における鉄の代謝は閉鎖的で，貯蔵（フェリチンの Fe^{3+}），運搬（トランスフェリンの Fe^{3+}），再利用を繰り返すので，鉄が欠乏するのは，長期間にわたって鉄欠乏食をとり続けるか，月経過多，外傷，胃潰瘍などで多量の出血があった場合に限られる．欠乏症は貧血で，皮膚が蒼白になり，口角炎，舌炎などの粘膜の異常が起こる．

h）銅 Cu

成人体内に約 100 mg 含まれており，種々の酵素の補因子として，また機能タンパク質と結合してその活性発現に関与している．銅結合タンパク質**セルロプラスミン**（ceruloplasmin）は腸管からの鉄の吸収を調節し，また，ヘモグロビンの生合成に関与する．銅含有酵素は酸化還元反応に関与すると考えられる．豆類，肝臓，穀類などに含まれる．欠乏症はヘモグロビン合成の減少による貧血である．

i）亜鉛 Zn

成人体内に約 2 g 含まれている．炭酸脱水酵素（carbonic anhydrase），アルコール脱水素酵素（alcohol dehydrogenase）などの酵素の補因子である．欠乏により，皮膚炎，脱毛，発育不良などが起こる．また，味覚異常と亜鉛欠乏とに関係があるとされている．魚介類，肉類，豆類，胚芽などに多く含まれる．

j）セレン Se

ヒトの体内には 12〜18 mg 含まれる．セレノシステイン（selenocysteine）の形で**グルタチオンペルオキシダーゼ**（glutathione peroxidase）の活性中心を形成しており，活性酸素の一つの過酸化水素や脂質ヒドロペルオキシドの分解を促し水やアルコールに分解する，ビタミンEやビタミンCと同様に抗酸化ネットワークを形づくっている（図 A.9 参照）．胚芽，タマネギ，トマトなどに含まれる．ヒトでの欠乏症として心筋症を伴う克山病やカシンベック病が知られている．

k）モリブデン Mo

ヒトの体内に 9 mg 含まれる．キサンチンオキシダーゼ（xanthine oxidase）や，アルデヒドオキシダーゼの成分．豆類，野菜などに含まれる．

l）マンガン Mn

ヒトの体内に10〜18 mg含まれる．骨の発育に必要であり，また，各種の酵素の活性化に関与する．グリコシルトランスフェラーゼ（glycosyl transferase）の補因子である．胚芽，豆類，酵母などに含まれる．動物ではMnの欠乏により骨の発育が遅れ，骨異常が発生する．

m）クロム Cr

ヒトの体内に1.5 mg含まれる．糖代謝，脂質代謝に必須である．耐糖因子の活性化を行う．インスリンの作用を高める働きがある．貝類や肉類に含まれる．

n）コバルト Co

ビタミンB_{12}の構成成分として肝臓その他に存在する．したがって，動物の肝臓が主な供給源である．摂取されたコバルトは腸内細菌によりビタミンB_{12}に合成され吸収される．欠乏するとビタミンB_{12}の場合と同様，貧血になる．

o）ヨウ素 I

成人体内に約50 mg含まれており，そのうち10〜15 mgは甲状腺に含まれる．甲状腺ホルモンであるチロキシン（thyroxine），トリヨードチロニン（triiodothyronine）の生成に使われ，各種の代謝を促進する．海草に多く含まれる．欠乏，過剰のいずれも甲状腺腫を起こし，新陳代謝の低下により，疲労感，成長の停止などが起こる．

1.6　水（water）

水は人体を構成する成分のなかで最も多く，成人では体重の55〜60 %，新生児では70 %を占める．体内の水分は，細胞内液，細胞外液に分布する．体内水分の10 %を失うと危険な状態となり，20 %を失うと死にいたる．

水分は，栄養素や老廃物を溶かして運搬する役目を果たすとともに，生体のなかの代謝をする場を与え，体温を保つ働きをしている．成人は1日に2000〜2500 mLの水を取り入れているが，飲料水800〜1200 mL，食物の水分900〜1000 mL，栄養素の燃焼により生成する代謝水300 mLとなっている．また，同量の水を排泄しているが，60 %の1000〜1600 mLは尿から，500 mLは皮膚から，400 mLは肺から排泄される．

A 2. 3大栄養素の消化・吸収・代謝

2.1 3大栄養素の消化・吸収

2.1.1 糖質の消化・吸収

デンプン（アミロース，アミロペクチン）は，**唾液アミラーゼ**（salivary amylase）で α−1,4 結合が一部分解されてマルトース，グルコースや α−1,6 結合をもつデキストリン（dextrin）となる．胃では胃液（gastric juice）により pH が低下し，アミラーゼによる消化は止まるが，十二指腸で胆汁（bile）により胃液が中和され，**膵アミラーゼ**による消化を受け，さらに小腸において，**マルターゼ**（maltase）および **α−1,6−グルコシダーゼ**（α−1,6−glucosidase）によりグルコースにまで分解される．ショ糖や乳糖は，小腸においてそれぞれスクラーゼ（sucrase，サッカラーゼ saccharase），ラクターゼ（lactase）により，それぞれグルコースとフルクトース，ガラクトースとグルコースに分解される（表 A.6）．

糖類の消化を阻害する成分が食後の血糖値の上昇を抑えるとして特定保健用食品に認可されている．グアバ葉ポリフェノールはアミラーゼを阻害，L−アラビノースはスクラーゼを阻害，小麦アルブミンは糖質の消化を遅らせる作用がある（B 2.3 参照）．

単糖にまで分解された糖質は小腸から吸収され，門脈を経て肝臓に運ばれる．腸での吸収は，グルコースとガラクトースは粘膜側の細胞のトランスポーターによって認識され，細胞内を輸送し，血液側に排出する能動輸送機構により吸収される．茶カテキンはグルコーストランスポーターを阻害するという．水溶性食物繊維も糖質の吸収を遅らせる作用がある．フルクトースの吸収は細胞の間隙を拡散する細胞間拡散機構によるとされている．ガラクトースとフルクトースは肝臓でグルコースに変えられ血糖となる．グルコースは肝臓で一部グリコーゲンに変えられる．

2.1.2 脂質の消化・吸収

食物中の油脂は十二指腸に分泌された胆汁中の**胆汁酸**（bile acid）**塩**により乳化され，膵臓から分泌される**膵リパーゼ**（lipase）による消化を受けやすくなる．リパーゼはトリアシルグリセロールを加水分解するが，二級アルコールのエステルは加水分解されにくいので，主として **2−モノアシルグリセロール**（2−monoacylglycerol）を生成する．生成した 2−モノアシルグリセロールおよび遊離脂肪酸は胆汁酸塩とともに混合ミセルを形成して空腸（小腸上部）の粘膜上皮細胞に達し吸収される（表 A.6）．吸収された脂肪酸は，細胞内の脂肪酸結合タンパク質と結合して細胞内を移動する．上皮細胞内では遊離脂肪酸がアシル CoA に活性化されて，2−モノアシルグリセロールを基質としてその再

表 A.6　3大栄養素の消化

消化液分泌部位	消化液	糖質	脂質	タンパク質
口腔	唾液	α-アミラーゼ→マルトース，グルコース(少量) デキストリン		
胃	胃液			HCl ペプシン→ポリペプチド
十二指腸	胆汁 膵液	α-アミラーゼ→マルトース デキストリン	胆汁酸塩→乳化 リパーゼ→2-モノアシルグリセロール 脂肪酸 グリセリン	トリプシン→ポリペプチド キモトリプシン→ポリペプチド カルボキシペプチダーゼ→アミノ酸
小腸	腸液	α1-6グルコシダーゼ→グルコース スクラーゼ→フルクトース＋グルコース ラクターゼ→ガラクトース＋グルコース		アミノペプチダーゼ→アミノ酸
最終生成物		単糖類 (グルコース フルクトース ガラクトース)	2-モノアシルグリセロール 脂肪酸 グリセロール	アミノ酸

エステル化を起こし，トリアシルグリセロールを再生する．

トリアシルグリセロールを再生しないで脂肪酸として吸収され，エネルギーになる油脂がある．ジアシルグリセロールと中鎖脂肪酸と呼ばれる油脂である．ジアシルグリセロールは1,3-ジアシルグリセロールのことで，膵リパーゼで消化されるとグリセロールと脂肪酸に消化され，トリアシルグリセロールを生合成する際の基質となる2-モノアシルグリセロールを生成しない．中鎖脂肪酸とは炭素数8，10を含むトリアシルグリセロールのことで，胃内リパーゼによって完全に分解され，2-モノアシルグリセロールを生成しない．したがって，これらの油脂の摂取は消化吸収後，トリアシルグリセロールを再生しない．これらの油脂は体脂肪がつきにくい油脂として，特定保健用食品として許可されている（B 2.3 参照）．

一方，食物中の遊離型コレステロールは混合ミセルに溶け込み，脂肪酸と一緒に空腸粘膜細胞に吸収される．コレステリルエステルは膵臓から分泌される**コレステロールエステラーゼ**（cholesterol esterase）により，遊離型コレステロールに加水分解され，混合ミセルに溶け込んで吸収される．吸収された遊離型コレステロールの大部分は，アシル CoA とアシル CoA-コレステロール *O*-アシルトランスフェラーゼ（ACAT）によってエステル化されてコレステリルエステルになる．

植物ステロールは，胆汁酸ミセルに溶解してコレステロールのミセルへの溶解を減らし，結果的にコレステロールの吸収を抑える．大豆タンパク質やキトサンは，胆汁酸と結合してコレステロールの排泄を促す作用がある．水溶性食物繊維はミセル化を阻害し，コレステロールの吸収を抑えるとされ

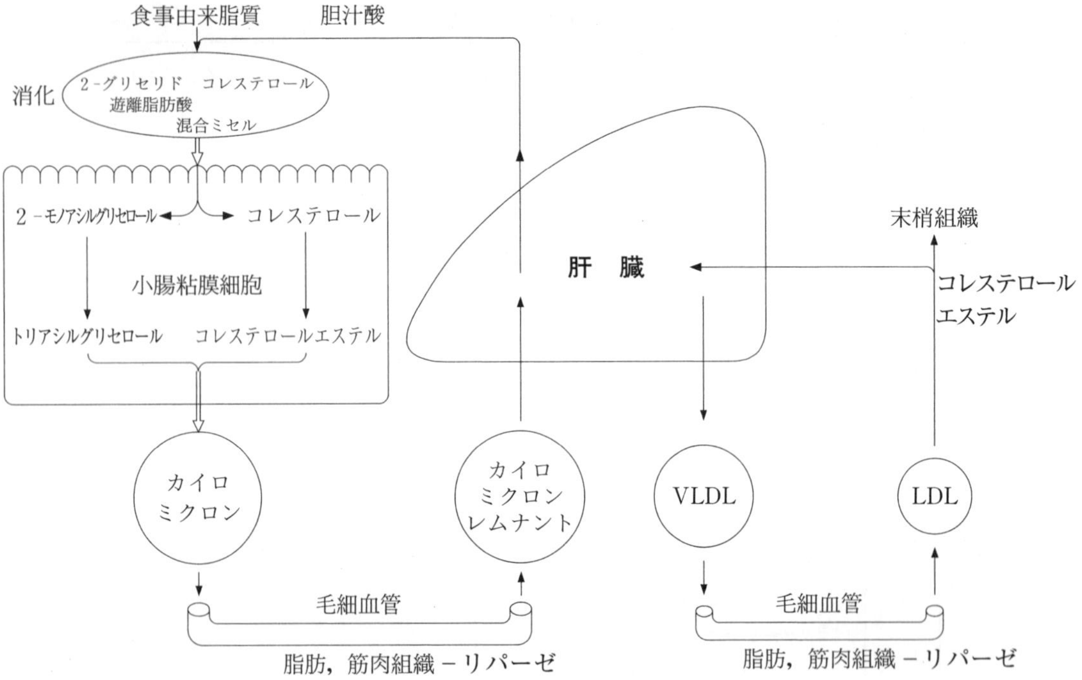

図 A.14　脂質の吸収と運搬

る．

再生されたトリアシルグリセロールおよびコレステリルエステルはリン脂質，アポタンパク質（apoprotein）とともに**カイロミクロン**（chylomicron）と呼ばれるトリアシルグリセロールを豊富に含んだ最も比重の小さいリポタンパク質を形成し，小腸乳び管に入り，リンパ管，胸管，下大静脈を経由して大循環系に入る．カイロミクロンは脂肪組織や筋肉の毛細血管において，血管内皮細胞表面のリポタンパク質リパーゼ（lipoprotein lipase）の作用を受けて脂肪酸を遊離し，脂肪酸を組織細胞に供給する．トリアシルグリセロールを失って小さくなったカイロミクロン（**カイロミクロンレムナント** chylomicron remnant）は肝臓に達して肝細胞に取り込まれる．肝細胞内では残りのトリアシルグリセロールとコレステリルエステルの一部は，リン脂質などとともに超低密度リポタンパク質（very low density lipoprotein：**VLDL**）に再編された後，再び血流へ分泌され，血流中でリポタンパク質リパーゼなどの作用を受け，低密度リポタンパク質（low density lipoprotein：**LDL**）に変化し，末梢組織に脂肪酸とコレステロールを供給する（図 A.14）．組織に供給された脂肪酸は脂肪組織では脂肪細胞内に油滴状の脂肪として貯蔵され，肝臓や筋肉では代謝を受けてエネルギーや細胞構成成分になる．

肝細胞に取り込まれたコレステロールの一部は胆汁酸に変えられ十二指腸へ分泌される．胆汁酸はコレステロールの酸化により生成したコール酸（cholic acid）やケノデオキシコール酸（chenodeoxycholic acid），およびこれらが還元されてできたデオキシコール酸（deoxycholic acid），リトコール酸（lithocholic acid）のタウリンまたはグリシンの抱合体であり，強い界面活性剤である．これらは小腸粘膜から吸収され，再び肝臓に戻る（腸肝循環）．

動脈硬化症の成因は，コレステリルエステルを含む LDL が動脈壁に取り込まれて沈着するためであると考えられている．正常の LDL は動脈壁のマクロファージに取り込まれることはないが，酸化を受けて変性したLDL（**酸化LDL**）はマクロファージのスカベンジャーレセプターによって取り込まれる．したがって，血清コレステロールやLDLが高値であるだけでなく，酸化的ストレスも動脈硬化症の原因となる．

2.1.3　タンパク質の消化・吸収

タンパク質は胃で**ペプシン**（pepsin）（至適pH 2）（芳香族アミノ酸LeuのC末端側を切断するエンド型酵素）によって消化されてポリペプチドとなり，次いで十二指腸で**トリプシン**（trypsin）（塩基性アミノ酸のC末端側を切断するエンド型酵素），**キモトリプシン**（chymotrypsin）（芳香族アミノ酸のC末端側を切断するエンド型酵素），**カルボキシペプチダーゼ**（carboxypeptidase）（C末端側から順に切断するエキソ型酵素）など膵液由来の消化酵素により加水分解され最終的にアミノ酸になる．また，腸粘膜中の**アミノペプチダーゼ**（aminopeptidase）（N末端側から順に切断するエキソ型酵素）によってもアミノ酸にまで分解される（表A.6）．タンパク質消化酵素は分泌された不活性な前駆体チモーゲン（zymogen）が消化管でペプチド鎖が脱離して活性化されたものである．ペプシンはペプシノーゲン（pepsinogen）が混在するペプシンによる自己消化を受け生成し，トリプシンはトリプシノーゲン（trypsinogen）が十二指腸粘膜に存在するエンテロキナーゼにより限定分解されて生成する．キモトリプシンはキモトリプシノーゲンがトリプシンおよびキモトリプシン自身による限定分解を受けて生成し，カルボキシペプチダーゼもプロカルボキシペプチダーゼがトリプシンにより限定分解されて生成する．

こうして生成したアミノ酸は小腸粘膜の特定のアミノ酸のトランスポーターにより吸収される．アミノ酸だけではなく，ペプチドも同様な機構で吸収される．吸収されたアミノ酸は門脈を経て肝臓に運ばれ，主としてタンパク質合成に利用される．

2.2　3大栄養素の相互変換

3大栄養素は消化され体内に吸収されると，それぞれの代謝経路により分解（異化catabolism）または生合成（同化anabolism）反応を受ける．図A.15に示すように代謝経路はそれぞれ独立したものではなく，共通の代謝中間産物を介して互いにつながりをもち，栄養状況に応じて必要なものに変換されバランスが保たれている．

エネルギー代謝面から見れば，3者とも**クエン酸回路**（citric acid cycle，トリカルボン酸回路 tricarboxylic acid cycle：TCA回路）を共有し，同一機構によってエネルギー（ATP）を産生する．人体が必要とする総エネルギーの90％は脂肪と糖質により供給され，残り10％はアミノ酸により供給される．

グルコースは**解糖**（glycolysis），クエン酸回路を経てCO_2とH_2Oに酸化されることでATPを産生し，細胞にエネルギーを供給する．糖質代謝によるエネルギー産生は次の反応式で表される．

$$C_6H_6O_6 + 6\,O_2 \longrightarrow 6\,CO_2 + 6\,H_2O + 38\,ATP$$

過剰のグルコースの一部はグリコーゲンとして肝臓や筋肉に蓄えられ，大部分はアセチルCoAを介して脂肪酸に変えられ，脂肪組織にトリアシルグリセロールとして蓄えらえる．グリコーゲンは急

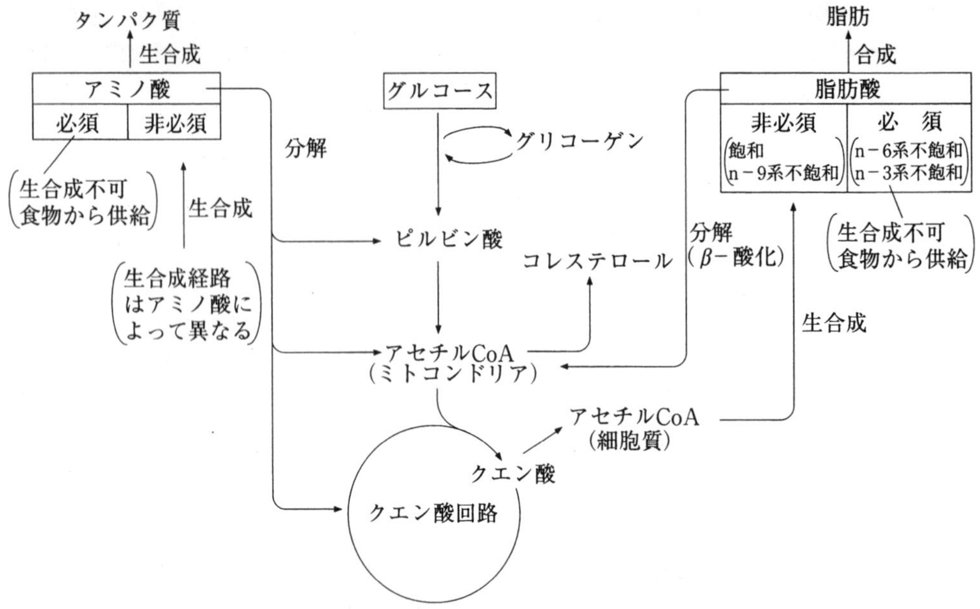

図 A.15　3大栄養素の代謝経路と相互変換

激な運動などに対する短期的な貯蔵エネルギーとして，トリアシルグリセロールは長期的な貯蔵エネルギーとして利用される．

脂肪酸はミトコンドリアで **β-酸化**（β-oxidation）を受けてアセチル CoA を生成し，クエン酸回路でエネルギーを産生する．逆にアセチル CoA からは脂肪酸合成酵素の働きにより脂肪酸が生合成される．

アミノ酸はタンパク質生合成に使われるが，必要量以上のアミノ酸は貯蔵することができないので酸化的に分解される．アミノ酸の異化経路はアミノ酸の種類によって異なるが，いずれの場合もアミノ基が除かれて残った炭素骨格がピルビン酸やアセチル CoA，クエン酸回路の中間体に変えられ，クエン酸回路でエネルギーを産生する．いくつかのアミノ酸は異化の逆経路（α-ケト酸へのアミノ基転移）や他の生合成経路を通じて生体内で合成可能である．

2.3　エネルギー代謝

2.3.1　栄養素の利用エネルギー

食品のもつエネルギー量（熱量 calorie）は爆発熱量計を用いて試料を酸素存在下完全燃焼させ，発生する熱量から求めることができる．こうした物理的燃焼により，3大栄養素の含有エネルギーを求めると，それぞれ1g当たり糖質は4.1 kcal，脂質は9.45 kcal，タンパク質は5.65 kcal である．しかし，生体では摂取した食物がすべて消化吸収されるわけではなく，また，タンパク質は尿素としてまだエネルギーを残した形で排泄されるので，生体では栄養素の全エネルギーが利用されるのではない．アトウォーター（Atwater）は，アメリカ人の平均的食事における栄養素の消化吸収率を，糖質98 %，脂質95 %，タンパク質92 %とし，尿素に残る熱量を差し引いたタンパク質のエネルギーを1 g当たり4.4 kcalとしてそれぞれの物理的燃焼値を補正し，生体における利用エネルギーを，糖質4 kcal/g，脂質9 kcal/g，タンパク質4 kcal/gと算出した．この値は**アトウォーター係数**（Atwater係数）と呼ばれ，各栄養素のエネルギー換算係数として用いられる．

しかし，食品の消化吸収率は食品の種類や形態により異なるので，異なる食品に含まれる各栄養素について一律にアトウォーター係数を適用することはできない．主な食品については，食品ごとにわが国が独自に設定したエネルギー換算係数やFAOの提唱するエネルギー換算係数が適用されており，エネルギー換算係数の求められていない食品についてはアトウォーター係数が適用されている．

2.3.2 エネルギー代謝量の測定

生体のエネルギー代謝は栄養素を酸化してH_2OとCO_2とし，タンパク質・アミノ酸からはさらに尿素などの窒素化合物を生成する過程であるから，ヒトの一定時間内のO_2消費量，CO_2排出量，尿中窒素排出量を測定することにより，その間に発生したエネルギー量（エネルギー代謝量）を知ることができる．まず，尿中の窒素を定量し，その定量値に窒素係数6.25を乗じて分解されたタンパク質の量を求める．タンパク質の分解量および体タンパク質の平均元素組成から，タンパク質分解に要したO_2量と発生したCO_2量を求める．一方，外気と呼気の組成と容積を測定し，O_2消費量とCO_2排出量を求める．CO_2排出量とO_2消費量の比（CO_2/O_2）を**呼吸商**（respiratory quatient：RQ）といい，この値は糖質のみが消費されているときは1.0，タンパク質のみの場合は0.80，脂質のみの場合は0.71である*1．全O_2消費量と全CO_2排出量からタンパク質の分解に要した量を差し引いて比をとり，非タンパク質呼吸商を得る．この値と糖質，脂質の呼吸商から，分解された糖質，脂質の量を算出することができる．各栄養素の分解量に，それぞれのアトウォーター係数を乗じて合計すると全エネルギー代謝量がわかる．

RQの値は糖質を主とした栄養補給を行っている場合には1.0に近づき，飢餓状態ではエネルギー補給が主として貯蔵脂肪から行われるので0.71に近づく．

2.3.3 エネルギー消費

エネルギー代謝により得られたエネルギーは生命の維持，身体的活動等により消費される．エネルギー消費は，基礎代謝，特異動的作用，活動によるエネルギー消費の三つに分類される．

a）基礎代謝（basal metabolism）

生体は安静な状態で生命を維持しているだけであっても，呼吸，心臓の活動，他の内臓の活動，体温の維持などにエネルギーを消費している．このような生命維持に必要な最小限のエネルギー消費

*1　糖質の酸化は，$C_6H_{12}O_6 + 6\ O_2 \rightarrow 6\ CO_2 + 6\ H_2O$で，RQ = 6/6 = 1．脂質はOの含量がCの含量に比べて少ないのでRQは小さい．トリパルミチンの酸化の場合，$2\ C_{51}H_{196}O_6 + 145\ O_2 \rightarrow 102\ CO_2 + 98\ H_2O$で，RQ = 102/145 = 0.7.

表 A.7　性・年齢階層別基礎代謝基準値と基礎代謝量

性　別	男　性			女　性		
年　齢	基礎代謝基準値（kcal/kg 体重 /日）	基準体重（kg）	基礎代謝量（kcal/日）	基礎代謝基準値（kcal/kg 体重 /日）	基準体重（kg）	基礎代謝量（kcal/日）
1～ 2（歳）	61.0	11.7	710	59.7	11.0	660
3～ 5（歳）	54.8	16.2	890	52.2	16.2	850
6～ 7（歳）	44.3	22.0	980	41.9	22.0	920
8～ 9（歳）	40.8	27.5	1,120	38.3	27.2	1,040
10～11（歳）	37.4	35.5	1,330	34.8	34.5	1,200
12～14（歳）	31.0	48.0	1,490	29.6	46.0	1,360
15～17（歳）	27.0	58.4	1,580	25.3	50.6	1,280
18～29（歳）	24.0	63.0	1,510	22.1	50.6	1,120
30～49（歳）	22.3	68.5	1,530	21.7	53.0	1,150
50～69（歳）	21.5	65.0	1,400	20.7	53.6	1,110
70以上（歳）	21.5	59.7	1,280	20.7	49.0	1,010

（日本人の食事摂取基準 2010 年版）

を基礎代謝といい，そのエネルギー消費量を**基礎代謝量**という．基礎代謝量の測定は，空腹時（食後 12～18 時間）20～25 ℃の室内で安静に横たわりかつ覚醒した状態の被験者が発生する熱量を測定することにより行う．基礎代謝量は同性，同年齢ならば体表面積に比例するが，平均的な体位のヒトの場合には，体重との間に相関性が認められるので，単位体重当たりの数値（kcal/kg/day）で表し，これを**基礎代謝基準値**という．基礎代謝基準値は年齢，性別により異なる．表 A.7 に示すように，男女とも生後 1 ～ 2 年で最高値を示し，以後徐々に減少するが，成人してからの減少幅は小さい．男女間の差は 3 歳まではほとんどないが，3 歳以降は女子は男子より 5 ～10 %程度低い値を示す．体重を乗じた基礎代謝量（kcal/day）については男子では 16 歳，女子では 13 歳頃が最高となり，その後徐々に減少する（表 A.7）．また，女子の基礎代謝量は同一年齢の男子より 10～20 %低い．

このため，基礎代謝基準値は後述の中等度の生活活動強度の者を基準とし，生活活動強度の軽重に応じて－ 2 ～＋ 4 %までの補正がなされる．

b）特異動的作用（specific dynamic action：SDA）

食物を摂取すると代謝が亢進し，エネルギー消費が増大する．この現象を特異動的作用という．特異動的作用は食物の消化吸収や吸収された栄養素の代謝に伴う熱発生であると考えられている．特異動的作用によるエネルギー代謝の増加率は摂取する栄養素によって異なり，タンパク質の場合，最も大きく摂取エネルギーの約 30 %，糖質では約 6 %，脂質では約 4 %である．日本人の食事では糖質の割合が多いので，平均して摂取エネルギーの約 10 %が特異動的作用により熱として失われると算定される．このエネルギーは体温の保持には使われるが，仕事や運動には利用されない．

c）活動によるエネルギー消費

わが国では日本人の栄養所要量を算出しているが，日本人の食事摂取基準 2010 年版（2010～2015

表 A.8　15～69 歳における各身体活動レベルの活動内容

		低い（I）	ふつう（II）	高い（III）
身体活動レベル[1]		1.50 （1.40～1.60）	1.75 （1.60～1.90）	2.00 （1.90～2.20）
日常生活の内容		生活の大部分が座位で，静的な活動が中心の場合	座位中心の仕事だが，職場内での移動や立位での作業・接客等，あるいは通勤・買物・家事・軽いスポーツ等のいずれかを含む場合	移動や立位の多い仕事への従事者．あるいは，スポーツなど余暇における活発な運動習慣をもっている場合
個々の活動の分類（時間／日）	睡眠	7 ～ 8	7 ～ 8	7
	座位または立位の静的な活動	12～13	11～12	10
	ゆっくりした歩行や家事など低強度の活動	3 ～ 4	4	4 ～ 5
	長時間持続可能な運動・労働など中強度の活動（普通歩行を含む）	0 ～ 1	1	1 ～ 2
	頻繁に休みが必要な運動・労働など高強度の活動	0	0	0 ～ 1

[1]　代表値．（　）内はおよその範囲．

（日本人の食事摂取基準　2010 年版）

年の 5 年間使用）においては，望ましい日常のエネルギー消費レベルをわかりやすく示している．身体活動レベルの区分は，I（低い），II（ふつう），III（高い）とする 3 段階としている（表 A.8）．それらの身体活動レベル別に生活動作の 1 日当たりの時間（平均的目安）を例示している．身体活動レベル II（ふつう）は，現在国民の大部分が該当すると推定されるものである．

1 日当たりのエネルギー所要量は，次式で示すように，基礎代謝量に対する身体活動レベルの倍率で示すことにしている．

エネルギー所要量 = 1 日の基礎代謝量 × 身体活動レベルの係数（1.50，1.75 または 2.00）

A 3. 栄養所要量

3.1 日本人のエネルギー・栄養摂取状況

わが国では，**健康増進法**（旧栄養改善法）に基づいて**国民栄養調査が毎年実施**されている．国民栄養調査は1945年から実施され，経年的に栄養素の摂取量を把握するうえで重要な役割を果してきた．国民栄養調査によると，戦後のわが国の食生活は大きく変化し，炭水化物の摂取量の減少，脂肪の摂取量の増加など，食生活全般が欧米化しつつあることがみてとれる．1975年以降の年次推移をみると（図A.16），エネルギー，炭水化物は減少傾向に，タンパク質は大きな変化がなく，脂肪は増加傾向にある．現在，エネルギーは栄養摂取量から判断するとほぼ適量の2000 kcalに達している．しかし，摂取エネルギー量に占める各栄養素の比率をみると（図A.17），炭水化物のエネルギー比率が減少しているのに対して，脂肪のエネルギー比率が25％を超えている．脂肪の摂取量が今後も増加すると生活習慣病への影響が懸念される．最近の栄養素の摂取状況を平均栄養所要量に対する充足率でみると，カルシウムを除くとすべてが上まわっている（図A.18）．カルシウム摂取量については過去20年間横ばいであり推奨量600 mgを上まわったことはない（図A.19）．高齢化社会への移行にともない増加すると考えられる骨粗鬆症を予防するためにもカルシウムの十分な摂取が必要である．若年層の女（15～35歳）においては鉄が推奨量を満たしていない．食塩の摂取量は図A.20にみるように，1987年まで減少傾向にあったが，再び増加に転じ，目標量の10 g未満にまで下がっていない．食塩の摂取過多は高血圧，癌などの生活習慣病との関連で悪影響が懸念されるので，さらなる摂取量低減に対する努力が必要とされている．

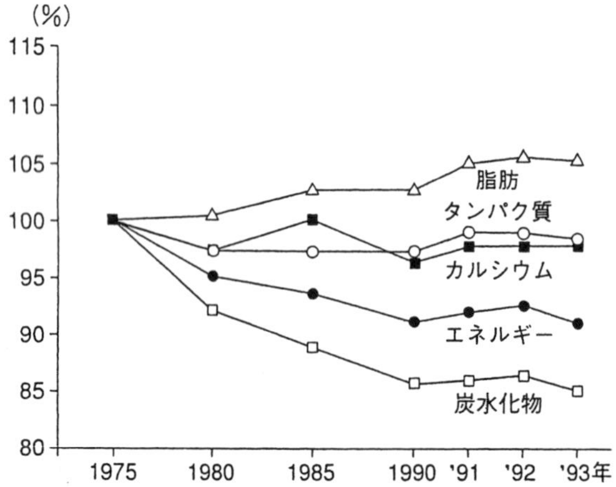

図A.16　栄養素等摂取量の年次推移（1975年＝100）

（厚生労働省：国民栄養調査）

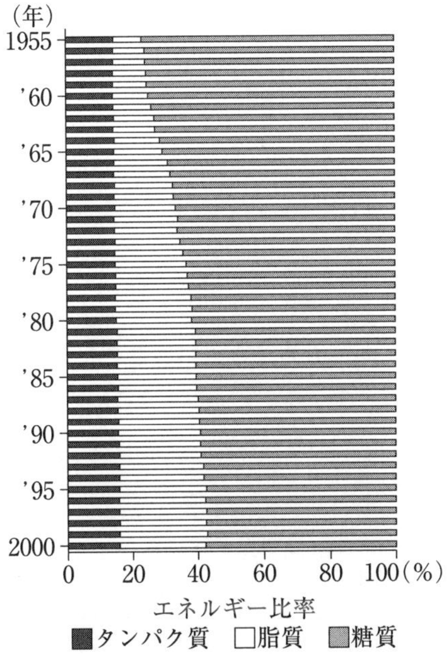

図 A.17　エネルギーの栄養素別摂取構成比率の年次比較

(厚生労働省：国民栄養調査，厚生統計協会編：図説 国民衛生の動向，2002)

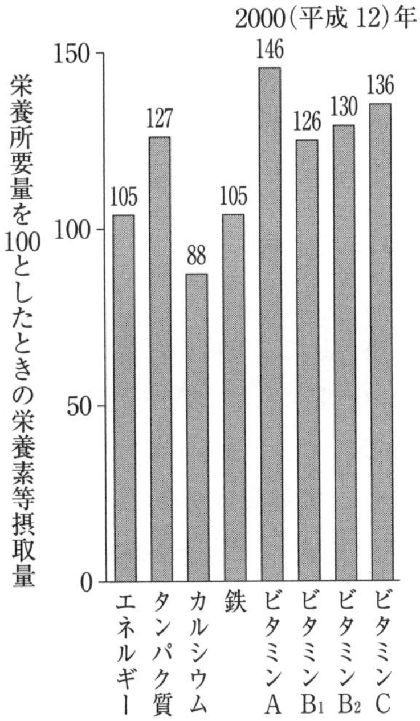

図 A.18　栄養素等摂取量と調査対象の平均栄養所要量との比較

(厚生労働省：国民栄養調査，厚生統計協会編：図説 国民衛生の動向，2002)

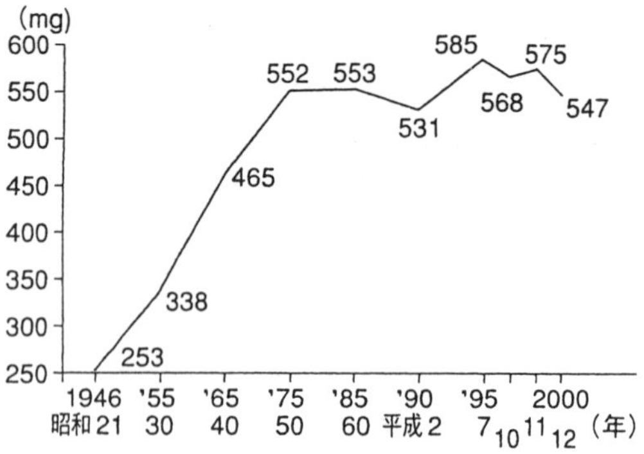

図A.19　カルシウム摂取量の年次推移

（厚生労働省：国民栄養調査）

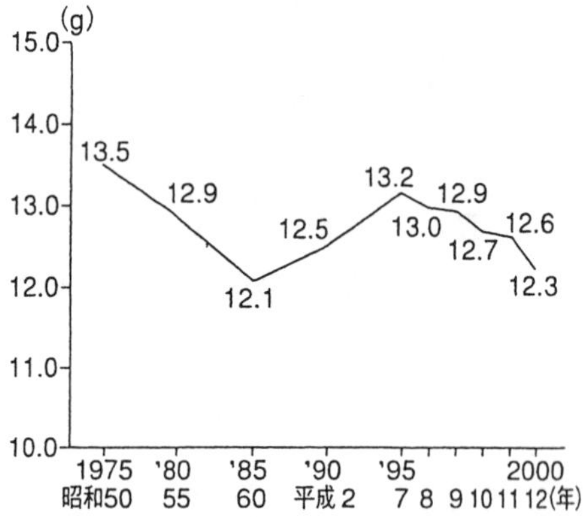

図A.20　食塩摂取量の年次推移

（厚生労働省：国民栄養調査）

3.2　日本人の食事摂取基準

日本人の栄養所要量は健常人を対象として，健康の保持と増進，生活習慣病の予防のために，エネルギーおよび栄養素を毎日どのくらい摂取すればよいかを性別，年齢別に示したもので，公衆衛生審議会で決定される．1970（昭和45）年から5年毎に作成され，現在は日本人の食事摂取基準2010年版（2010〜2015年）が用いられている．**食事摂取基準**（Dietary Reference Intakes）として，エネルギーについては1種類，栄養素については5種類の指標が設定された．推定エネルギー必要量はエネルギーの不足のリスク及び過剰のリスクの両者が最も小さくなる摂取量である．栄養素について，健康の維持・増進と欠乏症予防のために，「推定平均必要量」と「推奨量」の2つの値が設定された．しかし，この2指標を設定することができない栄養素については，「目安量」が設定された．また，生活習慣病の1次予防をもっぱら目的として食事摂取基準を設定する必要のある栄養素については，「目標量」が設定された．過剰摂取による健康障害を未然に防ぐことを目的として「耐容上限量」が設定された．これらの数値を総称して，食事摂取基準としている．表A.9に，18〜29歳の男女について，身体活動レベルII（ふつう）の場合の食事摂取基準を示した．エネルギーと糖質ならびに食物

表 A.9 食事摂取基準

日本人の食事摂取基準（2010〜2015年）18〜29歳 身体活動レベルII（ふつう）

項目	摂取基準	男性	女性	摂取基準	男性	女性
エネルギー	推定エネルギー必要量	2,650 kcal	1,950 kcal			
タンパク質	推奨量	60 g	50 g			
総脂質	目標量	20〜30エネルギー%				
飽和脂肪酸	目標量	4.5〜7.5エネルギー%				
n-6 系脂肪酸	目安量	11 g	9 g			
n-3 系脂肪酸	目標量	2.1 g 以上	1.8 g 以上			
コレステロール	目標量	750 mg 未満	600 mg 未満			
炭水化物	目標量	50〜70エネルギー%				
食物繊維	目標量	19 g 以上	17 g 以上			
ビタミン B_1	推奨量	1.4 mg	1.1 mg			
ビタミン B_2	推奨量	1.6 mg	1.2 mg			
ナイアシン	推奨量	15 mg	11 mg	耐容上限量	300 mg	250 mg
ビタミン B_6	推奨量	1.4 mg	1.1 mg	耐容上限量	55 mg	45 mg
葉酸	推奨量	240 μg		耐容上限量	1,300 μg	
ビタミン B_{12}	推奨量	2.4 μg				
ビオチン	目安量	50 μg				
パントテン酸	目安量	5 mg				
ビタミン C	推奨量	100 mg				
ビタミン A	推奨量	850 μgRE*1	650 μgRE	耐容上限量	2,700 μgRE	
ビタミン E	目安量	7.0 mgTE*2	6.5 mgTE	耐容上限量	800 mgTE	650 mgTE
ビタミン D	目安量	5.5 μg		耐容上限量	50 μg	
ビタミン K	目安量	75 μg	60 μg			
マグネシウム	推奨量	340 mg	270 mg			
カルシウム	推奨量	800 mg	650 mg	耐容上限量	2,300 mg	
リン	目安量	1,000 mg	900 mg	耐容上限量	3,000 mg	
クロム	推奨量	40 μg	30 μg			
モリブデン	推奨量	25 μg	20 μg	耐容上限量	550 μg	450 μg
マンガン	目安量	4.0 mg	3.5 mg	耐容上限量	11 mg	
鉄	推奨量	7.0 mg	6.5 mg(月経なし) 10.5 mg(月経あり)	耐容上限量	50 mg	40 mg
銅	推奨量	0.9 mg	0.7 mg	耐容上限量	10 mg	
亜鉛	推奨量	12 mg	9 mg	耐容上限量	40 mg	35 mg
セレン	推奨量	30 μg	25 μg	耐容上限量	280 μg	220 μg
ヨウ素	推奨量	130 μg		耐容上限量	2,200 μg	
ナトリウム （食塩相当）	目標量	9.0 g 未満	7.5 g 未満			
カリウム	目安量	2,500 mg	2,000 mg			

*1 RE：レチノール換算　*2 TE：α-トコフェロール換算

繊維，脂質，タンパク質などの3大栄養成分ならびに13種のビタミン類，13種のミネラルについて食事摂取基準が策定された．

厚生労働省の21世紀における健康づくり（健康日本21）では，壮年期死亡の減少，健康寿命の延伸と**生活の質**（quality of life：QOL）の向上を目的に，健康に関する事項について2010年までの具体的な目標を設定している．これらの目標を目指して，適切な健康情報を提供することにより，個人の選択に基づいた生活習慣の改善を進めるとともに，地方自治体を含めた機関がそれぞれの機能を生かして一人ひとりの健康実現を支援する環境を整備することにしている．生活習慣病の発症には生活

表 A.10　健康日本 21（21 世紀における国民健康づくり運動）の目標等

適正な栄養素（食物）を摂取するための行動の変容について［栄養状態，栄養素（食物）摂取レベル］

	指標の目安		現状	2010 年
適正体重を維持している人の増加	肥満者等の割合	児童・生徒の肥満児	10.7 %	7 %以下
		20 歳代女性のやせの者	23.3 %	15 %以下
		20～60 歳代男性の肥満者	24.3 %	15 %以下
		40～60 歳代女性の肥満者	25.2 %	20 %以下
		*平成 9 年国民栄養調査 児童・生徒の肥満児：日比式による標準体重の 20 %以上， 肥満者：BMI が 25 以上の者，やせ：BMI が 18.5 未満の者， BMI（Body Mass Inex）：体重(kg)/〔身長(m)〕^{2}		
脂肪エネルギー比率の減少	1 日当たりの平均摂取比率	20～40 歳代	27.1 %	25 %以下
		*平成 9 年国民栄養調査 脂肪エネルギー比率：総摂取エネルギーに占める脂肪からのエネルギーの割合		
食塩摂取量の減少	1 当たりの平均摂取量	成人	13.5 g	10 g 未満
		*平成 9 年国民栄養調査		
野菜の摂取量の増加	1 当たりの平均摂取量	成人	292 g	350 g 以上
		*平成 9 年国民栄養調査		
カルシウムに富む食品の摂取量の増加	1 当たりの平均摂取量（成人）	牛乳・乳製品	107 g	130 g 以上
		豆類	76 g	100 g 以上
		緑黄色野菜	98 g	120 g 以上
		*平成 9 年国民栄養調査 カルシウムに富む食品：牛乳，乳製品，豆類，緑黄色野菜		

習慣，とりわけ食生活が関係深いことから，健康日本 21 のなかで，栄養食生活のあり方を検討し，2010 年までの目標を設定している（表 A.10）．また，2000（平成 12）年には厚生労働省，農林水産省，文部科学省の連携により，新しい食生活指針を策定し，普及，定着を図る取組みを推進している．2002（平成 14）年には栄養士法の改正が行われ，資質の高い管理栄養士の育成が図られることになった．文部科学省では，学校での食教育の充実を図る姿勢をみせている．

3.3　栄養素摂取と生活習慣病

a）肥満（obesity）

肥満は疾患ではないが，多くの疾患の危険因子であり，青年期，小児期からの生活習慣の対応が求められる．簡便な肥満の指標として．体重(kg)/身長(m)^2，すなわち **BMI**（body mass index）が使われている．日本肥満学会では，BMI が 18.5 未満を「やせ」，18.5 以上 25.0 未満を「普通」，25.0 以上を「肥満」と判定している．1999（平成 11）年の国民栄養調査によると，肥満者の割合は男では 30～59 歳で最も多く 30 %を占めており，女では 50～69 歳で最も多く 25～30 %を占めている．肥満は，間食など食物の摂取過多，運動習慣の少ない生活習慣の人に多い．肥満が健康上好ましくないのは，肥満者が同年代の非肥満者に比べて，高血圧，糖尿病，心疾患などの生活習慣病にかかりやすく，死亡率が高いからである．

肥満は最終的には脂肪組織の脂肪細胞に異常に中性脂肪が蓄積するという病態である．脂肪細胞では食物に由来する化学エネルギーを脂肪の形に変えて貯蔵し，一方では，からだ全体の要求に応じて貯蔵脂肪を分解してエネルギーに変換している．このバランスが壊れ，貯蔵脂肪が増加したときに肥満が起こる．脂肪組織に脂肪が蓄積するには脂肪細胞が必要である．肥満においては脂肪細胞の数と容量の増加が問題になる．脂肪細胞の数は若い時期には増加するが，ある年齢に達すると一定になる．したがって，小児期に発症した肥満では，脂肪細胞の数と大きさの増加を伴うが，成人に発症した肥満では，脂肪細胞の大きさのみが増加する．脂肪組織には皮下脂肪と内臓脂肪とがある．内臓脂肪は情報伝達物質をだしてメタボリックシンドロームを引き起こして上述の生活習慣病の原因になることがわかってきた．

体内での中性脂肪の合成は，リポタンパク質経路とグルコース経路がある．食物中の脂肪分が消化吸収されてリポタンパク質のカイロミクロン，さらに超低比重リポタンパク質となるが，それを構成するトリアシルグリセロールが血管壁のリポタンパク質リパーゼの作用によって脂肪酸に分解される．脂肪酸が脂肪細胞に取り込まれると，アシル CoA に変換されたのちトリアシルグリセロールになる．一方，グルコースは細胞に取り込まれると，細胞質で嫌気的解糖，ミトコンドリアの TCA サイクルを経てエネルギーを産生するが，過剰の場合はミトコンドリアから細胞質にクエン酸が放出される．クエン酸はアセチル CoA となり，さらにアシル CoA 合成酵素の作用によってアシル CoA となる．アシル CoA はトリアシルグリセロールとなって貯蔵される．

脂肪細胞のトリアシルグリセロールの分解はホルモンによって起こる．エピネフリンや成長ホルモンが脂肪細胞膜の受容体に結合すると，リパーゼを活性化してトリアシルグリセロールを脂肪酸とグリセロールに分解しエネルギーに変換する．食物から摂取されるエネルギーは基礎代謝，生活活動，特異動的作用，それに条件熱産生に使われ，余剰の分が脂肪として貯えられる．肥満においては，過剰のエネルギー摂取の抑制，運動によるエネルギー消費をはかることが重要であるが，条件熱も重要な役割を果たしている．条件熱とは寒冷などの条件下では交感神経系が興奮して熱を産生するが，このような熱のことである．

脂肪組織は白色と褐色の 2 種類があり，一般に脂肪といわれているのは**白色脂肪組織**である．**褐色脂肪組織**は新生児では全身に分布しているが，成人では腎臓，大動脈などの深部組織にしかみられない．褐色脂肪組織では脂肪の酸化によって得られるエネルギーは ATP に変えられることがなく，熱に変換されてしまう．新生児は熱放散が盛んであるのは褐色脂肪細胞が全身に分布しているためであり，年齢とともに熱放散が少なくなるのは褐色脂肪細胞が少なくなるためと考えられている．

肥満を解消するための運動は，脂肪組織に異常に蓄積した脂肪を動員し，生じた脂肪酸を水と二酸化炭素にまで分解するものでなければならない．脂肪以外のグリコーゲンが使われる運動であってはならない．そのためには，酸素の供給が十分であり，主として赤筋を動かす運動が大切とされている．また，肉類には脂肪酸をミトコンドリアに輸送し脂肪酸酸化を促進するカルニチン（carnitine）が含まれている．

b）高血圧（hypertension）

高血圧は，自覚症状はないが，脳血管疾患や心筋梗塞などにつながる危険因子である．**血圧区分**は時代とともに変化しているが，1999（平成 11）年 WHO/ISH（国際血圧学会）は，収縮期 140 以上または拡張期90以上を高血圧とし，軽症高血圧（収縮期140〜159または拡張期90〜99），中等症高血圧（収縮期160〜179または拡張期100〜109），重症高血圧（収縮期180以上または拡張期110以上）と分類した．1999（平成11）年の国民栄養調査によると，高血圧の者は男女とも年齢とともに増加し，50歳以上の男，60歳以上の女は50％以上が高血圧であった．

以前から食塩摂取の多い地域に高血圧症の多いことが指摘されていた．食塩の過剰摂取がなぜ高血圧を引き起こすかというと，Na^+の貯留が循環血液量を増加するためであり，また細動脈の交感神経終末の感受性を増大させるためと考えられている．

若年期からの生活習慣が壮年期に高血圧を引き起こすと考えられる．若年期からの一次予防として過剰な食塩の摂取を控えること（1日6g以下），適度な運動を維持することなどがある．健康診断によって高血圧が判明することがあるが，この場合の二次予防は，塩分の少ない食生活（1日3.5g以下）に改善する，肥満を解消する努力をする，適度な運動を維持することである．一次予防として，食塩10g未満摂取することが望ましいとされている．

ラクトトリペプチド，カゼインドデカペプチド，サーデンペプチドはアンジオテンシン変換酵素を阻害して，また杜仲茶配糖体は副交感神経を刺激して血流を改善して，降圧作用を示すので，特定保健用食品として認可されている（B2.3参照）．

c）高脂血症（hyperlipemia）

高脂血症は，高血圧と同様に自覚症状はなく，健康診断を受けることで判明することが多く，治療に結びつくことになる．高脂血症も動脈硬化症の最大の危険因子である．日本動脈硬化学会高脂血症診療ガイドライン検討委員会では高コレステロール血症および高中性脂肪の診断基準値を血清総コレステロール220 mg/dL以上，LDLコレステロール140 mg/dL以上，空腹時血清中性脂肪値150 mg/dL以上としている．

1999（平成11）年の国民栄養調査によると，高血圧と同様に40歳代後半から急激に増加しており，若年層からの生活習慣の影響が壮年期に高脂血症として現れているとみることができる．高脂血症の治療の基本は食事療法である．適切な食事療法，運動療法によって改善し，正常化する場合が多い．コレステロールは食事による外因性のものと内因性のものとがあるが，食物からの過剰摂取は高脂血症をもたらすことになる．コレステロール含量の高い食物の摂取を避けること，またコレステロールの吸収を抑える食物成分を摂取することが必要である．

食物繊維や植物ステロールはコレステロールの吸収を抑えるため，EPA，DHAは中性脂肪を低下させるため，特定保健用食品として認可されている（B2.3参照）．

d）糖尿病（diabetes mellitus）

わが国のほとんどの糖尿病は2型糖尿病（type 2 diabetes mellitus）であり，成人後に発症し，食事や運動などの生活習慣と強く関係している．高血圧，高脂血症と同様に自覚症状はないが，脳血管疾患や心筋梗塞の危険因子であるとともに，透析を必要とする腎症や視覚障害をきたす網膜症の最大の原因である．一次予防に重点をおいた生活習慣病対策を展開している今日，糖尿病対策は極めて大きな課題の一つである．1997（平成9）年，国民栄養調査に合わせて実施された初めての糖尿病実態調査によると，糖尿病の指標となるヘモグロビンA_{1C} 6.1以上の人もしくは治療中の人（糖尿病が強く疑われる人）は690万人，5.6以上の人（糖尿病の可能性が否定できない人）を合せると1370万人であった．また，糖尿病はその時点での肥満度あるいは過去の肥満歴と関係があることがわかり，肥満が糖尿病の大きな危険因子になっていることを示唆している．

糖尿病は，慢性の高血糖状態を主徴とする代謝疾患で，インスリン作用の不足が原因である．インスリンは膵臓のランゲルハンス島β細胞から分泌されるホルモンで，細胞にグルコースを取り込ませ，血糖値を低下させる．糖尿病では糖代謝に加えて脂質，タンパク質を含む多くの代謝系が異常をきたす．代謝異常が軽度の場合はほとんど症状が認められないので，長期に放置されることがある．血糖値が著しく高値になると，口渇，多飲，多尿，体重減少などが現れる．極端な症例ではケトアシドーシスや高浸透圧状態をきたし，時には意識障害や昏睡状態に陥る．特徴的な合併症が起こる臓器は網膜，腎臓，神経である．いずれも毛細血管の異常であり，進行すると視力障害，失明，腎不全，下肢の壊疽などをきたす．

糖尿病の治療は，食事療法と運動療法が基本となっている．食事は，身体的活動に応じて必要なカロリーをとり，炭水化物55～60％，タンパク質15～20％，脂質20～25％が適切とされている．また，単純脂質や動物性脂肪，塩分は制限し，食物繊維，野菜，海草などを多く取り，規則正しい食生活をするよう心がける必要がある．運動としては，ウォーキングなどの有酸素運動が有効とされる．

e）脳血管疾患（脳卒中）

脳血管疾患は，急激に起こった脳の血液循環障害による神経系疾患で，脳卒中とも呼ばれる．脳血管疾患は，脳梗塞，脳出血，くも膜下出血に大別される．脳血管疾患による死亡率は昭和26～55年までの30年間第1位であったが，昭和40年代後半から減少し，昭和56年から第2位，昭和60年から第3位になった．平成7年に実施された診断書の記入方法の変更にともなって一時第2位になったが，平成9年度には再び第3位になった．死亡率が改善されたのは，脳出血による死亡が減少したため，現在では脳血管疾患の死亡の多くは脳梗塞によっている．脳血管疾患による死亡率は減少傾向にあるものの，患者数は昭和62年の114万人から平成8年の173万人と増加している．発作後に死を免れたが，後遺症を残し不自由な生活を強いられていることを物語っている．リハビリテーションを中心とした病後の対応が求められる三次予防が重要な疾患である．脳血管疾患の最も重要な危険因子は高血圧である．したがって，脳血管疾患の予防は高血圧の予防が中心となる．過剰塩分の摂取をひかえ，適度な運動をするなどの生活習慣を心がけることが重要とされている．

f）心疾患（heart disease）

心疾患は，虚血性心疾患（心筋梗塞，狭心症），心不全，リウマチ性心疾患に分類される．虚血性心疾患は冠動脈が動脈硬化によって狭くなり，供給される血液が減少するために心筋への酸素と栄養素の補給がとだえ，心筋の機能低下や壊死が起こる疾患である．心不全は心臓のポンプ機能が低下して全身への血液の供給が低下した疾患であり，リウマチ性心疾患はリウマチ熱が原因で心臓の弁の機能が低下した疾患である．心疾患の死亡率の順位は，昭和60年から2位，平成7，8年が3位，平成9年から再び2位となっているが，平成7年以降は減少傾向にある．ただし，患者の調査結果では心疾患患者の総数は著しく増加している．心疾患の死亡のなかで，虚血性心疾患は戦後増加傾向にあり，現在は心疾患の半数を占めている．

虚血性心疾患の危険因子に，肥満，高血圧，高脂血症，喫煙などがあげられる．これらの要因を取り除く生活習慣が一次予防として推奨される．特にコレステロールの摂取過多を避けることが必要である．しかし，一次予防としては，他の危険因子も取り除く必要がある．欧米先進諸国が虚血性心疾患による死亡率が日本よりも高いのは，食物に含まれる油の質によるとの考え方もある．欧米では，主として畜肉を摂取するため，n–6系のリノール酸やアラキドン酸を摂取するが，これは取り過ぎると，トロンボキサンA_2の産生が増加して，血栓，動脈硬化，ひいては心筋梗塞につながる．これに対して，魚肉を摂取すると，含まれるn–3系の脂肪酸，EPA，DHAはn–6系の代謝を抑制するため，血栓の形成を抑える．虚血性心疾患を抑えるための食習慣として，1～2程度が適正ではないかとする意見がある．畜肉の代わりに毎日1回は魚を食べ，リノール酸を含む植物性油の摂取をひかえることが推奨されている．

g）悪性新生物（癌）（cancer）

悪性新生物（癌）は昭和56年以来，脳血管疾患，心疾患を抜いて第1位の死因になっている．平成11年の調査による部位別の死亡率の調査では．男では気管，気管支を含めた肺，胃，肝，大腸の順に多く，女では胃，大腸，肺，肝，乳房の順に多い．年次別にみると，昭和30年以来，胃癌による死亡率は男女ともに減少傾向にある．また，女の子宮癌も減少傾向にある．これは一次予防に当たる生活習慣の変化と，昭和30年頃に始まった二次予防に当たる早期発見等が功を奏しているとされている．肺癌（lung cancer）による死亡率は男女とも顕著に増加しており，平成11年では昭和30年の6倍（男），4.5倍（女）となっている．男女の大腸，膵，胆嚢癌，女の乳癌による死亡率も増加している．最近では，肺癌，乳癌（昭和62年から），大腸癌（平成4年から）の早期発見，早期治療を目的とした検診が制度化されている．

わが国の癌による死亡率を諸外国のそれと比較すると，全体としてはほとんど差がみられないが，男女ともに胃癌による死亡率が高く，肺癌による死亡率が低い特徴がある．また女では乳癌による死亡率が低い傾向にある．部位別癌の死亡率の傾向も欧米化してきている．

癌は遺伝子の病気であり，第一段階はDNAに突然変異を起こすイニシエーション，第二段階で細胞を異常増殖させるプロモーション，さらに第三段階で増殖を繰り返しながら癌細胞に変化させるプログレッションの多段階を経て起こる．癌は遺伝子の病気ではあるが，遺伝的素因は関係ないとされている．その証拠は日本人がアメリカに移住し，その二世の部位別癌の死亡率をみると，胃癌が少なく大腸癌などが多く，アメリカ人の部位別癌の死亡率の特徴を示しているからである．癌の要因は，食物が35％，喫煙が30％その他の要因が35％と推定されており，日常の食習慣が最も大きな要因とされている．

食物由来の癌のイニシエーションを起こしうる発癌物質として，かび毒マイコトキシンのアフラトキシンB_1，特定の植物に含まれるソテツのサイカシンやワラビのプタキロシド，肉や魚の加熱調理によって生じるヘテロサイクリックアミン，硝酸塩と2級アミンなどとの食合せによって生じるニトロソアミンが考えられている．このなかでアフラトキシンB_1はその摂取と肝癌発症率の関係が疫学的に調べられており，正の相関が得られている（C 4および5参照）．

食物繊維は，整腸作用，コレステロールの吸収抑制作用のほかに大腸癌を抑える作用があるとされている．世界各地の大腸癌の発症と食物繊維の摂取量の疫学調査の結果では正の相関が得られている

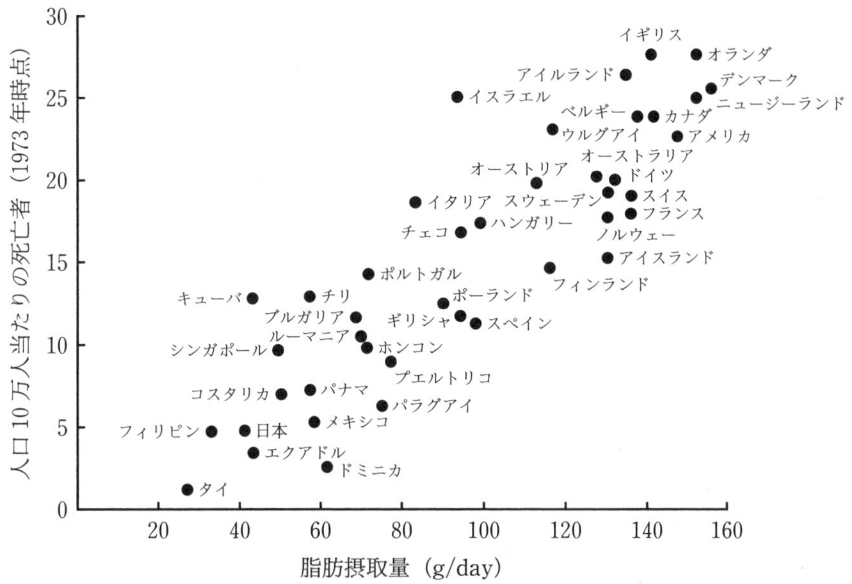

図 A.21　各国での脂肪摂取量と乳癌による死亡率

（Carroll ら，1975 年）

し，わが国でも食物繊維の摂取量の低下に伴い大腸癌が増加している傾向にある．その理由はよくわかっていないが，食物繊維が食物中の例えばヘテロサイクリックアミンを吸着して糞便中への排泄を促しているのではないかと考えられている（1.1 参照）．

日本人の食生活は高塩分型であるが，食塩の摂取量と胃癌の発症には正の相関関係があるとの疫学調査結果がある．食塩は DNA に傷をつける作用はないが，癌細胞となる段階のプロモーションに関与しているのではないかと考えられている．高血圧の予防と同様，癌予防の面でも，食塩の過剰摂取はひかえるべきとされている．

脂肪摂取量と癌死亡率にも明確な相関がある．特に乳癌や大腸癌の発症と大きな関係があるという．図 A.21 は 1975 年の各国の脂肪摂取量と乳癌による死亡率を示したものであるが，明らかな正の相関がある．この年次で米国の脂肪摂取量 145 g（対エネルギー換算で 44 %），乳癌による死亡者 25 名（対人口 10 万），日本の脂肪摂取量 40 g（対エネルギー換算で 22.3 %），乳房の癌による死亡者 5 名（対人口 10 万）であった．米国では脂肪摂取量が極めて多く，癌のほかに糖尿病，心疾患の関係もあって，44 エネルギー%から 30 エネルギー%以下に下げるように勧告された．ところが，日本ではこの 25 年間に 22.3 エネルギー%から 25.7 エネルギー%に上昇した．日本では乳癌による死亡率も上昇傾向にある．わが国では脂肪摂取量は 20～25 エネルギー%が好ましいとされている．脂肪摂取過多による発癌のメカニズムはよくわかっていないが，ホルモンのアンバランス，発癌のプロモーション過程の活性化にあると考えられている．

癌の予防を目的として，アメリカ国立癌センターを中心に，その効果がある食品の成分の研究が行われ，癌予防の可能性のある 40 種類の食品が動物実験で実証されている（図 A.22）．また，わが国の国立がんセンターでは，一次予防として癌を防ぐための 15 カ条を示し，その実践を推奨している．

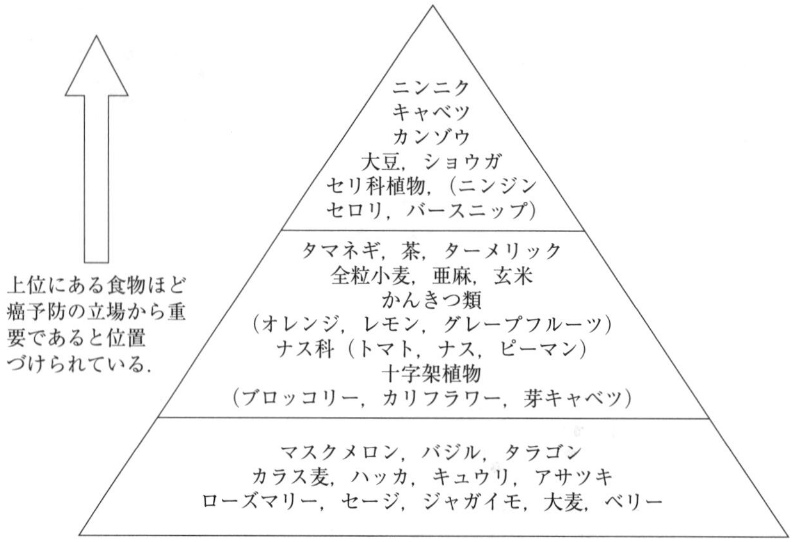

図 A.22　癌予防効果が期待できる植物性食品

（デザイナーフードプログラム 1995，米国）

h）骨粗鬆症（osteoporosis）

わが国では 65 歳以上の老齢者の割合が増加し，その 1/3 に当たる女を中心とする 500〜600 万人が骨粗鬆症であるといわれている．この疾患は，骨を形成する骨塩（ヒドロキシアパタイト）と骨基質（主としてコラーゲン）が失われることにより骨量が減少し，骨が空洞化してもろくなる疾患である．骨折などにより寝たきり老人を生む原因となっている．

骨は骨形成と骨吸収のバランスによってその量を維持しているが，高齢者では骨からカルシウムイオンが解離しやすくなり，骨吸収による骨のぜい弱化が起こりやすい．特に，閉経後の女は骨吸収抑制作用および骨形成促進作用のあるエストロゲンが低下するため骨粗鬆症になりやすい．弱いながらエストロゲン作用をもつ大豆イソフラボンを含む特定保健用食品が認可されている．

骨粗鬆症の予防には食習慣による一次予防が重要である．若年期に十分な骨塩含量を獲得する必要があり，そのためには適正な Ca^{2+} 量を摂取し，身体活動によって骨に負荷をかけることが重要とされる．カルシウム代謝は適応性が高く，カルシウム摂取量が低い時期が続けばカルシウムの吸収効率が高まるが，高齢期においてはこのような適応性が低下するので，カルシウムの摂取量に十分注意しなければならない．カルシウムの 1 日摂取量は 600〜650 mg とされているが，現在もその摂取量に達していない．

Ca^{2+} の腸管から血中への吸収，血中カルシウムの骨形成への動員も種々の食物成分によって左右される．無機リン酸塩，穀物に含まれるフィチン酸やシュウ酸は Ca^{2+} と不溶性の塩をつくるため，カルシウムの吸収を妨げる．また，カルシウムの吸収にはビタミン D も必要量摂取することが必要であり，ビタミン K は血中のカルシウムを動員して骨形成に関与するので必要である．CCP，CCM がカルシウムの吸収を助けるとして，ビタミン K を強化した納豆が骨形成を助けるとして，特定保健用食品として認可されている（B 2.3 参照）．

i）老化（aging）

体内では，ミトコンドリアにおける栄養素の燃焼過程において，取り込まれた酸素の数%が，また，肝臓における薬物の代謝過程，虚血再灌流，白血球の貪食によって，酸素が1電子還元を受けてスーパーオキシド（superoxide）［O_2^-］が生成する．これは不均化反応によって過酸化水素（hydrogen peroxide）［H_2O_2］になり，さらにフェントン反応などによってヒドロキシルラジカル（hydroxyl radical）［・OH］になる．また，皮膚表面では光増感剤存在下，光線が当たると一重項酸素［$^1O_2$］が発生する．これらの活性酸素（reactive oxygen species）は，組織や細胞に酸化ストレスを与え，無差別に傷害し，とりわけ，加齢とともに顕現化する老化現象や，癌，動脈硬化症などの生活習慣病を引き起こすのではないかと考えられるようになった．体内では，スーパーオキシドを不均化するスーパーオキシドジスムターゼ（superoxide dismutase：SOD），過酸化水素を消去するカタラーゼ（catalase）やグルタチオンペルオキシダーゼが防御的に働いているが，食物中の抗酸化因子（antioxidants），すなわち，ビタミンE，ビタミンC，カロテノイドなどは酸化ストレスを低減し，老化の遅延，生活習慣病の予防に重要な役割を果しているのではないかと考えられている．赤ワイン，茶葉，リンゴなどのポリフェノールを含む植物性食品も抗酸化性が優れており，適度に摂取することが推奨されている．

B 食品の品質と管理

健康を維持，増進するための食品が，その摂取によって健康障害を起こすことがあってはならない．食品の品質や栄養，新しい形態の食品，食品の生産や加工過程における農薬，飼料添加物，動物医薬品，食品添加物，容器包装や洗剤の使用，さらに食品の変質などは，食品の安全性を追求するうえで重要な課題である．これらは科学によって十分に解決される必要があるとともに，法制度によって十分に管理されなければならない．ここでは，食品の品質，栄養および生産，加工などに関わる食品の安全性の科学とその法による管理について述べる．法としては，食品の生産に関する「**農林物質の規格化及び品質表示の適正化に関する法律**」(Japanese Agricultural Standard：JAS法)（1950（昭和25）年制定）（農林水産省所轄），食品の栄養に関する「**健康増進法**」(厚生労働省所轄)，食品の安全に関する「**食品衛生法**」(1947（昭和22）年制定）（厚生労働省所轄）が中心になっており，これらの法に基づいてわが国の食についての施策が実施されている．さらに，農場から食卓までの食品の品質や安全性の一元化をはかるため，**食品安全基本法**（内閣府所轄）が2003（平成15）年に制定され，重要な問題についてはこの法に基づいて対処することになっている．

B 1. 食品成分

1.1 日本食品標準成分表

食品は生鮮食品と加工食品に分けられるが，食品に栄養素や機能成分がどれくらい含まれているかを知ることは，摂取する食品からどれだけの栄養素や機能成分が摂取されるのかを判断するうえで大切である．文部科学省では食品の栄養素を中心にした成分を編纂しているが，1950（昭和25）年

---

*1　食品表示は，JASマーク（JAS法），品質表示（JAS法），栄養表示（健康増進法），アレルギー食品表示（食品衛生法）のほか，日付表示（食品衛生法），食品添加物表示（食品衛生法），有機農作物表示（JAS法），遺伝子組換え食品表示（JAS法，食品衛生法），容器包装リサイクル法による表示，HACCPの表示，製造物責任（PL）法の警告表示がある．

「日本食品標準成分表」が初めて編纂され，改訂が重ねられて，2000（平成12）年に五訂版がまとめられ，2006年に増補版がまとめられた．五訂版には1882種の生鮮食品および一般的な加工食品の栄養成分が収載されている．可食部100 g当たりのエネルギー，水分，タンパク質，脂質，炭水化物，灰分，ミネラル（ナトリウム，カリウム，カルシウム，マグネシウム，リン，鉄，亜鉛，銅，マンガン），ビタミン（A（レチノール，カロチン），D，E，K，B_1，B_2，ナイアシン，B_6，B_{12}，葉酸，パントテン酸，C），脂肪酸（飽和，一価不飽和，多価不飽和），コレステロール，食物繊維（水溶性，不溶性），食塩相当量など，36項目の栄養素などの成分値が収載されている．最近の食品の加工法の変化による成分変化，品種改良による成分変化，新しい加工食品の登場，調理による成分変化などが織り込まれている．ここに収載されている食品は，その摂取によって栄養成分等がどれだけ摂取できるか計算できることになる．日本食品標準成分表には，現在の日本人が口にするであろうほとんどすべての食品の成分値が記載されている．

1.2　食品の品質表示

1999（平成11）年，JAS法が改定され，ジャム，ハム，ソーセージなど72品目の製品について農林水産物の規格を定め，適合するものにはJASマークを付けることができる．特別な生産方法や特色のある原材料を用いたものにも規格を設け，合格したものには特定JAS規格制度により特定JASマークを付けることができる．

すべての農産物，畜産物，水産物の生鮮食品には，品質表示が義務づけられている．共通表示事項として，名称，原産地（都道府県名・国名），内容量，販売業者を表示することになった．いったん冷凍したものを解凍した水産物には“解凍”，養殖魚介類には“養殖”の表示が義務づけられている．2002（平成14）年以降，国内のウシ海綿状脳症（BSE）やトリインフルエンザの発症に関連し，牛肉をはじめ，豚肉，鶏肉などの畜肉やカキの原産地を偽装表示，偽装販売する事件があった．

包装された加工食品は，名称，原材料名，内容量，賞味期限または品質保持期限，保存方法，製造者名を表示することになった．原材料は使用量の多い順に，既に食品衛生法により表示することになっていた食品添加物と合わせて表示する．煩雑さを防ぐために，原材料5％未満のものは省略できるなどの簡略表示が認められている．対面販売，業務用，外食における加工食品はこの表示の対象になってはいない．

1.3　食品の栄養表示

消費者が，加工食品に含まれる栄養素に関して，適切に選択できるように，加工食品に含まれる栄養素の名称，含量が表示されるようになった．栄養改善法（健康増進法）が改定されて，「栄養表示基準制度」が導入され，1998（平成9）年から実施されている．自己認証により製造者が栄養成分を消費者に訴えたい場合に表示する．対象になる栄養成分は，エネルギー，タンパク質，脂質，炭水化物，ミネラル（Ca，K，P，Na，Fe，Mg，Zn，Cu，Mn，I，Se）およびビタミン（A，B_1，B_2，B_6，B_{12}，ナイアシン，C，D，E，K，葉酸）である．特定の栄養素を強調して表示をする場合にはエネルギー，タンパク質，脂質，炭水化物，ナトリウムの主要5項目についてこの順に含量の表示をし

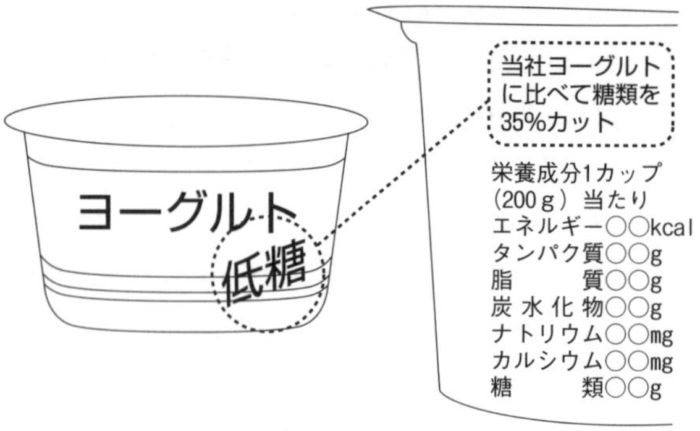

図B.1　栄養表示基準制度による食品栄養表示の例

たうえで，強調したい栄養成分とその含量を記載しなければならない．特定の栄養成分の含量の表示については，含量が高い（高，多，豊富，リッチ），含量が低い（低，控えめ，ライト），含んでいる（源，含有，使用，入り，添加），含んでいない（無，ゼロ，ノン，レス）などの絶対表示，—%強化，—g増強，—%低減，—gカットなどの相対表示で強調表示がなされることがある．この場合，例えば，100g当たりカルシウムは180mg以上でないと“高カルシウム”にはならない，熱量は40kcal以下でないと“低カロリー”にはならない，ビタミンCは8mg以上ないと“ビタミンC入り”にはならない，脂質は0.5g未満でないと“ノンファット”にはならない，と定められている．

ナトリウムで表示されている量は塩分ではないので，塩分に換算する場合はナトリウム量の2.54倍になる．ノンシュガーとうたっているものは，砂糖が入っていないという意味であって，他の糖分が入っている場合は低カロリーにはならないので注意する必要がある（図B.1）．

1.4　アレルギー食品の表示

食物のアレルギー原因物質については不明な点が多いが，抗原は主として食物中のタンパク質と考えられている．動物性食物では卵，牛乳，サバ，カキ貝，植物性食物では大豆，小麦，ソバ，ピーナッツ，ナス，トマトなどが抗原になることが知られている．主としてI型アレルギー反応によって起こる．

アレルギー反応は発現機序の違いによってI～IV型に分類される．I型アレルギー反応はアナフィラキシー性またはレアギン性反応ともいわれ，**IgE抗体**に依存する代表的な**即時型過敏症**であり，抗原侵入後数分で起こるアレルギー反応である．抗原が体内に侵入するとそれに対するIgE抗体（レアギン reagin）が産生される．IgE抗体は組織の肥満細胞（マスト細胞 mast cell）または血中の好塩基球の表面に付着する．そこに同一の抗原が侵入してくると細胞表面で抗原抗体反応が起こり，その結果，細胞に含まれている顆粒が脱顆粒を起こし，顆粒中のヒスタミンなどの化学伝達物質が遊離される（図B.2）．伝達物質の遊離により血管の透過性の亢進，平滑筋の収縮，腺分泌などの反応が起こり，臨床症状として気管支喘息，アナフィラキシーショック，アレルギー性鼻炎，じんま疹などを引き起こす．代表的な抗原として，食事性抗原の他にダニ，スギ花粉などの吸入抗原や薬物抗原がある．

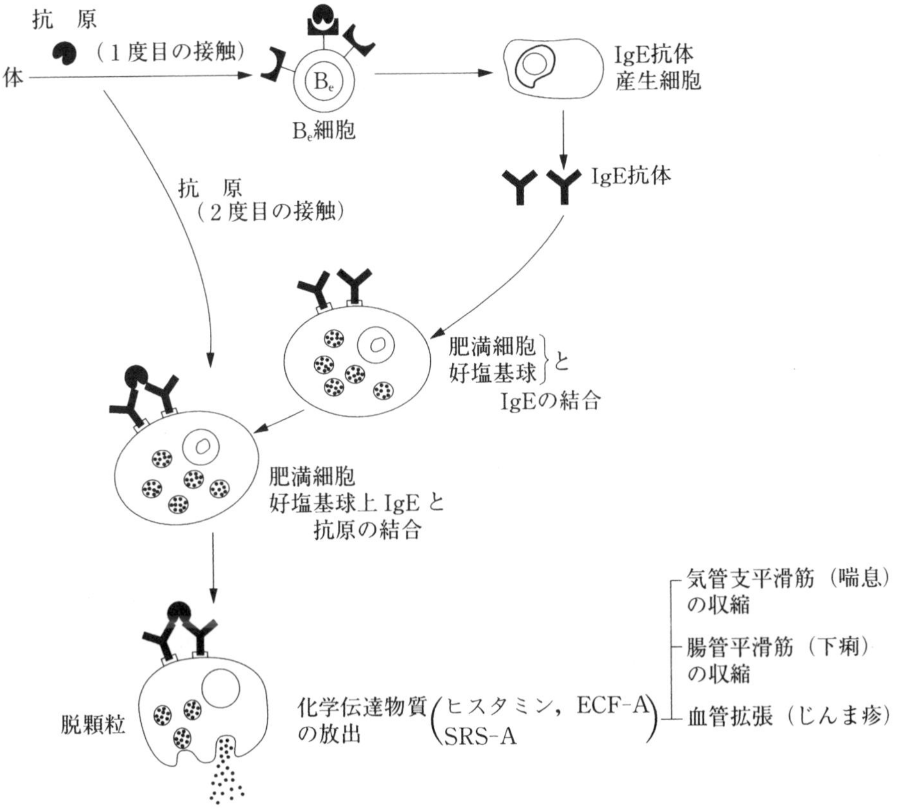

図 B.2　I型アレルギー反応（即時型過敏症）の発現機構

2001（平成13）年，食品衛生法施行規則が改定され，発症数，重症度を勘案して，表示する必要性の高い，小麦，ソバ，卵，乳，ピーナッツの5品目，2010（平成22）年からさらにエビ，カニの2品目を追加し，特定原材料とし，これらを含む食品について，当該特定原材料を含む旨を表示することが義務付けられた．これらは原材料からのキャリーオーバー，加工助剤として使用された場合も表示が義務付けられている．また，これらに準ずるものとして，アワビ，イクラ，イカ，オレンジ，キウイフルーツ，牛肉，クルミ，サケ，サバ，大豆，鶏肉，豚肉，マツタケ，モモ，ヤマイモ，リンゴ，ゼラチン，バナナの18品目について可能なかぎり表示することが推奨されている．

B2. 新しい形態の食品とその表示

2.1 特別用途食品

国民の栄養の改善を図るという見地から，健康に及ぼす影響が大きく，かつ，特に適正な使用が必要である病者，妊産婦，授乳婦，乳児，高齢者に用いられる特別用途食品が健康増進法で認可されている（図B.3）．特別用途食品は厚生労働大臣（2009年9月からは消費者庁長官）の許可を受けなければならない．特定保健用食品を除く特別用途食品には図B.4に示すマークが付けられる．

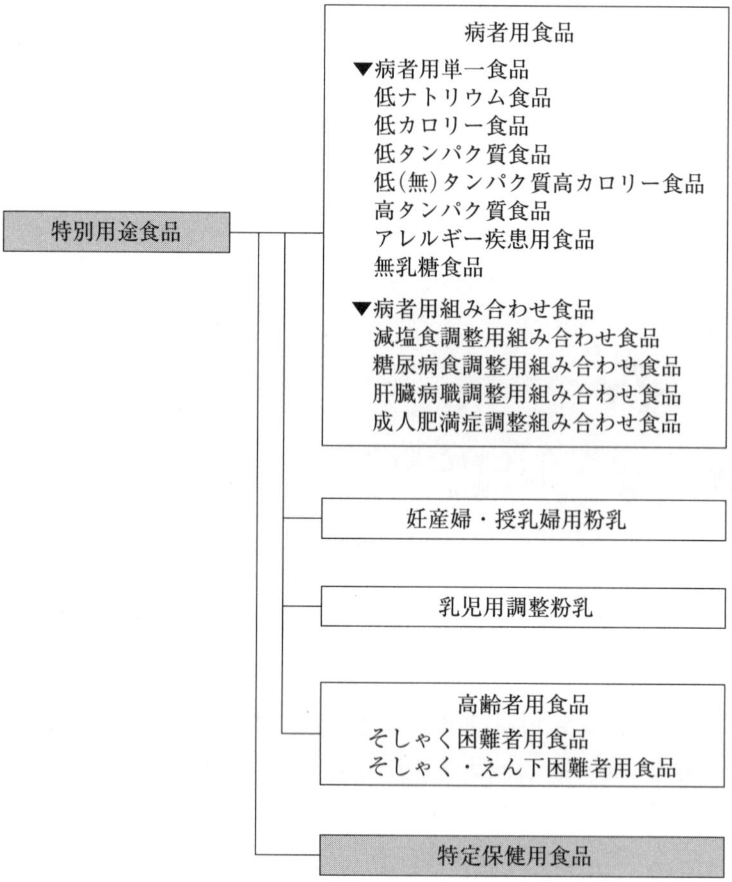

図B.3　健康増進法における特別用途食品の位置づけ

（厚生統計協会編：国民衛生の動向，2003）

備考：区分欄には，乳児用食品にあっては「乳児用食品」と，幼児用食品にあっては「幼児用食品」と，妊産婦用食品にあっては「妊産婦用食品」と，病者用食品にあっては「病者用食品」と，その他の特別の用途に適する食品にあっては，当該特別の用途を記載すること．

図B.4　特別用途食品（特定保健用食品を除く）のマーク

2.2　保健機能食品制度

一般消費者の健康志向の高まりとともに，わが国では食を通しての健康づくりが求められるようになり，いわゆる健康食品（health foods）が広く出回るようになった．健康食品という言葉は法律で定義されたものではなく，健康に何らかの好影響を与える食品という程度の意味で用いられており，特殊な成分を含んだ希少性の高いものから，ビタミン類などごく身近な栄養素を含んだものまで多様なものがある．健康食品と呼ばれるもので，うたわれる主な効用は滋養強壮，強壮強精，肝機能改善，美肌効果，整腸効果，ダイエット，動脈硬化予防，免疫賦活，骨強化などであり，その素材は様々である．こうした健康食品ブームのなかで，効果の誇張，法外な価格，予期できない作用などの問題が起こっている．

厚生労働省では，問題の多い健康食品に代えて健全な機能性食品を育成する目的で，1991（平成3）年，特別用途食品のカテゴリーに特定保健用食品を設け（図B.3），個別の食品を審査して許可することにした．さらに厚生労働省は規制緩和の風潮を受け，2001（平成13）年から，国が有効性や安全性などを考慮して設定した規格基準を満たす食品を「栄養機能食品」と称して販売することを認める「保健機能食品制度」を制定した．この制度によって，個別許可型の「特定保健用食品」と，この制度によって新設された規格基準型の「栄養機能食品」の二つが保健機能食品と呼ばれるようになった（図B.5）．また，2005（平成17）年には効能成分が明確ではないが効能があるものを「条件つき特定保健用食品」，食物繊維，オリゴ糖の2分野について「規格基準型特定保健用食品」として認可することにした．

2.3　特定保健用食品

特定保健用食品（特保，トクホと略称される）は，からだの生理機能などに影響を与える保健機能成分を含んでおり，特定の保健の用途のために利用されることを趣旨とした食品である．個別食品を審査する方式で許可されるので，製品ごとに生理機能や特定の有効性および安全性などに関する審査を受け，その根拠を消費者庁が認め，表示の許可を受けることになる．健康表示（保健の用途表示）をすることが認められているが，医薬品と誤解されるような，疾病の診断，治療，予防等に関する表示は認められていない．特定保健用食品として許可された製品には図B.6のマークが付けられている．表示すべき内容は，一般の加工食品と同様に，JAS法で定められている品質表示（原材料名など），

	保健機能食品		
医薬品 （医薬部外品を含む）	特定保健用食品 （特別許可型）	栄養機能食品 （規格基準型）	一般食品 （いわゆる健康食品を含む）
	栄養成分含有表示 保健用途の表示 （栄養機能表示） 注意喚起表示	栄養成分含有表示 栄養機能表示 注意喚起表示	（栄養成分含有表示）

注（　）内は任意の表示事項を表す．

図B.5　保健機能食品制度における保健機能食品の位置づけ

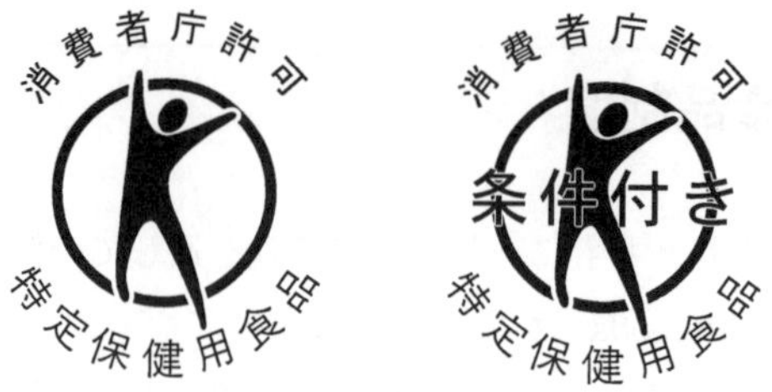

図 B.6　特定保健用食品の許可マーク

健康増進法で定められている栄養表示が必要であるほかに，1日当たりの摂取目安量，摂取方法，摂取における注意事項の表示が必要である．

2009（平成21）年現在，特定保健用食品として許可されている製品は800品目にも上り，年々申請件数が増加し，品目数は今後さらに増加すると思われる．特定保健用食品が発足した当初は口腔内あるいは消化管内で効力を示す成分を含む製品が認可されていたが，最近では血圧を下げるなど血液中に吸収されて効力を示す成分を含む製品も許可されるようになった．現在，特定保健用食品として許可されている製品の保健機能成分の作用は，整腸作用，虫歯の発生予防，コレステロールの吸収抑制，糖の吸収抑制，カルシウムの吸収促進，骨からの解離抑制，鉄の吸収促進，血圧上昇抑制，および体脂肪の付着抑制，中性脂肪抑制に分類される．これらの保健内容と保健機能成分の関係は表B.1に示すようになっている．現在のところ，これらの特定保健用食品の形態は明らかな食品の形態をしており，飲料，ガム，シリアル，テーブルシュガー，チョコレート，ソーセージ，豆腐，発酵乳，食用油などの形態をとっているが，これからは錠剤やカプセルの形態をした製品も登場することになる．

2.4　栄養機能食品

栄養機能食品は，通常の食生活によって1日に必要な栄養成分が摂れない場合など，栄養成分の補給，補完のために利用されることを趣旨とした食品である．特定保健用食品が個別審査型であるのに対し，栄養機能食品は規格基準型である．1日当たりの食品の摂取目安量に含まれる当該栄養成分が上，下限値の範囲内にある必要があり，栄養機能表示だけでなく，注意喚起表示も必要となる．規格基準に適合していれば，許可の必要はなく自由に販売できる．栄養機能食品と表示するが，消費者庁の個別審査を受けたものではない旨の表示も必要である．一般の加工食品と同様に，JAS法で定められている品質表示（原材料名など），健康増進法で定められている栄養表示が必要であるほかに，1日当たりの摂取目安量，摂取方法，摂取における注意事項の表示が必要である．保健機能食品（栄養機能食品）と表示したうえ，強調する栄養成分の含量とその機能を表示する．

対象となる特定の成分は，12種のビタミン（A　280～600 μg，B_1　0.3～2.5 mg，B_2　0.4～1.2 mg，B_6　0.5～1.2 mg，B_{12}　0.8～60 μg，C　35～1000 mg，D　0.9～5 μg，E　3～150 mg，ナイアシン5～15 mg，葉酸70～200 μg，ビオチン10～500 μg，パントテン酸2～30 mg）と5種のミネラル（鉄4～10 mg，カルシウム250～600 mg，マグネシウム80～300 mg，亜鉛3～15 mg，銅0.5～5 mg）の17成分である．

表 B.1　特定保健用食品の保健用途の表示内容と保健機能成分

表示内容	保健機能成分（関与成分）
1）コレステロールが高めの方に適する食品	大豆タンパク質，リン脂質結合大豆ペプチド，植物ステロール，キトサン，低分子化アルギン酸ナトリウム等
2）コレステロールが高めの方，おなかの調子が気になる方の食品	低分子化アルギン酸ナトリウム，サイリウム種皮
3）血圧が高めの方に適する食品	ラクトトリペプチド，オリゴペプチド、サーディンペプチド，カゼインドデカペプチド，わかめペプチド，杜仲葉配糖体（ゲニポシド酸），酢（酢酸），γ-アミノ酪酸（GABA）等
4）血糖値が気になる方に適する食品（食後血糖値の上昇抑制）	難消化性デキストリン，小麦アルブミン，グァバ葉ポリフェノール，L-アラビノース，豆鼓エキス（トリス）等
5）食後の血中中性脂肪が上昇しにくい食品	グロビン蛋白分解物，ウーロン茶重合ポリフェノール
中性脂肪が気になる方に適した食品	EPA と DHA
6）食後の血中中性脂肪が上昇しにくく，体に脂肪がつきにくい食品．	ジアシルグリセロール*
また，コレステロールや中性脂肪が気になる方の食品	植物ステロール含有ジアシルグリセロール*
7）体に脂肪がつきにくい食品	中鎖脂肪酸含有トリアシルグリセロール，中鎖脂肪酸トリアシルグリセロール，茶カテキン
8）おなかの調子を整える食品　オリゴ糖類を含む食品	ガラクトオリゴ糖，フラクトオリゴ糖，イソマルトオリゴ糖，キシロオリゴ糖，ラクチュロース等
乳酸菌類を含む食品	乳酸菌，ビフィズス菌
食物繊維を含む食品	難消化性デキストリン，ポリデキストロース，サイリウム種皮，グアーガム分解物等
9）ミネラルの吸収を助ける食品	CCM（クエン酸リンゴ酸カルシウム），CPP（カゼインホスホペプチド），フラクトオリゴ糖，ポリグルタミン酸，ヘム鉄
10）ミネラルの吸収を助け，おなかの調子を整える食品	フラクトオリゴ糖
11）虫歯の原因になりにくい食品	パラチノース，マルチトール，キシリトール，エリスリトール，茶ポリフェノール
12）歯を丈夫で健康にする食品	キシリトール，還元パラチノース，CPP-ACP（カゼインホスホペプチド-非結晶リン酸カルシウム複合体），第2リン酸カルシウム，フノラン
13）骨の健康が気になる方に適する食品	ビタミン K_2，大豆イソフラボン，フラクトオリゴ糖，乳塩基性タンパク質（MBP）

（注）
フラクトオリゴ糖等は，難消化性で，腸内細菌叢を改善する．
乳酸菌類はビフィズス菌と乳酸桿菌に分けられ，大腸内のビフィズス菌と共生して，腸内細菌叢を改善する．
ラクトトリペプチド，カゼインドデカペプチド，サーデンペプチドはアンジオテンシン変換酵素を阻害し，降圧作用．
杜仲茶配糖体は副交感神経を刺激し，降圧作用．
大豆タンパク質，キトサンは胆汁酸と結合してコレステロールの排泄を促す．
植物ステロールは胆汁酸ミセルに溶解し，コレステロールのミセルへの溶解を減らす．
小麦アルブミンは糖質の消化を遅らせる．
グアバ葉ポリフェノールは糖質の消化酵素を阻害する．
CCM，CPP はカルシウムの吸収を促進する．
ヘム鉄は無機鉄より吸収されやすい．
*ジアシルグリセロール（商品名　エコナ）は，分解すると発癌性をもつグリシドール脂肪酸エステルを通常の油より多量に含むことが判明し，2009 年，製造者によって取り下げられた．
中鎖脂肪酸トリアシルグリセロールは炭素数 8，10 の脂肪酸を含むトリアシルグリセロールのことで，胃内のリパーゼで完全に分解され，2-モノアシルグリセロールを生成しないので，脂肪酸は門脈から吸収され肝臓で分解される．
パラチノース，マルチトールなどは歯垢を形成させない．
ビタミン K は，オステオカルシンの Gla 化に必要で，骨形成を促進する．
大豆イソフラボンは，弱いエストロゲン作用があり，閉経後のエストロゲン不足による骨吸収を抑制し，骨量を維持する．過剰摂取による健康被害を防ぐためアグリコンとしての 1 日摂取量が 30 mg を超えないこととされている．

B 3. 農薬の使用と安全性

農作物を効率よく生産するために農薬（pesticide）が用いられる．第二次世界大戦（1941〜1945年）中に，人為的につくられた化学物質が農薬として開発され，それ以来農産物の増産，疾病の蔓延を防止するため，多くの農薬が製造，使用され，近代農業に必須のものとなった．その後，化学物質を農薬として濫用することへの警告の書として，1962年アメリカの生態学者カーソンが「沈黙の春」Silent springを発刊し，それ以来農薬としての化学物質に対する批判は手厳しいものになった．さらにまた，1997年アメリカの生態学者コルボーンが「奪われし未来」Our stolen futureを発刊して，農薬を含む化学物質が内分泌撹乱化学物質として生殖に対する影響をもつことを指摘して以来，その批判はより厳しいものとなった．化学物質は本来ヒトのからだに馴染まないものであり，使用しないに越したことはないが，食糧の安定した確保，農産物の増産との間で苦渋の選択がなされている．

現在の農薬は，**収穫前農薬**（pre-harvest pesticide）の**殺虫剤**（insecticide），**殺菌剤**（fungicide），**除草剤**（herbicide）と**収穫後農薬**（post-harvest pesticide）の**殺虫剤**，**殺菌剤**がある．その他に植物成長調整剤，殺そ剤，誘引剤も農薬の範疇に入る．

農薬は，その使用および残留について，すべて法に基づいた農薬行政によって管理されているが，食品衛生上，農薬は複雑な問題を投げかけている．現在使用されているか，あるいは過去に使用された農薬の農作物への残留，諸外国で使用される収穫後農薬の輸入農作物への残留，農場やゴルフ場に散布することによる土壌や水環境を汚染することなどが問題になっている．

3.1 農薬と農薬取締法・食品衛生法

わが国の農薬はすべて**農薬取締法**（1948（昭和23）年制定）と食品衛生法に基づく農薬行政で管理されているが，農薬取締法は農薬の使用を許可する法律であり，食品衛生法は農薬の使用を制限する法律といえる．農薬の使用は，農薬の製造業者が農薬取締法に基づいて，国に申請し登録されること（**農薬登録制度**）から始まる．製造業者が農薬の効力，残留性，毒性に関する資料を国に提出し，農林水産省，環境省，厚生労働省で審査したのち，農林水産大臣の登録票（3年間有効）を受けることで，国内での販売が認められる．2000（平成12）年現在，登録農薬は261成分，541薬剤である．安全性に問題がある農薬は登録が失効される．農林水産省では農薬使用者の安全をはかるための使用基準，都道府県では作物別に農薬の使用時期や回数を定める防除基準を作成している．環境省では，農薬の登録保留基準を定めて登録農薬の使用を管理しており，作物残留，土壌残留，水産動植物に対する毒性，水質汚濁に関する基準を設けている．しかし，この制度では登録保留基準値を超えたレベルを検出しても，その農薬の流通販売を規制することはない．登録されていない物質を農薬として使用した場合は農薬取締法違反になるが，2002（平成14）年，全国的規模で，リンゴ，ナシ，モモ，サクランボ，イチゴなどの果実の生産に，1980年代に発癌性や催奇形性があるために登録が抹消されたダイホルタン，プリクトランが使用されていたことが発覚し，社会的不安を与えた．

厚生労働省では食品衛生法に基づいて**農薬残留基準**を農作物別，かつ農薬別に設定し，この残留基準に適合しない農作物の流通販売は認めないことにしている．1999（平成 11）年には，登録の有無を問わず，収穫前農薬か収穫後農薬かを問わず，また輸入農作物であるかないかを問わず，残留実態のあった農作物農薬に残留基準を設定した．2004（平成 16）年現在，コメ，ムギなどの穀類をはじめ，豆類，果実，野菜，種実類などの農作物に対し，241 種の農薬（表 B.2）につき約 9000 の残留基準を設定した．食品衛生法の改正に基づいて 2006（平成 18）年施行されたいわゆるポジティブリスト制度によって，食品に残留する農薬は飼料添加物および動物用医薬品とともに，一定量（暫定基準値 極微量の 0.01 ppm）を超えて残留する場合，その食品の販売等が原則禁止されることになった．対象となる食品は生鮮農作物に加えて畜水産物，加工食品である．無登録農薬が一定基準を超えて食品に残留することも規制できるようになり，食糧生産に使用される全ての農薬等と食品の組合せについて残留基準が設定されたことになる．この制度の波及には高度な分析技術が要求されている．

3.2　農薬の安全性

FAO/WHO のコーデックス委員会において，国際的な農薬の ADI と最大残留基準を定めている．わが国では，国際的な最大残留基準を基にして，ADI を超えないように残留基準が設定されている．農薬の **ADI**（mg/kg/day）はその実験動物の毒性試験から得られた**無毒性量**（NOEL または

表 B.2　残留基準設定 241 農薬一覧

2004（平成 16）年現在

1 2,4,5-T	41 エトリムホス	82 ジコホール	123 テフルベンズロン	162 ピリミノバックメチル	202 プロチオホス
2 2,4-D	42 エマメクチン安息香酸塩	83 シハロトリン	124 デルタメトリン	163 ピリミホスメチル	203 プロパモカルブ
3 BHC	43 エンドリン	84 シハロホップブチル	125 テルブホス	164 ピリメタニル	204 プロピコナゾール
4 DCIP	44 オキサジクロメホン	85 ジフェノコナゾール	126 テレフタル酸銅	165 ピレトリン	205 プロヘキサジオンカ
5 DDT	45 オキサミル	86 ジフェンゾコート	127 トラロメトリン	166 ピロプロキシフェン	ルシウム塩
6 EPN	46 カズサホス	87 シフルトリン	128 トリアジメノール	167 ヒ素	206 ヘキサコナゾール
7 EPTC	47 カフェンストロール	88 ジフルフェニカン	129 トリアゾホス	168 ファモキサドン	207 ヘキサフルムロン
8 MCPA	48 カプタホール	89 ジフルベンズロン	130 トリクラミド	169 フィプロニル	208 ヘキシチアゾクス
9 アクリナトリン	49 カルバリル	90 シプロコナゾール	131 トリクロルホン	170 フェナリモル	209 ペルメトリン
10 アシベンゾラルSメチル	50 カルプロパミド	91 シプロジニル	132 トリシクラゾール	171 フェニトロチオン	210 ペンコナゾール
11 アジムスルフロン	51 キザロホップエチル	92 シヘキサチン	133 トリネキサパックエ	172 フェノキサニル	211 ペンシクロン
12 アセキノシル	52 キナルホス	93 シペルメトリン	チル	173 フェノキサプロップ	212 ベンスルフロンメチル
13 アセタミプリド	53 キノメチオネート	94 ジメチピン	134 トリフルミゾール	エチル	213 ベンダイオカルブ
14 アセフェート	54 キャプタン	95 ジメチルビンホス	135 トリフルラリン	174 フェントラザミド	214 ベンタゾン
15 アゾキシストロビン	55 キンクロラック	96 ジメテナミド	136 トリベヌロンメチル	175 フェノブカルブ	215 ペンディメタリン
16 アミトラズ	56 クミルロン	97 ジメトエート	137 トリクロホスメチル	176 フェンスルホチオン	216 ペントキサゾン
17 アミトロール	57 グリホサート	98 ジメトモルフ	138 ニテンピラム	177 フェンチオン	217 ベンフレセート
18 アラクロール	58 グルホシネート	99 シメトリン	139 ノバルロン	178 フェントエート	218 ホキシム
19 アルジカルブ	59 クレソキシムメチル	100 シモキサニル	140 パクロブトラゾール	179 フェンバレレート	219 ホサロン
20 アルドリン	60 クレトジム	101 シラフルオフェン	141 バミドチオン	180 フェンピロキシメート	220 ホスチアゼート
21 イソフェンホス	61 クロフェンテジン	102 シロマジン	142 パラチオン	181 フェンプロパトリン	221 ホセチル
22 イソプロカルブ	62 クロリムロンエチル	103 シンメチリン	143 パラチオンメチル	182 フェンヘキサミド	222 ホルペット
23 イナベンフィド	63 クロルスルフロン	104 スピノサド	144 ハルフェンプロックス	183 ブタクロール	223 マラチオン
24 イプロジオン	64 クロルピリホス	105 セトキシジム	145 ハロスルフロンメチル	184 ブタミホス	224 マレイン酸ヒドラジド
25 イマザモックスアン	65 クロルフェナピル	106 ターバシル	146 ビオレスメトリン	185 ブチレート	225 ミクロブタニル
モニウム塩	66 クロルフェンビンホス	107 ダイアジノン	147 ピクロラム	186 フラザスルフロン	226 メタベンズチアズロン
26 イマザリル	67 クロルフルアズロン	108 ダイムロン	148 ビスピリバックナト	187 フラメトピル	227 メタミドホス
27 イマゾスルフロン	68 クロルプロファム	109 ダミノジット	リウム塩	188 フルアジホップ	228 メチオカルブ
28 イミノクタジン	69 クロルベンジレート	110 チオベンカルブ	149 ビテルタノール	189 フルアジナム	229 メトスルフロンメチル
29 イミベンコナゾール	70 クロルメコート	111 チオメトン	150 ビフェノックス	190 フルオルイミド	230 メトプレン
30 インダノファン	71 クロロタロニル	112 チプラロキシジム	151 ビフェントリン	191 フルジオキソニル	231 メトラクロール
31 ウニコナゾール P	72 シアナジン	113 チフルザミド	152 ピメトロジン	192 フルシトリネート	232 メトリブジン
32 エスプロカルブ	73 ジアフェンチウロン	114 ディルドリン	153 ピラクロホス	193 フルシラゾール	233 メパニピリム
33 エチオフェンカルブ	74 ジエトフェンカルブ	115 テクロフタラム	154 ピラゾキシフェン	194 フルスルファミド	234 メフェナセット
34 エチクロゼート	75 ジカンバ	116 デスメディファム	155 ピラフルフェンエチル	195 フルトラニル	235 メプロニル
35 エディフェンホス	76 シクロキシジム	117 テトラコナゾール	156 ピリダベン	196 フルバリネート	236 モリネート
36 エトキサゾール	77 ジクロシメット	118 テニルクロール	157 ピリデート	197 フルフェノクスロン	237 ルフェヌロン
37 エトキシキン	78 シクロスルファムロン	119 テブコナゾール	158 ピリフェノックス	198 フルミオキサジン	238 レナシル
38 エトフェンプロックス	79 ジクロフルアニド	120 テブフェノジド	159 ピリブチカルブ	199 プレチラクロール	239 鉛
39 エトプロホス	80 ジクロメジン	121 テブフェンピラド	160 ピリミカーブ	200 プロクロラズ	240 酸化フェンブタスズ
40 エトベンザニド	81 ジクロルボス	122 テフルトリン	161 ピリミジフェン	201 プロシミドン	241 臭素

表 B.3 わが国における残留農薬の1日摂取量と ADI の比較

調査対象農薬名	平均1日摂取量（μg）	ADI（μg/50 kg/日）	対 ADI 比（%）
DDT	2.97	250	1.19
EPN	2.25〜2.82	115	1.96〜2.46
アジンホスメチル	3.21	250	1.28
アセフェート	6.99〜21.93	1,500	0.46〜1.46
エンドスルファン	3.46	300	1.15
クロルピリホス	1.07〜2.16	500	0.21〜0.43
クロルピリホスメチル	0.95〜2.17	500	0.19〜0.43
シペルメトリン	2.59〜21.62	2,500	0.10〜0.86
ジメトエート	1.60〜3.04	1,000	0.16〜0.30
臭素	6,037.50〜8,150.28	50,000	12.08〜16.30
バミドチオン	20.89	400	5.22
フェニトロチオン	0.77〜7.12	250	0.31〜2.85
フェントエート	1.26〜4.06	75	1.67〜5.41
フェンバレレート	45.07	1,000	4.51
プロチオホス	2.16〜2.35	75	2.88〜3.13
マラチオン	1.03〜2.16	1,000	0.10〜0.22
メタミドホス	2.84〜3.72	200	1.42〜1.86

注）平成3〜11年度マーケット・バスケット調査結果.

NOAEL）（mg/kg/day）に安全係数 1/100 を乗じて得られるが，これに人の体重を乗じればその農薬の1日許容摂取量（mg）となる．その農薬はこの量を一生涯にわたって摂取しても安全であるとされている基準である．しかし，無毒性量の算出には閾値のない発癌性は含まれていないことに注目しなければならない．

ヒトが毎日摂取するコメの量（kg）に，コメに含まれるその農薬の農薬残留基準（mg/kg）を乗じれば1日分のコメに含まれるその農薬の残留量（mg）が算出される．摂取するコメ以外の農作物にもその農薬が含まれている場合は農作物の摂取量と農薬残留基準から農薬の摂取量を算出する．摂取するすべての農作物に含まれる残留農薬の総量を計算したとき，その農薬の ADI 以下であれば一応安全とみなされる．特定の農作物の特定の農薬の残留基準値は，このようにその農薬の ADI を超えないように設定されている．

平均的な一日の献立を想定して材料を購入し，調理加工して，分析し，実際に口に入る残留農薬の量を調査（マーケット・バスケット調査）し，ADI に照らし合せた例（表 B.3）がある．この調査でみる限り，主な残留農薬の摂取量は ADI より低いという結果が得られている．

3.3 有機農作物

最近，わが国の農家では農薬を用いないで農作物を育成する努力が払われるようになり，農林水産省では 1992（平成4）年に基準を作成した．「**減農薬栽培**」は農薬の使用を慣例の5割以下で栽培したもの，「**無農薬栽培**」は農作物を栽培する期間農薬を使用していないもの，「**有機（オーガニック）農作物**」は3年以上農薬および化学肥料を用いていない農場で栽培したものと区別をつけた．2000（平成 12）年から JAS 法の改正の一部として，「有機農作物」および「有機農作物加工品」検査認定表示制度が創設され，果樹などの多年農作物は3年，それ以外は2年以上農薬および化学肥料を使用していない土壌で栽培された農作物を「有機農作物」と称することになった．農林水産大臣から認可を受けた第3者認証機関が生産工程を検査し，合格した農作物に対して図B.7のマークが付けられる．「有機農作物加工品」は材料の95％以上が有機農作物であるものに認証マークがつけられる．ところが，検査制度の甘さも露呈し，この制度がどこまで機能するか疑問視もされている．このような農法が食糧を安定供給できる農業として成り立つかどうか，試練に立たされているといえよう．

JAS
登録認定機関名

図B.7　有機農産物，有機農産物加工食品に表示される「有機JASマーク」

3.4　農薬の種類

a）有機リン系殺虫剤（図B.8）

1936年，ドイツにおいて有機リン系化合物に殺虫作用があることが発見され，パラチオン（parathione）など初期の有機リン系殺虫剤が開発された．わが国でもイネの害虫ニカメイチュウやウンカの防除に大きな効果をあげた．**パラチオン**は接触毒であり，昆虫体内で代謝されてチオリン酸エステル（チオン型，P=S）がオクソン型（P=O）となって中枢神経系のコリン作動性シナプスで，アセチルコリンエステラーゼ（AchE）のセリン部位を不可逆的にリン酸化して阻害する．ヒトに対しても同様な機序によって急性毒性を示し，散布中または誤用による中毒事故が多発した．

わが国では，パラチオンに代わる低毒性の有機リン系殺虫剤の開発に努力が払われ，1959（昭和34）年に**フェニトロチオン**（MEP）（商品名スミチオン）が開発された．フェニトロチオンの生産に伴い，パラチオンは登録が抹消された．諸外国でも低毒性の有機リン系殺虫剤，アセフェート，EPN，クロルピリホス，**ジクロルボス**（DDVP），ジメトエート，ダイアジノン，ピリミホスメチル，マラ

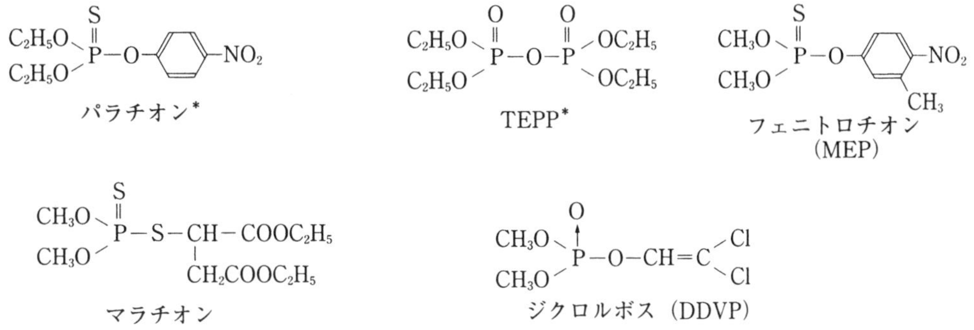

図B.8　有機リン系の殺虫剤
＊は登録抹消

チオンなどが開発され，フェニトロチオンとともに用いられている．これらは残留性が低いため，今日の農薬として重要な位置を占めている．低毒性とはいえ，これらによる事故も多発しており，なかでもフェニトロチオン，ジクロルボス，マラチオンによる不注意な事故が多発している．

b）有機塩素系殺虫剤（図 B.9）

1939 年にスイスで **DDT**（*p*, *p*´-dichlorodiphenyltrichloroethane），1941 年イギリスとフランスで **BHC**（hexachlorocyclohexane：HCH）が開発された．DDT はヒトには急性毒性が弱く，昆虫には毒性が強かったので，農作物の生産とペストを媒介するノミ，発疹チフスを媒介するシラミ，マラリアを媒介するカなどの媒介昆虫の駆除に大きな役割を果してきた．DDT は神経機能を撹乱する接触毒であるが，遅効性で残留性が高い．DDT の代謝物である脱塩化水素体 DDE は蓄積性がさらに大きく，環境中の DDT 汚染の指標とされたが，わが国では DDT はイネのニカメイチュウに効力が弱いため，水田への散布は少なく，汚染は免れた．

BHC は塩素の配位により七つの立体異性体が存在するが，γ-BHC（リンデン）だけが速効性の接触毒性を示し，代謝・排泄は速い．β-BHC は最も残留性が高い．α, β, γ-BHC を含む BHC 製剤はウンカ，ニカメイチュウに効力があり，大量に散布された．その後開発されたいわゆる**ドリン剤**のアルドリン，ディルドリン（アルドリンの代謝物），エンドリンも大量に散布された．同系統のクロルデン（ヘプタクロルなど類似化合物の混合物）は土壌害虫防除およびシロアリの駆除に多用された．

1975（昭和 50）年頃から有機塩素系殺虫剤のすべてが，わが国を含めて先進諸国で相次いで使用が禁止された．その理由は，農作物への残留性が高いこと，人体では排泄が遅く脂肪組織に蓄積しやすいこと，慢性毒性が散発しはじめたことなどである．この性質は化学工業薬品のポリ塩化ビフェニル（PCB）のもつ性質と合致し，わが国においては化審法において，PCB とともに第一種特定化学物質に指定され（第 5 章 A 参照），農薬としての登録が失効し，事実上の使用が禁止された．

DDT および DDE のヒトに対する新たな毒性として生殖毒性がクローズアップされている．DDT がエストロゲン様作用を示すこと，DDE は抗アンドロゲン作用を示す内分泌撹乱化学物質であることがわかってきた．発展途上国ではマラリア媒介カなど衛生害虫の駆除の目的で未だに DDT が使用されている．DDT による食物汚染は食物連鎖による生体濃縮が主な経路になっている．わが国では使用が禁止にはなっているものの，PCB とともに過去に製造されたものが多量に残っており，残留性有機汚染物質（POPs）（第 5 章 A 参照）として問題になっている．

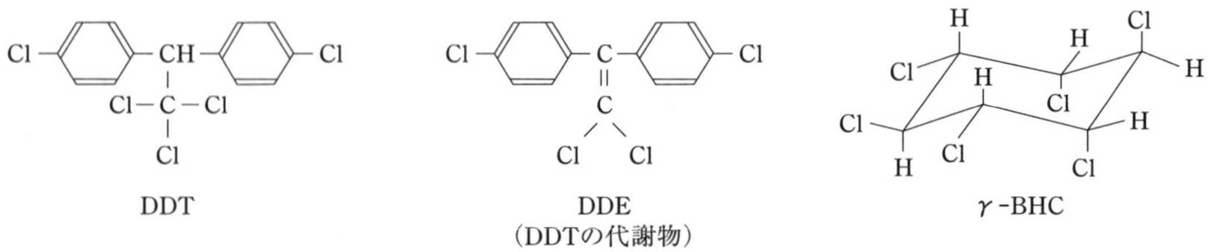

図 B.9　有機塩素系殺虫剤

いずれも登録抹消

c）カルバメート系殺虫剤（図 B.10）

現在用いられている代表的なカルバメート系殺虫剤は，**カルバリル**（NAC），イソプロカルブ（MIPC），フェノカルブ（BPMC），エチオフェンカルブ，オキサミル，ピリミカーブ，ベンダイオカルブなどである．有機リン系殺虫剤と同様に，AchE の活性中心をカルバモイル化して阻害することにより殺虫効果を発揮するが，カルバモイル体が徐々に加水分解されるので，毒性は有機リン剤より弱い．カルバメート系殺虫剤による不注意な事故もしばしば起こっている．

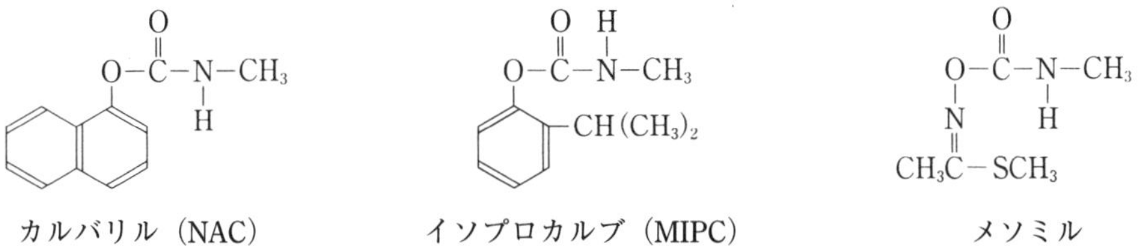

図 B.10　カルバメート系殺虫剤

d）ピレスロイド系殺虫剤（図 B.11）

ピレスロイドは除虫菊の花に含まれる殺虫成分のピレトリンとその類縁化合物の総称であり，蚊取線香などの家庭用殺虫剤として使用されてきた．天然ピレスロイドの構造改変によって幅広い殺虫スペクトルをもつ農薬としての殺虫剤が開発された．**ピレトリン**，ペルメトリン，シハロトリン，シフルトリン，シペルメトリン，デルタメトリン，トラロメトリン，フルシトリネート，フルバリネートなどがある．ピレスロイドの作用点は神経系にあり，昆虫の中枢および末梢神経膜のイオン透過性を変化させて Na と K の活性化機構を阻害し，結果的に神経伝導が遮断され，昆虫はけいれん，麻痺を起こして死に至る．有機リン系殺虫剤，カルバメート系殺虫剤とは異なる殺虫機構をもつので，これらの殺虫剤に抵抗性をもつ害虫に対しても高い殺虫効果を示す．

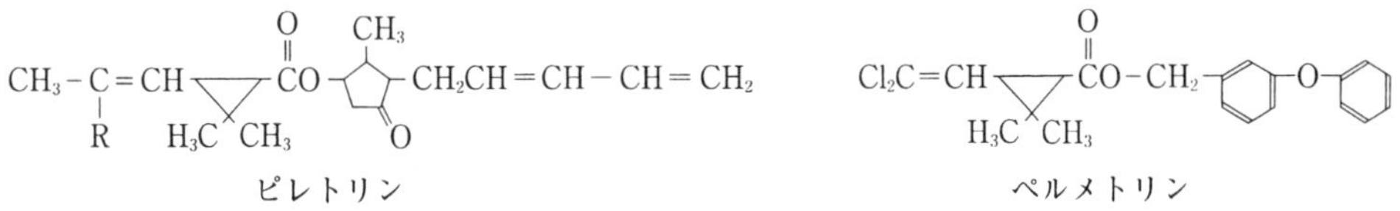

図 B.11　ピレスロイド系殺虫剤

e）殺菌剤（図 B.12）

種子消毒剤などとして数多くの殺菌剤が用いられている．酢酸フェニル水銀はイネのイモチ病に効果があり，コメの増産に寄与したが，メチル水銀による水俣病の発生などを契機として使用が禁止された．

ジチオカルバメート系殺菌剤は強い殺菌力をもつ一方毒性は弱く，農作物に対する薬害も少なく，

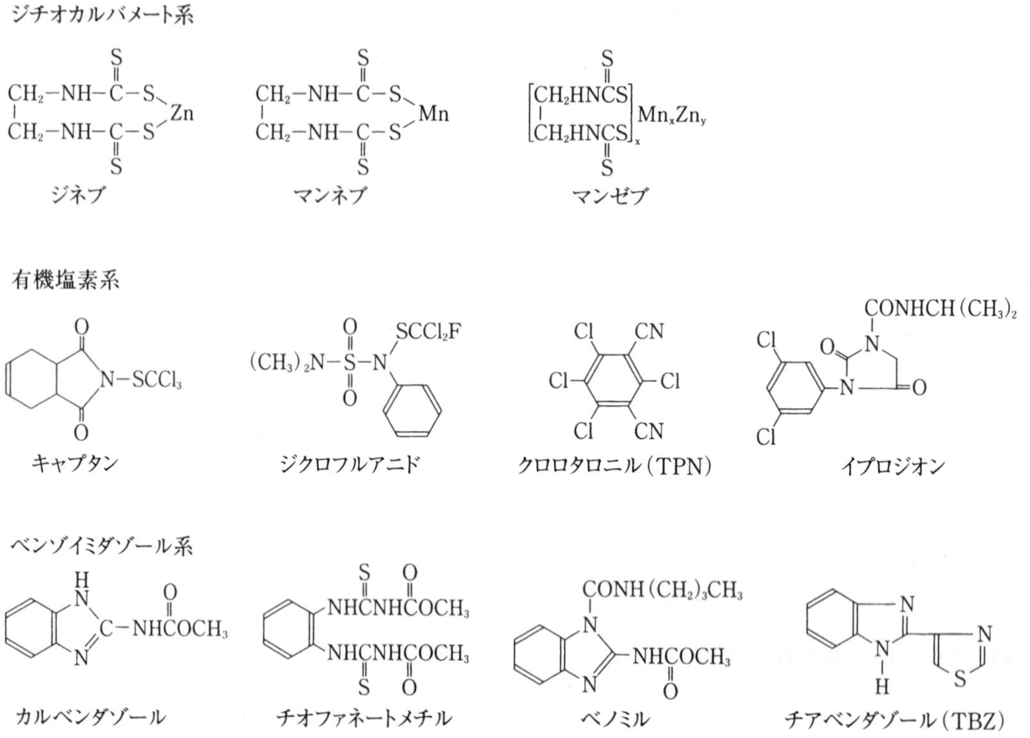

図 B.12　農薬としての殺菌剤

広く野菜や果実の病害防除に用いられている．分子内に Zn，Mn をもつジネブ，マンネブ，マンゼブなどがあり，黒斑病，べと病，炭疽病，灰白かび病などに優れた効果を示す．これらはラットに対し発癌作用を示すが，その活性本体は代謝によって生じるエチレンチオウレアであると考えられている．

有機塩素系殺菌剤の硫黄と塩素をもつキャプタン，ジクロフルアニドは S 基が菌体内酵素の SH 基や NH_2 基と反応して効果を示し，クロロタロニル（TPN）は CN 基が菌体内酵素の SH 基と反応したり，脱共役剤として酸化的リン酸化反応を阻害して作用する．イプロジオンも用いられる．

いくつかのベンゾイミダゾール殺菌剤が用いられている．カルベンダゾール（MBC）は菌の微小管タンパク質と結合して有糸核分裂を阻害して効果を示す．加水分解して MBC を生成するチオファネートメチル，ベノミルも用いられている．チアベンダゾール（TBZ）も用いられる．有機リン系殺菌剤がイネのイモチ病に有効なため用いられている．イプロフェンホス，エディフェンホスが用いられている．糸状菌はエルゴステロールを合成するが，その生合成経路を阻害するエルゴステロール阻害剤が殺菌剤として用いられている．トリアジメホン，ビテルタノール，ヘキサコナゾール，トリフルミゾールなどがある．抗生物質，ブラストサイジン S，カスガマイシン，ポリオキシン，ストレプトマイシンも抗生物質系殺菌剤として用いられる．

f ）**除草剤**（図 B.13）

有機塩素系除草剤が用いられていたが，いずれも使用禁止になった．酸化的リン酸化の阻害作用をもつ**ペンタクロロフェノール**（PCP）は水田の除草に用いられていたが，魚毒性が強く使用禁止にな

有機塩素系

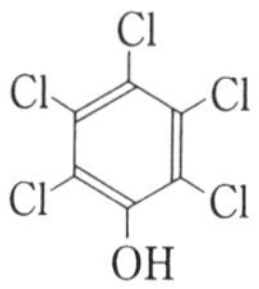

ペンタクロロフェノール*
（PCP）

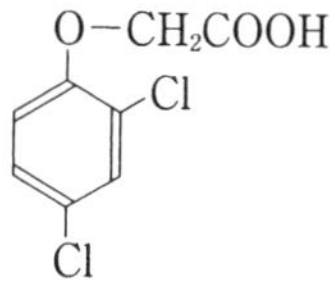

2,4-D

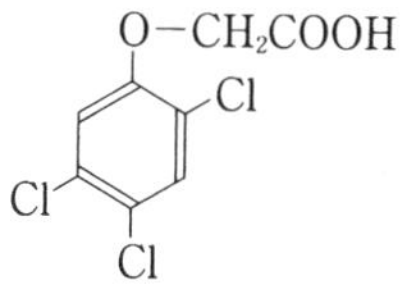

2,4,5-T *

ジフェニルエーテル系

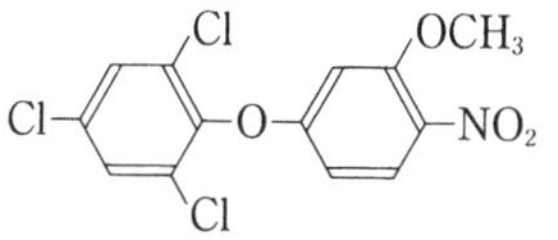

クロメトキシニル

カルバメート系

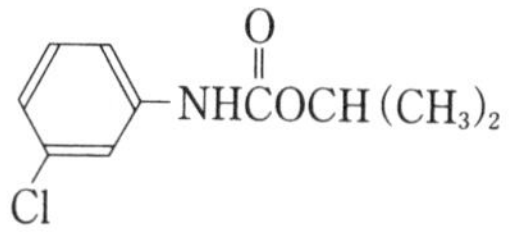

クロルプロファム（IPC）

パラコート・ダイコート系

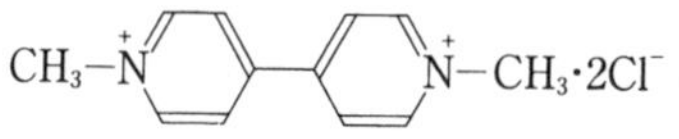

パラコート

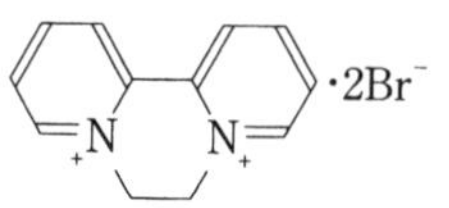

ジクワット

図 B.13　除草剤

＊は登録抹消

った．植物成長ホルモン性の **2, 4, 5-T** は優れた選択性をもつ除草剤であったが，催奇形性かつ発癌性のダイオキシンを副生成物として含むため，農薬としての登録が抹消された．

ジフェニルエーテル系除草剤がクロロフィル生合成の最終段階を阻害して，プロトポルフィリノーゲン IX を蓄積してこれが光増感剤としてはたらき，酸素から一重項酸素を発生し，植物を死滅させる光要求型除草剤である．クロメトキシニル，ビフェノックスがある．

構造内にアミノ酸とリンを有する非選択的除草剤，グリホサート，グリホシネートはアミノ酸の生合成を抑える．これら除草剤に耐性遺伝子を導入した遺伝子組換え大豆，ナタネが開発され，わが国でも市場に登場している．

非選択的除草剤として**パラコート**（paraquat）およびジクワット（diquat）が広く用いられている．植物の光合成電子伝達系において，一電子還元をうけ，酸素の一電子還元を伴って，スーパーオキシドを生成して葉緑体を破壊する．これらはヒトでは経口，経皮的に吸収され，肺に運ばれてスーパーオキシドを発生し毒性を示す．パラコート，**ジクワット**による中毒事故は農薬中毒事故のなかで最も多いが，よい治療法がないのが問題である．わが国では 1979（昭和 54）年に毒物に指定された．

イネの雑草に有効なカルバメート系除草剤が用いられている．クロルプロファム（IPC），エスプロカルブなどがある．タンパク質の生合成を抑える．近年開発された必須分岐アミノ酸の生合成を阻害するスルホニル尿素系除草剤，ベンスルフロンメチル，イマズスルフロンなどが用いられている．非ホルモン型，非選択性除草剤で土壌に使用して効果を示す光合成阻害剤のトリアジン系除草剤として，シマジン，シメトリンが用いられている．尿素系除草剤にタンパク合成を阻害するダイムロンなどが用いられている．作用点が異なる酸アミド系除草剤としてアラクロール，ブタクロールなどが用いられている．

g）収穫後農薬

収穫後農薬は国内では使用されていないが，諸外国で使用されているため，輸入食品が増大しているわが国において，食品衛生上大きな問題となっている．収穫後農薬はわが国では，食品添加物として扱われその使用基準によって規制されるもの，農薬として扱われ農薬残留基準で規制されるものに分けられる．

諸外国で収穫後農薬の殺菌剤として用いられているレモンやグレープフルーツなどの柑橘類防かび剤，オルトフェニルフェノール（OPP），チアベンダゾール（TBZ）およびイマザリルはわが国では食品添加物に指定し，食品添加物としての残存量の基準設定がなされ，その基準に適合すれば輸入できることになっている．

諸外国で殺菌剤以外の収穫後農薬のエトキシキン（リンゴの日焼け防止），クロルプロファム（ジャガイモの発芽防止），マレイン酸ヒドラジド（発芽防止），臭化メチル，デルタメトリン，ピレトリン，フェニトロチオン，ペルメトリン，マラチオン，メトプレン，エトリムホスおよびジクロルボス（いずれも収穫穀物の殺虫剤），イプロジオン（サクランボの殺菌剤）については，農薬残留基準が設けられており，基準をみたすものは輸入ができる．

B 4. 遺伝子組換え食品

植物の組換えDNA技術は植物病原菌の一種の*Agrobacterium tumefaciens*のTiプラスミドを利用した遺伝子導入ベクターが開発されて以来，急速に発展し，殺虫性タンパク質遺伝子を導入した害虫抵抗性トウモロコシ，果実の成熟に関与するガラクチュロナーゼ遺伝子発現量を低下させて日もちのするトマト，アミノ酸系除草剤のグリホシネート，グリホサートに対する耐性遺伝子を導入した大豆，ナタネなどが開発され，米国を中心にこれらの農作物が市場に流通している．わが国では，大豆，トウモロコシ，ジャガイモ，ナタネ，綿実や食品添加物を米国など海外から輸入せざるを得ない現実があり，遺伝子組換え農作物に対する関心が高まっている．

わが国では，2001（平成13）年から，食品衛生法に基づき，遺伝子組換え農作物の安全性に関し，「組換えDNA技術応用食品・食品添加物の安全性評価指針」に沿って安全性が審査され，評価されている．挿入した遺伝子・遺伝子産物であるタンパク質の有害性の有無，挿入遺伝子が間接的に作用して他の有害物質を産生する可能性の有無，アレルギー誘発性の有無，挿入遺伝子のために成分に重大な変化を起こす可能性の有無，が検討され，評価されている．2001（平成13）年から，遺伝子組換え食品について，本格的な表示がなされるようになり，わが国で安全性の確認された遺伝子組換え農作物とその加工食品について，農林水産省ではJAS法の定める品質表示制度に基づいて，また厚生労働省でもこれに対応し，食品衛生法によって表示されることになった．表示の対象となるのは，大豆，トウモロコシ，ジャガイモ，ナタネ，綿実とこれらを主原料とする加工食品であって，加工後も挿入した遺伝子あるいはそれによって生じるタンパク質が存在するもの，となっている．

安全性評価を受けた遺伝子組換え食品はそれ自身を摂取することは一応安全と考えられているが，遺伝子組換え食品は様々な問題を提起している．最近では，消費者間での不信感，抵抗感を受けて，遺伝子組換え農作物の開発業者は，害虫抵抗性や除草剤耐性という農作物の生産者の利益を重視したいわば第一世代の農作物から，特定の栄養成分や機能成分を補強した農作物やアレルギー原因物質を除いた作物に代表される消費者利益を重視した第二世代の農作物へと転換しつつある．高オレイン酸形質の大豆も認可されるに至っている．また遺伝子組換え食品は，生産性や安全性の問題だけでなく，自然環境における生態系の撹乱といった問題も秘めている．開発中の遺伝子組換え農作物の中には，種子の譲渡，売買を防止するために，二世代目の種子から発芽能力を奪った発芽ターミネーターを組込む技術も用いられるが，ターミネーターが他の植物と交配して，多くの植物が種として絶滅する恐れがあるとの指摘もある．

B5. 飼料添加物および動物用医薬品

畜産動物は，その生産性の一層の向上をはかるため，高密度飼育の傾向が進んでおり，水産動物も資源の減少から養殖が一層進んでいる．このような畜水産業界の飼育形態の変化に対応して，飼料添加物や動物用医薬品の使用が増加している．しかし，飼料添加物は，農薬や食品添加物と同様に，ひいてはヒトが口にする畜水産物を汚染するものである．動物用医薬品としての抗菌剤の使用は，抗菌剤耐性菌の増殖を促すことにもつながり，食品衛生上重要な課題となっている．畜水産物の安全性が確保されるためには，飼料添加物や動物医薬品の使用が適正に行われなければならない．

わが国で用いられる飼料添加物は，「飼料の安全性確保および品質の改善に関する法律」（飼料安全法）（1953（昭和28）年制定）に基づいて，農林水産大臣が指定する．2004（平成16）年現在，153種が指定されている．飼料の品質低下防止を目的として，抗酸化剤がエトキシキン，BHA，BHTの3種，防かび剤がプロピオン酸とその塩類の3種，増粘剤の5種，乳化剤の5種，調整剤の1種の合計17種が認められている．これらのほとんどは食品添加物として指定されているものであるが，経済性の理由から食品添加物として指定されていないエトキシキン（図B.14）も用いられている．飼料の栄養成分その他の有効成分の補給を目的とするものとして，アミノ酸，ビタミン，ミネラル，色素が84種，飼料が含有している栄養成分の有効な利用の促進を目的とするものとして，合成抗菌剤

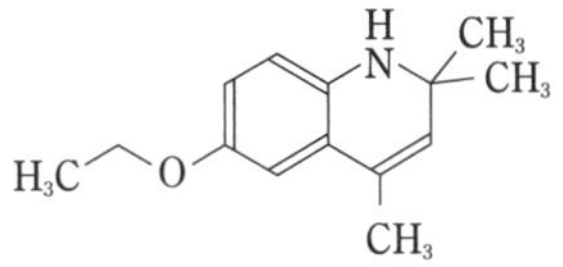

図B.14　エトキシキン

の6種，抗生物質の23種を含む56種が指定されている．それぞれの動物に対して与えられる量，休薬期間――屠殺または水揚げ前に与えることが禁止される期間――が設定されている．これらを飼料添加物として用いるのは，家畜が幼時にかかりやすい疾病を未然に防止することにより，家畜の成長促進と飼料効率の向上を図るためである．

これに対して，疾病の治療を目的とした動物用医薬品の合成抗菌剤，抗生物質の使用に関しては，薬事法に基づいて「動物用医薬品の使用の規制に関する省令」(1981（昭和56）年実施）によって規制されている．

食品衛生法では，食品一般の成分規格として，抗生物質を含有していてはならないこと，また食肉，食鶏卵，魚介類は，抗生物質および合成抗菌剤を含んでいてはならないことと規定している．

2006（平成18）年施行されたいわゆるポジティブリスト制度によって，飼料添加物および動物用医薬品は一定量（0.01 ppm）を超えて残留する場合，その食品の販売等が原則禁止されることになった．

欧米では，バンコマイシン耐性腸球菌（vancomycin-resistant enterococcus：VRE）が鶏肉に検出されており，わが国でも検出され，食品衛生上問題となっている．腸球菌はもともと自然界に広く存在し，ヒトの消化管や生殖器に存在する菌であるが，体力が衰えると日和見感染を起こして，尿路感染症などを引き起こす．腸球菌感染症の治療にはペニシリン系の抗生物質が用いられるが，ペニシリン耐性の腸球菌もあり，その場合は抗生物質バンコマイシンが用いられることが多い．しかし，バンコマイシンの使用によって，VREが出現しており，VREには他の抗生物質も効果がないことが多い．最強の抗生物質バンコマイシンはペニシリン耐性の菌や，院内感染で問題になるメチシリン耐性黄色ブドウ球菌（methicillin-resistant *Staphytococcus aureus*：MRSA）に効力を示す．VREの遺伝情報がMRSAに伝播する可能性も否定できず，そうなるとバンコマイシンにも効果を示さないMRSAが出現することになり，懸念されている．鶏肉にVREが検出されたのはバンコマイシンに類似した抗生物質が鶏の飼料に用いられたためと考えられ，VREをもつ鶏肉を食することによって，VREがヒトにも伝播する可能性があると考えられている．農林水産省では，1985～1997年までバンコマイシンに類似した抗生物質アボバルシンを鶏の飼料添加物として認めていたことが鶏肉のVRE汚染につながっているのではないかと考えられている．

B 6. 食品添加物の使用と安全性

食品添加物は食品の製造，加工，保存の目的で，食糧を確保するために用いられる．食物を通して多種類の食品添加物を摂取していることを考えると，効果面とともに安全性の確保も極めて重要な課題である．

6.1 食品添加物と食品衛生法

食品添加物という名称は食品衛生法で規定されており，添加物とは，「食品の製造の過程においてまたは食品の加工もしくは保存の目的で，食品に添加，混和，浸潤その他の方法によって使用する物をいう」と定義されている．食品添加物には化学的合成品と天然添加物があるが，1995（平成7）年以前は，化学的合成品は指定の対象として厳しく規制し，天然添加物は指定の対象外とし一般の食品と同様に扱われてきた．

現在，食品衛生法では化学的合成品および新たな天然添加物は**指定添加物**，以前の天然添加物は**既存添加物**，**天然香料**，一般食品として扱われている．化学的合成品や新たな天然添加物を食品添加物として使用するにあたり，食品衛生法では指定外のものの使用を禁止している．化学的合成品は1948（昭和23）年にはわずかに60品目であったのに，指定や削除が繰り返し行われて，2006（平成18）年現在357品目になっている（図B.15）．指定の対象になっていない既存添加物は450品目，天然香料は689品目あり，これらを合わせると，およそ1500品目の食品添加物が使用されていることになる．

厚生労働大臣は食品添加物を指定するにあたって，**食品衛生調査会**にはかって指定の可否を決定する．食品衛生調査会では，消費者に対する利点，目的とする効果，安全性，および分析による確認の可否を判断条件としている．1960（昭和35）年に**食品添加物公定書**を定めて食品添加物の成分規格

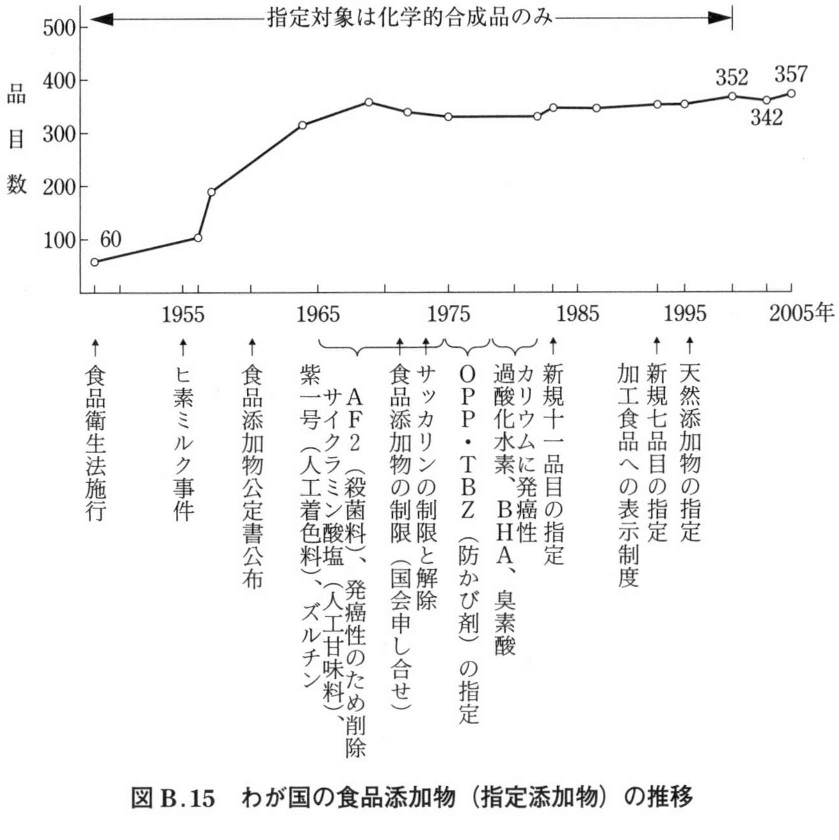

図B.15　わが国の食品添加物（指定添加物）の推移

および基準を決めた．食品添加物公定書はその後繰り返し改定がなされ現在に至っている．指定添加物すべてについて品質，純度，定量法を規定した**成分規格**が定められ，ある種のものについては**使用基準**が定められ，対象食品，使用目的，使用方法，使用量，残存量について制限が設定されている．また，分解しやすい β-カロテンなどに対しての**保存基準**や，かんすいなどの**製造基準**なども定められている．**表示基準**によって，容器包装に，食品添加物にはその名称を，その製剤には成分と含量の表示が必要である（香料製剤はその成分の記載は必要なく，香料とだけ記載する）．タール色素およびそれを含む製剤については製品検査が課せられており，ロット毎に公的機関による**製品検査**をすることになっており，規格に適合しているものについては日本食品添加物協会の認定マークを貼付することになっている．食品添加物の製造と加工を行うものにあっては施設ごとに専任の**食品衛生管理者**を置くことが義務づけられている．

食品添加物は，用途別に，指定添加物（使用基準のあるもの．使用基準のないもの），既存添加物（ほとんどのものに使用基準はない），天然香料（使用基準はない），一般に食品として飲食に供されるものであって添加物として使用されている品目（使用基準はない）に分けられている．指定添加物を表B.4に示す．

6.2　食品添加物の安全性

食品添加物の安全性は実験動物を用いた毒性試験によって検討される．FAO/WHOでは1957（昭和32）年に「化学物質を食品添加物として使用するときの安全性確認法」を定め，毒性試験に関する基本的な原則を提唱した．この確認法に従って行う動物実験は，急性毒性試験，生化学試験，慢性毒性試験のほか，特殊試験（次世代影響試験，催奇形性試験，発癌性試験，変異原性試験，人体影響検査など）である．わが国の食品衛生調査会でも1965（昭和40）年に安全性に関する審議の対象項目をまとめ，1974（昭和49）年に「食品添加物の安全性評価に関する基準」として示した．また同時に「食品添加物などの遺伝的安全性検討の暫定基準」を定めて遺伝子突然変異の検定を行うための指針を示した．厚生労働省では1979（昭和54）年以来食品添加物の再評価を進めており，変異原性，発癌性試験などの検討がなされている．

発癌性以外の毒性は，可逆的病変を示す閾値が認められる毒性であって，閾値の存在を前提としている．実験動物により急性毒性試験，慢性毒性試験，その他の生物学的試験を行って，この結果を基にヒトに対する安全性を評価している．実験動物の毒性試験結果は無毒性量（NOELまたはNOAEL）として表されるが，通常これに安全係数1/100を乗じて算出した人体**1日許容摂取量**（ADI）を用いて評価する．FAO/WHOのコーデックス委員会では，世界各国で使用されている食品添加物についてそれらの毒性資料を収集し，**ADI**を決める作業を行っている．毎日の食品添加物の摂取量がその添加物のADI以下なら一応安全ということになる．

発癌性は非可逆的病変であって閾値のない反応であり，いかなる条件でも発癌性が陽性であるならば，投与量を発癌レベル以下に抑えても発癌に至るまでの時間が延長されるだけであり，あくまでも発癌物質であるとの考え方がある．ところが，多くの化学物質について変異原性や発癌性が試験された結果，有用性の高い化学物質の多くが弱陽性と判定された．これらの物質による発癌の確率が十分に低い場合は，使用を継続するほうが社会的利益も大きいと判断され，発癌リスクが低いものは引き

表 B.4　用途別指定添加物一覧（2006（平成 18）年）

□使用基準のあるもの　■使用基準のないもの

イーストフード
炭酸カルシウム
硫酸カルシウム
リン酸三カルシウム
リン酸一水素カルシウム
リン酸二水素カルシウム
塩化アンモニウム
塩化マグネシウム
グルコン酸カリウム
グルコン酸ナトリウム
炭酸アンモニウム
炭酸カリウム（無水）
硫酸アンモニウム
硫酸マグネシウム
リン酸水素二アンモニウム
リン酸二水素アンモニウム

栄養強化剤
亜鉛塩類
　グルコン酸亜鉛
　硫酸亜鉛
β-カロテン
　イモカロテン
　デュナリエラカロテン
　ニンジンカロテン
　パーム油カロテン
グルコン酸第一鉄
L-システイン塩酸塩
クエン酸カルシウム
グリセロリン酸カルシウム
グルコン酸カルシウム
L-グルタミン酸カルシウム
乳酸カルシウム
パントテン酸カルシウム
塩化カルシウム
水酸化カルシウム
炭酸カルシウム
ピロリン酸二水素カルシウム
硫酸カルシウム
リン酸二カルシウム
リン酸一水素カルシウム
リン酸二水素カルシウム
銅塩類
　グルコン酸銅
　硫酸銅
ニコチン酸
ニコチン酸アミド
ビチオン
〔ビタミン類〕
　L-アスコルビン酸
　L-アスコルビン酸 2-グルコシド
　L-アスコルビン酸ステアリン酸エステル
　L-アスコルビン酸ナトリウム
　L-アスコルビン酸パルミチン酸エステル
　エルゴカルシフェロール
　コレカルシフェロール
　ジベンゾイルチアミン
　ジベンゾイルチアミン塩酸塩
　チアミン塩酸塩
　チアミン硝酸塩
　チアミンセチル硫酸塩
　チアミンチオシアン酸塩
　チアミンナフタレン-1, 5-ジスルホン酸塩
　チアミンラウリル硫酸塩
　パントテン酸ナトリウム
　ビスベンチアミン
　ビタミンA
　ビタミンA脂肪酸エステル
　ビタミンA油
　ピリドキシン塩酸塩
　粉末ビタミンA
　メチルヘスペリジン
　葉酸
　リボフラビン
　リボフラビン酪酸エステル
　リボフラビン 5′-リン酸エステルナトリウム
〔ミネラル類〕
　塩化第二鉄
　塩化マグネシウム
　酸化マグネシウム
　ステアリン酸カルシウム
　クエン酸第一鉄ナトリウム
　クエン酸鉄
　クエン酸鉄アンモニウム
　炭酸マグネシウム
　乳酸鉄
　ピロリン酸第二鉄
　硫酸第一鉄
　硫酸マグネシウム
　リン酸三マグネシウム
〔アミノ酸類〕
　L-アスパラギン酸ナトリウム
　DL-アラニン
　L-アルギニン L-グルタミン酸塩
　L-イソロイシン
　グリシン
　L-グルタミン酸
　L-グルタミン酸ナトリウム
　L-テアニン
　DL-トリプトファン
　L-トリプトファン
　DL-トレオニン
　L-トレオニン
　L-バリン
　L-ヒスチジン塩酸塩
　L-フェニルアラニン
　DL-メチオニン
　L-メチオニン
　L-リシン L-アスパラギン酸塩
　L-リシン塩酸塩
　L-リシン L-グルタミン酸塩

ガムベース
エステルガム
タルク
酢酸ビニル樹脂
炭酸カルシウム
ポリイソブチレン
ポリブテン
リン酸三カルシウム
リン酸一水素カルシウム
グリセリン脂肪酸エステル
ショ糖脂肪酸エステル
ソルビタン脂肪酸エステル
プロピレングリコール脂肪酸エステル

甘　味　料
アセスルファムカリウム
グリチルリチン酸二ナトリウム
サッカリン
サッカリンナトリウム
スクラロース
アスパルテーム
キシリトール
D-ソルビトール

かんすい
炭酸カリウム（無水）
炭酸水素ナトリウム
炭酸ナトリウム
ピロリン酸四カリウム
ピロリン酸二水素二ナトリウム
ピロリン酸四ナトリウム
ポリリン酸カリウム
ポリリン酸ナトリウム
メタリン酸カリウム
メタリン酸ナトリウム
リン酸三カリウム
リン酸水素二カリウム
リン酸二水素カリウム
リン酸水素二ナトリウム
リン酸二水素ナトリウム

リン酸三ナトリウム

結　着　剤

ピロリン酸四カリウム
ピロリン酸二水素二ナトリウム
ピロリン酸四ナトリウム
ポリリン酸カリウム
ポリリン酸ナトリウム
メタリン酸カリウム
メタリン酸ナトリウム

香　　料

アセト酢酸エチル
アセトフェノン
アニスアルデヒド
アミルアルコール
α-アミルシンナムアルデヒド
アントラニル酸メチル
イオノン
イソアミルアルコール
イソオイゲノール
イソ吉草酸イソアミル
イソ吉草酸エチル
イソチオシアネート類（毒性が激しいと一般に認められるものを除く）
イソチオシアン酸アリル
イソブタノール
イソプロパノール
インドール及びその誘導体
γ-ウンデカラクトン
エステル類
2-エチル-3,5-ジメチルピラジン及び2-エチル-3,6-ジメチルピラジンの混合物
エチルバニリン
エーテル類
オイゲノール
オクタナール
オクタン酸エチル
ギ酸イソアミル
ギ酸ゲラニル
ギ酸シトロネリル
ケイ皮酸
ケイ皮酸エチル
ケイ皮酸メチル
ケトン類
ゲラニオール
酢酸イソアミル
酢酸エチル
酢酸ゲラニル
酢酸シクロヘキシル
酢酸シトロネリル
酢酸シンナミル
酢酸テルピニル
酢酸フェネチル
酢酸ブチル
酢酸ベンジル
酢酸*l*-メンチル
酢酸リナリル
サリチル酸メチル
シクロヘキシルプロピオン酸アリル
シトラール
シトロネラール
シトロネロール
1,8-シネオール
脂肪酸類
脂肪族高級アルコール類
脂肪族高級アルデヒド類（毒性が激しいと一般に認められるものを除く）
脂肪族高級炭化水素類（〃）
シンナミルアルコール
シンナムアルデヒド
チオエーテル類（毒性が激しいと一般に認められるものを除く）
チオール類（〃）
デカナール
デカノール
デカン酸エチル
2,3,5,6-テトラメチルピラジン
2,3,5-トリメチルピラジン
テルピネオール
テルペン系炭化水素類
γ-ノナラクトン
バニリン
パラメチルアセトフェノン
ヒドロキシシトロネラール
ヒドロキシシトロネラールジメチルアセタール
ピペロナール
フェニル酢酸イソアミル
フェニル酢酸イソブチル
フェニル酢酸エチル
フェノールエーテル類（毒性が激しいと一般に認められるものを除く）
フェノール類（〃）
ブタノール
フルフラール及びその誘導体（〃）
プロピオン酸
プロピオン酸イソアミル
プロピオン酸エチル
ピロピオン酸ベンジル
ヘキサン酸
ヘキサン酸アリル
ヘキサン酸エチル
ヘプタン酸エチル
l-ペリルアルデヒド
ベンジルアルコール
ベンズアルデヒド
芳香族アルコール類
芳香族アルデヒド類（毒性が激しいと一般に認められるものを除く）
d-ボルネオール
マルトール
N-メチルアントラニル酸メチル
メチル-*β*-ナフチルケトン
dl-メントール
l-メントール
酪酸
酪酸イソアミル
酪酸エチル
酪酸シクロヘキシル
酪酸ブチル
ラクトン類（毒性が激しいと一般に認められるものを除く）
リナロオール

固結防止剤

二酸化ケイ素（微粒二酸化ケイ素のみ）
フェロシアン化物
　フェロシアン化カリウム
　フェロシアン化カルシウム
　フェロシアン化ナトリウム

小麦粉処理剤

過硫酸アンモニウム
過酸化ベンゾイル
希釈過酸化ベンゾイル
二酸化塩素

殺　菌　料

亜塩素酸ナトリウム
過酸化水素
次亜塩素酸水
　強酸性次亜塩素酸水
　微酸性次亜塩素酸水
次亜塩素酸ナトリウム
高度サラシ粉

酸化防止剤

亜硫酸ナトリウム
次亜硫酸ナトリウム
二酸化硫黄
ピロ亜硫酸カリウム
ピロ亜硫酸ナトリウム
エチレンジアミン四酢酸カルシウム二ナトリウム（EDTA・$CaNa_2$）
エチレンジアミン四酢酸二ナトリウム（EDTA・Na_2）
エリソルビン酸

エリソルビン酸ナトリウム
グアヤク脂
クエン酸イソプロピル
ジブチルヒドロキシトルエン（BHT）
dl-α-トコフェロール
ブチルヒドロキシアニソール（BHA）
没食子酸プロピル
L-アスコルビン酸
L-アスコルビン酸ナトリウム
L-アスコルビン酸ステアリン酸エステル
L-アスコルビン酸パルミチン酸エステル

酸　味　料
アジピン酸
クエン酸
クエン酸一カリウム
クエン酸三カリウム
クエン酸三ナトリウム
グルコン酸
グルコノデルタラクトン
グルコン酸カリウム
グルコン酸ナトリウム
コハク酸
コハク酸一ナトリウム
コハク酸二ナトリウム
酢酸ナトリウム
DL-酒石酸
L-酒石酸
DL-酒石酸ナトリウム
L-酒石酸ナトリウム
二酸化炭素
乳酸
乳酸ナトリウム
氷酢酸
フマル酸
フマル酸一ナトリウム
DL-リンゴ酸
DL-リンゴ酸ナトリウム
リン酸

色調調整料
グルコン酸第一鉄
ニコチン酸
ニコチン酸アミド
硫酸第一鉄

消　泡　剤
シリコーン樹脂

製造用剤
アセトン
イオン交換樹脂
塩酸
ショウ酸
水酸化カリウム
水酸化ナトリウム
硫酸
カラメルⅠ
カラメルⅡ
カラメルⅢ
カラメルⅣ
金
酢酸エチル
ステアリン酸マグネシウム
カオリン
ケイソウ土
酸性白土
タルク
パーライト
ベントナイト
ヒドロキシプロピルメチルセルロース
ナトリウムメトキシド
二酸化ケイ素（微粒二酸化ケイ素を除く）
ヘキサン
ポリビニルポリピロリドン
硫酸アルミニウムアンモニウム
硫酸アルミニウムカリウム
酸化マグネシウム
アンモニア
塩化マグネシウム
カゼインナトリウム
ステアリン酸カルシウム
ヒドロキシプロピルセルロース
硫酸ナトリウム

醸造用剤
硫酸アンモニウム
硫酸マグネシウム
リン酸水素二アンモニウム
リン酸二水素アンモニウム

増粘剤（安定剤・ゲル化剤又は糊料）
アルギン酸プロピレングリコールエステル
カルボキシメチルセルロースカルシウム
カルボキシメチルセルロースナトリウム
デンプングリコール酸ナトリウム
デンプンリン酸エステルナトリウム
メチルセルロース
ポリアクリル酸ナトリウム
アルギン酸ナトリウム
ヒドロキシプロピルセルロース

着　色　料
β-カロテン
三二酸化鉄
食用赤色2号
食用赤色2号アルミニウムレーキ
食用赤色3号
食用赤色3号アルミニウムレーキ
食用赤色40号
食用赤色40号アルミニウムレーキ
食用赤色102号
食用赤色104号
食用赤色105号
食用赤色106号
食用黄色4号
食用黄色4号アルミニウムレーキ
食用黄色5号
食用黄色5号アルミニウムレーキ
食用緑色3号
食用緑色3号アルミニウムレーキ
食用青色1号
食用青色1号アルミニウムレーキ
食用青色2号
食用青色2号アルミニウムレーキ
二酸化チタン
水溶性アナトー
　ノルビキシンカリウム
　ノルビキシンナトリウム
鉄クロロフィリンナトリウム
銅クロロフィリンナトリウム
銅クロロフィル
リボフラビン
リボフラビン酪酸エステル
リボフラビン5′-リン酸エステルナトリウム

チューインガム軟化剤
プロピレングリコール
グリセリン
D-ソルビトール

調　味　料
〔アミノ酸〕
　L-グルタミン酸カルシウム
〔有機酸〕
　クエン酸カルシウム
　乳酸カルシウム
　D-マンニトール
〔アミノ酸〕
　L-アスパラギン酸ナトリウム
　DL-アラニン
　L-アルギニンL-グルタミン酸塩
　L-イソロイシン
　グリシン
　L-グルタミン酸

L-グルタミン酸カリウム
L-グルタミン酸ナトリウム
L-グルタミン酸マグネシウム
L-テアニン
DL-トリプトファン
L-トリプトファン
DL-トレオニン
L-トレオニン
L-バリン
L-ヒスチジン塩酸塩
L-フェニルアラニン
DL-メチオニン
L-メチオニン
L-リシン L-アスパラギン酸塩
L-リシン塩酸塩
L-リシン L-グルタミン酸塩
〔核酸〕
5′-イノシン酸二ナトリウム
5′-ウリジル酸二ナトリウム
5′-グアニル酸二ナトリウム
5′-シチジル酸二ナトリウム
5′-リボヌクレオチドカルシウム
5′-リボヌクレオチド二ナトリウム
〔有機酸〕
クエン酸一カリウム
クエン酸三カリウム
クエン酸三ナトリウム
グルコン酸カリウム
グルコン酸ナトリウム
コハク酸
コハク酸一ナトリウム
コハク酸二ナトリウム
酢酸ナトリウム
DL-酒石酸水素カリウム
L-酒石酸水素カリウム
DL-酒石酸ナトリウム
L-酒石酸ナトリウム
乳酸ナトリウム
フマル酸一ナトリウム
DL-リンゴ酸ナトリウム
〔無機塩〕
塩化カリウム
リン酸三カリウム
リン酸水素二カリウム
リン酸二水素カリウム
リン酸水素二ナトリウム
リン酸二水素ナトリウム
リン酸三ナトリウム

豆腐用凝固剤
塩化カルシウム
硫酸カルシウム
塩化マグネシウム
グルコノデルタラクトン
硫酸マグネシウム

乳　化　剤
ステアロイル乳酸カルシウム
クエン酸カルシウム
リン酸三カルシウム
リン酸一水素カルシウム
リン酸二水素カルシウム
ピロリン酸二水素カルシウム
グリセリン脂肪酸エステル
ショ糖脂肪酸エステル
ソルビタン脂肪酸エステル
ヒドロキシプロピルセルロース
プロピレングリコール脂肪酸エステル
プロセスチーズ，チーズフード及びプロセスチーズ加工品については次の添加物を含める
クエン酸三ナトリウム
グルコン酸カリウム
グルコン酸ナトリウム
ピロリン酸四カリウム
ピロリン酸四ナトリウム
ピロリン酸二水素二ナトリウム
ポリリン酸カリウム
ポリリン酸ナトリウム
メタリン酸カリウム
メタリン酸ナトリウム
リン酸三カリウム
リン酸水素二アンモニウム
リン酸二水素アンモニウム
リン酸水素二カリウム
リン酸二水素カリウム
リン酸水素二ナトリウム
リン酸二水素ナトリウム
リン酸三ナトリウム

発酵調整剤
硝酸カリウム
硝酸ナトリウム

発　色　剤
亜硝酸ナトリウム
硝酸カリウム
硝酸ナトリウム

pH 調整剤
アジピン酸
クエン酸
クエン酸三ナトリウム
グルコン酸
グルコン酸カリウム
グルコン酸ナトリウム
グルコノデルタラクトン
コハク酸
コハク酸一ナトリウム
コハク酸二ナトリウム
酢酸ナトリウム
DL-酒石酸
L-酒石酸
DL-酒石酸水素カリウム
L-酒石酸水素カリウム
DL-酒石酸ナトリウム
L-酒石酸ナトリウム
炭酸カリウム（無水）
炭酸水素ナトリウム
炭酸ナトリウム
二酸化炭素
乳酸
乳酸ナトリウム
氷酢酸
ピロリン酸二水素二ナトリウム
フマル酸
フマル酸一ナトリウム
DL-リンゴ酸
DL-リンゴ酸ナトリウム
リン酸
リン酸水素二カリウム
リン酸二水素カリウム
リン酸水素二ナトリウム
リン酸二水素ナトリウム

被　膜　剤
オレイン酸ナトリウム
モルホリン脂肪酸塩
酢酸ビニル樹脂

漂　白　剤
亜塩素酸ナトリウム
亜硫酸ナトリウム
次亜硫酸ナトリウム
二酸化硫黄
ピロ亜硫酸カリウム
ピロ亜硫酸ナトリウム

表面処理剤
ナタマイシン

品質改良剤
エリソルビン酸
エリソルビン酸ナトリウム
L-システイン塩酸塩
臭素酸カリウム
D-マンニトール
L-アスコルビン酸
L-アスコルビン酸ナトリウム

品質保持剤
プロピレングリコール
グルコン酸カリウム
グルコン酸ナトリウム
D-ソルビトール

噴　射　剤 亜酸化窒素 **防かび剤** イマザリル オルトフェニルフェノール オルトフェニルフェノールナトリウム ジフェニル チアベンダゾール **防　虫　剤** ピペロニルブトキシド **膨脹剤（膨張剤，ベーキングパウダー又はふくらし粉）** クエン酸カルシウム 炭酸カルシウム 乳酸カルシウム ピロリン酸二水素カルシウム 硫酸カルシウム リン酸三カルシウム リン酸一水素カルシウム リン酸二水素カルシウム 硫酸アルミニウムアンモニウム 硫酸アルミニウムカリウム アジピン酸 L-アスコルビン酸	塩化アンモニウム クエン酸 グルコノデルタラクトン DL-酒石酸 L-酒石酸 DL-酒石酸水素カリウム L-酒石酸水素カリウム 炭酸アンモニウム 炭酸カリウム 炭酸水素ナトリウム 炭酸ナトリウム 炭酸マグネシウム 乳酸 ピロリン酸四カリウム ピロリン酸二水素二ナトリウム ピロリン酸四ナトリウム フマル酸 フマル酸一ナトリウム ポリリン酸カリウム ポリリン酸ナトリウム メタリン酸カリウム メタリン酸ナトリウム DL-リンゴ酸 DL-リンゴ酸ナトリウム リン酸水素二カリウム リン酸水素二ナトリウム リン酸二水素カリウム リン酸二水素ナトリウム	**保水乳化安定剤** コンドロイチン硫酸ナトリウム **保　存　料** 亜硫酸ナトリウム 次亜硫酸ナトリウム 二酸化硫黄 ピロ亜硫酸カリウム ピロ亜硫酸ナトリウム 安息香酸 安息香酸ナトリウム ソルビン酸 ソルビン酸カリウム デヒドロ酢酸ナトリウム パラオキシ安息香酸イソブチル パラオキシ安息香酸イソプロピル パラオキシ安息香酸エチル パラオキシ安息香酸ブチル パラオキシ安息香酸プロピル プロピオン酸 プロピオン酸カルシウム プロピオン酸ナトリウム **離　型　剤** 流動パラフィン

続き使用することになった．これを**実質安全量**（virtually safe dose：VSD）という．

6.3　食品輸入に関わる食品添加物の指定

食品添加物は各国独自の規制をしているため，各国間での食品の流通を妨げていることが多い．わが国では半分以上の食糧を外国からの輸入に頼っているが，食糧の輸入に食品添加物は大きな関わりがある．各国間の食品添加物の不統一をなくそうとの検討がFAO/WHOのコーデックス委員会で行われてきている．FAO/WHOではADIが規定されているか，安全性に問題がないことがわかっているもの339種（A(1) リスト）について，世界各国ともに食品添加物として使用を認めるように勧めている．わが国の政府は，FAO/WHOの安全性評価を考慮しつつ，各国の要望を聴取したうえ，食品添加物を新たに指定または使用基準を改訂することにした．諸外国では，かんきつ類の防かびに収穫後農薬としてOPP，TBZおよびイマザリルが用いられているが，かつてOPPやTBZがわが国で認められていなかったため，表皮にこれらを含むレモンやグレープフルーツが輸入されず，日米間で貿易摩擦を生じた．わが国政府はこれら収穫後農薬を食品添加物に指定して，かんきつ類の輸入を可能にしたいきさつがある．

表 B.5　加工食品に用いる食品添加物の表示

物質名を併記して表示する用途名
甘味料　着色料　保存料　増粘剤（安定剤，ゲル化剤，糊料等） 酸化防止剤　漂白剤　発色剤　防かび剤 　例　甘味料（アスパルテーム）　保存料（ソルビン酸K）
用途名で一括表示する用途名
イーストフード　ガムベース　かんすい　苦味料　酵素　光沢剤 香料　酸味料　調味料　豆腐凝固剤　チューインガム軟化剤　乳化剤 pH 調整剤　膨張剤，など

6.4　食品添加物の加工食品への表示方法

加工食品に食品添加物を用いた場合の食品への表示について，1991（平成3）年に食品衛生法の改定により表示方法を定めて実施している．食品に使用された食品添加物は指定添加物であるかどうかを問わず，原則としてすべてを表示することになった．使用基準があり，安全性の面でも関心が高く，表示の必要性が高い8用途に用いる場合は用途名と物質名を併記し，その他の用途に用いる場合は物質名は併記せず，用途名で一括表示する（表 B.5）．JAS 法で規定された品質表示の中の原材料に表示される．表示が免除されるものは最終製品に残存しない**加工助剤**，原材料から移行する**キャリーオーバー**，および**栄養強化**の食品添加物である（表 B.6）．今後の課題として，加工食品中のリン酸塩やナトリウム塩の食品添加物の量の表示の問題がある．

6.5　食品添加物の用途と種類

現在わが国で用いられている食品添加物のなかで，使用基準があり，安全性の面でも関心が深く，加工食品に用途名と物質名を併記して表示するものを中心に述べる．

a）**保存料**（表 B.7）

食品中の細菌やかびなどの微生物の増殖を抑制（静菌）して腐敗を防止するために用いられる．指定添加物の保存料には，**安息香酸**およびそのナトリウム塩，**ソルビン酸**およびそのカリウム塩，**デヒドロ酢酸**のナトリウム塩，**プロピオン酸**およびそのカルシウムとナトリウム塩，**パラオキシ安息香酸エステル類**（エチル，プロピル，イソプロピル，ブチル，イソブチル），**ナイシン**の6種，14品目がある．保存料は微生物の増殖を抑制するわけであり，ヒトにも多かれ少なかれ有害であると考えざるをえない．したがって，上記の保存料にはすべて使用基準が定められ，一定の食品に使用量を限定して使用することになっている．食品の腐敗防止は，冷蔵，冷凍，脱水，塩蔵などでも目的を達成しうるので，保存料の使用は補助的手段と考えるべきである．

保存料には抗菌スペクトルに差があるので，その特徴をよくとらえて使用する必要がある．安息香酸，デヒドロ酢酸，ソルビン酸およびプロピオン酸はいわゆる酸型保存料と称し，pH による抗菌力の差が大きく，酸性領域のほうが中性，塩基性領域より抗菌力が強い．非解離分子のほうが解離型よ

表 B.6　食品の加工製造に使用した食品添加物と食品への表示

	食　パ　ン	蒸しかまぼこ
使用した添加物	イーストフード ⇨パン酵母の栄養源 乳化剤 ⇨乳化・パンの品質向上 ビタミンC ⇨パンの品質向上 プロピオン酸 ⇨パンの保存料 臭素酸カリウム ⇨パンの品質向上 L-シスチン ⇨パンの品質向上 α-アミラーゼ ⇨酵素活性の調整	ソルビン酸カリウム ⇨保存性を高める 赤 106 又はコチニール色素⇨着色料 アミノ酸等 ⇨製品のうま味をだす ソルビトール ⇨品質の改良 リン酸塩（Na） ⇨品質の改良 グァーガム等 ⇨粘性の増加 エタノール ⇨製品表面の殺菌 キシロース ⇨焼き色をよくする
原料中の添加物	ショートニング＝香料／乳化剤 マーガリン ＝保存料（ソルビン酸）／酸化防止剤（トコフェロール）／リン酸塩／乳化剤 油 ＝酸化防止剤（トコフェロール）	冷凍すり身 ＝ソルビトール，リン酸塩(Na) 赤身魚のすり身＝炭酸水素ナトリウム
表示	・イーストフード ・乳化剤 ・ビタミンC又はV.C ・保存料（プロピオン酸）	・保存料（ソルビン酸K） ・着色料（赤 106 又はコチニール） ・調味料（アミノ酸等） ・ソルビトール ・リン酸塩（Na）・増粘多糖類

■の添加物は，製造工程で分解・除去されるなどして最終製品には，効果を及ぼさない．（加工助剤）
□の添加物は，最終食品に対して，効果を発揮しない．（キャリーオーバー）
したがって，■と□の添加物は，表示する必要はない．
（東京都衛生局，食品添加物表示より抜粋）

りも微生物の細胞膜を通過しやすいからである．これらの酸型保存料を使用する場合は，食品の pH を低く保つ必要がある．酸型保存料のなかでは不飽和脂肪酸の一種であるソルビン酸が最も広く用いられており，次いで安息香酸が用いられる．デヒドロ酢酸ナトリウムはわが国独特の食品添加物であり，諸外国ではむしろ有害物質とみなされている．パラオキシ安息香酸エステル類は非酸型保存料で，pH 依存性が少なく，中性においても十分効果を発揮する．パラオキシ安息香酸エステル類の抗菌力はフェノールの抗菌力を 1 とするとき，エチル 5.3，プロピル 25.0，ブチル 40.0 と，エステル部の炭素数が大きくなるほど高くなる．最も抗菌力の高いブチルエステルが広く用いられる．

指定添加物のほかに，8 品目の既存添加物が保存料として用いられている．

保存料として不正に使用されるおそれのある有害な化学物質として，ホウ酸やホルムアルデヒドなどがあり，外国からの輸入食品に検出されることがある．

b）防かび剤（表 B.8）

かんきつ類の表皮の防かび剤として指定添加物の**ジフェニル（DP）**，**オルトフェニルフェノール（OPP）**およびそのナトリウム塩，**チアベンダゾール（TBZ）**，**イマザリル**，**フルジオキソニル**の 5 種，6 品目が指定されている．すべて使用基準があり，かんきつ類の表皮に塗布または浸潤して用いる．これら防かび剤は国内ではほとんど使用されないが，諸外国では収穫後農薬として用いられており，

表 B.7　おもな指定添加物保存料

名　称	構　造　式
安息香酸， 安息香酸ナトリウム	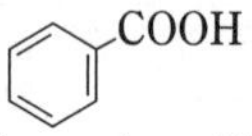 benzoic acid
ソルビン酸， ソルビン酸カリウム	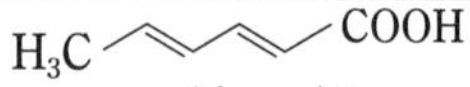 sorbic acid
デヒドロ酢酸ナトリウム	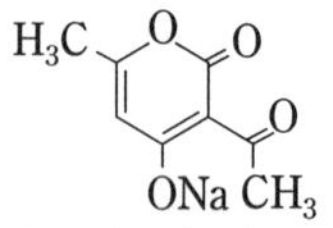 dehydroacetic acid
プロピオン酸， プロピオン酸カルシウム， プロピオン酸ナトリウム	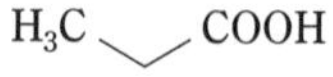 propionic acid
パラオキシ安息香酸エステル類	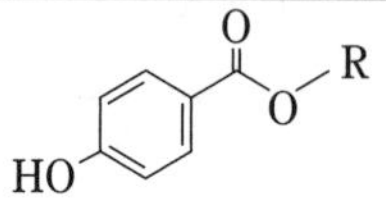 R＝エチル，プロピル，ブチル， イソプロピル，イソブチル *p*-hydroxybenzoates

この他に，発酵乳から分離されたラクトコッカス・ラクティス *Lactococcus lactis* subsp. *lactis* が産生するナイシンが 2009 年 3 月，保存料として指定された．ナイシンは 34 個のアミノ酸からなるペプチドであり，*Bacillus* 属，*Clostridium* 属を含むグラム陽性菌に対して効果がある．使用基準があり，チーズ，ドレッシング，洋菓子，味噌などが対象食品とされている．

かんきつ類の輸入にあたって，わが国では食品添加物に指定したいきさつがある．DP は青かびに効力があり，欧米では以前から使用されていたが，わが国では 1971（昭和 46）年に指定された．OPP はグレープフルーツ，レモン，オレンジなどのかんきつ類や野菜の白かび病に効力があり，欧米で使用されている．1975（昭和 50）年にアメリカからの輸入レモンに OPP の残留が認められ，当時わが国では使用が認められていなかったため，レモンが通関を許可されない事態が生じた．1977（昭和 52）年にわが国で食品添加物に指定され，貿易上の問題は解決した．OPP は発癌性が疑われている食品添加物である．TBZ はバナナの緑かび病などに効果があり，わが国では 1978（昭和 53）年に指定された．イマザリルは 1992（平成 4）年に指定された．

c）殺菌料

食品の腐敗の原因となる微生物を死滅させるために添加使用される指定添加物であり，保存料と同様に安全性が低いので，使用基準も厳しく設定されている．**過酸化水素**［H_2O_2］，**亜塩素酸ナトリウム**，**次亜塩素酸**［HOCl］**ナトリウム**，**高度サラシ粉**が指定されている．過酸化水素は，うどん，そば，はんぺんなどに用いられてきたが，1980（昭和 55）年に動物実験で弱いながら発癌性があるとの報告がなされた．この事実をふまえて，使用基準が改められ，“食品完成前に分解または除去すること”になり，事実上使用禁止になった．次亜塩素酸塩は飲料水，野菜，食器の殺菌に用いられる．高度サラシ粉には使用基準はない．

表 B.8　指定添加物防かび剤

名　称	構　造　式
ジフェニル	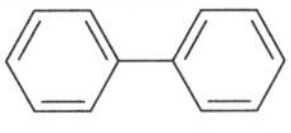 diphenyl(DP)
オルトフェニルフェノール，オルトフェニルフェノールナトリウム	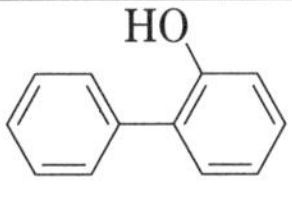 *o*-phenylphenol(OPP)
チアベンダゾール	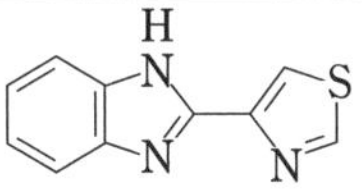 thiabendazole(TBZ)
イマザリル	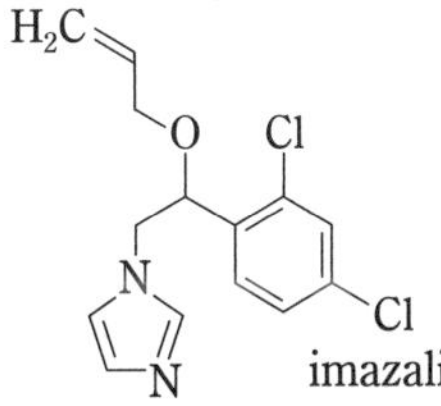 imazalil
フルジオキソニル	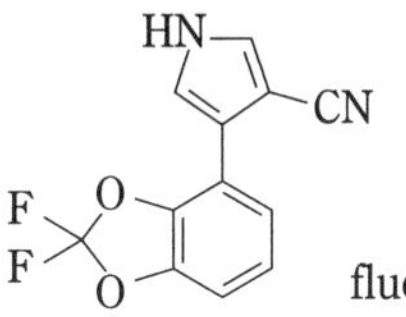 fludioxonil

かつて食品添加物に指定されたが，安全性面で指定削除になった化合物 **AF-2** と呼ばれるニトロフラン系化合物がボツリヌス菌，サルモネラ，ブドウ球菌，腸炎ビブリオなどの食中毒菌などの発育を阻止することから，1965（昭和 40）年食品添加物に指定され，魚肉のハム，ソーセージ，魚肉練製品，畜肉ハム，ソーセージ，ベーコン，豆腐などに広く用いられた．しかし，AF-2 には突然変異原性，発癌性があることが明らかになり，1974（昭和 49）年指定削除になった．

d）酸化防止剤（表 B.9）

食品は空気中で変色したり，臭いがついたりして可食性を失うことがある．特に油脂を含む食品の場合は変敗によって異臭を放ち，ときには中毒を起こすこともある．このような食品の変質を防止するために酸化防止剤が用いられている．指定添加物の酸化防止剤を表 B.9 に示す．ほかに酸化防止剤として用いられる既存添加物 54 品目がある．

水溶性酸化防止剤は，還元作用のある L-**アスコルビン酸**とそのナトリウム塩，**エリソルビン酸**とそのナトリウム塩，金属封鎖作用のあるエチレンジアミン四酢酸塩の 3 種 6 品目がある．エリソルビン酸はアスコルビン酸の立体異性体であるが，ビタミン作用はなく，より強い還元作用があり，両者は食品中の色素の酸化防止に用いられる．これらには対象食品や使用量の制限はない．**エチレンジアミン四酢酸塩**は缶詰，びん詰の金属を封鎖して酸化防止のため用いられる．

油溶性酸化防止剤には，フェノール性連鎖停止剤として一価フェノールの**ジブチルヒドロキシトル**

表 B.9　指定添加物酸化防止剤

分類		名称	構造式	
水溶性	還元剤	L-アスコルビン酸, L-アスコルビン酸ナトリウム塩	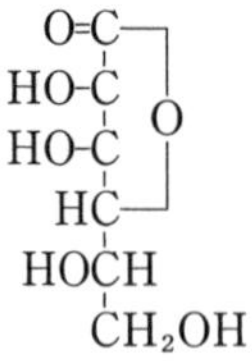 L-ascorbic acid	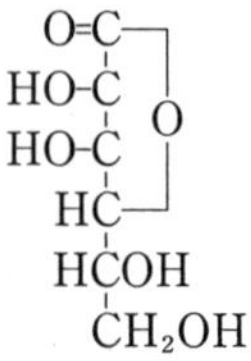 erythorbic acid
水溶性	還元剤	エリソルビン酸, エリソルビン酸ナトリウム塩	(上と共通)	(上と共通)
水溶性	金属封鎖剤	エチレンジアミン四酢酸第二ナトリウム塩およびカルシウム二ナトリウム塩	EDTA Na_2 EDTA $CaNa_2$	
油溶性	フェノール性連鎖停止剤	ジブチルヒドロキシトルエン	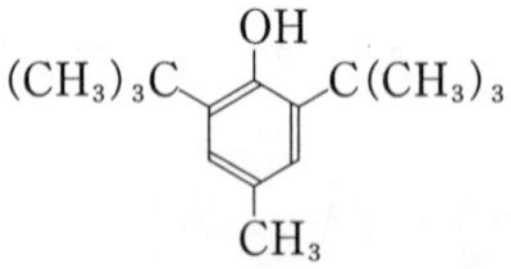 dibutyl hydroxytoluene (BHT)	
油溶性	フェノール性連鎖停止剤	ブチルヒドロキシアニソール	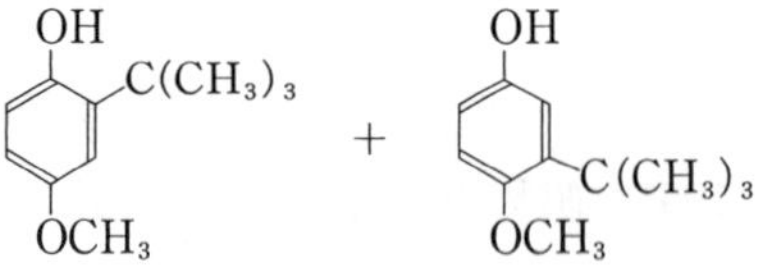 butylhydroxyanisol (BHA)	
油溶性	フェノール性連鎖停止剤	*dl*-α-トコフェロール	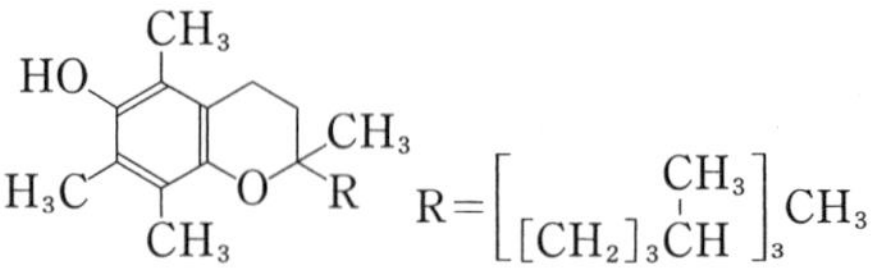 *dl*-α-tocopherol	
油溶性	フェノール性連鎖停止剤	没食子酸プロピル	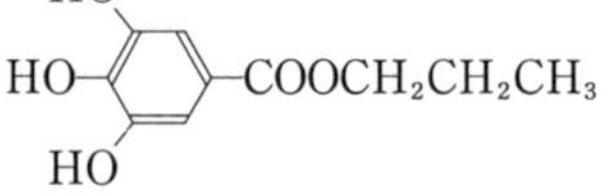 propyl gallate (PG)	

表 B.9　つづき

分類		名称	構造式
油溶性	金属封鎖剤	クエン酸イソプロピル	$CH_2\text{-}COOR^1$ / $HO\text{-}C\text{-}COOR^1$ / $CH_2\text{-}COOR^2$ isopropyl citrate　　R^1：$\text{-}CH(CH_3)_2$　R^2：H あるいは R^1
	アスコルビン酸誘導体	L-アスコルビン酸ステアリン酸エステルおよびパルミチン酸エステル	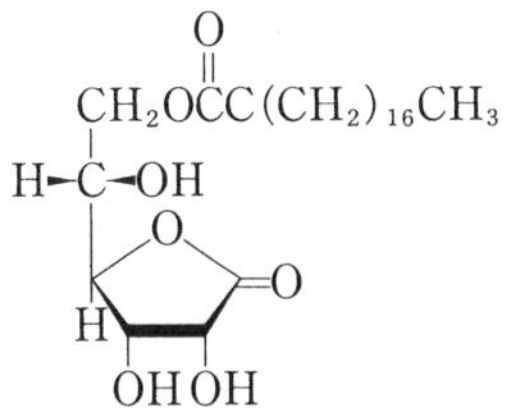 L-ascorbyl stearate　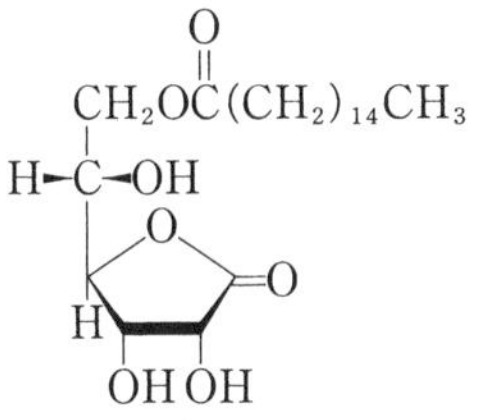 L-ascorbyl palmitate

エン（BHT），**ブチルヒドロキシアニソール（BHA）**，***dl*-*α*-トコフェロール**，三価フェノールの**没食子酸プロピル（PG）**などの6品目が指定されており，これらは油脂の自動酸化に際して生成する脂質ペルオキシラジカルに水素を供与して，自身がキノンなどに酸化されることによって水素ラジカルの連鎖反応を断ち切り，油脂の自動酸化を阻止する（図 B.16）．これら酸化防止剤を油脂に添加することにより，油脂の自動酸化の誘導期が延長する．これらは単独で用いるより，併用するほうが効果が大きい．**クエン酸イソプロピル**は金属封鎖作用を有しており，連鎖停止反応により安定化した脂質ヒドロペルオキシドを分解してラジカルを再生する作用をもつ金属イオンを封鎖するため，またクエン酸と同様，フェノール性酸化防止剤との相乗作用が期待できるため，フェノール性酸化防止剤に

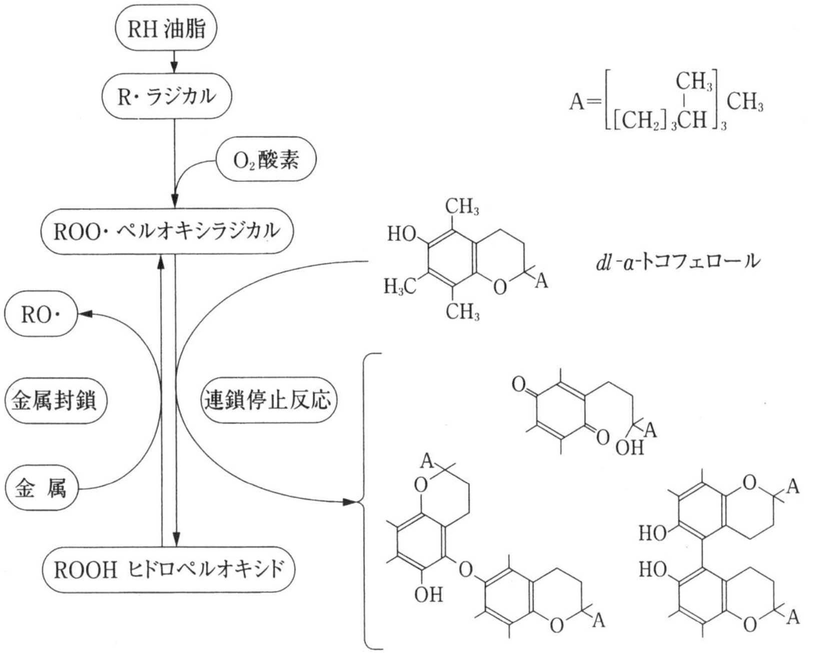

図 B.16　油脂の酸化防止剤の作用機構

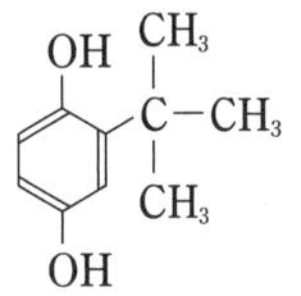

図 B.17　TBHQ

併用される．油溶性酸化防止剤には，ほかにL-アスコルビン酸のステアリン酸エステルおよびパルミチン酸エステルが指定されているが，両者については使用基準はない．

BHTやBHAは動物性油脂の酸化防止剤として広く用いられているが，*dl*-*α*-トコフェロールはこれに比べてやや効力が落ちる．PGは植物油脂に有効であるが着色する欠点がある．クエン酸イソプロピルの使用実態は少ない．これら油脂の酸化防止剤は対象食品と使用量の両面で厳しく規制されている．油脂の酸化防止剤はその安全性に幾度も疑問が投げかけられてきた．BHAは動物実験で発癌性があることがわかり，広く用いられていたのを改め，1982（昭和57）年パーム原料油，パーム核原料油以外の食品への使用を禁止した．しかし，1988年のFAO/WHOの食品添加物専門家会議ではBHAは動物の前胃以外の消化器に発癌性は示さないとの結論に達し，ヒトには発癌のリスクはないとされた．それに伴って，わが国でも再び使用基準が緩められている．諸外国で使用されている*tert*-butylhydroquinone（TBHQ）（図B.17）は二価のフェノール化合物であるが，わが国では指定されていない．輸入食品に検出されることが多いが，この場合は法律違反となる．

e）着色料

食品の加工において，食品のし好を高める目的で食品に添加するものを着色料という．指定添加物の着色料を生産の起源で分類すると，食用タール色素と天然由来の色素に分けられる．タール色素は石炭タールを原料とし，天然由来の色素は植物または鉱物の天然物を原料としている．既存添加物として，コチニール色素（エンジ虫の乾燥粉末），クロロフィル，金など68品目もの色素が用いられている．

現在指定の食用タール色素は，モノアゾ系，キサンテン系，トリフェニルメタン系，インジゴイド系の12品目に限定されている（図B.18）．これら**食用タール色素**はいずれもが**スルホン酸基**または**カルボキシル基**をもつ，水溶性の塩型化合物である．8種の色素については油溶性のアルミニウムレーキが指定されており，油性食品や粉末に使用される．これらは対象食品に制限があるが使用量の限定はない．タール色素は石炭タールから製造され，また他の用途にも使われるので，有害物質が含まれていないかどうかを，製造ロット毎に製品検査を受けることが義務づけられている．それぞれのタール色素の使用実態は，製品検査を行った量から把握することができるが，**タートラジン**の使用量が最高で，**エリスロシン**，**ニューコクシン**，**サンセットエロー FCF**も使用量が多い．

食品衛生法施行前後に多くのタール色素が不正に使用されたため，中毒を起こしたことがある．黄色の油溶性タール色素のバターエロー（dimethylaminoazobenzene）（図B.19）はラットに発癌性があることがわかり，それ以来多くのタール色素についての発癌性の検討がなされた．全環がスルホン酸化されたものなどは安全であるが，それ以外のタール色素の安全性は疑わしいとされた．わが国では当初，数多くのタール色素が食品添加物に指定されたが，1965（昭和40）～1972（昭和47）年の間に発癌性の危惧があるものなど13品目が指定削除になった．現在わが国で指定されているもののうち，アマランスは変異原性および催奇形性に疑いがもたれており，アメリカでは1976年禁止になっている．

天然物を起源とする化学的合成品の着色料（図B.20）は，カロテノイド系色素，クロロフィル系色素，無機塩が主なものである．***β*-カロテン**（*β*-carotene）は緑黄色野菜に含まれ，油溶性の黄色着色料として，使用基準によりバター，マーガリンなどに用いられる．ビタミンとしての栄養効

(モノアゾ系着色料)

① 食用 赤色 2 号 (アマランス) $R^1 = SO_3Na$, $R^2 = H$
アルミニウムレーキ

② 食用 赤色 102 号 (ニューコクシン) $R^1 = H$, $R^2 = SO_3Na$

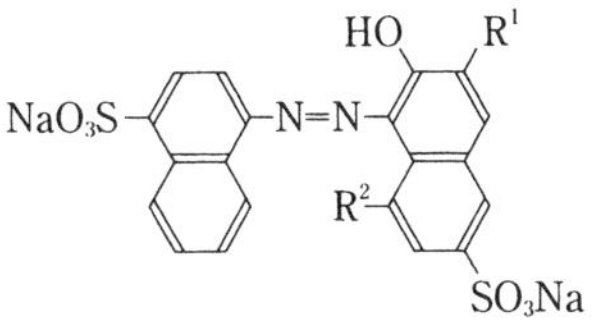

③ 食用 赤色 40 号 (アルラレッド AC)
アルミニウムレーキ

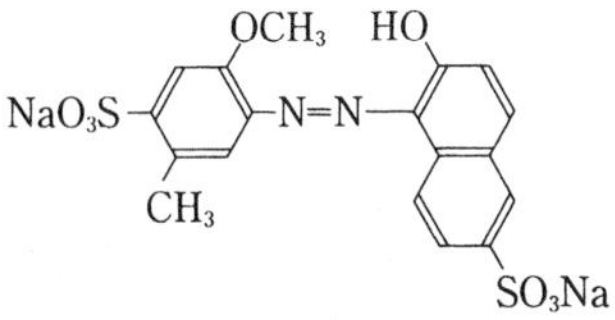

④ 食用 黄色 4 号 (タートラジン)
アルミニウムレーキ

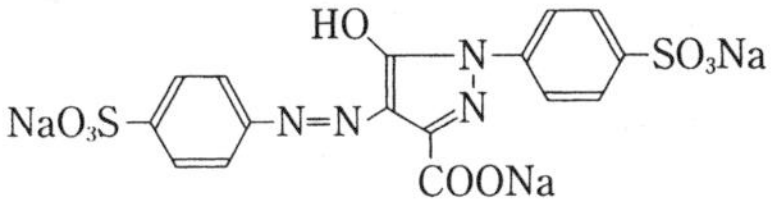

⑤ 食用 黄色 5 号 (サンセットイエロー FCF)
アルミニウムレーキ

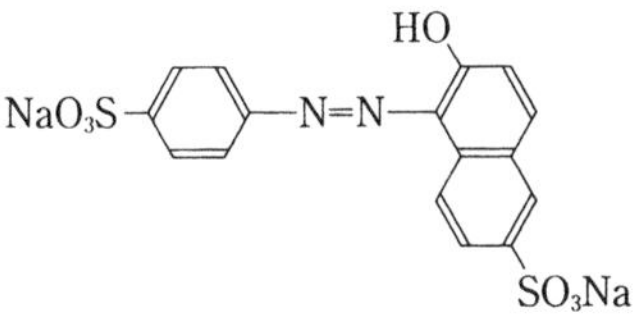

(キサンテン系着色料)

⑥ 食用 赤色 3 号 (エリスロシン)
アルミニウムレーキ　$R^1 = R^2 = R^3 = R^4 = I$
$R^5 = R^6 = R^7 = R^8 = H$

⑦ 食用 赤色 104 号 (フロキシン)
$R^1 = R^2 = R^3 = R^4 = Br$
$R^5 = R^6 = R^7 = R^8 = Cl$

⑧ 食用 赤色 105 号 (ローズベンガル)
アルミニウムレーキ　$R^1 = R^2 = R^4 = I$
$R^3 = I$, $R^5 = R^6 = R^7 = R^8 = Cl$

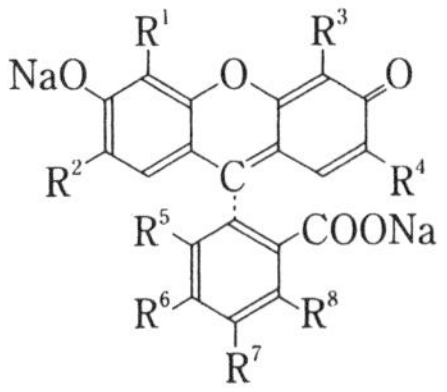

⑨ 食用 赤色 106 号 (アシッドレッド)

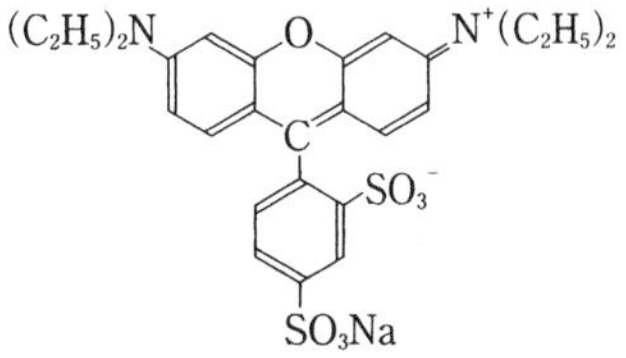

(トリフェニルメタン系着色料)

⑩ 食用 緑色 3 号 (ファストグリーン FCF)
アルミニウムレーキ　$R^1 = OH$, $R^2 = SO_3Na$, $R^3 = H$
$R^4 = SO_3^-$

⑪ 食用 青色 1 号 (ブリリアントブルー FCF)
アルミニウムレーキ　$R^1 = R^2 = H$, $R^3 = SO_3^-$,
$R^4 = SO_3Na$

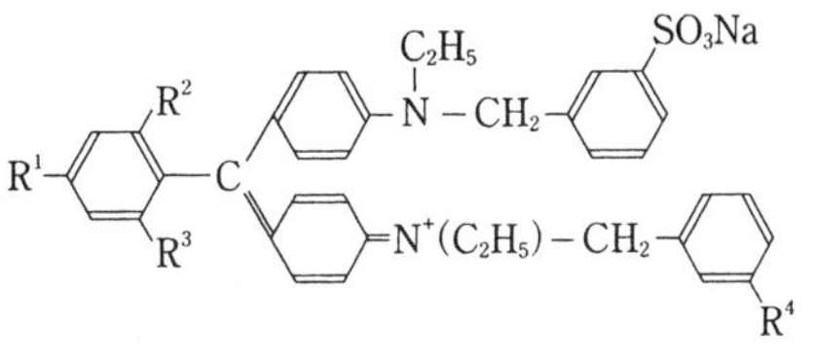

(インジゴイド系着色料)

⑫ 食用 青色 2 号 (インジゴカルミン)
アルミニウムレーキ

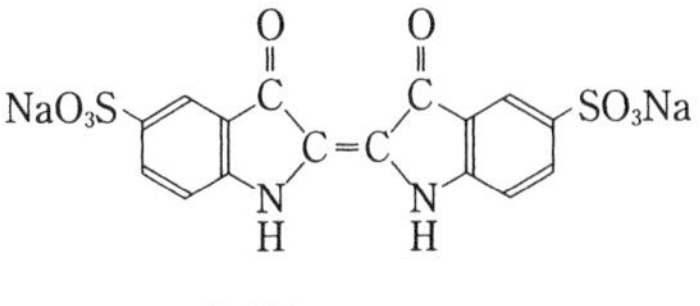

図 B.18　指定添加物食用タール色素

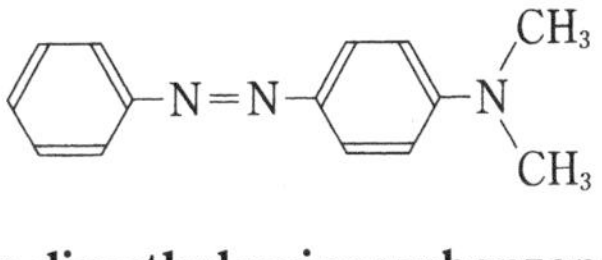

図 B.19　*p*-dimethylaminoazobenzene (DAB)

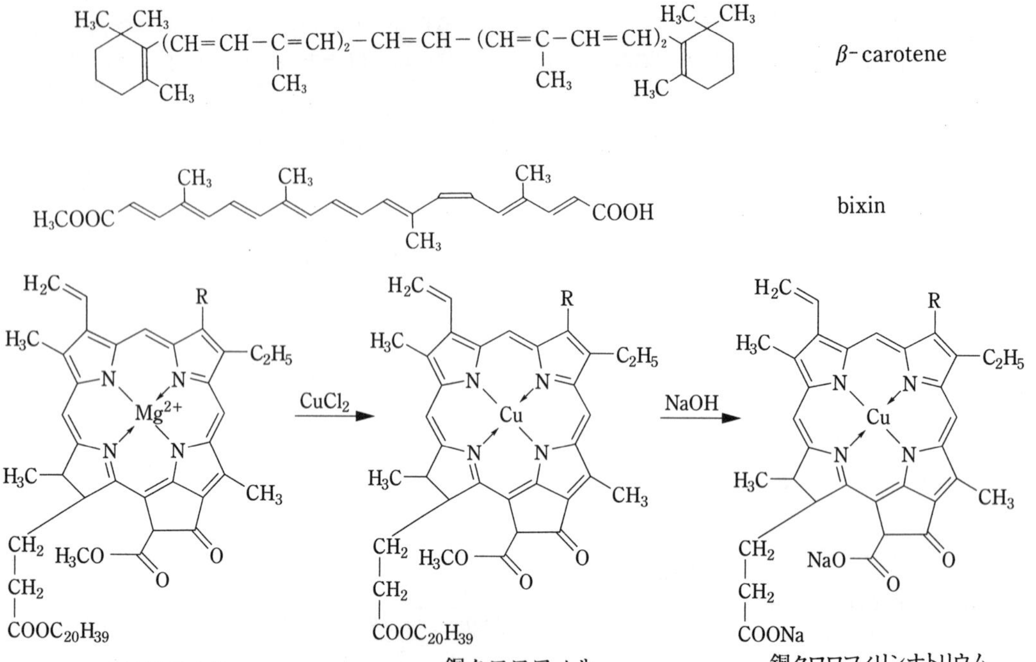

β-carotene

bixin

クロロフィル
a, $R=CH_3$　b, $R=CHO$

銅クロロフィル

銅クロロフィリンナトリウム

図 B.20　天然由来の着色料

果もある食品添加物である．**水溶性アナトー**（ノルビキシンカリウムおよびノルビキシンナトリウム）（Annatto, water-soluble）は，ベニノキ（*Bixa orellana*）の種子の赤色被膜物に含まれるビキシン（bixin）というカロテノイドを加水分解してつくられた水溶性黄色色素である．使用基準によりウインナーソーセージなどの着色に用いる．クロロフィルは不安定な色素であるが，その Mg を Cu に置換して安定な油溶性の緑色色素としたのが**銅クロロフィル**で，さらにフィトールとのエステル部を加水分解してナトリウム塩とし，水溶性の緑色色素としたものが**銅クロロフィリンナトリウム**である．使用基準によりコンブやチューインガムに用いられる．同様にしてつくられた**鉄クロロフィリンナトリウム**も用いられる．**三二酸化鉄**（ベンガラ）［Fe_2O_3］は赤色色素で，使用基準によりバナナの果柄，コンニャクに使用される．**二酸化チタン**［TiO_2］は白色色素で，使用基準によりチーズ，チョコレートに使用される．リボフラビン類もあるが，これには使用基準はない．

f）発色剤

食品に含まれている色素と結合し，その色素の本来の色を固定，安定化するために用いる添加物を発色剤という．食品のし好性を高めるために用いられる．**亜硝酸ナトリウム**［$NaNO_2$］，**硝酸ナトリウム**［$NaNO_3$］，**硝酸カリウム**［KNO_3］の３品目があり，いずれも使用基準がある．

硝酸塩，亜硝酸塩が食肉の発色剤として用いられるが，その作用は次のように考えられている．食肉の赤い色素のヘモグロビン，ミオグロビンは食肉中では Fe^{2+} 型のデオキシ体であるが，酸化によって Fe^{3+} の暗褐色のメト型に変化して肉の赤色が失われる．食肉は嫌気的条件になっており，硝酸塩や亜硝酸塩を加えると還元されて一酸化窒素［NO］となり，Fe^{2+} 型のヘモグロビン，ミオグロビンと結合して安定な鮮紅色を呈する**ニトロソヘモグロビン**，**ニトロソミオグロビン**［Fe^{2+}・NO］に

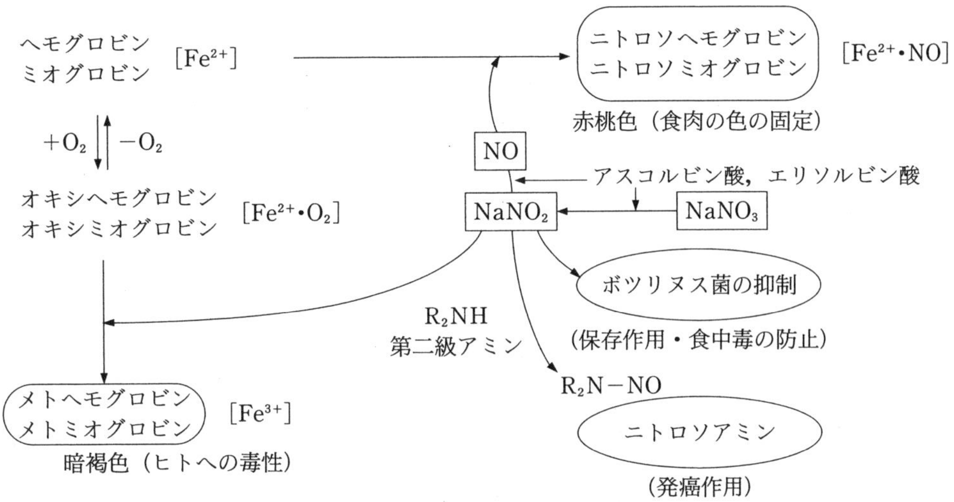

図 B.21　硝酸塩，亜硝酸塩の食品や生体成分との反応

なる（図 B.21）．発色効果は還元作用のある L-アスコルビン酸やエリソルビン酸をともに用いると強まるので，これら還元剤が発色助剤として用いられる．ハム，ソーセージの赤色の本体はニトロソミオグロビンが加熱によって美しいピンク色のニトロソミオクロモーゲンに変化したものである．硝酸塩および亜硝酸塩は使用基準により，食肉ハム，ソーセージ，ベーコン，魚肉ハム，ソーセージ，いくら，すじこ，たらこに用いられ，残存量が決められている．**発色助剤**の併用により使用量を抑えることが可能である．

亜硝酸塩はボツリヌス菌のような胞子形成嫌気性菌に抗菌性を示すので，欧米ではボツリヌス症の防止の目的でハム，ベーコンに添加使用されているほか，野菜などにも添加されることがある．

亜硝酸塩は酸素化ヘモグロビン [Fe^{2+}・O_2] に使用するとメトヘモグロビンになる．このため，多量の亜硝酸塩を摂取すると血中のヘモグロビンの大半がメトヘモグロビンになって，血液の酸素運搬能が失われ，急性中毒を引き起こす．また，亜硝酸塩を経口的に摂取すると，食品中の 2 級アミンと反応して発癌性ニトロソアミンを生成することでも問題になる．

g）甘味料

甘味はショ糖（砂糖）で代表される味であるが，甘味料は古くは経済的な理由から，近年は糖尿病の予防や低カロリー食のためのショ糖の代替品として用いられる．指定添加物として，人工甘味料に**サッカリン**とそのナトリウム塩，**アスパルテーム**，**ネオテーム**，**スクラロース**および**アセスルファムカリウム**（図 B.22）があり，天然由来品にグリチルリチン酸二ナトリウム，D-ソルビトール，キシリトールがある．既存添加物としても 22 品目が使用されている．

人工甘味料のサッカリンはトルエンを原料にしてつくられ，水に溶けにくく，ショ糖の 500 倍の甘味がある．チューインガム以外の食品には使用が認められていない．サッカリンナトリウムは水に溶けやすく，種々の食品に使用量を限定して用いられる．アスパルテームはフェニルアラニンとアスパラギン酸からなるジペプチドで，ショ糖の 200 倍の甘味をもち，サッカリンやグリチルリチン酸のような苦味や渋味がない．1981 年にアメリカで許可され，諸外国で用いられており，わが国でも 1983

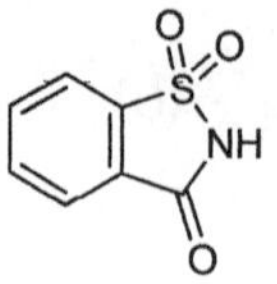

サッカリン

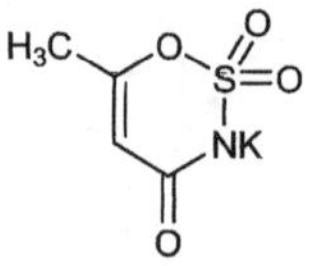

アセスルファムカリウム

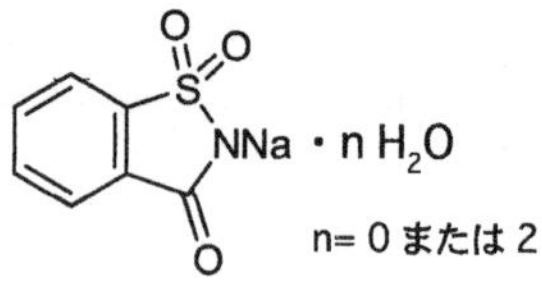

サッカリンナトリウム

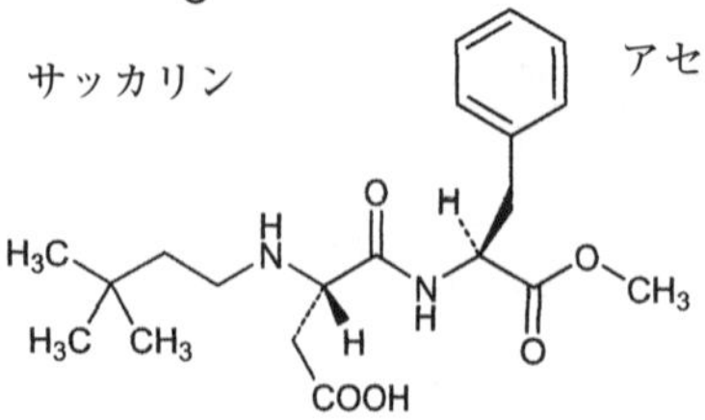

ネオテーム
[methyl *N*-(3,3-dimethylbutyl)-L-α-aspartyl-L-phenylalaninate]

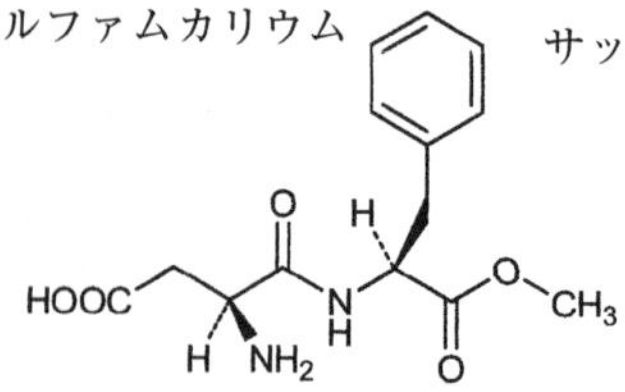

アスパルテーム
(α-L-aspartyl-L-phenylalanine methylester)

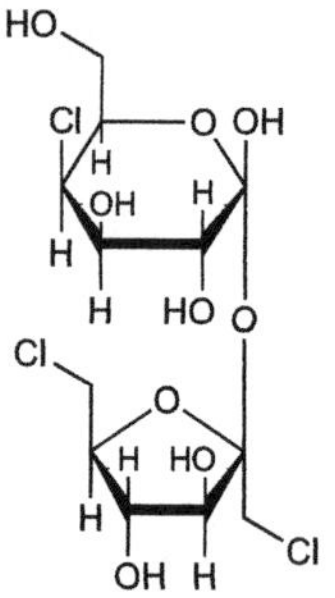

スクラロース

図 B.22　指定添加物人工甘味料

(昭和 58) 年に指定された．使用基準はなくすべての食品に用いられる．スクラロースは，飲料，デザートなどに用いられるよう使用基準が設定されている．1999 (平成 11) 年に指定された．ネオテームは 2007 (平成 19) 年に指定された．アセスルファムカリウムはショ糖の 200 倍の甘味があり，2008 (平成 20) 年に指定された．

人工甘味料は，保存料や食用タール色素とともに，食品衛生史上，不正な使用，食品添加物の指定および削除，発癌性など，多くの問題を提起してきた．サッカリンナトリウムは明治時代から治療の目的以外は使用が禁じられていた．1948 (昭和 23) 年にサッカリンナトリウムはズルチンとともに食品添加物に指定され，その後，サイクラミン酸ナトリウムおよびカルシウムも指定された．しかし，ズルチン，サイクラミン酸塩に発癌性が認められて，これらは食品添加物としての指定が削除になった．サッカリンナトリウムはアメリカでは発癌物質とみなしてはいるものの，現在までその使用を認めてきており，わが国では無制限に用いられていたのを 1973 (昭和 48) 年に特殊食品以外への使用を禁止し，その直後に使用を緩め現在に至っている．

天然由来の甘味料の**グリチルリチン酸塩**は甘草の根の甘味成分で，ショ糖の 200 倍の甘味があり，使用基準により，みそ，しょう油に用いられる．**D-ソルビトール**，**キシリトール**には使用基準がなく，甘味度がショ糖の約半分であるが，低カロリー用，抗う蝕性の甘味料として用いられる．

h) 漂白剤

食品中の色素を酸化または還元によって漂白する目的で使用される．指定添加物として，次亜塩素酸ナトリウム [NaClO]，亜硫酸ナトリウム [Na_2SO_3] などがある．いずれも使用基準がある．

i) 増粘剤

指定添加物として食品の製造，加工のために用いられる．増粘剤は食品の製造において食品の粘度を増し，滑らかな感を出すために用いられ，カルボキシメチルセルロースなどがある．安定剤は食品の乳化，分散状態を保つために用いられ，アルギン酸ナトリウムなどがある．ゲル化剤は果汁，乳等をゼリー化する目的で，糊料は食品を安定に保つために用いられる．使用基準があるものとないもの

表 B.10　主な指定添加物調味料

分　類	名　　称	構　造　式
アミノ酸系	L-グルタミン酸ナトリウム（MSG）	$HOOC\text{-}CH\text{-}CH_2CH_2COONa \cdot H_2O$ NH_2
	L-テアニン	$CH_3CH_2NHCOCH_2CH_2CH\text{-}COOH$ NH_2
核　酸　系	5′-イノシン酸二ナトリウム	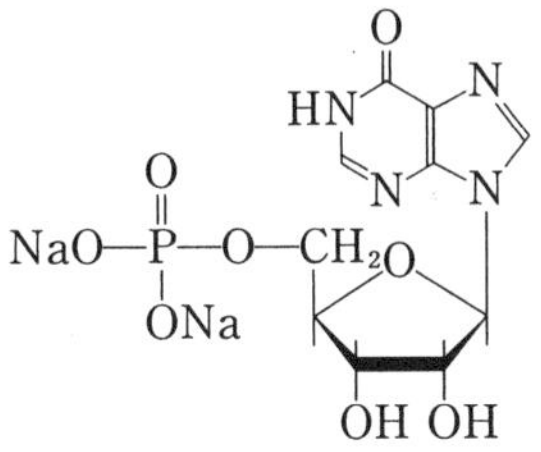
	5′-グアニル酸二ナトリウム	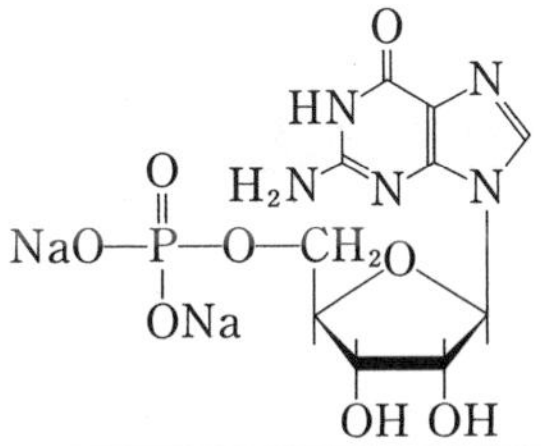
有機酸塩系	コハク酸一ナトリウム	CH_2COONa CH_2COOH
無 機 塩 系	塩化カリウム	KCl

がある．

j）調味料（表 B.10）

調味料は，日本人のし好にあった食物に味を付けるために用いる．日本人の好みの味は，コンブ，カツオ節，シイタケ，貝の味であり，調味料もこれらの味が基本になっている．指定添加物は 53 種あり，アミノ酸系，核酸系，有機酸塩系，無機塩系に分けられる．使用基準のないものが多い．既存添加物も 17 品目ある．

アミノ酸系の L-グルタミン酸ナトリウム（monosodium glutamate：MSG）はコンブのうま味成分で，広く用いられている．アメリカのニューイングランドにおいて，1968 年 MSG を多用した中華料理により，頭痛，はき気を訴える Chinese restaurant syndrome が発生した．わが国でも 1971（昭和 48）年に MSG を 13 ～ 45 % も含む味付けコンブにより同様な症状を呈する中毒が発生した．1972（昭和 47）年，厚生省の指導により，MSG の添加基準が 3 % 以下とされた．L-テアニン（L-グルタミン酸エチルアミド）は緑茶のうま味成分で，その含量の低い緑茶に添加使用される．

核酸系の 5′-イノシン酸二ナトリウムおよび 5′-グアニル酸二ナトリウムはそれぞれカツオ節とシイタケの味で，普通の食品の調味料として用いられる．MSG とともに用いると味の相乗効果があるので，複合調味料としてこれらの混合系が用いられる．核酸系調味料は体内で代謝されて尿酸を生成するので，痛風の患者にはよくないといわれている．

有機酸塩系のコハク酸一ナトリウムは貝の味であり，醸造用や普通の食品に用いられる．MSG などと併用すると，味に相乗効果がでる．

無機塩系の塩化カリウムは，減塩しょう油やスポーツドリンクなどに用いられる．

k）その他の食品添加物

すべての指定添加物を表 B.4 に示したので参考されたい．かんすい（炭酸ナトリウムなどの炭酸塩，リン酸三カリウムなどのリン酸塩）が中華そばに風味を加えるために指定添加物として用いられる．使用基準はなく，リン酸塩の摂取量が増えることで問題となる．香料は指定添加物のなかで最も品目数が多く，いずれも使用基準があるが，使用基準のない天然香料も品目数は極めて多い．栄養強化剤として，ビタミン，必須アミノ酸，ミネラルが指定されている．使用基準はないものが多い．栄養強化剤には既存添加物も多い．品質改良剤として，生めんや餃子のつやをだすためにプロピレングリコールが指定されている．使用基準がある．

6.6　食品添加物の摂取量

わが国では食品添加物はどの程度摂取されているのであろうか．厚生労働省で 2000（平成 12）年に改良マーケット・バスケット方式で調査した結果を，個別の食品添加物について一日の摂取量，ADI および摂取量の ADI に対する比率を表 B.11 に示す．摂取量が多い食品添加物は，甘味料のアスパルテーム，保存料のソルビン酸，品質保持剤のプロピレングリコールであるが，いずれも ADI に比較して極めて少ない摂取量となっている．

表 B.11　わが国における主な食品添加物の 1 日摂取量と ADI の比較

対象物質名	1 日摂取量（mg/人）	1 日許容摂取量（ADI）（mg/kg 体重）	成人の平均体重（58.7kg）における 1 日当たりの許容摂取量（mg/日）	摂取量の ADI に占める割合（%）
アスパルテーム	2.55	40	2348	0.1
サッカリンナトリウム	0.760	5.0	293.5	0.3
食用赤色 2 号	0	0.5	29.35	0.0
食用黄色 4 号	0.000671	7.5	440.25	0.0
亜硫酸	0	0.7	41.09	0.0
ソルビン酸	17.9	25	1467.5	1.2
ブチルヒドロキシアニソール（BHA）	0	0.5	29.35	0.0
オルトフェニルフェノール（OPP）	0	0.2	11.74	0.0
チアベンダゾール	0.00107	0.1	5.87	0.0
プロピレングリコール	10.6	25	1467.5	0.7

成人（20〜64 歳）（平成 12 年度）．

B 7. 器具・容器包装および台所用洗剤

7.1 器具・容器包装

食品と接触するすべての機械，器具，さらに販売のための容器包装は食品衛生法によって規定されている．器具・容器包装は清潔で衛生的でなければならないこと，有害な物質が含まれたり，付着しているものは，製造，輸入，営業上使用を認めないこと，それを守るために一定の規格，基準が定められること，また，規格，基準が定められた場合，これに適合しないものの販売を認めないこととしている．

器具・容器包装を素材によって大別すると，ガラス，陶磁器，ほうろう，金属，紙，セロファン，ゴムおよびプラスチック（合成樹脂）に分けられる．プラスチックの種類は 図B.23に示す材質が用いられている．これらの規格基準は，食品衛生法に基づく厚生労働省の告示に定められる．一般規格（表B.12）と，それぞれの材質についての材質と溶出試験についての規格（表B.13）が定められている．

プラスチックは単一の素材では実用性が乏しく，また，使用目的に応じて多くの添加剤が加えられている．プラスチックは軽量で腐蝕しにくい特徴があるが，温度制約がある，静電気を発する，ガス透過性がある，などの欠点がある．プラスチックは線状高分子から成り，加熱して変形し冷却すれば

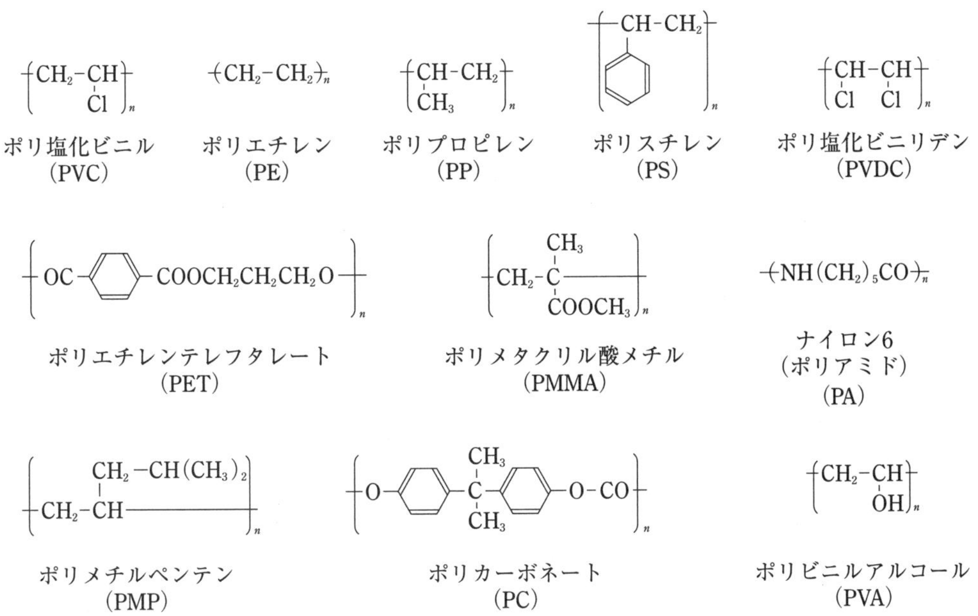

図B.23 プラスチック素材の化学構造

表 B.12　器具もしくは容器包装またはこれらの原材料一般の規格（食品，添加物等の規格基準）

原材料	種類	規格
金属	器具	銅，鉛またはこれらの合金が削りとられるおそれのある構造でないこと
	メッキ用スズ	鉛：5％未満
	器具・容器包装の製造または修理に用いる金属	鉛：10％未満 アンチモン：5％未満
	器具・容器包装の製造または修理に用いるハンダ	鉛：20％未満．ただし，缶詰用の缶外部に用いる場合，サニタリー缶では 98％以下，その他は 60％以下
	電流を直接食品に通ずる装置を有する器具の電極	鉄，アルミニウム，白金，チタンに限る（ただし，食品を流れる電流が微量である場合はステンレスも使用できる）
一般	器具・容器包装	着色料：化学的合成品にあっては，食品衛生法施工規則別表第２掲載品目（ただし，着色料が溶出または浸出して食品に混和するおそれのない場合を除く）
ポリ塩化ビニル	油脂または脂肪性食品を含有する食品に接触する器具・容器包装	フタル酸ビス（2–エチルヘキシル）を用いてはならない（ただし，溶出または浸出して食品に混和するおそれのないように加工されている場合を除く）

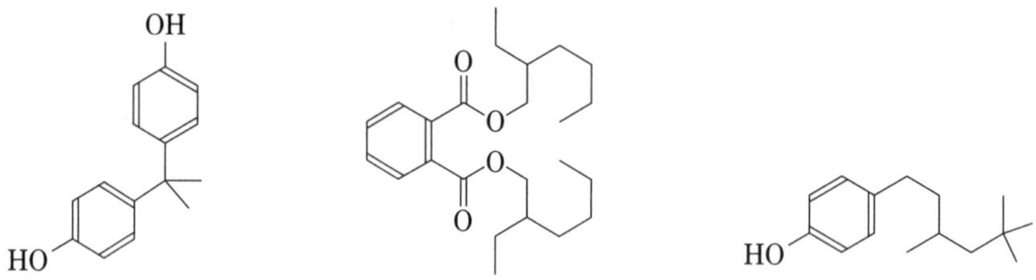

ビスフェノールA　　フタル酸ジ-2-エチルヘキシル（DEHP）　　ノニルフェノール

図 B.24　容器，洗剤から生じるエストロゲン作用をもつ物質

形を保ち再び固くなる熱可塑性樹脂と，加熱により樹脂の高分子が三次元の網目構造に結合して，再び加熱しても再成形できない熱硬化性樹脂とに分けられる．

プラスチックが食品衛生上問題になるのは，残存する有害なモノマーの溶出である．原料モノマーのうち，塩化ビニル，塩化ビニリデン，ホルムアルデヒド，アクリロニトリルは発癌性などの毒性が問題になった．現在，ポリ塩化ビニル中の塩化ビニルの量は 1 ppm 以下と基準が設定されており，熱硬化性樹脂の溶出試験においてはホルムアルデヒドが検出されてはならないとされている．また，ポリカーボネートの原料モノマー，**ビスフェノール A**（図 B.24）はエストロゲン作用をもつ内分泌撹乱化学物質として問題になっている．

プラスチックにはその特性を向上させるため，可塑剤，安定剤，酸化防止剤などの添加剤が加えられている．可塑剤の**フタル酸エステル類**（図 B.24），アジピン酸エステル類は催奇性，発癌性とともに，エストロゲン作用をもつ内分泌撹乱化学物質として問題になっている．2002（平成 14）年，フタル酸-2-エチルヘキシルを添加したポリ塩化ビニルは容器，包装，おもちゃへの使用が禁止された．

表 B.13　器具もしくは容器包装またはこれらの原材料の材質別規格（食品，添加物等の規格基準）

原材料	種　類	材質試験	溶出試験 （試験項目）
ガラス，陶磁器，ほうろう引き			カドミウム 鉛
合成樹脂	合成樹脂一般 （一般規格）	カドミウム 鉛	重金属 $KMnO_4$ 消費量
	ホルムアルデヒドを製造原料とするもの（個別規格）		フェノール ホルムアルデヒド 蒸発残留物
	ポリ塩化ビニル（PVC） （同上）	ジブチルスズ化合物 （二塩化ジブチルスズとして） クレゾールリン酸エステル 塩化ビニル：1 ppm 以下	蒸発残留物
	ポリエチレン（PE）およびポリプロピレン（PP） （同上）		蒸発残留物
	ポリスチレン（PS） （同上）	揮発性物質（スチレン，トルエン，エチルベンゼン，イソプロピルベンゼンおよび *n*-プロピルベンゼンの合計）	蒸発残留物
	ポリ塩化ビニリデン （PVDC）（同上）	バリウム 塩化ビニリデン	蒸発残留物
	ポリエチレンテレフタレート（PET）（同上）		アンチモン ゲルマニウム 蒸発残留物
	ポリメタクリル酸メチル （PMMA）（同上）		メタクリル酸メチル 蒸発残留物
	ナイロン（PA）（同上）		カプロラクタム 蒸発残留物
	ポリメチルペンテン （PMP）（同上）		蒸発残留物
	ポリカーボネート（PC） （同上）	ビスフェノールA（フェノールおよび *p*-*t*-ブチルフェノールを含む） ジフェニルカーボネート アミン類（トリエチルアミンおよびトリブチルアミン）	ビスフェノールA（フェノールおよび *p*-*t*-ブチルフェノールを含む） 蒸発残留物
	ポリビニルアルコール （PVA）（同上）		蒸発残留物
ゴム	ほ乳器具を除く	カドミウム 鉛 2-メルカプトイミダゾリン （塩素を含むものに限る）	フェノール ホルムアルデヒド 亜鉛 重金属 蒸発残留物
	ほ乳器具	カドミウム 鉛	フェノール ホルムアルデヒド 亜鉛 重金属 蒸発残留物
金属缶［乾燥した食品（油脂および脂肪性食品を除く）を内容物とするものを除く］			ヒ素 カドミウム 鉛 フェノール ホルムアルデヒド 蒸発残留物 エピクロルヒドリン 塩化ビニル

ポリ塩化ビニルは，可塑剤のジブチルスズ化合物（50 ppm 以下に規制），安定剤のクレゾールリン酸エステル（1000 ppm 以下に規制）の溶出も問題になる．また，ポリスチレンの場合は材質中のスチレン，トルエン他の揮発成分の総量に基準値が設けられており，一般食品用は 5000 ppm 以下，熱湯を入れて用いる場合は 2000 ppm 以下（スチレン 1000 ppm 以下，エチルベンゼン 1000 ppm 以下）と規制されている．

缶詰に用いる缶には鋼板にスズメッキをしたブリキ，クロムメッキをした鋼板，アルミニウムが用いられるが，さらに内面塗装して使用される．塗料にはエポキシ系，塩化ビニル系，フェノール系，天然油脂を焼きつけ加工して塗膜を形成する．缶のふたおよび底は通常二重巻締めにより密閉（サニタリー缶）されることが多い．缶胴の接合はブリキに対してはハンダ（スズと鉛の合金），クロム処理鋼板に対しては溶接または接着剤が使用される．かつて，ジュース缶による急性スズ中毒が発生したことがあるが，現在缶詰食品の成分規格として，スズの溶出は 50 ppm を超えないこととされている．

器具・容器包装は，材質，食品衛生の面だけでなく，廃棄物としての問題をかかえている．プラスチック，特にポリ塩化ビニルは燃焼によってダイオキシンの発生源にもなり，大きな環境問題になる．1996（平成 8）年から，「容器・包装に関わる分別収集および再商品化の促進に関する法律」が施行され，分別収集のための識別が容易になっている．

7.2　台所用洗剤

洗剤は，台所用，洗濯用，住居用など用途により異なっている．台所用洗剤は 1956（昭和 31）年に食器や野菜類の洗浄剤として，市場に登場し，食生活の衛生を守る役割を果たしてきた．そのほとんどがプラスチックボトルに充塡された中性液体洗剤であり，表 B.14 に示すように 2 種以上の界面

表 B.14　台所用洗剤の組成

成分	配合量 /%
アニオン界面活性剤 　直鎖アルキルベンゼンスルホン酸塩（LAS） 　α-オレフィンスルホン酸塩（AOS） 　硫酸アルキルポリオキシエチレン塩（AES）	2〜30
非イオン界面活性剤 　ポリオキシエチレンアルキルエーテル（NRE） 　アルキルポリグルコシド（APG） 　アシルグルカミド（MEGA）	2〜30
増泡剤 　アミンオキシド 　ベタイン	2〜10
粘度調節剤，抗菌効果 　エタノール	＜ 10
ハイドロトロープ剤 　p-トルエンスルホン酸塩 　クメンスルホン酸塩 　安息香酸塩	＜ 5

直鎖アルキルベンゼンスルホン酸塩（LAS）	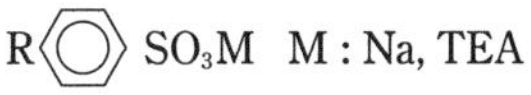
硫酸アルキルポリオキシエチレン塩（AES）	$RO(CH_2CH_2O)_nSO_3M$
α-オレフィンスルホン酸塩（AOS）	$R\text{-}CH=CHCH_2SO_3Na$ $R\text{-}CH(OH)CH_2CH_2SO_3Na$
ポリオキシエチレンアルキルエーテル（NRE）	$RO(CH_2CH_2O)_nH$
アルキルポリグルコシド（APG）	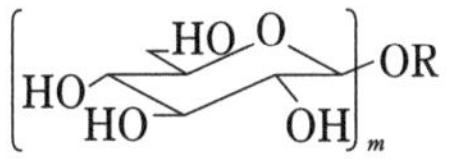
アシルグルカミド（MEGA）	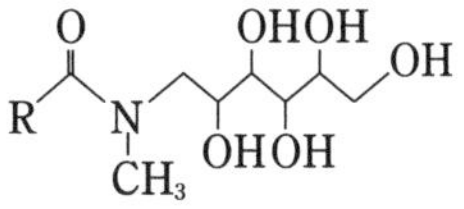
アルキルジメチルアミンオキシド	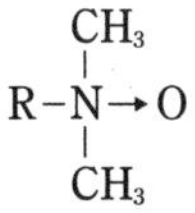

図 B.25　台所用洗剤に用いられる界面活性剤

活性剤が組み合わされ，洗浄能力が最大になるように組み合わされている．衣料用洗剤のように洗浄力の増強剤であるビルダーは配合されず，界面活性剤以外には粘度調節，安定性，抗菌性を保つための薬剤が添加されている．

台所用洗剤に用いられる界面活性剤を図 B.25 に示す．当初は直鎖アルキルベンゼンスルホン酸塩（LAS）と硫酸アルキルポリオキシエチレン塩（AES）の混合系が主流で，洗浄力も優れていたが，肌あれが問題になった．肌あれの原因はタンパク質変性と考えられ，それを解決するためにアミンオキシドが加えられた．また，植物原料から合成される非イオン界面活性剤は肌にマイルドであるが，洗浄力が弱い欠点があった．洗浄力が改良され，ポリオキシエチレンアルキルエーテル（NRE），アルキルポリグリコシド（APG），メチルアシルグルカミド（MEGA）が実用化された．現在ではこれらの非イオン界面活性剤を配合し，表 B.14 に示す組成で用いられている．

近年，非イオン界面活性剤の NRE のなかのポリオキシエチレンアルキルフェニルエーテルの環境中での生分解によって生じる**ノニルフェノール**（図 B.24）がエストロゲン作用をもつ内分泌撹乱化学物質として，河川を汚染し飲料水に混入する危険性が指摘されている．

B 8. 食品の変質と保存

食品は種々の外的要因によって変化し可食性を失う．食品中のタンパク質，糖質，脂質，およびその他の複雑な成分が，微生物，酵素，光，温度，酸素などの作用によって変化し，可食性を失う現象を変質（spoilage）という．この中で主にタンパク質が微生物繁殖によって分解し，不快臭を発して変質する現象を一般に腐敗（putrefaction）という．糖質などが微生物によってアルコールや有機酸などの有用な成分を生成する場合は発酵（fermentation）といい，腐敗とは区別している．これに対して食品成分が酵素，光，温度，酸素によって変質する場合は腐敗と区別して変敗（deterioration）という．

8.1 腐　敗

食用動物の筋肉は動物の死後，乳酸の蓄積によってpHが低下し，ATPの生成がなくなるため硬化する．細胞内のタンパク質分解酵素カテプシンの作用によってタンパク質の加水分解が起こり，軟化して味が良くなる．軟化した食肉では細菌も増殖しやすくなり，腐敗が起こる．牛乳は乳酸菌の作用によって腐敗し，穀物などはかびによって腐敗する．食品の腐敗は，栄養価の低下，有害物質の蓄積，病原微生物の生育を伴う．

8.1.1 腐敗に影響を及ぼす因子

食品はバチルス *Bacillus* 属，シュードモナス *Pseudomonas* 属，クロストリジウム *Clostridium* 属などの腐敗微生物によって腐敗を起こすが，腐敗のしやすさは，温度，pH，水分および食品の種類や性状によって左右される．温度は一般に15～30℃，pHは5.5～9.0（至適pH6.5～7.2）の条件で腐敗を起こしやすい．加熱や冷・解凍によるデンプンやタンパク質の変性を起こした食品もまた腐敗しやすい．一般に細菌は食品1gに10^3～10^4個存在するが，腐敗によって10^6～10^7個に増える．食品における微生物の増殖に大きな影響を及ぼす因子は**水分含量**である．含水量が60％を超える食品では微生物は活発に増殖し，20％以下の食品では増殖しにくい．また微生物の増殖は**水分活性**（wateractivity：a_w）によっても左右される．食品に含まれる水分は，そのすべてを微生物が利用できるわけではなく，食品成分を溶かすために使われたり，食品成分に吸着されている結合水は利用

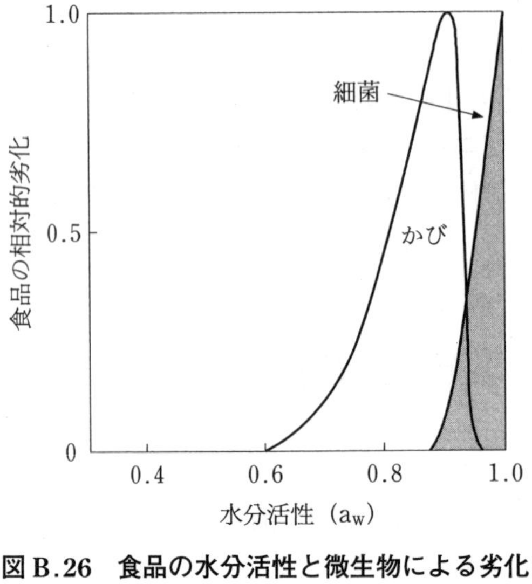

図B.26　食品の水分活性と微生物による劣化

できない．微生物が利用できる水分は水分活性で表わされ，食品の密閉容器内水蒸気圧（P）と純水の蒸気圧（P_0）との比，P/P_0で表す．したがって，純水の水分活性は1であり，溶存成分の量が増加するに従って水分活性は低下し，無水食品の水分活性は0ということになる．同じ水分含量の食品でも，食塩や砂糖などの可溶性成分が多い食品のほうが水分活性は低く，微生物は増殖しにくい．増殖に必要な水分活性は微生物の種類によって異なり，最も高い水分活性を必要とするのは細菌類で，これらは通常0.90以上でないと発育できない．次いで，酵母，かびの順に水分活性を必要とする（図B.26）．食品は水分活性によって高水分食品（$a_w > 0.85$）（生鮮食品），中間水分食品（a_w 0.6～0.85）（干し柿，レーズン，ようかん，ジャムなど）および低水分食品（$a_w < 0.6$）（ビスケットなどの乾燥食品）に分けられる．a_wが0.6から0.85にあって水分含量が20～40％のものは長期の保存が可能であり，かつ生鮮食品同様ソフトな口あたりでそのまま食べられる特徴がある．

8.1.2　腐敗により生成する物質

アミノ酸は腐敗菌の酵素によって分解され，脱炭酸反応，脱アミノ反応，含硫アミノ酸の分解をうけて，アンモニア，二酸化炭素，乳酸，酢酸，メルカプタン類および種々の**腐敗アミン**を生じる．脱炭酸反応によって生じる**ヒスタミン**（histamine），**チラミン**（tyramine），**トリプタミン**（tryptamine）などの腐敗アミンはアレルギー反応や向精神作用，血圧上昇作用などがあり，生体に有害な影響を与えることがある．魚類特有の成分である**トリメチルアミンオキシド**（trimethylamine oxide）は，腐敗菌の還元酵素によって還元をうけてトリメチルアミン（trimethylamine）となり腐敗臭味を呈する（表B.15）．

魚のみりん干しの加工過程において，ヒスチジン含量が多い魚では汚染菌モルガン菌 *Proteus morgani* などの脱炭酸作用によってヒスタミンが生成し，この摂食によってアレルギー様食中毒を起こす．サンマ，イワシ，サバなどの海産赤身の魚に多い．発酵醸造食品にも腐敗アミンが含まれる．赤ワインにはヒスタミンが含まれる．しょう油，チーズには血圧上昇作用をもつチラミンが含まれる．チラミンはモノアミンオキシダーゼで分解されるが，この酵素の阻害剤で治療をうけている患者はチーズの摂食によって血圧が上昇する．

微生物の汚染によって生じる腐敗産物が原因で起こる食中毒がアレルギー様であることからアレルギー様食中毒と呼ばれている．魚類のタンパク質にはヒスチジン含量が多く，天日乾燥中にモルガン菌で汚染されると脱炭酸反応が起こって多量のヒスタミンを産生することがあり，その摂食によってアレルギー反応を起こす．サンマ，サバ，イワシ，マグロ，カツオ，アジなど赤身の魚の干物，焼物，刺身，フライなどで起こっている．アジの干物による食中毒でヒスタミンが700～1000 mg/100 gも検出された例がある．アグマチン，カダベリン，プトレシンなどの腐敗アミンもアレルギー様食中毒の原因になる．

8.1.3　腐敗の防止

食品の腐敗の主な原因は微生物であるから，微生物の増殖を抑えることによって，腐敗が防止される．主な防止法を図B.27に示す．

表 B.15　腐敗により生成する物質

1．脱炭酸反応：

R-CH(NH$_2$)-COOH ⟶ $RCH_2NH_2+CO_2$

アミノ酸　→　腐敗アミン

(例)　Arg ⟶ アグマチン (agmatine)

Lys ⟶ カダベリン (cadaverine)

His ⟶ ヒスタミン (histamine)

Tyr ⟶ チラミン (tyramine)

Trp ⟶ トリプタミン (tryptamine)

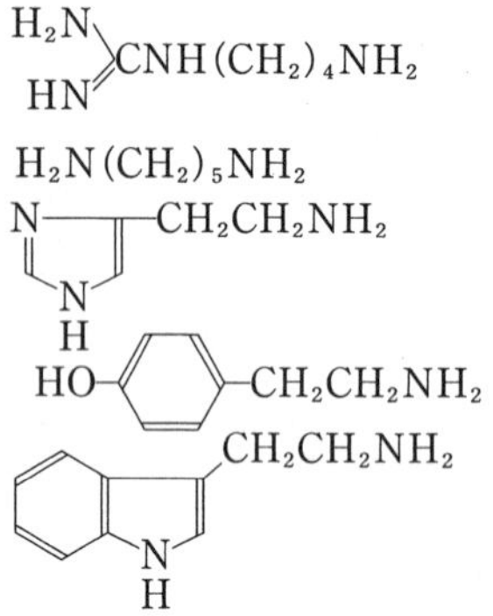

2．脱アミノ反応：

R-CH(NH$_2$)-COOH ⟶ $RCOCOOH+NH_3$　α-ケト酸

アミノ酸　　$RCH(OH)COOH+NH_3$　α-ヒドロキシ酸

$RCH_2COOH+NH_3$　脂肪酸

3．脱炭酸と脱アミノ反応：

R-CH(NH$_2$)-COOH ⟶ $RCH_2OH+NH_3+CO_2$　アルコール

アミノ酸　　$RCOOH+NH_3+CO_2$　脂肪酸

4．含硫アミノ酸の分解：

$CH_3SCH_2CH_2CH(NH_2)COOH$ ⟶ $CH_3SH+NH_3+CH_3CH_2COCOOH$

Met

5．トリメチルアミンオキシドの還元：

$(CH_3)_3NO$ ⟶(トリメチルアミンオキシド還元酵素) $(CH_3)_3N$

トリメチルアミンオキシド　　トリメチルアミン

食品や農産物に対する ^{60}Co などの放射線照射は殺菌効果や発芽抑制効果を示すが，現在，わが国では**食品に対する放射線照射**は，ジャガイモの発芽防止についてのみ ^{60}Co の照射が許可されている．食品への放射線照射は γ 線を用いるので誘導放射能はほとんど問題にしないでよいと考えられるが，化学的作用に関してはまだ不明の点が多い．発芽防止の理由も不明であり，脂肪，糖においても過酸化物が生成したり，食品の成分変化が起こり有害物質の生成などが懸念され，未解決の点が多く残されている．食品の保存を目的とした放射線照射は食品衛生法において禁止されている．

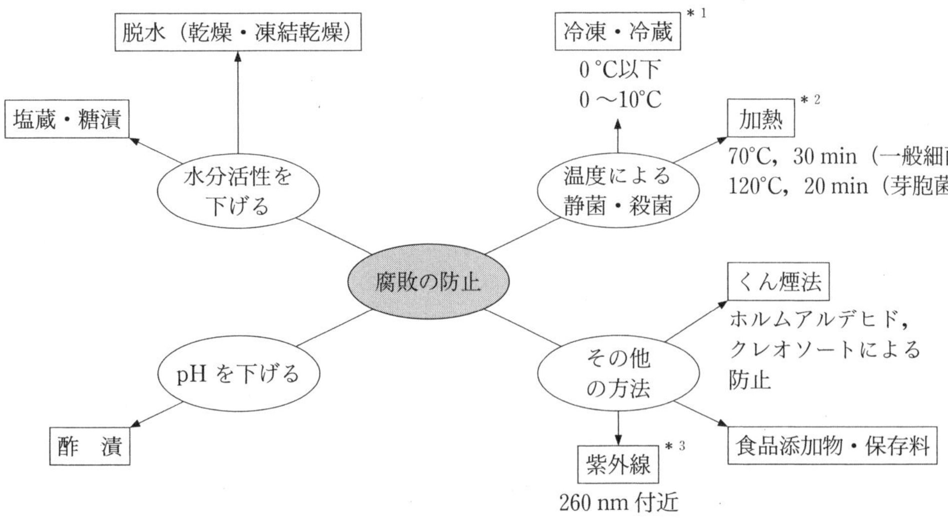

図 B.27　腐敗の防止法

＊1　冷蔵によっても細胞は徐々に繁殖する．冷凍すれば細菌増殖はないが，解凍後は活発になる．
＊2　牛乳の殺菌は 63 ℃，30 分（低温殺菌），130 ℃，2 秒（超高温殺菌，UHT）など．
＊3　紫外線は調理台などの殺菌に用いる．食品の内部には届かない．

8.2　変　質

a）酵素的褐変現象

植物性食品にはポリフェノール類が含まれ，そのなかでも特にオルトジフェノール類は酸素の存在下，植物性の**ポリフェノールオキシダーゼ**（polyphenoloxidase）によって酸化され，重合して**メラニン色素**を作る．カテキン類（catechins），クロロゲン酸（chlorogenic acid），没食子酸（gallic acid），カフェ酸（caffeic acid）など，一般にタンニン含量の多い植物性食品で進行しやすい現象で，リンゴ，ジャガイモ，バナナの皮をむいたときに起こる現象である．水に浸して酸素を絶ったり，加熱により酵素を失活させたり，食塩水に浸して酵素を阻害したりすれば褐変は抑えられる．このような反応は食品の嗜好性を高めるためにも必要であり，例えばリンゴジュースの色もこの現象を利用したものである（図 B.28）．

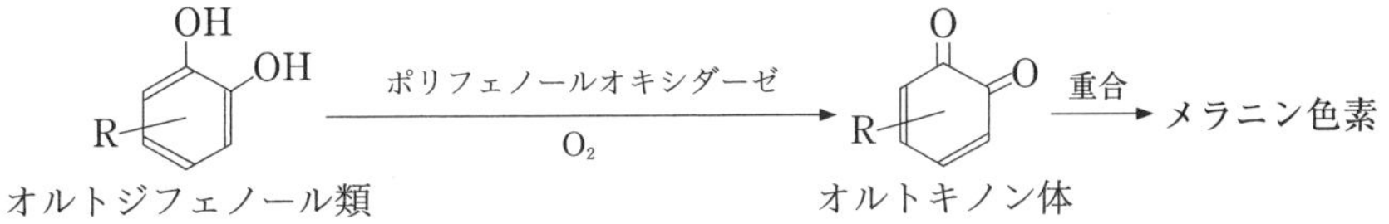

オルトジフェノール類：没食子酸，クロロゲン酸，プロトカテキュ酸など．

図 B.28　酵素的褐変

b）メイラード反応

糖はアミノ酸またはタンパク質のアミノ基と反応して褐変を起こす．糖とアミノ基は中性付近で結合して不安定な**Schiff 塩基**を形成し，これは**Amadori 転移**を起こして安定なケトアミンになる．ケトアミンはさらにジカルボニル化合物の生成など複雑な反応を経て最終的にメラノイジン（melanoidin）という褐変体になる．しょう油の色は**メラノイジン**によるが，構造はわかっていない．この一連の反応はメイラード反応（Maillard reaction）（図 B.29）またはアミノカルボニル反応と呼ばれ，食品が高水分，高 pH，高温の場合に起こりやすく，食品においては具合の悪いことが多い．タンパク質中のリジン残基の ε-アミノ基がこの反応をうけると，有効性リシンが失われ栄養価が低下したり，またタンパク質の消化吸収が阻害されたりする．

メイラード反応は食品の加工や調理における発癌物質の生成にも関係している．**アクリルアミド**［$H_2C=CHCONH_2$］はポリアクリルアミドを製造するためのモノマーとして工業的に使用されるが，神経毒であり発癌性もある．最近の欧米の研究によると，ポテトチップスに高濃度のアクリルアミドが含まれていることがわかったが，その原因はメイラード反応であった．ジャガイモはアミノ酸のアスパラギンを多量に含んでいるが，180℃の高温でジャガイモを揚げると，グルコースと反応してメイラード反応が進行し，数段階の反応ののちにアクリルアミドが生成するという．収率も2％と高い．アクリルアミドはスナック菓子，フレンチフライ，シリアル，コーヒー，ほうじ茶，麦茶などにも検出され，食品衛生上問題視されている．食品を煮る，ゆでるなど，水分のロスを伴わない条件では生成しないが，揚げ物など水分のロスを伴う調理で生成するという．焼肉，焼魚に生成する発癌物質の**ヘテロサイクリックアミン**もアミノ酸とグルコースのメイラード反応にさらにクレアチニンが反応して生成する．ヘテロサイクリックアミンも煮る，ゆでるなど水分のロスを伴わない調理では生成しない（C5参照）．

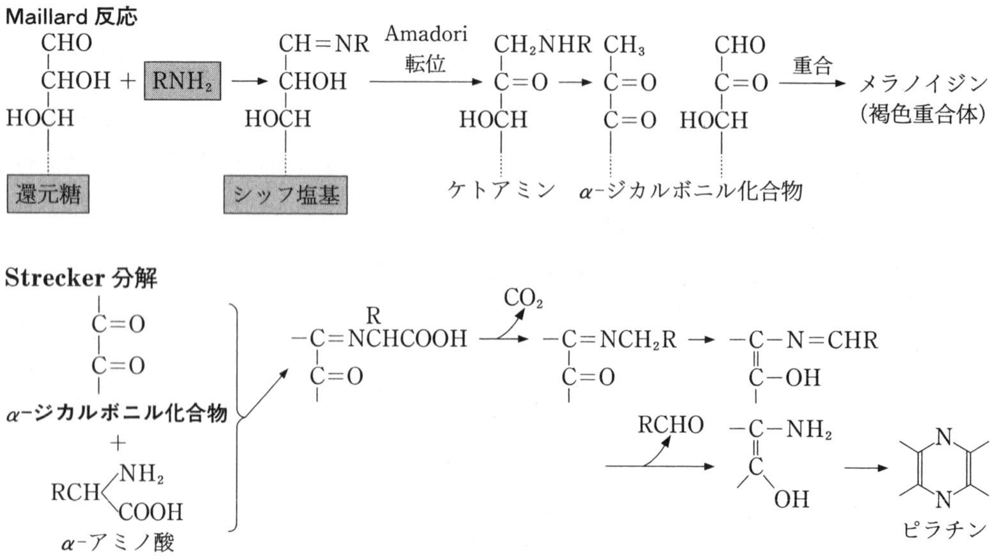

図 B.29　メイラード反応とストレッカー分解

グルコースとタンパク質の反応によるケトアミンの生成はヒトの体内でも起こる反応である．血糖によって生体内の代謝回転の遅いタンパク質がこの反応によってグルコシル化をうける場合がある．このような生体内反応は糖尿病患者において顕著で，糖尿病患者のヘモグロビンでは正常 HbA と電気泳動で分かれるグルコシル化ヘモグロビン HbA_{1C} のフラクションが異常に高く，正常人では１～３％であるのに対し糖尿病では７～８％にも達する．臨床的にも HbA_{1C} の含量を調べることによって糖尿病の診断が行われる．眼の水晶体やコラーゲンにも同様のグルコシル化反応が起こり，糖尿病の特徴的障害を発現していることが明らかになりつつある．

c）ストレッカー分解

酵素的反応やメイラード反応によって生じたオルトキノン体や *α*-ジカルボニル化合物は，*α*-アミノ酸と反応してストレッカー（Strecker）分解を起こし，二酸化炭素，アルデヒド類およびピラチン（pyrazine）を生成する（図 B.29）．この反応は加熱加工や調理と関係深く，アルデヒドやピラチンは食品の加熱フレーバーの主要部分を占めている．ポテトチップスのフレーバーは加工過程におけるストレッカー分解によって生じる．

d）クロロフィルの分解

いわゆる健康食品の中に生成した有害物質の代表なものに**フェオフォルビド**（pheophorbide）がある．健康食品クロレラ錠の喫食によって**光過敏症皮膚炎**を起こし，その原因物質として注目をあびた．クロロフィル含量の多い植物には高級アルコールのフィトールを脱離する酵素クロロフィラーゼの活性が強く，この酵素でクロロフィルが加水分解を受けるとクロロフィライドになる．これはさらに容易に Mg が脱離してフェオフォルビドになる（図 B.30）．クロロフィルにはそのような活性はないがフェオフォルビドには光増感作用がある．フェオフォルビドは光存在下で酸素を活性酸素の一種の一重項酸素に変える．活性な一重項酸素が作用して皮膚炎を起こすのである．中毒の最低作用量は 25 mg/ 人 / 日と推定されており，総量に規制値が設けられている．フェオフォルビドはクロロフィルを含む食品には必ず存在するが，通常は微量であるため有害ではない．健康食品などの加工において多量生成したことに問題がある．

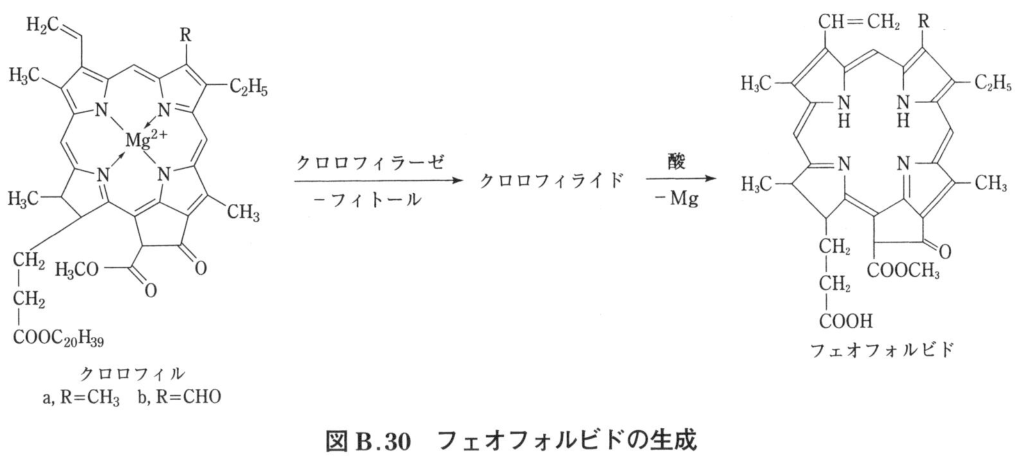

図 B.30　フェオフォルビドの生成

e）油脂の変敗

油脂を含む食品は空気中の酸素と接触して酸化され，味が悪くなると同時に色調の変化，粘度の上昇，不快臭の発生が起こる．この現象を油脂の変敗（酸敗）という．油脂の変敗の主要な反応は含まれる多価不飽和脂肪酸の自動酸化（autoxidation）である．自動酸化は一次反応と二次反応に分けられる．二重結合を2個有するリノール酸には二重結合にはさまれた**活性メチレン基**（11位）があり，熱や光によって水素が引き抜かれて**炭素ラジカル**（carbon radical）を生じる．ラジカルは二重結合の移動を伴って転位し，容易に酸素と反応して極めて活性の高い2種の9位と13位の**ペルオキシラジカル**（peroxy radical）を生成する．ペルオキシラジカルは残っているリノール酸の活性メチレンから水素を引き抜いて2種の**ヒドロペルオキシド**（hydroperoxide）となって安定化する．生成した9位と13位のヒドロペルオキシドはいずれも二重結合の移動が起こっており，共役二重結合が生成する（図B.31）．また，最初全*cis*体であったのが，半分は*trans*型になる．このようなヒドロペルオキシドはリノール酸以外の多価不飽和脂肪酸でも生成し，二重結合の数が多いほど生成しやすい．ここまでの反応を油脂の変敗の一次反応という．

一時的に生成したヒドロペルオキシドは比較的安定で，化学的に分離精製することができる．しか

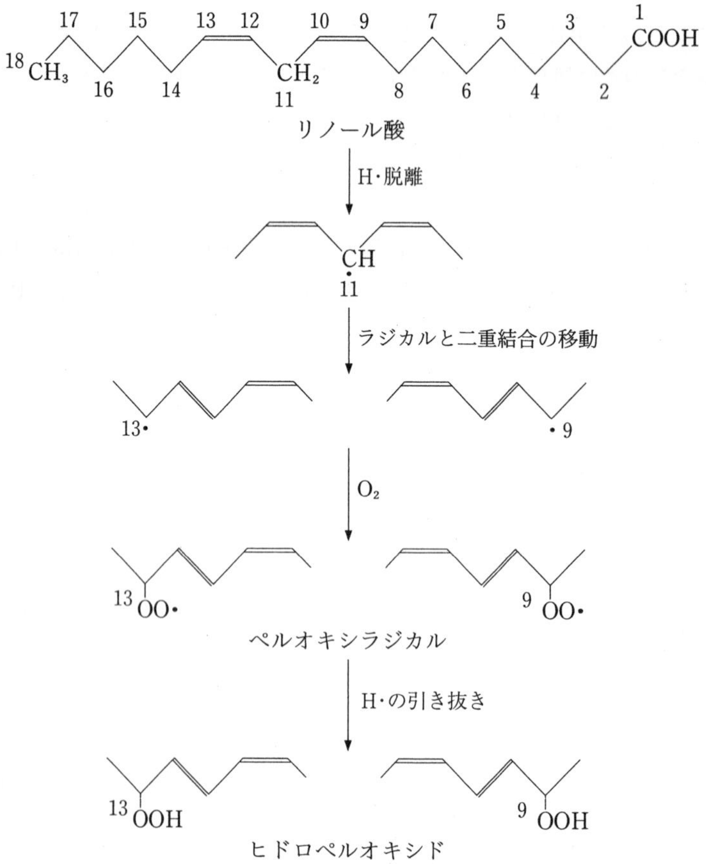

図B.31　リノール酸からのヒドロペルオキシドの生成

し，これらも二次的に Fe，Cu，ヘミンなどの金属イオンによって分解して再びペルオキシラジカル，アルコキシラジカル（alkoxyl radical）を生じる．これらは再び連鎖反応に関与すると同時に重合して粘度の高いポリマーになったり，さらに分解して**アルデヒド類**，**炭化水素類**および**低級脂肪酸**などを生成するため，油脂は酸性を帯び，アルデヒドや炭化水素などの生成によって，不味，異臭を生じる．これを二次反応という．

以上の一連の油脂の自動酸化をまとめると，図 B.32 のようになる．すなわち，油脂の自動酸化では最初の水素の引き抜き（①）およびペルオキシラジカルの生成（開始反応 initiation）（②）は比較的起こりにくいが，ペルオキシラジカルがいったん生成すると，次から次へと未変化の油脂から水素ラジカルが引き抜かれて（連鎖反応 propagation）（③），加速度的に変質が進行する．ある程度の量のペルオキシラジカルが生成して，連鎖反応が始まるまでの時間を誘導期と称している．ヒドロペルオキシドは分解して再びラジカルをつくり（④），これらは連鎖反応に関与すると同時に二次生成物に分解する（⑤）．

変敗した油脂の毒性は必ずしも明らかにされていない．消化管からの吸収は比較的少ないようであるが，小腸，肝，腎などの組織に壊死を起こすことがわかっている．ヒドロペルオキシドやそれから生成するアルデヒド，特に 4-ヒドロオキシアルケナールは毒性が強く，腹痛，下痢，肝障害の原因になる．昭和 33 年頃登場した即席めんは油脂を用いた食品であるが，この摂取によって中毒が発生し，その原因は主として油脂の変敗によるものであることがわかった．現在，即席めんの油の基準は**過酸化物価**（peroxide value：POV）は 30 meq/kg 以下，**酸価**（acid value：AV）は 3 以下と定められている．

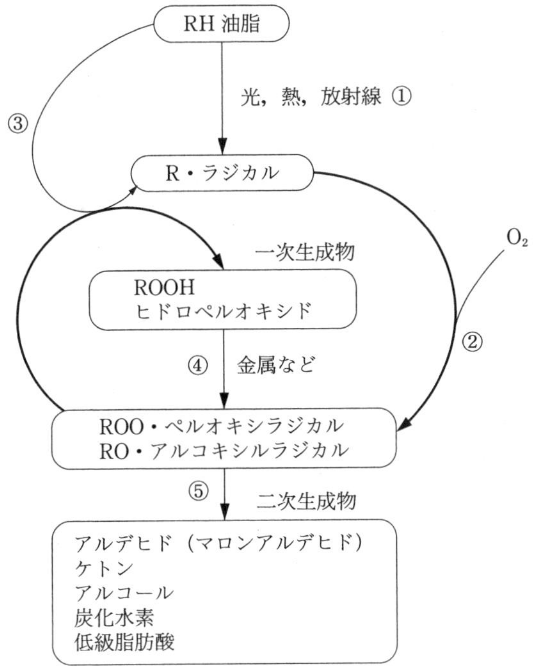

図 B.32　油脂の自動酸化

表 B.16　油脂の変質試験法

変質試験（指標）	定義・方法
過酸化物価	指定の方法により測定したとき，油脂 1 kg によって KI より遊離されるヨウ素のミリ等量数. 過酸化物価（meq/kg） $= \frac{a}{W} \times 10$　W：油脂 (g)　a：0.01N $Na_2S_2O_3$ の滴定量 (mL)
カルボニル価	指定の方法により 2,4-ジニトロフェニルヒドラジンと反応させ，アルカリで呈色させ，油脂 1 g あたりの 440 nm における吸光度で示す. 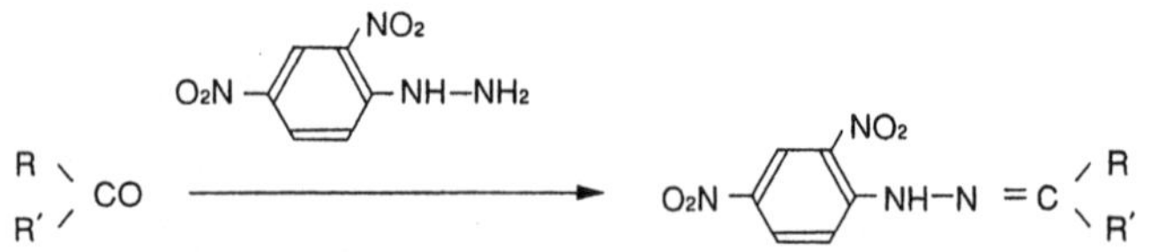
チオバルビツール酸試験	油脂を規定の方法によりチオバルビツール酸と反応させ，生じる赤色色素を 530 nm で比色定量し，油脂 1 g から生成する赤色色素の μmol 数で表す. 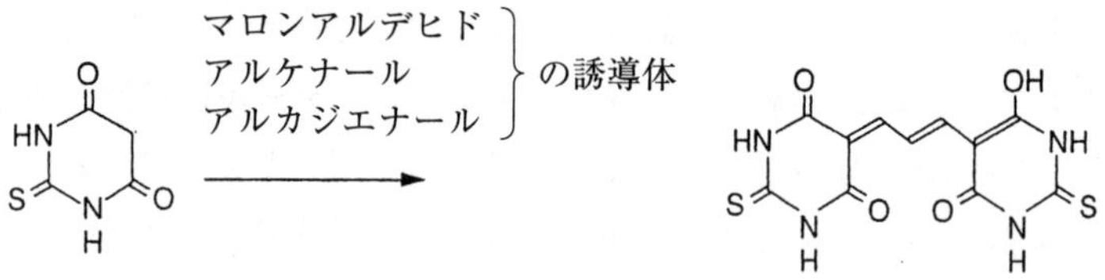 チオバルビツール酸（TBA）　赤色色素
酸　価	油脂 1 g を中和するのに必要な KOH の mg 数. 酸価 $= \frac{a \times 5.611}{W}$　W：油脂 (g)　a：0.1N KOH の滴定量 (mL)

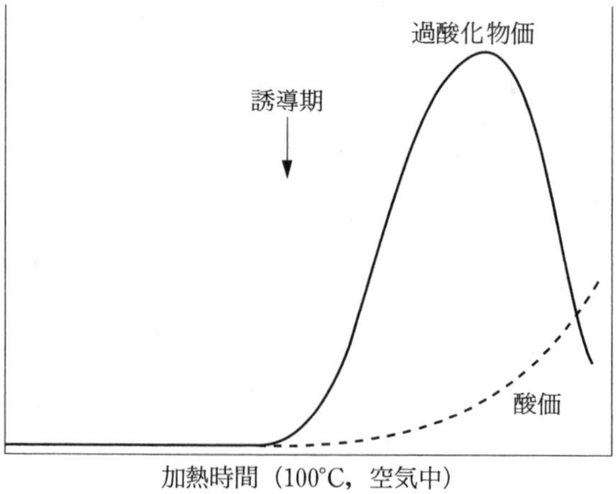

図 B.33　油脂の変敗パターン

油脂およびそれを含む食品の変質の防止には，ラジカルの発生を防止するため，その要因となる熱，光，酸素を絶てばよい．そのため，冷蔵，遮光，真空包装，または脱酸素剤を用いる．また，いったん発生したラジカルには*dl*-*α*-トコフェロール，ジブチルヒドロキシトルエン（dibutyl hydroxy toluene：BHT），ブチルヒドロキシアニソール（butyl hydroxyanisole：BHA）などのフェノール性化合物，アスコルビン酸誘導体などラジカル捕捉作用のある物質（ラジカルスカベンジャー（radical scavenger）），およびそれ自身に効力はないがフェノール化合物に対して相乗性を示すクエン酸イソプロピルが用いられる．これらの酸化防止剤を添加すると油脂の誘導期が延長する．

油脂の自動酸価は，一次生成物ヒドロペルオキシドの生成，二次生成物アルデヒド類，低級遊離脂肪酸の生成を測定して判定する．酸化の過程によって，生成物の種類が異なるので，必ず2種以上の生成物を対象として，変質試験を行う必要がある．一般的には，ヒドロペルオキシドの定量には過酸化物価，アルデヒド類の測定にはカルボニル価，チオバルビツール酸試験，遊離脂肪酸の定量には酸価が測定される（表B.16）．なお，自動酸化によって二重結合量も低下するので，ヨウ素価も低下し，変質の指標になる．過酸化物価と酸価はそれぞれ油脂に含まれているヒドロペルオキシドおよび遊離脂肪酸を反映しているが，カルボニル価およびチオバルビツール酸試験においては，油脂を酸性条件下，試薬と反応させるので，変敗によって生成したもののうち酸性で加熱することによって遊離するアルデヒド類の前駆体も同時に測定されることに注意しなければならない．

油脂の変敗のしやすさは，油脂に空気を100℃で通気して，加熱時間に対し，過酸化物価と酸価を測定することによって判定される（図B.33）．連鎖反応が始まり過酸化物価が上昇し始める誘導期が長い油ほど酸化しにくいことになる．過酸化物価は一次生成物のヒドロペルオキシドが分解し始めると低下する．一方，二次生成物の一つ，遊離脂肪酸は徐々に上昇し続ける．

B 9. 食品の安全性確保のための施策

食品には，本項Bで述べたように，生産，製造，加工，流通，保存の過程で用いられる化学物質による汚染や有害物質の生成があり，また次項Cで述べるように，有害生物や有害物質による汚染もある．これらの危害を未然に防ぐべく，世界的に食品の規格基準の検討が行われ，また，わが国でも法や制度の充実を図り，食の安全性の確保の努力がはらわれている．

9.1 国際社会における食品衛生

WHOでは食品衛生（food hygiene）を，「食物の安全性，栄養，さらにはその健全性をその生育，生産，製造から最終段階にいたるまでのあらゆる段階において保証するに必要なあらゆる方策」と定義している．しかし，食物は国の文化であり，世界各国の食習慣も異なり，食の安全に対する考え方も国によって異なり一様ではない．国際化した社会においては国際規格が必要となるが，1963年WHOと国連食糧農業機関（Food and Agricultural Organization：FAO）が合同で**コーデックス委員会**（Codex Alimenterius Comission：CAC）を設置し，ここで**食品の国際規格**（コーデックス規格）

を作成している．食品表示，食品添加物・重金属の基準値，農薬の残留基準値などのほか，水産製品，加工果実・野菜，乳・乳製品など食品全般にわたる規格が検討されている．世界貿易機関（World Trade Organization：WTO）ではコーデックス規格を基準にしているので，コーデックス規格が決められた食品については，国内基準もこれに準拠することが必要になる．

9.2　わが国の食品衛生

わが国では，食品衛生法とJAS法が制定され，前者により，食品の製造と加工については厚生労働省が，後者により食品の生産については農林水産省が所轄することになっている．その後，農場から食卓までの一元化の必要性が認識され，2003（平成15）年，食品安全基本法が制定され内閣府が所轄することになり現在に至っている．

食品衛生法は，食品および添加物，器具および容器包装，表示および広告，検査，営業，罰則などから成っていて，製造加工以降の食品の安全性について規定されている．食品衛生法では，食品による危害の発生を未然に防止するため，国，都道府県，政令指定都市に食品衛生監視員を配置することを定めている．都道府県や市の食品衛生監視員は全国で8,000人ほど任命されており，飲食店，食品製造施設，販売店，市場における食品衛生に関する指導と監視を行っている．違反の場合の行政処分や，営業の許可も重要な任務になっている．

近年，食品衛生管理における具体的な手法として，**HACCPシステム**（Hazard Analysis Critical Control Point System）（通称ハサップ）（総合衛生管理製造過程）が取り入れられている．食品の原材料の生産から，最終製品が消費者に消費されるまでの，すべての過程について，危害発生を防止する上で極めて重要な工程を特定し，その工程をモニタリングすることにより，危害の発生を未然に防ぐシステムである．これにより，従来は最終製品の検査で安全性の確保がはかられていたのに対し，工程管理に力点を置くことで安全性を確保することになる．これによって，食品の安全性が向上するだけでなく，資源のより有効利用，衛生上の危害の適時対応ができることになる．行政的にも，監視，指導がより効果的に行えるようになる．1993年，コーデックス委員会から国際的ハーモナイゼイションのためにHACCPシステム適用のためのガイドライン」が示され，各国が法規制に取り入れるようになった．わが国でも1995（平成7）年の食品衛生法改正時にこの制度を取り入れた．2002年現在，HACCPの対象になっている食品は乳・乳製品，食肉製品，レトルト食品・缶詰，魚肉ねり製品，清涼飲料であり，454施設，990件が承認されている．標準的な危害原因物質として，異物，アフラトキシン，微生物（黄色ブドウ球菌，サルモネラ属菌，病原大腸菌，腸炎ビブリオ，セレウス菌，クロストリジウム属菌，カンピロバクター・ジェジュニ，カンピロバクター・コリ，エルシニア・エンテロコリティカ，リステリア・モノサイトゲネス，シュードテラノーバ，腐敗微生物，殺菌剤，洗浄剤，添加物，抗菌性物質，抗生物質，農薬，内寄生虫剤，ホルモン剤，アニサキス，旋毛虫，大複殖門条虫，ヒスタミン，下痢性・麻痺性貝毒，重金属，動物用医薬品である．

厚生労働省では，輸入農作物の残留農薬，食品添加物違反，マイコトキシンなどの監視，検査体制を強化し，輸入農作物の安全性を確保するよう努めている．食品衛生法では，輸入業者は厚生労働大臣に輸入する食品ごとに届出をすることを義務付けている．届出は全国32か所の港，空港の厚生労働省の検疫所に提出し，そこでは計230人の**食品衛生監視員**が監視，検査，指導にあたっている．食品衛生監視員の書類審査をうけて，検査が必要な場合は輸入者は検査機関に検査を依頼し，合格すれば輸入できるが，そうでない場合，例えば，わが国の残留農薬基準に不適合，食品添加物違反，マイコトキシン検出などの農作物は，積み戻しまたは破棄の措置が講じられている．違反は農産食品が多く，地域別ではアジア，南アフリカの食品が多いという．食品の輸入量が年々増加しているが，輸入食品の検査体制の強化も望まれている．

C 食品汚染による健康障害

食品に，有害生物や有害物質が存在するために，健康障害を起こすことがある．経口感染症，微生物による食中毒，自然毒による食中毒，かび毒による健康障害，食品中の発癌物質による癌，環境汚染物質の食物への移行による健康障害，放射線汚染などが問題になる．これら食品汚染による健康障害も科学的に解決が図られるとともに，それを防ぐべく法制度による施策が講じられている．

C 1. 経口感染症

生物の感染によって起こる疾病で，ヒトからヒトへさまざまな経路で感染し，伝えられていく一群の疾患を感染症という．**感染症法**（第3章C参照）では感染性の強さや症状の重篤性から，その順に1類～5類に区分し，適切な医療の提供や感染の拡大を防止する対策がとられている．これらのうち，特に飲食物を介して経口的に侵入して起こる感染症を**経口感染症**という．経口感染症には，細菌性赤痢やコレラなどのように細菌によるもの，急性灰白髄炎（ポリオまたは小児麻痺）などのようにウイルスによるもの，クリプトスポリジウム症のように原虫によるもの，異常プリオンによるクロイツフェルト・ヤコブ病，エキノコックス症のような寄生虫によるものがある．微生物感染において経口感染症は食中毒と類似点が多いが，基本的に異なる点がある．経口感染症の微生物の病原性は食中毒微生物の病原性に比較して強いため，より少量の微生物で発症することが多く，潜伏期間も食中毒より長い．食中毒はヒトを終末感染としており二次感染を起こさないのに対し，経口感染症はヒトからヒトへ二次感染を起こす．表C.1に経口感染症と食中毒の分類を示す．経口感染症は感染症法，食中毒は食品衛生法で扱われる．感染症法ではそれぞれ表に示すように2類～5類に区分されている．ここでは，感染症法において規定されている2類～5類の経口感染症を中心に述べる．

1.1 経口感染症の予防

経口感染症のほとんどが患者や保菌者（病原体）から，手指を介し，また媒介生物を介して（感染経路）飲食物を汚染してヒト（宿主）に伝染する．経口感染症では会食による集団発生が多いので，喫食調査を行い原因食品の推定が行われる．また近年，国際交流が盛んになるにつれ，わが国には常

表 C.1　生物による経口感染症と食中毒

分　類	経口感染症	食 中 毒
細菌	腸チフス，パラチフス，細菌性赤痢，コレラ，腸管出血性大腸菌感染症（3 類感染症） ボツリヌス症，炭疽（4 類感染症）	サルモネラ，腸炎ビブリオ，下痢性大腸菌，カンピロバクター，ナグビブリオ，黄色ブドウ球菌，ウエルシュ菌，セレウス菌，エルシニア菌，リステリア菌による食中毒
ウイルス	急性灰白髄炎（ポリオ）（2 類感染症） E 型肝炎，A 型肝炎（4 類感染症） 感染性胃腸炎（5 類感染症）	ノロウイルス（小型球形ウイルス）による食中毒
原虫・寄生虫	エキノコックス症（4 類感染症） アメーバ赤痢，クリプトスポリジウム症（5 類感染症）	
異状プリオン	クロイツフェルト・ヤコブ病（5 類感染症）	
取締の法令	感染症法	食品衛生法

在しない感染症が国内に侵入するようになってきた．これを防ぐため検疫法が制定され，検疫法の対象になる感染症を**検疫感染症**といっている．経口感染症ではコレラがこの対象になっている．感染症が発生すると，患者からの排泄物，あるいは接触した器物をできるだけ早く**消毒**して病原微生物の感染力を断ち切る．石炭酸，クレゾール，グルタルアルデヒド，生石灰，サラシ粉，ホルマリン，ホルムアルデヒドガス，エチレンオキシド，アルコール，逆性石けんを用いる化学的方法と，熱，紫外線，ろ過法などの理学的方法が用いられる．

食物感染や水系感染によって起こることの多い経口感染症の予防には，調理人の調理前や用便後の手洗いの励行，食品取扱業者の定期的検便，食品生産から販売までの過程の衛生化，水源の衛生的保持，下水の衛生管理，媒介生物（ハエ，ゴキブリ，ネズミ）の駆除が必要である．

感受性対策として予防接種法により**予防接種**が行われる．経口感染症では，急性灰白髄炎が生後 3～48 か月の間経口接種が義務づけられていたが，1994（平成 6）年から定期接種（勧奨接種）に切り替えられた．コレラについては外国旅行などの緊急時に接種が行われる．

感染症に罹患したときの処置は，2 類感染症の患者は特定感染症指定医療機関（厚生労働大臣指定），または第一種および第二種感染症指定医療機関（都道府県知事指定）に入院して治療を受けることができる．前者については全額医療負担が，後者については医療保健の適用が受けられる．

1.2　経口感染症の発生状況

わが国における主な経口感染症の患者数でみた発症状況を図 C.1 に示す．細菌性食中毒の発生状況が過去 40 年間大きな変化がないのに対し，経口感染症の赤痢，腸チフス，パラチフスの発生は激減してきた．医療の進歩，有効な抗生物質の開発，公衆衛生の進歩のためと考えられる．しかし，これらの経口感染症で，最近注目すべきことは，東南アジアで広く流行しており保菌者の輸入が多くなってきていることであり，抗生物質耐性菌が流行してきていることである．コレラは 1965（昭和 40）年以降，国内での発生をみなかったものの，1977（昭和 52）年東南アジアからの帰国者が感染源と考えられる集団発生があり，その後も毎年，外国旅行が原因と考えられる患者が発生している．

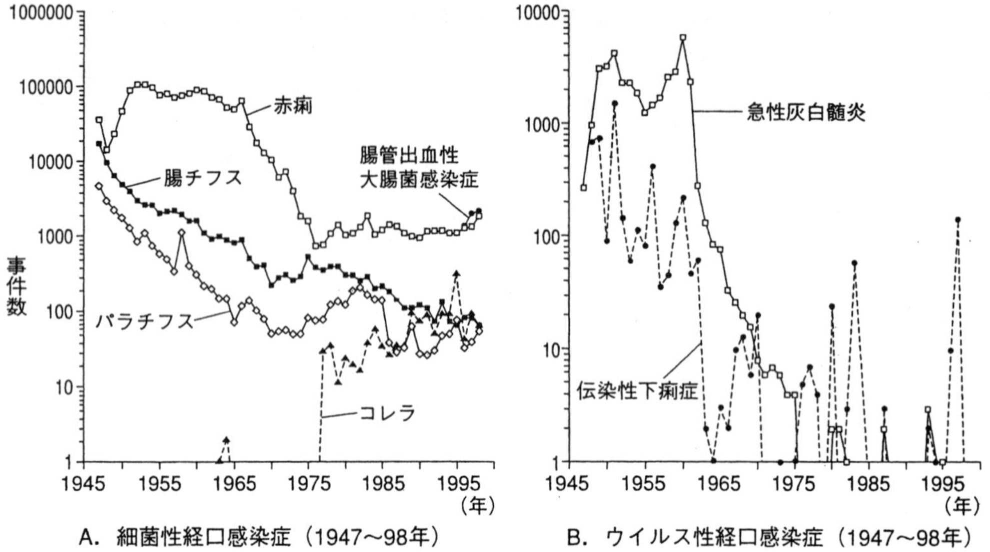

図 C.1　わが国における主な経口感染症の年次別発生状況

（天野富美夫，菊川，那須編（2004）食品衛生学，p.78，南江堂）

近年のコレラはほとんどエルトール型コレラによるものであり，アジア型コレラと異なり軽症であることから，予防に注意が払われていないことによるものと考えられる．

急性灰白髄炎は1960（昭和35）年に前例のない流行をみたが，ワクチン投与による予防措置が効果をあげ，以降の発生は極めてわずかとなっている．また1996（平成8）年夏期に，全国規模で食中毒として発生した腸管出血性大腸菌感染症は，患者数10,000人以上，死者10名以上を記録し，同年8月二次感染の疑いがあるとされ，世界的にも注目された．近年のわが国の経口感染症として最も注目されるべきものである．

感染症法では，2類〜4類は診断後ただちに，5類は診断後7日以内に報告することが求められている．経口感染症と二次感染のない食中毒は，それぞれ感染症法と食品衛生法によって別に扱われるが，経口感染症は1999（平成11）年から食品衛生法によって，飲食物に起因する疾患として，食中毒統計に含めて集計することになっている．

1.3　細菌による経口感染症

a）細菌性赤痢　(dysentery)　3類

赤痢には，赤痢菌 *Shigella* 属によって起こる細菌性赤痢と赤痢アメーバ（原虫）によって起こるアメーバ赤痢がある．赤痢菌は，血清型などにより1897年志賀潔によって発見された**A群志賀菌**（*Sh. dysenteriae*）のほかにB群フレキシネル菌（*Sh. flexneri*），C群ボイド菌（*Sh. boydii*），D群ゾンネ菌（*Sh. sonnei*）に分けられ，さらに多数の血清型に分けられている．A群は鞭毛をもたないグラム陰性桿菌であり，分類学的にはサルモネラ，大腸菌とともに腸内細菌科に属する．赤痢菌は一般に腸管粘膜上皮細胞に侵入して組織内感染を起こして組織の壊死を伴うため粘血便がみられる．また，A群は

志賀毒素を産生する．症状は菌群によって異なり，A 群が最も強く，D 群は軽症例が多い．1970（昭和 45）年ごろまでは，時には年間 10 万名以上の発生をみたこともあり，致命率も 10 ％以上を記録することもあったが，以降は少なくなってきた．流行型も強毒性の A 群は少なくなり，弱毒性の B 群，D 群になってきており，最近はほとんどが D 群によるものである．A 群はほとんど輸入されたものであり，C 群はインドから輸入される場合が多い．1993（平成 5）年には 1000 名前後の赤痢患者が発生しているが，細菌性のものは輸入が半数を占める．

b）腸チフス　(enterotyphus，typhoid fever)，パラチフス　(paratyphoid)　3 類

腸チフスはサルモネラ *Salmonella* 属の**チフス菌**（*S. enterica* serovar Typhi），パラチフスは**パラチフス菌**（*S. enterica* serovar Paratyphi）の感染によって起こる．菌は周毛性鞭毛をもつグラム陰性桿菌で，経口的に侵入し，小腸のリンパ組織に入って増殖し，血液に侵入し，尿や胆汁中にも排泄される．感染源は患者の糞便，尿，血液で，飲食物がネズミなどを介して汚染された場合に感染する．7 ～14 日の潜伏期間を経て発症し，高熱，下痢，皮膚のバラ疹をもたらす．腸チフスは過去において重要な感染症であり，第二次世界大戦前には数万名の患者が発生し死者も多かったが，戦後は急激に減少して，最近では毎年 100～150 名の患者で，死者も 10 名以下になっている．腸チフス，パラチフスで最近注目すべき点は輸入が多いことと，抗生物質耐性菌が現れてきたことである．

c）コレラ（cholera）　3 類

コレラは，**アジア型コレラ菌**（*Vibrio cholerae*）と**エルトール型コレラ菌**（*Vibrio cholerae* eltor）によって起こる急性感染症である．血清型 O 抗原で分類される 600 種のうち，強い病原性をもつのは O1 型と最近インドで見出された O 139 型のみで，その他の血清型の菌は non-O1 *Vibrio cholerae*（NAG ビブリオ）と呼ばれ，病原性が低く食中毒菌として扱われている．コレラ菌はグラム陰性桿菌で 1 本の鞭毛をもち活発に運動する．感染源は保菌者の糞便，吐物であり，これらによって汚染された飲食物によって感染する．酸に弱く，胃はバリアーの役目をしている．コレラ菌は海水中でも比較的生存期間が長いため魚介類から感染することもある．経口的に侵入した菌は小腸上部に定着して増殖し，腸粘膜に影響を与え，コレラ独特の臨床症状であるコメのとぎ汁様下痢を引き起こす．一般に数時間から数日の潜伏期間ののちに急激に発症する．大量の水分を失うため脱水症状となり，急激に重態に陥る．アジア型コレラ菌は典型的な臨床症状を呈し，感染力が強く致命率も高いので，恐れられている感染症であるが，エルトール型コレラ菌はその症状も軽度で致命率もそれほど高くない．

コレラ菌による下痢の原因は菌の産生する**コレラトキシン**に起因する．この毒素は単純タンパク質であり，1 個のサブユニット A（A_1 と A_2 フラグメントからなる）と 5 ～ 6 個のサブユニット B から構成されている．サブユニット B は標的細胞の GM_1 ガングリオシドからなる受容体と結合し，A_1 フラグメントは細胞内に移行して毒作用を発現する．A_1 フラグメントはアデニル酸シクラーゼ（adenylate cyclase）を活性化して，細胞内のサイクリック AMP レベルを上昇させる．その結果として電解質と水分の細胞外放出が促されて，コレラ特有の激しい下痢を引き起こす．

コレラ菌はもともとインド亜大陸に存在していたらしく，19 世紀にヨーロッパに侵入して世界的な大流行を繰り返し，多くの患者と死者を出してきた．わが国でも 19～20 世紀の初頭にかけて年間数万名から十万名もの患者を出す流行が繰り返された．当時のコレラ菌はアジア型であったが，以降

次第に減少し，1965（昭和40）年以降，国内での発生はみられなくなった．しかし1977（昭和52）年，輸入と思われる集団発生がみられ，これを契機として再びコレラに対する関心が深まった．現在流行のコレラはエルトール型によるもので比較的病原性は低いものの，発展途上国ではかなりの致命率を示している．わが国では旅行者の検疫，輸入食品の検査，環境汚染の調査などが実施されている．わが国では1993（平成5）年現在，毎年100名程度の患者が発生している．

d）腸管出血性大腸菌感染症　3類

大腸菌は腸管に常在する細菌で，周毛性鞭毛をもつグラム陰性桿菌である．大腸菌のうち病原性をもつものが数種あるが，そのなかで他の病原性をもつ大腸菌が食中毒菌として扱われるのに対し，**腸管出血性大腸菌**（Enterohemorrhagic *E. coli*：EHEC）は二次感染する恐れがあるとして感染症原因菌として扱われる．腸管出血性大腸菌の代表的なものは血清型O 157で，腸管内で志賀赤痢菌の産生する志賀毒素に類似したベロ細胞に対する**ベロ毒素**（vero-toxin）を産生し，特異的な出血性大腸炎を引き起こし，粘血便，**溶血性尿毒症**（hemolyticuremic syndrome：HUS）を引き起こし死に至らしめることもある．熱に弱く，75℃，5分の加熱で死滅する．潜伏期間が長いため，感染した場合，感染源の特定化が困難である．胃酸に強いため，少量の菌でも発症する．保菌者の糞便に汚染された食物や井戸水などから感染する．ウシの腸管に存在する大腸菌で，加熱不十分な牛肉などの摂食により感染する．抗生物質を用いると，菌の自己融解を促進して毒素を積極的に放出するので，その使用が困難であり，確実な治療法がない現状にあり，予防に徹するしかない．

この感染症は他の経口感染症と異なり，先進諸国，アメリカ，カナダ，英国での報告例が多い．わが国では，1996（平成8）年，O 157による学校給食を中心に全国規模の食中毒が発生し，患者10,000名以上，死者10名以上を出し，極めて大きな社会問題になった．

e）ボツリヌス症　（botulism）　4類

ボツリヌス症は欧米で古くから知られていた食中毒で，1895年ベルギーで起こった食中毒で初めて菌が分離された．高い致命率を示す．2003（平成15）年の感染症法の改正により，これまでボツリヌス食中毒として扱われていたものと，乳児ボツリヌス症とを合わせてボツリヌス症とし，感染症4類に指定した．

起炎菌の**ボツリヌス菌**（*Clostridium botulinum*）はグラム陽性桿菌で芽胞を形成し，周毛性鞭毛を有する．偏性嫌気性菌で低温，嫌気条件下で増殖する．ボツリヌス菌は菌が産生する毒素によってA～G型の7種類に分類されているが，食中毒を起こすのはA，B，E，F型菌である．A，B型の芽胞は耐熱性であるが，E，F型の芽胞は加熱に弱く90℃5分で死滅する．単純タンパクからなる毒素は菌体内に産生され自己融解によって遊離する**外毒素**で，特異な神経毒である．毒素そのものは熱に弱い．食物中に毒素が存在し，これを摂取することにより発症する．毒素にはほぼ同じ大きさの無毒成分が結合しており，毒素が胃を通過する際その分解を保護しているため，毒素の経口摂取による失活は起こらない．毒素は胃腸壁から吸収されてアセチルコリンの遊離を阻害し，特異な神経症状を呈する．潜伏期間は12～36時間で，悪心，嘔吐，下痢を起こしたのち，神経麻痺を起こし，多くの場合，発症後4～8日以内に死に至る．病因食物は嫌気条件になりやすいもので，缶詰，瓶詰，ソーセージ，イズシなどである．食物の土壌による汚染の防止，十分な殺菌条件で芽胞を死滅させることなどによって中毒の防止ができる．アメリカでは，抗ボツリヌス作用を有する亜硝酸塩が食品に添加使用されている．

ボツリヌス症は欧米では多発しやすく，わが国では以前は比較的少なかったが，1951（昭和26）年北海道でイズシによる中毒（E型）を経験して以来，1969（昭和44）年輸入キャビア（B型），1976（昭和51）年東京（A型），1984（昭和59）年，熊本県辛子蓮根中毒（A型）などが発生している．辛子蓮根中毒では患者数36名，死者11名を出し，大きな社会問題になった．

乳児ボツリヌス症は，生後2週間から8か月の乳幼児が毒素を接取していないにも関わらず起こるもので，ボツリヌス菌の芽胞を経口摂取したためと考えられている．原因の多くはハチミツであった．わが国での例は少ないが諸外国では例が多い．

f）炭疽（anthrox）4類

炭疽菌は胞子をつくる好気性グラム陽性桿菌で，胞子は熱に強く，土壌や牧草に長く生存できるので，この菌に汚染された草を食した家畜が感染する．ヒトの場合は，汚染された肉，乳製品の摂食により経口的に感染することもあるが，多くの場合，家畜取り扱い者に経皮的に感染することが多い．侵入した菌は体内で増殖し，毒素を産生し，この毒素がアデニル酸シクラーゼを活性化し，サイクリックAMPを増加させ，敗血症を引き起こすという．致命率は極めて高い．

19世紀には，特に家畜が感染して死ぬことが多かったので，世界的に畜産業で関心が高かった．しかし，20世紀に入ってからは，まれに家畜が感染し，これが家畜取り扱い業者に感染して死亡するというまれな感染症になった．

1.4　ウイルスによる経口感染症

a）急性灰白髄炎（ポリオまたは小児麻痺）2類

ポリオウイルス（Polio virus）（RNAウイルス）によって起こる急性熱性疾患で，ウイルスが経口的に体内に侵入すると腸管内で増殖し，中枢神経系に達すると運動麻痺が起こる．一般に感染しても風邪のような症状にとどまる不全型や非麻痺型が多く，麻痺が発症するのは感染者の1％以下であるといわれている．予防接種が有効でワクチンが広く用いられている．わが国では1960（昭和35）年大流行があったが，翌年ソークの不活化ワクチン，引き続き生ワクチンが導入され，今では激減した．

b）E型肝炎，A型肝炎　4類

ウイルス肝炎は，経口感染による流行性肝炎（A型とE型）と血液感染による血清肝炎（B型，C型およびD型）とに分けられる．A型肝炎は**A型肝炎ウイルス**（Hepatitis A virus：HAV）（RNAウイルス）によって引き起こされる．HAVは熱や乾燥に強い．患者の糞便などを感染源とし，汚染された飲食物を介して感染する．2～6週間の潜伏期間ののち，嘔吐，発熱，全身倦怠感が起こり，GOT，GPTの急激な上昇があり，黄疸の出現もみられる．慢性化することはまれで，完治する．わが国では環境衛生の向上によって発生は少なくなってきているが，東南アジア，アフリカ，中南米などの開発途上国では現在なお常在しており，わが国に輸入されることで問題視されている．

E型肝炎は，**E型肝炎ウイルス**（Hepatitis E ウイルス：HEV）（RNA ウイルス）によって引き起こされる．飲食物を介して経口感染する．臨床症状はA型に類似しているが激症化率が高い．わが国には元来存在しないが，ネパール，インド，ミャンマー，タイ，アフリカ，中南米にくまなく分布しており，旅行者により持ち込まれる可能性がある．

c）感染性胃腸炎（伝染性下痢症）　5類

細菌やウイルスによって引き起こされる感染性の胃腸炎で，主にウイルス，特にロタウイルス（Rota virus），ノロウイルス（Noro virus）などである．汚染されて野菜や生カキなどの魚介類を介して感染する．これらのうち，食中毒として扱われるノロウイルス（小型球形ウイルス）を除くと散発事例があるに留まっている．

1.5　原虫による経口感染症

a）アメーバ赤痢　5類

アメーバ赤痢を起こす原虫は，熱帯地方に多いが，国内にも存在する．赤痢アメーバは大腸に寄生し，腸壁に侵入して赤痢症状を呈する．栄養型と嚢子とがあり，嚢子が糞便から排泄されて感染する．

b）クリプトスポリジウム症　5類

水道水に混入し，経口的に体内に侵入して，激しい下痢を起こす原虫**クリプトスポリジウム**（*Cryptosporidium parvum*）による感染症がある．この原虫はネコやウシに寄生し，ヒトに感染すると腸内で増殖し，激しい下痢や腹痛を引き起こす．免疫力が低下していると致命的になることがある．

わが国では，1996（平成8）年6月，埼玉県で，水道水が原因となって8700名が感染した．クリプトスポリジウムのオーシストは熱には弱いが，塩素処理では死滅しないことから，抜本的な水道水対策が望まれている．オゾン処理や膜処理で防ぐことができる．

1.6　プリオンによる経口感染症

a）クロイツフェルト・ヤコブ病（CJD）　5類

伝達性海綿状脳症（プリオン病）は**プリオン**（prion），正確にはプリオン病原体，異常型プリオンタンパク質あるいはPrPScによって起こる人畜共通感染症である．ウシでは**ウシ海綿状脳症**（bovine spongiform encephalopathy：BSE），ヒツジでは**スクレイピー**（Scrapie），ミンクでは伝播性ミンク脳症，ヒトではクロイツフェルト・ヤコブ病（Creutzfeldt-Jakob disease：CJD）などがある．進行性，致死性の中枢神経系疾患で，脳に空胞変性（スポンジ変性）を生じ，現在，予防法，治療法はない．

1995年，英国で約8万頭のウシにBSEが発生して以来，EUでも2700頭のウシにBSEが発症するなどと広がりをみせた．英国のBSEは異常プリオンで汚染されたヒツジ骨粉を配合した飼料から感染したと考えられており，汚染肉骨粉の飼料への使用が大きな感染原と考えられている．英国での爆発的な発生は，その後の飼料などの対策によっておさまってきた，しかし，わが国でも 2001（平成 13）年に 3 頭，米国でも 2003 年に 1 頭の BSE に感染したウシがみつかっている．

ヒトの CJD は，原因不明の散発性，遺伝性のほか，外来性異常プリオンの感染がある．感染性の CJD には医原性 CJD があり，乾燥硬膜，角膜の移植，脳手術器具の汚染，脳下垂体から抽出したホルモンの投与がある．わが国でも，医療材料として輸入されたヒト硬膜を介したプリオン病患者の発生があった．また，当初は種の壁があり，BSE はヒトには感染しないであろうと考えられていたが，英国で BSE 汚染食物からの経口感染によると考えられる新型 CJD の症例が見つかり，英国では 1996 年 BSE がヒトに感染する可能性があるとの見解を表明し，ヒトの BSE 感染が食品衛生上大きな関心を呼んでいる．BSE 感染ウシで異常プリオンが検出される部位は，脳，延髄，脊髄，網膜，脊髄神経節，骨髄，回腸であり，異常プリオンは加熱処理によっては失活しないので通常の調理は無効である．

異常プリオンの医薬品，医療材料，食品，家畜飼料への混入が国際的に問題になっており，わが国では BSE の発生と発生のリスクの高い国を原産とするウシ，ヒツジ，ヤギなどを原材料とする製品の輸出入規制と使用禁止措置および屠畜場で食用にされるウシ全頭の BSE 検査が行われている．わが国の国内では，食品や医薬品などに含まれるウシ由来成分から BSE が伝播したと考えられる症例はないが，感染事故が起こらないように十分な対策が必要になっている．また，感染経路の解明と感染の根絶や，治療法の開発が望まれている．

1.7 寄生虫による経口感染症

a）エキノコックス症　4 類

病原体は単包条包虫（*Echinococcus graulosus*）および条包虫　（*Echinococcus multilocularis*）であるが，わが国で問題になっているのは後者である．北海道のキツネやイヌなどの肉食獣に成虫が腸管に終宿主として寄生している．宿主内の成虫が生んだ虫卵が糞便とともに排泄され，水や食物を汚染し，これが中間宿主であるネズミやヒトの体内に入って小腸で孵化し，肝臓に移行して幼虫になる．感染したネズミをキツネやイヌが食することによって，体内で成虫になる．ヒトは幼虫を食しても感染しないので，二次感染はない．ヒト体内に入った虫卵の増殖は遅く，約 20 年間の無症候を経て，肝臓内の血管や胆管を閉塞し肝機能傷害を引き起こす．最終的には重度の肝機能不全に陥る．2000 年までにエキノコックス症の報告例は 400 例近くあるが，抗体の陽性率はより多いという．北海道に限られていたエキノコックス症は，最近では本州にもみられるようになって問題視されている．

b）アニサキス症

アニサキス症は，アニサキス（Anisakis simplex）の幼虫によって引き起こされる胃腸炎である．アニサキスの幼虫はオキアミを中間宿主とし，これを食するサケ，マス，サバ，イカなどの魚介類を待機宿主として寄生し，終宿主であるクジラやイルカなどの海産哺乳類に食されると成虫となり，これらの動物の胃に寄生する．ヒトが幼虫の寄生するサバなどを食べると，体長 20〜35 mm の幼虫は成虫になることはできず，胃壁に潜入し，激しい腹痛を起こす．天然のサケ，マスの寄生率は30～70％といわれる．内臓に限らず筋肉部にも寄生するので，これらの魚介類の生食には注意を要する．

C 2. 微生物による食中毒

食中毒（food poisoning）は飲食に起因する健康障害のうち，多くの場合，急性胃腸障害を主な症状とする生理的異常現象をさしているが，ときには亜急性または慢性症状を伴うこともある．食中毒はその原因によって，細菌やウイルスなどの微生物による食中毒，自然毒食中毒，化学性食中毒およびアレルギー様食中毒がある．大部分の食中毒は微生物食中毒であり，自然毒食中毒がこれに次いで起こりやすい．

2.1 微生物による食中毒の発生状況

以前は食中毒の発生の実態を把握することは困難であったが，食品衛生法により，食中毒の届出が義務づけられたこと，食品衛生監視員が制度化されたこと，さらには衛生検査技術が向上したことなどが相まって，その発生状況を統計的に明らかにすることができるようになった．過去およそ40年の食中毒の発生状況を顧みると，年度によって多少の変動はあるにせよ，年間平均1万人から数万人の患者が発生している．医療技術の進歩により死者の数は激減しているとはいえ，患者数は過去40年間大きな変動はみられず，食中毒は今なお食品衛生上重要な課題となっている．経口感染症が40年前の16万名の患者から激減しているのと対照的である．微生物による食中毒は，サルモネラ，黄色ブドウ球菌，腸炎ビブリオ，下痢起因性大腸菌，カンピロバクター，ノロウイルスなどによって起こっているが，1989（平成元）年以降の発生状況を図C.2に示す．ここに示す発生状況は，家庭内で起きた小規模の食中毒や軽度の食中毒で医師の診察を受けない場合などは届出されず統計には載らないので反映していない．したがって，実際の発生は，この統計値の10～30倍になるとも推定されている．

2.2 細菌性食中毒

細菌性食中毒は細菌性下痢症ともいわれ，細菌あるいは細菌が産生する毒素を食品を媒体として摂取したときに起こる．原因菌が存在しても微量では発症しないが，ある菌量に到達すると発症するので，菌の増殖が大きな要因となる．食中毒細菌は，食中毒の発症作用の違いによって，**感染型**（infection type）と**毒素型**（toxin type）に分けられる．感染型においては，飲食物とともに摂取された細菌が腸管に到達して増殖するか，または食物中ですでに増殖した多量の細菌を摂取した場合で，その細菌が直接腸管に作用するか，あるいはその細菌が腸管で産生する毒素因子によって下痢症を引き起こす．潜伏期間は比較的長く胃腸炎症状を呈する．代表的な細菌は，サルモネラ，腸炎ビブリオ，下痢起因性大腸菌，ウエルシュ菌，カンピロバクター，エルシニア菌である．これに対し，毒素型は，

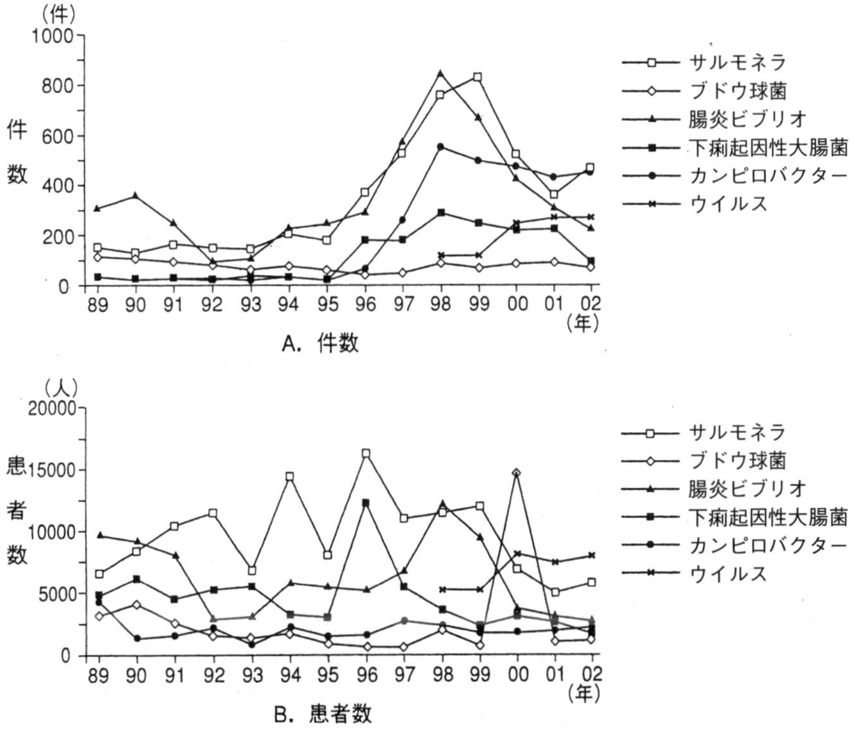

図 C.2　微生物による年次別食中毒発生状況

（天野富美夫，菊川，那須編（2004）食品衛生学，p.88，南江堂）

食物中で増殖した細菌が毒素を産生し，産生した毒素を食物とともに摂取したときに起こる．潜伏期間は感染型に比べて短いのが特徴である．感染型に比較して重症なことが多い．代表的な細菌に黄色ブドウ球菌，セレウス菌の一部がある．

a）サルモネラ食中毒

1888 年に Gartner が食中毒の原因菌としてサルモネラを発見したのが契機となった．サルモネラは腸内細菌科に属し，元来動物の病原菌で人畜共通感染症原因菌として知られている．食中毒の原因菌は**エンテリティーデス菌**（*Salmonella enterica* serovar Enteritidis）および**ネズミチフス菌**（*Salmonella enterica* serovar Typhimurium）である．グラム陰性桿菌，周毛性鞭毛をもち運動する菌で，芽胞はない．感染源はネズミ，家畜，患者の糞便などで汚染された飲食物で，生卵を用いて調理した食物で感染する場合が多い．サルモネラ食中毒の発生には 10^5～10^6 個以上の菌が必要である．サルモネラ菌は熱に弱く 60 ℃の加熱により死滅するので，この食中毒は食物を加熱することによって予防可能である．サルモネラは感染型食中毒を引き起こし，菌が腸管の細胞に侵入し，下痢などの中毒症状だけでなく菌血症やリンパ節炎をも起こす．潜伏期間は 12～24 時間で，主要な症状は下痢，腹痛，悪心，発熱で，ときには血便を伴う．ヨーロッパでは最も頻度の高い細菌性食中毒であり，世界的に発生しやすい食中毒である．

b）腸炎ビブリオ食中毒

1950（昭和25）年，大阪でシラス干による食中毒が発生した際，藤野らはその原因菌を分離することに成功した．また，1956（昭和31）年，神奈川県でキュウリの浅漬による食中毒の原因菌として3％食塩水で発育しやすい菌が分離され，両者が一致することが判明した．この菌は**腸炎ビブリオ**（*Vibrio parahaemolyticus*）と命名された．わが国では，それまで原因が不明とされていた食中毒の大半がこの菌を原因として起こっていることが明らかとなり，この菌の発見はわが国の食品衛生に大きな貢献をもたらした．

腸炎ビブリオは，グラム陰性桿菌で，芽胞はなく単毛性鞭毛をもち運動性を示す．2～3％食塩濃度で発育する低度好塩菌で，淡水では溶菌する．感染源は海産魚介類およびこれと接触した塩分を含む漬物などである．この菌は食物中で増殖しやすく，増殖した10^6個以上の多量の菌を摂取した場合に発症する．菌は4℃以下の低温，60℃以上の加熱で死滅するので，この食中毒は食物を加熱することによって防止できる．また飲料水でよく洗浄することによっても防止できる．感染型食中毒で，菌が腸管で溶血性毒素を産生し，この毒素が食中毒の原因と考えられている．この溶血現象は神奈川現象（Kanagawa phenomenon）（Kp）と呼ばれており，病因論的に重要視されている．潜伏期間は10～18時間で，下痢，発熱，嘔吐，腹痛を引き起こす．わが国では，海産魚介類を主要食品とする食習慣のため，この菌による食中毒が多発しており，患者数でみたとき，1991年までは細菌性食中毒のなかで1位を占めていた．2001（平成13）年，生食用魚介類の腸炎ビブリオ規制が最確数100/g以下と定められている．

c）下痢起因性大腸菌食中毒

大腸菌は，通常ヒト腸管内に常在する非病原菌である．大腸菌はグラム陰性桿菌で，芽胞はなく周毛性鞭毛をもつ．通性嫌気性菌で，ブドウ糖，乳糖を分解してガスを発生する．1945年，英国で下痢症患者の糞便から特殊な大腸菌が分離され，特定のO抗原型の大腸菌が食中毒の原因菌になることが明らかにされ，これを**病原性大腸菌**（enteropathogenic *E. coli*）（20種類以上の血清型がある）と呼んだ．その後，いくつかの異なる株が見つかり，現在では，**侵入性大腸菌**（enteroinvasive *E. coli*）（8種以上の血清型がある），**毒素原性大腸菌**（enterotoxigenic *E. coli*）（4種以上の血清型がある），腸管出血性大腸菌（enterohemorrhagic *E. coli*）（6種以上の血清型がある）も明らかにされている．これらの菌は下痢起因性大腸菌（diarrheanogenic *E. coli*）と総称され，菌の形態，生化学的性質は一般の大腸菌と変わりなく，いずれも感染型食中毒を引き起こす．感染源は患者および保菌者や動物の糞便で汚染された飲食物が主なものである．菌は加熱に弱いので，飲食物を十分加熱することによってこれらによる中毒は防止できる．潜伏期間は菌の種類によりまちまちであるが，発症まで1週間もかかるものもある．これらの中で，1996（平成8）年夏季に全国規模で大きな発生をみた腸管出血性大腸菌による食中毒は二次感染の疑いがあるとされ，感染症に指定された．

病原性大腸菌はサルモネラ様の症状を呈するが，非侵入型であり，発生機序は不明である．この型の菌による食中毒の発生例が最も多い．

侵入性大腸菌は大腸粘膜上皮細胞に侵入して赤痢型の大腸炎を起こす．

毒素原性大腸菌は易熱性毒素（LT）と耐熱性毒素（ST）の2種類の腸管毒（enterotoxin）を産生する．LTはコレラトキシンと類似の作用を示し，小腸粘膜上皮細胞の受容体に結合してアデニル酸シクラーゼを活性化し，サイクリック AMP を上昇させ，その結果，電解質と水分の細胞外放出が促され，水様下痢を引き起こす．LT 遺伝子はコレラ菌に由来するとも考えられている．

d）ブドウ球菌食中毒

ブドウ球菌食中毒はヒトの化膿性疾患を起こす**黄色ブドウ球菌**（*Staphylococcus aureus*）によって起こる．ブドウ球菌には他に表皮ブドウ球菌（*Staphylococcus epidermidis*）があるが，化膿や食中毒の病原性をもつのは黄色ブドウ球菌だけである．黄色ブドウ球菌は，グラム陽性球菌で芽胞や鞭毛はなく，ブドウ房状の配列集団をつくって増殖する．感染源はヒトの化膿巣が主なもので，食物を調理する人の手に化膿巣があったりすると食物に混入して感染する．この菌は自然界に広く分布しているので食物が汚染される機会も多い．この菌による食中毒は，菌が食物中で増殖して産生するブドウ球菌に特異な単純タンパク質である腸管毒（enterotoxin）が原因となっており，典型的な毒素型食中毒菌である．菌は加熱により死滅するが，腸管毒は 100 ℃ 1 時間の加熱に対し安定である．したがって，食物を加熱しても腸管毒はなお活性をもっている．また腸管毒はタンパク質分解酵素でも不活化されないし，酸，アルカリにも強いので，食物の普通の調理条件や消化によっても分解されない．潜伏期間は比較的短く 2 ～ 6 時間で発症する．下痢，腹痛の症状のほか，腸管毒が延髄の催吐中枢を刺激するため，激しい嘔吐を伴うのが特徴である．

e）ウエルシュ菌食中毒

ウエルシュ菌（*Clostridium perfringens*）はガス壊疽の原因菌として土壌に広く分布する菌であるが，食中毒の原因菌として位置づけられたのは比較的最近のことである．グラム陽性桿菌で芽胞を形成するが鞭毛はない．偏性嫌気性菌であり嫌気的条件で増殖する．ウエルシュ菌は菌が産生する毒素によって 5 種類に分類されているが，食中毒を起こすのは A 型菌で，この菌は下痢を起こす腸管毒を産生する．A 型菌は感染型食中毒菌で，摂取された多量の菌が小腸に達し芽胞を形成する際に腸管毒を産生する．腸管毒自体は熱に弱く，酸性で失活するので，これを経口摂取しても中毒にはならない．A 型の芽胞は耐熱性で 100 ℃ 1 時間の加熱でも死滅しないので，食物を加熱することではこの食中毒の予防はできない場合が多い．原因食物は肉やタンパク質を含むもので，特に予め加熱調理したのち室温に長時間放置した食物に限定される．この条件で食物が長時間嫌気条件となり，芽胞が発芽して菌が増殖するからである．潜伏期間は 8 ～20 時間で，主要症状は腹痛と水溶性下痢である．わが国では 1959（昭和 34）年サバの塩焼きによる食中毒が報告されて以来，症例は増加しており，しばしば大規模な集団発生がみられる．

f）カンピロバクター食中毒

起炎菌の**カンピロバクター・ジェジュニ/コリ**（*Campylobacter jejuni/coli*）はウシやヒツジの流産を引き起こす菌であり，ヒトには下痢症を引き起こす．グラム陰性でやや湾曲した桿菌で単毛性の鞭毛をもつ．家畜，ペットの糞便中にフローラとして常在し，直接間接に飲食物を介してヒトに感染する．感染型食中毒菌で，菌は腸粘膜に侵入して下痢，発熱を伴う．腸管での菌の増殖が遅いので潜伏期間は 3 ～11 日と長い．比較的軽度であるため，日常経験する軽度の下痢の多くはこの菌によるのではないかと考えられており，このような軽度のものは統計にものらないことになる．この菌による食中毒は，1978年アメリカで水道水が原因となって2000名もの患者が発生したことで有名になり，わが国でもこの菌による大型中毒が発生している．市販の鶏肉の7割が汚染されているようである．

g）エルシニア菌食中毒

起炎菌の**エルシニア・エンテロコリチカ**（*Yersinia enterocolitica*）はペスト菌（*Yersinia pestis*）を代表とする腸内細菌科に属する．家畜の保菌率が高い．グラム陰性桿菌．この菌による食中毒は感染型で，腸管の細胞侵入によって，下痢，腹痛，リンパ節炎を起こす．潜伏期間は比較的長く3～7日である．低温で増殖する．

h）セレウス菌食中毒

起炎菌の**セレウス菌**（*Bacillus cereus*）はグラム陽性桿菌で，周毛性鞭毛をもち芽胞がある．土壌，水中に広く分布する菌で，100℃30分の加熱では死滅しない．潜伏期間が8～10時間で，下痢を主徴とする感染型（下痢型）と，潜伏期間が1～5時間で嘔吐を主徴とする毒素型（嘔吐型）がある．

i）ナグビブリオ食中毒

起炎菌のNon-O1 *Vibrio cholerae* と *Vibrio mimics* は**NAGビブリオ**ともいわれ，その生態および病原性はコレラ菌に類似している．水中に生息し，水または魚介類を介してヒトに感染する．感染型食中毒菌で腸管内に菌独特の腸管毒を産生して下痢を引き起こす．これらはコレラ菌のコレラトキシンの発見とその検査方法が整ったのを契機として明らかにされた食中毒菌である．

j）リステリア菌食中毒

リステリア属のうちヒトに病原性をもつのは *Listeria monocytogenesis* だけである．グラム陽性短桿菌で，通性嫌気性菌である．**リステリア菌**は自然界に広く分布し，リステリア症は人畜共通感染症で，感染した動物から，食品や乳から感染する．菌は低温増殖菌であり，37℃よりも20℃のほうが増殖しやすく冷蔵庫内の4℃でも増殖する．80℃5分の加熱にも抵抗する．リステリア菌に感染すると溶血毒を産生し，菌はマクロファージに取り込まれて増殖する．発熱や下痢を伴わないで敗血症や髄膜炎を起こし，小児が感染すると致命率が高い．わが国での発症例は少ないが欧米での発症はかなり高い．

2.3　ウイルス性食中毒

a）ノロウイルス食中毒

ノロウイルス（Noro virus）による食中毒がある．このウイルスは，かつて**小型球形ウイルス**（SRSV：small round structured virus）と総称されていたが，2002年にノロウイルスと命名された．このウイルスは25～35 nmで表面に構造体をもつ小型の球形ウイルスである．1997（平成9）年からSRSVによる食中毒として統計に載ることになった．ウイルスによる食中毒はほとんどがこのウイルスによる．

ノロウイルス感染症は１～２日の潜伏期ののち発症し，下痢，吐気，嘔吐，発熱等が主徴である．ウイルスは増殖のために生きた細胞を必要とするので，食品中で増殖することはない．この点は細菌と根本的な相違であり，これまでウイルスを食中毒の対象としてこなかった理由の一つでもある．したがって，細菌性食中毒の予防には，食品の長期の保存を避けて，細菌の増殖の機会を与えないことが重要であるが，ウイルスの場合にはこの概念が通用しないことになり，汚染を避けることがもっとも重要である．ノロウイルスは耐熱性があり，60℃ 30分の加熱では死滅しない．塩素消毒にも抵抗する．また，夏季に集中する細菌性食中毒と異なり，冬季に発生しやすく，カキが原因とみられるものが多い．その他，生鮮魚介類や飲料水などが原因となりやすい．

C 3. 自然毒食中毒

通常の食生活で常識的な量を摂取した際に，ヒトの健康に好ましからざる急性の中毒症状を与える動物および植物成分を，それぞれ動物性自然毒および植物性自然毒と呼んでいる．わが国の自然毒食中毒発生状況を表C.2に示す．動物性自然毒の起源は大部分が魚介類によるが，食中毒の原因毒が魚介類自身に生理的意義をもっている場合と，突発的に有毒化し魚介類自身なんら害をこうむ

表C.2　最近10年間の自然毒食中毒発生状況

		年度	1992	1993	1994	1995	1996	1997	1998	1999	2000	2001
総食中毒		件　数	557	550	830	699	1,217	1,960	3,010	2,697	2,247	1,928
		患者数	29,790	25,702	35,735	26,325	46,327	39,989	46,179	35,214	43,307	25,862
		死者数	6	10	2	5	15	8	9	7	4	4
自然毒食中毒		件　数	69	76	101	63	73	88	147	121	113	89
		患者数	232	214	342	239	228	305	524	377	448	327
		死者数	5	9	2	3	4	6	5	3	1	4
動物性自然毒食中毒	総数	件　数	36	35	20	35	27	32	33	34	37	40
		患者数	66	59	36	57	47	94	63	67	75	76
		死者数	4	4	1	2	3	6	4	2	0	3
	フグ中毒	件　数	33	28	16	30	21	28	27	20	29	31
		患者数	57	44	23	42	34	44	39	34	40	52
		死者数	4	4	1	2	3	6	4	2	0	3
	その他中毒	件　数	3	7	4	5	6	4	6	14	8	9
		患者数	9	15	13	15	13	50	24	33	35	24
		死者数	0	0	0	0	0	0	0	0	0	0
植物性自然毒食中毒	総数	件　数	33	41	81	28	46	56	114	87	76	49
		患者数	166	155	306	182	181	211	461	310	373	251
		死者数	1	5	1	1	1	0	1	1	1	1
	毒キノコ中毒	件　数	25	35	75	18	35	46	103	76	64	36
		患者数	115	135	302	83	137	179	419	267	233	171
		死者数	1	5	0	1	1	0	1	1	1	1
	その他中毒	件　数	8	6	6	10	11	10	11	11	12	13
		患者数	51	20	4	99	44	32	42	43	140	80
		死者数	0	0	1	1	0	0	0	0	0	0

ることなく毒を蓄積する場合とがある．ワックスをもつ魚類や肝臓にビタミンAを多量に蓄積する魚類は前者の例である．また，シガテラ毒，フグ毒，麻痺性貝毒，下痢性貝毒などは食物連鎖（food chain）によって魚介類に外因性の毒が蓄積したものである．

自然毒食中毒は細菌性食中毒に比較して患者数は少ないが，致命率が高いのが大きな特徴である．フグ毒による死者が圧倒的に多い．自然毒食中毒について，食品衛生上留意すべきこととして，動物性自然毒においてはフグ中毒の防止対策，魚介類の毒化機構の究明と食品衛生行政的な監視体制の強化であり，植物性自然毒においては食用植物に対する的確な知識の普及であろう．

3.1　動物性自然毒

a）シガテラ毒

シガテラ（ciguatera）とは熱帯や亜熱帯域（図C.3）のサンゴ礁魚を食べることによって起こる食中毒の総称である．この食中毒では温度感覚の異常（ドライアイスセンセーション），下痢，嘔吐，関節炎などの特異な症状を呈するが，死亡率は低い．シガテラを起こす魚の種類は数百ともいわれているが，バラフエダイ，ハタハタ，ウツボなどが原因になることが多い．食中毒が発生すると，大量の魚を破棄する必要があり，熱帯や亜熱帯域の水産業に大きな打撃を与えている．わが国では南西諸島帰りの漁船の漁獲物で中毒を起こしたことがある．これらの魚類の有毒化は以前から食物連鎖説が主張されていたが，魚類が有毒鞭毛藻（*Gambierdiscus toxicus*）の付着した海草を摂取することによって，有毒化することが明らかになった．シガテラにはいくつかの毒が関与するとされているが，**シガトキシン**（ciguatoxin）は脂溶性で最も主要な毒と目されており，ほかにマイトトキシン（maitotoxin）なども明らかにされている（図C.4）．

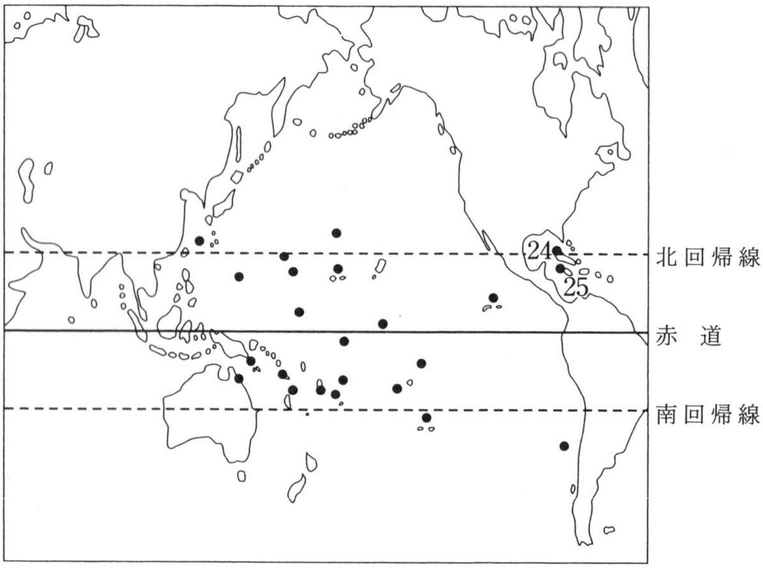

図C.3　シガテラの発生海域（●印）

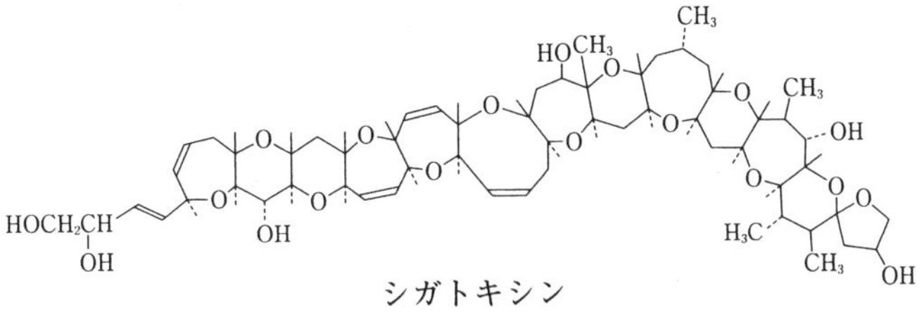

シガトキシン

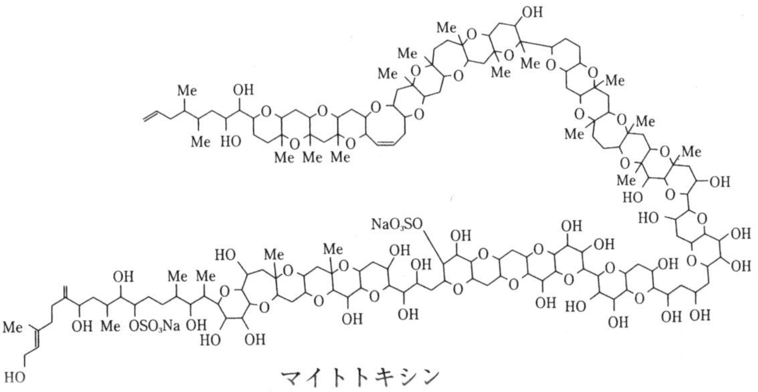

マイトトキシン

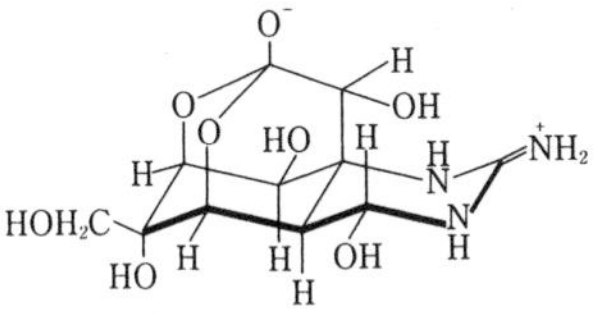

テトロドトキシン

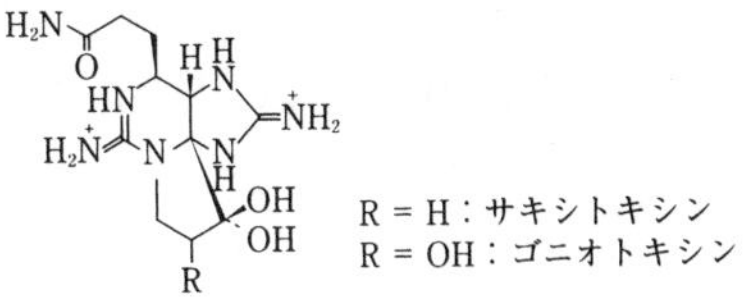

サキシトキシンとゴニオトキシン

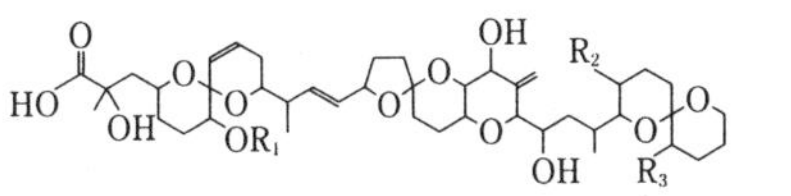

オカダ酸とジノフィシストキシン

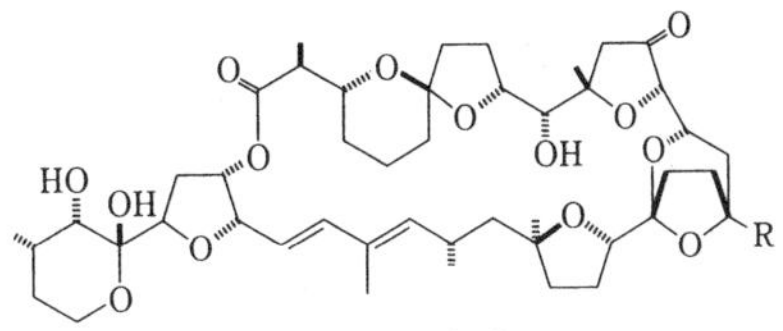

ペクテノトキシン

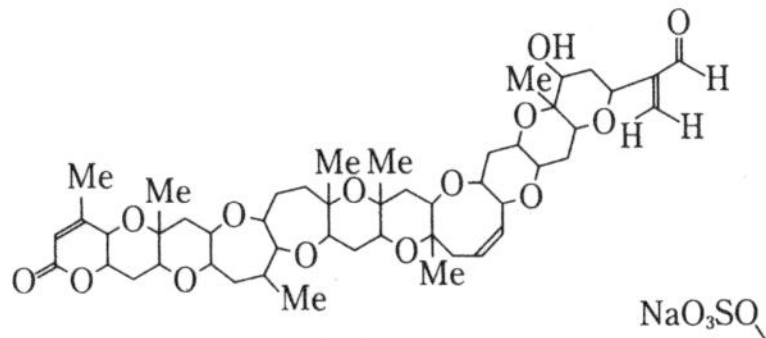

ブレベトキシンB

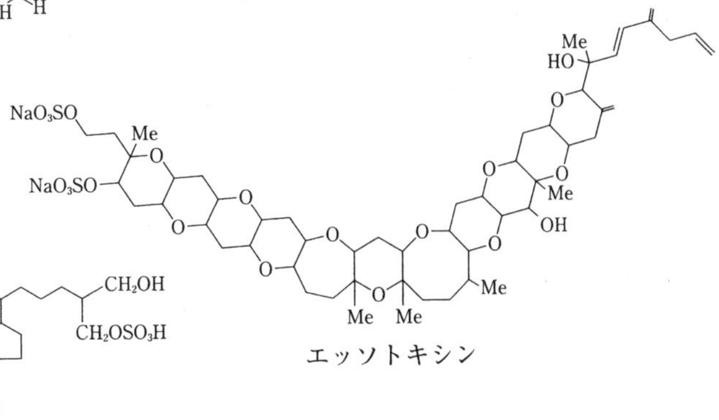

エッソトキシン

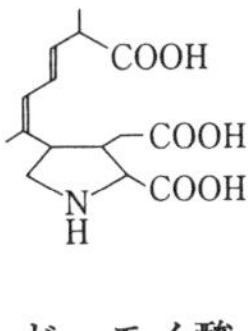

ドーモイ酸

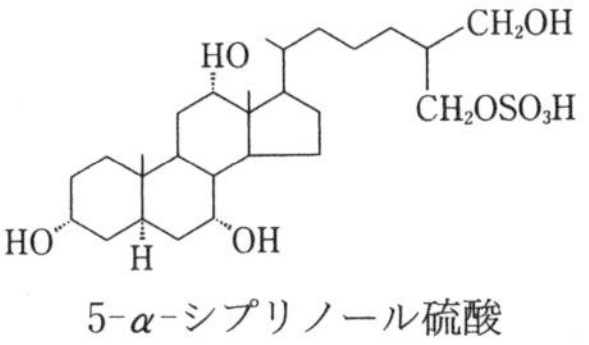

5-α-シプリノール硫酸

図C.4　主な魚介毒

b）フグ毒

フグはわが国や東南アジアでのみ食用に供されている魚である．わが国近海には30種類以上のフグが生息しているが，食用に供されているのはトラフグ，マフグ，ショウサイフグ，カラスフグ，ナシフグなどおよそ十種類である．北九州産の多くのフグが卵巣や肝臓にフグ毒**テトロドトキシン**（tetrodotoxin）（図C.4）を蓄積する．フグ毒の蓄積は季節によって異なり，12月から6月までの産卵期が最も多く，フグのおいしい時期にあたる．フグ毒は中性および弱酸性では加熱に対し安定で分解しないが，アルカリ性では分解して毒性を失う．わが国ではフグの卵巣，肝臓を切除する調理にあたり，免許制度でこれを許可している．最近はフグの供給量の逼迫もあって，北九州産以外のフグも食されるようになってきたが，三陸産のヒガンフグなどには食用に供される筋肉質にもかなりの毒が検出されており問題視されている．テトロドトキシンはフグだけでなく，カリフォルニアイモリ，ツムギハゼ，コスタリカ産カエルなどにも存在することがわかり，フグに内因的に蓄積するものではなく，外因性の起源，すなわち共生する海洋微生物が産生して蓄積することがわかっている．

テトロドトキシンは神経伝導を著しく阻害する作用を有し，Na活性化機構を選択的に阻害する．ヒトに対する致死量は1 mg以下といわれる．フグ中毒は食後20〜30分か，おそくとも2〜3時間で発症し，嘔吐，口唇のしびれに始まり，最終的には呼吸停止，死に至る．わが国では素人によるフグの調理によって毎年10名程度の人が命をおとしている．

c）麻痺性貝毒

北米，ヨーロッパ，わが国では二枚貝が突然毒化して，これを摂食することによってフグ中毒に匹敵する高い死亡率の食中毒を起こしている．この原因毒は麻痺性貝毒（paralytic shellfish-poison：PSP）とよばれる．この毒素は，赤潮を形成する有毒鞭毛藻*Alexandrium*属の*A. catenella*および*A. tamarensis*が，貝類に捕食されて食物連鎖によって蓄積することがわかっている．毒素の成分は水溶性であり，**サキシトキシン**（saxitoxin），ゴニオトキシン（gonyautoxin），ネオサキシトキシン（neosaxitoxin）などであることがわかっている（図C.4）．毒化する二枚貝は，イガイ，ハマグリ，ホタテガイなどであるが，わが国ではアカザラガイ，アサリ，カキでこの中毒を起こしたことがある．

わが国では以前はこの中毒がきわめて広汎な沿岸地域で発生しており，重要な食中毒であった．アメリカでは東部海域で発生した大規模の赤潮が原因となって多数の中毒患者を出し，3200 kmにわたって海岸の貝類の採取禁止措置がとられたことがある．わが国では1980（昭和55）年以降，食品衛生法によって，貝の毒力が4マウスユニット/gを超えるものの流通販売は認めない規制措置をとって，行政的にもこの中毒の防止をはかっている．サキシトキシンのヒトに対する致死量は1 mgとされており，食後30分で，口唇，舌のしびれに始まり，全身麻痺さらには運動失調をきたす．

d）下痢性貝毒

わが国で1976（昭和51）年に発生したムラサキイガイによる食中毒は下痢を主徴とする脂溶性の貝毒であった．麻痺性貝毒とは毒性も性質も異なり，下痢性貝毒（diarrhetic shellfish poison：DSP）と名付けられた．ムラサキイガイ，ホタテガイ，アカザラガイなどが有毒鞭毛藻*Dinophysis forti*の捕食により毒化することがわかっている．毒素の成分は**オカダ酸**（okadaic acid），**ジノフィシストキシン**

(dinophysis toxin)，ペクテノトキシン（pectenotoxin)，エッソトキシン（yessotoxin)（図 C.4）であることが明らかにされている．わが国では麻痺性貝毒による食中毒と同様極めて多くの沿岸でこの中毒が発生している．1980（昭和 51）年以来，貝の毒力が 0.05 マウスユニット/g を超えるものの流通販売は認めない規制措置をとって，行政的にもこの中毒の防止をはかっている．

e）神経性貝毒

アメリカのフロリダでは有毒鞭毛藻 *Phycodiscus brevis* による赤潮がしばしば発生して魚類が多量に死ぬことが知られている．この鞭毛藻の毒がカキなどの二枚貝に蓄積して食中毒を起こす．毒素は脂溶性で，毒性も麻痺性貝毒と明らかに異なるので神経性貝毒（neutrotoxic shellfish poison：NSP）と呼ばれる．毒素はブレベトキシン B（brevetoxin B)（図 C.4）で，神経膜の Na イオンの膜透過を増進させ，テトロドトキシンの作用と拮抗する．

f）記憶喪失性貝毒

1987 年カナダ大西洋岸でムラサキイガイの摂食により，下痢，腹痛，嘔吐とともに記憶の喪失や混乱をともなって重症なものは死に至るという奇妙な食中毒が発生した．他に例をみない食中毒なので，記憶喪失性貝毒（amnesic shellfish poison：ASP）と名付けられた．中毒の原因物質はドーモイ酸（domoic acid)（図 C.4）と同定され，赤潮を形成する珪藻（*Nitzchia pungens forma multiseries*）の毒素が食物連鎖によって貝に蓄積するためであることがわかった．他の貝毒が鞭毛藻に起源しているのに対し，この貝毒は珪藻に起源している点で関心がもたれている．

g）その他の魚介毒

食物連鎖によると考えられている沼津産の巻貝バイの食中毒がある．中腸腺に神経毒スルガトキシンおよびネオスルガトキシンを蓄積し，この摂食によって神経系統の中毒を起こす．

ヒメエゾボラ，エゾボラモドキなど肉食性巻貝の唾液腺中にはテトラミンが含まれ，散発的に食中毒を起こしてきた．春先のアワビ中腸腺にはクロロフィルの分解物ピロフェオホルビドが含まれ，光過敏症を引き起こす．高いトリグリセリド含量の深海魚アブラボウズ，ワックスをもつアブラソコムツ，バラムツは多食により下痢を起こすので食品衛生法で販売禁止措置がとられている．ナガズカの卵巣にはリポスチヘリンが含まれ，イシナギなどの大型魚の肝臓には多量のビタミン A が含まれており中毒を起こす．コイの胆のうには 5-α-シプリノール硫酸（5-α-cyprinol sulfate)（図 C.4）が含まれ，その摂食によって中毒を起こす．1993（平成 3）年横浜でオゴノリ摂食による中毒が発生したが，オゴノリがプロスタグランジン E_2 を多量に産生するため，この中毒の原因は血圧低下によるショックと推定された．

3.2　植物性自然毒

a）毒キノコ

わが国には数千種のキノコが存在するが，食用になるのは約 300 種，毒キノコは約 30 種である．

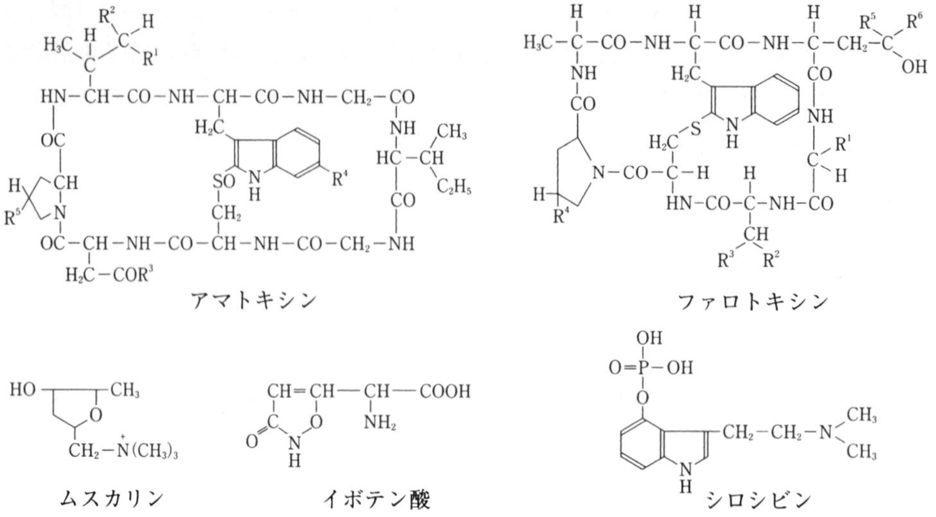

図 C.5　主な毒キノコの成分

誤食による毒キノコ中毒は秋季に限られている．中毒症状はキノコの種類によって異なるが，主なものは激しい下痢を主症状とするツキヨタケなどによるものである．ツキヨタケ，イッポンシメジ，カラハツタケ，ドクベニタケによる胃腸障害型中毒，ドクツルタケ，タマゴテングタケ，シロタマゴテングタケ，シャグマアミガサタケなどによるコレラ様症状型中毒，ベニテングタケ，テングタケ，ドクスギタケなどによる神経障害型中毒，ワライタケ，シビレタケによる脳症型中毒などに分類される．個々のキノコを的確に識別をする知識がないと中毒を防止することはできない．

タマゴテングタケなどには環状ペプチド構造の**アマトキシン**（amatoxin）と**ファロトキシン**（phallotoxin）の**アマニタトキシン群**が含まれる．これらはRNAポリメラーゼを阻害し，コレラ様症状の中毒の原因となる．ベニテングタケなどには**ムスカリン**（muscarine）やイボテン酸（ibotenic acid）が含まれている．前者は副交感神経の興奮による発汗と縮瞳，後者は中枢神経系を乱して軽い幻覚を起こす．**イボテン酸**の作用は神経伝達物質のグルタミン酸およびγ-アミノ酪酸（GABA）と構造が類似しているため，正常な神経作用を乱すものと考えられている．シビレタケに含まれる**シロシビン**（psilocybin）は異常興奮と麻痺を引き起こす．神経伝達物質のセロトニンと構造が似ているためと考えられている（図 C.5）．シロシビンは麻薬に指定されているが，シロシビンを含むキノコ，いわゆるマジックマッシュルーム（幻覚キノコ）は2002（平成14）年に麻薬に指定された．

b）青酸配糖体含有植物

青梅，アーモンド，苦アーモンド，アンズ，オウトウなどには**アミグダリン**（amygdaline），五色豆，キャッサバには**ファゼオルナチン**（phaseolunatin）（別名リナマリン），イネ科植物には**ドーリン**（dhurrin）と呼ばれる青酸配糖体が含まれている．糖部分はいずれもグルコースでβ結合している．配糖体自身は無毒であるが，植物に含まれるβ-グルコシダーゼで分解されると青酸HCNを発生して（図 C.6），青酸中毒を起こす．遊離した青酸は植物を長く煮たり，水洗することによって除去することができる．

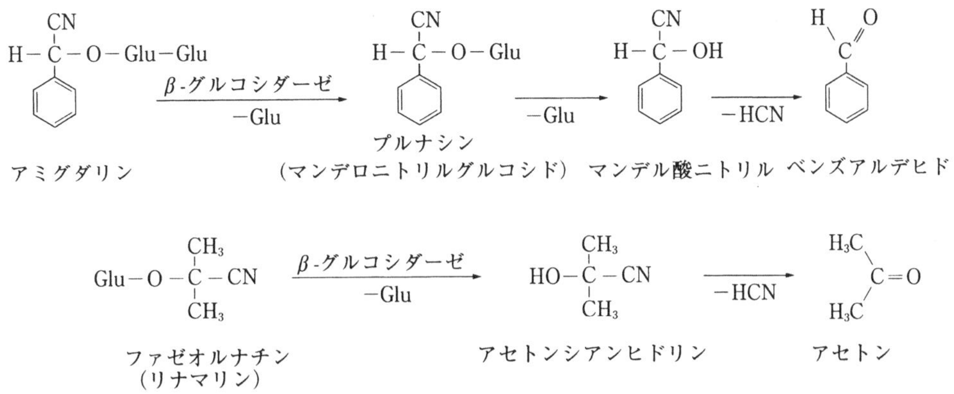

図 C.6　青酸配糖体とその分解による青酸の発生

青酸のヒトに対する致死量は 1 ～30 mg/kg とされている．青酸はヘムタンパクの Fe(III) に結合しやすく，**シトクロム c オキシダーゼ**を阻害し，細胞呼吸阻害の結果，酸素欠乏で死に至る．青酸中毒の救助には，赤血球のメトヘモグロビン化剤である亜硝酸アミルなどの吸入を行って，10 %以下のヘモグロビンをメトヘモグロビンに変換する．メトヘモグロビンは Fe(III) 状態なので青酸を効率よく捕捉できるからである．捕捉された青酸は徐々に放出され，肝臓でチオ硫酸存在下にロダネース（rhodanese）によって低毒性のチオシアン酸 HSCN に変えられて尿中に排泄される．チオ硫酸塩の静注も青酸の解毒のため行われる．ビタミン B_{12} の静注もシアノコバラミンとして青酸を捕捉できるので青酸の解毒に用いられる．

c）ソラニン

ジャガイモには約 0.01 %の**ソラニン**（solanine）および**チャコニン**（chaconine）が含まれるが，発芽し始めると，芽とその周辺部および皮部のソラニン含量が上昇する．ソラニン含量が 0.4 %に達すると中毒を起こす可能性がある．ソラニンは熱に対して安定である．ソラニンおよびチャコニンは配糖体であるが（図 C.7），そのアグリコンの**ソラニジン**（solanidine）の毒性ははるかに低い．ソラニンはコリンエステラーゼ阻害作用，溶血作用をもち，多量の摂取により数時間以内に腹痛，めまい，胃腸障害などの中毒症状を発現する．

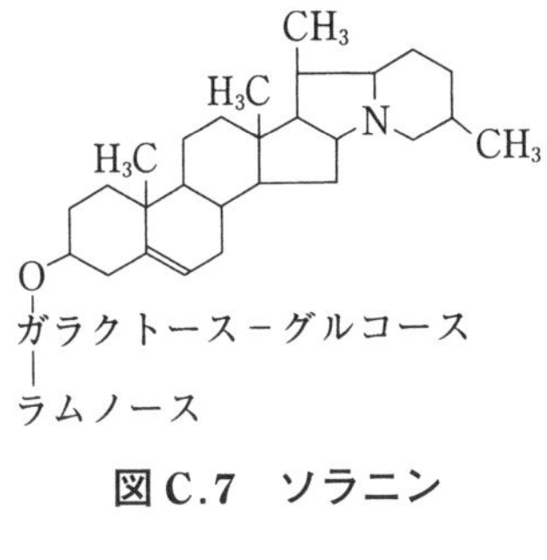

図 C.7　ソラニン

d）その他の植物性自然毒

誤食などによって食中毒を起こす他の植物性自然毒について表C.3に示す.

表C.3　有毒植物とその成分による中毒

有毒植物	主な有毒部位	主な有毒成分	主な中毒症状
毒ゼリ	地下茎	cicutoxin	けいれん
毒ムギ	種実	temuline	けいれん
毒ウツギ	果実	coriamyrtin, tutin	けいれん
ハシリドコロ	根茎	hyoscyamine, atropine	副交感神経遮断
チョウセンアサガオ	種子	hyoscyamine, atropine, scopolamine	副交感神経遮断
シキミ	果実	shikimin, anisatin, hananomin	嘔吐，けいれん
トリカブト	根茎	aconitine	麻痺
ヒガンバナ	鱗茎	lycorine	麻痺
綿実		gossypol	多血症
イチョウ	種子	4-O-methylpyridoxin	けいれん
バイケイソウ	葉	veratramin	嘔吐
ジギタリス		digitoxin	循環障害
アセビ	花（ミツバチ蜜）	grayanotoxin	けいれん
タケニグサ	花（ミツバチ蜜）	protopin	呼吸麻痺
ソラマメ（地中海）	種子	vicine	溶血性貧血

C 4. マイコトキシン

食物にかびが生えると，食物が劣化するだけでなく，その食物を摂食することによって重篤な疾病に陥ることがある．このような中毒症はかびの二次代謝産物によって起こるもので，この物質をかび毒またはマイコトキシン（mycotoxin）と呼び，この中毒をかび中毒症（mycotoxicosis）といっている．マイコトキシンはヒトや動物に対して極微量の μg/kg の投与で急性，慢性の病理的障害をもたらし，あるものは癌を引き起こす．マイコトキシンは**コウジ菌**（*Aspergillus* 属），**青かび**（*Penicillium* 属），**赤かび**（*Fusarium* 属），**麦角菌**（*Claviceps* 属）が主な生産菌属である．1種のかびで数種のマイコトキシンを産生することも，また同じマイコトキシンが数種のかびによって産生されることもある．

わが国ではかびを利用した醸造食品，納豆，かつお節などを摂食する機会が多いが，これら食物の製造に用いられるかびがマイコトキシンを産生した例は少ない．高温多湿な東南アジアや中南米で収穫され保存された穀物やナッツ類を輸入した場合に，しばしばマイコトキシンが検出され，食品衛生上大きな問題になっている．

4.1 コウジ菌（*Aspergillus* 属）（図 C.8）

a）アフラトキシン（aflatoxin）

1960 年イギリスで七面鳥のヒナが多量に中毒死した事件が発生した．この原因は中南米から輸入した飼料用のピーナッツに生えたかび，*Aspergillus flavus* の産生するマイコトキシンであることがわかり，**アフラトキシン**と命名された．すでに十数種ものアフラトキシンの構造が明らかにされている．アフラトキシンは紫外線を照射すると B 群と M 群は青色の，G 群と GM 群は緑色の蛍光を発する．アフラトキシンはアルカリには不安定であるが，熱に対しては安定である．アフラトキシン B_1 は極めて強い肝毒性を示し，微量を繰り返し摂取することによって肝癌が発生する．B_1 は現在知られている発癌物質のなかで最強のものであり，世界数か所の疫学調査の結果，ヒトの肝癌発生に深い係わりがあることも示されている．G_1 も強い肝発癌性をもつ．B_1 や G_1 によって汚染された飼料を摂取した動物の乳にはそれぞれの代謝物 M_1，GM_1 が排泄されるが，これらも母化合物と同様な強い肝発癌性を示す．これらアフラトキシン類は直接的に DNA を傷害するわけではないが，体内で代謝されることによって bifuranoid 環にエポキシドを生じて究極発癌物質となり，DNA を傷害することが示されている．

現在のところ，国内におけるアフラトキシンの汚染は特に心配するほど進行はしていないようであるが，輸入品に汚染が検出されており，防疫の強化が強く望まれている．特に輸入ピーナッツ類は入港時に全例検査することが要求されており，アフラトキシン B_1 の食品中の暫定規制値を 10 ppb 以下と定め，これ以上含むピーナッツおよびナッツ製品は輸入できないことになっている．

b）ステリグマトシスチン（sterigmatocystin）

ステリグマトシスチンは数種の *Aspergillus* 属のかびによって産生されるが，代表株は *Aspergillus versicolor* である．産生株が多種にわたっているため，これによる国内での穀物の汚染の可能性は，アフラトキシンによる汚染の可能性よりも高いと考えられている．ステリグマトシスチンはアフラトキシンと同様に肝発癌性を示すが，発癌性はアフラトキシンより弱い．発癌機構はアフラトキシンと同様に bifuranoid 環が代謝活性化を受けるためと考えられている．

c）オクラトキシン（ochratoxin）

Aspergillus ochraceus から**オクラトキシン A** というマイコトキシンが産生される．肝細胞に脂肪浸潤を起こし，腎組織に強い障害をもたらす．バルカン諸国の流行性腎炎の原因と考えられている．このかびは土壌などに繁殖するが，収穫期が多湿のときには米穀類にも繁殖する．

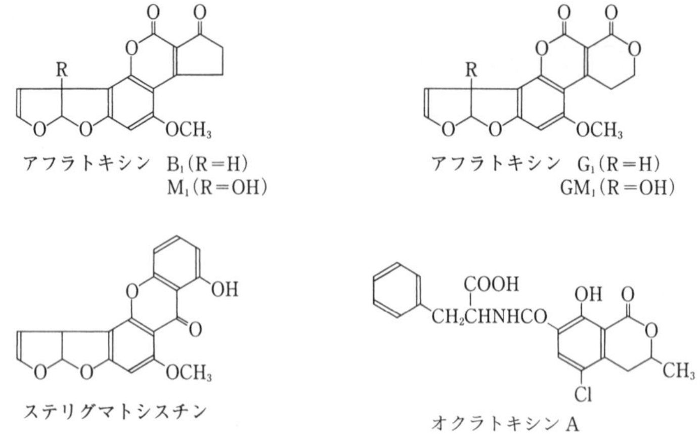

図 C.8　コウジ菌の産出するマイコトキシン

4.2　青かび（*Penicillium* 属）（図 C.9）

a）ルテオスカイリン（luteoskyrin），シクロクロロチン（cyclochlorotine），イスランジトキシン　(islanditoxin)

第二次世界大戦後のわが国において多くの米が輸入されたが，エジプト産の輸入米が黄色に汚染されて，イスランジア黄変米と呼ばれ，かびによる汚染が疑われた．原因かびとして *Penicillium islandicum* が分離され，それが産生するマイコトキシンとして**ルテオスカイリン**，**シクロクロロチン**，**イスランジトキシン**が単離された．いずれも肝障害，肝癌を引き起こす．戦後わが国で多発した肝障害はこれらマイコトキシンによるところが大きいと推定された．

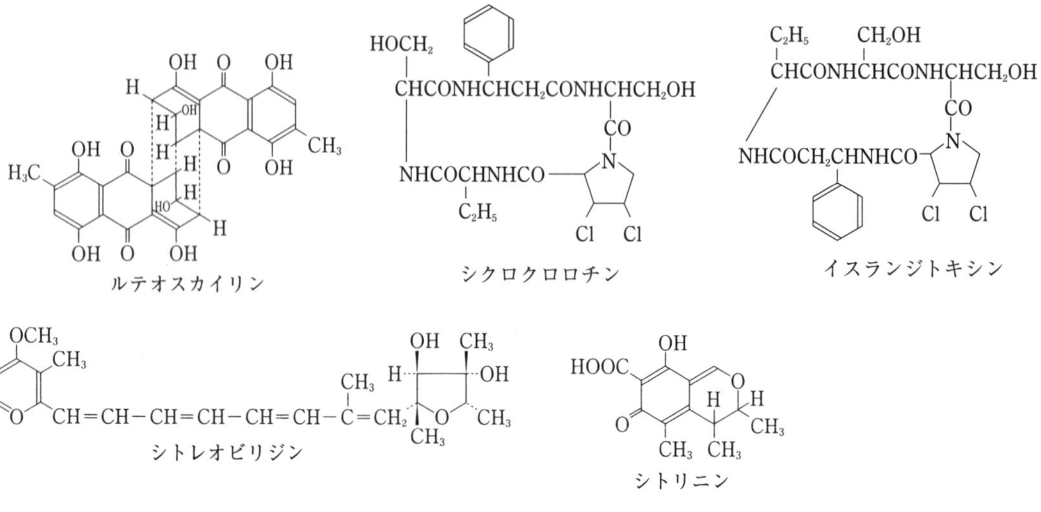

図 C.9　青かびの産生するマイコトキシン

b）シトレオビリジン（citreoviridin）

台湾産の黄変米（トキシカリウム黄変米）から分離された *Penicillium citreoviride* が産生するマイコトキシンである．動物に対して強い神経毒性を示し，後肢の麻痺から全身麻痺を経て呼吸困難となる．江戸時代の“江戸病み”と呼ばれた衝心脚気の病因は，このマイコトキシンによるのではないかと推測されている．

c）シトリニン（citrinin）

タイの黄変米（シトリナム黄変米）から分離された *Penicillium citrinum* が産生するマイコトキシンである．比較的速効性の腎障害を起こす．

4.3　赤かび（*Fusarium* 属）（図 C.10）

a）トリコテセン（trichotecene）系マイコトキシン

かつてウクライナではライムギ，コムギなどの摂食による ATA 症（alimentary toxic aleukia，食中毒性無白血球症）が起こった．その原因は赤かび（*Fusarium* 属）の寄生によることが明らかにされた．麦に多く寄生する *Fusarium nivale* から**ニバレノール**が分離され，これに汚染された麦を摂取した家畜に腸管の充血肥大，肝，ひ臓の肥大など放射線障害に類似した障害が現れた．アメリカではウシの

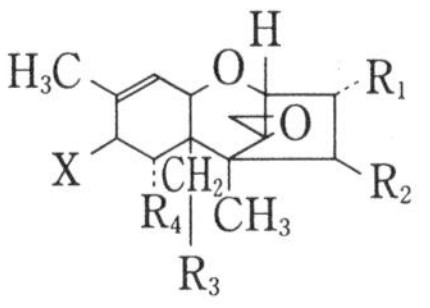

トリコテセン

	R_1	R_2	R_3	R_4	X
T 2－トキシン	OH	OAc	OAc	H	$(CH_3)_2CHCH_2COO$, H
ニバレノール	OH	OH	OH	OH	O
フザレノン X	OH	OH	OAc	OH	O

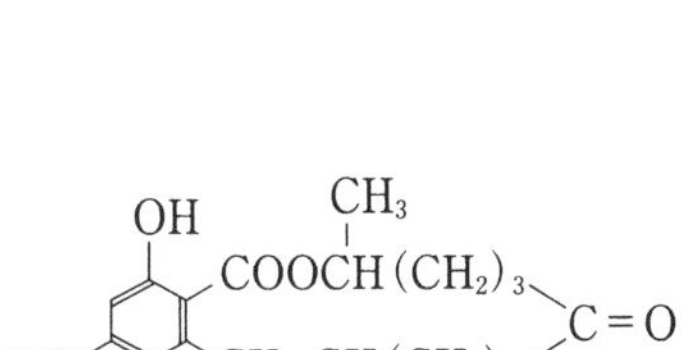

ゼアラレノン

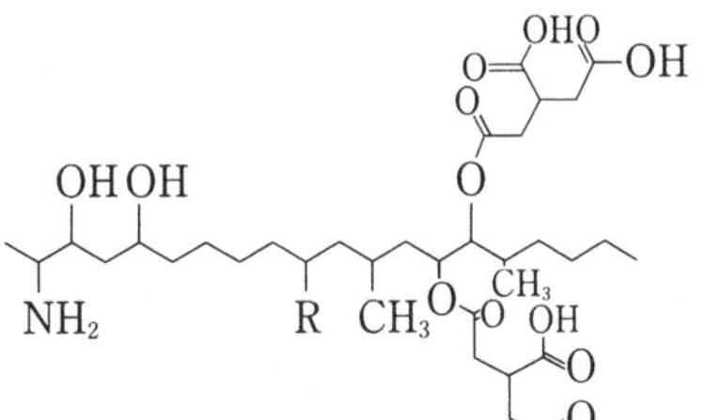

フモニシンB_1　R＝OH
B_2　R＝H

図 C.10　赤かびの産生するマイコトキシン

牧草から *Fusarium tricinctum* が分離され，**T2-トキシン**が単離された．また *Fusarium nivale* から**フザレノン X**（fusarenon X）が単離された．これらは分子内にエポキシ環を有しており，**トリコテセン**（trichothecene）系マイコトキシンとも呼ばれ，免疫力の低下をきたし，白血病の原因物質ではないかとも疑われている．

b）ゼアラレノン（zearalenone）

Fusarium graminearum が産生するゼアラレノンと呼ばれるマイコトキシンも単離されたが，これは子宮肥大，陰部肥大，不妊症などの原因になる．

c）フモニシン（fumonisin）

最近 *Fusarium moniliforme* の産生するフモニシンが話題になっている．アフリカではこのかびはトウモロコシに寄生し，産生するフモニシンは発癌のプロモータ作用があるという．南アフリカでは汚染トウモロコシを採取している人々に食道癌が多いとの報告がある．

4.4　麦角菌（*Claviceps* 属）（図 C.11）

ライムギを主食とするヨーロッパでは 9 世紀頃から寄生麦角菌による中毒がしばしば発生して死者を出しているが，“聖アンソニーの火（地獄の火）”などと呼ばれて恐れていた．収穫期に多湿な天候になるとライムギに麦角菌（*Claviceps purpurea*）が繁殖し，**麦角アルカロイド**（ergot alkaloids）が産生される．主な毒はエルゴタミン（ergotamine），エルゴクリスチン（ergocristine），エルゴクリプチン（ergocryptine），エルゴコルニン（ergocornine），エルゴメトリン（ergometrine）の 5 種である．構造はいずれもリゼルグ酸の誘導体である．麦角アルカロイドの含有率が 0.2 %に達すると中毒が発生し，中毒症状は舞踏病様状態と神経錯乱が発現して痴呆となる．ヨーロッパでは許容量が決められている．

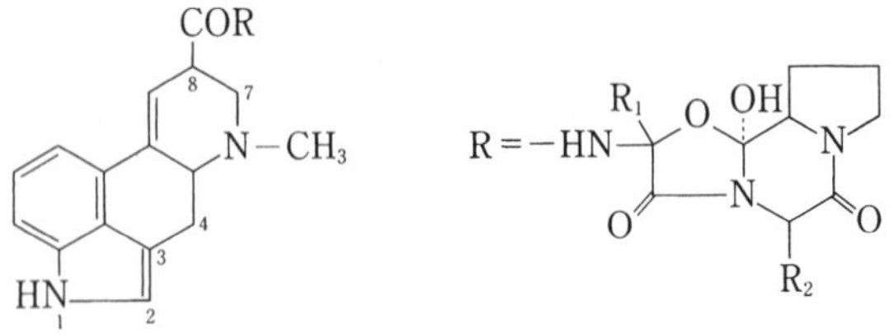

リゼルグ酸（R=OH）

	R_1	R_2
エルゴタミン	CH_3	$CH_2C_6H_5$
エルゴクリスチン	$CH(CH_3)_2$	$CH_2C_6H_5$
エルゴクリプチン	$CH(CH_3)_2$	$CH_2CH(CH_3)_2$
エルゴコルニン	$CH(CH_3)_2$	$CH(CH_3)_2$
エルゴメトリン	$R=-HN-CH(CH_3)-CH_2OH$	

図 C.11　麦角アルカロイド

4.5 その他

その他の主なマイコトキシンを表C.4に示す.

表C.4　その他のマイコトキシン

マイコトキシン	産生かび	かびの寄生	毒　性
rubratoxin	*P. rubrum*	麦，トウモロコシ	肝障害
cyclopiazonic acid	*P. cyclopium*	穀物	神経障害
rugulosin	*P. rugulosam*	米	肝障害
patulin	*P. patulum*	穀物，リンゴ	神経障害
martoryzine	*A. flavus*		神経障害
kojic acid	*A. flavus*		けいれん

C 5. 食物中の発癌物質

発癌には多くの環境因子が関与しているが，なかでも食物が大きな関与をしていることが疫学調査の結果から示唆されている（図C.12）. 食物中には発癌物質として**発癌イニシエーター**と**発癌プロモーター**が存在する. 発癌イニシエーターは，直接的または生体内において代謝活性化を受けたのちにDNAに作用して細胞の癌化を引き起こすものであり，発癌プロモーターはそれ自身に発癌性はないが，発癌イニシエーターによって潜在細胞となった細胞にはたらいて癌細胞に変化させる物質である. 食物に関係する発癌プロモーターの例として食塩，脂肪，胆汁酸塩などがある. 食物に含まれる発癌イニシエーターはマイコトキシン（C.4参照）のほかに，植物性食品に含まれるもの，発癌性のないものを食べ合わせることによって体内で発癌物質が生成するもの，加熱調理によって生成するものがある.

発癌物質のスクリーニングは，実験動物を用いる**発癌性**（carcinogenicity）の試験と微生物を用い

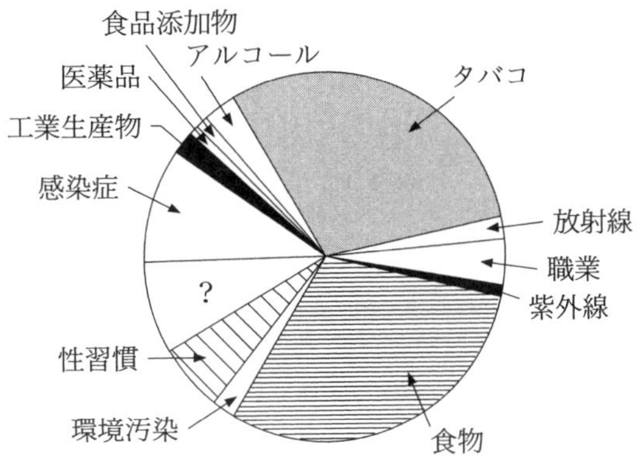

図C.12　ヒトの癌の原因となる因子

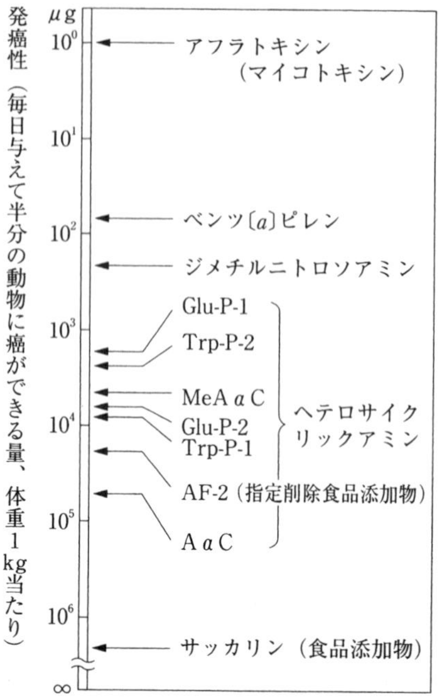

図 C.13　発癌物質の発癌性の強さ

る**変異原性**（mutagenicity）の試験が行われる．変異原試験は哺乳動物の肝代謝酵素を添加して行う．発癌性と変異原性は 70 %の相関があるといわれ，通常，簡便な変異原性試験を行って，陽性であったものについて，発癌性試験を行って確認することが多い．

発癌物質のスクリーニング技術の進歩によって，食物中に非常に多くの発癌物質が存在することが明らかにされ，発癌物質を含まない食物はないといってよいほどである．しかし，図 C.13 に示すように，物質によって発癌性の強さには極めて大きな差があり，食物中の発癌物質を論じるにあたっては発癌性の強さと摂取量を考慮することが重要である．最も強力なアフラトキシンはほぼ確実にヒトの癌と関わりがあるとされているが，他の発癌物質が具体的にどの程度ヒトの癌に係わっているかは今後の検討を待たねばならない．これらの発癌物質は現在のところ，ヒトの発癌の可能性が高いものと評価すべきであろう．

5.1　植物性食品に含まれる発癌物質

食用とされる植物性の食物のなかには発癌物質が含まれている場合がある．

a）サイカシン

南太平洋諸島の住民の非常食とされていたソテツの実のデンプン質には，アゾキシメタノールの β-グルコシドである**サイカシン**（cycasin）が含まれている．これは腸内の β-グルコシダーゼで加水分解されて強力な発癌性をもつメチルアゾキシメタノールを放出するので，住民の肝や神経組織の癌の原因になっていたであろうと推測されている（図 C.14）．メチルアゾキシメタノールは非酵素的に

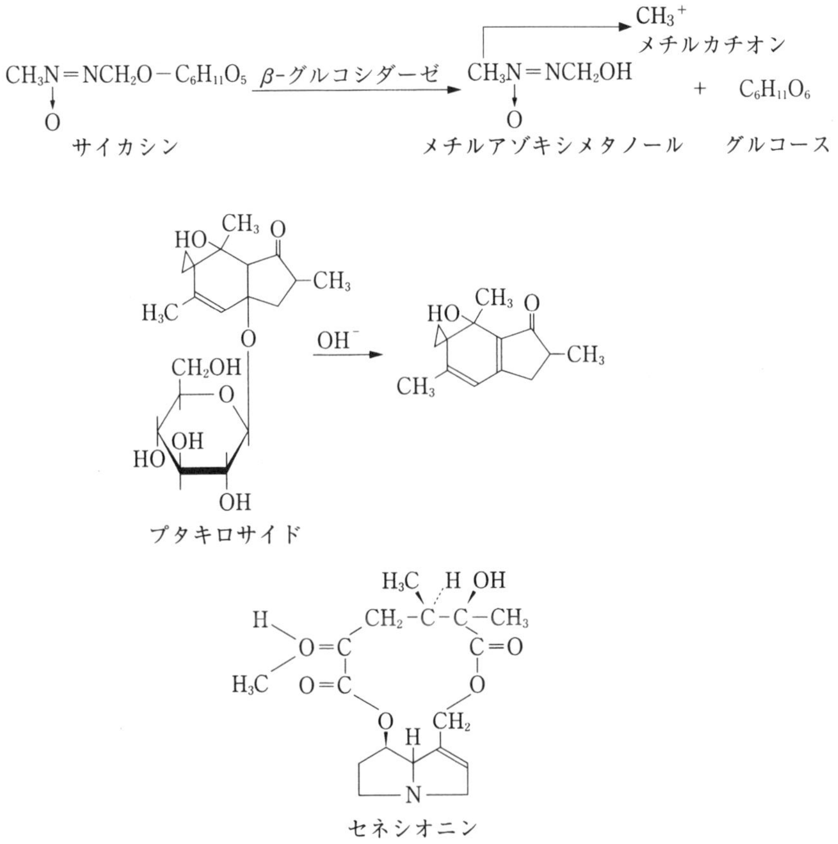

図 C.14　植物に含まれる発癌物質

メチルカチオンを生成して DNA に傷害を与える．

b）プタキロサイド

スコットランドおよび英国北部で，ワラビが異常に繁殖する地域の食肉牛に消化器系の腫瘍が発生することがみいだされ，それ以来ワラビの発癌性が注目されていた．ワラビは，日本をはじめ北米やニュージーランドでは食用に供されている植物である．ワラビの発癌性本体の構造はわが国の研究者によって明らかにされ，**プタキロサイド**（ptaquiloside）と命名された．この発癌物質は水に溶けやすく，ワラビをあく抜きすることによって除去される．この物質は配糖体であるが，糖部分がはずれると強力なアルキル化剤となり，代謝活性化を必要とせずに DNA のプリン塩基のアルキル化を引き起こす（図 C.14）．

c）ピロリチジンアルカロイド

キク科やマメ科の植物を飼料としている家畜に肝毒性が現れたことから，その成分であるピロリチジンアルカロイドが注目された．多くのピロリチジンアルカロイド（pyrrolizidine alkaloids）が報告されているが，いくつかのものには動物実験において発癌性があることが証明されている．ピロリチジンアルカロイドの1種であるセネシオニンを含むフキやコンフリーなどが発癌性があるのではないかと問題視されている（図C.14）.

5.2　食べ合わせによる発癌物質の生成

硝酸塩は直接的に人畜に害を及ぼすことは少ないが，ヒトの硝酸塩の摂取量と胃癌による死亡率に正の相関があるという疫学分析結果がある．日本人は西欧人に比べて硝酸塩の摂取量が極めて高く，胃癌による死亡率も高いことが示されている（図C.15）．硝酸塩は食肉の発色剤として食品添加物に指定され，いくらやすじこなどの赤色を固定するために使われるが，それによる摂取量はごくわずかであり，大部分の硝酸塩は野菜から摂取されている．

硝酸塩自身は化学的に活性ではないが，経口的に摂取された硝酸塩は口腔内の細菌によって還元されて亜硝酸塩になり（式1），亜硝酸塩が胃に達するとその酸性条件により遊離の亜硝酸になり（式2），さらに脱水して化学的に活性な窒素酸化物 $\mathbf{N_2O_3}$ になる（式3）．化学反応性に富んだ N_2O_3 は種々の食物成分と化学反応を起こし，変異・発癌物質を生成する．

$$NO_3^- \longrightarrow NO_2^- \qquad (1)$$

$$NO_2^- + H^+ \longrightarrow HNO_2 \qquad (2)$$

$$2HNO_2 \longrightarrow N_2O_3 + H_2O \qquad (3)$$

硝酸塩を摂取することによって変異・発癌物質を生成する代表的な食品成分に2級アミンがある．2級アミンの**ジメチルアミン**は海産魚類や魚卵に多く，また魚介類に多量含まれるトリメチルアミンオキシドから加熱調理によって生成する．胃内に生じた N_2O_3 は，容易に胃内の酸性条件下pH 3～4でジメチルアミンと反応して，変異・発癌性を有する**ジメチルニトロソアミン**（dimethylnitrosamine）

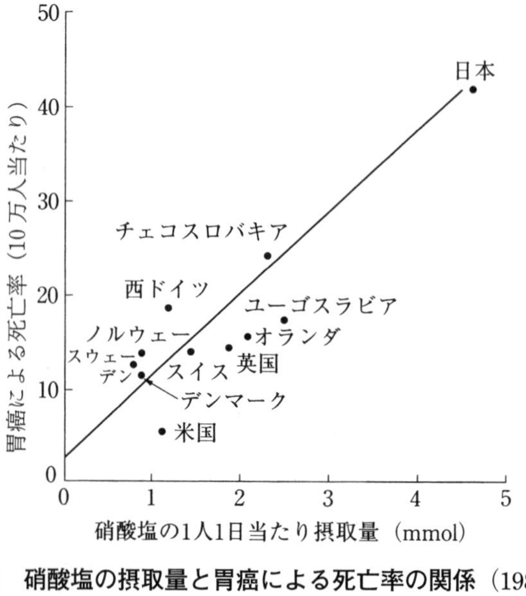

図C.15　硝酸塩の摂取量と胃癌による死亡率の関係（1982年）
（谷村顕雄（1983）食品衛生研究　**33**，1105）

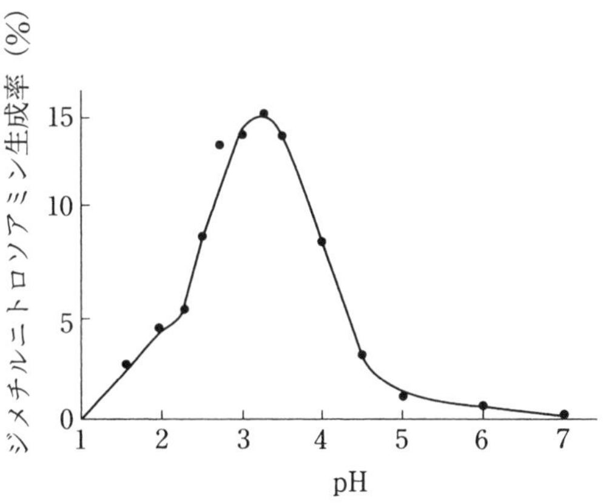

図 C.16　ジメチルアミンと亜硝酸の反応によるニトロソ化反応の pH 依存性
（0.02 mol/L ジメチルアミン，0.1 mol/L $NaNO_2$，25°，3 時間）
（Mirvish（1970）*J. Nat. Cancer Inst*. **44**，633）

を生成する（式 4）（図 C.16）．食物中の他の 2 級アミンも同様に変異・発癌性をもつ**ジアルキルニトロソアミン**（dialkylnitrosamine）を生じる．このように，硝酸塩と 2 級アミンの食べ合わせにより体内に変異・発癌性のニトロソアミンが生成することは，動物実験において，亜硝酸塩と 2 級アミンを同時に経口投与すると，癌が誘発されることからも示されている．ニトロソアミンは食品中にも少量ではあるが存在しており，食物成分の食べ合わせによって生体内で容易に生成することのほうが問題であると考えられている．現在のところ，外部から摂取されるニトロソアミンの量の 100 倍以上の量が生体内で食べ合わせによって生成されていると考えられている．

$$RR'NH + N_2O_3 \longrightarrow RR'N-N=O + HNO_2 \qquad (4)$$

ジアルキルニトロソアミンはそれ自身安定な分子であるが，肝をはじめ各種臓器の P450 で活性化され，各種臓器に癌を誘発する．P450 活性が最も高い肝が主要な標的臓器となる．ジアルキルニトロソアミンからの活性本体の生成は，P450 による N の α 位炭素への水酸基導入により開始され，非酵素的に水酸基が導入された炭素が脱離し，モノアルキルニトロソアミンになり，反応性の高いアルキルカチオンを生じて DNA を修飾するとされている．

試験管内の実験では，2 級アミン以外にも亜硝酸と反応して DNA を傷害する成分をつくる食物成分があることが知られている．醤油のカルボリン誘導体，白菜のインドール誘導体も *N*-ニトロソ体をつくり，代謝活性化を受けることなく DNA に傷害を起こす．食品添加物ソルビン酸はニトロ体，醤油のチラミン，燻煙中のフェノールはジアゾ体をつくり，直接的に DNA の傷害を引き起こす．サンマ開き，そら豆，野菜ピクルス，醤油，炊いた米など，多くの食品が亜硝酸処理によって直接的な変異原を生成するという．これらの食物成分も硝酸塩との食べ合わせによる発癌の要因と考えられている．

また，ニトロソアミン生成を阻害または促進する食物成分も明らかにされている．代表的な阻害成分はアスコルビン酸である．**アスコルビン酸**は N_2O_3 を NO に還元するため，ニトロソアミンの生成

表 C.5　野菜の硝酸塩濃度（g/100 g）（五訂日本食品標準成分表）

0または痕跡		0.1	0.2	0.3	0.4	0.5	0.6以上
アーティチョーク	黄にら	かぶ（根）	エンダイブ	おおさかしろな	葉だいこん	おかひじき	たいさい
あさつき	にんじん	そうめんかぼちゃ	きょうな	からしな	葉にんじん	こまつな	タアサイ
あしたば	にんにく	キャベツ	ケール	キンサイ	葉とうがらし	チンゲンサイ	干しずいき
アスパラガス	茎にんにく	クレソン	すぐきな	さんとうさい	のざわな	ひのな	切り干しだいこん
さやいんげん	葉ねぎ	コールラビ	だいこん葉	しゅんぎく	パクチョイ		
うど	のびる	ごぼう	たかな	つまみな	バジル		
えだまめ	はやとうり	しそ	つるな	つるむらさき	ロケットサラダ		
トウミョウ	ピーマン	しょうが	ふき	ながさきはくさい			
さやえんどう	赤ピーマン	ズッキーニ	ほうれんそう	にら			
オクラ	黄ピーマン	かいわれだいこん	モロヘイヤ	ビート			
かぶ（葉）	トマピー	だいこん	ようさい	ひろしまな			
西洋かぼちゃ	ふきのとう	なずな	ルバーブ	糸みつば			
きゅうり	ふじまめ	なばな(洋種)	リーフレタス				
ぎょうじゃにんにく	ブロッコリー	根深ねぎ	サニーレタス				
こごみ	へちま	はくさい					
じゅうろくささげ	ホースラディッシュ	ふだんそう					
ずいき	まこも	みずかけな					
せり	切りみつば	みょうがたけ					
ぜんまい	根みつば	レタス					
たまねぎ	めキャベツ	コスレタス					
たらのめ	めたで	わさび					
チコリー	もやし						
つわぶき	ゆりね						
スイートコーン	よめな						
トマト	よもぎ						
ミニトマト	らっかせい						
トレビス	エシャロット						
とんぶり	リーキ						
なす	れんこん						
なばな(和種)	わけぎ						
にがうり	わらび						
花にら							

を阻害する．高度不飽和脂肪酸やタンパク質も阻害する．だ液中のチオシアン酸や塩化物イオン，臭化物イオン，アルコールなどの有機溶剤はニトロソアミンの生成を促進する．ポリフェノール類およびこれらを含む野菜のジュースは，条件によって促進したり阻害したりして，さまざまな複雑な反応をする．しかし，これらの食物成分が食物摂取におけるニトロソアミン生成にどのように関与しているのかはわかっていない．野菜には硝酸塩とともにアスコルビン酸も存在するが，硝酸塩の量がアスコルビン酸の量よりもはるかに多い場合もあり，ニトロソアミン生成を阻害するには至らない．

日本人の硝酸塩摂取量が多いのは，国内で栽培されている野菜の硝酸含量が高いうえに，硝酸塩含量の高い野菜を好んで食することにあるらしい．WHO では硝酸塩の 1 日許容摂取量は 3.7 mg/kg としているが，わが国ではこの許容量を超える量が摂取されている．五訂日本食品標準成分表によると，表 C.5 に示すように，多くの野菜に多量の硝酸塩が含まれており，100 g 中 0.6 g を超えるものもある．諸外国では硝酸塩の上限値を設定しているところもあるが，わが国では野菜の硝酸塩含量の上限は設定していない．わが国の野菜硝酸塩の低減が求められているが，その対策は進んでいない．

5.3　加熱による発癌物質の生成

a）多環芳香族炭化水素

物質の不完全燃焼や熱合成によって多環芳香族炭化水素（polycyclic aromatic hydrocarbons：PAH）が生成し，環境中にはおよそ100種ものPAHが確認されている．その中で**ベンゾ[*a*]ピレン**，**ベンゾ[*a*]アントラセン**，**クリセン**など約20種のものに発癌性が認められている．なかでもベンゾ[*a*]ピレン（benzo[*a*]pyrene）は発癌性が最も強く，煙草の煙に含まれていることから肺癌の発生に密接な関係があるとされている．食品では，ベンゾ[*a*]ピレンは焼いた肉やくん製品の含量が高く，かつお節（3～110 μg/kg）の含量が最も高いが，癌との関連は明らかではない．

多環芳香族炭化水素は空気中で二酸化窒素と反応してニトロピレンなどのニトロ芳香族炭化水素を生成し，これらは大気中やディーゼル車の排出粉塵に検出されている．食物ではたれをつけて焼いた焼き鳥などに存在することがわかっている（図C.17）．

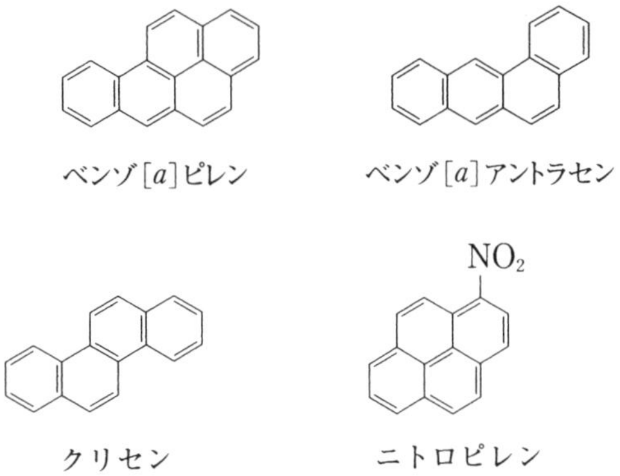

図C.17　発癌性多環芳香族炭化水素

b）ヘテロサイクリックアミン

肉や魚を焼いて調理をすることによって変異原性の強い化合物が生成することが明らかにされている．これら化合物は表C.6に示すようにおよそ20種類にのぼる．これらはアミノ酸単独で加熱した場合生じるTrp-P-1，Trp-P-2（トリプトファン），Glu-P-1，Glu-P-2（グルタミン酸），Lys-P-1，Lys-P-2（リジン）などのほかに，アミノ酸/糖/クレアチニンの混合物を加熱した場合に生じるイミダゾキノリン系のIQ，MeIQ，イミダゾキノキザリン系のIQx，MeIQxおよびPhIPなどである．後者の系統はアミノ酸と糖のメイラード反応生成物にクレアチニンが付加したものと推定されている．構造的には，大部分のものが3環以上の複素環で環外にアミノ基をもっているので，ヘテロサイクリックアミン（heterocyclic amines）と呼ばれる．これらヘテロサイクリックアミンの変異原性はすべてサルモネラのフレームシフト型のTA98株に対して強く，塩基置換型のTA100株に対しては比較的弱い．これらの物質のほとんどがマウスなどの実験動物を用いた発癌性試験で陽性であることが証

表 C.6　ヘテロサイクリックアミン

構　造	略称または化合物	加熱材料	構　造	略称または化合物	加熱材料
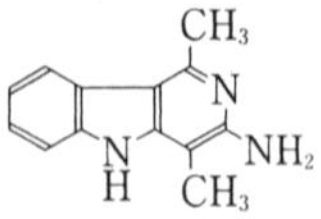	Trp-P-1	DL-トリプトファン	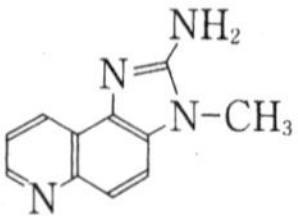	IQ	丸干しイワシ
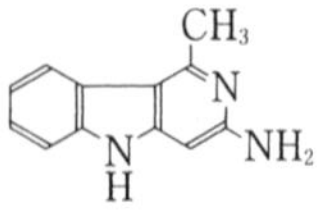	Trp-P-2	DL-トリプトファン	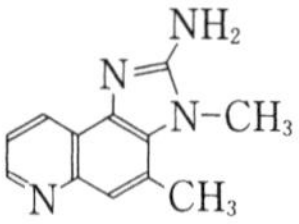	MeIQ	丸干しイワシ
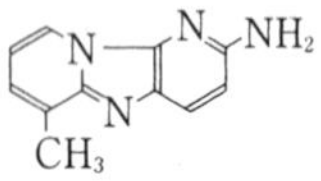	Glu-P-1	L-グルタミン酸	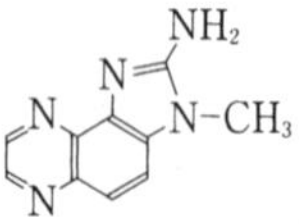	IQx	揚げソーセージ
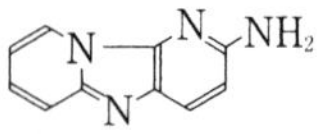	Glu-P-2	L-グルタミン酸	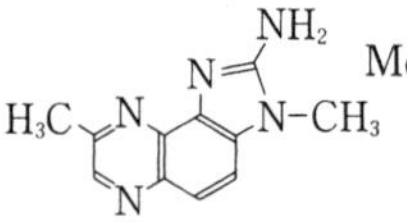	MeIQx	牛肉，魚肉
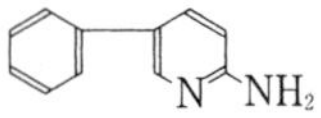	Phe-P-1	L-フェニルアラニン	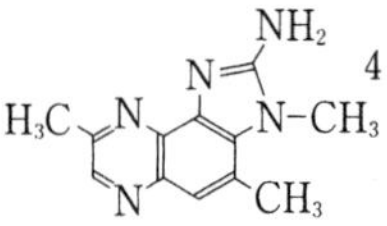	4,8-DiMeIQx	焼牛肉など
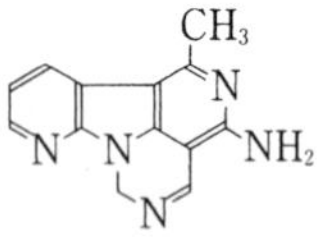	Orn-P-1	L-オルニチン	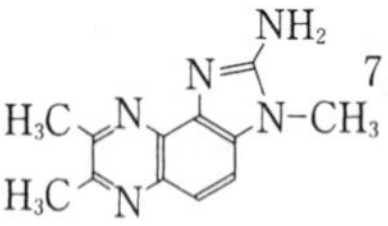	7,8-DiMeIQx	クレアチニン，グルコースおよびグリシンの混合物
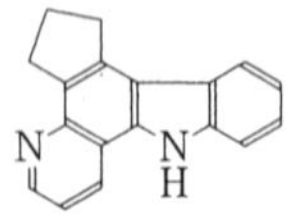	Lys-P-1	L-リジン	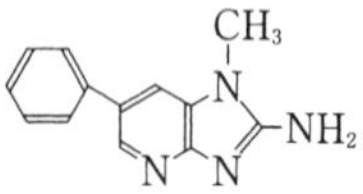	PhIP	焼牛肉，揚げソーセージ
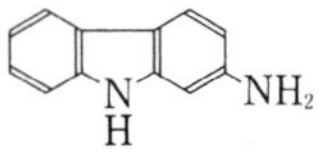	AαC	大豆グロブリン		DMIP	揚げソーセージ
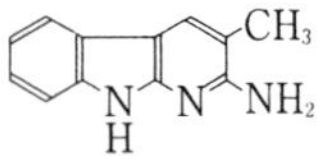	MeAαC	大豆グロブリン		TMIP	揚げソーセージ
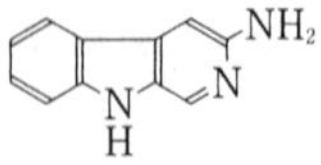	3-アミノノルハルマン	カゼイン	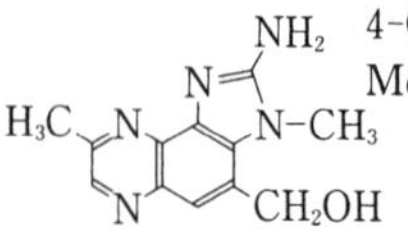	4-CH_2OH-8-MeIQx	牛肉エキス
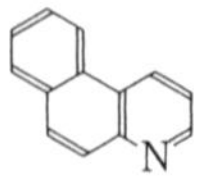	ベンゾ[*f*]-キノリン	大豆かす	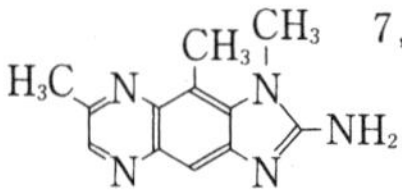	7,9-DIMelgQx	牛肉エキス
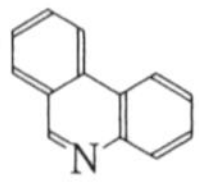	フェナントリジン	大豆かす			

明されている．いずれも体内に吸収されたのち代謝活性化を受けて$-NH^{+}$体となってDNAと付加物をつくって修飾する．

ヘテロサイクリックアミンのうち，加熱調理した肉や魚に最も多く存在するのは，変異原活性的には**MeIQx**であり，量的には**PhIP**である．いずれのヘテロサイクリックアミンとも発癌性の強さはアフラトキシンの$1/10^4$以下であり，単独ではヒトの癌の要因になっている可能性は低い．しかし，極めて多種のヘテロサイクリックアミンが存在すること，相乗効果がある可能性があることなど，その危険性の評価は今後の検討を待たねばならない．

これら変異原は肉や魚を焼いて調理するときに生成するが，その生成は加熱温度や加熱時間によって左右される．焼くことによる水分のロスが生成の原因の一つと考えられ，焦げ目ができるほどに強く焼いた肉や魚の肉質に生成する．水分のロスを伴わない調理，すなわち，煮る，ゆでる，蒸すなどの調理では生成しない．焼肉や焼魚では，糖/アミノ酸/クレアチニンが反応するために変異原が生成するが，これら成分のバランスをコントロールすることによって変異原生成を低減することができる．アミノ酸やクレアチニンは増量すれば変異原の生成も増大するが，糖は増量すれば変異原を低減することができる．ハンバーグの調理で，挽肉に多量のタマネギを加えると，糖を増量し，変異原を低減するのに効果的である．

ヘテロサイクリックアミンは化学的に次亜塩素酸，過酸化水素/ペルオキシダーゼによって不活化され，一部のものは亜硝酸処理でも不活化される．食物繊維にも強く吸着することがわかっている．さらに変異原性試験においてはヘミンや脂肪酸などによって阻害されること，発癌性試験においては抗酸化性物質によって阻害されることなど，変異原性を弱める食物成分の存在も明らかにされつつある．

C 6. 環境汚染物質による食品汚染

わが国の化学物質による食中毒の歴史を振り返ってみると，戦後の食糧事情が乏しく，食品衛生に関する知識も乏しかった時期に散発した食中毒を経て，1955（昭和30）年以降に大きな食中毒が発生した（表C.7）．大きな食中毒は，加工食品の登場，公害の顕現化，健康食品の登場によるものであった．これらのうち，**即席めん中毒**，**クロレラ中毒**は加工，健康食品の変質によるものであった（本章B 8参照）が，食品添加物が不純のため起こった**ヒ素ミルク事件**，工場廃液による**メチル水銀**（CH_3Hg^+）**中毒事件**，**カドミウム汚染**，**ポリ塩化ビフェニル（PCB）の混入事件**は，食品に含まれてはならない化学物質が食品を汚染したために起こった食中毒であった．

工業薬品として使用されたPCB，農薬として使用されたDDTなどの有機塩素系農薬は，中毒事件や環境汚染の顕現化のため，化審法によって製造が中止されたが，今なお環境に留まり汚染している．また，非意図的に生成するダイオキシン類による環境汚染も問題になっている．これらは環境に残留し，残留性有機汚染物質（POPs）として，食品に移行し汚染していることが懸念されている．CH_3Hg^+による魚介類汚染も過去の中毒事件に留まらず，今日的な食品汚染の原因として問題視されている．これら化学物質による食品汚染の実態は第5章Aに，毒性については第4章Cに述べられる．

表C.7　代表的な化学物質による食中毒事例（1955～1995）

発生時期		内　容	原因物質
1955年	6～	調製粉乳ヒ素中毒（中国，12,000名，死者128名）	As
56	5～	水俣メチル水銀中毒（111名，死者42名）	CH_3Hg^+
61	9	即席めん中毒（神戸，15名）	変敗油脂
63		イタイイタイ病研究班発足	Cd
64	7	即席めん中毒（関西，69名）	変敗油脂
65	5	阿賀野川水銀中毒（32名，死者5名）	CH_3Hg^+
68	6	カネミ油症（10,000名以上，死者51名）	PCB
77	4	クロレラ錠－光過敏症（23名）	フェオフォルビド

表C.8　食品におけるPCBの暫定的規制値

魚介類	
遠洋沖合魚介類（可食部）	0.5 ppm
内海内湾（内水面を含む）魚介類（可食部）	3.0 〃
牛　乳（全乳中）	0.1 〃
乳製品（全量中）	1.0 〃
育児用粉乳（全量中）	0.2 ppm
肉　類（全量中）	0.5 〃
卵　類（全量中）	0.2 〃
容器包装	5.0 〃

PCBの食品汚染は魚介類が最も大きく，厚生労働省ではPCBの暫定1日摂取許容量を5 μg/kg/dayと評価し，これに基づいて，食品中の暫定的規制値を表C.8のように定めている．

ダイオキシン類についての東京都の調査によると，ヒトのダイオキシン類摂取量は食物86％，大気3％，水と土壌1％未満となっており，食物経由が圧倒的に多い．国の調査によると，1997～2001年の食餌経由のダイオキシン類摂取量は0.67～3.56 pg TEQ/kg・dayでTDIを下回っているという．食事経由の内訳は，魚介類経由が82％と圧倒的に多く，次いで肉・卵経由の9.2％，乳・乳製品4.2％となっている．油ののった魚ほどダイオキシン汚染が高いという．

トリフェニルスズ化合物およびトリブチルスズ化合物は船底や漁網への甲殻類の付着を防止するための防汚塗料として使用されてきた．しかし，これらの物質による貝類の成長不良，奇形の出現などが問題となり，生態系の汚染と食物連鎖による食物汚染が懸念されるようになった．1989（平成元）年度の調査によると，瀬戸内海や東京湾でこれらの物質は食物連鎖により魚介類から鳥へと進んでいることが示されている．

水銀は食物連鎖により魚介類に生物濃縮されるので，特に魚介類にその含量が高く，魚介類には水銀の暫定的規制値が設けられている（表C.9）．しかし，魚介類のうちマグロ，カツオなどは自然の状態でも水銀を蓄積する性質があるためこの規制を除外している．これらの魚は総水銀を0.5～1.0 ppm程度含有し，そのうちメチル水銀が50％以上を占めることがある．水銀含量の高い魚はセレン含量も高く，こうした魚を食しても水銀中毒を発生しないことから，セレンが水銀中毒の発症を防止する作用があると考えられている．近年，成人に比べて胎児はメチル水銀による影響を5～10倍も強く受けやすいことが判明し，胎児を保護するため2003年WHO/FAOでは妊婦の耐容摂取量を低く設定した．人為的汚染あるいは自然界のメチル水銀による魚介類のメチル水銀の汚染は今なお大きな食品衛生上の問題である．

表 C.9　魚介類中の水銀の暫定基準（1973 年）

総　水　銀	0.4 ppm（水銀として）
メチル水銀	0.3 ppm（　〃　）

マグロ類（マグロ，カジキおよびカツオ）および内水面水域の河川産の魚介類（湖沼産の魚介類は含まない）ならびに深海性魚介類（メヌケ類，キンメダイ，ギンダラ，ベニズワイガニ，エッチュウバイガイおよびサメ類）については適用しない．

土壌中のカドミウム濃度とコメ中の濃度には相関性がある．わが国では，コメについてカドミウム安全基準が設定されており，その基準値は玄米で 1.0 ppm とされている．土壌のカドミウム汚染は穀物の汚染に繋がり，食品衛生上世界的な問題になっている．

参考書（第 1 章）

1）沢村良二，濱田　昭，早津彦哉（1986）食品衛生学改訂第 2 版，南江堂
2）早津彦哉，菊川清見，大沢基保編（2003）衛生化学・公衆衛生学 改訂第 3 版，南江堂
3）井上圭三，小栗一太，山添　康編（2001）衛生薬学新論，南山堂
4）菊川清見，那須正夫編（2004）食品衛生学，南江堂
5）宮沢文雄編（2001）食品衛生学，建帛社
6）厚生統計協会編（2006）国民衛生の動向，厚生統計協会
7）厚生労働省（2002）国民栄養の現状　平成 12 年厚生労働省国民栄養調査結果，第一出版
8）文部科学省（2006）五訂増補　日本食品標準成分表，一橋出版
9）厚生労働省（2005）日本人の食事摂取基準，第一出版
10）増尾　清（2002）食品表示の見方，生かし方，農文協
11）橋詰直孝監修，堀美智子編集（2002）薬剤師と栄養士連携のためのサプリメントの基礎知識，薬事日報社
12）厚生労働省ホームページ，http://www.mhlw.go.jp
13）杉本達芳（1995）残留農薬のここが知りたい Q & A，日本食品衛生協会
14）（独）肥飼料検査所　ホームページ　http://www.ffis.go.jp
15）中沢裕之，堀江正一編著（1998）食品に残留する動物用医薬品の新知識，食品化学新聞社
16）河村葉子，馬場二夫（2002）　食品安全セミナー7，器具・容器包装，中央法規
17）（社）日本食品衛生学会編（2006）食品・食品添加物等規格基準（抄），食品衛生学雑誌，47，J-113
18）日本油化学会編（2001）第四版油化学便覧―脂質と界面活性剤―，丸善

第2章

社会・集団と健康

健康と環境を守る学問としての衛生薬学は**衛生化学**と**公衆衛生学**から成る．いずれも疾病を予防し，健康の保持増進をはかり，健全な生活環境を維持するための科学と技術である．衛生化学は個人を対象とし，化学的要素の多い分野を中心とする学であり，わが国の薬学領域で発展してきた．公衆衛生学は公衆すなわち人間集団を対象とする応用的色彩の強い学であり，第二次世界大戦後，わが国に取り入れられた分野である．両者は実質的にはオーバーラップする分野も多く，衛生領域において不可分の関係にある．

公衆衛生（public health）は，WHO（World Health Organization，世界保健機関）のウィンスロウ（C. E. A. Winslow）によって，「コミュニティーの組織的な努力を通じて疾病を予防し，寿命を延長し，精神的・身体的健康と効率の増進をはかる科学と技術である（Public health is the science and art of preventing disease, prolonging life, and promoting physical and mental health and efficiency through organized community efforts)」と定義されている（1949年）．その具体的内容としては「環境衛生，感染予防，衛生教育，疾病の早期診断・予防的治療のための医療・看護サービスの組織化，健康を保持するに足る生活水準を保証する社会機構の確立」があげられ，公衆衛生は「それら諸活動の組織化によってすべての人々が生来の権利である健康と長寿を実現できるようにするものである」とされている．これからわかるように，公衆衛生学はヒトの健康と環境に関する自然科学を基盤としながらも社会や医療，行政に関わりの深い分野である．**日本国憲法第25条**には「すべての国民は，健康で文化的な最低限度の生活を営む権利を有する．国はすべての生活部面について，社会福祉，社会保障及び**公衆衛生の向上及び増進**に努めなければならない」とあり，健康な生活は国民の権利であるとした上で，公衆衛生の向上・増進が行政の義務であると規定されている．また，**医師法第1条**には「医師は，医療および保健指導をつかさどることによって，**公衆衛生の向上および増進に寄与**し，もって国民の健康な生活を確保するものとする」とあり，**薬剤師法第1条**には「薬剤師は，調剤，医薬品の供給その他薬事衛生をつかさどることによって，**公衆衛生の向上および増進に寄与**し，もって国民の健康な生活を確保するものとする」とあり，医師，薬剤師は公衆衛生の向上・増進に寄与し，国民の健康な生活を確保する役割を果たすよう求められている．

法の規定を待つまでもなく，本来，ヒトを病から救い，また病から守ることを目的とする薬学においては，「くすりの学」だけでなく，疾病をいかに予防するか，健康をいかに保持・増進するか，健康障害をいかに防止するかなど，疾病以前の予防学が必須であることは自明であろう．医学における衛生学・公衆衛生学が予防医学に位置づけられているのと同様，衛生薬学（衛生化学・公衆衛生学）はいわば**予防薬学**に相当するものである．

本章「社会・集団と健康」では，社会・集団の健康状況と疾病状況を把握するための統計指標とその動向，および疫学について解説する．

A 保健統計

集団の健康を対象とする公衆衛生学では，集団の健康の程度を知る必要がある．集団の健康の程度を**健康水準**といい，健康水準を測る尺度を**健康指標**という．各種の健康指標を用いて地域間，国家間で健康水準を比較したり，ある地域の健康水準の年次変化を比較したりする．健康水準は公衆衛生活動の評価や，行政上の目標としても使われる．

健康指標には，死亡をもとにした指標と病気をもとにした指標がある．死亡をもとにした指標には，粗死亡率（単に死亡率ともいう），年齢調整死亡率，乳児死亡率，周産期死亡率，PMI 50（50歳以上死亡割合），死因別死亡率などがある．平均余命，平均寿命（0歳平均余命）も死亡をもとにした指標である．病気をもとにした指標には，罹患率，有病率などがある．

粗死亡率，年齢調整死亡率，PMI 50，平均寿命は集団の健康状況を総合的に反映する指標（総合的健康指標）と考えられており，WHOは粗死亡率，PMI 50，1歳平均余命を地域における総合的健康指標として推奨している．また，乳児死亡率，周産期死亡率は母子保健の水準を反映する指標とされている．

これらの健康指標は人口に関する**人口統計**と疾病に関する**疾病統計**に大別される．

A 1. 人口統計

人口統計には**人口静態統計**（census statistics）と**人口動態統計**（vital statistics）がある．人口静態統計は，ある一時点における人口に関する諸事項，すなわち人口の規模，性別・年齢別構成，職業構成，婚姻状況などを統計数値としてまとめたものである．人口動態統計は，ある一定期間内に起こった出生や死亡のような人口の変化に係わる事象の発生件数をまとめたものである．

1.1 人口静態

人口静態統計によって得られる，国や地域の**人口の規模**，**分布**，**構造**などの情報は各種の健康指標を算出するための基礎データとして必要であり，また，保健医療計画を策定する際にも基礎的な資料となる．

人口静態統計の最も代表的なものは，**国勢調査**（census）である．国勢調査は，国が全国民（日本に居住する外国人を含む）を対象として行う人口静態調査であり，わが国では，1920年（大正9年）に初めて実施され，以後5年毎に実施されている．調査日は10月1日と定められており，この日の午前0時現在の人口が調査されている．調査は10年毎の大規模調査とその中間年次5年目の簡易調査が交互に行われる．国勢調査は統計法に基づき総務省統計局が行うこととなっている．調査項目は個人調査（氏名，性別，出生年月，年齢，配偶関係，国籍，就業状態など）と世帯調査（人員，世帯の種類，住居など）がある．

a）日本の人口

わが国の人口は2010年現在，約1億2800万人である．表A.1に示すように人口増加率は，戦後ベビーブーム期（**第1次ベビーブーム期** 1947〜1949年）およびその時期に生まれた女子が出産年齢になった**第2次ベビーブーム期**（1970〜1974年）を二つのピークとしてその後低下し，1990年以降は年率0.3％を下回る低率となっている．

人口の性別，年齢別構成がわかるように，横軸を人口，縦軸を年齢として男女それぞれの年齢別人口のヒストグラムを左右に積み上げたグラフを**人口ピラミッド**という．人口ピラミッドはその地域の**人口構造**に応じた特徴的な形をとり，図A.1に示したような基本型がある．**ピラミッド型**は出生率，死亡率がともに高い場合で，人口増加が顕著であり，発展途上国に多い型である．**つりがね型**は出生

表A.1 わが国の人口の推移

	総人口[1]（千人）	人口増減率[2]（％）	人口密度（1km²当たり）	人口性比（女100対男）
昭和25年（'50）	83 200	1.75	226	96.3
50（'75）	111 940	1.24	301	96.9
55（'80）	117 060	0.78	314	96.9
60（'85）	121 049	0.62	325	96.7
平成2（'90）	123 611	0.33	332	96.5
7（'95）	125 570	0.24	337	96.2
12（'00）	126 926	0.20	340	95.8
17（'05）	127 768	△0.01	343	95.3
18（'06）	127 900[3]	…	…	95.2
20（'08）	128 083[3]	…	…	95.1
21（'09）	128 030[3]	…	…	95.0
22（'10）	128 056	…	343[4]	95.3

資料　総務省統計局「各年国勢調査報告」「平成18〜21年10月1日現在推計人口」「平成22年国勢調査抽出速報集計結果」

注　1）各年10月1日現在人口（昭和45年までは沖縄県を含まない）
2）人口増減率は、前年10月から当年9月までの増減数を前年人口で除したもの。
3）平成18〜21年は、補間補正後の推計人口（暫定値）。
4）「平成22年国勢調査人口速報集計結果」による。

（国民衛生の動向（2011/2012）より改変）

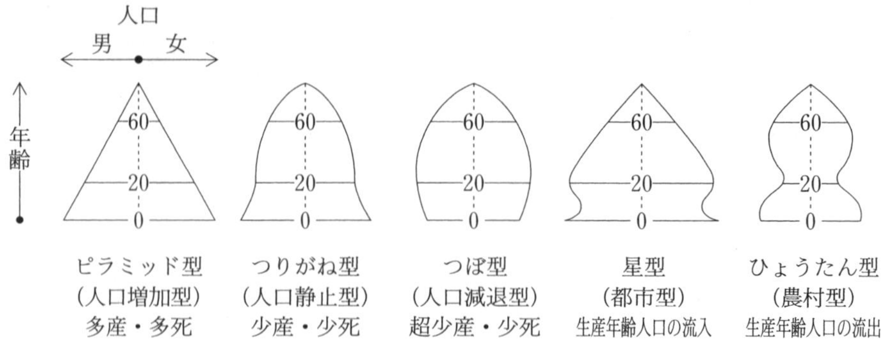

図 A.1　人口ピラミッドの基本的な型

率，死亡率ともに低下した場合で，人口増加が止まっており，先進国に多い型である．**つぼ型**はつりがね型社会の出生率がさらに低下した場合にみられる型であり，将来の人口は減少する．星型は生産年齢人口が膨らんでおり，この人口の流入が大きい都市部にみられる型であり，ひょうたん型は逆に，生産年齢人口が流出した農村にみられる型である．

わが国の現在の人口ピラミッドは図 A.2 のような形であり，基本的にはつぼ型に近い人口構造となっており，**将来の人口の減少**とともに**高齢化の進行**が予測される．

人口の年齢構造を示すために，人口を 0 ～14 歳の**年少人口**，15～64 歳の**生産年齢人口**，65 歳以上の**老年人口**の三つに分け，それぞれの人口の全人口に対する割合（**年齢 3 区分別人口割合**）を算出したり，年少人口と老年人口の和を**従属人口**とし，年少人口，老年人口，従属人口の生産年齢人口に対する比が求められる（それぞれ 100 倍したものを**年少人口指数**，**老年人口指数**，**従属人口指数**という．表 A.2 脚注の式参照）．年少人口指数，老年人口指数，従属人口指数は，それぞれ，生産年齢人

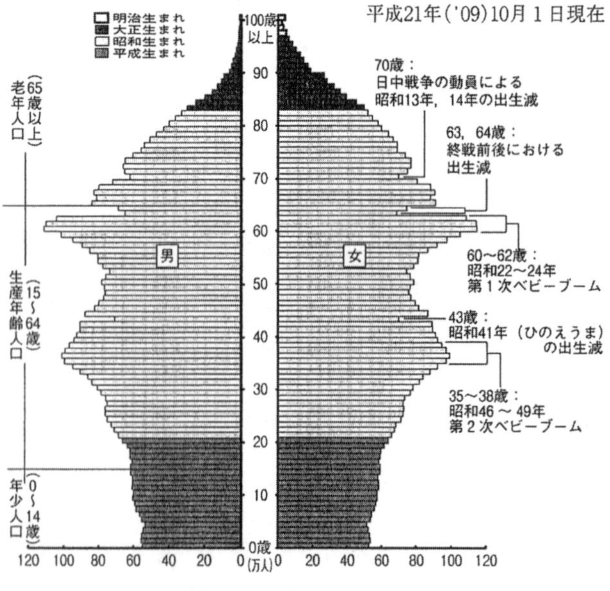

資料　総務省統計局「平成21年10月1日現在推計人口」

図 A.2　わが国の人口ピラミッド

（国民衛生の動向（2010/2011）より）

表 A.2　わが国の年齢 3 区分別人口と諸指標の推移

各年10月 1 日現在

	年齢 3 区分別人口　（千人）				年齢 3 区分別人口構成割合　（%）				指　数[3]			
	総　数	年少人口（0～14歳）	生産年齢人口（15～64歳）	老年人口（65歳以上）	総　数	年少人口（0～14歳）	生産年齢人口（15～64歳）	老年人口（65歳以上）	年少人口指数	老年人口指数	従属人口指数	老年化指数
昭25年[1]（'50）	83 200	29 428	49 658	4 109	100.0[1]	35.4	59.7	4.9	59.3	8.3	67.5	14.0
35　（'60）	93 419	28 067	60 002	5 350	100.0	30.0	64.2	5.7	46.8	8.9	55.7	19.1
45　（'70）	103 720	24 823	71 566	7 331	100.0	23.9	69.0	7.1	34.7	10.2	44.9	29.5
55[1]　（'80）	117 060	27 507	78 835	10 647	100.0[1]	23.5	67.4	9.1	34.9	13.5	48.4	38.7
平 2[1]　（'90）	123 611	22 486	85 904	14 895	100.0[1]	18.2	69.7	12.1	26.2	17.3	43.5	66.2
7[1]　（'95）	125 570	20 014	87 165	18 261	100.0[1]	16.0	69.5	14.6	23.0	20.9	43.9	91.2
12[1]　（'00）	126 926	18 472	86 220	22 005	100.0[1]	14.6	68.1	17.4	21.4	25.5	46.9	119.1
17[1]　（'05）	127 768	17 521	84 092	25 672	100.0[1]	13.8	66.1	20.2	20.8	30.5	51.4	146.5
22[1]　（'10）	128 056	16 798	80 730	29 293	100.0[1]	13.2	63.7	23.1	…	…	…	…

資料　総務省統計局「各年国勢調査報告」「平成22年国勢調査抽出速報集計結果」
注　1)　総数には年齢不詳を含む。また，年齢 3 区分別人口は，年齢不詳を按分した人口は用いていない。その構成割合は，年齢不詳を除いた人口を分母として算出している。 2)　昭和45年までは沖縄県を含まない。

3)　年少人口指数 $= \dfrac{\text{年少人口}}{\text{生産年齢人口}} \times 100$　　老年人口指数 $= \dfrac{\text{老年人口}}{\text{生産年齢人口}} \times 100$

従属人口指数 $= \dfrac{\text{年少人口} + \text{老年人口}}{\text{生産年齢人口}} \times 100$　　老年化指数 $= \dfrac{\text{老年人口}}{\text{年少人口}} \times 100$

（国民衛生の動向（2011/2012）より）

口の 100 人が何人の年少人口，老年人口，従属人口を扶養しなければならないかを示しており，生産年齢人口の社会的負担を表す数値となっている．また，老年人口と年少人口の比の 100 倍を**老年化指数**と呼び（表 A.2 脚注の式参照），人口の老齢化の程度を示すとともに，将来の老齢化を予知するものとして用いられる．

表 A.2 は日本の人口の年齢 3 区分別人口とその構成割合，各指数の現在までの推移を示したものであるが，近年，年少人口が減少するとともに老年人口が増加し，人口の高齢化が急速に進行していることがわかる．1997 年（平成 9 年）に老年人口が年少人口を初めて上回ったが，その後も増加が続き，2010 年（平成 22 年）には，年少人口 13.2 %に対して老年人口は 23.1 %であり，老年化指数は 175 となっている．これに対し，生産年齢人口は全人口の概ね 2/3 で推移している．

人口の高齢化は，**平均寿命の伸長**（**高齢者の増加**）と**出生率の低下**（**少子化**）によってもたらされる．国立社会保障・人口問題研究所は 2006 年（平成 18 年），国勢調査や死亡率，出生率等の動向に基づき，日本の将来人口を推計している．それによると，総人口は 2004 年（平成 16 年）に 1 億 2779 万人をピークとして，その後減少傾向を続け，2055 年（平成 67 年）には 8990 万人と 1 億人を切る一方，老年人口は今後も上昇し続け，50 年後には約 5 人に 2 人が 65 歳以上という超高齢社会が

表 A.3　将来推計人口（中位推計）

平成17～67年（2005～2055）

	人　口（千人）		年齢 3 区分割合（%）			指　数（%）			
	総　数	うち65歳以上	0～14歳	15～64歳	65歳以上	年少人口	老年人口	従属人口	老年化
平成17年（'05）	127 768	25 761	13.8	66.1	20.2	20.8	30.5	51.3	146.5
27　（'15）	125 430	33 781	11.8	61.2	26.9	19.3	44.0	63.3	227.6
37　（'25）	119 270	36 354	10.0	59.5	30.5	16.8	51.2	68.1	304.1
47　（'35）	110 679	37 249	9.5	56.8	33.7	16.7	59.2	75.9	354.4
57　（'45）	100 443	38 407	9.0	52.8	38.2	17.0	72.5	89.5	425.1
67　（'55）	89 930	36 463	8.4	51.1	40.5	16.4	79.4	95.7	485.2

資料　国立社会保障・人口問題研究所「日本の将来推計人口」（平成18年12月推計）

（国民衛生の動向（2007 年）より）

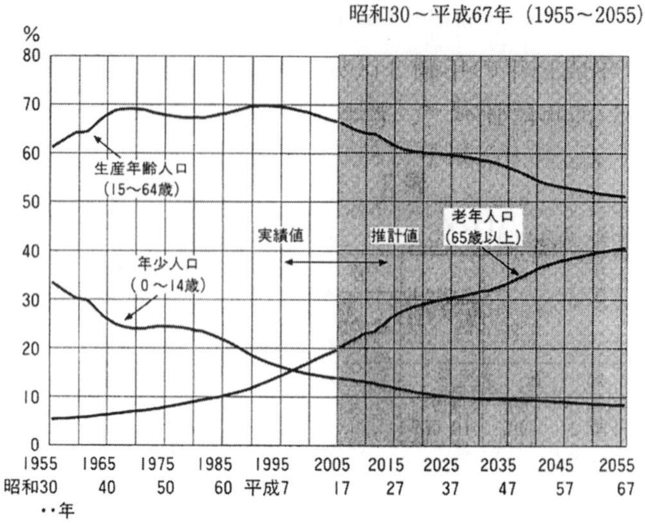

資料　昭和30〜平成17年は総務省統計局「国勢調査報告」
　　　平成18年以降は国立社会保障・人口問題研究所「日本の将来推計人口」（平成18年12月推計）の中位推計値

図 A.3　年齢 3 区分別人口構成割合の推移

（国民衛生の動向（2007 年）より）

到来するとされている（表 A.3，図 A.3）．

諸外国と比較すると（表 A.4），老年人口の割合は日本が最も高く，次いでドイツ，イタリア，フランス，スペイン，イギリスとなっている．老年化指数が 100 を超えているのは日本，ドイツ，イタ

表 A.4　年齢 3 区分別人口の割合と主要指標の国際比較

	推計時点（調査時点）	総数（千人）	総人口に占める割合（%）			年齢構造指数			
			年少人口（0〜14歳）	生産年齢人口（15〜64歳）	老年人口（65歳以上）	年少人口指数	老年人口指数	従属人口指数	老年化指数
中国[2]	2009.12.31	1 334 740	18.5	73.0	8.5	25.3	11.6	36.9	45.9
インド[3]	2001. 3. 1	1 028 610	35.3	59.6	4.8	59.3	8.0	67.3	13.5
アメリカ合衆国[2]	2009.11. 1	307 831	20.0	67.0	13.0	29.9	19.4	49.3	64.8
インドネシア[3]	2007. 7. 1	225 642	27.5	67.4	5.1	40.8	7.5	48.3	18.4
ブラジル[3]	2007. 7. 1	187 642	26.9	66.7	6.4	40.3	9.6	49.8	23.8
パキスタン[2]	2007. 7. 1	149 860	41.6	55.1	3.3	75.5	6.0	81.5	7.9
ロシア[2]	2008. 7. 1	142 009	14.7	71.5	13.8	20.5	19.3	39.8	94.1
バングラデシュ[2]	2004. 7. 1	136 700	37.7	58.4	3.9	64.6	6.7	71.3	10.4
日本	2009.10. 1	127 510	13.3	63.9	22.7	20.9	35.6	56.5	170.5
ナイジェリア[3]	2003. 7. 1	126 153	44.3	53.0	2.7	83.4	5.1	88.5	6.1
メキシコ[3]	2007. 7. 1	105 791	30.0	64.5	5.5	46.5	8.5	55.0	18.2
フィリピン[3]	2005. 7. 1	84 241	33.7	61.8	4.4	54.6	7.2	61.7	13.1
ドイツ[2]	2008.12.31	82 002	13.6	66.0	20.4	20.6	30.9	51.5	150.2
エチオピア[3]	2007. 5.28	73 919	45.0	51.8	3.2	86.8	6.1	92.8	7.0
トルコ[2]	2009.12.31	72 561	26.0	67.0	7.0	38.8	10.5	49.2	27.0
イラン[3]	2006.10.28	70 496	25.1	69.7	5.2	36.0	7.4	43.4	20.7
タイ[3]	2007. 7. 1	66 042	22.0	70.7	7.3	31.1	10.4	41.5	33.3
エジプト[3]	2000. 7. 1	63 976	37.7	58.9	3.4	63.9	5.8	69.7	9.0
フランス[2]	2010. 1. 1	62 793	18.3	64.8	16.8	28.3	26.0	54.2	91.8
イギリス[2]	2008. 7. 1	61 383	17.5	66.3	16.2	26.4	24.4	50.8	92.3
イタリア[2]	2009. 1. 1	60 045	14.0	65.8	20.1	21.3	30.6	51.9	143.4
ミャンマー[3]	2004. 7. 1	54 229	32.6	61.9	5.5	52.8	8.9	61.6	16.8
南アフリカ[2]	2009. 7. 1	49 321	31.4	63.7	4.9	49.3	7.7	57.0	15.5
韓国[2]	2009. 7. 1	48 747	16.8	72.6	10.7	23.1	14.7	37.8	63.5
スペイン[2]	2010. 1. 1	45 989	14.9	68.2	16.8	21.9	24.7	46.6	112.7
ウクライナ[2]	2008.12.31	45 963	14.1	70.0	15.9	20.1	22.7	42.9	113.0
コロンビア[3]	2007. 7. 1	43 926	30.1	63.6	6.3	47.3	10.0	57.2	21.1

資料　総務省統計局「平成21年10月1日現在推計人口」所収
注　1）推計時点が2000年以降で人口4000万人以上の国とした。
　　2）各国統計機関のホームページによる。
　　3）国連人口統計年鑑（2007年版）による。

（国民衛生の動向（2011/2012）より）

リア，ウクライナ，スペインである．

日本の人口の高齢化は，先進諸国の中でも急激であり，今後も同様な勢いで進行すると予測されている（図A.3）．

人口の高齢化は，労働力の減少，年金・医療・福祉等の社会保障の分野における現役世代の負担の増大，寝たきりや痴呆など介護を必要とする人々の増加への対処，高齢者は生き甲斐のある生活をどう送るか，など社会的な様々な課題を生み出しており，深まりつつある高齢化社会への対策が急務である．

b）世界の人口

世界の人口は国連の推計によれば，紀元元年頃は2億5000万人程度であったとされ，その後の人口増加は緩慢であったが，18世紀後半の産業革命の頃から急増しはじめ，第二次大戦後には**人口爆発**と呼ばれるような激しい人口増加が始まった．国連の2010年推計によると1950年の世界人口は約25億人であったが，1995年に約57億人，2000年に61億人，2010年には69億人となっており，今後も人口増加が続いて2050年には90億人を超えると推定されている．第二次大戦後の人口増加の大部分は**発展途上国の人口増加**によるものであり，今後も同様と見込まれる（図A.4）．

2005年の世界人口の分布を国別にみると，表A.5のとおり人口の最も多い国は中国で13億372万人，ついでインドの11億131万8千人で，この両国だけで世界人口の約37％を占めている．日本の人口は第10位となっている．

1.2　人口動態

人口は絶えず変動しており，その変動の様子（人口動態）は人口動態統計により捉えられる．人口

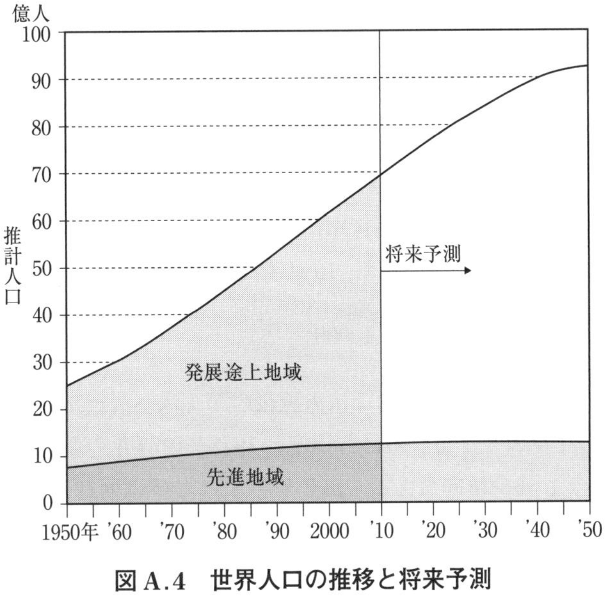

図A.4　世界人口の推移と将来予測

（図説 国民衛生の動向（2010/2011）より改変）

表 A.5　人口1億人以上の国の状況

	年央推計人口（千人）		面積（km²）	人口密度（1km²当たり）
	2005年	'08	'08	'08
世界	6 512 276	6 750 062	136 127 000	50
中国	1 303 720	…	9 596 961	…
インド	1 101 318	1 150 196	3 287 263	350
アメリカ合衆国	295 561	304 060	9 629 091	32
インドネシア	219 852	228 523	1 910 931	120
ブラジル	183 383	189 613	8 514 877	22
パキスタン	144 367	162 370	796 095	204
ロシア	143 114	141 956	17 098 242	8
バングラデシュ	138 600	144 500	143 998	1 003
ナイジェリア	133 767	…	923 768	…
日本	127 768	127 692	377 944	342
メキシコ	103 947	106 683	1 964 375	54

資料　UN「Demographic Yearbook 2008」
注　日本の面積は，国土交通省国土地理院「平成20年全国都道府県市区町村別面積調」による。
　人口密度算出に用いた面積には，歯舞群島，色丹島，国後島，択捉島および竹島を含んでいない。

（国民衛生の動向（2011/2012）より）

動態統計は人口の増減に直接関わる**出生**，**死亡**，**死産**，および間接的に関わる**婚姻**，**離婚**の五つの事象の統計から成り立っており，通常，これらの1年間の変動で表される．日本において発生した日本人の出生，死亡，婚姻，離婚は戸籍法により届け出ることが定められ，また，死産は厚生労働省令により届け出ることとされており，これらの発生の全数が市町村を通じて把握集計され，厚生労働大臣官房統計情報部から人口動態統計として毎年公表される．公表された人口動態統計は人々の衛生状況や健康状況の把握，保健医療政策の策定などに必須の資料となる．

1.2.1　出生の動向

a）出生率

出生とは「生きて」生まれてくることであるから，

$$出生数 = 出産数 - 死産数$$

の関係にある．

出生率（birth rate）は人口当たりの1年間の出生数であり，**人口1,000人当たり**（**人口1,000対**）の発生件数で示すのが一般的である．人口は，10月1日現在の人口を用いる．

$$出生率 = \frac{年間出生数}{人口} \times 1{,}000$$

わが国の出生数は，図A.5のように，第二次大戦後の第1次ベビーブームの後，急激に低下し，1966年（昭和41年）の「ひのえうま」の落ち込みと1972〜1974年の第2次ベビーブームの後は，さらに減少し続け，近年も減少傾向にある．出生率もこれとほぼ同様に推移しており（表A.6），2009年（平成21年）は人口1000対で8.5となっている．近年の日本の出生率は，先進諸国の中でも最も低いクラスにある．

性別の出生比率は2009年（平成21年）の場合，女100に対して男105.4であり，例年，男の出

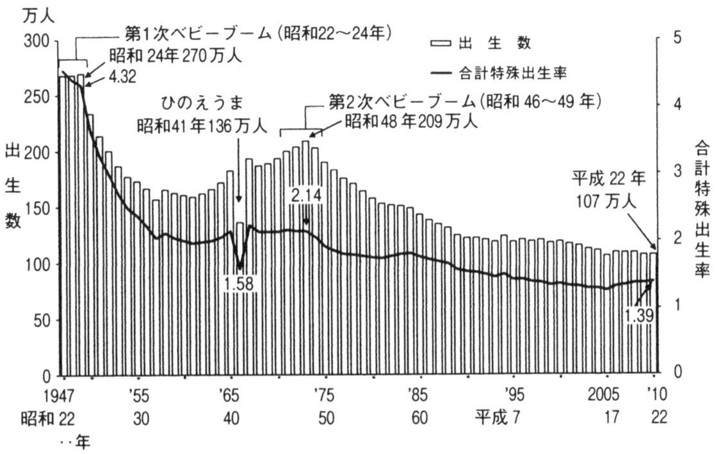

資料 厚生労働省「人口動態統計」
注 平成22年は概数である。

図 A.5 出生数と合計特殊出生率の推移

（国民衛生の動向（20011/2012）より）

表 A.6 出生数・出生率・再生産率の推移

	出生数	出生率[1)]（人口千対）	合計特殊出生率[2)]	総再生産率	純再生産率
昭和25年（'50）	2 337 507	28.1	3.65	1.77	1.50
35（'60）	1 606 041	17.2	2.00	0.97	0.92
45（'70）	1 934 239	18.8	2.13	1.03	1.00
55（'80）	1 576 889	13.6	1.75	0.85	0.83
平成2（'90）	1 221 585	10.0	1.54	0.75	0.74
7（'95）	1 187 064	9.6	1.42	0.69	0.69
12（'00）	1 190 547	9.5	1.36	0.66	0.65
13（'01）	1 170 662	9.3	1.33	0.65	0.64
14（'02）	1 153 855	9.2	1.32	0.64	0.64
15（'03）	1 123 610	8.9	1.29	0.63	0.62
16（'04）	1 110 721	8.8	1.29	0.63	0.62
17（'05）	1 062 530	8.4	1.26	0.61	0.61
18（'06）	1 092 674	8.7	1.32	0.64	0.64
19（'07）	1 089 818	8.6	1.34	0.65	0.64
20（'08）	1 091 156	8.7	1.37	0.67	0.66
21（'09）	1 070 035	8.5	1.37	0.67	0.66
*22（'10）	1 071 306	8.5	1.39	…	…

資料 厚生労働省「人口動態統計」，国立社会保障・人口問題研究所「人口統計資料集」
注 1) 昭和25～41年は総人口を，昭和42年以降は日本人人口を分母に用いている。
2) 15～49歳の各歳別日本人女性人口を分母に用いている。
* 概数である。

（国民衛生の動向（2011/2012）より）

生のほうが女より5～6％多い．

b）再生産率

人口の増減は，他地域との間の人口の流入，流出を除外して考えれば，出生数と死亡数の差で決まる．年間の出生数と死亡数の差を**自然増加**といい，自然増加数を人口1,000対の数値で表したものを

自然増加率という.

$$\text{自然増加率} = \frac{\text{出生数} - \text{死亡数}}{\text{人口}} \times 1{,}000$$

この値は年間の人口変動を示すもので，人口が増加しているときは正，減少しているときは負の値となる.

自然増加率は将来の人口変動を予測することはできない．将来の人口を予測するための指標として人口の**再生産率**（reproduction rate）が用いられる．再生産率は1人の女性が一生の間に産む子供の数を示したもので，以下の3種類がある．いずれも子供を産む能力のある15～49歳（**再生産年齢**）の女性人口を分母としている.

合計特殊出生率（**粗再生産率** crude reproduction rate）：1人の女性が一生の間に産む平均男女児数.

$$\text{合計特殊出生率} = \left\{\frac{\text{母の年齢別男女児出生数}}{\text{年齢別女子人口}}\right\} \text{15歳から49歳までの合計}$$

総再生産率（gross reproduction rate）：1人の女性が一生の間に産む平均女児数.

$$\text{総再生産率} = \left\{\frac{\text{母の年齢別女児出生数}}{\text{年齢別女子人口}}\right\} \text{15歳から49歳までの合計}$$

純再生産率（net reproduction rate）：1人の女性が残す次世代の母親数.

$$\text{純再生産率} = \left\{\frac{\text{生命表による年齢別女子定常人口}}{\text{生命表による0歳の女子生存数}} \times \frac{\text{母の年齢別女児出生数}}{\text{年齢別女子人口}}\right\} \text{15歳から49歳までの合計}$$

合計特殊出生率は，2.0以上であれば，親の数以上の子供を残すことになるが，実際の男女の出生比は男のほうがやや多く，あいまいな部分がある．これに対し，総再生産率は，将来子供を産む女児にのみ注目した再生産率である．しかし，すべての女児が再生産年齢まで生存するわけではないので，これも将来人口の予測指標としては精密さに欠ける．純再生産率は，生まれてきた女児が再生産年齢を過ぎるまでの間に生存している確率を見込んだものであり，この値が，1より大きいとき将来人口は増加し，1より小さいとき減少する．純再生産率1に相当する合計特殊出生率のレベルはおよそ2.1である.

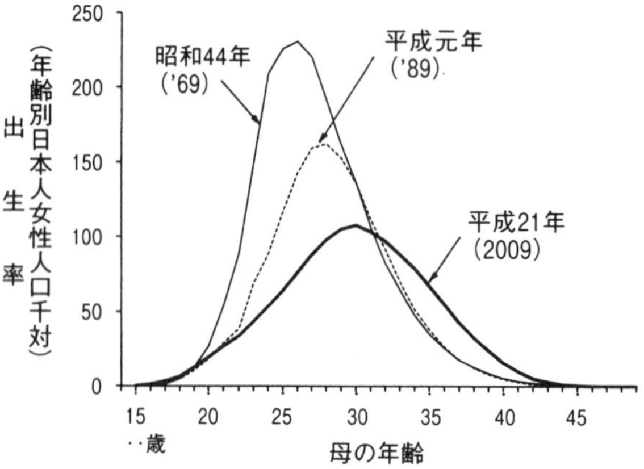

資料　厚生労働統計協会で算出

図A.6　母の年齢別にみた出生率の年次比較

（国民衛生の動向（2011/2012）より）

図 A.5 および表 A.6 に示すように，戦後わが国の合計特殊出生率は 2 をやや上回った状態で安定していたが，1975 年（昭和 50 年）に 2 を下回って以来，低下傾向が続き，2005 年（平成 17 年）は 1.26 と史上最低となった．総再生産率，純再生産率の推移も同様であり，2005 年はいずれも 0.61 で史上最低であった．2006 年（平成 18 年）以降，これらの再生産率は若干回復したが，少子化傾向は続いている．合計特殊出生率を欧米先進諸国と比較しても，イタリア，ドイツと並んで低率である．

このような出生率や人口再生産率の低下は，主として 20 歳代の女性の出産の減少によるものである．図 A.6 にみられるように，女性が出産する年齢は，1969 年，1989 年頃は 26〜28 歳頃がピークであったが，2009 年ではこの年齢の女性の出産（図では出生率）が大きく減少し，かつピークが 30 歳頃にシフトしている．この 20 歳台の女性の出産の年次推移（図 A.7）をみると，20 代前半は 1975 年頃から，20 代後半は 1985 年頃から急激に減少していることがわかる．このような出産年齢の高齢化や出生率・出産数の低下の背景には，男女の**晩婚化**と**未婚率の上昇**がある．図 A.8 に示すように，1970 年に比べ 2000 年では，20 歳台後半の女性でも，30 歳台前半の男性でも未婚率はそれぞれ 50 %，

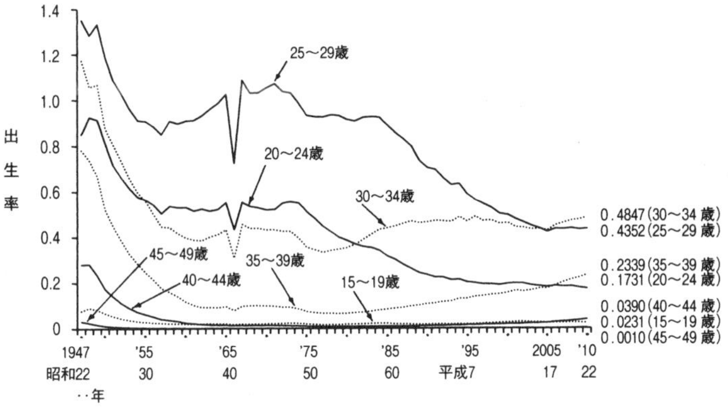

資料　厚生労働省「人口動態統計」
注　　この図の年齢階級別の数値は，母の各歳別出生率を足しあげたもので，各階級の合計が合計特殊出生率である。なお，15歳と49歳には，14 歳以下，50歳以上を含んでいる。
平成22年は概数である。

図 A.7　母の年齢階級別出生率の推移

（国民衛生の動向（2011/2012）より）

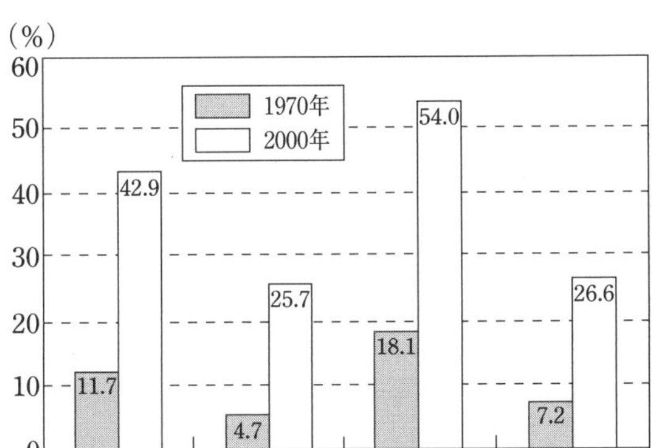

図 A.8　男女別未婚率の推移

（厚生労働白書（平成 15 年版）より）

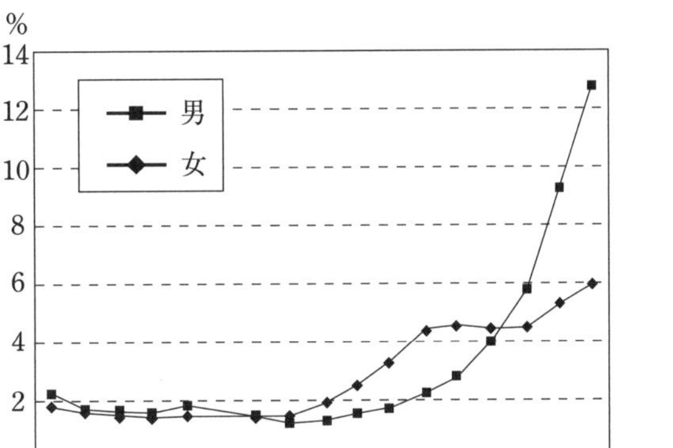

図 A.9　生涯未婚率の推移

（厚生労働白書（平成 15 年版）より）

40％を超えており，この傾向はそれ以上の年齢でも続き，図A.9でみられるように生涯未婚者も増加している．

1.2.2　死亡の動向

a）死亡率

死亡率（death rate）（**粗死亡率**（crude death rate）ということもあるが，ここでは単に死亡率と呼ぶ）は人口当たりの1年間の死亡者数であり，通常，人口1,000対の発生件数で表す．人口は，10月1日現在の人口を用いる．

$$(\text{粗})\text{死亡率} = \frac{\text{年間死亡者数}}{\text{人口}} \times 1{,}000$$

出生率，死亡率，自然増加率は，出生率－死亡率＝自然増加率　の関係にある．

死亡率は戦後低下し続けていたが，1979年（昭和54年）の6.0を境に徐々に上昇傾向となり，2009年（平成21年）には9.1となっている（表A.7）．この死亡率の上昇傾向は高齢化の影響であろうと考えられる．

b）年齢調整死亡率

死亡率を年齢別にみると，一般に，新生児・乳児では身体機能の未熟さ，出生前後の環境の急変などのために死亡率が高く，幼児期，青少年期から壮年期にかけては低いが，40歳以降は年齢とともに高くなる．老人の死亡確率が若者の死亡確率より高いのは当然である．したがって，高年齢層の多い集団の死亡率は，若年齢層の多い集団の死亡率よりも当然高く，年齢構成の異なる集団の死亡率を比較する際には，年齢構成の違いの影響を取り除く必要がある．そのために，一定の年齢構成の集団を標準として設定し（**基準人口**），これに基づいて年齢構成を補正し，死亡率が算出される．このよ

表A.7　粗死亡率・年齢調整死亡率（人口千対）の推移

	粗死亡率[1]			年齢調整死亡率[2]	
	総数	男	女	男	女
昭和25年（'50）	10.9	11.4	10.3	18.6	14.6
35（'60）	7.6	8.2	6.9	14.8	10.4
45（'70）	6.9	7.7	6.2	12.3	8.2
55（'80）	6.2	6.8	5.6	9.2	5.8
平成2（'90）	6.7	7.4	6.0	7.5	4.2
7（'95）	7.4	8.2	6.6	7.2	3.8
12（'00）	7.7	8.6	6.8	6.3	3.2
17（'05）	8.6	9.5	7.7	5.9	3.0
21（'09）	9.1	9.9	8.3	5.4	2.7
＊22（'10）	9.5	10.3	8.7	…	…

資料　厚生労働省「人口動態統計」
注　1）年齢調整死亡率と併記したので粗死亡率と表したが，単に死亡率といっているものである。
　　2）年齢調整死亡率の基準人口は「昭和60年モデル人口」であり，年齢5歳階級別死亡率により算出した。
　　＊　概数である。

（国民衛生の動向（2011/2012）より）

うにして得られた死亡率を**年齢調整死亡率**（age adjusted death rate）といい，年齢構成が著しく異なる集団間（都道府県間，異なる年次間など）での死亡率，あるいは特定の年齢層に遍在する死因別死亡率などを比較する場合に用いられる．現在，「昭和60年（1985年）モデル人口」が基準人口として用いられている．

$$\text{年齢調整死亡率} = \frac{（観察集団の各年齢の死亡率 \times 基準人口集団のその年齢の人口）の各年齢の総和}{基準人口集団の総人口} \times 1{,}000$$

表A.7で年齢調整死亡率の年次推移をみると，粗死亡率が男女ともに増加傾向にあるこの20数年間においても低下し続けており，年齢構成の影響を取り除いて年次間の比較をすると，死亡状況が年々改善されてきていることがわかる．

c）死亡率の国際比較

表A.8に示すように，わが国の死亡率は先進諸国のなかでは比較的低いレベルにある．

死亡率以外で，死亡状況を国際間で比較する別の指標として，**50歳以上死亡割合**（**PMI 50**：proportional mortality indicator 50）がある．

$$\text{PMI 50} = \frac{50歳以上死亡数}{全死亡数} \times 100$$

PMI 50は全死亡のうち50歳以上まで生きて死亡した者の割合であり，この値が高いほどその集団の健康水準が高いといえる．PMI 50は死亡者数と死亡時年齢がわかれば，人口や人口の年齢構成がわからなくても算出できるので，人口統計が未整備な発展途上国を含めた国際間の死亡状況比較に用いられる．

表A.9に各国のPMI 50を示す．先進国のPMI 50は90％前後であるが，発展途上国では50％前

表A.8　粗死亡率・年齢調整死亡率・乳児死亡率の国際比較

	粗死亡率[1]（人口10万対）	年齢調整死亡率[2]（人口10万対）	乳児死亡率（出生千対）
日本('08)	892.5	349.3	3
カナダ('08)	704.3	401.2	5
アメリカ合衆国('08)	817.5	504.9	7
フランス('08)	841.8	397.7	3
ドイツ('08)	1 009.1	440.6	4
イタリア('08)	975.7	383.0	3
オランダ('08)	805.2	427.3	4
スウェーデン('08)	974.5	409.8	2
イギリス('08)	960.2	462.1	5
オーストラリア('08)	667.6	378.0	4
ニュージーランド('08)	677.8	420.9	5

資料　WHO Global Health Observatory Data Repository
粗死亡率・年齢調整死亡率：Mortality and burden of disease Disease and injury country estimates，2008
乳児死亡率：World Health Statistics，2010
注　1）年齢調整死亡率と併記したので粗死亡率と表したが，単に死亡率といっているものである。
　　2）年齢調整死亡率の基準人口は世界標準人口による。日本も同様であるため数値は表11と異なる。

（国民衛生の動向（2011/2012）より）

表A.9　50歳以上死亡数の死亡総数に対する割合の国際比較

	50歳以上死亡数の死亡総数に対する割合（%）
日本('02)	94.2
イスラエル('98)	89.7
アメリカ合衆国('98)	88.5
キューバ('98)	84.6
チリ('99)	82.1
メキシコ('99)	66.8
コロンビア('98)	56.1
フィリピン('93)	55.3
クウェート('96)	52.6
ペルー('85)	42.5
バングラデシュ('86)	32.5
イラン('91)	27.6

資料　厚生労働省「人口動態統計」
UN「Demographic Yearbook 1995, 2000」

（国民衛生の動向（2004年）より）

後の国が多い．

一方，先進国同士での比較では，**65 歳以上死亡割合（PMI 65）**が用いられることがある．

d）母子保健における各種死亡率

胎児期や生まれたばかりの時期はヒトの一生のうちでも抵抗力の弱い時期であり，子供のこのような時期の健康指標として**乳児死亡率**，**新生児死亡率**，**早期新生児死亡率**，**周産期死亡率**，**死産率**などの死亡統計がある．また，妊産婦のおかれている保健水準の指標として**妊産婦死亡率**がある．

人口動態統計では，**乳児**とは生後 1 年未満，**新生児**は 4 週未満，**早期新生児**は 1 週未満のものをいい，**周産期**は妊娠満 22 週以後，生後 1 週未満の期間をいう．また，**死産**は妊娠満 12 週以後の死児の出産をいう（図 A.10）．各指標の定義は以下のとおり．

$$\text{乳児死亡率} = \frac{\text{乳児死亡数}}{\text{出生数}} \times 1{,}000$$

$$\text{新生児死亡率} = \frac{\text{新生児死亡数}}{\text{出生数}} \times 1{,}000$$

$$\text{早期新生児死亡率} = \frac{\text{早期新生児死亡数}}{\text{出生数}} \times 1{,}000$$

$$\text{周産期死亡率} = \frac{\text{周産期死亡数（早期新生児死亡数＋妊娠満 22 週以後の死産数）}}{\text{出生数＋妊娠満 22 週以後の死産数}} \times 1{,}000$$

$$\text{死産率} = \frac{\text{死産数}}{\text{出産数（出生数＋死産数）}} \times 1{,}000$$

$$\text{妊産婦死亡率} = \frac{\text{妊産婦死亡数}}{\text{出産数（出生数＋死産数）}} \times 100{,}000$$

乳児は抵抗力が弱く，その健康状態は養育条件の影響を強く受けるので，乳児死亡率は単に乳児の死亡状況を知る指標にとどまらず，その地域の衛生状態の良否，さらには経済，教育を含めた社会状況を反映する指標としての意味がある．WHO では乳児死亡率を母子保健の水準を表す指標の筆頭にあげている．また，周産期に発生する胎児または新生児の死亡は母体の健康状態の影響を強く受けており，両者の死因には共通性がある．また，早期新生児死亡は死産として届けられる可能性がある．周産期死亡率はこのような理由から，両者を一緒に扱って母子保健の指標として WHO が提唱したも

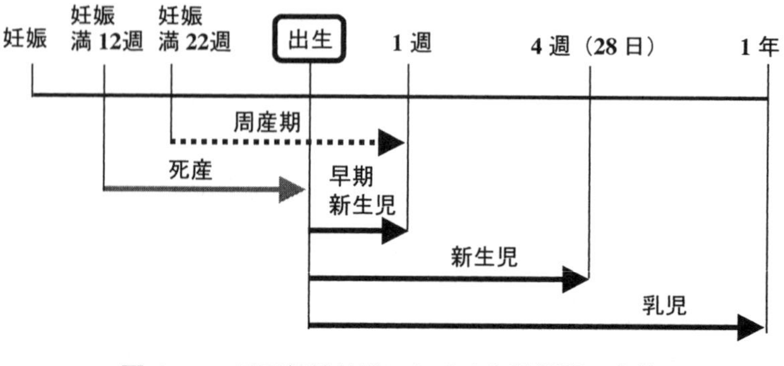

図 A.10　母子保健統計における各種期間の定義

表 A.10 乳児死亡率・新生児死亡率（出生千対）の国際比較

	乳児死亡率					新生児死亡率		
	'60年	'70	'80	'90	'09	'80年	'90	'09
日本	30.7	13.1	7.5	4.6	2.4	4.9	2.6	1.2
カナダ	27.3	18.8	10.4	6.8	'06) 5.0	6.7	4.6	'06) 3.7
アメリカ合衆国	26.0	20.1	12.6	9.2	'07) 6.8	8.4	5.8	'07) 3.4
オーストリア	37.5	25.9	14.3	'91) 7.5	'08) 3.7	9.3	'91) 4.4	'08) 2.7
デンマーク	21.5	14.2	8.4	'91) 7.2	'08) 4.0	5.6	'91) 4.2	'08) 3.1
フランス	27.4	15.1	10.0	7.3	'07) 3.6	5.6	3.6	'07) 2.4
ドイツ	33.8	23.6	12.6	7.0	'07) 3.9	7.8	3.5	'07) 2.7
ハンガリー	47.6	35.9	23.2	'91) 15.6	'08) 5.6	17.8	'91) 11.4	'08) 3.8
イタリア	43.9	29.6	24.5	8.0	'08) *3.6	11.2	6.2	'07) 2.4
オランダ	16.5	12.7	8.6	7.1	'08) 3.8	5.7	5.7	'07) 3.2
ポーランド	56.8	33.2	21.3	'91) 15.0	'07) 6.0	13.3	'91) 10.8	'07) 4.3
スウェーデン	16.6	11.0	6.9	6.0	'08) 2.5	4.9	4.9	'08) 1.7
スイス	21.1	15.1	9.1	'91) 6.2	'08) 4.0	5.9	'91) 3.6	'08) 3.2
イギリス	22.5	18.5	12.1	'92) 6.6	'07) 4.8	7.7	'92) 4.3	'07) 3.3
オーストラリア	20.2	17.9	10.7	'92) 6.7	'08) 4.1	7.1	'92) 4.3	'08) *2.9
ニュージーランド	25.6	16.7	13.0	'91) 8.4	'08) *5.0	5.8	'91) 4.4	'08) *2.9

資料 厚生労働省「人口動態統計」
WHO「World Health Statistics Annual」
UN「Demographic Yearbook」
UN「Population and Vital Statistics Report」
注 1) ＊は暫定値
2) ドイツの1990年までは旧西ドイツの数値である。

（国民衛生の動向（20011/2012）より）

のである．死産には自然の死産（自然死産）のほか，母体保護法で規定される人工妊娠中絶（妊娠満22週未満を対象とする）によるもの（人工死産）が含まれる．

わが国の乳児死亡率は，大正末期までは150以上であったが，その後低下して，戦後は70台から急速な改善がみられ，2009年（平成21年）は2.4であり，世界的にも最高水準にある（表A.10）．新生児死亡率も同様な低下を続けており，2009年（平成21年）は1.2である．乳児死亡の要因には先天的なものと後天的なものがあるが，生後4週未満の新生児死亡，特に生後1週未満の早期新生児死亡は先天的な要因によることが多い．新生児以降になると，感染や不慮の事故などの後天的な原因による死亡が多くなる．

死産率は1961年以降減少しており，2009年（平成21年）は24.6（自然死産11.1，人工死産13.5）である．

妊産婦死亡率は1980年代までは10を上回り，先進国のなかでは高いほうであったが，近年1ケタ台に改善してきており，2009年（平成21年）は4.8（出産10万対）となっている．

A 2. 平均余命と平均寿命

ある人間集団の，ある時点における年齢別死亡率が将来不変のまま続くと仮定した場合，その集団が死亡により年々減少していく様子を男女別に年齢毎の死亡率，生存数，平均余命などの関数で表したものを**生命表**（life table）という．生命表の作成においては，年当初に同時に生まれた10万人の集団を想定し，この仮想集団が現在の年齢別死亡率に従って加齢とともに死亡すると仮定して，各年齢

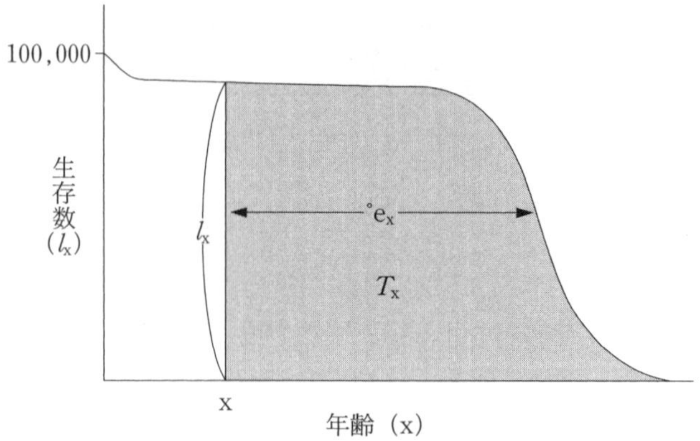

図 A.11　生命表における年齢別生存数をグラフ化したもの

x 歳の平均余命　$°e_x = \frac{T_x}{l_x}$

T_x：x 歳以上の定常人口（= x 歳の生存者 l_x 人のその後の生存延年数）

で何人が死に，何人が生き残るかを計算する．図 A.11 は初めの人口が加齢に従って減少する様を示すグラフである．毎年，10 万人が出生し同様の減少を繰り返していけば，年毎にグラフの左から順に人口が埋まっていき，やがてグラフと同じ年齢別人口分布をもつ仮想人口集団が形成される．その後，この人口集団の人口構造（年齢構成）はこのまま一定，すなわち定常状態に保たれる．このような仮想人口集団について算出される生命表の諸関数は，現実の人口集団の年齢構成の影響を受けることなく死亡秩序のみを反映するので，死亡状況の厳密な分析には不可欠である．

わが国では**完全生命表**と**簡易生命表**の 2 種類の生命表が作成され，公表されている．完全生命表は，国勢調査年次の人口動態統計（確定数）と国勢調査人口（確定人口）をもとに 5 年に 1 度作成される．簡易生命表は人口動態統計（概数）と推計人口を用い，計算も簡略化して毎年作成されるが，完全生命表の数値とほとんど誤差がなく，最新の平均余命等の動向をみるのに有用である．

生命表の関数の一つである**平均余命**（expectation of life）は，年齢ごとにその後何年生きられるかを示す期待値であり，図 A.11 に示すように，x 歳の平均余命 $°e_x$ は，x 歳の生存者数 l_x について，その後の生存延年数（= x 歳以上の定常人口 T_x）の平均（T_x/l_x）として算出される．**0 歳の平均余命**を特に**平均寿命**という．ある集団の平均余命は，平均寿命から単純に年齢を差し引いた数値というわけではなく，常にそれより大きい数値となる．平均寿命は全年齢の死亡状況を集約したものであり，その集団の保健・福祉水準の総合的指標として用いられる．近年，日本人の平均寿命は男女とも世界でトップレベルにあり（表 A.11），2010 年（平成 22 年）の簡易生命表では，女性 86.39 歳，男性 79.64 歳となっている．

平均寿命は各年齢の死亡率によってのみ決定されるから，平均寿命の延びに寄与する要因は各年齢層の死亡率の減少である．昭和 20 年代から昭和 40 年頃までは乳児死亡率の低下が著しく，これが昭和 40 年頃まで平均寿命の延びに大きく貢献した．また，この時期には 20 歳代の結核による死亡が激減し，これもこの時期の寿命の延びの原因となった．一方，近年は，70 歳以上の高齢者の死亡率が主として脳血管疾患の死亡率の低下により改善され，これが平均寿命の延びに大きく寄与していると考えられている．現在，若年層の死亡率の改善がほぼ限界に達しているので，当分の間は，中高年齢

表 A.11　平均寿命の国際比較

（単位　年）

	男	女	作成期間
日　　　本	79.64	86.39	2010＊
アイスランド	79.5	83.5	2010＊
スウェーデン	79.53	83.51	2010＊
ス　イ　ス	79.8	84.4	2009＊
イ ギ リ ス	77.7	81.9	2007-2009＊
フ ラ ン ス	78.1	84.8	2010＊
ド　イ　ツ	77.33	82.53	2007-2009＊
アメリカ合衆国	75.4	80.4	2007＊

資料　UN「Demographic Yearbook 2008」等
＊印は当該政府からの資料提供によるものである。

（国民衛生の動向（2011/2012）より）

層の生活習慣病による死亡率の動向が平均寿命を左右すると考えられる.

B 健康と疾病をめぐる日本の現状

人々の健康と疾病に関する状況を集団としてマクロに把握するために死因別死亡率や各種の疾病統計が利用される.

B1. 死因別死亡率の変遷

集団の疾病動向，とりわけ，死に直接結びつく疾病の動向は，人口動態統計における**死因別死亡統計**（**死因統計**）から間接的に把握することができる．死亡が発生すると親族等は医師が作成した**死亡診断書**を死亡届とともに市区町村長に届け出ることになっているが，この情報は人口動態調査票として厚生労働省に集約され，死亡者の死因が**国際疾病分類**に従って分類集計され，公表される．国際疾病分類は，正式には，**疾病および関連保健問題の国際統計分類**（International Statistical Classification of Diseases and Related Health Problems：**ICD**）といい，統計を国際比較，年次比較できるようにWHOが定め，加盟国に使用を勧告している死因および疾病統計分類である．ICDは実情に合わせて約10年毎に修正されてきており，1990年に採択された第10回修正（**ICD-10**）が最新のものである．わが国においても1995年（平成7年）からICD-10に準拠した疾病，傷害および死因に関する分類表が使用されており，死因，疾病統計はこれに基づいている．

2010年（平成22年）の日本人の主な死因の順位と比率は表B.1のとおりである．死因順位の第1位は**悪性新生物**（癌），第2位は**心疾患**，第3位は**脳血管疾患**である．いずれも生活習慣病であり，この3死因で死亡全体の60％弱を占めている（**三大死因**）．わが国の20世紀における死因の変遷をみると，図B.1のように戦前は最大の死因であった感染症が，戦後急速に減少し，それに替わって生活習慣病が死因の大半を占めるようになった．主要死因別の死亡率（人口10万対）の年次推移（図B.2）をみると，戦後しばらく最大の死因であった結核による死亡が急速に減少し，代わって悪性新生物や心疾患が増大し，わが国の**死因構造**が感染症から生活習慣病に大きく変化したことがわかる．このような変化は医療，衛生水準の向上を反映したものであり，先進諸国に共通にみられる変化である．1995年（平成7年）に，昭和40年代以降減少していた脳血管疾患が急に増加し，逆に，増加していた心疾患が急に減少して順位が入れ替わっている．これは，国際疾病分類のICD-9からICD-10への改訂に伴い，死亡診断書には疾患の終末期の状態として心不全，呼吸不全等は書かない

表 B.1　死因順位第 10 位までの死因別死亡の状況

死因順位 平成22年 ('10)*	死因	死亡数			死亡率（人口10万対）			死亡総数に対する割合（%）	
		平成22年 ('10)*	21 ('09)	差引増減 (平22－平21)	平成22年 ('10)*	21 ('09)	前年比 (平21＝100)	平成22年 ('10)*	21 ('09)
	全死因	1 197 066	1 141 865	55 201	947.3	907.5	104.4	100.0	100.0
第1位	悪性新生物	353 318	344 105	9 213	279.6	273.5	102.2	29.5	30.1
2	心疾患	189 192	180 745	8 447	149.7	143.7	104.2	15.8	15.8
3	脳血管疾患	123 393	122 350	1 043	97.6	97.2	100.4	10.3	10.7
4	肺炎	118 806	112 004	6 802	94.0	89.0	105.6	9.9	9.8
5	老衰	45 323	38 670	6 653	35.9	30.7	116.9	3.8	3.4
6	不慮の事故	40 583	37 756	2 827	32.1	30.0	107.0	3.4	3.3
7	自殺	29 524	30 707	△ 1 183	23.4	24.4	95.9	2.5	2.7
8	腎不全	23 691	22 743	948	18.7	18.1	103.3	2.0	2.0
9	慢性閉塞性肺疾患	16 275	15 359	916	12.9	12.2	105.7	1.4	1.3
10	肝疾患	16 180	15 969	211	12.8	12.7	100.8	1.4	1.4

資料　厚生労働省「人口動態統計」
注　　＊概数である。

（国民衛生の動向（2011/2012）より改変）

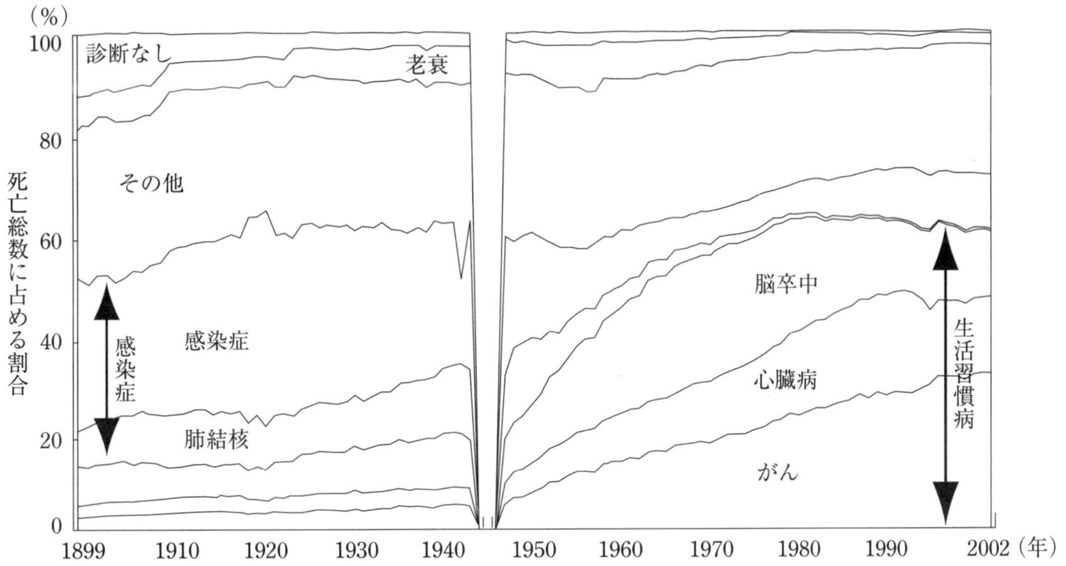

資料：厚生労働省大臣官房統計情報部「人口動態統計」より作成

図 B.1　わが国の 20 世紀の死亡に関する疫学的変遷

（厚生労働白書（平成 16 年版）より作成）

ようにとの指導がなされたことの影響が大きい．肺炎による死亡は戦前までは死因の大きな位置を占めていたが，戦後大きく減少し，昭和 40 年代には人口 10 万対の死亡率は 20 台となった．しかし，その後上昇し始め，2010 年（平成 22 年）には死亡率 94.0 となっている（図 B.2）．

図 B.3 は主要死因別死亡率の年次推移を，年齢構成の変化の影響を取り除いた年齢調整死亡率で男女別に示したものである．（粗）死亡率では増加を続けている悪性新生物，心疾患は，年齢調整死亡率では男女ともほぼ横這いまたは低下傾向にあるので，これらによる死亡の増大はこれらの疾患に罹患しやすい高齢者が増加した結果であることがわかる．同様に，肺炎による死亡の増加も年齢調整死亡率でみるとわずかであり，死亡率の近年の上昇には高齢者の増加の影響があると考えられる．75

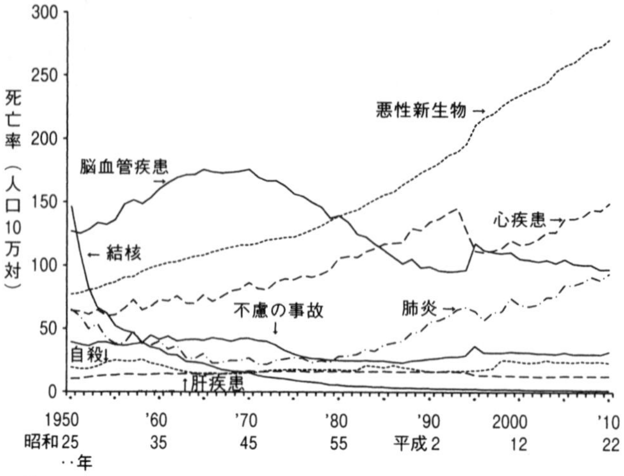

資料　厚生労働省「人口動態統計」
注　1)　平成6年までの死亡率は旧分類によるものである。
　　2)　平成22年は概数である。

図 B.2　主要死因別にみた死亡率（人口 10 万対）の推移

（国民衛生の動向（2011/2012）より）

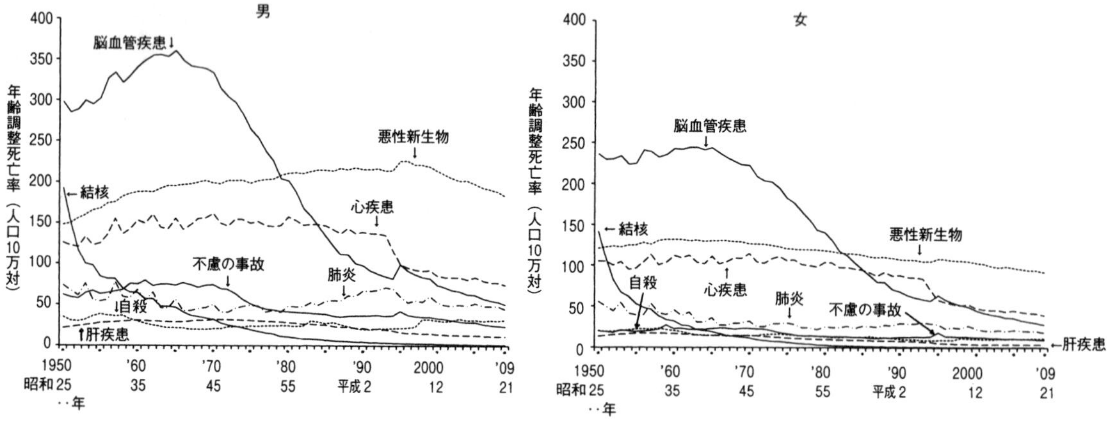

資料　厚生労働省「人口動態統計」
注　　年齢調整死亡率の基準人口は「昭和60年モデル人口」である。また，平成6年までは旧分類によるものである。
　　　（肝疾患の昭和25〜55年はデータ不備のため，5年間隔の折れ線表示としてある（編集部)。）

図 B.3　性・主要死因別にみた年齢調整死亡率（人口 10 万対）の推移

（国民衛生の動向（2011/2012）より）

歳以上の後期高齢者が他の疾病の治療を経て，最後に抵抗力が衰えた状態で肺炎を併発し，それが死因となる例が増えている．

死因構造は年齢・年代によって大きく異なっている．2009 年（平成 21 年）の場合，死因第 1 位は，0〜4 歳児では先天性奇形，変形および染色体異常，5 〜9 歳は不慮の事故，10〜14 歳は悪性新生物，15〜19 歳は不慮の事故，自殺，20〜39 歳は自殺，40〜89 歳は悪性新生物，90〜99 歳は心疾患，100 歳以上は老衰であった（表 B.2)．

表 B.2　年齢階級別主要死因（2009 年）

<table>
<tr><th>年　齢</th><th>第 1 位</th><th>第 2 位</th></tr>
<tr><td>総数</td><td>悪性新生物</td><td>心疾患</td></tr>
<tr><td>0 歳</td><td rowspan="2">先天奇形，変形及び染色体異常</td><td>周産期に特異的な呼吸障害等</td></tr>
<tr><td>1～ 4 歳</td><td>不慮の事故</td></tr>
<tr><td>5～ 9 歳</td><td>不慮の事故</td><td>悪性新生物</td></tr>
<tr><td>10～14 歳</td><td>悪性新生物</td><td rowspan="3">不慮の事故</td></tr>
<tr><td>15～19 歳</td><td>不慮の事故，自殺</td></tr>
<tr><td>20～29 歳</td><td rowspan="2">自殺</td></tr>
<tr><td>30～39 歳</td><td>悪性新生物</td></tr>
<tr><td>40～49 歳</td><td rowspan="2">悪性新生物</td><td>自殺</td></tr>
<tr><td>50～89 歳</td><td>心疾患</td></tr>
<tr><td>90～99 歳</td><td>心疾患</td><td>肺炎</td></tr>
<tr><td>100 歳以上</td><td>老衰</td><td>心疾患</td></tr>
</table>

（国民衛生の動向（2011/2012）より作成）

B 2. 疾病統計

人口動態統計における死因統計は，かぜや高血圧のように直接の死因とはなりにくい疾病の罹患状況や傷害の状況を把握するには適切ではない．疾病統計は国民の疾病および外傷，事故などの傷害（合わせて傷病という）の状況を把握する目的で作成される統計であり，公的統計として，**感染症の予防及び感染症の患者に対する医療に関する法律**（略して，**感染症法**）に基づく「**感染症統計**」，食品衛生法に基づく「**食中毒統計**」，厚生労働省が実施する「**国民生活基礎調査**」，「**患者調査**」，「**結核・感染症発生動向調査事業**」などがある．感染症統計や食中毒統計では届出が義務づけられている感染症や食中毒の月間，年間の患者発生状況が把握され，国民生活基礎調査では調査日において傷病をもつ者が把握される．

2.1 罹患率と有病率

特定の集団について，一定期間におけるある疾病の発生状況を示す指標として**罹患率**（incidence rate）が用いられる．罹患率は，新規発生患者数の対象集団人口に対する割合であり，一定の期間としては週，月，年などを用い，単位人口は率の大きさに応じて千対，10 万対などで表す．

$$\text{罹患率} = \frac{\text{一定期間の新規発生患者数}}{\text{対象集団の人口}} \times 100{,}000\ (\text{または}\ 1{,}000)$$

感染症統計や**食中毒統計**では，罹患率は 1 年間に届出のあった新発生患者数について人口 10 万対で表している．

一方，対象集団について，ある時点で，ある傷病をもつ者の割合を示す指標として**有病率**（prevalence rate）が用いられる．有病率は，調査日における有病者数の対象集団人口に対する割合であり，単位人口は罹患率の場合と同様，千対，10万対などで表す．

$$\text{有病率} = \frac{\text{調査日における有病者数}}{\text{対象集団の人口}} \times 100{,}000\ (\text{または}\ 1{,}000)$$

急性疾患の発生状況は罹患率で把握できるが，生活習慣病などの慢性疾患の場合は，発生した疾患が長期にわたって持続し患者が累積していくので，集団の罹患状況は発生件数を問題とする罹患率だけでは把握しきれない．有病率はこうした慢性疾患の罹患状況を把握する指標として有用である．

国民生活基礎調査は，厚生労働省が国民の保健，医療，年金，福祉，所得など国民生活の基礎的事項を世帯面から総合的に把握する目的で1986年（昭和61年）から開始したもので，以後3年毎に実施されている．健康に関しては，自覚症状の有無，通院状況，日常生活への影響，1か月以上の就床日数，健康診断受診状況などが調査され，有病者（この調査では，入院者，通院者，就床者，自覚症状があり生活に影響がある者）の把握に用いられている．

2.2　感染症統計

感染症発生に関する統計は，感染症法の規定に従った**届出**をもとに作成され，感染症統計として公表されている．届出は，発生数の少ない感染症を対象とする**全数把握**（全医療機関の医師に義務づけられる）と発生数の多い感染症を対象とする**定点把握**（指定医療機関の医師のみに義務づけられる）に大別される．

届出を要する感染症のうち，わが国で最も罹患率の高いものは結核であり，今なお，年間4万人を超える新規患者発生がある．感染症統計の詳細は［第3章C　感染症の現状とその予防］において，生活習慣病統計については［第3章D　生活習慣病とその予防］において述べる．

C 疫　学

C 1. 疫学の役割

疫学（epidemiology）は，「人間集団に発生する疾病（またはその他の健康関連事象）の**頻度**と**分布**およびその**発生原因**（または**発生要因**）を明らかにし，得られた成果を疾病や健康障害の予防あるいは健康の増進に役立てるための学問」である．英語の epidemiology は，ギリシャ語の *epi*（= upon），*demos*（= people），*logos*（= doctorine）が複合してできた語といわれ，「人々の間で起きている諸事象に関する学問」を意味している．

元来，疫学は感染症（伝染病）の流行の原因を明らかにして，その流行を防止するための学問として始まったが，先進諸国において感染症の多くが克服されるのに伴い，現在では，感染症にとどまらず，生活習慣病のような非感染性慢性疾患，環境汚染による健康障害，薬物の副作用などの健康障害に対しても，その**原因究明**と**予防対策の樹立**のために疫学が適用されている．さらには，健康増進や長寿研究など積極的に健康水準を高めるための要因の追究，**新薬の臨床試験**における治療効果の評価などにも疫学的手法が用いられている．

C 2. 疫学の 3 要因

人は疾病の原因（病因）に曝露されたからといって必ずその疾病に罹患するわけではない．また一方では，病因に対する曝露の機会の多い職業や生活環境の場合には罹患の危険性が大きくなる．肺結核を例にとってみると，BCG 接種をして結核に対する免疫をもつ人は結核菌に曝露されても結核にはならない．一方，結核患者に接する医療従事者や，患者と同居する家族などの場合は結核罹患の危険性が増す．このように現実社会において，疾病は病因の存在によってのみ発生するのではなく，**病因**（agent），**宿主**（host），**環境**（environment）の三つの要因（**疫学の 3 要因**）が互いに影響し合った結果として発生する（図 C.1）．言い換えれば，疾病は，病因の存在に加え，宿主（ヒト）および

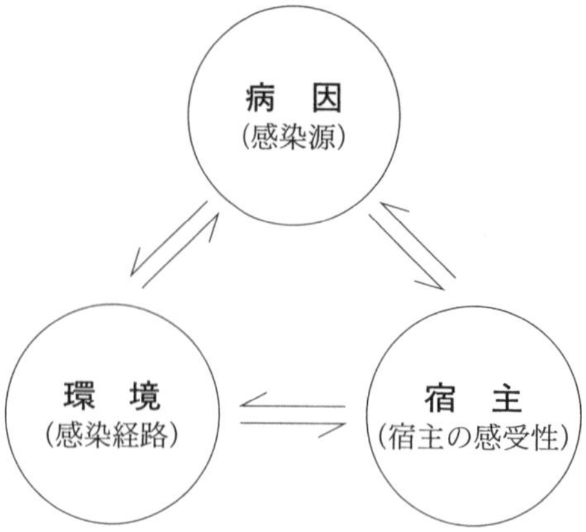

図 C.1　疫学の 3 要因（感染成立の 3 要因）

環境の条件が整ってはじめて発生し，このうちどの一つが欠けても発生することはない．したがって，病因をなくすか，宿主の抵抗性を高めるか，病因への曝露を回避することが疾病の予防対策となる．このように，疫学では疾病の発生状況を病因，宿主，環境の三つの角度から総合的に捉え，それを踏まえて予防対策を考えるわけである．

上述の結核の例のように，病原体というはっきりした単一の病因が存在する感染症の場合，その疾病発生要因は，病因（感染源），宿主（病原体に対する感受性），環境（感染経路）の三つに明瞭に分けることができる．しかしながら，生活習慣病のように，長年の様々な生活習慣（要因）が複合した結果発症する非感染性慢性疾患の場合，病因と環境の区別が困難であることが多い．例えば，癌発生における喫煙やストレス，心疾患における運動不足やストレスなどは病因とも環境要因ともみなすことができる．また，放射線や暑熱，重金属など環境要因そのものが病因となっていることも多々ある．したがって最近では，疾病の要因を考える際，病因を環境要因の中に含めて**宿主要因**と**環境要因**の二つに大別（表 C.1）し，ヒト（宿主）と環境の相互作用の研究を通じて浮かび上がってきたものを病因として追究するようになっている．宿主要因は個体に特有の要因であり，遺伝による先天的なものと遺伝によらない後天的なものに分類できるが，感染症に対しては，後天的な免疫の有無が個体によって大きく異なる要因であり，非感染性疾患に関しては，先天的な遺伝形質や性差，後天的に生活習慣などで獲得されたもの（体重など）や年齢などが考えられる．最近では，ヒトゲノムの解読により

表 C.1　疾病発生に関わる宿主要因と環境要因

宿主要因	1．先天的要因（遺伝要因）	性，人種，遺伝形質，非特異免疫など
	2．後天的要因（獲得要因）	年齢，体格，栄養，既往，特異免疫など
環境要因	1．生物的要因	病原体，病原体の感染源動物や媒介動物など
	2．物理的要因	気象（温度，湿度，気圧，風雨雪），高度，地形，地質，水質，放射線，騒音，振動など
	3．化学的要因	栄養素，有害化学物質，大気汚染，水質汚染，重金属，薬品など
	4．社会的要因	人口密度，経済力，住環境，労働環境，生活習慣，食習慣，嗜好習慣，喫煙・飲酒習慣，教育文化，精神的ストレスなど

遺伝子と疾病の関係が明らかにされつつあり，宿主要因が遺伝子レベルでも考えられるようになってきている．

C 3. 疫学における調査研究方法

3.1 記述疫学

疫学調査の第一段階では，まず，問題とする疾病や健康事象について，人間集団における**発生頻度**と**分布**を観察し，**流行**（epidemic）の特徴を把握する．すなわち，対象集団の中で，どのようなヒトが，どのような時に，どのような場所でその病気になったかを調査・把握する．疫学でいう流行とは，**ヒト**，**時**，**所**における疾病（**健康事象**）の発生の異常な集積性を指し，必ずしもヒトからヒトへの伝播性を意味するものではない．ヒトは人種，性，年齢，職業など，時は年次，季節，月など，所は地域，施設，職場などである．異常な集積性とは，通常より明らかに高率であると思われるような状況をいうが，正確には統計学的に有意差がある状況を指す．

流行の調査・把握に次いで，その発生要因（原因）についての仮説（**要因仮説**）をたてる．すなわち，疑わしい原因（要因）を見つけ出す作業を行う．この作業は，行政上の保健統計資料や医療機関の疾病記録など，既存の統計資料を用いて数量的な比較によって，どのような属性をもつ集団に問題が見出されるかを検討する．このような調査研究を**記述疫学**（descriptive epidemiology）という（図C.2）．

疾病の流行の調査によって，疾病流行の原因をつきとめた古典的な例として，スノーによるコレラ流行の調査がよく知られている．イギリスの麻酔医スノー（J. Snow, 1813～1858）は，1854年，ロンドンのブロードストリートでコレラが大流行したとき，コレラ患者の発生が共同井戸付近を中心に分布していることをつきとめた．さらに詳しく調べると，近くに住んでいてもその井戸水を飲まなかっ

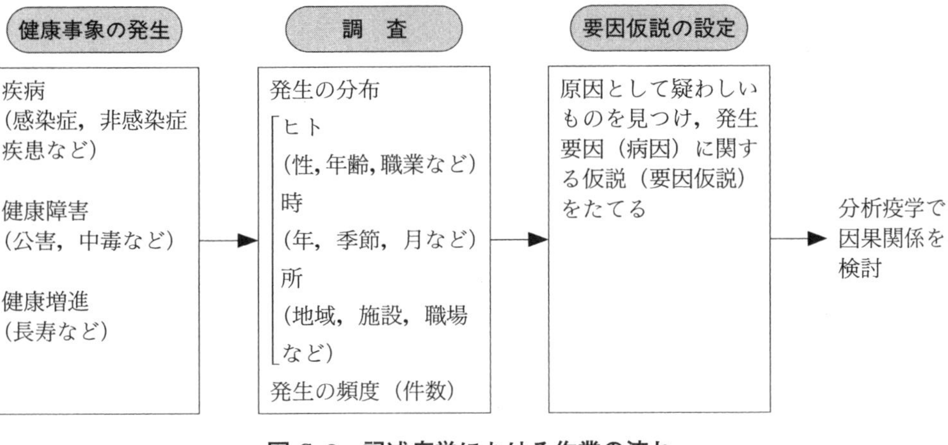

図C.2　記述疫学における作業の流れ

た者に発生がほとんどなく，一方，遠くに住んでいて発病した者は，その地区に来てその井戸の水を飲んだことが判明した．そしてその井戸を閉鎖させたところ，コレラ患者の発生は激減し，彼の推論の正しかったことが明らかとなった．後にこの井戸水は，付近の住宅の便所に通じていたことがわかった．これは，コレラ菌が発見される30年前のことであり，病因（原因）となるものが解明されていなくても，疫学調査から浮かび上がってきた疑わしいものを手がかりに予防対策を講じることが可能であることを物語っている．

3.2　分析疫学

疫学調査の第二段階では，記述疫学でたてた要因仮説が正しいかどうかを検討し，因果関係を推定する．これを**分析疫学**（analytical epidemiology）という．要因仮説の検討方法として，**症例–対照研究**（case-control study），**要因–対照研究**（factor-control study）の二とおりの方法がある（図C.3）．

a）症例–対照研究

患者–対照研究ともいう．疾病をもつ群（症例）とない群（対照）につき，仮説として想定された疾病発生要因に対する過去における曝露状況を比較検討する．疾病という結果が先にあり，原因（要因）を過去にさかのぼって追究するので**後ろ向き研究**（retrospective study）ともいう．

b）要因–対照研究

疾病の要因候補をまず設定し，その要因に対する曝露群と非曝露群について将来にわたり疾病の発生状況を比較検討する．原因（要因）を先に決めておいて将来に向かって結果（疾病の発生）を追跡調査するので**前向き研究**（prospective study）ともいう．また，**コホート研究**（cohort study）ということもある．コホートとは，ある共通の特性をもつ集団を意味し，例えば，同じ要因に曝露された者のほか，同じ年生まれ，同じ住所地，同じ職業，同じ学校の者同士などもコホートである．

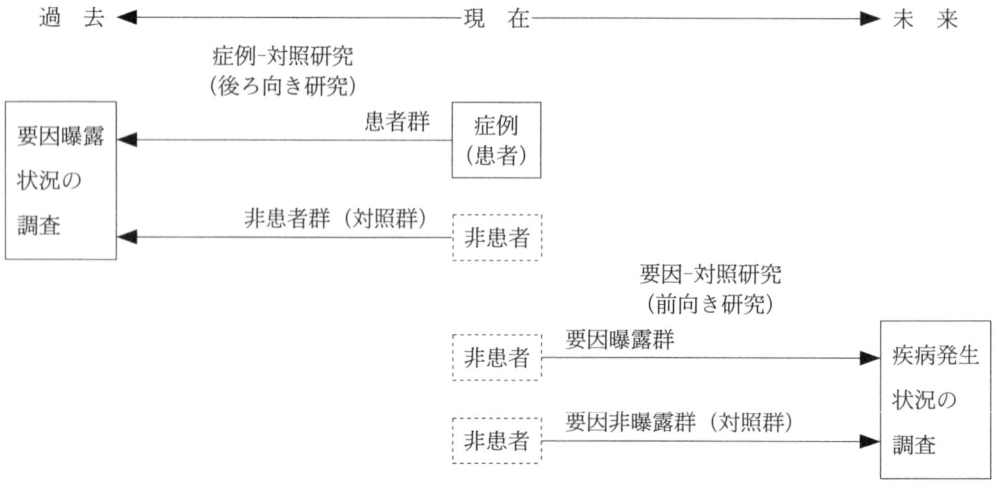

図C.3　分析疫学における研究方法

3.3 介入研究

上に述べた記述疫学や分析疫学では，研究者は調査対象集団に対して何も手を加えず，ありのままの姿を観察するが，研究者が意図的にある要因を調査対象集団に付加（または除去）してその影響をみる場合，これを**介入研究**（intervention study）または**実験疫学**（experimental epidemiology）という．例えば，疾病の予防や治療のために，あるいは因果関係を追究するために特定の予防要因（薬物，生理活性物質，環境因子など）を与えたり，**危険因子**（曝露要因）を除去したりする研究をいう．医薬品の**臨床試験**などはこれに該当する．介入研究は，分析疫学に比して因果関係を直接的に検討することができるが，ヒトに対して適用する場合，調査対象者に不利な影響がないよう倫理的な配慮が必要である．介入研究を分析疫学の要因-対照研究の一つに位置づける立場もある．

C 4. 疫学調査の進め方

疫学調査においては，疾病の分布について五つのW，すなわち，When（いつ），Where（どこで），Who（だれが），What（なにを），Why（なぜ）を理路整然と説明できれば，そこから疾病の分布を規定している因子を発見できるといわれる．疫学調査を進める上での要点や問題点を以下に示す．

a）疾病分類の明確化

異なる疾病でも類似の症状を呈することがあるから，個々の研究者がそれぞれ勝手な基準で疾病を分類すれば調査結果を比較することができない．そこで，前に述べた**国際疾病分類**（**ICD**）が世界共通の疾病分類として用いられる．

b）調査対象または調査資料の選択

調査対象の選択：集団全員を調べるのか（**全数調査**），その一部を抽出して調べるのか（**標本調査**）を決める．大きな集団の場合，通常，標本調査が行われるが，この場合，抽出された標本がもとの集団（母集団）を代表していなければならない．母集団から偏った調査対象を選んだ場合，そこから得られる結果は当然偏ったものになる．調査対象選択における**偏り**（**バイアス**，bias）を避けるために各種の標本抽出法がある．主なものは，**割当抽出**，**単純無作為抽出**，**層別抽出**などである．割当抽出は，母集団をいくつかのグループに分け，それぞれのグループから何人かを適当に選ぶ方法である．単純無作為抽出では，例えば500世帯から100世帯を抽出する際，各世帯に1～500までの番号をつけ，乱数表で3桁を読みとり，そのうち500以下の数字に該当する世帯を選ぶ．これを100世帯になるまで繰り返す．層別抽出では，母集団を性，年齢，職業などのようなある特性をもつサブ集団に分け（層別化），各層から一定の抽出率で標本を抽出する．この方法では，少ない標本数でも精度を落とさずに調査することが可能である．

調査資料の選択：既存の資料を利用する場合，その情報の質についての正しい評価が必要である．

c）疾病量の把握

ある集団に発生する健康異常者（病人）を調査し，その頻度を定量化する．正しい定量を行うためには健康異常者数だけでなく，分母となる人口（これを危険曝露人口という）を正確に把握する必要がある．危険曝露人口はその健康異常（疾病）が起こる危険性（リスク）を有している者すべてである．例えば，子宮癌の危険曝露人口は女性全員であり，肺癌の場合は人口全体である．喫煙者のみが肺癌になるわけではないから，肺癌の危険曝露人口は喫煙者のみではない．

d）調査方法の選択および調査の実施

先に述べた症例-対照研究および要因-対照研究には，それぞれ表C.2に示したような特徴がある．症例-対照研究は調査対象者や費用，期間が少なくてすみ，まれな疾患でも調査可能であるが，調査対象の選択や要因曝露に関する情報については，真の情報や値から一定の方向への偏り，すなわちバイアス（選択バイアスおよび情報バイアス）が起こりやすい．情報バイアスは誤回答，虚偽の回答，記憶の誤りなどが原因となる．例えば，症例-対照研究では症例のほうが対照より曝露していたと評価されやすい可能性がある．バイアスには交絡因子によるバイアス（交絡バイアス）もある．**交絡因子**（confounding factor）とは，調査対象とする要因に関連していて，その要因と疾病との関連性に影響を与えるような別の因子をいう．例えば，飲酒と肺癌の関連を調査する場合，喫煙が肺癌を起こし，喫煙者は非喫煙者よりも酒飲みが多いとすると，飲酒が肺癌を起こさなくても酒飲みに肺癌が多いという調査結果が出てしまう．この場合，喫煙が交絡因子であり，それによるバイアスが飲酒と肺癌の関係について誤った結論へ導くことになる．交絡因子は，特に症例-対照研究において対照群を選ぶ

表C.2　症例-対照研究と要因-対照研究の特徴の比較

比較項目	症例-対照研究	要因-対照研究
調査方法	過去へさかのぼって調査	将来に向かって追跡調査
対象集団について最初に必要な情報	罹患情報	曝露情報
調査対象者数	少なくてすむ	多数必要
調査期間	短い	長い
調査費用	少ない	多い
調査労力	少ない	多い
まれな疾患の調査の可否	可能	不可能
要因情報の信頼度	患者の記憶やカルテに頼るので信頼度低い	注目する要因が設定されているので信頼度高い
要因情報のバイアス（偏り）	大きい	小さい
検討できる疾患	少ない	目的とする疾病以外の疾病についても検討可能
疾病の判定	確実	調査途中で脱落者が出たり，診断基準が変わる恐れがある
関連性を表す統計量	オッズ比（罹患率が得られないので相対危険度は求められない）	相対危険度，寄与危険度
研究結果の信頼性	小さい	大きい

場合に注意が必要である．例えば，入院患者について心筋梗塞とコーヒー摂取の関連を調査する場合，対照群をその病院の胃腸病患者からとると，症例群と対照群の間に差があっても意味がない．なぜなら，胃腸病患者はコーヒーを控える者が多いからである．症例-対照研究では，交絡因子の条件が症例群と対照群でできるだけ一致するように両群を選び，交絡因子の影響を除去する．調査対象者の選定におけるこのような措置を**マッチング**（matching）という．

いずれの調査方法にも一長一短があるが，通常は，実施しやすい症例-対照研究から始め，疑わしい要因を絞った上で仮説の証明に有利な要因-対照研究（コホート研究）に進むことが多い．

e）結果の解析

調査結果の解析を，あとで述べるような統計学的方法により行う．

f）結果の解釈と評価

要因曝露と疾病との因果関係の判定を，あとで述べる因果関係の判定基準に照らして行う．

C 5. 疫学調査の結果と解析

要因に対する曝露の有無と疾病の罹患（発生）に関する頻度が表 C.3 のようであった場合，その要因とその疾病との**関連の有無**を χ^2（カイ 2 乗）検定で判定し，**関連の度合い**，すなわち要因曝露による疾病罹患の**危険度**（**リスク**）を**相対危険度**，**寄与危険度**または**オッズ比**によって判定することができる．

5.1 関連の有無の検討

要因と疾病との間に関連があるかどうかは，次式を用いた χ^2（カイ 2 乗）検定で判定する．

$$\chi^2 = \frac{(ad - bc)^2 \times (a + b + c + d)}{(a + b)(c + d)(a + c)(b + d)}$$

χ^2 分布表における自由度 1，有意水準 5％の χ^2 値は 3.84，有意水準 1％では 6.63 である．この値と上の式で算出した χ^2 値とを比較して，χ^2 値＞3.84 であれば有意であるといい，χ^2 値＞6.63 であれば非常に有意であるという．有意であれば，無関係であるという仮説が否定されたこととなり，

表 C.3　要因曝露と疾病発生の頻度の 4 分割表

要　因	疾　病		計
	あり	なし	
曝露	a	b	a＋b
非曝露	c	d	c＋d
計	a＋c	b＋d	a＋b＋c＋d

関連があることになる．ただし，この結果の意味するところは，要因と疾病とは無関係であるとは考えにくい，ということであって，どの程度関連があるのかを示すものではない．

5.2 関連の度合い（関連の強さ）の検討

a）相対危険度と寄与危険度

χ^2 検定で要因と疾病との間に有意な関連ありと判定されたら，引き続いて関連の度合い，すなわち要因曝露による疾病罹患の危険度を判定する．疾病罹患の危険度を示す指標の一つとして，次式で算出される**相対危険度**（relative risk）がある．

$$\text{相対危険度} = \frac{\text{曝露群における疾病の累積罹患率（または罹患率）}}{\text{非曝露群における疾病の累積罹患率（または罹患率）}} = \frac{\dfrac{a}{a+b}}{\dfrac{c}{c+d}} = \frac{a\,(c+d)}{c\,(a+b)}$$

相対危険度は，ある疾病に罹患する危険度が，要因に曝露された場合，曝露されていない場合の何倍になるかを示す指標である．これを求めるには，要因に曝露された者，曝露されていない者を正確に把握する必要があり，それが可能なのは要因−対照研究（コホート研究）であり，症例−対照研究では求めることができない．相対危険度は通常，曝露群，非曝露群の**累積罹患率**（または**罹患率**）の比で表す．累積罹患率は，単なる罹患率とは異なり，観察する対象集団を最初に決めておき，観察期間中に罹患した者の数を合計し，その対象集団の総数で除したものである．また，罹患率の代わりに死亡率を用いることもある．

別の指標として，次式で算出される**寄与危険度**（attributable risk）がある．寄与危険度は，要因曝露群における疾病の発生のうち，要因曝露が寄与した部分を示す指標であって，要因−曝露によって疾病の危険度がどれだけ増えたかを示す．これも要因−対照研究（コホート研究）によって求められ，症例−対照研究では求められない．寄与危険度は通常，曝露群，非曝露群の累積罹患率（または罹患率）の差で表す．

相対危険度が大きくても，その疾病がまれな場合，寄与危険度は小さい．逆に，相対危険度が小さくても，その疾病の罹患率や死亡率が大きければ，寄与危険度は大きくなる．したがって，寄与危険度によって，要因曝露がその疾患の罹患率や死亡率に及ぼす影響の大きさを知ることができる．

$$\begin{aligned}\text{寄与危険度} &= \text{曝露群における疾病の累積罹患率（または罹患率）} \\ &\quad - \text{非曝露群における疾病の累積罹患率（または罹患率）} \\ &= \frac{a}{a+b} - \frac{c}{c+d}\end{aligned}$$

では，相対危険度と寄与危険度を実際に計算してみよう．表C.4は，イギリス人医師59,600人について，喫煙と各種の疾患による死亡との関係を10年間にわたって追跡調査したDollとHillの要因−対照研究のデータである．肺癌，慢性気管支炎による死亡率は，非喫煙者に比べて喫煙者のほうが明らかに高く，その率は一日の喫煙本数が多いほど高い．心疾患による死亡は喫煙者のほうがわずかに高くなっている．ここで，肺癌および心疾患による死亡に及ぼす喫煙のリスクは以下のように計算

表 C.4　喫煙と疾患別死亡に関する要因-対照研究

死　　因		非喫煙者	喫煙者（1日喫煙本数別）			全喫煙者
			1～14 本	15～24 本	25 本以上	
肺癌	標準化死亡率	0.07	0.54	1.39	2.27	0.73
	相対危険度	1	7.7	19.9	32.4	10.4
慢性気管支炎	標準化死亡率	0.05	0.34	0.64	1.06	0.58
	相対危険度	1	6.8	12.8	21.2	11.6
心疾患	標準化死亡率	7.32	9.01	9.05	9.93	9.51
	相対危険度	1	1.2	1.2	1.4	1.3

表中死亡率：男性，年 1,000 人当たり，1951～1961 年
(Doll, R. and Hill, A.B.：*Br. Med. J*. 1399-1410, 1964)

される．

肺癌に及ぼすリスク：

$$相対危険度=\frac{0.73}{0.07}=10.4 \quad 寄与危険度=0.73-0.07=0.66$$

心疾患に及ぼすリスク：

$$相対危険度=\frac{9.51}{7.32}=1.30 \quad 寄与危険度=9.51-7.32=2.19$$

したがって，相対危険度から，喫煙によって肺癌で死亡するリスクは喫煙しない場合に比べてほぼ 10 倍，心疾患で死亡するリスクは 1.3 倍になることがわかる．この結果から，喫煙は，心疾患による死亡に対しては肺癌による死亡に対するほどには相対危険度を大きくしないことがわかる．しかし，寄与危険度でみると，死亡に対する喫煙の影響は，肺癌死亡に対する（0.66）よりも心疾患死亡に対するほうが大きい（2.19）．死亡率そのものが肺癌より心疾患のほうがはるかに高いから，相対危険度が小さくても，大きい影響が出るわけである．

b）オッズ比

症例-対照研究では，要因曝露，非曝露群の罹患率を知ることができないので相対危険度や寄与危険度を求めることができない．そこで，次式で表される**オッズ比**（odds ratio）によって，要因と疾病との関連の強さが検討される．**オッズ**（odds）とは「見込み」の意で，ある事象が起こる確率の起こらない確率に対する比のことである．オッズ比は，患者群についての要因曝露のオッズと，対照群についての要因曝露のオッズの比で表される．

$$オッズ比=\frac{（患者群）要因曝露あり/要因曝露なし}{（対照群）要因曝露あり/要因曝露なし}=\frac{a/c}{b/d}=\frac{ad}{bc}$$

式をみてわかるように，オッズ比では，選んだ対照者の総数が何人であったとしても，要因曝露者と非曝露者の比率が変わらなければ（真の比率を反映していれば），同じオッズ比が得られることになる．

もし，問題とする疾病が発生率の極めて低いものならば，次式で示すように相対危険度の値はオッズ比の値に近くなり，オッズ比は相対危険度の近似値としての意味をもってくる．ただし，症例-対

表 C.5　喫煙と肺癌に関する症例-対照研究

調査対象者	非喫煙者	喫煙者（1日喫煙本数別）					全喫煙者
		1～4本	5～14本	15～24本	25～49本	50本以上	
肺癌患者 (1,357人)	7	49	516	445	299	41	1350
対照者 (1,357人)	61	91	615	408	162	20	1296
オッズ比	1	4.7	7.3	9.5	16.1	17.9	9.1

照研究でオッズ比を相対危険度の近似値とみなせるのは，調査した患者と対照者が母集団を代表しており，かつ，その疾病の発生率が極めて低い場合に限るということに注意しなければならない．

$a + b \fallingdotseq b,\ c + d \fallingdotseq d$ と置く

↓

$$相対危険度 = \frac{a(c + d)}{c(a + b)} \fallingdotseq \frac{ad}{bc}$$

オッズ比の計算を，やはり肺癌と喫煙の関係に関する Doll と Hill の症例-対照研究のデータ（表 C.5）で行ってみよう．彼らは肺癌患者 1,357 人を選び，これに性，人種，年齢をマッチングさせた病院対象者を同数選んだ．非喫煙者のオッズ比 1 に対して，1 日当たりの喫煙本数が 1～4 本の喫煙者のオッズ比は ad / bc = 49 × 61 / 91 × 7 = 2989/637 = 4.7 である．同様にして，5～14 本，15～24 本，25～49 本，50 本以上のオッズ比は，7.3，9.5，16.1，17.9 であり，喫煙本数が多いほどオッズ比が高くなり，肺癌のリスクが高くなることがわかる．喫煙者全体のオッズ比は 9.1 である．

C 6. 因果関係の判定基準

疫学の重要な目的の一つは，ヒトの疾病の発生要因を明らかにすることである．ヒトの疾病の発生要因の研究において，ヒトを対象として動物実験のような直接的な調査を行うことは不可能であり，また，動物実験から得られた知見をヒトに直接当てはめることにも様々な問題がある．そのような状況において，ヒトの集団を対象とし，間接的ではあるがヒトにおける疾病の発生要因を追求するところに疫学でなければできない疫学のユニークな役割がある．しかし，間接的な手法で得られた疫学データから，疾病と要因の**因果関係**を導くことは必ずしも容易ではなく，そのため，これまでに疫学研究から因果関係を判定するためのいくつかの指針が提案されている．

急性感染症に関しては，古くから **Henle-Koch の 4 原則**と呼ばれる因果関係判定のための指針がある．それは，ある疾病の原因が特定の病原体であることを結論づけるためには，

① その病原体がその疾病の患者から分離検出されること．

② その病原体は他の疾病の患者からは検出されないこと．

③ 患者から分離培養された病原体が実験動物に同じ疾病を引き起こすこと．

④ 前項の動物から再び同じ病原体が分離されること．

の 4 項目が満たされなければならないとするものである．①～③は **Koch の 3 原則**または Henle の 3

表 C.6　疾病と特定要因との因果関係を疫学的所見から推定するための 5 条件

条　件	内　容
関連の時間的関係	要因曝露が疾病発生に先行しているか．（必ず満たされなければならない基準）
関連の特異性	要因があれば疾病の発生があり，要因がなければその発生がないか． （感染症の場合には要因と疾病の間にこのような特異性はみられるが，多要因で起こる非感染性慢性疾患の場合，特異性は高くない）
関連の強さ	要因がある場合，相対危険度またはオッズ比が高くなるか．また，要因と疾病との間に用量-反応関係があるか．
関連の一致性	同じ要因と疾病に関して，対象集団，時期，場所を変えて調査しても同様な結果が得られるか．（再現性があること）
関連の整合性	疫学的観察で得られた結果が，疫学以外の研究（*in vitro*，*in vivo* の実験的研究など）で得られた知見や理論と矛盾しないか． （ただし，既存の知見や理論が常に正しいとは言い切れない）

原則という．

また，疫学的所見から因果関係を推定するための五つの条件が，米国公衆衛生局長諮問委員会から出されている（表 C.6）．ただし，これらの条件すべてが満たされなくても因果関係を否定する根拠とはならない．逆に，「関連の強さ」の条件を満たして，ある要因との間に関連が認められるからといって，それが原因である（因果関係がある）と単純に結論することはできない．仮説としてたてた要因が，前に述べたような種々のバイアスや交絡因子により，見かけ上関連性を示している可能性があり，これについても慎重な検討が必要である．この五つの条件の中で必ず満たされなければならない条件は「関連の時間的関係」のみである．

先に述べたように，介入研究では，ありのままを観察する記述疫学や分析疫学と異なり，仮説でたてた要因の効果について直接的な検討が可能である．したがって，倫理的な問題が解決されるならば，介入研究を実施し，より確かなデータを得ることが望ましい．また，疫学的手法で得られた結果が，すでに普遍的真理として定着している科学的常識に反する場合は，その結果を見直す必要がある．ただし，科学的常識とされていることすべてが真理であるといえるわけではない．

因果関係の判定に当たっては，以上述べたような各種の基準に照らして総合的に判断することとなる．疫学において大事なことは，疾病発生機構の詳細が不明であっても，また，最終的な要因が特定できなくても，スノーが行ったコレラ対策のように，疫学的な手法を用いれば，原因としての可能性の大きいものをつきとめ，有効な疾病予防対策を講じることができるということである．

C 7. 医薬品の作用・副作用の調査

先に述べたように，疫学的手法は医薬品の作用や副作用の調査にも使われている．一例として，副作用の症例-対照研究を見てみよう．表 C.7 は非ステロイド性消炎鎮痛剤と上部消化管出血性病変との関連性を調べた例である．東北地方の 44 医療施設に消化管出血（吐血，下血）または上部消化管

表 C.7　非ステロイド性消炎鎮痛剤と出血性潰瘍性病変との関連

要因	年齢層別	薬剤	症例	対照	計	オッズ比
年齢	39 歳以下	使用	6	5	11	1.2
		未使用	38	39	77	
		計	44	44	88	
	40～59 歳	使用	23	7	30	4.0
		未使用	70	86	156	
		計	93	93	186	
	60 歳以上	使用	41	8	49	8.4
		未使用	51	84	135	
		計	92	92	184	

（浅木　茂，深尾　彰他，医学と薬学 26（4），1991 より一部改変）

穿孔性潰瘍病変を呈して入院した患者 229 例と，同時期に消化性潰瘍，食道静脈瘤，悪性腫瘍など以外で同じ施設に入院した者 229 例を対照として，過去一週間の薬剤服用状況，および喫煙習慣，飲酒習慣，ストレスの有無などについて問診票にて調査し，年齢層別にオッズ比を求めたものである．薬剤使用により消化管出血性病変のリスクが高くなることがわかる．リスクは年齢が高くなるほど大きいことも判明した．喫煙や飲酒，ストレスなどの交絡因子の影響を考慮した解析によっても同様の傾向が得られ，薬剤の副作用であろうと結論された．

参考書（第 2 章）

1）国民衛生の動向（2011/2012 年版）厚生統計協会
2）図説　国民衛生の動向（2011/2012 年版）厚生統計協会
3）厚生労働白書（平成 18 年版）厚生労働省
4）厚生労働白書（平成 19 年版）厚生労働省

第3章 疾病の予防

A 健康とは

A1. 健康の概念

健康とはどのような状態をいうのだろうか.「健康」あるいは「健やか」を辞書でひくと「病なく体の丈夫なこと」とある. このように通常一般には, 健康とは, 病気でなく病気がちでもない状態をいうことが多いであろう. 公衆衛生学上の見地からは, WHO 設立にあたって 1946 年に採択された世界保健憲章にうたわれている**健康の定義**が世界的に認められている. そこでは,「健康とは, 単に病気でないとか虚弱でないというだけでなく, **身体的, 精神的, 社会的にも完全に良好な状態にあること**をいう (Health is a complete physical, mental and social well-being, not merely the absence of disease or infirmity).」とされている.「身体的, 精神的, 社会的に完全に良好な状態」はあり得ないとも思われるが, この定義の重要な点は, 人を単に生物学的に捉えるのではなく, 社会的な存在として捉え, 身体的側面のみならず, 精神的, 社会的側面における健康も重視していることである. これは人が目指すべき健康の理想像を示しているといえる.

一般的な意味での健康, すなわち身体的な側面の健康についてみた場合, すべての人を健康と不健康（病気）に区別することはできない．何となく調子が悪い，だるい，食欲が湧かない，など，健康とも病気ともつかない中間の状態があって，実際には，病気でなければ健康，健康でなければ病気，という単純なものではない．急性疾患の場合，例えば，インフルエンザにかかって発熱するとか，咳が出るとか，食あたりで腹を壊すとか，痛いとか，の場合は症状のあるなしで発病や回復が明瞭にわかり，それによって健康か病気かの区別ができる．しかし，**非感染性慢性疾患**（non-infectious chronic diseases）の場合，進行が緩慢であり，どこから病気の領域に入るのかその線引きは難しく，両者の間にはどちらともいえない中間的な状態がある．特に，先進諸国では，かつては死因の主要な部分を占めていた感染症（infectious diseases）の多くが衛生状態の改善，医療の進歩などにより克服され，人々の寿命が延長したが，それに相まってこうした非感染性慢性疾患が健康を脅かすようになっている．これらの慢性疾患は，**生活習慣病**（life style related diseases）と呼ばれるように，個人の生活習慣に基づき長い年月をかけて徐々に進行し，健康状態と病気の状態の境目が曖昧な，いわば半健康者あるいは半病人ともいえる状態をつくり出している．例えば，高血圧や糖尿病の場合，血圧や食事のコントロールは欠かせないが日常生活には支障がない，といった状況がある．また，傷病の治療成績の向上により，重篤なけがや疾患から部分的障害や機能低下を残した状態にまで回復する場合もある．一方，高齢化社会にあっては加齢により身体的機能が低下した高齢者が増加している．このように，今日，わが国では疾病構造の変化を反映して健康者と病人の間に様々な程度の半健康者が多数存在しており，「健やかに生きる」だけでなく，「病気と共存しながら不自由なく生きる」ことも健康のあり方の現実的な目標となっている．

A 2. 健康増進政策

健康を保持増進し疾病を予防するためには，個人的努力だけでなく，社会的，国家的，さらには国際的レベルでの保健政策が必須であり，戦後，世界の国々の保健衛生状況の改善，向上にはWHOが大きな役割を果たしてきた．また，各国はWHOのような国際機関との連携をとりつつ，自国の実状に応じた保健衛生政策を展開している．

2.1 WHOの役割

WHOは，国連の専門機関として1948年に設立された．スイスのジュネーブに本部を置き，世界6地域に地域事務局がある．組織的には各国理事，事務局スタッフおよび医学，薬学，公衆衛生学，統計学，法律等の専門家などで構成されている．

WHO設立の目的は，**「すべての人々が可能な最高の健康水準に到達すること」**と世界保健憲章第1条にうたわれており，活動はこの憲章に基づき行われている．現代文明社会においても世界人口の多くが貧困，飢餓，疾病に直面しており，適切な保健サービスの恩恵を受けていない．憲章に規定された目的と任務を達成するため，感染症や風土病に対する対策，衛生統計，基準づくり，国際保健に関する条約，協定，規則の提案，技術協力や援助，研究開発などの活動が広範に展開されている．

エボラ出血熱，エイズ，新型インフルエンザなどの新興感染症，マラリア，コレラ，結核などの再興感染症に対する対策は国際的レベルでの取り組みが重要であり，1996年には新たな部局が設けられ，世界的常時監視網の構築，集団発生時に迅速かつ的確に対応するための体制構築，科学的で正しい知識や対策の普及などの取り組みがなされている．2002〜2003年にかけて世界的な広がりをみせた重症急性呼吸器症候群（SARS）に対する対策では，これらの体制が効果的に使われた．

特定の疾患の根絶や制圧にも力が注がれている．重点的な予防接種事業の推進により西太平洋地域において2000年にポリオ制圧宣言が出されたほか，ハンセン病，リンパ・フィラリア症，アフリカやラテンアメリカの風土病などの制圧対策も推進されている．

さらには，麻疹，破傷風，ジフテリア，百日咳，ポリオ，結核の6疾患の予防接種を乳児に実施する予防接種拡大計画，結核に対し直接管理下で服薬を行う短期療法（直接服薬確認療法；DOTS），病気の子供に幅広くケアを提供する小児期疾患総合管理対策，日常不可欠な医薬品を供給・管理する必須医薬品対策，安全な出産のための妊産婦対策，緊急事態における緊急人道援助など，多岐にわたる事業が展開されている．タバコ対策についても長年取り組まれており，1999年のWHO総会において「たばこ規制枠組み条約」策定のための準備組織の設置が決議され，2003年の総会で条約が採択された．

WHOの財源は加盟国の分担金，任意拠出金により賄われており，わが国はアメリカに次いで第2の拠出国となっている．

2.2 わが国の健康増進政策

わが国の健康増進政策は，終戦後の栄養改善のための施策から始まったが，その後，健康・体力づくりのための施策に移行し，近年は，生活習慣の改善による疾病予防・健康増進の考え方に発展してきた．2000年（平成12年）には，2010年を目指した第3次国民健康づくり対策として「21世紀における国民健康づくり運動（**健康日本21**）」が策定された．

健康日本21では，「すべての国民が健やかで心豊かに生活できる活力ある社会とするため，壮年期死亡を減少させ，寝たきりや痴呆などによる要介護状態でなく生活できる期間（**健康寿命**）を延伸し，**生活の質**（quality of life，**QOL**）の向上を実現すること」を目的としている．そのための基本方針として，健康を増進し生活習慣病等を予防する「**一次予防**」の重視，健康づくり支援のための社会環境整備，多様な経路による情報提供，健康づくりのための目標値の設定と評価，ライフステージや性差に応じた健康増進の取り組み推進などがあげられている．

健康日本21を推進し，健康づくりや疾病予防に重点を置く施策を進めるための法的基盤整備の一環として，**健康増進法**が2003年（平成15年）に施行された．健康増進法は，国民の栄養改善を目的とした旧栄養改善法の内容を引き継ぎながら，生活習慣病を防ぐために栄養改善の視点だけでなく，食生活や運動，喫煙，飲酒等の生活習慣の改善を通じた健康増進の概念を取り入れており，① 健康づくりに関する全国的目標の設定，② 地域の実情に応じた健康づくりを推進するため地方公共団体による健康増進計画の策定，③ 市町村，事業所，学校などによる健康診査を個人の健康づくりに一層活用できるよう，共通の健康診査指針を定めること，④ 受動喫煙の防止，などを定めている．

A 3. 環境因子と健康

生物はその個体をとりまく環境とは一線を画して生命活動を営んでいるが，決して独立した閉鎖系ではなく，栄養の摂取と老廃物の排泄，酸素の吸入と炭酸ガスの排出，のような物質の生物個体内外での出入り，熱や音などの物理的要素の生物個体内外での出入り，など常に環境と関わりをもちながら生命を維持している．元来，太古の地球における生命の誕生自体が当時の環境の所産であり，生物の営みは環境の条件や影響を抜きにしては考えることはできない．ここでは，変動する環境の中でヒトや動物はどのようにして個体の健康を守っているのか，どのような場合に健康を害するのかを生物学的側面から解説する．

3.1 環境因子に対する生体の反応

ヒトをとりまく環境中の諸条件を環境因子といい，**物理的因子**（熱，光，音，放射線など），**化学的因子**（栄養素，空気中の各種のガス，空気や水，食品中の化学物質など），**生物学的因子**（微生物，寄生虫，花粉など）に分けられる．さらに，これに精神的，社会的因子などの非物質的要素を加えて考える場合もある．ヒトの健康はこれらの環境因子の影響を受けている．しかし，図 A.1 に示すように，生体は環境因子の有害な作用に対し，その作用の程度に応じて，影響を打ち消したり（**ホメオスタシスの維持**），適応したり（**生理的適応**または**順応**）する仕組みをもっている．このような仕組みによっても対処できない強い環境からの負荷（**ストレス**）が加わると**健康障害**が起こる．

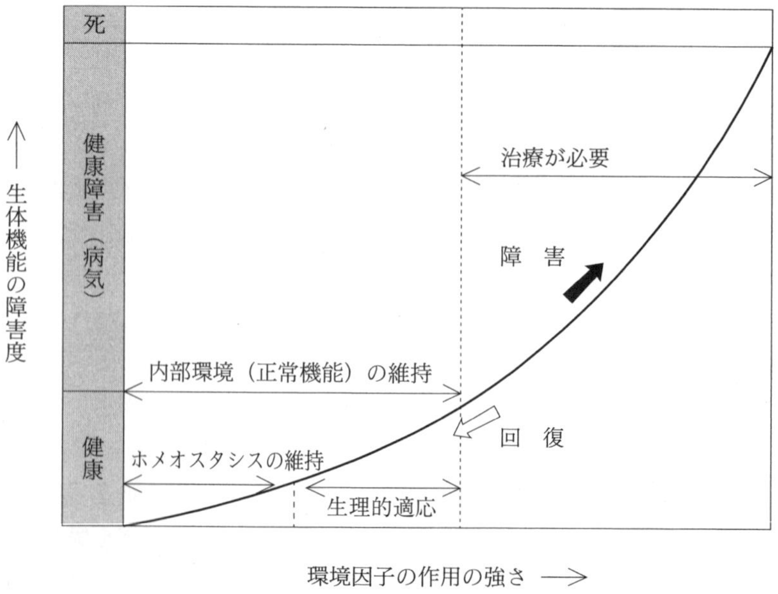

図 A.1　環境因子の作用と生体機能に対する影響の関係

a）ホメオスタシス

フランスの生理学者ベルナール（C. Bernard, 1813〜1878）は，生体をとりまく環境（**外部環境**）に対し，生体内部の生理的状態について**内部環境**という概念を提唱した．彼は，生命の基本単位である細胞にとって直接の環境は組織や細胞を浸している体液や血液であり，この細胞外液の環境（内部環境）が一定に保たれることによって，生物は外界（外部環境）の影響をそのまま受けることなく生存できるとした．アメリカの生理学者キャノン（W. B. Cannon, 1871〜1945）は，この“内部環境の恒常性”を実証的に発展させ，**ホメオスタシス**（homeostasis，**生体恒常性**）の概念を確立した．ホメオスタシスとは，生体が動的平衡をもって生体の諸機能を定常状態に保つことをいい，生物はこの機構を備えていることにより，外部環境や内部環境の様々な変化の中におかれながら，形態や生理的状態を安定な範囲内に保ち，個体としての生存が維持できる，とする考えである．自己の体と機能を保つことは生物には必須のことであり，ホメオスタシスの維持は生命の基本的な原理といえる．ホメオスタシスは必ずしも外界の変化だけでなく，生体内に変化があっても維持されている．

ホメオスタシスは，具体的には体温，体液量，血液の性質（血圧，pH，浸透圧など）など生体の様々な性状，性質についてみられる（表A.1）．血球数，血糖値，血漿タンパク質濃度，血漿脂質量など，血液の成分組成も一定の範囲に保たれており，これは血液検査でいう正常値にほかならない．数値が正常値からはずれた場合，そのホメオスタシスを維持する機構に異常が起こっている可能性が考えられる．

ホメオスタシスを維持するために，生体はあらゆる機能を駆使しているが，とりわけ**自律神経系**と**内分泌系**が協調して精緻な調節機構をつくっている．例えば，体温や血圧が変化すると，その変化がその受容器により検出され，その信号が中枢に伝えられ，中枢から末梢の効果器に逆の変化を促す指示が伝えられる．効果器の活動の結果，体温や血圧が逆に変化する．それは再び受容器によって検出され，中枢に伝えられる．このように受容器で検出された変化を打ち消す方向に効果器が働く**負のフィードバック機構**によって，体温や血圧はある幅の範囲内で常に調節されている（図A.2）．このよ

表A.1　生体が維持するホメオスタシスの例

	内部環境の変化	ホメオスタシス維持反応
物理的変化	体温	血管の収縮・拡張，発汗，ふるえ，立毛，呼吸数変化
	体液の量，浸透圧	排尿量の変化（バソプレシン），口渇による飲水行動
	血液量の低下（出血時）	血管収縮，心拍数増加，呼吸数増加，造血機能上昇，口渇による飲水行動，間質液の血管内への移動
	血圧	心拍出量，心拍数の変化，血管の収縮・拡張
	血糖値	糖の組織内取り込み・脂肪への合成促進（インスリン） 糖新生促進・脂肪分解促進（グルカゴン等）
	酸素濃度低下	心拍数増加，赤血球数・赤血球ヘモグロビン量増加
	二酸化炭素濃度上昇	ヘモグロビンからの酸素の解離度上昇
化学的変化	老廃物の生成	尿，胆汁，呼気中への排出
	異物（化学物質）の侵入	薬物代謝酵素系による代謝分解と体外への排出
生物学的変化	老化細胞，死細胞， 癌細胞の生成 他の生物やその成分の侵入	免疫系による排除

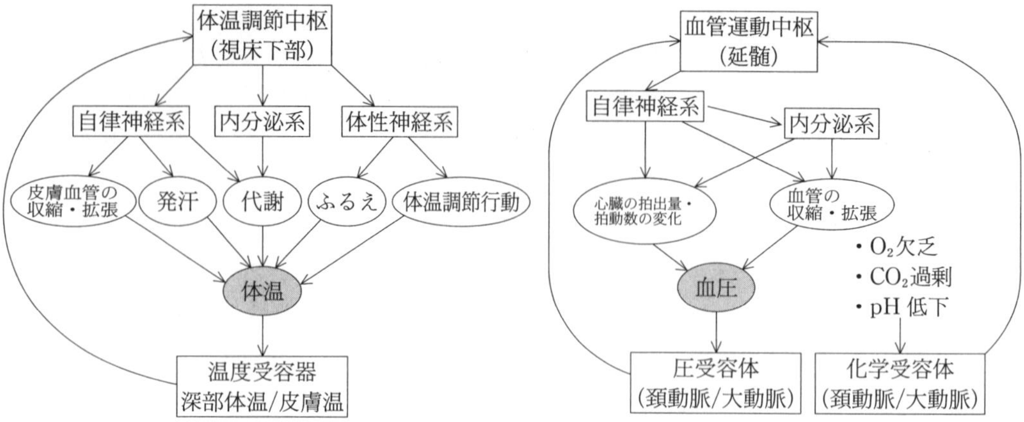

図 A.2　体温，血圧の維持機構

うな調節は自律神経系の反射活動によって無意識のうちに行われている．

b）生理的適応

上記のように，生体はホメオスタシスを維持する働きにより，外部環境が引き起こす内部環境の変化を最小限にとどめている．しかし，この働きによって対処できる外部環境の変化には限度がある．この許容限度を超えた強い環境条件（**ストレス** stress）にさらされると，ホメオスタシスを維持できず，生理機能の平衡関係に乱れが生じる．このようなことが繰り返されると，新しい動的平衡状態に達してこの環境条件に容易に対処できるようになる．すなわち，環境条件に合うように生体が生理的定常状態を変更する．生体のこの変化は非遺伝的，可逆的であって，環境条件が戻れば元に戻る生理的なものであり，**生理的適応**（または**順応** accommodation）という．生理的適応の例としては，高山に登ると，酸素分圧の低下に対応して赤血球数が増加することが知られている（表 A.2）．生理的適応に対し，長期にわたる環境要因の作用の結果，淘汰を経てその環境に適した遺伝形質をもつ個体が生き残り，集団においてその遺伝形質が固定する場合を**遺伝的適応**（または単に**適応** adaptation）と

表 A.2　エベレスト登山に伴う赤血球数の増加

月　日	高　さ (m)	赤血球 (万/mm³)
4月10日	215	450
5月12日	1340	520
5月21日	2440	600
5月28日	3050	660
5月30日	3640	680
6月 1日	3780	680
6月21日	4055	750
6月23日	4670	780
6月26日	5155	760
6月27日	5550	830

いう．日射量の多い国の人種は皮膚のメラニン色素が多いが，これは有害な光の作用を防ぐために遺伝的に適応した結果と考えられる．遺伝的適応は生物の進化のメカニズムとして知られる．

上述の生理的適応の過程に関する考え方は，カナダの内分泌学者セリエ（H. Selye, 1907〜1982）の**ストレス説**が基礎になっている．セリエは，内部環境の破壊を起こさない程度のストレス刺激に繰り返し曝露された生体では，曝露初期には強い生理機能の変化を起こすが，次第にこれらの反応が沈静化して生体活動の安定性を回復し，ストレスに対する抵抗性を獲得するとし，これをストレスに対する適応とみなした（ストレス説）．この生理的適応の過程にもホメオスタシスの維持機構と同様，自律神経系と内分泌系の働きが関与していることが明らかになっている．

ストレスに対する生理的適応は動物個体レベルでの現象であるが，近年，細胞レベルにおいても，細胞外の環境（温度，圧力，放射線，重金属，酸素，栄養など）の変化がストレスとなって，防御に関与するタンパク質（**ストレスタンパク質**）の合成を伴うストレス応答と呼ばれる反応を細胞に引き起こすことが明らかになっており，これもストレスに対する防御的な適応反応であると考えられている．

c）環境因子による生体障害

以上に述べたように，外部環境の変化すなわち環境因子の作用が小さい場合はホメオスタシス維持反応や生理的な適応によって生体はその影響を打ち消すことができる．しかし，環境因子が強いストレスとなって作用した場合，生体は適応できず，内部環境が破壊されて健康障害が起こる．ストレスがさらに強かったり持続したりすれば，不可逆的な障害となり死に至ることになる（図 A.1）．第 2 編，第 4 章で詳しく述べられるように，一般に，薬物や毒物の量（dose）とそれによる生体の反応（effect, response）との間には，大別して二つの**量–反応関係**（dose–response–relationship）のパターンがある（図 A.3 A，B）．一つは，量が少ないうちは反応が認められず，ある量を超えると量に依存して反応が大きくなり，やがて頭打ちになる**S 字型カーブの関係**である．反応が出始めるときの量を**閾値**（threshold）といい，この量に達するまで反応が認められないのは薬物代謝やホメオスタシス

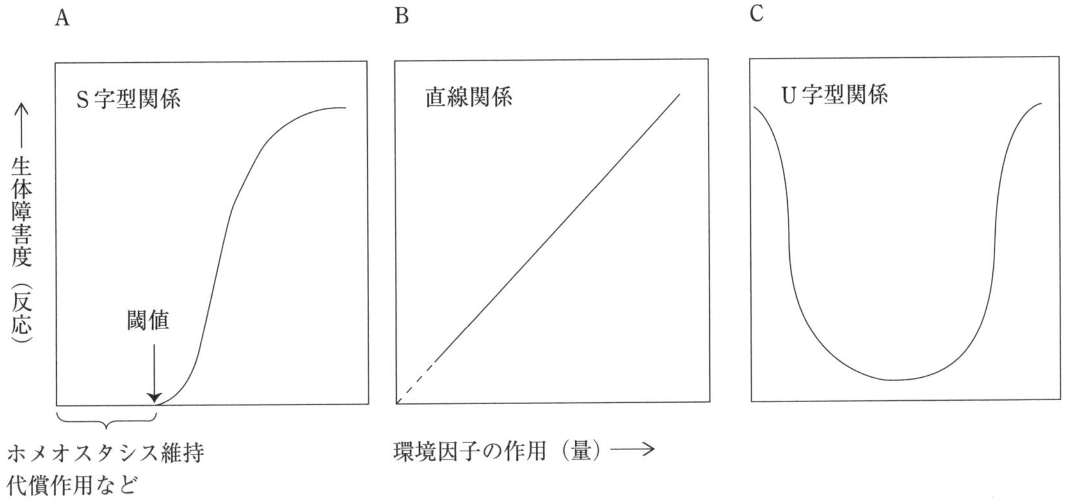

図 A.3 環境因子の生体障害作用における量–反応関係

によって反応が防止されているからである．多くの化合物はこのパターンをとる．他方のパターンは，閾値がなく，量に応じた反応が認められるもので，ほぼ**直線関係**が成り立つ．この場合は，ホメオスタシス維持機構が働かず，わずかな量でも影響があることになる．遺伝子損傷に基づく発癌性などはこのパターンである．環境因子の生体に対する影響に関しても，薬毒物が作用する場合と同様に考えることができる．問題とする環境因子の作用に閾値があるのかないのかは，毒性や安全性など生体影響の評価において重要な問題である．また，例外的に，図A.3CのようにU**字型の関係**を示す物質もある．生体にとって適度な量が必要な微量必須元素やビタミンなどであり，不足しても過剰に摂取しても生体に悪影響が出る場合である．

3.2　生体防御

生体は，異物や有害物質に対する各種の防御機構を備えている．微生物や非自己成分を排除する**免疫系**（immune system）をはじめ，薬物や化学物質など生体には存在しない物質（**生体異物** xenobiotic）を**代謝排泄**（または**解毒** detoxification）する**薬物代謝酵素系**（drug-metabolizing enzyme system），活性酸素やフリーラジカルなどの毒性の強い酸化性物質を消去・分解する**抗酸化系**（antioxidant system）などがある．また，有害因子そのものではなく，有害因子により傷ついた生体成分を修復したり除去する機構もある．例えば，変異原によるDNAの損傷や変異を修復する**DNA修復酵素系**（DNA-repair enzyme system）などである．そのほか上記の範疇に入らないものもある．以上のような防御機構も，生体のホメオスタシスを維持し健康を守るためになくてはならない仕組みである（表A.3）．これらは，生体に傷害的に働く要因に対する防御機構であり，このような働きを特に**生体防御**（host defense）という．また，生体防御に関わる生体の仕組みを**生体防御機構**，その全体を**生体防御系**（host defense system）という．先に述べたように，ストレスに対する細胞レベルの生理的適応として防御に関与するタンパク質の合成が亢進する．薬物代謝酵素系，抗酸化系，DNA修復酵素系の多くの酵素の合成もそれぞれの有害物質（ストレス）により**誘導**（induction）され，防御能力が高まる．すなわち，これらの防御系も環境の有害物質からのストレスに対し生理的に適応し，その防御能力を高めているといえる．

この項では，主な生体防御系（表A.3）のうち，保健衛生と密接な関係のある免疫系の意義について述べる．

3.2.1　免疫系の働き

免疫系は，**異物**すなわち非自己成分を認識し，それを排除する機構であり，**感染防御**において決定的な役割を果たす．免疫系が排除の対象とするものは外来の微生物だけでなく，あらゆる異物である．輸血や臓器移植で体内に入った他の個体の細胞や組織に対してみられる**拒絶反応**や食物，花粉，ダニ，薬物などに対する**アレルギー**（allergy）反応も異物に対する攻撃の結果である．また，免疫系は，自己の成分であっても，それが異常化したり変質したりすると，それを認識して排除する機能をもっている．例えば，癌細胞は免疫系の標的になり，癌化した細胞の多くは増える前に免疫系によって未然に摘み取られていると考えられている（癌化細胞に対する**免疫監視** immunological surveillance）．また，

表 A.3 主な生体防御系

A. 感染防御系（生物的因子に対する防御機構）

先天的抵抗力	非免疫性抵抗力	物理的障壁：皮膚，気管の繊毛 殺菌性物質：胃液，リゾチーム（涙，唾液等），脂肪酸（皮脂腺分泌物，汗）	
	自然免疫（先天免疫）	食細胞：好中球（顆粒球），単球（血中）・マクロファージ（組織） 炎症性細胞：好塩基球（血中），肥満細胞（組織） 殺腫瘍性細胞：ナチュラルキラー（NK）細胞 液性因子：補体系タンパク質，サイトカイン，急性期タンパク質群	
後天的抵抗力	獲得免疫（後天免疫）	能動免疫	T リンパ球，B リンパ球：体内に侵入した病原体の抗原に対して特異的な T リンパ球の増殖や，B リンパ球による抗体（免疫グロブリン）産生が起こる．また，抗原を記憶することにより（免疫学的記憶），再度の侵入時に病原体を速やかに破壊 自然能動免疫：自然感染による免疫 人工能動免疫：不活化または弱毒化した病原体（ワクチン）やトキソイドを接種してできる免疫（予防接種）
		受動免疫	他の個体により産生された抗体を受け取って得た免疫 （速効性はあるが，持続時間に限りがある） 自然受動免疫：母体から胎盤を通じて胎児が IgG を，初乳により新生児が IgA を受け取って得た免疫（母子免疫） 人工受動免疫：抗体を注射や輸液などで投与されて得た免疫（医療行為）

B. 化学的有害因子に対する防御機構

薬物代謝酵素系（脂溶性化合物を極性化し，排泄可能にする）	第 I 相酵素（基質を極性化）	チトクローム P-450 など
	第 II 相酵素（抱合体生成）	UDP-グルクロン酸転移酵素，硫酸転移酵素，グルタチオン S-転移酵素など
抗酸化系（活性酸素，ラジカル，過酸化物を消去）	抗酸化物質	アスコルビン酸，α-トコフェロール，β-カロテン，グルタチオンなど
	抗酸化酵素	スーパーオキシドジスムターゼ，カタラーゼ，グルタチオンペルオキシダーゼなど
その他：DNA 修復酵素系，重金属結合タンパク質（メタロチオネイン）など		

老化細胞や死細胞（アポトーシス細胞），変質タンパク質など生命活動において不可避的に発生する不要または有害自己成分も免疫系の細胞により排除される．免疫系は，抗原と接触しなくても先天的に有する異物に対する抵抗力である**自然免疫**（natural immunity，**先天免疫**）と，抗原との接触により後天的に得られる抵抗力である**獲得免疫**（acquired immunity，**後天免疫**）に大別される．

a）免疫系の発達と衰退

免疫系は胎児の時からつくられはじめ，出生後の発達を経て加齢とともに衰退していく．ヒトの発生過程において，リンパ球やマクロファージの働きを中心とする**細胞性免疫機構**は，抗体の働きが中心となる**体液性免疫機構**に先行して現れ，出生時には細胞性免疫の機能はある程度発達しているが，抗体産生能は極めて低い．図 A.4 に示すように，**IgM** は出生前からつくられはじめているが，**IgG** は出生後つくられはじめ，**IgA** はもっと遅れてつくられる．一方，胎児期には母体から IgG が胎盤の受容体を介して供給され，出生時にそのレベルはほぼ成人のレベルに達している．この母親由来の

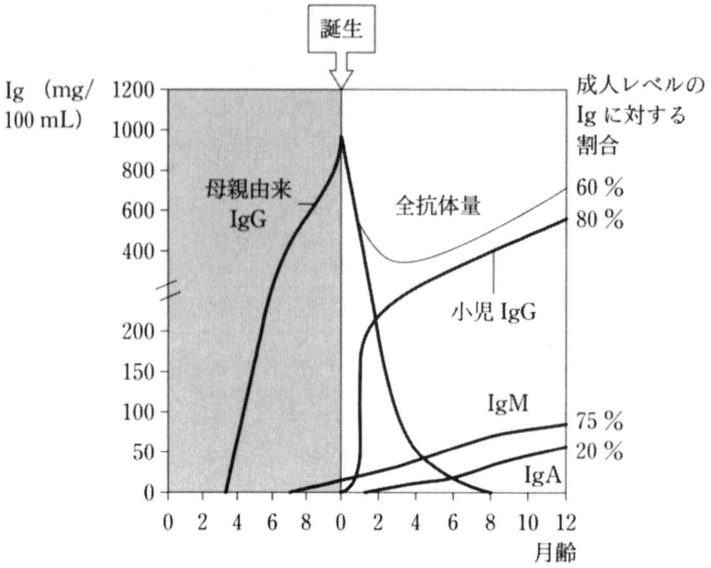

図 A.4　胎児および新生児血清中の免疫グロブリン
（免疫学イラストレイテッド（1995 年）南江堂より）

IgG は十分量の IgG を合成できない出生後の感染防御に役立っている．母親由来の IgG は，生後徐々に代謝分解されて生後 9 か月頃までには消失し，全 IgG のレベルは生後 3 ～ 4 か月頃に最低になる．生後 1 年で IgG，IgM のレベルはそれぞれ成人レベルのほぼ 80 %，75 % に達するが，IgA のレベルは 20 % である．母親の初乳には**分泌型の IgA** が含まれており，母乳を通じても新生児に抗体が供給され，呼吸器や消化器粘膜からの感染防止に役立っている．このように母親由来の IgG と IgA が新生児の感染防御に役立つ現象を**母子免疫**という．

免疫系は成熟後，加齢とともに量的，機能的な衰退が認められる．T 細胞の分化と増殖の場である胸腺の重量は 10 代で最大となり，以後加齢とともに退縮していく．末梢血中の T 細胞の数も 60 歳以上の高齢者では減少する．免疫グロブリン濃度については，加齢とともに IgG，IgA は増加するが IgM，IgE は不変である．機能的には，抗原刺激に対する T 細胞の増殖反応性の低下などがみられ，細胞性免疫能が全般的に低下する．例えば，遅延型過敏症の反応性低下やウイルス，細胞内寄生細菌に対する感染防御能の低下などがあげられる．また，外来抗原に対する抗体産生能が低下する．高齢者が肺炎などの感染症にかかりやすいことはよく知られているが，これは免疫機能の低下によるものと思われる．また，加齢とともに癌の発生頻度が高くなるが，免疫監視機構の機能低下が影響していると考えられている．癌の発生頻度は免疫機能の未熟な小児期にも高い．免疫機構には自己成分に対する抗体（**自己抗体**）をつくらないようにする仕組みがあるが，高齢者では抗核抗体，抗サイログロブリン抗体などの自己抗体の出現頻度が高く，慢性関節リウマチ，慢性甲状腺炎等の自己免疫疾患の発生頻度が高い．これは自己成分に対する反応を抑制する機構に狂いが生じて起こるものと考えられている．

b）免疫と疾病

免疫は健康と疾病に極めて関わりの深い機能であり，免疫系の働きの異常や低下，過剰は健康への影響が大きい．

免疫系の非自己認識機構が狂って免疫系が自己成分を攻撃することがある．これは**自己免疫病**（autoimmune diseases）と呼ばれ，甲状腺に対する自己抗体が産生される橋本病，DNA に対する自己抗体が産生される全身性エリテマトーデス（systemic lupus erythematosus, SLE）などがある．自己免疫病は免疫抑制剤や抗炎症剤などを用いて治療が行われる．

免疫機能が低下した場合には感染症にかかりやすくなる．**後天性免疫不全症候群**（acquired immunodeficiency syndrome, AIDS）あるいは制癌剤や免疫抑制剤などにより免疫機能が低下すると，病原微生物に対する抵抗性がなくなるだけでなく，ふだんは病原性が問題とならない微生物による**日和見感染**（opportunistic infection）を起こしやすくなる．免疫力が低下した高齢者も感染症や日和見感染症にかかりやすい．

一方，人為的に免疫力を高めれば，疾病の予防や治癒が期待できる．**予防接種**（vaccination）は免疫のこのような仕組みを利用したものである．予防接種では病原体そのものでなく，不活化または弱毒化した細菌やウイルスあるいはその一部分（**ワクチン**）を接種して，その抗原に対する免疫を誘導し，感染・発症することなく病原体に対する抵抗性を獲得できる．また，**癌の免疫療法**では，すでに発生している癌細胞に対する特異的免疫をつくったり，免疫力全般を高めて癌細胞を制することを目的としている．

免疫は過剰に働くと有害である．**アレルギー**（**過敏症** hypersensitivity）は，抗原に対する過剰な免疫反応により組織に傷害をもたらす現象であり，2 度目以降の抗原との接触で起こる．アレルギー反応はその反応メカニズムに基づいてⅠ～Ⅳの四つの型に分類されている．そのうち環境との関わりで特に問題となるのは，Ⅰ型とⅣ型である．Ⅰ型は**アナフィラキシー反応**ともいい，**IgE** と抗原の結合により**肥満細胞**，**好塩基球**からヒスタミンやロイコトリエン，トロンボキサンなどの化学伝達物質が放出されてアナフィラキシーショックや蕁麻疹，喘息，鼻炎などの急性炎症症状を起こす．このアレルギーを引き起こす抗原を**アレルゲン**（allergen）といい，牛乳，鶏卵，ソバなどの食物，ダニや動物のフケ，スギやブタクサなどの花粉，かび（カンジダ，アスペルギルス），ハウスダスト，化学物質，医薬品など様々なものがある．Ⅳ型は，抗原で感作された T 細胞が再び同じ抗原に接触するとサイトカインを放出し，炎症反応，マクロファージの活性化を引き起こす．この型は反応の出現までに 2 ～ 3 日かかるので**遅延型過敏症**とも呼ばれる．ツベルクリン反応，同種移植拒絶反応，化学物質やクロム，ニッケルなどの金属との接触による**接触性皮膚炎**などはこれにあたる．

近年，アレルギーに類似した過敏症の発生が問題となっている．**アトピー性皮膚炎**が近年増加傾向にあるといわれている．アトピー性皮膚炎は「増悪と寛解を繰り返す，瘙痒のある湿疹を主病変とする疾患」とされているが，その 60～80 %がアレルギー反応を伴っているといわれる．発症要因については不明な点が多いが，遺伝的要因（アトピー素因），アレルゲン，非アレルギー的要因（乾燥，多湿，黄色ブドウ球菌，紫外線など）などが複合して起こるのではないかと考えられている．

B 疾病の予防とは

B 1. 疾病予防の概念

健康を守るためには何よりも疾病を予防することが必要である．通常，疾病の予防は「病気になることを防ぐ」ことを意味し，感染症予防が最大の課題であった時代の疾病予防は感染症にかからないようにすることであった．しかし，先に述べたように近年の疾病構造の変化とともに非感染性慢性疾患あるいは生活習慣病の予防が大きな課題となっており，疾病の発生を未然に防止するだけでなく，発病後においても悪化を防止するための対策が必要とされる．

疾病を予防するためには，疾病の成り立ちを踏まえて予防策をとらなければならない．一般に，疾病は段階を経て進行する．すなわち，図B.1に示すように，① 全く異常が認められない時期（感受性期）から，② 異常が発生しているが症状がなく気づかない時期（発症前期または前臨床期）に入り，③ 症状や所見が出現して病気と診断される時期（疾病期または臨床期）に進む．その後の経過

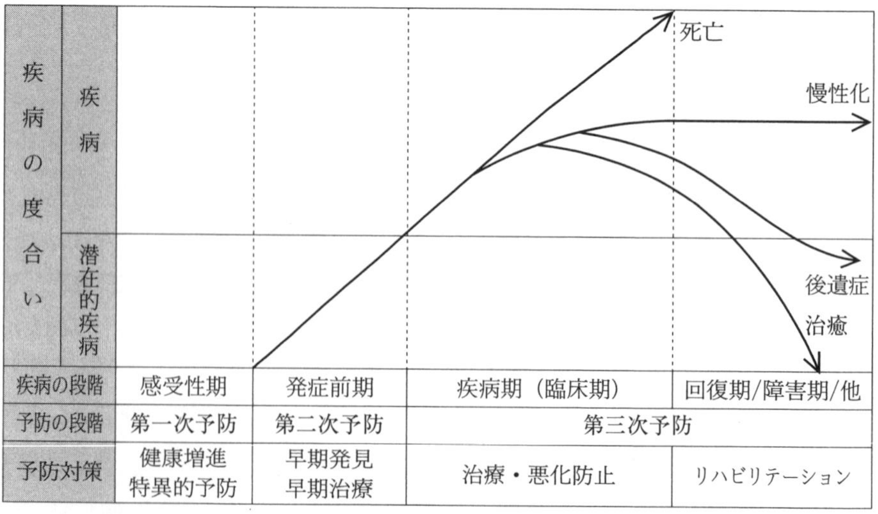

疾病の段階	感受性期	発症前期	疾病期（臨床期）	回復期/障害期/他
予防の段階	第一次予防	第二次予防	第三次予防	
予防対策	健康増進 特異的予防	早期発見 早期治療	治療・悪化防止	リハビリテーション

図B.1　疾病の各段階と予防対策

表 B.1　疾病予防の段階と対策

予防の段階	目　的	対　策
第一次予防	健康増進	健康教育，衛生教育 栄養指導，食生活改善 運動，トレーニング 居住環境の整備（採光，換気，温度調節） 感染症媒介動物の駆除，上下水道の整備
	特異的予防	予防接種 特定の感染症に対する個人衛生（手洗い，うがい） 発癌物質の除去・汚染防止 職業病の予防策（作業環境改善，有害物質除去）
第二次予防	早期発見・早期治療	各種検診（癌，循環器，結核） HIV 抗体検査 定期健康診断（学校，職場） 職業病発見のための特殊健康診断 新生児マススクリーニング
第三次予防	悪化防止	合併症の進行の予防と治療（糖尿病，高血圧）
	リハビリテーション	脳卒中の理学療法・作業療法 欠損機能の補装具の利用 社会復帰支援（カウンセリング，生活支援）

は，④ 治癒（回復期），死亡，慢性化，治癒しても後遺症が残る場合（機能障害期），などに分かれる．このような疾病の発生から帰結までの一連の経過を**疾病の自然史**（natural history of disease）という．疾病ごとにそれぞれの自然史があるので，疾病予防には各疾病の進行段階に応じた対策が講じられる（図 B.1）．① の段階すなわち，健康状態（感受性期）に対しては，疾病の発生を防ぐための予防策がとられ，これを**第一次予防**と呼ぶ．② の段階すなわち，疾病は始まっているが症状がなく気がつかない時期（発症前期）に対しては，疾病を早期に発見し，早期に治療するための対策がとられ，これを**第二次予防**と呼ぶ．すでに発症している ③ の段階（疾病期）に対しても悪化防止対策がとられ，これも広い意味で予防と考え，**第三次予防**と呼ぶ．さらに，④ の段階で，治癒回復過程にあるが障害のあるものに対してリハビリテーションが施され，これも**第三次予防**に位置づけられている．このように，疾病の予防は単に発病の防止だけをいうのではなく，健康から治癒または死に至る疾病の一連の過程の各段階において，疾病の進行を止め，心身の苦痛や機能低下を最小限に抑えようとするものである．以下に，各段階の予防対策について記す（表 B.1 参照）．

1.1　第一次予防

健康増進と**特異的予防**の二つの対策に分けられる．

健康増進：生活環境を整えて，疾病の原因や要因を一般的に除去し，また，健康を増進することにより疾病に対する一般的抵抗力を高める．生活習慣病（成人病）の防止に重要．食環境（食生活改善，栄養指導），水環境（上下水道整備，飲料水浄化），住環境（採光，感染症媒介動物の駆除）の改善，運動，休息，健康教育，衛生教育，遺伝・結婚相談など．

特異的予防：特定の疾病を特異的に防止する方策であり，病因が明らかな疾病について行われる．感染症に対する予防接種と消毒，職業病防止のための作業環境改善，公害，中毒防止のための有害物質の除去，肺癌防止のための禁煙など.

1.2　第二次予防

疾病の**早期発見**による**早期治療**が目的．異常があるのに症状がないため疾病に罹患していることに気がつかない時期に，集団検診によるスクリーニングなどで疾病を早期に発見して早期に治療し，疾病の完全治癒，または進展の軽減を図る．学校，職場の定期健康診断，各種の集団検診（結核，癌，糖尿病など），職業病の特殊健康診断，新生児マススクリーニングなど．生活習慣病は原因が特定できないため，かつては第二次予防に重点がおかれ，成人病検診による早期発見・早期治療による予防が中心であった．近年は，第一次予防の重要性が強調されている.

1.3　第三次予防

悪化防止と**リハビリテーション**の二つに分けられる.

悪化防止：疾病による能力低下（機能障害や後遺症など）がまだ発生していない段階でそれを防ぐ手だてを講じ，能力低下を最小限に抑えようとするものである．脳卒中で倒れた人に対する早期理学療法など.

リハビリテーション：疾患により障害が残った場合，残りの機能を最大限に発揮させ，社会に復帰できるよう訓練を施すこと.

1.4　疾病予防における社会的側面

疾病予防の中に第三次予防（悪化防止，リハビリテーション）まで含む考え方は，健康と疾病の精神的，社会的側面をも重視する公衆衛生，予防医学の理念に基づいている．疾病により人が受ける影響をトータルに考えると，単に身体が異常をきたすということだけでなく，その結果として，もっていた能力を出せなくなったり，社会的な不利益を被ることがある．WHO（1980）は疾病の社会生活面に対する影響をも重視して，疾病による障害を次のように分類している.

① **インペアメント**（impairment）：心理的，生理的機能が損なわれている状態．主に臓器レベルの医学・生物学的な異常をいう．形態異常も含まれる.

② **能力低下**（disability）：インペアメントのために，通常なら発揮できる能力が低下すること．日常生活上の不自由.

③ **ハンディキャップ**（handicap）：インペアメントや能力低下のために，通常の社会的役割が制限されたり，できなくなる状態．社会と関わるときに生じる不利益.

公衆衛生，予防医学における疾病予防の概念は，疾病の罹患を予防することに始まり，疾病の治療（インペアメントの解消）から能力低下，ハンディキャップの克服までを包含する総合的なものである.

1.5 疾病予防における薬剤師の役割

人口構造の高齢化等により，生活習慣病などの慢性疾患が疾病の大半を占める今日の社会にあっては，健康寿命を伸ばし，あるいは疾病と共存しつつも，精神的，社会的に，より「まし」な健康状態で生活できるような社会的な仕組み（システム）が必要となっている．

こうした状況に応えるために，最近では，**保健**（予防——保健所），**医療**（治療——医療施設），**福祉**（社会復帰——市区町村）が地域の中で連携し，健康づくりから疾病の予防・早期発見，診断・治療，リハビリテーションに至る一貫した包括的な地域密着型保健医療サービスを提供することが保健医療政策として考えられており（**包括的保健医療**），その実現が望まれている．包括的保健医療においては，医療自体も治療を中心とする医療から，健康づくりや予防を重視する医療に転換していくことが求められており，薬局（かかりつけ薬局）などの**地域の薬剤師**もその担い手となることが期待される．薬剤師は薬の専門家としての調剤や服薬指導のみならず，「健康・保健の専門家」として健康相談や保健対策などにおいても貢献できる知識と技能を有しており，その役割を積極的に担うことが期待される．例えば，人々の健康志向を背景として様々な，いわゆる健康食品が氾濫し，その販売高は一般用医薬品を凌ぐものとなっている．しかし，それらの中には有害なもの，無益なものなどが少なくなく，消費者に対する科学的な正しい知識と情報の提供が必要であり，街の薬剤師こそ，その役割を担うべき場にいるといえよう．

B 2. 母子保健における疾病予防対策

お腹の中の子が順調に育ち，生まれた子が健やかに育つことは健康な社会をつくるための基本である．生まれたばかりの子は抵抗力が弱いから，健康に育てるためには様々な保護やケアを必要とする．また，子はすでに胎児期から母体の健康状態の影響を大きく受けているので，妊娠時から母体の健康管理を通じて胎児の健やかな発達をはぐくむことも必要である．一方，母親にとっては妊娠中は身体に大きな負担がかかる時期でもあるので，母体の健康にも注意を払う必要がある．このように母と子の健康は不可分であり，この立場から両方を追求するのが**母子保健**（maternal and child health）である．

2.1 母子保健の主な施策

現在，わが国の母子保健政策は，1965 年（昭和 40 年）に制定された**母子保健法**に基づき実施されている．主な施策は，**保健指導**，**健康診査**，**医療援護**などに分けられる．母に対しては結婚前から妊娠，分娩，育児期を通じて，子に対しては新生児，乳幼児期を通じて，一貫した体系のもとに総合的に進められるよう，それぞれの時期に最も適したサービスが行われるよう体系化が図られている．

a）保健指導

保健指導は主として市町村が担当しており，主なものとして母子健康手帳の交付や家庭訪問指導がある．

母子健康手帳の交付：妊娠したものは妊娠の届出をすることになっており（母子保健法15条），これに対して母子健康手帳が交付される．母子健康手帳は，妊娠，出産，育児に関する一貫した健康記録であるとともに，妊娠と乳幼児に関する行政情報，保健，育児情報が提供される．

家庭訪問指導：妊産婦，新生児，未熟児に対しては，必要に応じて医師，助産師，保健師がその家庭を訪問して保健指導を行う．未熟児すなわち低出生体重児（2,500 g未満）がいる家庭には，必要な場合，保健所の保健師が訪問指導を行うこととなっている．

b）健康診査

疾病や異常を早期に発見して早期に治療（二次予防）できるように健康診査が行われる．また，健康診査はリスクを早期に発見して疾病等の発生を予防（一次予防）する上でも重要である．

妊婦の健康診査：妊娠の前期と後期に各1回ずつ公費負担で行われる．糖尿病，心疾患などの母体の疾病や，妊娠中毒症，胎盤異常など，母体や胎児・新生児に対する危険度が高い妊娠（**ハイリスク妊娠**）を発見し，対策を講じるのに重要．

乳幼児の健康診査：生後3～6か月，9～11か月，1歳6か月，3歳に各1回ずつ公費負担で行われる．

新生児マススクリーニング：スクリーニングとは，迅速に実施可能な検査により疾病や障害を暫定的に識別することを意味するが，新生児マススクリーニングは，早期に発見すれば治療が可能な先天性代謝異常などを新生児のうちに手早く発見し，早期に治療を行って，知的障害など心身障害の発生を未然に防ぐために行う検査である．すべての新生児に対して公費で行われる．

現在，対象疾患として，**先天性代謝異常症**の**フェニルケトン尿症**，**メープルシロップ尿症**（**楓糖尿症**），**ホモシスチン尿症**，**ガラクトース血症**について，出生後5～7日で採血し検査している（表B.2）．**先天性副腎過形成症**，**先天性甲状腺機能低下症**（**クレチン病**）も同時に検査している．また，新生児期以降に小児癌の神経芽細胞腫についても出生後6～9か月に検査していたが，その効果が不明なため平成16年度から休止している．患者が発見された場合，小児慢性特定疾患治療研究事業により公費で治療を受けることができる．先天性代謝異常症4疾患の治療では，代謝異常により蓄積するアミノ酸や糖を制限した特殊ミルクを与えて発症を抑える．神経芽細胞腫はバニリルマンデル酸，ホモバニリル酸を産生し尿中に排泄するので，検査では尿を採取し，これらの物質を検査している．

B型肝炎母子感染防止事業：B型肝炎の母から子への垂直感染防止のため，**B型肝炎ウイルスキャリア妊婦**［HBs抗原(＋)，HBe抗原(＋)］から生まれた子でHBs抗原（－），すなわち未感染の場合，感染防止のため抗HBsヒト免疫グロブリン（2回）とB型肝炎ワクチン（3回）を投与している．母子感染によるHBVキャリア率は本事業開始前の1985年は0.26％であったが，1995年には0.024％と減少している．

表 B.2　新生児マススクリーニング対象の先天性代謝異常症

疾患名	主な症状	代謝異常の特徴
フェニルケトン尿症	けいれん，知能障害，茶褐色の毛髪	フェニルアラニンを水酸化してチロシンを合成する酵素が欠損し，血中にフェニルアラニンが蓄積，これが脱アミノ化されフェニルピルビン酸となって尿中に出る. (**血中フェニルアラニン**を測定)
メープルシロップ尿症(楓糖尿症)	哺乳低下，嘔吐，けいれん，昏睡，呼吸障害，知能障害，早期死亡	分岐 2-オキソ酸デヒドロゲナーゼの異常によりロイシン，イソロイシン，バリンに由来するケト酸の分解が障害され，血中にこれらアミノ酸が蓄積. (**血中ロイシン**を測定)
ホモシスチン尿症	知能障害，細長い体と手足，眼水晶体の脱臼，けいれん	シスタチオニン β-シンターゼの欠損により，血中メチオニンが増加し，尿中にホモシスチンが出る. (**血中メチオニン**を測定)
ガラクトース血症 I 型	白内障，知能障害，肝硬変，早期死亡	ガラクトース代謝酵素のガラクトース-1-リン酸ウリジルトランスフェラーゼの欠損により血中にガラクトースとガラクトース-1-リン酸が蓄積. (**血中ガラクトース-1-リン酸ウリジルトランスフェラーゼ活性**を測定)
ガラクトース血症 II 型，III 型	無症状	II 型はガラクトース代謝酵素のガラクトキナーゼの欠損，III 型はウリジン-2-リン酸ガラクトース 4-エピメラーゼの欠損により，血中にガラクトースが蓄積. (**血中ガラクトース**を測定)

c）医療援護

妊産婦や小児の疾患や異常に対して訪問指導や医療費援助を行っている.

妊娠中毒症等の療養援護：妊娠中毒症や糖尿病，貧血，心疾患などの妊産婦で入院治療の必要のある場合，訪問指導のほか，早期に適正な治療を受けさせるための医療援助を行っている.

未熟児養育医療：養育が必要な未熟児に対しては，医療機関に収容して医療給付を行っている.

小児慢性特定疾患治療研究事業：次の小児慢性疾患の治療に対して，医療費の給付を行っている(対象年齢は 20 または 18 歳未満)．給付対象疾患：悪性新生物，慢性腎疾患，ぜんそく，慢性心疾患，内分泌疾患，膠原病，糖尿病，先天性代謝異常，血友病等血液疾患，神経・心疾患.

B 3. 学校保健と学校薬剤師

現在，幼稚園から大学に至るまで，学校という場で学ぶ園児，児童，生徒，学生，および教職員の数は 2,500 万人で国民の約 1/5 にものぼる．これらの人々の健康の保持増進のために，学校生活を対象とした保健衛生（**学校保健**）に関する各種の法的制度が定められており，学校保健はこれらに基づき運営されている．学校保健（school health）は保健教育（health education）と保健管理（health administration）からなる（文部科学省設置法第5条）．

3.1 保健教育

保健教育は学校教育法に基づく教育活動であり，小中高生を対象とした保健学習と保健指導に大別される．保健学習では保健教科を通じての指導を行い，保健指導では教科以外の場での指導を行うこととなっている．保健指導には，学校医や学校歯科医（後述）による主として心身の健康に問題をもつ者を対象にした健康相談および養護教諭による保健室での個別指導も含まれる．

3.2 保健管理

保健管理とは学校保健安全法に基づく保健活動であり，法令上，**学校環境衛生**，**健康診断**，**健康相談**，**感染症予防**を指す．これに関与する職員は，学校教育法に定められている**保健主事**ならびに**養護教諭**，学校保健安全法に定められている**学校医**，**学校歯科医**，**学校薬剤師**である．学校保健法では，すべての学校に学校医を，大学以外の学校（幼稚園を含む）に学校歯科医と学校薬剤師を置き，この三者は学校における保健管理に関する専門的事項に関し，技術および指導に従事する，としている．いずれも非常勤職員として任命または委嘱される（表B.3）．

学校環境衛生は，後述のように，学校薬剤師の主な職務である．健康診断には，就学時の健康診断，児童・生徒・学生および幼児の定期・臨時の健康診断，職員の定期・臨時の健康診断があり，それぞれ検査項目が定められている．健康相談は定期および臨時に学校医または学校歯科医が行う．伝染病予防では，学校において特に予防すべき感染症について罹患者の出席停止の基準，臨時休業（休校）や消毒の規定などが定められている．また，予防接種法に基づく予防接種が実施される．ただし，予防接種の施行義務は市町村長にある．

表B.3　学校医等の数

（単位　人）　　平成22年('10) 5月

	学校医[1]	学校歯科医	学校薬剤師
小学校	58 213	25 847	21 415
国立	217	87	74
公立	57 570	25 551	21 179
私立	426	209	162
中学校	28 760	12 890	10 327
国立	209	88	73
公立	27 311	12 140	9 766
私立	1 240	662	488
高等学校	12 727	5 926	4 767
国立	31	21	18
公立	10 367	4 558	3 831
私立	2 329	1 347	918

資料　文部科学省「学校基本調査報告書」
注　1）内科・耳鼻科・眼科医を含む。

（国民衛生の動向（2011/2012）より）

3.3　学校薬剤師の任務

学校薬剤師の任務は以下のように定められている（学校保健安全法施行規則第25条　学校薬剤師の職務執行の準則）.

1. **学校保健及び安全計画の立案**に参与すること.
2. **学校環境衛生の検査**に従事すること.
3. **学校環境衛生の維持および改善**に関し，必要な指導と助言を行うこと.
4. 学校において使用する医薬品，毒物，劇物ならびに保健管理に必要な用具および材料の管理に関し必要な指導と助言を行い，およびこれらのものについて必要に応じ試験，検査，または鑑定を行うこと.
5. 前各号に掲げるもののほか，必要に応じ，学校における保健管理に関する専門的事項に関する技術および指導に従事すること.
6. 保健指導に従事すること.
7. 健康相談に従事すること.

第2，第3項は，学校保健安全法第3条において「学校環境衛生の維持および必要に応じての改善」が定められていることを受けての規定であり，行うべき学校環境衛生検査の具体的項目が，文部科学大臣の諮問機関である保健体育審議会がまとめた「学校環境衛生の基準」の中で以下のように定められている.

学校環境衛生における検査項目

1. 照度および照明環境
2. 騒音環境および騒音レベル
3. 教室等の自然換気
4. 教室等の空気
5. 机・いすの整備
6. 黒板の管理
7. 飲料水の管理
8. 水飲み，手洗い場の管理
9. 足洗い場の管理
10. 便所の管理
11. ごみの処理
12. ネズミ，衛生害虫等
13. 学校の清潔
14. 学校給食の食品衛生
15. 水泳プールの管理
16. 排水の管理
17. 雨水等利用施設における水の管理

検査項目4の「教室等の空気」の検査事項には，従来からの，温度，相対湿度，二酸化炭素，気流，一酸化炭素，二酸化窒素，浮遊粉じん，落下細菌，実効輻射温度，換気，ダニ又はダニアレルゲンに加え，平成14年から，シックスクールの原因物質であるホルムアルデヒド及び揮発性有機化合物（ホルムアルデヒド，トルエン，キシレン，パラジクロロベンゼン）が追加された．さらに平成16年には揮発性有機化合物としての測定対象にエチルベンゼン，スチレンが追加され，合計6項目となった.

C 感染症の現状とその予防

人類は感染症との戦いで1980年には痘そう（天然痘）を撲滅し（WHOの宣言），また多くの感染症を制圧してきた．しかし，近年，これまでに知られていなかった新たな感染症（**新興感染症** emerging infectious diseases）［エボラ出血熱（1976年），クリプトスポリジウム症（1976年），後天性免疫不全症候群（エイズ）（1981年），腸管出血性大腸菌O157（1982年），C型肝炎（1989年），クロイツフェルト・ヤコブ病（CJD）（1996年），重症急性呼吸器症候群（SARS）（2003年）など］が世界各地で脅威となっている．また，近い将来制圧されると考えられてきた結核やマラリア，デング熱など既知の感染症が再び拡大し（**再興感染症** re-emerging infectious diseases），新たな脅威となっている．さらに，国際交流の活発化や航空機による迅速大量輸送により，感染症は地球上のあらゆる地域から短時間で国内に持ち込まれる危険性が高くなった．自然界から撲滅された感染症ですら，痘そうなどのように病原性の強いものは生物テロ（バイオテロ）に用いられる恐れが指摘されている．このように，わが国の疾病構造が感染性疾患から生活習慣病に変化したとはいえ，感染症の軽視はきわめて重大な結果を招く恐れがあり，感染症の予防対策は今後も大きな課題である．

C 1. 感染症の疫学

1.1 感染症の成り立ち

感染症（infectious diseases）は微生物（microorganisms）や寄生虫（parasite）などの**病原体**（infectious agents）に感染することによって引き起こされる疾病であるが，病原体に曝露されただけで感染症が引き起こされるわけではない．**感染**（infection）とは病原体が宿主体内に侵入して増殖することであり，ヒトが病原体に曝露されてから感染するまでには，病原体が皮膚や粘膜などのバリアーを越えて体内に侵入し，さらに生体防御系の抵抗を突破して増殖する過程がある．病原体の侵入を受けても病原体に対する免疫があれば，病原体は排除され，感染は起こらない．その病原体に対する十分な抵抗力がなく（すなわち感受性があり），感染が起こった場合，一定の期間を経て，その感染症の症状（symptom）が現れるようになる．これを**発病**または**発症**（onset of disease）という．また，感染から発病するまでの無症候期間を**潜伏期**（incubation period）という．潜伏期は病原体の種類によってほぼ一定しているので疫学調査や予防上の意義は大きい．

人によっては病原体に感染しても発病しない場合もある．これを**不顕性感染**という．これに対し，感染して発病する場合を**顕性感染**という．不顕性感染の状態の人は，症状は出なくても病原体は増えているので，顕性感染者と同様，周囲への感染源になる．感染した者のうち顕性感染となる割合，すなわち，感染して発症する割合を**感受性指数**（susceptibility index）という．この割合は病原体によってほぼ決まっていて，麻疹（はしか）や水痘（みずぼうそう）は 95 %，百日咳や流行性耳下腺炎（おたふくかぜ）は 60〜80 %，ジフテリアは 10 %，急性灰白髄炎（ポリオ）や日本脳炎は 0.1 % である．麻疹や水痘は感染するとほとんどの人が発症し，ポリオや日本脳炎は感染してもほとんどの場合，発症しないといえる．

感染症のなかでも伝播性が強く社会への影響の大きいものは，集団防衛の立場からその伝染性（伝播性）が強調され，近年まで伝染病と呼ばれていた．しかし，後述する伝染病予防法の廃止と，**感染症の予防及び感染症の患者に対する医療に関する法律（感染症法）**の制定を機に，この用語は使われなくなっている．

1.2　感染成立の 3 要因

上に述べたように，感染が起こるためには，病因として，病原体を保有する**感染源**（source of infection），環境要因として，病原体が宿主に到達し，侵入するまでの経路，すなわち**感染経路**（route of transmission），宿主要因として，病原体に対する宿主の**感受性**（susceptibility of host）の三つが必要であり，この三つを**感染成立の 3 要因**という．この 3 要因は相互に動的に関連し合っていて，感染症の罹患やその流行はこのいずれの一つが欠けても起こり得ない．したがって，このいずれかが克服されれば感染症は予防できることになる．実際には，感染症の予防対策は，感染源，感染経路，感受性のいずれの側面からも講じられる．

a）感染源

病原体とは，他の生物体内で生活を営み，その生物に障害を与える微生物や寄生虫などをいい，①プリオン，②ウイルス，③クラミジア，リケッチア，マイコプラズマ，④細菌，真菌類，⑤寄生虫，原虫類，などに大別される．**感染源**とは，病原体を保有し，これを外界に排出し，他へ感染させる恐れのあるものをいう．**病原巣**とは，病原体が生存し増殖して本来の生活環を営んでいる場所をいい，ヒト，動物，土壌，水などが病原巣になる．病原巣は感染源となる．

感染症の**患者**（case）と**保菌者**（carrier）は強力な感染源である．患者は症状があって医師の診察を受けた人なので感染者の一部にすぎない．感染していても症状がない者を保菌者と呼ぶが，症状がないことから自他ともに菌を排出しているという認識がなく，無警戒なので感染源としての危険性は大きい．保菌者には，① 健康保菌者（無症状保菌者）：感染していても発症しない者（例：B 型肝炎），② 潜伏期保菌者：感染から発病までの潜伏期にある者（例：麻疹，水痘），③ 回復期保菌者（病後保菌者）：病後の回復期に排菌している者（例：腸チフス（胆嚢内保菌））などがある．

感染動物も感染源として重要である．脊椎動物からヒトに伝播される感染症を**人畜共通感染症**

(zoonosis) というが，これに感染して病原体を排出している動物は，ヒトの場合と同様，発症していてもしていなくても感染源となる．

土壌によっては，病原体が芽胞の形で生存していて病原巣をつくっており，感染源となる．破傷風菌やガス壊疽菌はその例である．また，感染者や感染動物からの排出物（吐物，痰，唾液，鼻汁，糞便，膿など），排出物で汚染された物件（衣服，食器，器具）なども感染源となる．

b）感染経路

病原体が感受性のある宿主に伝播される経路や様式を**感染経路**という．病原体のヒトへの伝播様式はさまざまであり，病原体が人体への侵入口に直接運ばれる場合を**直接伝播**，媒介物や媒介動物を介して間接的に運ばれる場合を**間接伝播**という．表C.1に示すように，感染経路には，**接触感染**，**空気感染**，**媒介物感染**，**媒介動物感染**，**垂直感染**などがあり，感染症はそれぞれ特有の感染経路をもつことが多い．垂直感染は，母親から子（胎児または新生児）への感染（**母子感染**）をいうが，これ以外の，出生後のヒト同士で起こる感染はすべて**水平感染**という．なお，初めに発生した患者（初発患者）から二次的に感染を受けることを**二次感染**というが，これは感染経路の如何を問わない．

c）宿主の感受性の決定要因

感染に対する**宿主の感受性**を決める最大の要因は免疫である．免疫には，すでに述べたように先天的抵抗力としての**自然免疫**（**先天免疫**）と後天的抵抗力としての**獲得免疫**（**後天免疫**）があるが，ヒト個体によって大きく異なるのは，後天的な獲得免疫の有無である．獲得免疫は自然免疫に比べて病原体の初回侵入に対しての作動は遅いが，リンパ球が一度侵入した異物（**抗原**）を記憶するので（**免疫学的記憶**），再度の侵入に対しては速やかに，より強く反応する．すでに罹患した感染症にかかりにくいのはこのためである．感染症に対する免疫は，一般的には，一度罹患することにより獲得される．しかし，免疫の強さや持続期間は病原体の性質や感染の程度によって異なる．**全身感染**を引き起こすものは免疫反応が強く，終生にわたる免疫（**終生免疫**）が成立する．このような免疫が得られるものには，麻疹，風疹，ポリオ，流行性耳下腺炎，水痘，痘瘡などがある．**局所感染**で終わるものは弱い免疫しか残さず，何度も罹患する．例えば，インフルエンザウイルスは呼吸器粘膜の上皮細胞に感染するが，血流中に入らず，潜伏期も短い．したがって，強い免疫が得にくく，持続期間は短い．免疫ができにくい病原体としては，マラリア原虫やトリパノゾーマのような寄生虫の例が知られている．これらの寄生虫は抗原変異を頻繁に起こすことによって，免疫系の監視から逃れている．

慢性疾患や過労，栄養障害などで基礎体力が低下している場合や高齢者では，免疫系のはたらきも低下しがちであり，感染症に罹患しやすい状況にあると考えられる．特に，免疫抑制剤，抗癌剤，放射線療法を受けた患者，エイズ患者などのように免疫機能が著しく低下している場合，健康時にはほとんど病原性のない常在微生物が病原性を発揮することがあり，これを**日和見感染**（opportunistic infection）という．免疫機能が低下した高齢者にも日和見感染が起こる．日和見感染を起こす微生物として，黄色ブドウ球菌，緑膿菌，レジオネラ肺炎菌，セラチア菌，トキソプラズマ（原虫），クリプトコッカス（真菌）などが知られており，エイズ患者の場合，ニューモシスチス・カリニ（原虫）やサイトメガロウイルス，カンジダ（真菌）などの感染が知られている．

表 C.1　病原体の感染経路

感染経路		感染内容と感染例
接触感染	直接接触感染	病原巣が直接皮膚や粘膜に接触して病原体が移行 1）ヒトとの接触（性交など）　例：梅毒，淋病，エイズ 2）土壌中の病原体が傷口から侵入　例：破傷風，炭疽，住血吸虫 3）咬傷　例：狂犬病
	間接接触感染	汚染された物品（食器，寝具，タオル）との接触による感染 例：ジフテリア，トラコーマ
	飛沫感染	感染者のくしゃみ，咳，会話などの際に散布される飛沫が鼻や口に直接達する場合（空気感染の一種ともいえる）．呼吸器系感染症の主感染経路 例：百日咳，猩紅熱，風疹，インフルエンザ，結核
空気感染	飛沫核感染	上記飛沫が空気中を漂い，乾燥して微細粒子となり，これを吸入して感染する場合．飛沫核は飛沫よりも長時間浮遊する． 例：結核，麻疹，水痘
	じんあい感染	病原体が付着している衣類や土壌などから生じたじんあい（ほこり）が浮遊し，これを吸収して感染する場合． 例：乾燥に強い病原体（結核，猩紅熱，麻疹），在郷軍人病（レジオネラ肺炎）
媒介物感染	水系感染	井戸水，水道水が病原体で汚染されている場合． 特徴：発生は短期間に集中．水の利用地域に一致．性・年齢に無関係．発病率，致命率は一般に低い．消化器系感染症の主感染経路 例：赤痢，コレラ，腸チフス，パラチフス，腸管出血性大腸菌症，クリプトスポリジウム症
	食物感染	病原体に汚染された食物の摂取による感染． 特徴：発生は夏季に多い．発病率，致命率は高く，潜伏期短い．消化器系感染症の主感染経路 例：赤痢，コレラ，腸チフス，パラチフス，腸管出血性大腸菌症
	輸血感染	感染者の血液や血液製剤の輸血や投与による感染 例：B型肝炎，C型肝炎，エイズ
媒介動物感染	機械的感染	動物（ネズミ，ハエ，ゴキブリなど）が口や足に病原体を付着させて運搬し食物を汚染する場合 例：消化器系感染症（赤痢，コレラ，腸チフス，パラチフス）
	生物学的感染	節足動物（ノミ，ダニ，シラミ，蚊など）が吸血する際に感染動物から病原体が体内に取り込まれ，増殖し，ヒトから吸血する際にヒトへ移行する場合 例：蚊（日本脳炎，マラリア，黄熱），ノミ（ペスト），シラミ（発疹チフス）
垂直感染（母子感染）	経胎盤感染（子宮内感染）	感染した母親の胎盤を通じて胎児が病原体に感染する場合 例：梅毒，風疹，トキソプラズマ，サイトメガロウイルス
	経産道感染	感染した母親からの出産時に産道で胎児が病原体に感染する場合 例：B型肝炎，エイズ，単純ヘルペスウイルス
	母乳感染	感染した母親からの出産直後の授乳により感染する場合 例：成人T細胞白血病

C 2. 感染症の種類と発生動向

2.1 主な感染症の特徴と発生動向

a）ウイルス性出血熱

地球の特定地域に見られる極めて危険な感染症であるが，世界的に流行する可能性があり，警戒が必要（**国際感染症**）.

(1) エボラ出血熱

特徴：ウイルス性出血熱．発熱し，各所が痛み，多臓器が冒され，出血傾向を示す．治療法なく，致命率が高い（50〜80 %）．患者の血液，体液から水平感染する．自然宿主不明.

発生動向：アフリカ中央地域［スーダン，コンゴ民主共和国（旧ザイール），ガボン］と西アフリカ（象牙海岸）で流行．毎年数百人程度発生．日本での発生例なし.

(2) クリミア・コンゴ出血熱

特徴：ウイルス性出血熱．発熱し，各所が痛み，全身出血傾向を示す．治療法なく，致命率が高い（20 %以上）．患者の血液，体液から水平感染する．ダニが媒介.

発生動向：クリミア半島（1944年）で最初に報告され，続いてコンゴ（1956年）で報告された．アフリカ中南部地域，中近東，旧ソ連，東欧，中央アジアで散発的に発生．日本での発生例なし.

(3) マールブルグ病

特徴：ウイルス性出血熱．発熱し，各所が痛み，多臓器が冒され，出血傾向を示す．治療法なく，致命率が高い（20 %以上）．患者の血液，体液から水平感染する．自然宿主不明.

発生動向：ドイツのマールブルグとユーゴスラビアで，アフリカから輸入したサルから感染が起こった（1967）．アフリカ中東部・南部地域で散発的に発生．日本での発生例なし.

(4) ラッサ熱

特徴：ウイルス性出血熱．発症した場合，発熱し多臓器が冒される．重症の場合，出血傾向を示す．治療法なく，致命率は1〜2 %．患者の血液，体液から水平感染する．自然宿主はネズミ.

発生動向：1969年ナイジェリアでの患者発生以来，西アフリカ，中央アフリカで毎年20万人程度が感染．日本では過去に1例（輸入例）の患者発生がある.

b）ペスト

特徴：ペスト菌による急性感染症．悪寒，全身痛，リンパ節炎，肺炎，出血，敗血症など．致命率高い（10 %程度，未治療の場合50 %以上）．ネズミからノミを介してヒトに感染する（腺ペスト）．患者からも飛沫感染により水平感染する（肺ペスト）.

発生動向：東南アジア，中央アフリカ，南米で毎年数千の発生例．インドで1994年に流行．2001年の患者数は2,671例（死亡175例）．日本では，大正15年に国内発生8例，昭和4年に輸入2例．

c）重症急性呼吸器症候群（SARS：severe acute respiratory syndrome）

特徴：**SARS**コロナウイルスによる急性の致死性の呼吸器感染症．感染後**2〜7日の潜伏期**を経て発症．**38℃以上の高熱**でインフルエンザ様症状，**痰を伴わない咳**，呼吸困難に陥るのが特徴．**肺炎の所見**．80〜90％は6〜7日で軽快．10〜20％は重症化し，推定死亡率は約10％といわれる．ワクチン未開発．治療は対症療法のみ．ハクビシン，タヌキ，イタチアナグマなどがウイルスを媒介する．患者との**接触**や**飛沫**によりヒトからヒトへ**水平感染**する．消毒法は，80℃，10分以上の熱湯消毒，0.05〜0.1％の次亜塩素酸ナトリウム，70〜80％の消毒用エタノールが有効．

発生動向：2002年11月から2003年2月にかけて，中国広東省で305名の重症の異形肺炎患者が発生（うち5名が死亡）．その後，香港でも同様の感染が拡大し，ハノイ，トロント，シンガポールにも及び，重症，死亡例も発生．WHOはこれを新感染症と判定し，2003年3月，重症急性呼吸器症候群と命名した．同年4月，病原体は新型コロナウイルスであることが判明し，SARSコロナウイルスと命名された．2003年7月5日，WHOよりSARS終息宣言が出された．この間，報告された患者数は8,098人，死者774人であった．

d）コレラ

特徴：コレラ毒素による激しい下痢，嘔吐，脱水症状を起こす急性胃腸炎．古典型（**アジア型**）と**エルトール型**がある．エルトール型のほうが軽症で発症率も低い．飲食物を介して経口感染．

発生動向：インドのベンガル地方に流行していたアジア型が1817年以降6回の世界的大流行を起こしたが，その後世界的な広がりはない．エルトール型は1961年に東南アジアから流行し始め，90年代前半に中南米で延べ100万人が罹患した（致命率0.9％）．その後，世界各地で散発的に流行．2001年の世界における患者数は184,311人（死亡2,728）．2002年に日本で確認された患者は49人（国内での発生22，輸入27）．患者の大半は海外で感染．汚染輸入食品による感染もある．

e）細菌性赤痢

特徴：赤痢菌が大腸粘膜内で増殖し，発熱，腹痛，水様性下痢，粘血便を起こす急性感染性大腸炎．汚染飲食物を介して経口感染．志賀赤痢菌の1型菌が産生する**志賀毒素**は腸管出血性大腸菌（O157）の産生する**ベロ毒素**VT1と同一のタンパク質である．

発生動向：1980年代以降，年間1,000人前後の患者が発生．その大部分は海外での感染．時に，幼児，老人施設で集団発生がある．

f）腸管出血性大腸菌感染症

特徴：腸管出血性大腸菌（EHEC：enterohemorrhagic *Escherichia coli*）が出すベロ毒素により，下痢→水様便→強い腹痛と血便の症状を起こす出血性大腸炎．しばしば，**溶血性尿毒症症候群**（**HUS**：hemolytic uremic syndrome）を引き起こし，重症のものは脳症を合併し死亡することがある．幼児や高齢者は重症化しやすい．主要な菌はO157：H7．O157：H7が産生するベロ毒素VT1，VT2のうち，前者は赤痢菌が出す志賀毒素と同じであり，後者は類似のタンパク質である．感染源は畜牛の糞便．それで汚染された飲食物を介して経口感染．

発生動向：1982年米国でハンバーガーにより集団発生．1990年浦和市の幼稚園で井戸水により集団発生（268名，うち2名死亡）．1996年堺市での学校給食による集団発生を始め，全国各地で多発（9,451名，うち12名死亡）．その後も散発的に発生．

g）ウエストナイル熱

特徴：ウエストナイルウイルスによる発熱性感染症．39℃以上の突然の**発熱**，頭痛，筋肉痛などの症状．**脳炎**に陥ることもある．**蚊**（イエカ，ヤブカ）が媒介．水平感染なし．潜伏期間2～6日．感染例の約80％は不顕性感染．重篤症状は感染者の約1％で高齢者に多い．ワクチン未開発．

発生動向：アフリカ，中近東，西アジア，ヨーロッパ，北アメリカなどで発生．温帯地域では夏季に多い．わが国では国内感染例，輸入症例ともになし．

h）マラリア

特徴：単細胞の*Plasmodium*属の原虫による急性疾患．4種類のマラリアがあるが，最も悪性で命に関わるのは**熱帯熱マラリア**である．マラリア原虫は**ハマダラカ**で有性生殖し，ヒトから吸血する際にそのスポロゾイトが刺し込まれて感染し赤血球に寄生する．その増殖によって赤血球は破壊され，発熱，貧血，脾臓腫大のほか，重症の場合は錯乱，昏睡，急性腎不全，全身出血などに陥る．近年，抗マラリア薬に対する**耐性原虫**が出現しマラリア治療を困難にしている．

発生動向：世界で年間3～5億人が罹患し，その犠牲者は150～270万人と推定され，結核と並んで世界最大の感染症である．熱帯地域の多くの国々でみられるが，アフリカサハラ砂漠以南の地域で圧倒的に多い．わが国では近年，毎年50～70人の患者発生があるが，ほぼすべてが外国での感染による．マラリアは，エイズ，結核と合わせて世界の**三大感染症**といわれる．

i）ウイルス性肝炎

特徴と発生動向：肝炎ウイルスはA型からE型まであるが，問題となるのはA型，B型，C型，E型である．

A型肝炎　A型肝炎ウイルス（**HAV**）の一過性感染により**急性肝炎**を起こす．慢性化することはない．感染後，終生免疫を獲得する．汚染された水や食物を介して**経口感染**．急性肝炎の約30～50％がA型であり，年間10万人以上が罹患．HAV常在国への旅行で感染するおそれもある．

B型肝炎　B型肝炎ウイルス（**HBV**）に健康な成人が感染した場合，一過性の**急性肝炎**を起こし，治癒後，終生免疫が得られる．乳幼児期や免疫機能低下時期に感染した場合，**持続性感染**（HBVキャリア）になることがある．一過性感染で発症するのは20～30％であり，残りは不顕性感染．不顕性感染の場合も終生免疫が得られる．わが国のHBVキャリア（HBs抗原持続陽性者）は推定120～140万人．その約10％が**慢性肝疾患**（**慢性肝炎**，**肝硬変**，**肝癌**）になるといわれている．残りの90％は発症しない．感染経路は**水平感染**（**輸血**，**性感染**）と母子間の**垂直感染**．

C型肝炎　C型肝炎ウイルス（**HCV**）は感染力が弱く，感染は輸血のように血液が体内に持ち込まれた場合に起こる．HCV感染では健康成人が感染した場合でも，急性肝炎から**キャリア化**，**慢性化**する率が高い（60～70％）．さらに，**慢性肝炎**から**肝硬変**，**肝癌**に進展する可能性がある．わが国では，HCVのキャリアが約200万人，HCVによる急性肝炎患者33万人，慢性肝炎患者72万人，肝硬変患者7万人，肝癌患者3万人と推定されている．一方，肝癌の側からみると，肝癌による死亡（平成7年）のうち，約17％はB型肝炎由来，約76％はC型肝炎由来であると推定されている．HCV感染者の感染経路は，**輸血**によるもの40％以上，20〜30年以上前の**医療行為**（注射，採血，手術など）によるもの約50％と推定されている．輸血後感染に関しては，1989年以降，輸血用血液のHCV検査が実施されたことによって，現在，その発生はほぼなくなっている．

E型肝炎　E型肝炎ウイルス（**HEV**）による経口感染症．症状は発熱，悪心，上腹部不快感，全身倦怠，黄疸など．感染動物の糞便が感染源．その糞便で汚染された水などが感染経路（**水系感染**）となる．**人畜共通感染症**と考えられる．症例の大半が外国からの帰国者で輸入例である．

j）インフルエンザ

特徴と発生動向：インフルエンザウイルスによる呼吸器感染症．2，3日の潜伏期の後，急に38℃以上の高熱が発生し，頭痛，関節痛，筋肉痛などの全身症状に加え，咽頭痛，咳，鼻汁などの風邪様症状となる．通常，約1週間で軽快するが，重症化すると肺炎，脳炎，脳症を起こすことがある．インフルエンザウイルスにはA型，B型，C型がある（いずれもRNAウイルス）が，ヒトで流行を起こすのはA型とB型である．A型はウイルス粒子表面の2種のタンパク質，すなわちヘムアグルチニン（赤血球凝集素）[HAと略] およびノイラミニダーゼ（シアル酸切断酵素）[NAと略] の抗原性によっていくつかの亜型に分類され，H1N1亜型（ソ連型），H3N2亜型（香港型）などが知られている．A型であるソ連型や香港型，およびB型は，毎年冬から春にかけてヒト間で流行するインフルエンザであることから**季節性インフルエンザ**と呼ばれ，感染症法では毒性の弱い5類感染症に指定されている．一方，毒性の高いインフルエンザとして**高病原性鳥インフルエンザ**が知られている．1997年，香港で強毒性の鳥インフルエンザH5N1型が確認され，まれにヒトにも感染し致死的作用を及ぼす（死亡率約60％）ことから**高病原性鳥インフルエンザ**と命名され，感染症法では病原性の高い2類感染症に指定されている．通常の**鳥インフルエンザ**（H5N1型を除く鳥インフルエンザ）もヒト感染性に変異する可能性があることから4類感染症に指定されている．

2009年には，ブタ由来のウイルスがヒト間で感染するように変異した新型のインフルエンザが確認され，**新型インフルエンザ**（H1N1型）と命名された．このインフルエンザは長期にわたり**世界的流行（パンデミック）**を引き起こし，2009年は世界で少なくとも6000名以上の死亡者が出ている．感染症法では，この**新型インフルエンザ**は**再興型インフルエンザ**（かつて世界的規模で流行を引き起こしたインフルエンザの再来を想定）と合わせて，**新型インフルエンザ等感染症**と命名されたが，病原性が季節性インフルエンザと大差ないことがわかり，「インフルエンザ（H1N1）2009」と命名され，季節性インフルエンザとして扱うこととなった．

k）クリプトスポリジウム症

特徴：腸管寄生性原虫の*Cryptosporidium parvum*による感染症．腸粘膜上皮細胞の微絨毛中に寄生し，急速に増殖．感染性の**オーシスト（嚢包体）**が糞便に多数排出される．激しい水様下痢，腹痛，嘔吐などの症状．通常は1週間前後で自然治癒するが，免疫機能が低下している場合（HIV感染やエイズ，免疫不全症，免疫抑制療法中など）は重症化し，死亡例もある．今のところ有効な治療法はない．オーシストで汚染された水や食品を介して**経口感染**．微量のオーシストでも感染する．オーシストは頑丈な殻をもち，通常の消毒薬や水の塩素消毒では不活化されない．**煮沸**（70℃以上）や**乾燥**には弱い．人畜共通感染症であり，家畜，イヌ，ネコ，ネズミなども感染．子ウシの感染率は特に高く，重要な感染源となっている．

発生動向：1976年に発見され，エイズ患者の重篤な合併症として知られるようになった（1982年）．1993年米国で水道水を介した集団感染が発生（推定感染者40万人）．清涼飲料水を介した集団感染例もある．わが国では1996年埼玉県越生町で水道水汚染により住民約9000人の集団感染が発生．

1）後天性免疫不全症候群（AIDS）

特徴：ヒト免疫不全ウイルス（**HIV**：human immunodeficiency virus）に感染すると（HIV感染症），数年間の無症候キャリア状態（潜伏期）の後，CD4陽性リンパ球の減少とともにリンパ節腫脹や発熱，持続性下痢，体重減少などの**エイズ関連症候群**（**ARC**：AIDS-related complex）が発症し，やがて免疫不全による日和見感染症（カリニ肺炎，カンジダ症，その他の感染症），悪性腫瘍（カポジ肉腫など），中枢神経症状などを生じたエイズすなわち**後天性免疫不全症候群**（**AIDS**：acquired immunodeficiency syndrome）の状態に至る．HIV感染者のエイズ発症率は，感染後5年で10～20％，10年で50％，20年で約90％といわれている．潜伏期は平均約10年．HIVにはヒトのみが感染する．主な感染源は血液（輸血や血液製剤，汚染注射針），精液や膣分泌液（異性間，同性間の性的接触），母乳（母子間垂直感染）である．近年，エイズの治療薬が何種類も開発され，適切な処方により症状の進行をくい止めることができるようになった．しかし，体内のエイズウイルスを除くことはできず，投薬をやめると再発するので感染しないことが最も重要である．

発生動向：1981年に米国でエイズが初めて報告されて以来，HIV感染者，エイズ患者は増加し続けている．1998年末，WHOに報告された世界のエイズ患者は約200万人．地域別では南北アメリカ48％（米国35％），アフリカ36％，ヨーロッパ11％，アジア5.6％，オセアニア0.5％．しかし，実際の患者数は，この数倍の960万人程度と推定される．エイズ患者を含むHIV感染者の総数は，2002年末では約4200万人にのぼる．

わが国のHIV感染者数は2010年12月までで12,623人，AIDS患者数は5,783人，平成元年から

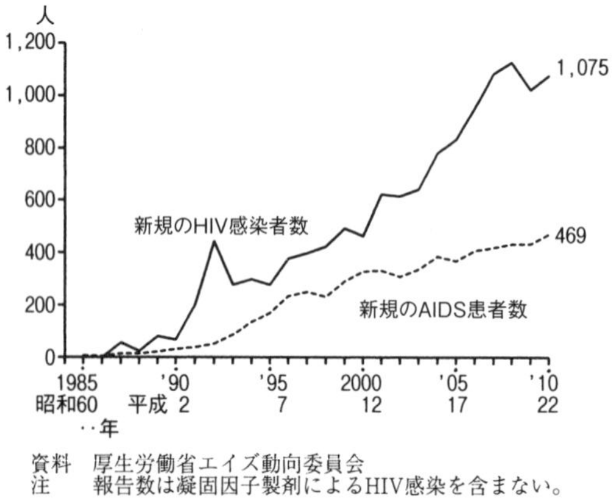

資料　厚生労働省エイズ動向委員会
注　　報告数は凝固因子製剤によるHIV感染を含まない。

図C.1　わが国の新規のHIV感染者・エイズ患者報告数の推移
（国民衛生の動向（2011/2012）より改変）

11年までの累積死亡者数596人である（法定報告数）．図C.1に示したように，わが国の新規のエイズ感染者，患者はともに増加しつつあり，憂慮すべき状況にある．

2.2 人畜共通感染症

ヒトにも動物にも感染する病原体による感染症を**人畜共通感染症**（または**動物由来感染症**）（zoonosis）といい，感染症の多くは人畜共通感染症であるといわれている．人畜共通感染症では感染動物が感染源となる．わが国の動物輸入量調査では，2002年（平成14年）の1年間だけで，哺乳類85万個体以上，爬虫類87万個体以上，鳥類16万個体以上，その他（両生類他）4億8千万個体

表C.2 主な人畜共通感染症（寄生虫病を除く）

感染症名(病原体)	感染動物	感染経路	発生状況など
日本脳炎（ウイルス）	ブタ	感染したコガタアカイエカ	90％は不顕性感染，急性脳炎の死亡率50％，戦後は年間数千人の患者発生があったがワクチン接種により数十人に低下
狂犬病（ウイルス）	イヌ，ネコ，アライグマ，キツネ，コウモリ	感染動物による咬傷	近年は国内発生なし
オウム病（クラミジア）	オウム，インコ，カナリア，ハト	病気の鳥から空気感染	かぜ様の症状・肺炎，世界的・全国的に発生，ペットの鳥からの感染
つつが虫病（リケッチア）	つつが虫(ダニ)	野ネズミから吸血したつつが虫	昭和51年以降急増，屋外レジャーの普及による
ワイル病（レプトスピラ）	ネズミ，ウシ，ブタ，イヌ	感染動物の尿で汚染された水，土壌から経皮感染	農業，下水溝作業，と畜場作業
野兎病（細菌）	野ウサギ	加熱不十分なウサギの肉食，ダニ	東北地方，千葉県に常在
ブルセラ病(細菌)	ウシ，ヤギ	感染動物の乳汁，動物実験	ほとんどが動物実験による
炭疽（細菌）	ウシ，ヒツジ，ウマ，ヤギ，ブタ	汚染動物の毛，皮との接触，芽包の吸入	獣医師，動物を扱う者，生物テロ(犯罪)への使用例有り
トキソプラズマ症（原虫）	ネコ，ブタ，イヌ，ネズミ，鳥類	生肉中のシスト，ネコ糞便中のオーシスト，感染妊婦からの胎児への感染（先天性トキソプラズマ症）	成人の感染率約20％，不顕性感染が多い，エイズでの日和見感染症（脳炎），先天性トキソプラズマ症（脳内石灰化，網脈絡膜炎，水痘症，精神運動障害），後天性トキソプラズマ症（リンパ節炎，網脈絡膜炎）
クリプトスポリジウム症（原虫）	ウシ，イヌ，ネコ，ネズミ	ウシなどの家畜糞便中のオーシストで汚染された飲料水・農作物を介した経口感染	汚染水道水による集団感染が発生，激しい下痢症，健常人は自然治癒，免疫不全症では重症化，微量のオーシストでも感染，塩素消毒は無効，しゃ沸や乾燥に弱い

以上を輸入している実態が明らかになり，輸入動物を介した人畜共通感染症の発生が危惧された．感染症を人に感染させるおそれの高い動物は，政令により輸入禁止または輸入検疫の対象に指定されている（**指定動物**）．ペットとして需要の多いプレーリードッグはペスト感染の危険性があることから輸入禁止措置がとられた．また，イタチアナグマ，タヌキ，ハクビシンがSARSをヒトに感染させるおそれの高い動物として，コウモリがリッサウイルス感染症，ニパウイルス感染症等を感染させるおそれ，ヤワゲネズミがラッサ熱を感染させるおそれにより指定動物となり，輸入が禁止されている．寄生虫病以外の人畜共通感染症の例を表C.2に示した．

2.3　寄生虫病

寄生虫病は，わが国では戦後の衛生状態の改善とともに急速に減少し，昭和初期に制定された寄生虫病予防法は平成6年に廃止された．しかし，表C.3に示すように，幼少児の**ぎょう虫症**は依然多く，魚介類の生食による**アニサキス症**の発生，海外旅行先での条虫症や住血吸虫症の感染例などがある．また，北海道に限られていた**エキノコックス症**が最近東北地方に広がったともいわれ警戒が必要となっており，感染症法では四類感染症に指定されている．なお，ヒト寄生虫病の多くは人畜共通感染症である．

表C.3　主な寄生虫病

寄生虫病名（寄生虫の種類）	感染源	感染経路	発生状況など
回虫症（線虫類）	野菜（屎尿が肥料の場合）	野菜に付着した卵の経口感染	世界では5～10億人が感染，国内での感染はまれ
ぎょう虫症（線虫類）	ヒト	肛門に生みつけられた卵による経口感染	先進国でも多い，小児の感染率高い（数%）
アニサキス症（線虫類）	海産魚類やイカ	アザラシやクジラに寄生．排泄された卵が食物連鎖により海産魚類やイカを経てヒトへ	輸入魚介類の生食（刺身）による発生例が多い 加熱，－20℃の冷凍に弱い．
エキノコックス症（多包虫症）（条虫類）	キツネ，イヌ	キツネやイヌの糞便で汚染された土壌，農作物，飲料水からの経口感染	北海道全域でキタキツネ糞便等からの感染例， 症状：十数年後に肝が腫大
裂頭条虫症（条虫類）	マス	日本海裂頭条虫：日本近海のマス（サクラマス，カラフトマス） 広節裂頭条虫：湖沼産のマス	日本近海のマスの生食による前者の発生例が多い
無鉤条虫症（条虫類）	ウシ	ウシの生肉，不完全調理肉からの経口感染	イスラム教徒に多い 海外旅行での感染例あり
有鉤条虫症（条虫類）	ブタ	ブタの生肉，不完全調理肉からの経口感染	中国，中南米などに多い 海外旅行での感染例あり
住血吸虫症（吸虫類）	ウシ，ヤギ，イヌ，ネズミ	中間宿主の巻貝より遊出した感染型幼虫（セルカリア）により経皮感染→静脈内に寄生	日本住血吸虫症：山梨県などで見られたが，ほぼ根絶，海外旅行での感染例あり
肝吸虫症（肝ジストマ症）（吸虫類）	マメタニシ，淡水魚	フナやコイの生食により感染型幼虫（メタセルカリア）に経口感染	胆管に寄生，感染者の多くは無症状

2.4　院内感染症

病院内で発生した感染症を院内感染症という．院内感染症には患者が感染する場合と，医療従事者が感染する場合がある．病院には，感染源となる患者が集まるだけでなく，高齢や疾患そのものあるいは手術や薬剤投与によって感染防御能の低下した患者すなわち**易感染性宿主**（compromised host）がおり，さらには，注射や採血，手術，カテーテルの留置といった外科的医療行為が感染の機会をつくっており，感染が起こる条件がそろっている．

患者の院内感染は大部分が**日和見感染**である．宿主の感染防御能は，皮膚や粘膜の物理的バリアー，補体や食細胞が関与する自然免疫機構，体液性免疫や細胞性免疫からなる獲得免疫機構から成り立っており，これらの防御系に障害や機能低下が起こると日和見感染が起こりうる．また，全般的に抵抗力の弱い高齢者や未熟児にも起こりやすい．表C.4に各防御系の破綻をきたす要因と，日和見感染を起こしやすい微生物を示した．**黄色ブドウ球菌**では，皮膚化膿症，肺炎，膿瘍，菌血症，敗血症などを発症し，**緑膿菌**では，肺炎，尿路感染症，術後創感染症，菌血症，敗血症などが発生する．**腸球菌**では，敗血症や腹膜炎が起こりうる．肺炎球菌やインフルエンザ菌によっては肺炎や菌血症が起こりうる．**レジオネラ菌**は，汚染された空気を吸入することにより感染し，肺炎を引き起こす．この菌は，1976年米国の在郷軍人（legionnaire）の大会において，会場空調設備の冷却水を汚染し，エアロゾルとともに会場の人々に吸い込まれ，肺炎の集団発生を引き起こして多数の死者を出したことで知られるようになった．感染源は空調冷却塔，循環式24時間風呂，ネブライザーなど人工の水環境である．老齢者だけでなく，わが国では病院において新生児の集団発生も起こっている．カンジダは生体内常在菌であって，口腔内や上気道，外性器粘膜，腸管などに生息しているが，感染防御能の障害

表C.4　感染防御能の障害と日和見感染微生物

感染防御能の障害	障害要因	主な日和見感染微生物
皮膚・粘膜バリアーの障害	熱傷，外傷，手術，カテーテル留置（血管，尿路），内視鏡など	細菌：黄色ブドウ球菌，表皮ブドウ球菌，緑膿菌，エンテロバクター 真菌：カンジダ
好中球の減少・機能不全（骨髄抑制状態）	放射線照射，癌化学療法，免疫抑制剤投与	細菌：黄色ブドウ球菌，緑膿菌，腸球菌，肺炎桿菌，大腸菌 真菌：カンジダ，アスペルギルス
体液性免疫機能の低下（B細胞減少，血中Ig減少）	低ガンマグロブリン血症，骨髄腫，慢性リンパ性白血病	細菌：肺炎球菌，インフルエンザ菌，髄膜炎菌
細胞性免疫機能の低下（T細胞の減少・機能不全）	悪性腫瘍（ホジキン病，非ホジキンリンパ腫），エイズ，成人T細胞白血病，ステロイド剤投与，免疫抑制剤投与	細菌：結核菌，レジオネラ菌，リステリア菌 真菌：カンジダ，アスペルギルス，クリプトコッカス，ニューモシスチス・カリニ ウイルス：帯状疱疹ウイルス，単純ヘルペスウイルス，サイトメガロウイルス 原虫：トキソプラズマ

に伴い，血中や臓器に侵入し，敗血症や肺炎などを引き起こす．**ニューモシスチス・カリニ**は日和見肺炎を引き起こす代表的な病原体である．多くの人は幼少児に不顕性感染をしているといわれ，エイズ発症初期にみられることが多い．その他，最近では腸内細菌のセラチア菌によると思われる日和見感染の事例がある．**セラチア菌**によっては呼吸器感染症状，尿路感染症状，敗血症，創感染症などが起こるが，高齢者を中心とした院内集団感染が相次いで起こり，死亡者も出ている．主な感染経路として**注射剤**や**経腸栄養剤**などの汚染や**留置カテーテル**が考えられている．

院内感染症では抗菌薬に対する**多剤耐性菌**が出現しており，その治療を困難にしている．**メチシリン耐性黄色ブドウ球菌**（**MRSA**）をはじめ，**ペニシリン耐性肺炎球菌**（**PRSP**：penicillin resistant *Streptococcus pneumoniae*），**バンコマイシン耐性腸球菌**（**VRE**：vancomycin resistant Enterococcus），**薬剤耐性緑膿菌**などが多剤耐性菌として問題となっており，これらの感染症は感染症法で**五類感染症**に指定されている．MRSAは入院患者から分離される黄色ブドウ球菌の60～80％を占めるといわれ，人の皮膚や鼻腔，環境中で長期生存可能であり，接触感染により伝播する．術後の創部感染，膿瘍，敗血症などを引き起こし重篤化することが多い．感染防止には手洗いの励行などが重要である．最近，MRSAに有効とされるバンコマイシンに対する耐性MRSA（**バンコマイシン耐性黄色ブドウ球菌，VRSA**）が報告されており，**五類感染症**に指定された．ペニシリン耐性肺炎球菌は院内感染よりも市中感染症の起炎菌として問題となっている．VREは欧米で重症院内感染症の原因菌として問題になっているが，わが国でも今後警戒すべき耐性菌である．これは接触感染により伝播するので，感染防止には手や医療器具の消毒が重要である．最近，輸入鶏肉からVREが検出されており，家畜飼育や魚養殖における抗菌剤乱用の多剤耐性菌発生への影響が危惧されている．緑膿菌はもともと抗菌薬に対して自然耐性を示す性質があるが，広範な抗菌薬に耐性をもった多剤耐性菌が出現している．接触感染や空気感染の防止が重要とされている．

一方，医療従事者が感染する場合は，注射針での**針刺し事故**などの医療事故によることが多い．針刺し事故では，HBV，HCV，HIVなどのウイルス性疾患の感染が主である．病院職員が患者から肺結核に感染する事例が多い．逆に，病院職員がインフルエンザを患者にうつすこともあり得る．

2.5　性行為感染症

性行為感染症（**STD**：sexually transmitted diseases）とは性行為によって伝播する疾患を意味し，WHOにより提唱された用語である．性行為感染症には，梅毒，淋菌感染症（淋病），軟性下かん，そけいリンパ肉芽腫，性器ヘルペスウイルス感染症，腟カンジダ，トリコモナス症，性器クラミジア感染症，B型肝炎，エイズ，非淋菌性尿道炎，尖圭コンジローマなどがあるが，厚生労働省の感染症発生動向調査によると，淋病様疾患（淋菌感染症）は，1990年代前半にいったん減少したが，その後漸増している．また，陰部クラミジア（性器クラミジア感染症）が若い女性の間で増えている．エイズ感染者の増加と合わせ，若者の性行為感染症に対する無知と警戒心の希薄さが要因の一つとして指摘されている．

C 3. 感染症法で定められた感染症とその対策

わが国の感染症対策は1897年（明治30年）に制定された**伝染病予防法**を中心として実施されてきたが，感染症をとりまく近年の状況変化を踏まえ，1999年（平成11年）4月に**感染症の予防及び感染症の患者に対する医療に関する法律（感染症法）**が施行され，以後，主な感染症対策は本法に基づき実施されることとなった．本法は，2002年（平成14年）から2003年（平成15年）にかけてのSARS発生とその国際的な広がり等を受けて，2003年（平成15年）11月に関連法令とともに一部改正され，また，生物テロの未然防止，感染症分類および結核対策の見直しの必要性から2007年（平成19年）にも改正された．さらに，インフルエンザの世界的流行に備えての改正が2008年（平成20年）に行われた．

3.1 感染症法制定の背景

感染症法制定の背景には新興感染症，再興感染症の脅威に迅速，適切に対処する必要があっただけでなく，それまでの伝染病予防法は集団の予防に重点を置いて患者の強制隔離を主体とし，患者の人権や治療に対する視点が欠けており，時代にそぐわなくなっていたことがある．すなわち，

① 医学医療の進歩，国民の健康・衛生意識の向上，衛生水準の向上などによって過去に脅威となっていた感染症の多くは今日では予防や治癒が可能であり，感染症の患者に対し，隔離といった対策を一律に講じる必要がなくなっている．むしろ，患者や感染者に良質で適切な医療を提供し，早期に社会復帰ができるような仕組みが必要である．また，易感染者である高齢者の増加を踏まえた予防・治療対策も必要とされている．

② 人権の尊重，行政の公正透明化が求められる今日の社会にあっては，患者や感染者の人権を尊重し，公正な手続きによる感染症対策が要請されている．例えば，過去においては，らい菌により引き起こされる慢性の細菌感染症であるハンセン病の患者に対して差別や偏見が社会に根強く存在し，感染力と病原性が弱く完治可能な疾患となっていたにもかかわらず，隔離を主体とした**らい予防法**［1996年（平成8年）に廃止］が存在し続けたことにより，患者や家族を苦しめてきた．こうした反省に基づいて，感染症対策の考え方の転換が必要であった．

3.2 感染症法の基本的視点

上記のような背景を踏まえ，感染症法は次のような視点に立って制定された．

(1) 個々の国民に対する感染症の予防・治療に重点を置いた対策

・「集団の予防」から「個々の国民の予防および早期治療の積み重ねによる社会全体の感染症予防の推進」への転換

・感染症情報の収集・分析とその結果の国民への提供・公開

・医療体制の整備と医療費の一部公費負担

(2) 患者・感染者の人権の尊重

・自らの症状，入院治療の必要性等についての説明と同意に基づく入院

・明確な発動基準に基づき所要の行政手続きを経た入院勧告・入院措置，および退院審査

(3) 感染症類型の再整理

・各感染症の感染力，感染した場合の重篤性，予防方法や治療方法の有効性に基づく分類と対策

(4) 感染症の発生・拡大を阻止するための健康危機管理の観点に立った迅速・的確な対応

・地球規模の感染症発生動向調査

・国・地方公共団体の連携に基づく総合的対策

(5) 生物テロの防止（2007年（平成19年）改正で追加）

・病原体の分類と管理強化

3.3 感染症法の主な規定と対策

感染症法では，主な感染症を**一類**，**二類**，**三類**，**四類**，**五類**に分類し，さらに**新型インフルエンザ等感染症**，**指定感染症**，**新感染症**の枠を設定している．一類～五類の各類型は，感染症の感染力，感染した場合の重篤性，予防方法や治療方法の有効性に基づいて定義づけられており，それぞれ取るべき基本的な対応方針が定められている（表C.5）．さらに，類型毎に取るべき具体的な対策が定められている（表C.6）．

また，2007年（平成19年）の改正では，**病原体の適正管理**の観点から，病原体を危険性に応じて**第一種病原体等～第四種病原体等**に分類し，それぞれ管理上の規準や義務等が定められた（表C.7）．

C 4. 結核とその対策

4.1 結核の発生状況

結核は肺結核，肺外結核，全身結核に分類されるが，日本では90％以上が肺結核である．結核は死因順位では昭和10年から25年まで1位を占め，国民病とまでいわれていたが，それ以降は急速に低下し，いずれ克服されるものと見られていた．しかし，最近ではその低下が止まり，増加する年もあった．今なお，結核は年間2万人を超える新規患者が発生し（表C.8），全患者数（**登録患者数**）は7万人にのぼる感染症である．表C.9に示すように，わが国の結核罹患率は先進国の中では高率であり，早急な克服が必要とされている．特に，近年，**高齢者の患者の増加**，医療機関や学校，老人関係施設における**集団感染**の事例が多発しており，事態を重くみた厚生労働省は平成11年に「結核緊急事態宣言」を出すに至っている．このような状況を招いた原因として，① 医療関係者による結核対策の軽視，② 中途半端な治療による**多剤耐性結核菌**の出現，③ 高齢者の増加と相まって，若い

表 C.5　感染症法で制定された感染症の類型と定義および主な対応

平成 26 年 9 月 19 日時点

感染症の類型	定義（上段）及び　感染症名（下段）	主な対応・措置
一類感染症（7 種）	感染力，罹患した場合の重篤性に基づく総合的な観点からみた危険性が極めて高い感染症	・入院措置（原則入院） ・消毒等の対物措置
	エボラ出血熱，クリミア・コンゴ出血熱，痘そう（天然痘），南米出血，ペスト，マールブルグ病，ラッサ熱	
二類感染症（5 種）	感染力，罹患した場合の重篤性に基づく総合的な観点からみた危険性が高い感染症	・入院措置（状況に応じて入院） ・消毒等の対物措置
	急性灰白髄炎，結核，ジフテリア，重症呼吸器症候群（病原体がコロナウイルス属 SARS コロナウイルスであるものに限る），鳥インフルエンザ（H5N1）	
三類感染症（5 種）	感染力，罹患した場合の重篤性に基づく総合的な観点からみた危険性は高くないが，特定の職業への就業によって感染症の集団発生を起こし得る感染症	・就業制限等の措置（特定業種への就業制限） ・消毒等の対物措置
	コレラ，細菌性赤痢，腸管出血性大腸菌感染症，腸チフス，パラチフス	
四類感染症（43 種）	動物，飲食物等の物件を介して人に感染し，国民の健康に影響を与える恐れのある感染症（人から人への感染はない）	・感染症発生状況の収集・分析とその結果の公開・提供 ・媒介動物の輸入規制 ・消毒，物件の廃棄等の措置
	E 型肝炎，ウエストナイル熱，A 型肝炎，エキノコックス症，黄熱，オウム病，オムスク出血熱，回帰熱，キャサヌル森林病，Q 熱，狂犬病，コクシジオイデス症，サル痘，重症熱性血小板減少症候群（病原体がフレボウイルス属 SFTS ウイルスであるものに限る），腎症候性出血熱，西部ウマ脳炎，ダニ媒介脳炎，炭疽，チクングニア熱，つつが虫病，デング熱，東部ウマ脳炎，鳥インフルエンザ（H5N1 及び H7N9 亜型を除く），ニパウイルス感染症，日本紅斑熱，日本脳炎，ハンタウイルス肺症候群，鼻疽，ブルセラ症，ベネズエラウマ脳炎，ヘンドラウイルス感染症，発しんチフス，ボツリヌス症，マラリア，野兎病，ライム病，リッサウイルス感染症，リフトバレー熱，類鼻疽，レジオネラ症，レプトスピラ症，ロッキー山紅斑熱	
五類感染症（49 種）	国が感染症発生動向調査を行い，その結果に基づき必要な情報を国民や医療関係者などに提供・公開していくことによって，発生・拡大を防止すべき感染症	・感染症発生状況の収集・分析とその結果の公開・提供
	全数把握：アメーバ赤痢，ウイルス性肝炎 (A 型，E 型肝炎を除く)，カルバペネム耐性腸内細菌科細菌感染症，急性脳炎，クリプトスポリジウム症，急性脳炎（ウエストナイル脳炎，西部ウマ脳炎，ダニ媒介脳炎，東部ウマ脳炎，日本脳炎，ベネズエラウマ脳炎及びリフトバレー熱を除く），クリプトスポリジウム症，クロイツフェルト・ヤコブ病，劇症型溶血性レンサ球菌感染症，後天性免疫不全症候群，ジアルジア症，侵襲性インフルエンザ菌感染症，侵襲性髄膜炎菌感染症，侵襲性肺炎球菌感染症，先天性風疹症候群，梅毒，破傷風，バンコマイシン耐性黄色ブドウ球菌感染症，バンコマイシン耐性腸球菌感染症，風しん，麻しん，薬剤耐性アシネトバクター感染症	
	定点把握：（インフルエンザ定点） インフルエンザ（鳥インフルエンザ及び新型インフルエンザ等感染症を除く），**（小児科）** RS ウイルス感染症，咽頭結膜熱，A 群溶血性レンサ球菌咽頭炎，感染性胃腸炎，水痘，手足口病，伝染性紅斑，突発性発しん，百日咳，ヘルパンギーナ，流行性耳下腺炎，**（眼科）** 急性出血性結膜炎，流行性角結膜炎，**（STD）** 性器クラミジア感染症，性器ヘルペスウイルス感染症，尖圭コンジローマ，淋菌感染症，**（基幹）** クラミジア肺炎（オウム病除く），細菌性髄膜炎（インフルエンザ菌，髄膜炎菌，肺炎球菌を原因として同定された場合を除く），ペニシリン耐性肺炎球菌感染症，マイコプラズマ肺炎，無菌性髄膜炎，感染性胃腸炎（病原体がロタウイルスであるものに限る.），メチシリン耐性黄色ブドウ球菌感染症，薬剤耐性緑膿菌感染症	
新型インフルエンザ等感染症（2 種）	新型インフルエンザ 再興型インフルエンザ	・健康状態の報告要請 ・外出自粛の要請
	（2014.9.19 時点で，該当なし）	
指定感染症	既知の感染症のうち一～三類および新型インフルエンザ等感染症に分類されない既知の感染症の中で，一～三類に準じた対応の必要が生じた感染症（政令で指定，1 年限定）	・一～三類に準じた入院措置や消毒等の対物措置を実施（適用する措置は政令で指定する）
	((2014.9.19 時点) 鳥インフルエンザ（H7N9），中東呼吸器症候群（MERS）	
新感染症	人から人に伝染すると認められる疾病であって，既知の感染症と症状の明らかに異なり，その伝染力および罹患した場合の重篤度から判断した危険性がきわめて高い感染症	・厚生労働大臣が攻守衛生審議会の意見に基づき都道府県知事に対し技術的指導・助言を行う ・一類感染症に準じた対応
	（2014.9.19 時点で，該当なし）	

表C.6　感染症法の主な対策

条項		内容
感染症情報の収集と公表	全数把握 （第12条）	・医師から保健所長を経由して都道府県知事に届け出→厚生労働大臣に報告 届出の対象となる者： 新感染症　→新感染症にかかっていると思われる者（直ちに届け出） 一類感染症→患者，疑似症患者及び無症状病原体保有者（直ちに届け出） 二類感染症→患者，政令で定める感染症の疑似症患者及び無症状病原体保有者（直ちに届け出） 三類，四類感染症，新型インフルエンザ等感染症→患者及び無症状病原体保有者（直ちに届け出）） 五類感染症（全数把握対象分）→患者及び無症状病原体保有者（7日以内に届け出）
	動物由来感染症の全数把握 （第13条）	・獣医師から保健所長を経由して都道府県知事に届け出→厚生労働大臣に報告 届出の対象となる動物：　政令で定める一類～四類感染症，新型インフルエンザ等感染症にかかっているかその疑いのある政令で定める動物（サル，イタチアナグマ，タヌキ，ハクビシンなど，及び鳥類に属する動物）
	定点把握 （第14条）	・都道府県知事は，開設者の同意を得て指定届出機関を指定 ・指定届出機関の管理者は，都道府県知事に届け出 届出の対象となる者：　五類感染症（定点把握対象分）の患者
	積極的疫学調査 （第15条）	・都道府県知事が，感染症法で定める感染症について発生状況，原因等を明らかにする場合に，患者や感染症を人に感染させる恐れのある動物等の所有者への質問，必要な調査を行う．また，検疫所長とも連携し調査，情報収集にあたる． ・厚生労働大臣は，緊急の必要があると認めるとき自ら感染症発生状況等の調査，感染症を感染させる恐れのある動物等の調査を行う
	感染症情報の公表 （第16条）	・厚生労働大臣及び都道府県知事は，収集した感染症情報を分析し，予防のための情報を公表する．
患者に対する対策	健康診断 （第17条）	・一類～三類感染症又は新型インフルエンザ等感染症に関して，都道府県知事による健康診断の勧告
	就業制限 （第18条）	・一類～三類感染症又は新型インフルエンザ等感染症毎に省令で定める業務への一定期間の就業制限
	入院 （第19，20条）	・一類感染症の患者に対する都道府県知事による入院勧告 ・入院勧告に従わない場合は72時間を限度として入院させることができる ・さらに延長が必要なときは保健所に設置する協議会の意見を聞いた上で10日毎の入院延長措置をとることができる
	退院 （第22，25条）	・入院患者からの退院の求めに応じて，都道府県知事による病原体保持の有無の検査の実施 ・30日を超える長期入院患者は行政不服審査請求が可能（5日以内に裁決）
その他の対策	迅速な感染拡大防止措置 （第27～29条）	・都道府県知事は，病原体で汚染された場所や物品の消毒や廃棄を指示することができる．
	新型インフルエンザ等感染症への対応（第44条）	・発生地域の公表，及び予防・まん延防止に関する情報の公表 ・患者の健康状態に関する報告の要請（都道府県知事） ・患者に対する外出自粛の要請（都道府県知事）
	輸入動物に対する対策 （第54，56条）	・感染症を人に感染させる恐れの高い動物（政令で定める指定動物）の輸入禁止措置または輸入検疫の実施 ・感染症を感染させる恐れのある動物の輸入には，感染症に罹患していない旨の証明書等の提出を義務づける（動物輸入の届出）
	緊急時の対策 （第63条）	・厚生労働大臣は，緊急の必要があると認めるときは，都道府県知事が行うとされている事務に対し必要な指示ができる

表 C.7　病原体等の分類及び管理体制

<table>
<tr><th>病原体等の分類</th><th>病原体等の名称</th><th colspan="2">管理体制</th></tr>
<tr><td>第一種病原体等
(6 種)</td><td>エボラウイルス，クリミア・コンゴ出血熱ウイルス，痘そうウイルス，南米出血熱ウイルス，マールブルグウイルス，ラッサ熱ウイルス</td><td>病原体等の所持，輸入，譲渡，譲り受けの禁止(大臣指定施設のみ所持可)</td><td rowspan="4">病原体に応じた施設基準，保管，運搬，滅菌等の基準の遵守</td></tr>
<tr><td>第二種病原体等
(6 種)</td><td>SARS コロナウイルス，炭疽菌，ペスト菌，ボツリヌス菌，ボツリヌス毒素，野兎病菌</td><td>病原体等の所持，輸入，譲渡に厚生労働大臣の許可が必要</td></tr>
<tr><td>第三種病原体等
(23 種)</td><td>Q 熱コクシエラ，狂犬病ウイルス，多剤耐性結核菌，及び政令で定める 20 種の病原体</td><td>病原体等を所持，輸入した場合は 7 日以内に厚生労働大臣への届出が必要</td></tr>
<tr><td>第四種病原体等
(17 種)</td><td>インフルエンザウイルス（H2N2），鳥インフルエンザウイルス（H5N1，H7N7），新型インフルエンザ等感染症の病原体，黄熱ウイルス，クリプトスポリジウム，結核菌（多剤耐性結核菌を除く），コレラ菌，志賀毒素，赤痢菌族，チフス菌，腸管出血性大腸菌，パラチフス A 菌，ポリオウイルス，及び政令で定める 4 種の病原体</td><td>右の基準の遵守</td></tr>
</table>

表 C.8　新登録結核患者数と罹患率の推移

	全結核		菌喀痰塗抹陽性肺結核(再掲)	
	実数	罹患率(人口10万対)	実数	罹患率(人口10万対)
平成13年('00)	35 489	27.9	12 656	9.9
14　('02)	32 828	25.8	11 933	9.4
15　('03)	31 638	24.8	11 857	9.3
16　('04)	29 736	23.3	11 445	9.0
17　('05)	28 319	22.2	11 318	8.9
18　('06)	26 384	20.6	10 492	8.2
19　('07)	25 311	19.8	10 204	8.0
20　('08)	24 760	19.4	9 809	7.7
21　('09)	24 170	19.0	9 675	7.6

資料　厚生労働省「結核発生動向調査」
注　　新活動性分類による。

（国民衛生の動向（2011/2012）より）

表 C.9　諸外国と日本の結核罹患率

国　名	罹患率(人口10万人)
スウェーデン　('08)	5.6
オーストラリア　('08)	6.4
アメリカ合衆国　('08)	4.1
イギリス　('08)	12.0
オランダ　('08)	6.5
フランス　('08)	6.1
デンマーク　('08)	6.8
日本　('09)	19.0

資料　厚生労働省「結核発生動向調査」
WHO「Global Tuberculosis Control, WHO Report 2010」

（国民衛生の動向（2011/2012）より）

頃の感染が高齢での免疫力低下により発病する例が増えた（2002年の結核での死亡者の77％は70歳以上の高齢者であった），④若い世代の非感染者（免疫のない者）の増加（いったん，患者が発生すると学校などで集団感染が起こりやすい），⑤結核蔓延国からの外国人の増加，などが指摘されている．

世界的にも結核は再興感染症として大きな脅威となっている．世界人口の約1/3が感染し，そのうち年間750万人が発病，250万人が死亡すると推定されている．先進国でも再び増加しているが，患者の大半は発展途上国の人々であり，特にアフリカでの死亡率は急増している．これは，**HIVとの二重感染**により免疫力が低下し発病が促進される場合が多いものと考えられている．また，**結核対策の軽視**や**多剤耐性結核菌**の出現などの影響も大きいといわれる．

表C.10　結核と予防対策

<table>
<tr><td colspan="2">感染から発病まで</td><td colspan="2">感染経路（患者の咳の飛沫核感染），菌吸入後2〜9週の間に感染→自然治癒→免疫（ツベルクリン反応が陽転），感染者の約10％が発病（発病までの期間：感染後2, 3か月〜数十年），結核の90％は肺結核，10％が肺外結核</td></tr>
<tr><td colspan="2">発病しやすい人</td><td colspan="2">感染後1年以内の人，濃厚な感染を受けた人，免疫力の低下している人（糖尿病患者，抗がん剤・ステロイドホルモン投与中の患者，HIV感染者，人工透析患者），胃潰瘍・胃切除患者，体力の低下している人</td></tr>
<tr><td colspan="2">感染検査の方法</td><td colspan="2">ツベルクリン反応検査：精製ツベルクリン（Purified Protein Derivative, PPD）を皮内注射，48時間後に遅延型アレルギー反応による発赤を測定，発赤の長径9 mm以下は陰性，10 mm以上は陽性</td></tr>
<tr><td colspan="2">予防接種の方法</td><td colspan="2">BCG接種：弱毒化ウシ型結核菌の生ワクチンを管針法で上腕皮膚に接種</td></tr>
<tr><td colspan="2">結核対策の種類
［担当機関］</td><td colspan="2">・早期発見のための健康診断及び予防接種（BCG接種）
［市区町村，学校，事業所，施設］
・患者及び無症状病原体保有者の届出（診断後直ちに医師→保健所長）
［医師，保健所］
・治療［結核指定医療機関］
・療養支援（結核登録票作成，医療費公費負担，保健師の訪問指導）［保健所］
・接触者の感染予防対策（定期外健康診断）［保健所（都道府県）］
・再発防止のための管理検診［保健所］
・感染症発生動向調査事業［保健所→都道府県→厚生労働省］</td></tr>
<tr><td rowspan="15">結核予防対策の概要</td><td rowspan="2">健康診断
（胸部X線検査等）</td><td>定期</td><td>一般住民，児童・生徒・学生，従業員，施設入所者</td></tr>
<tr><td>定期外</td><td>接触者健診（患者家族，患者発生集団，患者多発地域等）</td></tr>
<tr><td rowspan="2">予防接種
（BCG）</td><td>定期</td><td>生後6か月までの乳児（ツベルクリン反応検査は行わない）</td></tr>
<tr><td>定期外</td><td>ツベルクリン反応陰性者に接種</td></tr>
<tr><td rowspan="4">患者管理</td><td>届出</td><td>診断時，入院退院時</td></tr>
<tr><td>登録</td><td>結核登録票，患者の現状把握</td></tr>
<tr><td>保健指導</td><td>家庭訪問，衛生教育等</td></tr>
<tr><td>管理検診</td><td>要経過観察者，治療中断または放置患者等</td></tr>
<tr><td rowspan="3">感染防止</td><td>就業制限</td><td>患者及び無症状病原体保有者の就業禁止，及び入院勧告</td></tr>
<tr><td>消毒等の措置</td><td>家屋の消毒，物件の消毒廃棄等</td></tr>
<tr><td>立入調査</td><td>患者調査等</td></tr>
<tr><td rowspan="2">結核医療
（公費負担）</td><td>入院患者</td><td>入院医療費を負担</td></tr>
<tr><td>一般患者</td><td>適正な結核医療のための費用を負担（化学療法，外科療法等）</td></tr>
</table>

4.2 結核の予防対策

結核は他の感染症とは異なり，治療に長期間を要する慢性の感染症であることから，その予防対策は他の感染症とは別個に，結核予防法（昭和26年制定）に基づいて行われてきたが，人権を尊重した手続きに基づく入院などの法的措置を可能とするために，本法は2007年（平成19年）3月に廃止され，結核は感染症法の二類感染症に位置づけられることとなった．感染症法に位置づけられてからも，必要な結核予防対策は基本的に継続されている（表C.10）．医師が結核患者を診断した場合，直ちに最寄りの保健所長に届け出る．これに基づいて，患者の居住地を管轄する保健所長が保健所に**登録**し，登録票を作成する．登録票には患者に関する事項が詳細に記録され，患者ならびにその家族等に対する対策を実施する上での基礎となっている．結核の主な予防対策として，表C.10のものがある．

C 5. 感染症の予防対策

5.1 検　疫

わが国に常在しない病原体が船舶，航空機を介して国内に侵入するのを防ぐため，ヒトや動物，貨物に対し，空港，海港において検疫が行われている．

ヒトや生鮮魚介類等の貨物に対しては**検疫所**において**検疫法**と国際保健規則に則り実施されている．検疫法で定められた検疫の対象となる感染症（**検疫感染症**）は，一類感染症のすべて（エボラ出血熱，クリミア・コンゴ出血熱，マールブルグ病，ラッサ熱，ペスト，南米出血熱，痘そう），マラリア，デング熱，チクングニア熱（以上，四類感染症），鳥インフルエンザ（H5N1），新型インフルエンザ等感染症の12種類である．検疫感染症の病原体に感染した恐れのある人に対し，検疫所長は必要な調査を行うとともに，居住地の都道府県知事に通知することとなっている．また，必要に応じて追跡調査を行うことができる．

検疫所の業務は，① ヒトの検疫，② 輸入貨物の検疫，③ 港湾衛生業務，④ 海外感染症の情報収集と提供，⑤ 申請業務などである．輸入貨物の検疫では，コレラ汚染地域からの生鮮魚介類についてコレラ菌の検査を行っている．港湾衛生業務では，検疫港や検疫飛行場において，ネズミや蚊の生息状況を調査するとともに，機内食，飲料水，海水，汚水汚物についてコレラ汚染の有無を調査している．申請業務では，海外渡航者の申請に応じて海外で感染する恐れのあるコレラ，ペスト，黄熱，急性灰白髄炎，ジフテリア，A型肝炎，狂犬病，日本脳炎，破傷風，麻疹の予防接種を実施している．

輸出入される動物や畜産物等に対する検疫は**動物検疫所**において行われている．ここでは，**狂犬病予防法等**で狂犬病を媒介する恐れのある動物として検疫の対象に指定されたイヌ，ネコ，アライグマ，キツネ，スカンクに対し，**狂犬病**の有無を検査し，**感染症法**に基づき，サルに対して**エボラ出血熱**，

マールブルグ病の検疫を行っている．さらに，**家畜伝染病予防法**により指定された家畜や家禽および畜産物，植物性飼料等に対して家畜の各種伝染病（97種）の検査を実施している．最近，問題化している鳥インフルエンザや高病原性鳥インフルエンザについても，鶏，アヒル，ウズラ，七面鳥を対象として抜き取り検査が行われている．

5.2　消　毒

体外の病原体を化学的，物理的操作で殺すことを**消毒**（disinfection）という．これに対し，非病原体も含めてすべての微生物を死滅させることを**滅菌**（sterilization）という．消毒は感染源，感染経路に対する対策として，熱（焼却，蒸気，煮沸），薬物，日光などによって行われる．微生物は菌種や菌株により各消毒方法に対する抵抗性が異なっており，目的に応じて適切な方法を選ぶ必要がある．各種の消毒薬も表C.11に示すように種類によって効果を示す微生物が異なるので用途と目的に応じたものを使う必要がある．

表C.11　消毒薬の用途と効果

消　毒　薬		用　途	効　果
アルコール類	消毒用エタノール(70～80%) イソプロパノール(50％)	手指，皮膚，器具	有効：一般細菌，結核菌，真菌，ウイルス 無効：芽胞
フェノール類	クレゾール石けん液 フェノール	1～2％液（手指，皮膚），3～5％液（器具），5～10％液（排泄物）	有効：一般細菌，結核菌 無効：芽胞，ウイルス
ハロゲン剤	塩素剤（次亜塩素酸ナトリウム）	0.01～1%（水，器具）	有効：一般細菌，芽胞(効果弱い)，ウイルス 無効：結核菌
	ヨウ素剤（ヨードチンキ，ヨードホルム，ルゴール液）	希ヨードチンキ（皮膚，外傷），ヨードホルム（外傷），ルゴール液（うがい）	ほとんどの病原体に有効
界面活性剤	逆性石けん（塩化ベンザルコニウム，塩化ベンゼトニウム）	0.1～1％（手指，皮膚，器具）	有効：一般細菌 無効：結核菌，緑膿菌，芽胞，ウイルス
	両性界面活性剤（高級アルキルアミノ酸）	0.1～1％（皮膚，器具）	有効：一般細菌，結核菌 無効：芽胞，ウイルス
アルデヒド類	ホルマリン	1％（器具）	ほとんどの病原体に有効
	グルタラール	2％（器具）	
グアニジン系	クロルヘキシジン	0.02～1％（手指，皮膚，器具）	有効：一般細菌 無効：結核菌，芽胞，ウイルス
酸化剤	過酸化水素水（3％）	外傷	殺菌力弱い

5.3 予防接種

予防接種（immunization, vaccination）は感染症予防における有力な宿主感受性対策の一つである．種痘は世界から痘そう（天然痘）を根絶し，また，ポリオワクチンは日本からポリオ（小児麻痺）をほぼ一掃した．戦後わが国では，予防接種は**予防接種法**に基づき社会防衛の観点から強制接種として実施され，感染症の根絶，流行防止に大きな成果を上げてきた．しかし，一方で予防接種の副反応による健康被害の発生例もあった．このような医療と社会状況の変化をふまえて予防接種法は1994年（平成6年）に改正され，現在は，「個人予防を目的としつつ，個人予防の積み重ねによって社会全体での感染症予防を図る」という新たな視点から予防接種が実施されてきた．この改正では，

① 国民は「予防接種を受けるよう努めなければならない」として，予防接種を受けることは強制ではなく，**努力義務**であるとされ，義務接種から**勧奨接種**への転換が行われた．

② 万一，**健康被害**が起きた場合は国が迅速な**救済**を図ることが法律の目的として位置づけられた．

また，

③ 健康被害防止の観点から，予防接種を受けることが不適当な者や要注意者を定めるとともに，十分な予診・問診が行えるよう，かかりつけ医師による**個別接種**が推奨されている．

さらに，2001年（平成13年）に「流行阻止を目的とした**集団予防**を**一類**，**個人予防**の積み重ねとしての間接的な集団予防を**二類**とする」概念的な分類が行われ，高齢者を対象としたインフルエンザが二類の対象疾病として加わった．

予防接種の種類は，制度的には予防接種法に基づく**定期接種**（**一類疾病**，**二類疾病**）と**臨時接種**が定められており，これに個人が自発的に受ける**任意接種**がある（表C.12）．定期接種では表C.12で示した8疾病（一類疾病）およびインフルエンザ（二類疾病）が指定されており，各疾患につきそれぞれ接種すべき年齢や時期が定められていて，国の委託を受けた形で市町村長が実施する．臨時接種とは，上記一類疾病のうちから厚生労働大臣が定めるものについて，蔓延予防上緊急の必要があるときに都道府県知事が対象者および期日・期間を指定して臨時に予防接種を行うものである．任意接種は予防接種法の対象となっていない疾病についての予防接種であり，現在，表C.12に挙げた10疾患について予防接種が可能である．結核の予防接種では，BCG接種を乳児期に行うこととなっている．かつては学童期にもツベルクリン陰性者に対し，BCG再接種が行われていたが，その有効性が不明であることから，2003年（平成15年）4月以降，中止となった．健康被害者に対する救済は，定期，臨時接種および結核予防接種については国が行い，任意接種については医薬品副作用被害救済・研究振興調査機構が行うこととなっている．また，次のような状況の者は予防接種を受けることは不適当とされる．1）発熱している場合，2）重篤な急性疾患の場合，3）接種液の成分に対しアナフィラキシーを起こしたことがある場合，4）妊娠している場合（ポリオ，麻疹，風疹の予防接種の場合）など．

予防接種の対象疾患や接種方法は国によって異なるが，WHOは小児に対する世界共通のワクチンとしてEPIワクチン（expanded program on immunization）の普及をすすめている．EPIワクチンの種類は，ポリオ，BCG，DPT三種混合（ジフテリア・百日咳・破傷風）・麻疹の6種類であるが，日本

表 C.12　予防接種の種類

（平成26年10月1日）

種類			対象疾患	備考	接種年齢と接種回数	実施主体
			Hib	インフルエンザ菌b型	生後2か月以上5歳未満の間にある者に行う．通常，4～8週間の間隔で3回皮下接種．3回目の接種後1年の間隔をおいて，1回皮下接種．	市町村長
			肺炎球菌（7価，13価）		生後2か月以上7か月未満で開始し，27日間以上の間隔で3回接種．追加免疫は通常，生後12～15か月に1回接種の合計4回接種．	
予防接種法	定期疾病予防接種	A類疾病（勧奨接種）	DPT－IPV　＊1	D：ジフテリア（*C. diphtheriae*） P：百日咳（*B. pertussis*） T：破傷風（*C. tetanus*） IPV：不活化ポリオワクチン	1期初回：生後3～24か月未満（3回） 1期追加：1期初回の3回目終了後，6か月以上経過した後1回 2期（DTのみ）：11～13歳未満	
			BCG	結核	ツベルクリン反応検査せずに生後6か月未満に1回	
			MR混合　＊2	M：麻しん R：風しん	1期：生後12～24か月未満に1回 2期：小学校入学前の1年間に1回 平成20年4月～5年間 3期：中学1年生に相当する者に1回 4期：高校3年生に相当する者に1回	
			水痘		1～2歳の未罹患者に2回	
			日本脳炎		1期初回：生後6～90か月未満に2回 1期追加：初回後，生後6～90か月未満に1回 2期：9～13歳未満に1回	
			HPV　2価	ヒトパピローマウイルス	13歳になる年度から16歳になる年度の者（あるいは12歳になる年度から15歳になる年度の者）	
			HPV　4価			
		B類疾病（希望者のみ）	インフルエンザ	季節性インフルエンザウイルス	①　65歳以上の方 ②　60歳以上65歳未満で，心臓，腎臓若しくは呼吸器の機能又はヒト免疫不全ウイルスによる免疫の機能に障害を有する者	
			肺炎球菌（23価多糖体）			
	臨時接種		A類疾病及びB類疾病のうち厚生労働大臣が定めるもののまん延予防上緊急の必要があると認めるときは，その対象者及びその期日又は期間を指定して，臨時に予防接種を行う			都道府県知事（市町村長に実施させることができる）
			B型肝炎		妊娠中に検査を行い，HBs抗原陽性（HBe抗原陽性，陰性の両方とも）の母親からの出生児は，出生後できるだけ早期及び，生後2か月にHB免疫グロブリン（HBIG）を接種，ただし，HBe抗原陰性の母親から生まれた児の場合は2回目のHBIGを省略しても良い．更に生後2,3,5か月にHBワクチンを接種する．生後6か月後にHBs抗原及び抗体検査を行い必要に応じて任意の追加接種を行う（健康保険適用）．	医療機関（医療行為の一つ）
			ロタウイルス（1価）	ロタウイルス	生後6週～6か月未満に2回	
			ロタウイルス（5価）		生後6週～6か月未満に3回	
			流行性耳下腺炎	おたふくかぜ	1歳以上の未罹患者	
			生ポリオ（OPV）	生ポリオワクチン	2012年9月以降定期接種から任意接種に移動	
			A型肝炎		16歳以上（流行国への旅行者）	
			インフルエンザ	季節性インフルエンザウイルス	幼児，児童，生徒など	
			ワイル病	レプトスピラ病，秋やみ		
			狂犬病		流行国での長期滞在者	
			黄熱		流行国での長期滞在者	
			コレラ		流行国への旅行者	

＊1　2012年11月1日からDPT－IPV混合ワクチンが定期接種に導入された．IPVで接種を開始した場合，DPT－IPVで接種を開始した場合は，それぞれ原則として同じワクチンで接種を完了する．

＊2　原則としてMRワクチンを接種．なお，同じ期内で麻疹ワクチンまたは風疹ワクチンのいずれか一方を受けた者，あるいは特に単抗原ワクチンの接種を希望する者は単抗原ワクチンを接種．

の定期接種にはEPIワクチンはすべて含まれている．

予防接種に用いるワクチンには，**生ワクチン**（live vaccine），**不活化ワクチン**（inactivated vaccine），**トキソイド**（toxoid）の3種類がある（表C.13）．生ワクチンは，病原性を減じた病原体を用いたもので，液性免疫と細胞性免疫の双方を誘導でき，通常，自然感染と同等な強い持続する免疫が得られる．しかし，弱毒の程度によっては，本来の疾患の症状が出現したり，強毒株に突然復帰する可能性などの欠点もある．不活化ワクチンは，死滅させた病原体（**死菌ワクチン**），あるいは病原体の成分のうち，病原性をもたず免疫を与える成分（抗原）だけを取り出したもの（**成分ワクチン**）であり，病原性が出る恐れはないが，免疫の持続力がなく，通常，液性免疫のみしか得られない．近年，遺伝子工学の手法を用いて，弱毒株を得たり，特定の抗原タンパク質のみをつくってワクチンに利用するなどの新しいアプローチが進められている．トキソイドは細菌が産生する毒素をホルマリンなどで化学処理することにより免疫原性を残して無毒化したものであり，不活化ワクチンと混合して用いると**免疫の相乗効果**が得られる．ジフテリアと破傷風のトキソイドを百日咳ワクチンと混ぜ，**DPT 三種混合ワクチン**として接種するのはこの効果を利用したものである．

表 C.13　ワクチンの種類

【定期接種】（対象者年齢は政令で規定）	生ワクチン 　BCG 　ポリオ 　麻疹風疹混合（MR） 　麻疹（はしか） 　風疹 不活化ワクチン 　DPT/DT 　日本脳炎 　インフルエンザ
【任意接種】	生ワクチン 　流行性耳下腺炎（おたふくかぜ） 　水痘 　黄熱 　ロタウイルス 不活化ワクチン 　B 型肝炎 　破傷風トキソイド 　成人用ジフテリアトキソイド 　A 型肝炎 　狂犬病 　肺炎球菌（23 価多糖体） 　ワイル病秋やみ 定期接種を対象年齢以外で受ける場合
【子宮頸がん等ワクチン接種緊急促進事業】	不活化ワクチン 　肺炎球菌（7 価結合型） 　b 型インフルエンザ菌（Hib） 　HPV（ヒトパピローマウイルス：2 価，4 価）

5.4　輸血感染の防止

表 C.14　輸血感染の防止策

輸血用血液（すべて献血による）の感染検査（日赤血液センター）
スクリーニング検査（血清学的検査）
1）梅毒（血清学的検査）
2）HBV 検査（抗原，抗体）B 型肝炎
3）HCV 検査（抗体）C 型肝炎
4）HIV 検査（抗体）AIDS ウイルス
5）HTLV 検査（抗体）ATL
6）ヒトパルボウイルス B19（レセプター媒介赤血球凝集反応）
7）肝炎関連検査（ALT [GPT]）
NAT 検査（nucleic acid amplification testing，核酸増幅検査）

上記スクリーニング検査で陰性の検体は，HBV，HCV，HIV についてさらに NAT 検査（PCR (polymerase chain reaction) 法を実施．NAT 検査によって，ウィンドウ期間（抗原や抗体が微量で検出できない期間）が短縮できる．

D 生活習慣病とその予防

D 1. 生活習慣と疾病

近年のわが国の疾病構造は，非感染性慢性疾患である**生活習慣病**（life style related diseases）（**メタボリックシンドロームともいう**）が中心となっている．生活習慣病とは個人の長年の生活習慣がその発症と進行に関わる疾患群をいうが，これは従来，成人病と呼ばれていたものである．成人病は加齢とともに増加する非感染性慢性疾患をさし，その予防対策は早期発見・早期治療の第二次予防が主であったが，生活習慣の早くからの改善による第一次予防を推進するために行政サイドで生活習慣病と呼ばれるようになった．**生活習慣**とは，**食事**，**運動**，**休養**，**喫煙**，**飲酒**などであり，主な生活習慣病として，**癌**，**脳血管疾患**，**心疾患**，**糖尿病**，**高血圧症**などがあげられる．糖尿病や高血圧症は，それ自体が直接死亡原因となることは少ないが，脳血管疾患や心疾患などを引き起こす大きな要因であり，軽視はできない．

適正な生活習慣を保持し，不適正な生活習慣を是正することが疾病発生の予防に重要であることは以前から疫学調査で示されていた．Breslowらは米国カリフォルニアのある地域の成人7,000人を対象として長期追跡調査を行った結果，七つの健康習慣（表D.1）の実行数が多い者ほどその後疾患に罹患するリスクが低く，生命予後もよいことを明らかにした．この七つの健康習慣は**ブレスローの七つの健康習慣**と呼ばれている．このように生活習慣病の概念は，加齢に関連した疾病が決して不可避

表D.1 ブレスローの七つの健康習慣（health practices）

① never smoking cigarettes（たばこはすわない）
② regular physical activity（定期的に運動する）
③ moderate or no use of alcohol（飲酒は適度か，しない）
④ 7-8 hr sleep/day regularly（1日7～8時間睡眠を守る）
⑤ maintaining proper weight（適正体重を保つ）
⑥ eating breakfast（朝食は食べる）
⑦ not eating between meals（間食はしない）

(Breslow L and Enstrom JE : Persistence of health habits and their relationship to mortality. Prev Med, 9 : 469-483, 1980)

な運命的なものではなく，生活のやり方次第で発生や進展が予防できるとする前向きの考え方であり，この概念の導入は，早くから各個人の主体的な健康づくりと疾病予防を促すことができるという点において大きな意義がある．

各種の生活習慣のうち**食生活**の影響は大きい．戦後，日本人の食生活は**欧米化**が進み，脂質，動物性タンパク質の摂取量が増大し，糖質量，食物繊維の摂取量が減少した．その結果，かつてみられたタンパク質，脂質，ビタミン，ミネラルの不足は解消されたが，極端な欧米化は，高脂血症，糖尿病，動脈硬化，乳癌，大腸癌などの増加の誘因になったと考えられている．食品の摂取内容だけでなく，過剰摂取（過食）は**肥満**を引き起こし，高塩食は高血圧，胃癌の誘因となる．また，不規則な食習慣も健康に与える影響は大きいとされている．

喫煙の健康への悪影響は数々の疫学研究で明らかになっている．タバコの煙には，既知の化学物質だけでも4000種以上が含まれており，発癌物質をはじめ多数の有害物質が含まれている．それらの毒性は呼吸器のみならず，消化器や循環器，神経系などに及ぶ．また，喫煙者の出す煙（**副流煙**および吸引後吐き出す呼出煙）は周囲の人々にも影響を及ぼす（**受動喫煙**）．夫の喫煙により，喫煙しない妻の肺癌の相対危険度が上昇するとの疫学調査の結果もあり，近年は受動喫煙によるリスクから他者を守るために，社会的にも**分煙化対策**がとられるようになっている．WHOにおいても，「タバコの消費及びタバコの煙にさらされることが健康，社会，環境及び経済に及ぼす破壊的な影響から現在及び将来の世代を保護する」ことを目的とした「タバコの規制に関する世界保健機関枠組条約」が採択され（2003年5月），わが国でも承認している．

わが国の20歳以上の喫煙率は男40％台，女10％台であり，男の喫煙率は減少傾向にあるが，女の喫煙率は横這いである（表D.2）．しかし，男の喫煙率は欧米各国（30弱～40％）と比べると高率である．女の喫煙率は欧米各国（20～30％）と比べて低率であるが，20～30歳台の若い女性の喫煙率が近年20％近くに上昇してきている．また，高校生の喫煙率が上昇している．

生活習慣病には感染症とは異なる次のような特徴がある．

① **加齢と関連が強い**：加齢とともに発症しやすくなる．

② **病因は多様で複合している**：感染症の病原体のように一つの要因で起こるのではなく，多くの要因が複合して起こる．例えば，心筋梗塞は喫煙，高血圧，高脂血症，肥満などの要因が複合して起こる．

③ **病因は非特異的である**：同じ要因が他の疾病の発生にも関与している．例えば，喫煙は肺癌だけでなく心疾患の危険因子でもある．

④ **潜伏期が長い**：幼少時からの生活習慣の積み重ね（要因への暴露）の結果として発症するまで

表D.2　わが国の喫煙者率の推移

喫煙者率　（単位　%）

	昭和45年('70)	50('75)	55('80)	60('85)	平成2('90)	7('95)	12('00)	17('05)	18('06)
男	77.5	76.2	70.2	64.6	60.5	58.8	53.5	45.8	41.3
女	15.6	15.1	14.4	13.7	14.3	15.2	13.7	13.8	12.4

資料　日本たばこ産業株式会社調べ
注　1）　調査対象は20歳以上。
　　2）　平成18年は，調査方法と標本数が変更されているため，従来の調査と連続性がない。

（国民衛生の動向（2007年）より）

に何年もかかる（発症が緩慢）.

⑤ **発症に多様性と個人差がある**：病因に老化・加齢現象が加わるため，発症の様相が多様で個人差が大きい.

⑥ **発症時点が不詳**：長い潜伏期と，発症の多様性と個人差のため，発症時点が特定できないことが多い．例えば，癌の発生時点を知ることは困難．診断時点を便宜的に発生時点としている.

⑦ **慢性化する**：治癒が難しく，長期化または悪化することが多い.

⑧ **疾病連鎖と複数疾病の併存**：一つの疾病が他の疾病を引き起こしたり，悪化させたりする．また，高齢者では複数の疾病を併せもつことが多い.

⑨ **人為的環境要因と関係がある**：大気汚染，精神的ストレス，喫煙など人為的な環境要因の多くが影響している.

⑩ **社会的経済的損失が大きい**：発症時期は働き盛りの中高年期であることが多く，社会的損失と経済的損失が大きい.

上で述べたように，生活習慣病は一つの特定の要因で発生するのではなく，様々な要因が複合した結果として起こる．このようにある疾病の発生を高める働きをする一つ一つの因子を**危険因子（リスクファクター）**というが，生活習慣病を予防するためには，個々の生活習慣病の危険因子あるいは危険因子と推定されるものを避けることが必要である．また，逆に，**防御因子**や**抑制因子**がわかっていれば，それを積極的に取り入れることも重要である．喫煙は典型的な危険因子である.

D 2. 生活習慣病の動向と予防対策

厚生労働省の平成14年の患者調査では，わが国の医療機関で受診している総患者数は，悪性新生物128万人，脳血管疾患137万人，虚血性心疾患91万人，糖尿病228万人，高血圧性疾患699万人であり，これらの生活習慣病の患者数は合計1300万人近くになる．医療費の面から見れば，平成14年度の国民医療費調査（疾病の治療に要した費用）では，総医療費31兆1240億円，そのうち歯科，薬局等の医療費を除外した一般診療医療費の総額は23兆9113億円であり，疾病別に見れば，悪性新生物2兆2171億円（一般診療医療費の9.3％），脳血管疾患1兆7499億円（同7.3％），虚血性心疾患6963億円（同2.9％），糖尿病1兆1250億円（同4.7％），高血圧性疾患1兆9551億円（同8.2％）であって，これらの生活習慣病だけで合計7兆7434億円に上り，一般診療医療費の32.4％を占めている.

このように患者数および医療費の面から見ても，わが国にとって生活習慣病の予防は重要な課題となっている.

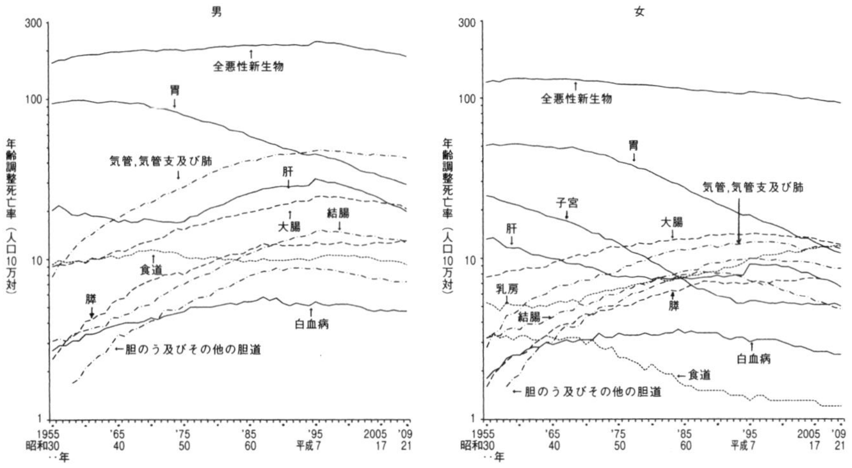

資料　厚生労働省「人口動態統計」
注　1)　大腸は，結腸と直腸 S 状結腸移行部及び直腸を示す。ただし，昭和40年までは直腸肛門部を含む。
　　2)　結腸は，大腸の再掲である。
　　3)　肝は，肝及び肝内胆管で示す。
　　4)　年齢調整死亡率の基準人口は「昭和 60 年モデル人口」である。

図 D.1　部位別にみた悪性新生物の年齢調整死亡率（人口 10 万対）の推移
（国民衛生の動向（2011/2012）より）

2.1　癌

a）癌の発生状況

癌（悪性新生物）による死亡は 1981 年以降わが国の死因順位の第 1 位であり，全死因の 30 % を占めている．図 D.1 は癌による死亡状況（年齢調整死亡率）の男女別年次変化を部位別にみたものであるが，胃癌や子宮癌による死亡が減少しているのに対し，肺癌（気管，気管支および肺）や大腸癌，乳癌による死亡が増加しつつあることがわかる，また，肺癌のほかに肝癌（男）や膵臓癌等のいわゆる難治癌も増加している．胃癌，肺癌，乳癌の死亡率を他の先進諸国と比較すると（表 D.3），胃癌は減ったとはいえ，まだ他国よりも多い状況にあることがわかる．逆に，肺癌や乳癌はこれらの国よりも少ないがそのレベルに近づきつつある．すなわち，癌の「欧米化」が進んでいる状況にあるといえる．以上の発生状況を表 D.4 にまとめた．

b）癌の予防対策

癌の第一次予防で最も重要なことは危険因子を避けることである．癌の危険因子としては，各種の**生活習慣**のほか，**感染**，**放射線**，**大気汚染**，**有害物質への職業性曝露**など様々なものがあるが，発癌への寄与は**喫煙**と**食事**が最も大きいとされている（推定寄与割合：喫煙 30 %，食事 35 %）．喫煙は，喫煙者だけでなくその煙を吸い込む周囲の人間（受動喫煙者）にとっても危険因子となる．食事等の生活習慣が癌の発生に大きく関与していることは，日系移民の調査からも明らかである．① 米国の

表 D.3　部位別にみた悪性新生物の年齢調整死亡率（人口 10 万対）の国際比較

	悪性新生物	胃	肺[1]	乳房
日本('08)	115.1	16.8	21.3	5.5
カナダ('08)	125.8	3.9	33.7	10.9
アメリカ合衆国('08)	123.8	2.8	35.4	10.2
フランス('08)	138.4	4.7	29.6	12.6
ドイツ('08)	127.5	7.0	26.0	12.0
イタリア('08)	124.2	8.3	25.5	10.8
オランダ('08)	147.1	5.4	36.6	13.7
スウェーデン('08)	116.4	4.0	20.3	9.5
イギリス('08)	137.0	4.8	31.0	12.9
オーストラリア('08)	118.8	3.8	23.0	9.7
ニュージーランド('08)	131.6	5.1	24.3	11.4

資料　WHO Global Health Observatory Data Repository
Mortality and burden of disease
Disease and injury country estimates, 2008
注　1)　気管，気管支と肺を示す。
2)　年齢調整死亡率の基準人口は世界標準人口による。日本も同様である。

（国民衛生の動向（2011/2012）より）

表 D.4　部位別にみた悪性新生物（癌）による死亡状況

部位	死亡状況（年齢調整死亡率，2005）
全体	・男女ともほぼ横這い（粗死亡率では増え続けているが，これは高齢化の影響） ・男が女より高い（約 2 倍）
胃癌	・男女とも低下し続けているが，部位別死亡率では未だ上位にある ・男女とも欧米より多い
大腸癌	・男女とも上昇し続けていたが，ほぼ横這いとなった
肺癌（気管，気管支および肺の癌）	・男女とも大きく上昇し続けていたが，ほぼ横這いとなった. ・男では胃癌を抜いて部位別で 1 位 ・男女とも欧米より少ないが，欧米なみになりつつある
乳癌	・増加している. ・欧米より少ないが，欧米化しつつある
子宮癌	・昭和 30 年から大きく低下している. ・衛生環境の改善や子宮癌検診などの成果
肝臓癌	・男はやや上昇から低下気味に，女は低下傾向から横這いとなった.

日系一世の胃癌死亡率は日本在住の日本人に比べ，1/2 程度に減少しているが，二世ではさらに減少して日本人全般の 1/3 程度となっている．② また，米国では結腸癌による死亡率が胃癌よりも 3 ～ 4 倍高率であり，同時に，在米二世の結腸癌発生は日本人の数倍の高値となっていることが判明している．③ さらに，飲酒，喫煙，コーヒー等の摂取が禁止されている米国のモルモン教徒では，癌全般の死亡率が著しく低値であることが知られている．

癌の危険因子は，癌ができる部位によって異なるものもある．表 D.5 上段は日本人における部位別癌の危険因子として考えられているものであり，**喫煙**や**多量の飲酒**は多くの部位について危険因子となっている．胃癌の危険因子としては，このほかに**ストレス**などが知られており，肺癌では，**職業性発癌物質**（アスベスト，クロム，ヒ素など）が，肝臓癌では，**B 型**，**C 型肝炎ウイルス**，**食品中の発癌物質**（アフラトキシン，ニトロソアミンなど），職業性発癌物質（塩化ビニルモノマーなど）などがある．

表 D.5　日本人における部位別癌の危険因子と予防因子

要因＼部位		食道	胃	大腸	肝	胆嚢	膵	肺	女性乳房	子宮頸	子宮体部	前立腺
危険因子	喫煙	⬤	•*	•	●		●	⬤		▲		
	多量飲酒	⬤	•	•	⬤			•	▲			
	塩分多食		●	•*								
	油脂・肉類多食			•			▲		▲			▲
	焼肉・焼魚多食		•	▲								
	運動不足			●				▲	▲			
	肥満			▲		▲			•		▲	
予防因子	野菜・果物	◯	◯	◯	△		○	△	△	△	△	△
	緑黄色野菜	◯	○	○				○	△	△		○
	食物繊維を多く含む食品			○			△		△			
	緑茶		○									

W&A：世界がん研究基金/米国がん研究協会
委員会：日本がん疫学研究会がん予防指針検討委員会
1）W&A と委員会が，確からしさの程度の判定に差はあるが，共に因果関係を認めたもの：
⬤：「確実な危険因子」；●：「ほぼ確実な危険因子」；•：「危険因子の可能性がある」；
◯：「ほぼ確実な予防因子」；○：「予防因子の可能性がある」．
2）＊ W&A は言及していないが，委員会は日本人について危険因子の可能性があると認めたもの．
3）W&A は因果関係を認めたが，委員会は，
▲：「日本人での研究は不十分であるが，危険因子の可能性がある」；または，
△：「日本人での研究は不十分であるが，予防因子の可能性がある」；と判定したもの．
（生活習慣病クリニカルガイド（南山堂）より）

一方，癌の予防効果を示す因子（**予防因子**）の存在も知られている．例えば，**食物繊維**は大腸癌を防ぎ，ビタミン A，C，E，β カロテンを多く含む**緑黄色野菜**も癌予防に効果があるとされている（表 D.5 下段）．

国立がんセンターは，様々な癌予防策を日常生活に取り入れやすくした「がんを防ぐための 12 カ条」を提唱している．

がんを防ぐための 12 カ条	
1）バランスのとれた栄養	7）塩辛い物は少なめに．熱いものはさましてから食べる
2）同じ食品を繰り返し食べない	8）焦げた部分は食べない
3）食べ過ぎを避け，脂肪は控えめに	9）カビの生えたものは食べない
4）深酒をしない	10）日光にあたりすぎない
5）タバコはやめる	11）過労を避け，適度な運動をする
6）ビタミンを適量と，繊維質をたっぷりとる	12）体を清潔に保つ

なお，癌の第二次予防策としては，早期発見，早期治療のための癌集団検診が，**胃癌**，**肺癌**，**子宮癌**，**乳癌**，**大腸癌**について都道府県により実施されている．また，定期健康診断，人間ドックなどにおいても胃癌などの検査が行われている．

2.2 脳血管疾患

a）脳血管疾患の発生状況

脳血管疾患は脳の血液循環障害により起こる疾患であり，**脳卒中**ともいう．脳血管が破れて起こる出血性病変の脳出血（くも膜下以外の頭蓋内血管の破裂），くも膜下出血，脳血管がつまって起こる虚血性病変の脳梗塞に大別される．わが国の2009年の脳血管疾患による死亡は，全死亡の10.7％であり，死因別死亡率の第3位であった．年次推移では，図D.2に示すように死亡診断書の記入方式に変更があった1994，1995年の急変を除けば，1970年代から死亡率の減少傾向が続いている．この減少は1960年代からの脳内出血死亡の著しい減少によるものである．逆に脳梗塞死亡は増え続けていたが，1980年頃から減少傾向または横這いとなっている．近年，脳梗塞による死亡は脳内出血による死亡よりも多い．脳血管疾患による死亡が減少したとはいえ，男については先進諸国の中ではまだ多い（表D.6）．

b）脳血管疾患の予防対策

脳血管疾患の危険因子は，**高血圧**，**動脈硬化**，**精神的ストレス**，**糖尿病**，**過度の飲酒**，**寒冷**，**動物性タンパク質や脂肪の不足**などである．第一次予防では危険因子の除去，とりわけ，**減塩**や**節酒**による高血圧の改善，**ストレスや過労の防止**が重要である．第二次予防では，高血圧者の把握（**血圧検**

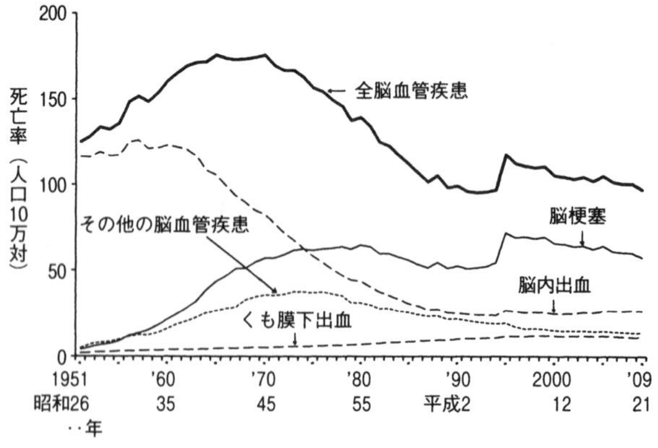

資料　厚生労働省「人口動態統計」
注　1）脳血管疾患は，脳内出血と脳梗塞とその他の脳血管疾患の合計である。
　　2）くも膜下出血は，その他の脳血管疾患の再掲である。
　　3）脳血管疾患の病類別死亡率は，昭和26年から人口動態統計に掲載されている。

図D.2　脳血管疾患の死亡率（人口10万対）の推移

（国民衛生の動向（2011/2012）より）

表 D.6 脳血管疾患の粗死亡率・年齢調整死亡率（人口 10 万対）の国際比較

	粗死亡率[1]		年齢調整死亡率[2]	
	男	女	男	女
日本('05)	103.3	107.1	50.2	33.9
カナダ('00)	42.1	58.9	31.4	29.0
アメリカ合衆国('00)	46.9	71.8	35.4	35.3
フランス('00)	55.7	74.2	34.4	28.1
ドイツ('01)	71.2	118.8	46.5	40.8
イタリア('01)	95.7	132.4	49.2	43.2
オランダ('03)	55.9	85.2	38.9	37.1
スウェーデン('01)	92.5	131.6	45.6	42.4
イギリス('02)	88.3	138.0	50.9	51.7
オーストラリア('01)	50.5	75.0	35.5	36.2
ニュージーランド('00)	55.3	82.5	42.9	44.1

資料 厚生労働省「人口動態統計」
WHO「WHO Statistical Information System Mortality Database」
注 1) 年齢調整死亡率と併記したので粗死亡率と表したが，単に死亡率といっているものである。
2) 年齢調整死亡率の基準人口は世界人口である。日本も同様である。

（国民衛生の動向（2007 年）より）

査）と治療・管理，**血液検査**による基礎疾患の把握などが必要となる．脳卒中では，死を免れても後遺症として障害が生じたり，療養時の長期の臥床などがきっかけとなって，寝たきりの状態となる場合が多くみられる．発症後，寝たきりを防ぐためには早い時期から**リハビリテーション**などの**第三次予防**を適切に行い，機能回復や残存能力の維持・向上を図ることが重要である．

2.3 心疾患

a）心疾患の発生状況

心疾患は，**狭心症**や**心筋梗塞**のように冠動脈が詰まって起こる虚血性心疾患，心臓のポンプ機能障害の心不全，心臓弁膜が障害を受けるリウマチ性心疾患などがある．生活習慣病として重要なのは虚血性心疾患である．わが国の 2009 年の全心疾患による死亡は全死亡の 15.8 % であり，悪性新生物に次いで第 2 位である．死亡率の年次推移（図 D.3）をみると 1960 年以降増大し続けている（1994 年に急減したのは死亡診断書記入方式の変更のため）．しかし，第 1 編，第 2 章の図 B.3 でみたように，年齢調整死亡率では男女とも横這いまたは低下傾向なので，死亡率の増加は人口高齢化の影響である．現在，全心疾患死亡の約半数が虚血性心疾患によるものである（図 D.3，表 D.7）．欧米諸国では心疾患による死亡率は日本より高く（表 D.7），死因第 1 位となっている．

b）心疾患の予防対策

心疾患の危険因子は，**三大危険因子**といわれる**喫煙**，**高血圧**，**高脂血症**をはじめ，**HDL-コレステロール低値**，**糖尿病**，**肥満**，**運動不足**などであり，心疾患の第一次予防には，**禁煙**，**減塩**による**高血圧の予防**，**脂肪過剰摂取の防止**，**糖尿病の予防**，**適度な運動**などが重要である．日本の心疾患の増加は食生活の欧米化によるところが大きいと考えられている．第二次予防としては**血圧**，**心電図**，**血液**

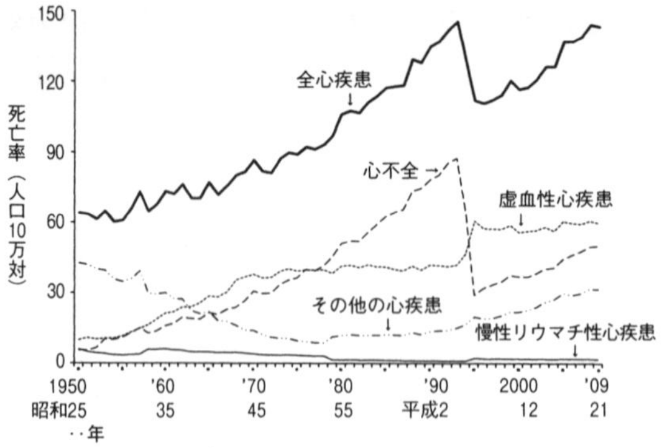

資料　厚生労働省「人口動態統計」
注　「その他の心疾患」は，「全心疾患」から「虚血性心疾患」「心不全」「慢性リウマチ性心疾患」を除いたものである。

図 D.3　心疾患の死亡率（人口 10 万対）の推移

（国民衛生の動向（2011/2012）より）

表 D.7　心疾患の死亡率（人口 10 万対）の国際比較

	日本（'05）	アメリカ合衆国（'00）	フランス（'00）	イギリス（'02）
男				
心疾患	136.3	241.8	172.4	262.7
慢性リウマチ性心疾患	1.3	0.8	2.2	1.2
虚血性心疾患	68.1	188.8	88.6	223.0
肺性心疾患及び肺循環疾患，その他の型の心疾患[1]	66.8	52.2	81.6	38.5
女				
心疾患	138.0	244.4	176.0	235.2
慢性リウマチ性心疾患	2.6	1.7	3.8	3.3
虚血性心疾患	53.5	177.6	66.0	174.9
肺性心疾患及び肺循環疾患，その他の型の心疾患[1]	81.9	65.1	106.2	57.0

資料　厚生労働省「人口動態統計」
WHO「WHO Statistical Information System Mortality Database」
注　1）日本は，「肺塞栓症」「その他の肺血管の疾患」を含まない。

（国民衛生の動向（2007 年）より）

検査などの健康診断がある．

2.4　糖尿病

a）糖尿病の発生状況

糖尿病（DM, diabetes mellitus）はインスリン作用の不足により高血糖が持続し，様々な代謝異常をきたす疾患群である．インスリン作用の不足は，絶対的または相対的なインスリン分泌不全と，インスリン標的臓器におけるインスリン抵抗性によって引き起こされる．WHO の分類（1985 年）によれば，糖尿病は①**I 型糖尿病**（インスリン依存型糖尿病：IDDM, insulin dependent diabetes mellitus），②**II 型糖尿病**（インスリン非依存型糖尿病：NIDDM, non-insulin dependent diabetes mellitus），③栄養障害関連糖尿病，④妊娠糖尿病その他，に大別される．I 型糖尿病は治療にインスリンを必要とするもので，膵臓のインスリン分泌細胞の障害によって分泌が低下し発症する．発症が急激で，若年でも発症する．発症に生活習慣は無関係である．欧米に多く，日本では少ない．II型糖尿病は治療にインスリンを必ずしも必要としないタイプである．インスリンの分泌障害やインスリン感受性の低下が関与している．進行が緩慢であり，中高年で発症する．発症には生活習慣が関与しており，わが国の糖尿病の大半（全糖尿病の95％以上）を占める．糖尿病それ自体による死亡率は大して高くはないが，糖尿病が長引くと各種の**合併症**を引き起こし，**生活の質**（**QOL**）を大きく低下させる．糖尿病の合併症としては，**網膜症**（失明のおそれがある），**腎症**（尿毒症になる可能性がある），**神経障害**，脳卒中，虚血性心疾患などがある．糖尿病を原因とした腎不全や脳卒中，虚血性心疾患などの合併症による死亡は少なからず存在すると考えられる．

2002年（平成14年）のわが国の糖尿病（全体）による死亡率は10.0（全死亡の1.3％）であり，死因別順位では11位であった．しかし，同年に厚生労働省が実施した第2回**糖尿病実態調査**では，「糖尿病が強く疑われる人（ヘモグロビンA_{1c}のレベルが6.1以上，または治療中の人）」の数は740万人にのぼり（1997年第1回調査では690万人），「糖尿病の可能性が否定できない人（ヘモグロビンA_{1c}のレベルが5.6以上の人）」を加えると1,620万人となり（1997年第1回調査では1,370万人），日本人の約8人に1人が糖尿病またはその予備群という結果であった．前者の約半数は実際に患者として治療中であった．後述のように，**肥満**は糖尿病の危険因子であるが，簡便に肥満度を判定する指数として**BMI**（body mass index＝体重kg/（身長m)^2）がある．通常，BMI 25以上を肥満と見なすが，2002年（平成14年）の**国民栄養調査**では20歳以上の男28.9％，女23.0％が肥満という結果であ

表D.8　肥満度と糖尿病の相関

A　現在の肥満度と糖尿病の状況

（単位　人，（　）内％）　平成9年（'97）

肥満度	糖尿病が強く疑われる人（482人）	糖尿病の可能性を否定できない人（465人）	今回の調査における検査で正常範囲（40歳以上）（3,475人）
−10％未満	41（8.5）	40（8.6）	487（14.0）
−10％〜＋10％	198（41.1）	195（41.9）	1 884（54.2）
＋10％〜＋20％	108（22.4）	105（22.6）	649（18.7）
＋20％以上	135（28.0）	125（26.9）	455（13.1）

資料　厚生労働省「糖尿病実態調査」

B　過去の肥満度と糖尿病の状況

（単位　人，（　）内％）　平成9年（'97）

肥満度	糖尿病が強く疑われる人（482人）	糖尿病の可能性を否定できない人（464人）	今回の調査における検査で正常範囲（40歳以上）（3,458人）
−10％未満	5（1.0）	9（1.9）	129（3.7）
−10％〜＋10％	99（20.5）	141（30.4）	1 497（43.3）
＋10％〜＋20％	124（25.7）	141（30.4）	922（26.7）
＋20％以上	254（52.7）	173（37.3）	910（26.3）

資料　厚生労働省「糖尿病実態調査」

（国民衛生の動向（2003年）より）

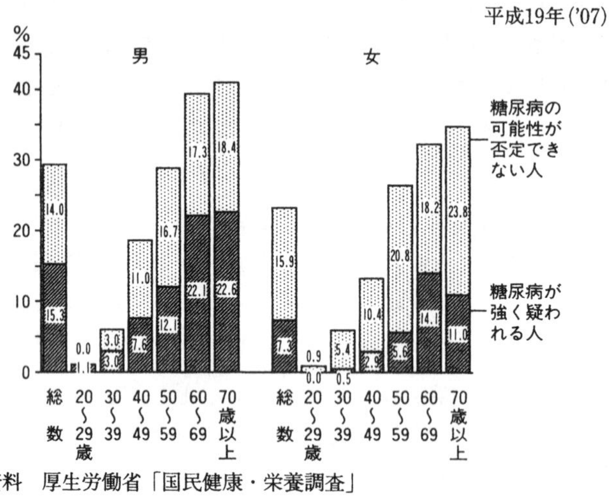

図 D.4　性別にみた糖尿病の状況

（国民衛生の動向（2011/2012）より）

り，前年調査より増加していた．1997年の第1回糖尿病実態調査結果について，糖尿病と肥満の関係をBMI 22を標準として調べると，糖尿病が強く疑われる人の28.0％，糖尿病の可能性を否定できない人の26.9％が肥満度＋20％以上の肥満であった（表D.8 A）．過去の肥満歴との関係については，糖尿病が強く疑われる人の52.7％，糖尿病の可能性を否定できない人の37.3％が過去に肥満歴をもっていた．糖尿病患者は今後も増え続ける可能性があり，糖尿病対策はわが国にとって緊急の課題となっている．

2007年（平成19年）の調査では，図D.4のように，「糖尿病が強く疑われる人」は約890万人，「糖尿病の可能性が否定できない人」は約1,320万人，合計で約2,210万人と推定された．2002年（平成14年）の調査では，前者は740万人，後者は880万人であったから，糖尿病及びその予備群が増えていることが明らかとなった．

b）糖尿病の予防対策

糖尿病は**遺伝的素因**が基礎となり，それに発生を促す**環境因子**が加わって発症する．危険因子となる環境因子は，**肥満**（患者の多くが該当），**過食**，**運動不足**，**ストレス**などが重要である．糖尿病の第一次予防策は，危険因子の除去（**過食や肥満の防止**），**適度の運動**，**バランスのよい食事**，**酒・糖分を摂りすぎない**，**ストレス解消**などである．第二次予防は合併症の予防のためにも重要である．具体的には，糖尿病の早期発見のための**健康診断**（血糖，尿糖の検査，眼底検査）やブドウ糖負荷試験，早期治療と血糖管理のための**食事療法**（過食注意，栄養バランス），**運動療法**（肥満防止，筋肉での血糖の利用促進，運動は食後），**薬物療法**（インスリン投与，経口血糖降下薬）などが行われる．

2.5　高血圧症

a）高血圧の発生状況

高血圧は糖尿病と同様，自覚症状がなく，**脳出血**，**脳梗塞**などの脳血管疾患や**心筋梗塞**などの心疾患の危険因子である．表 D.9 は 2000 年（平成 12 年）に実施された循環器疾患基礎調査における日本人の血圧の分布を，日本高血圧学会の血圧分類（表 D.10）に基づいて分類したものであるが，高血圧の割合は，男 51.7 %，女 39.3 %となっており，70 歳以上では男女とも 3 人に 2 人は高血圧症となっている．高血圧症の大半は原因不明の**本態性高血圧症**である．

b）高血圧の予防対策

高血圧症の成因の 1/3 程度は**遺伝因子**，2/3 程度は**環境因子**が関与していると考えられている．環

表 D.9　性・年齢階級別にみた血圧区分別の割合

（単位　%）　　平成12年('00)

	至適血圧	正常血圧	正常高値	軽症高血圧	中等度高血圧	重症高血圧
男						
総数	11.8	17.3	19.3	32.2	14.9	4.6
30～39歳	28.8	30.4	17.6	18.2	4.4	0.6
40～49	17.6	19.1	22.9	27.1	10.4	2.9
50～59	10.5	18.3	19.8	30.1	15.4	5.8
60～69	5.0	13.8	20.7	37.6	17.5	5.3
70歳以上	5.7	10.1	15.1	41.1	21.9	6.1
女						
総数	26.0	17.3	17.1	24.7	11.0	4.0
30～39歳	63.2	19.1	10.1	5.3	1.7	0.6
40～49	36.2	23.9	19.3	14.0	4.9	1.8
50～59	21.8	18.8	18.5	26.1	10.7	4.2
60～69	11.5	12.9	18.8	35.3	16.1	5.4
70歳以上	5.8	12.1	17.1	38.1	19.8	7.1

資料　厚生労働省「第 5 次循環器疾患基礎調査」
注　　1 回目の測定値である。

（国民衛生の動向（2011/2012）より）

表 D.10　成人における血圧値の分類

分類	収縮期血圧（mmHg）		拡張期血圧（mmHg）
至適血圧	＜120	かつ	＜80
正常血圧	＜130	かつ	＜85
正常高値血圧	130～139	または	85～89
Ⅰ度高血圧	140～159	または	90～99
Ⅱ度高血圧	160～179	または	100～109
Ⅲ度高血圧	≧180	または	≧110
（孤立性）収縮期高血圧	≧140	かつ	＜90

資料　日本高血圧学会「高血圧治療ガイドライン2009」

（国民衛生の動向（2011/2012）より）

境因子としては，**高塩食**，**ストレス**，**肥満**，**運動不足**，**喫煙**，**高コレステロール食**，**飲酒**などがあげられる．したがって，高血圧の発症予防や治療においては，塩分，コレステロールの摂取制限，適度な運動，体重の適正化，禁煙，アルコール過剰摂取の是正などが重要である．

2.6　メタボリックシンドローム

1980年代後半から，生活習慣病の三大要素（高血圧・糖代謝異常・脂質代謝異常）がインスリン抵抗性を基礎に集積して，心血管疾患を引き起こすという説が報告され，その後，「男性型肥満」を加えて「死の四重奏」と呼ばれるようになった．1998年にWHOが**メタボリック症候群**(metabolic syndrome)という概念を提唱し，その診断基準を発表した．わが国では，平成18年の医療構造改革によって，**メタボリックシンドローム（内臓脂肪症候群）**に着目した健診と保健指導を医療保険者に義務付ける，**特定健康診査・特定保健指導**の制度が導入された．特定健康診査の基本的な項目としては，①既往歴および**喫煙習慣**の状況に関する調査，②身長，体重および**腹囲**の検査，③**BMI**の測定，④血圧の**測定**，⑤**血中脂質**検査（トリグリセリド，HDLコレステロール），⑥血糖（空腹時血糖または HbA1c），⑦尿検査（尿糖および尿タンパクの有無）がある．

メタボリックシンドローム（内臓脂肪症候群）が強く疑われる者と予備群と考えられる者を合わせた割合は，平成22年国民健康・栄養調査によると，40歳から74歳では，男性で2人に1人，女性で5人に1人の割合に達している．

表D.10　メタボリックシンドロームの診断基準

内臓脂肪型肥満（腹囲（へそ周り）男性　85 cm以上　女性　90 cm以上；内臓脂肪面積100平方cm以上に相当）であり，かつ以下の3項目のうち2項目に相当
・高血糖：空腹時血糖が110 mg/dL以上
・血圧高値：最高（収縮期）血圧130 mmHg以上，最低（拡張期）血圧85 mmHg以上のいずれかまたは両方
・脂質異常：中性脂肪（トリグリセリド値）150 mg/dL以上，HDLコレステロール40 mg/dL未満のいずれかまたは両方

D 3. 生活習慣病予防のための政策

すでにA 2.2で述べたように，わが国では健康増進政策として「**健康日本21**」運動が策定され，生活習慣病の予防に向けた取り組みがなされている．現在，①栄養・食生活，②身体活動・運動，③休養・心の健康づくり，④タバコ，⑤アルコール，⑥歯の健康，⑦糖尿病，⑧循環器病（心臓病，脳卒中），⑨がん，の9分野について，70項目の目標値を設定して推進されている．いずれも，各種の生活習慣を見直して危険因子を減らし（一次予防の重視），健康づくりに取り組もうとする個人を社会全体として支援していく環境の整備，情報の提供などを企図しており，国が基本方針を示し，地方公共団体は地域の実情に応じた健康増進計画を策定することとなっている．

E 職業病とその予防

E 1. 主な職業病とその病因

一定の職業に従事している際，職業上の有害因子に対する曝露や作業条件によって発生する人為的な慢性的健康障害を**職業病**（occupational diseases）という．その発生要因としては，職場環境における物理的，化学的，生物的条件，ならびに作業，労働態様などの作業的因子があり，それらが単独または複合して人体に各種の悪影響を及ぼすことによって発生する．一方，**業務上疾病**とは労働基準法上の法律用語であり，業務上，負傷あるいは罹病したことにより休業，療養中の労働者に対して使用者が賃金を支払うことが義務づけられているものをいう．代表的な職業病や健康障害とその発生要因には以下のようなものがある．

1.1 物理的因子による健康障害

職業に関連する物理的要因によって起こる健康障害を表 E.1 に示した．高温・多湿下の労働によって発生する**熱中症**，労働環境の気圧が急激に低下することによって発生する**減圧症**，騒音環境下における**騒音性難聴**，機器・装置等の振動が人体へ伝播することによって発生する振動障害（手指温度の低下，しびれなどを伴う**レイノー症候群**または**白ろう症**）などがある．

近年では，ブラウン管等の表示装置を用いた **VDT**（visual display terminal）作業の急速な普及に伴う**頸肩腕症候群**，腰背部障害，精神神経系疲労による**自律神経失調**，心身症，うつ病などの障害が増大してきている．また，粉じんの吸入により**じん（塵）肺**，**けい（珪）肺**になることがある．じん肺とは「粉じんを吸入することによって起こる肺の繊維増殖性変化を主体とする疾病」（**じん肺法**）であり，長期にわたって吸入された各種粉じんが肺に沈着し，肺組織に繊維化が生じることによってガス交換機能が障害される疾患である．じん肺のうち，遊離けい酸の吸入によって発生するものをけい肺といい，じん肺の中でも患者数が最も多く重症化しやすい．また，石綿（アスベスト）の長期吸入により**中皮腫**や**肺癌**が発生する．

表 E.1　物理的要因による障害

要　因		疾　病　名	発生原因	発生のおそれのある職場
温度	高　温	熱中症 つぎのように細分類される (1)熱虚脱症 (2)熱けいれん症 (3)熱射病・うつ熱症 (4)熱疲はい	体温調節や循環器の機能障害，および水分や塩分の代謝機能の障害で発生 (1)主に循環機能失調 (2)過度の発汗，水分過量摂取による塩分喪失 (3)体温調節機能障害 (4)慢性的過度の発汗による脱水と塩分欠乏	屋内： 炉前作業，窯業，金属精錬，圧延，鍛造作業 屋外： 夏季屋外作業
	低　温	凍傷	低温の局所的作用で皮膚に循環障害を起こす	冷凍，製氷工場
		冷房病	外気との温度差が6℃以上で，室の出入りが多い時に起こる自律神経失調症	近代ビル
気圧	異常高圧	減圧症（潜函症，潜水症ともいう）	高気圧環境から急速に常圧にもどる時起こる 高気圧環境で血液や組織に溶解していた空気（とくに窒素）が急激な減圧により気泡となり，血管の栓塞による循環障害	潜函作業 潜水作業
	低　圧	高山病 航空病	高地民族を除き，急激に気圧の低い所での労働で出る酸素不足による症状	高地作業 航空士
騒　音		職業性難聴	騒音（とくに高周波音，衝撃音）による感音系障害（寒冷によっても起こりうる）	造船業，製缶作業
振　動		手指レイノー現象	局所的振動による血管運動神経障害	林業（チェンソー使用）鋲打，削岩作業
光線	不良照明	眼球振とう症 眼精疲労・視力低下	照度不足 日照下での長時間労働	精密作業 坑内作業
	紫 外 線	電気性眼炎，雪眼炎	紫外線による結膜の障害	溶接・溶断作業 雪上作業
	赤 外 線	白内障	赤外線（とくに近赤外線）による水晶体の変性	炉前作業，ガラス加工 冶金作業
	レーザー光線	網膜火傷，白内障	組織の熱凝固，壊死を起こす	溶接・溶断作業，通信
	マイクロ波	白内障，睾丸障害他		通信，高周波接着加工
電離放射線		レントゲン宿酔，皮膚障害，白内障，白血病	電磁線（X線，γ線）および粒子線（α線，β線，電子，陽子，中性子）の細胞への影響	医療従事者 放射性物質取扱者 原子力施設
酸素欠乏		酸欠症	酸素濃度の欠乏した空気（18％未満）吸入による障害 欠乏原因 (1)化学反応(酸化)による消費 (2)生物の呼吸による消費 (3)燃焼 (4)窒息性ガスの漏出・流出 (5)減圧による空気の希釈	ずい道掘削，井戸，暗きょ，マンホール，地下室，倉庫などでの内部作業 浄化槽，冷凍室・冷蔵庫，タンクなどの内部作業

表 E.1　つづき

要　因		疾　病　名	発生原因	発生のおそれのある職場
粉じん		じん肺 粉じんの種類により，症状や組織変化が異なる	粉じん（主として無機性粉じん）の吸入によって肺に繊維増殖性変化を主体とする障害が起こる 1～5 μm の粉じんが肺胞に沈着しやすいので危険	
		けい肺	遊離けい酸粉じん	鉱山，採石場，窯業
		アスベスト肺（石綿肺） 中皮腫，肺がん	石綿粉じん	石綿製品製造業
		溶接工じん肺	酸化鉄粉じん	電気溶接・ガス溶接
		その他のじん肺	滑石粉じん，アルミニウム粉じん，アルミナ粉じん，黒鉛の粉じんなど	
その他	手指作業	頸肩腕症候群	手，指，腕を過度に反復する作業により起こる神経および筋肉の機能的・器質的障害	キーパンチャー，タイピスト，パソコン作業
	重量物運搬持続姿勢	腰痛症	不自然な姿勢・打撲などによる骨，筋肉，関節その他に起こる障害	重量物運搬，建設業中腰作業・交通運輸業

（衛生薬学マニュアル（2000），南山堂より改変）

1.2　化学的因子による健康障害

有害物質を取り扱ったり，有害物質が発生する職場では，それによる健康障害が起こる危険性が高い．表 E.2 に例を示した．

a）職業癌

1775 年にイギリスの外科医 Pott によって煙突掃除夫に陰嚢癌の発生率が，また，1895 年に Rehn によって合成染料工場労働者に膀胱癌の発生率の高いことが報告されている．しかしながら，職業癌は，原因物質曝露から癌発生までの潜伏期間が長いことから，癌発生との因果関係が立証されているものは必ずしも多くはない．現在，職業性発癌物質として確認されているものには以下のものがある（括弧内は癌の部位）．芳香族アミン（ベンジジン，2-ナフチルアミン，4-アミノビフェニル，4-ニトロビフェニルとその塩）（膀胱癌），ベンゼン（造血組織），塩化ビニールモノマー（肝），石綿（アスベスト）（肺，胸膜），ビス（クロロメチル）エーテル（肺），ベンゾトリクロリド（肺，鼻腔）など．その他，すす（皮膚，肺），タール（膀胱），クロム化合物およびニッケル化合物（肺，副鼻腔），ヒ素化合物（皮膚，肺，肝）などもその可能性が高いことが指摘されている．

表 E.2　化学物質による障害

要因			主侵入経路	発生原因・主要症状(急性)	発生のおそれのある職場
無機化合物	ガス	一酸化炭素 (CO)	経気道	ヘモグロビン (Hb) に対する CO の親和性は O_2 の約 300 倍．CO-Hb を形成し，組織は酸素欠乏になる．とくに中枢神経の障害が大きい	火を扱う作業，ガレージ・トンネル内作業
無機化合物	ガス	硫化水素 (H_2S)	経気道	粘膜の刺激，頸動脈洞の刺激による反射性呼吸障害．眼・気道の刺激→高濃度で呼吸麻痺，窒息死	人絹・パルプ製造 石油精製，硫化鉱精錬
無機化合物	ガス	亜硫酸ガス (SO_2)	経気道	水に溶け亜硫酸になる．強い粘膜刺激作用 喉頭浮腫，気管支炎，肺浮腫→呼吸麻痺	硫酸製造，製紙， 石油精製，漂泊作業
無機化合物	ガス	シアン化水素 (HCN)	経気道 (経皮)	肺より吸収され，チトクロム系酵素を阻害し，組織は酸素欠乏で内部窒息．意識消失，けいれん→呼吸停止	メッキ工業，溶鉱炉・コークス炉作業
無機化合物	ガス	二酸化窒素 (NO_2)	経気道	水と反応し硝酸，亜硝酸になる メトヘモグロビン血症 気管支炎，肺水腫	電気溶接 硝酸製造 高温燃焼作業
無機化合物	金属	亜鉛(Zn)，その他(Cu, Mn, Cd, Ni など)のヒューム	経気道	金属熱（亜鉛では酸化亜鉛の吸入） 頭痛，悪寒，発熱	金属精錬 溶接作業
無機化合物	金属	鉛 (Pb)	吸入（ヒューム） 経口(粉じん)	(慢性) ヘム合成阻害による貧血，鉛疝痛，筋肉痛 尿中に δ-ALA，コプロポルフィリン排泄	蓄電池製造 鉛顔料・塗料製造 植字
無機化合物	金属	四エチル鉛 ($Pb(C_2H_5)_4$)	経気道 経皮	脂溶性高く，中枢神経を侵し，重篤な中毒症状（精神錯乱，幻覚，けいれん）を呈す	加鉛ガソリン製造， 同貯蔵タンク清掃
無機化合物	金属	水銀 (Hg)	経気道 (金属水銀)	金属水銀は液体で，揮発性が高い．主に蒸気が肺より吸収され中毒になる．(慢性) 口内炎，振せん，不安感などの精神神経症状	水銀鉱山，体温計・温度計の製造
無機化合物	金属	マンガン (Mn)	経気道	酸化マンガン粉じんの吸入による．マンガン肺炎， (慢性) パーキンソン症候群が特徴 脳神経核の退行性変性	マンガン鉱山 乾電池製造 マンガン合金製造
無機化合物	金属	クロム (Cr)	接触 経気道	主に6価クロムで起こる．皮膚，粘膜を侵す鼻中隔穿孔，皮膚潰瘍，アレルギー性皮膚炎 発癌作用あり	クロム化合物製造 クロムメッキ，皮革なめし，染料工場

表 E.2　つづき

要　因				主侵入経路	発生原因・主要症状(急性)	発生のおそれのある職場
無機化合物	金属		カドミウム (Cd)	経気道	ヒュームとして吸入．気管支炎，肺水腫 (慢性) 肺気腫と腎障害 (低位尿細管の変性)	メッキ，Cd 電池製造 合金製造・加工
無機化合物	金属		ヒ素 (As)	経気道	ヒ素疹，ヒ素黒皮症，皮膚潰瘍，鼻中隔穿孔などの皮膚症状，消化器症状と神経症	亜ヒ酸製造，ヒ素鉱山，ガラス製造
有機化合物	有機溶剤		ベンゼン (C_6H_6)	経気道 経皮	麻酔作用 (慢性) 造血機能障害→再生不良性貧血，白血病	有機化合物の合成 接着作業，塗装，グラビア印刷など
有機化合物	有機溶剤		トルエン ($C_6H_5CH_3$)	経気道	麻酔作用，粘膜の刺激作用	接着剤，印刷，塗装 合成ゴム
有機化合物	有機溶剤		二硫化炭素 (CS_2)	経気道 経皮	中枢神経・末梢神経の障害 麻酔作用 (慢性) 多発性神経炎，精神分裂様症状	レーヨン・セロファン製造，油脂，ゴム
有機化合物	有機溶剤		四塩化炭素 (CCl_4)	経気道 経皮	肝障害，腎障害，肝癌	溶剤 有機化合物の原料
有機化合物	有機溶剤		トリクロロエチレン ($CCl_2=CHCl$)	経気道	麻酔作用強い．中枢神経障害，三叉神経麻痺，多発性神経炎	金属脱脂洗浄 クリーニング溶剤
有機化合物	有機溶剤		テトラクロロエチレン ($CCl_2=CHCl_2$)	経気道	麻酔作用，記憶力低下，肝障害	金属脱脂洗浄 クリーニング溶剤
有機化合物	その他の有機化合物		塩化ビニル ($CH_2=CHCl$)	経気道 経皮	肝血管肉腫，レイノー現象 指端骨溶解，肝障害	塩化ビニル樹脂製造
有機化合物	その他の有機化合物		アニリン ニトロベンゼン	経皮 経口 経気道	メトヘモグロビン血症，溶血性貧血	火薬・薬品・染料などの製造
有機化合物	その他の有機化合物		ニトログリコール	経皮 経口 経気道	末梢血管拡張作用，低血圧，頻脈，めまい (慢性) 禁断症状 (狭心様発作)	ダイナマイト製造
有機化合物	その他の有機化合物		トリレンジイソシアネート (TDI)	経気道	粘膜・気道刺激．ぜん息発作，気管支炎，肺水腫	ポリウレタンフォームの製造，絶縁材・塗料などの製造
有機化合物	その他の有機化合物		アクリロニトリル	経気道	中枢神経刺激症状，粘膜・皮膚刺激，肝機能障害	合成繊維製造
有機化合物	その他の有機化合物	農薬	有機リン剤	経気道 経皮	コリンエステラーゼ阻害による障害 悪心，嘔吐，縮瞳など	農薬製造工場 農業
有機化合物	その他の有機化合物	農薬	ブラストサイジンS	接触	眼に入り，結膜炎，角膜炎を起こす	製造工場 農業

E 2. 職業病の防止対策

職業病の発生を防止するための基本的対策には，**作業環境管理**，**作業管理**，**健康管理**の三つがあり，図E.1に示したような関係にある．

2.1 作業環境管理

作業環境管理とは，作業環境中の種々の**有害要因を除去**し，さらに快適な作業環境を維持することであり，そのために作業環境中の有害物質や熱，振動，騒音，放射線などの有害エネルギーの濃度や量を測定し（**作業環境測定**），その除去，低減を図ることである．

作業環境が悪い作業場には**労働安全衛生法**により作業環境の測定が義務づけられている．作業環境の測定が義務づけられている作業場には以下のようなものがある［（　）内は測定項目］．

・法規で定められた有害化学物質を取り扱う作業場（当該化学物質の空気中濃度）
・暑熱，寒冷，多湿の屋内作業場（気温，気湿，輻射熱）
・著しい騒音を発する屋内作業場（騒音レベル）

<table>
<tr><th colspan="2"></th><th>使用から影響までの経路</th><th>管理の内容</th><th>管理の目的</th><th colspan="2">指　標</th><th>判断基準</th></tr>
<tr><td rowspan="5">労働衛生管理</td><td rowspan="3">作業環境管理</td><td>有害物使用量
↓
発生量</td><td>代替
使用形態，条件
生産工程の変更
設備，装置の負荷</td><td>発生の抑制</td><td colspan="2" rowspan="3">環境気中濃度</td><td rowspan="3">管理濃度</td></tr>
<tr><td>↓</td><td>遠隔操作，自動化，密閉</td><td>隔　離</td></tr>
<tr><td>気中濃度</td><td>局所排気
全体換気
建物の構造</td><td>除　去</td></tr>
<tr><td>作業管理</td><td>↓
曝露濃度
体内侵入量</td><td>作業場所
作業方法
作業姿勢
曝露時間
呼吸保護具
教育</td><td>侵入の抑制</td><td rowspan="2">生物学的指標</td><td>曝露濃度</td><td>曝露限界</td></tr>
<tr><td>健康管理</td><td>↓
反応の程度
↓
健康影響</td><td>生活指導
休養
治療
適正配置</td><td>障害の予防</td><td>健康診断結果</td><td>生物学的曝露指標（BEI）</td></tr>
</table>

図E.1　労働衛生管理の対象と予防措置の関連

（国民衛生の動向（2004年）より）

・酸素欠乏危険作業場（酸素濃度）
・坑内　　炭酸ガス停滞作業場（炭酸ガス濃度），28℃を超える作業場（気温）
　　　　　通気設備のある作業場（通気量）
・放射線業務を行う作業場　管理区域（外部放射線による線量率）
　　　　　　　　　　　　　放射性物質取扱い作業場（放射性物質濃度）
　　　　　　　　　　　　　坑内における核原料物質の採掘作業場（放射性物質濃度）

上記のような作業場には労働安全衛生法の規定により，**作業環境測定士**を置き，作業環境の測定にあたらせなければならないことになっている．作業環境測定士は，法令（**作業環境測定法**）で定められた測定方法により測定し，測定値を，同法に定められた作業環境中の基準濃度である**管理濃度**と比較して評価する．有害物質の空気中濃度がこれを超えていた場合は，作業環境の改善を事業者に勧告することができる．なお，法的な拘束力はないが，日本産業衛生学会により，各種の化学物質について**許容濃度**が提示，勧告されている．許容濃度とは「労働者が有害物質に連日曝露される場合，その数値以下であれば，ほとんどすべての労働者に健康上悪影響がないと判断される当該物質の空気中濃度」を意味している．

2.2 作業管理

作業管理では，有害要因の曝露から身を守るために，保護具の装着（防塵マスク，保護服，保護手袋，防塵眼鏡，耳栓など），作業方法の改善，曝露時間の短縮等の対策を講じる．

2.3 健康管理

労働者の健康状況を把握するために健康診断が義務づけられており，その結果に基づき治療や経過観察，就業制限，作業方法の改善，作業環境の改善等の措置・対策をとることが必要である．健康診断には**一般健康診断**と**特殊健康診断**がある．

一般健康診断：一般の産業労働者に対して事業者により行われる健康診断であり，**労働安全衛生規則**で定められている．雇入時健康診断，定期健康診断，特定業務従事者の健康診断，結核健康診断などがある．

特殊健康診断：職場で有害な化学物質や物理的要因に曝露されている労働者を対象として，その職種に応じて行われる健康診断のことであり，実施が法令により定められている場合と，実施を要する有害業務が行政指導（通達）により定められている場合がある（下記の例参照）．

<u>法令による特殊健康診断</u>

1）じん肺健康診断（じん肺法）

2）労働安全衛生法第 66 条第 2 項及び第 3 項で定める有害業務従事者に対する特殊健康診断

- 高圧作業健康診断（高圧作業安全衛生規則）
- 電離放射線健康診断（電離放射線障害防止規則）
- 特定化学物質健康診断（特定化学物質等障害予防規則）
- 鉛健康診断（鉛中毒予防規則）

・四アルキル鉛健康診断（四アルキル鉛中毒予防規則）
・有機溶剤健康診断（有機溶剤中毒予防規則）
・歯科特殊健康診断（労働安全衛生規則）

行政指導により特殊健康診断の実施を要する有害業務の例

・紫外線，赤外線　　・騒音
・黄リン　　・有機リン剤
・亜硫酸ガス　　・ヒ素またはその化合物
・アルキル水銀化合物　　・ヨウ素
・超音波溶着機　　・都市ガス配管工事（CO）
・地下駐車場　　・チェーンソー
・金銭登録機　　・キーパンチ作業
・レーザー光線・VDT（visual display terminal）作業（パソコンなど）

2.4 生物学的モニタリング

作業環境中の有害物質の濃度がわかっても，労働者の実際の曝露状況は必ずしも明らかにはならない．労働者の化学物質に対する曝露レベルや健康影響を，**血液**，**尿**，**呼気**，**毛髪**などの生体試料を採取して化学物質そのものや代謝物を測定することにより評価する生物学的モニタリングが，有機溶剤や鉛業務に従事する労働者の特殊健康診断の検査項目に取り入れられている．

以下に，有害物質と測定項目（**曝露指標**）の例を示す．

・鉛　→　血中鉛，尿中デルタアミノレブリン酸（δ-ALA）
・ベンゼン　→　尿中フェノール
・トルエン　→　尿中馬尿酸
・キシレン　→　尿中メチル馬尿酸
・スチレン　→　尿中マンデル酸
・テトラクロロエチレンおよびトリクロロエチレン　→　尿中トリクロロ酢酸
・ノルマルヘキサン　→　尿中2,5-ヘキサジオン

2.5 医療従事者の安全対策

医師や薬剤師，看護師，検査技師，放射線技師などの医療従事者は，他業種に比べて病原体やX線，放射線などに曝露される危険性が高い．院内での病原体による感染を防ぐための対策として，① 手洗い励行，手袋，マスクの着用，② 針刺し事故の防止のため使用済み注射針はリキャップせず専用容器に廃棄する，③ 予防接種，④ 定期健康診断，⑤ 衛生教育の徹底，などが図られている．また，放射線曝露に対しては，防護用具装着の励行などが図られている．

F 家庭用品の規制

近年，生活のなかに入りこんだ各種の有害物質による健康障害の可能性が危惧されている．例えば，毒性の強いホルムアルデヒドや揮発性有機化合物は，各種の生活用品の加工や補助剤として用い

表 F.1　有害物質を含有する家庭用品の規制基準概要

有害物質	用途	対象家庭用品	基　準	基準設定の考え方	毒生
(塩化水素 硫　　酸)	洗浄剤	住宅用の洗浄剤で液体状のもの（塩化水素又は硫酸を含有する製剤たる劇物を除く.）	酸の量として 10％以下及び所定の容器強度を有すること.	容器の破損等により内容物がこぼれ，人体に被害を及ぼさないようにするもの.	皮膚障害，粘膜の炎症，吸入によって肺障害
塩化ビニール	噴射剤	家庭用エアゾル製品	検出せず（赤外吸収スペクトル法）	塩化ビニール（モノマー）が発癌性を有することから，家庭用品への使用は認めないものとする.	発癌性
4,6-ジクロル-7-(2,4,5-トリクロルフェノキシ)-2-トリフルオルメチルベンズイミダゾール（略名 DTTB）	防虫加工剤	繊維製品のうち おしめカバー，下着，寝衣，手袋，くつした，中衣，外衣，帽子，寝具及び床敷物 家庭用毛糸	30 ppm 以下（試料 1 g 当たり 30 μg 以下）（電子捕獲型検出器付きガスクロマトグラフ）	本品は，経皮・経口急性毒性が極めて強く，肝臓障害や生殖器障害等の毒性を有し，また抗原性も有していることから，家庭用品への使用を認めないものとする.	経皮・経口急性毒性，肝臓障害，生殖器障害
(水酸化ナトリウム 水酸化カリウム)	洗浄剤	家庭用の洗浄剤で液体状のもの（水酸化ナトリウム又は水酸化カリウムを含有する製剤たる劇物を除く.）	アルカリの量として 5％以下及び所定の容器強度を有すること.	容器の破損等により内容物がこぼれ人体に被害を及ぼさないようにするもの.	皮膚障害粘膜の炎症
テトラクロロエチレン	溶剤	家庭用エアゾル製品 家庭用の洗浄剤	0.1％以下（電子捕獲型検出器付きガスクロマトグラフ）	本品は，継続的に人体に吸収された場合には体内蓄積し，肝障害，腎障害又は中枢神経障害を起こす恐れがあるので，家庭用品への使用を規制するものである.	肝障害，腎障害，中枢神経障害

表F.1　つづき

有害物質	用途	対象家庭用品	基　準	基準設定の考え方	毒生
トリクロロエチレン	溶剤	家庭用エアゾル製品 家庭用の洗浄剤	0.1％以下（電子捕獲型検出器付きガスクロマトグラフ）	本品は，継続的に人体に吸収された場合には，中枢神経障害，肝障害，腎障害又は皮膚障害を起こす恐れがあるので，家庭用品への使用を規制するものである．	肝障害，腎障害，中枢神経障害，皮膚障害
トリス(1-アジリジニル）ホスフィンオキシド	防炎加工剤	繊維製品のうち 寝衣，寝具，カーテン及び床敷物	検出せず（炎光光度型検出器付きガスクロマトグラフ）	トリス（1-アジリジニル）ホスフィンオキシドは，経皮，経口毒性が強く，また，造血機能障害等の毒性もあることから，家庭用品への使用は認めないものとする．	経皮・経口急性毒性，造血機能障害，生殖機能障害
トリス(2,3-ジブロムプロピル）ホスフェイト	防炎加工剤	繊維製品のうち 寝衣，寝具，カーテン及び床敷物	検出せず（炎光光度型検出器付きガスクロマトグラフ）	トリス（2,3-ジブロムプロピル）ホスフェイトは，発癌性を有し，また，経皮的にも吸収されやすいことから，家庭用品への使用は認めないものとする．	発癌性
トリフェニル錫化合物	防菌・防かび剤	繊維製品のうち おしめ，おしめカバー，よだれ掛け，下着，衛生バンド，衛生パンツ，手袋及びくつした 家庭用接着剤，家庭用塗料 家庭用ワックス くつ墨及びくつクリーム	検出せず（フレームレス原子吸光法及び薄層クロマトグラフ）	トリフェニル錫化合物は劇物であり，皮膚刺激性を有し，また，経皮的にも吸収されやすいことから，家庭用品への使用は認めないものとする．	皮膚刺激性，経皮・経口急性毒性
トリブチル錫化合物	防菌・防かび剤	繊維製品のうち おしめ，おしめカバー，よだれ掛け，下着，衛生バンド，衛生パンツ，手袋及びくつした 家庭用接着剤，家庭用塗料 家庭用ワックス くつ墨及びくつクリーム	検出せず（フレームレス原子吸光法及び薄層クロマトグラフ）	トリブチル錫化合物は劇物であり，皮膚刺激性を有し，また，経皮的にも吸収されやすいことから，家庭用品への使用は認めないものとする．	皮膚刺激性経皮・経口急性毒性
ビス(2,3-ジブロムプロピル）ホスフェイト化合物	防炎加工剤	繊維製品のうち 寝衣，寝具，カーテン及び床敷物	検出せず（炎光光度型検出器付きガスクロマトグラフ）	本品は，発癌性を有し，また，経皮的にも吸収されることから，家庭用品への使用を認めないものとする．	発癌性
ヘキサクロルエポキシオクタヒドロエンドエキソジメタノナフタリン（別名ディルドリン）	防虫加工剤	繊維製品のうち おしめカバー，下着，寝衣，手袋，くつした，中衣，外衣，帽子，寝具及び床敷物 家庭用毛糸	30 ppm以下（試料1g当たり） 30 μg以下）（電子捕獲型検出器付きガスクロマトグラフ）	ディルドリンは経皮的にも吸収されて，体内蓄積する可能性があることから，家庭用品への使用は認めないものとする．	肝機能障害，中枢神経障害

表 F.1　つづき

有害物質	用途	対象家庭用品	基　準	基準設定の考え方	毒生
ホルムアルデヒド	樹脂加工剤	① 繊維製品のうち おしめ，おしめカバー，よだれ掛け，下着，寝衣，手袋，くつした，中衣，外衣，帽子，寝具であって生後 24 か月以下の乳幼児のもの ② 繊維製品のうち 下着，寝衣，手袋，くつした及びたび，かつら，つけまつげ，つけひげ又はくつしたどめに使用される接着剤	①については検出せず（16 ppm 以下） ②75 ppm 以下（試料 1 g 当たり 75 μg）（アセチルアセトン法）	ホルムアルデヒドは抗原性が強くアレルギー感作を起こしやすい．特に乳幼児は皮膚が敏感であることなどその特殊性を考慮して①についてはホルムアルデヒドを検出してはならないものとする．②については，各種毒性試験結果より最大無作用量を算定し，家庭用品の使用態様に応じ基準値を設定した．	粘膜刺激皮膚アレルギー
メタノール（別名メチルアルコール）	溶剤	家庭用エアゾル製品	5 w/w％以下（水素炎型検出器付きガスクロマトグラフ）	本品は劇物であり，視神経障害等の毒性を有し，特にエアゾル製品として使用されるとき経気道吸収されやすいので，家庭用品への使用は認めないものとする．	視神経障害
有機水銀化合物	防菌・防かび剤	繊維製品のうち おしめ，おしめカバー，よだれ掛け，下着，衛生バンド，衛生パンツ，手袋及びくつした 家庭用接着剤 家庭用塗料 家庭用ワックス くつ墨及びくつクリーム	検出せず（バックグラウンド値としての 1 ppm を超えてはいけない）（原子吸光法）	有機水銀化合物は経皮的にも吸収されて，体内蓄積する可能性があることから，家庭用品への使用は認めないものとする．	中枢神経障害皮膚障害
ジベンゾ[a, h]アントラセン	防腐剤・防虫剤	①クレオソート油を含有する家庭用の木材防腐剤及び木材防虫剤 ②クレオソート油及びその混合物で処理された家庭用の防腐木材及び防虫木材	① 10 ppm 以下（試料 1 g 当たり 10 μg 以下）（ガスクロマトグラフ質量分析計） ② 3 ppm以下(試料 1 g 当たり 3 μg 以下）（ガスクロマトグラフ質量分析計）	本品へ継続的に経皮暴露された場合には発癌のおそれがあるので，家庭用品への使用を規制するものである．	発癌性
ベンゾ[a]アントラセン	防腐剤・防虫剤	①クレオソート油を含有する家庭用の木材防腐剤及び木材防虫剤 ②クレオソート油及びその混合物で処理された家庭用の防腐木材及び防虫木材	① 10 ppm 以下（試料 1 g 当たり 10 μg 以下）（ガスクロマトグラフ質量分析計） ② 3 ppm 以下（試料 1 g 当たり 3 μg 以下）（ガスクロマトグラフ質量分析計）	本品へ継続的に経皮暴露された場合には発癌のおそれがあるので，家庭用品への使用を規制するものである．	発癌性
ベンゾ[a]ピレン	防腐剤・防虫剤	①クレオソート油を含有する家庭用の木材防腐剤及び木材防虫剤 ②クレオソート油及びその混合物で処理された家庭用の防腐木材及び防虫木材	① 10 ppm 以下（試料 1 g 当たり 10 μg 以下）（ガスクロマトグラフ質量分析計） ② 3 ppm 以下(試料 1 g 当たり 3 μg 以下）（ガスクロマトグラフ質量分析計）	本品へ継続的に経皮暴露された場合には発癌のおそれがあるので，家庭用品への使用を規制するものである．	発癌性

られており，1973年（昭和48年）に「有害物質を含有する家庭用品の規制に関する法律」が制定され，有害物質を含む家庭用品の規制が始まった（表F.1）．しかし，最近では，こうした化学物質が新建材や壁紙の接着剤などに含有され（ホルムアルデヒド，トルエン，キシレンなど），新築建物の入居者にみられるシックハウス（シックビルディング）症候群の原因物質として問題化している．また，防虫・防臭の目的でタンスやトイレに置かれるパラジクロロベンゼン，シロアリ退治の目的で床下などに散布される殺虫剤のクロルピリホスなどもシックハウス原因物質となることが知られている．さらに，「化学物質過敏症」という，きわめて微量の化学物質にも反応してしまう新しい病態も報告され，生活の場に入り込む有害化学物質に対する新しい安全対策が必要とされている．

表F.2　室内空気中化学物質の室内濃度指針値及び標準的測定方法等について

平成14年2月7日　医薬発第〇二〇七〇〇二号医薬局長通知

化学物質		指針値	主な用途
厚生労働省が濃度指針値を定めた13物質	1）ホルムアルデヒド	100 μg/m^3（0.08 ppm）	合板，パーティクルボード，壁紙用接着剤等に用いられるユリア系，メラミン系，フェノール系等の合成樹脂，接着剤，一部ののり等の防腐剤
	2）アセトアルデヒド	48μg/m^3（0.03 ppm）	ホルムアルデヒド同様一部の接着剤，防腐剤
	3）トルエン	260 μg/m^3（0.07 ppm）	内装材等の施工用接着剤，塗料材
	4）キシレン	870 μg/m^3（0.20 ppm）	内装材等の施工用接着剤，塗料材
	5）エチルベンゼン	3800 μg/m^3（0.88 ppm）	内装材等の施工用接着剤，塗料材
	6）スチレン	220 μg/m^3（0.05 ppm）	ポリスチレン樹脂等を使用した断熱材等
	7）パラジクロロベンゼン	240 μg/m^3（0.04 ppm）	衣類の防腐剤，トイレの芳香剤等
	8）テトラデカン	330 μg/m^3（0.04 ppm）	灯油，塗料等の溶剤
	9）クロルピリホス 但し，小児の場合は	1 μg/m^3（0.07 ppb） 0.1 μg/m^3（0.007 ppb）	しろあり駆除剤
	10）フェノブカルブ	33 μg/m^3（3.8 ppb）	しろあり駆除剤
	11）ダイアジノン	0.29 μg/m^3（0.02 ppb）	殺虫剤
	12）フタル酸ジ-n-ブチル	220 μg/m^3（0.02 ppm）	塗料，接着剤等の可塑剤
	13）フタル酸ジ-2-エチルヘキシル	120 μg/m^3（7.6 ppb）＊＊	塗料，床材等の可塑剤
	ノナナール（暫定値）	41 μg/m^3	
	総揮発性有機化合物（TVOC）	400 μg/m^3	

指針値：室内濃度の30分間平均値
※25℃の場合　　ppm：100万分の1の濃度，ppb：10億分の1の濃度
1），9）は，建築基準法（国土交通省）の規制対象物質
1)～6）は，日本住宅性能表示基準（国土交通省告示）で，濃度を測定できる6物質
建築基準法では，厚生労働省の指針に基づき，化学物質による室内空気汚染を防止するため，ホルムアルデヒド及びクロルピリホスについての規制を導入している．

参考書（第3章）

1）国民衛生の動向（2011/2012年版）厚生統計協会
2）図説　国民衛生の動向（2011/2012年版）厚生統計協会
3）厚生労働白書（平成21年版）厚生労働省
4）厚生労働白書（平成22年版）厚生労働省

第II編

環　境

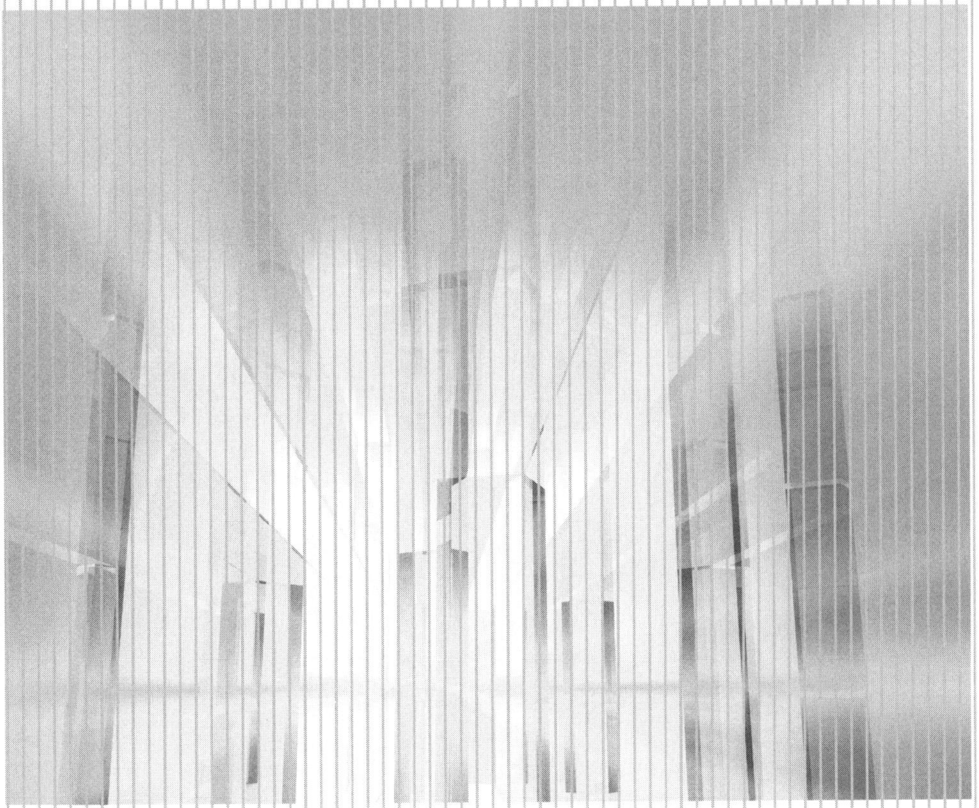

第4章 化学物質の生体への影響

A 化学物質の代謝・代謝的活性化

意図的に創製されたすべての**化学物質**（chemical）のみならず，食品中に含まれる栄養素以外の成分（前者を含めて**異物** xenobiotic）も，それが過剰に摂取されたときには毒性（toxicity）を示す．環境中に存在する化学物質と人体との接点は，飲食活動，呼吸活動，および接触によるそれぞれ消化器官，肺，および皮膚である．化学物質はこれら接点を経由して**吸収**（absorption）されたのち，各組織に運ばれ，**分布**（distribution）し，そのままの型で毒性または生理作用を発現するか，**代謝**（metabolism）を受けてその作用を発現したのち，**排泄**（excretion）される．化学物質のこれら体内動態の英語の頭文字を合わせて **ADME** と略称する．

ヒトの健康を損なうおそれのある摂取される化学物質のうち，圧倒的に種類と量が多いのは有機化合物であるが，これらは一般にその脂溶性に従って人体に吸収されるが，生体はあたかもこれら脂溶性異物を体外に排泄して体内への蓄積を防止するかのように極性化し水溶性の物質に変換する．この脂溶性異物に対して生体がもっている極性化機構が薬物代謝酵素系である．生体内代謝で極性化され水溶性となった代謝物は，一部の特殊なものを除いては生体高分子と相互作用せず，一般に生理活性，毒性などを失う．難代謝性の脂溶性化合物は排泄されにくく，体内に長く留まり，蓄積する．化学物質の多くがこの例に従うために，**薬物代謝酵素**（drug-metabolizing enzyme）は異物からの生体防御に重要な役割を果たしていると考えられている．しかし，化学物質が極性代謝物へ変換される過程で化学的に不安定で反応性に富む**活性中間体**（reactive intermediate）を経る例が数多く知られるようになり，そのままでは毒性も発癌性（carcinogenicity）も示さない化学物質が薬物代謝酵素の働きで活性化され，毒性や発癌性をもつ**活性代謝物**（active metabolite）に変換されることが明らかにされた．このように生体における異物代謝機構には，薬物代謝酵素による異物の**解毒**（detoxification）という面と，**代謝的活性化**（metabolic activation）による毒性発現という両面が存在する．

化学物質の代謝反応は二つの相，**第I相反応**（phase I reaction）と**第II相反応**（phase II reaction）に分けられている．第I相反応は，酸化，還元，加水分解など，異物への水酸基のような被抱合官能基の導入（functionalization）で，第II相反応はこの官能基に対する**抱合反応**（conjugation）である．抱合体はいくつかの例外を除いていずれも水溶性であり，またある種の発癌物質で見られるような強い親電子剤（electrophile）とならない限り，一般に生体高分子に対する相互作用をもたず，体外へ排泄される．

A 1. 吸　収

1.1 消化管からの吸収

a）拡散による膜透過

人体に摂取される化学物質のうち，飲食品に含まれるものが種類，量ともに最も多い．化学物質の消化管からの吸収は，栄養素や生体必須金属については，**動的**（kinetic）または**能動的**（active）な**膜透過機構**（membrane transportation）で行われるのに対し，それ以外の化学物質の場合は**拡散**（diffusion）または**受動的**（passive）な膜透過機構による．動的膜透過機構においては，糖にみられるように膜組織中の酵素によるリン酸化を必要とし，Ca^{2+}にみられるようにCa–結合タンパク質の介在を必要とする．これらの生体内への取り込みは，必ずしも消化管内における濃度に依存せず，生体が必要とするだけの量を透過させるのが特色である．

他方，拡散による化学物質の消化管膜透過は，消化管内腔の化学物質の濃度に依存しており，栄養素の吸収に必要とされる特定のチャンネル部位に依存しない．すなわち，口腔粘膜から始まり，肛門に至る消化管のいずれの部位においても吸収が行われ，管腔内の化学物質の濃度が高いほど，より多量の化学物質が吸収される（図A.1）．したがって，摂取された化学物質が毒性の強いものであるとき，人体は吸収を阻害することによって化学物質による致死的毒作用の発現を防止することができない．

消化管膜を構成する細胞の膜はリン脂質で構成されているので，一般的には，吸収される有機化学物質は脂溶性が高いほど消化管粘膜組織内に浸透しやすい．生体膜にどれだけ分布しやすいかを知る目安として，$\boldsymbol{P_{o/w}}$（partition in oil to water）値が利用される．$P_{o/w}$の測定には油相としてn-オクタノールを，水相として各種pHの緩衝液を用いる．$P_{o/w}$値の高い化学物質ほど消化管からの吸収が容易であると予測する．例えば，塩基性物質であるけいれん毒ストリキニーネは，水相のpHが0～2の

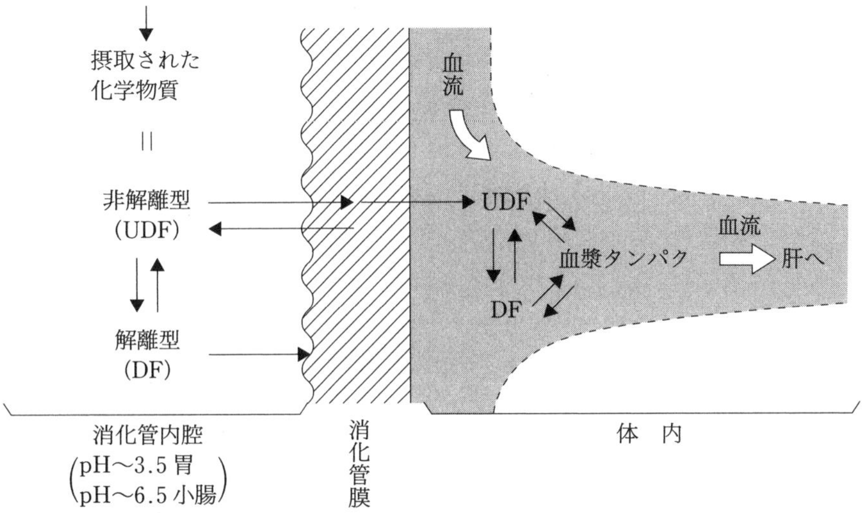

図 A.1　化学物質の消化管膜からの拡散による膜透過

ときは大部分が水相に分配され，pH 7.4 では大部分が *n*-オクタノール相に分配される．つまり，この毒物の吸収は，胃粘膜からはわずかであるが，小腸粘膜からは容易であることが予想され，動物実験の結果と一致する．異なる pK_a 値をもつ各種の酸，塩基を用いたラット胃および小腸粘膜からの吸収実験結果（表 A.1 および表 A.2）は，同様のことを示している．なお，この実験において，ラットの胃および小腸は，上下を結紮しておき，化学物質を含む各種 pH の潅流液中でその内腔を一定時間潅流した後，どれだけの量の化学物質が潅流液から消失した（吸収された）かを測定したものである．あらゆる pH で解離型で存在するスルホン酸を除き，酸性化学物質は胃から，塩基性化学物質は小腸（内腔 pH 6.5）から吸収されやすいことを示している．このことは，消化管からの化学物質の吸収が，各消化器管の膜の組織学的な特性に支配されるのではなく，膜構成脂質と水相との間での非解離型化学物質の分配という単純な物理化学的要因にのみ支配されていることを示す．

表 A.1　ラット胃からの薬物の吸収に及ぼす胃内の pH と薬物の pK_a の影響

	薬　　物	pK_a	1 時間の吸収率（%）*	
			0.1NHCl	$NaHCO_3$，pH 8
酸	5-スルホサリチル酸	強　酸	0	0
	フェノールスルホフタレイン	強　酸	2	2
	5-ニトロサリチル酸	2.3	52	16
	サリチル酸	3.0	61	13
	チオペンタール	7.6	46	34
	フェノール	9.9	40	40
塩　基	アニリン	4.6	6	56
	p-トルイジン	5.3	0	47
	キニン	8.4	0	18
	デキストロメトルファン	9.2	0	16
	プロカインアミド臭化エチル	強塩基	0	5

＊胃液は人工胃液で pH を調整している．

表 A.2　ラット小腸からの薬物の吸収に及ぼす小腸内の pH と薬物の pK_a の影響

	薬　　物	pK_a	吸収率%* 小腸内薬物溶液の pH			
			3.6〜4.3	4.7〜5.0	6.2〜7.1	7.0〜7.8
塩　基	アニリン	4.6	40	48	58	61
	アミノピリン	5.0	21	35	48	52
	p-トルイジン	5.3	30	42	65	64
	キニン	8.4	9	11	41	54
酸	5-ニトロサリチル酸	2.3	40	27	<2	<2
	サリチル酸	3.0	64	35	30	10
	安息香酸	4.2	62	36	35	5
	p-ヒドロキシプロピオフェノン	7.8	61	52	67	60

*腸内液は人工的に pH を調整している.

中性の化学物質は，水相の pH によってその解離がほとんど影響されないので，諸 pH の水相と *n*-オクタノールの分配（$P_{o/w}$）値はほとんど変わらない．$P_{o/w}$ 値が高い中性化学物質は胃からも小腸からも速やかに吸収されるが，食物の滞留時間が長く，絨毛構造をもつために内腔表面積がはるかに大きい小腸からの吸収のほうが胃からのそれより寄与が大きくなる．水溶性であり，非脂溶性の化学物質は，両消化器からわずかしか吸収されない．

拡散による化学物質の濃度依存的吸収は，消化管粘膜を介して消化管内腔の非解離型化学物質の濃度が体内組織内との間で平衡に達すると，停止するはずであるが（図 A.1），実際にはこの機構による化学物質の吸収は $P_{o/w}$ 値の大きいものについては，きわめて速やかである．その理由として，次の諸点がある．

(1) 分配によって体内に移行した化学物質が消化管壁から血流によって運び去られる．

(2) 血中では多くの化学物質がかなりの割合で血清タンパク質アルブミンと結合し，タンパク結合型としてマスクされる．

(3) 易代謝性の化学物質は，血流で運ばれたのち，主として肝臓で代謝され，極性な代謝物となって胆汁中に排泄（biliary excretion）されるか，腎に運ばれて尿中に排泄（urinary excretion）される――化学物質の**初回通過効果**（first pass effect）．

(4) 難代謝性の化学物質は，肝臓を通過したのち脂肪組織に分配される．

肝臓の薬物代謝酵素による初回通過効果は，消化管のほとんど全領域，すなわち胃から始まり直腸の下部の間までの部位で吸収される化学物質について発現される．消化管のこの区間を潅流した血液はすべて門脈を経て肝臓に流入するためである．口腔粘膜や肛門およびその上部に位置する直腸下部から吸収された血液は肝臓を経由することなく，全身血に合流する．

b）トランスポーターを介する膜透過

小腸上皮細胞の刷子縁膜（brushborder membrane）に分布し栄養素（アミノ酸や糖，水溶性ビタミン）や無機イオンを動的な機構で体内に取り込む作用を有するタンパク質を**トランスポーター**（transporter）という．食物として摂取されたタンパク質は小腸管腔内で酵素分解を受けジペプチド・トリペプチドまで加水分解された後，小腸上部の刷子縁膜管腔側に存在するトランスポーター PepT1

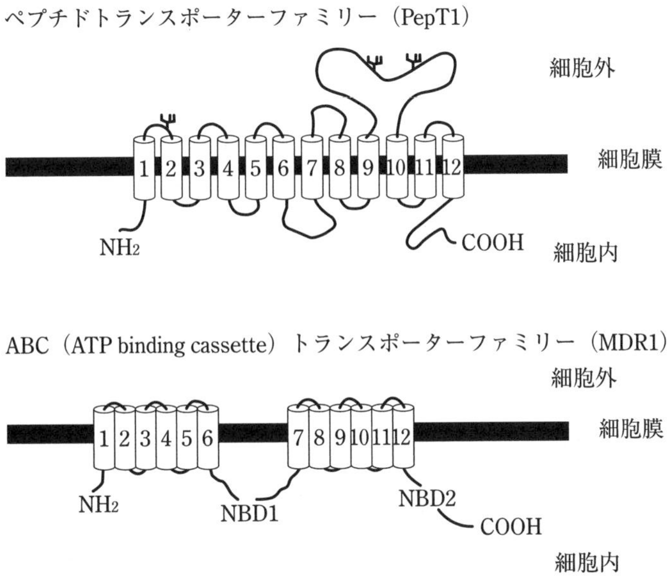

図 A.2　トランスポーターの分子構造の模式図

ペプチドトランスポーター：12 回膜貫通型の膜タンパク質で，500～700 のアミノ酸から構成され，ATP が関与しないトランスポーターである．
ABC トランスポーター：12 回膜貫通型の膜タンパク質で，1,200～1,500 のアミノ酸から構成されている．ATP 結合カセットが 1 分子中に 2 か所存在し，ATP の加水分解エネルギーを利用して異物の細胞膜での逆向きの輸送を行う．NBD：nucleotide binding domain

を介して体内に取り込まれる（図 A.2）．このような生体物質とその構造が類似している化学物質は，それらと同じ輸送系により吸収される．例えば，経口 β-ラクタム系抗生物質に代表されるペプチド性薬物セファレキシンや ACE 阻害薬でペプチド様化合物であるカプトプリルやエナラプリルはこのオリゴペプチド輸送系で吸収される（図 A.3）．またその他の化学物質の輸送系として，アミノ酸輸送系やモノカルボン酸輸送系などが知られている．さらに近年，種々の薬物トランスポーターの分子クローニングが達成され，各薬物トランスポーターは複数のアイソフォームからなるファミリーを形成していることが判明した．

1.2　肺からの吸収

肺から吸気とともに吸入される化学物質は，組織の端末部位である肺胞に運ばれる．ヒトの肺胞は微細（約 0.1 mm）な袋状をした薄い膜組織で，約 3 億個あり，総表面積は 50～100 m^2 とされている．毛細血管が肺胞表面を覆い，肺胞内と血流内との間で薄膜を介するガス交換（$O_2 \rightleftarrows CO_2$）が行われる．この際化学物質は，濃度依存的に拡散による膜透過機構に従って，脂溶性の高いものほど速やかに血中に移行するが，消化管からの吸収とは異なり，薄膜であるため，極性な物質も比較的吸収されやすい．肺胞に到達した固体粒子も，それが脂溶性化学物質であれば，肺胞膜脂質に溶けて吸収されていく（図 A.4）．

肺から吸収された化学物質は，全身血流に入るため，肝臓における初回通過効果を受けないが，や

小分子ペプチド

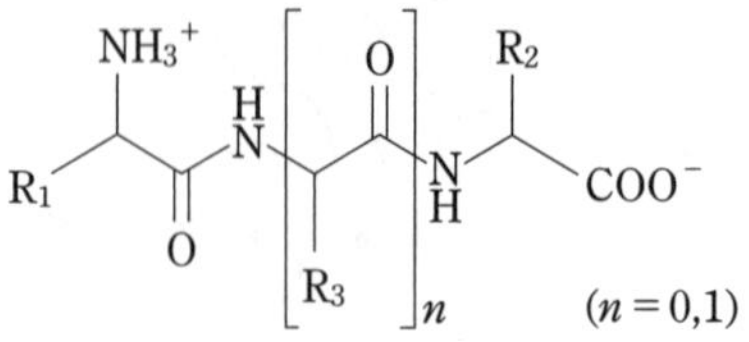

典型的な基質構造

β-ラクタム系抗生物質

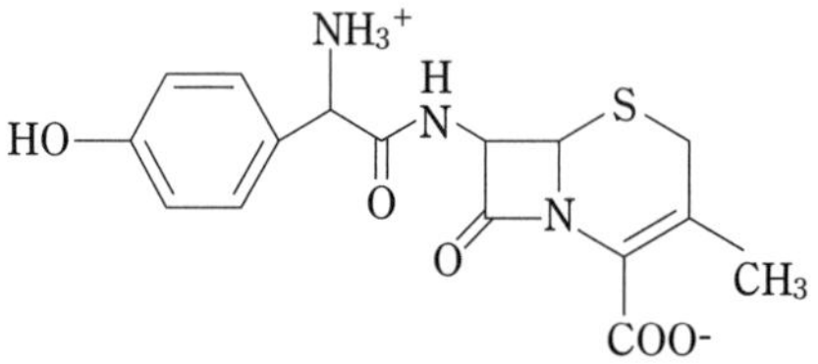

セファレキシン（ペプチド型）

遊離アミノ基をもたない基質

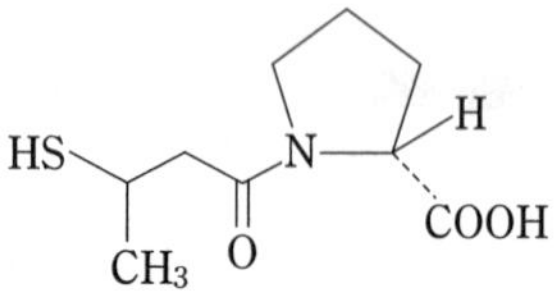

カプトプリル

ペプチド結合をもたない基質

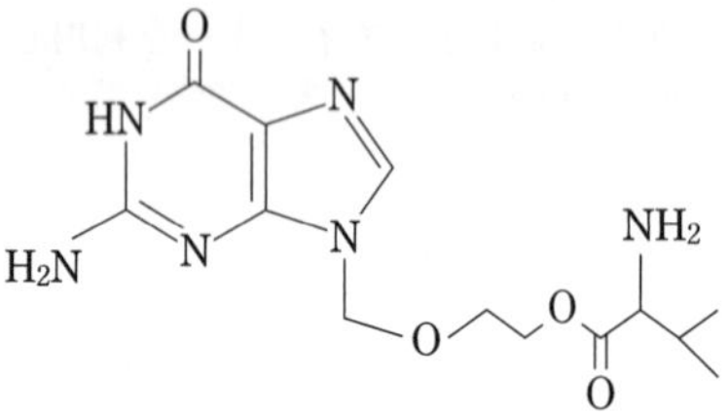

バラシクロビル（エステル型）

遊離カルボキシル基をもたない基質

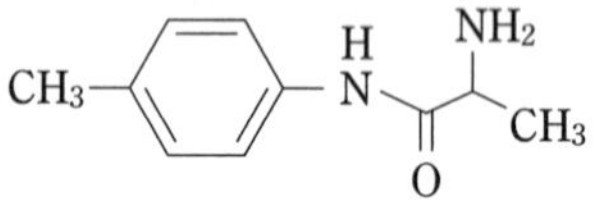

アラニン-4-メチルアニリド

図 A.3　ペプチドトランスポーター基質の化学構造の特徴

がて肝にも達する．**クロロホルム**や**四塩化炭素**の**毒性発現標的臓器**である肝の障害（脂肪肝，肝硬変，肝癌など）は，これらが吸入されたのちに肝で代謝を受けて引き起こされる．揮発性化学物質の肺からの吸収と排泄は肺胞膜を介して平衡関係にあり，吸気中および血中の分圧に支配される．例えば，ラットの腹腔内に投与した**ベンゼン**の大部分は呼気中に未変化のまま排出される．しかし，吸入されたベンゼンの一部は肝で *p*-ヒドロキノンに酸化され，骨髄でさらに代謝的に活性化されて，白血病を惹起する．

手術の際に汎用される全身麻酔薬**ハロタン**（halothane，CF_3–CHBrCl）は吸入によって速やかに中枢神経組織に到達するが，脂肪組織中にも大量に分布するので，術後の覚醒には肺内の強制換気が必要である．

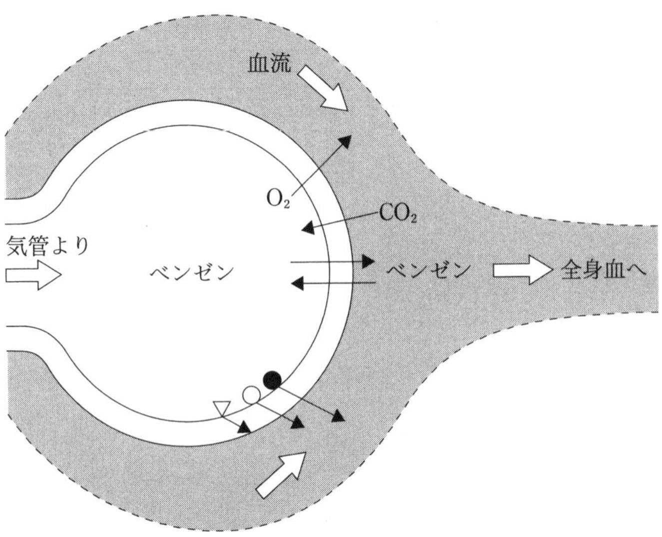

図 A.4　肺胞内から血中，血中から肺胞内への揮発性物質（ベンゼン）の吸収と排泄の模式図

個体粒子として肺胞内へ侵入した化学物質は，付着した部位の膜脂質に溶け，拡散によって血中に移行する．

● 脂溶性化学物質
○ 比較的極性な化学物質
▽ 極性な化学物質

1.3　皮膚からの吸収

皮膚に付着した化学物質が比較的よく体内に吸収されることはよく知られている．この場合も吸収は拡散によって行われるが，消化管や肺に比べると，吸収速度は比較的緩慢である．これは皮膚表面の特殊な形態学的特徴による．皮膚は硬質なケラチン質の表皮（0.2 mm）に覆われ，これによって外界からの物理的，化学的インパクトに対して体組織を保護している．さらにその下に強じんな結締組織であるコラーゲン質組織の内皮（3 mm）があり，この下に脂肪組織があって断熱，衝撃に対するクッションの役割などを果たしている．血管は体内から内皮まで来ているが，表皮には分布していない．化学物質の経皮吸収は毛穴，汗腺，表皮からの浸透などによって行われるが，大きな面積を占める表皮から吸収される割合が最も大きい．化学物質は直接脂質膜と接触しないため，他の生体膜の場合のように，水と *n*-オクタノールとの間の分配係数を吸収率の目安とすることは，皮膚の場合には当てはまらない．例えば**メタノール**と ***n*-オクタノール**の皮膚からの吸収を比較すると，前者の 1.9×10^{-9} g・cm^{-2} sec^{-1} に対して後者は 1.1×10^{-9} g・cm^{-2} sec^{-1} で，他の生体膜における後者の著しく大きな吸収率は皮膚では認められない．しかし，一方でステロイドの経皮吸収には著しく大きな差異が認められ，酸素官能基をより多くもつステロイドほど吸収率が低い（表 A.3）．消化管膜はこれらステロイドに対してこれほど大きな吸収率の差異を示さない．表皮を傷つけると，化学物質の吸収は著しく増大し，また湿潤状態の皮膚のほうが吸収率は大きくなる．

ヒトの皮膚に殺虫薬 **[^{32}P]パラチオン**を 6 点スポットし，1 時間毎に一つのスポットに接着テープを当て，テープに移行してくる放射能をスキャナーで測定すると 4 ～ 5 時間で放射能の大半が吸収さ

表 A.3 ヒトの表皮角質層における各種薬物の浸透率

化合物	浸透率 ($g \cdot cm^{-2} sec^{-1}$)	化合物	浸透率 ($g \cdot cm^{-2} sec^{-1}$)
水	4.2×10^{-10}	コーチゾン	1.3×10^{-12}
メタノール	1.9×10^{-9}	テストステロン	1.95×10^{-11}
オクタノール	1.1×10^{-9}	プロゲステロン	1.6×10^{-11}
アルドステロン	4.9×10^{-13}		

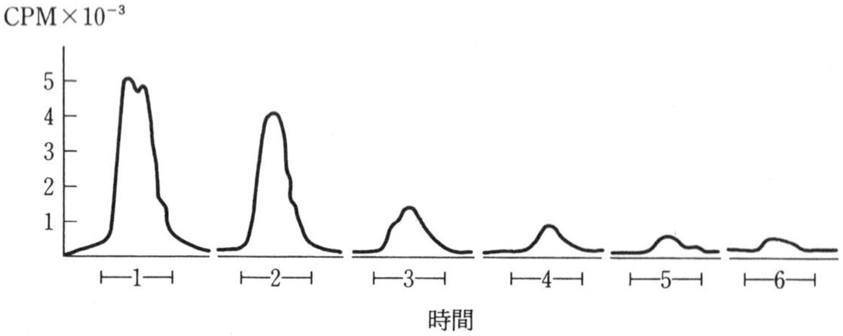

図 A.5 ヒトの皮膚からの [^{32}P]パラチオンの吸収経時変化

放射性パラチオン（液体，6 μL）をヒトの皮膚6か所にスポットし，1時間毎に強力接着テープで各スポットの表皮層をはぎ取って，テープの放射能をスキャナーで測定したもの．6時間後の変化まで示している．

れることが確かめられている（図 A.5）．

皮膚から吸収された化学物質は全身血流に入り，体内を循環したのちにしか肝臓に到達しないので，肝における初回通過効果を受けない．この事実を利用して，最近では経口的に投与すると，肝で代謝を受け，失活しやすいニトログリセリンをはじめ，多くの医薬品で経皮吸収によって安定した血中（組織内）濃度を保たせる貼布薬としての投与方法の開発が行われている．

A2. 分 布

経口的に摂取された化学物質は胃粘膜から直腸中部にいたる全部位から吸収されると，すべて肝に到達し，代謝を受けて排出されるが，難代謝性の脂溶性化学物質は肝から血流とともに出て，各臓器および組織に分布する．血液と臓器および組織との間には，細胞レベルで毛細血管壁を介して**血液-臓器関門**（blood-organ barrier）と呼ばれる関門があり，これを介して各臓器は活動に必要な諸物質を血中から取り込み，老廃物を血中に排出している．この関門は，最近ではトランスポーターと呼ばれる細胞膜に分布するタンパク質であることが知られるようになった．脂溶性化学物質の多くは，この関門を介さずに容易に細胞膜を透過し，脂質に富んだ臓器では，より高濃度に分布する．血中に含まれる極性化された代謝物は，一般にこの関門を通じてごくわずかしか臓器に移行しない．

2.1 組織分布を左右する要因

a）循環血流量

組織に供給される血流量は，異物の組織分布に大きく影響を与える．例えば，肺，心臓，脳，肝臓，腎臓，消化管のように，血流量の多い臓器・組織では，異物は一般に速やかに移行し分布するのに対し，筋肉や脂肪などのように血流量が少ない組織では異物の移行は緩慢となり，最高濃度に到達するまでにかなりの時間を要する．

b）脂溶性

脂溶性の高い異物は受動拡散により組織へ移行しやすい．したがって，化学物質の脂溶性のパラメーターである $P_{o/w}$ 値と分子内に解離基を有する化学物質の非解離型濃度を決定する pK_a が，異物の分布の支配要因となる．また，DDT およびその脱 HCl 代謝物 DDE やダイオキシン類など高脂溶性物質は，脂肪組織への移行率が高く，血流量の少ないこの組織から運び去られる割合も低いため，高濃度に蓄積される．

c）タンパク結合

血液中に移行した異物は，血液中の成分（担体）と結合して運ばれるが，その主な成分は血漿中の**アルブミン**と **α_1-酸性糖タンパク質**である．特に前者は，血漿タンパク質のほぼ 50 % を占め血漿中の異物の結合タンパク質の主役である．アルブミンは，主に酸性および中性物質と結合しやすく，その結合は可逆的であり，ビリルビン，脂肪酸，ステロイドなどの内因性物質のほか，外来性の異物とも結合する．また α_1-酸性糖タンパク質は，アルブミンに比べその存在量は少ないものの，主に塩基性物質に対する親和性が高く，血中の遊離型塩基性物質の濃度に大きな影響を与える．このように，異物は血漿中において結合型と遊離型（非結合型）が一定の比率で平衡を保って存在している．細胞膜を通過した遊離型異物は多孔性の血管壁の細孔を通過できるが，アルブミンなどの血漿タンパク質と結合状態にある異物は移行できないので，遊離型で存在する比率が高く，そして脂溶性の高い異物ほど，組織への移行率が高い．また，血液から組織へ移行した遊離型の異物の中には組織内のタンパク質や脂質と高い親和性を示すものもある．例えば，脂溶性塩基性色素はグルタチオン *S*-転移酵素のアイソフォーム（リガンディン）と高い結合性を示すため，異物の組織-血液間の平衡が組織側にずれ異物の組織蓄積性が観察される．

d）血液-組織関門

血液と臓器および組織との間には，毛細血管壁を介して**血液-臓器関門**（blood-organ barrier）と呼ばれる関門がある（図 A.6）．例えば，**血液-脳関門**（blood-brain barrier），**血液-脳脊髄液関門**（blood-cerebrospinal fluid barrier），**血液-胎盤関門**（blood-placental barrier）などである．これら関門は各臓器・組織において，栄養成分やホルモンなど諸物質の血中からの取り込みと，老廃物の血中への排泄を行っている．これらの物質の取り込みと排出は，トランスポーターと呼ばれる細胞膜に分布するタ

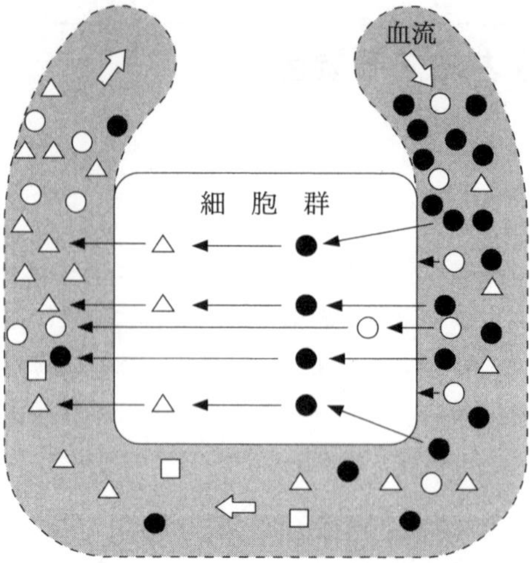

図 A.6　血液–臓器関門を介する化学物質の出入り

●脂溶性化学物質
○水溶性化学物質
△抱合体

栄養素，電解質は動的な機構で，化学物質は濃度依存的に拡散による機構で臓器細胞群と血管壁接合面を出入りし，細胞間のこれら物質の濃度平衡は，細胞間孔（トランスポーター）を通して行われると考えられている．

ンパク質によって行われる．また，一部の異物もこれらトランスポーターによって組織に取り込まれる．一方，脂溶性化学物質の多くはこの輸送系を介さず，受動拡散により組織内に移行し分布できる．したがって，非解離型分子で $P_{o/w}$ 値の高い異物ほど透過性が高い．

胎児は胎盤によって母体と連絡し，この部分で胎児の血液と母体の血液との間で物質交換が行われる．脂溶性に富む異物のほとんどは受動拡散により胎盤を通過し母体から胎児に移行するため，脂溶性化学物質の母体と胎児における血中濃度の経時変化には多くの場合差がほとんど認められない．また，胎児の血液–脳関門はほとんど未発達のため，母体よりも異物の脳に対する影響は大きい．例えば，熊本県水俣湾地域で認められた**胎児性水俣病**と呼ばれる水銀中毒症は，母体が必ずしも重篤な**水俣病**（**メチル水銀中毒**による中枢神経系障害）の症状を呈していないにもかかわらず，生まれてきた子が重篤な水俣病を発症するもので，これは胎児のときに，母体血中のメチル水銀が胎児の中枢組織に侵入し，神経細胞を不可逆的に損傷した結果であることが，サルおよびラットを用いた実験で確かめられている．これら妊娠実験動物では，母体の脳組織の水銀濃度は胎児のそれよりも低い．その理由として，胎児の血液–脳関門は未発達であるため，メチル水銀をより透過させやすいであろうと考えられている．母体と胎児の間には胎盤を経由し，動的機構による栄養素の母体血から胎児側への移行と，老廃物の胎児から母体血中への移行が行われているが，母体血中のメチル水銀は**血液–胎盤関門**を容易に通過し，胎児へと移行する．しかし，母体血中の無機水銀は，経胎盤移行（transplacental transportation）をほとんどしない．

e）分布容積

分布容積（volume of distribution）は，異物が血漿中と等しい濃度で全身に均一に分布すると仮定した時の体液の容積（みかけの分布容積（V_d））で，体内異物総量を血漿異物濃度で除して得られる値である．この値は，異物の体内分布の大きさを表す重要な体内動態パラメーターの一つで，循環血液中に到達した異物の組織移行性を示す目安となる．すなわち，分布容積の値が大きい異物ほど，組織移行性が高く体内に広く分布しやすく，分布容積が小さい異物は，血液循環に留まりやすいことを意味する．

例えば，アンチピリン，アルコールは，細胞膜透過性が高く良好な組織移行性を示すため，その V_d 値は大きくほぼ体液量（約 0.54 L/kg）に等しい．また，血漿タンパク質と強く結合するため血漿中にのみ分布するエバンスブルーやインドシアニングリーンの V_d 値はほぼ血漿容量（約 0.04 L/kg）に等しくなる．イヌリン，インドメタシン，ワルファリンは，血漿中から間質液へ分布するが，細胞膜透過性が低く組織移行性が低いため，その V_d は細胞外液量（約 0.2 L/kg）に等しくなる．チオペンタール，抗うつ薬イミプラミン，抗精神病薬クロルプロマジンは，組織移行性ならびに組織成分中の脂質などへの親和性が高く蓄積的に分布し，血漿中濃度が低下するため V_d 値が 1 L/kg を大きく超える．

f）蓄　積

体循環血流に入った異物は，主に血液成分と結合して移動し，その間，血液–組織間の濃度平衡に従いながら各組織に分布される．ある種の異物は，特定の臓器・組織に保持されやすく高濃度に蓄積（accumulation）されることがある．例えば，**パラコート**は肺に，そして**一酸化炭素**はヘモグロビンと結合して赤血球に蓄積され，それぞれ毒性発現の原因となっている．しかしながら異物の臓器内濃度と毒性発現は必ずしも比例しておらず，DDT，PCB，ダイオキシン類など高脂溶性物質が高濃度に蓄積される脂肪組織は，これら異物の貯蔵部位として機能している．

脂溶性異物の組織での保持期間は，一般に組織の脂質含量に依存する．これら異物は血液–組織間で固有の平衡に達しているので，血漿中の遊離型異物濃度が代謝排泄によって減少するに伴い，組織から血中へ異物の移動が起こり，時間の経過とともにやがて組織から異物が消失する．体内に取り込まれた異物の血漿中濃度を経時的に測定し，縦軸に血漿中濃度の対数，横軸に時間をとり片対数グラフにプロットすると，異物の吸収を示す**吸収相**の後，初期に急激な減少を示し，その後緩やかな傾きで直線的に減少する（図 A.7）．この初期の急激な減少を**分布相**（異物が血液から各組織に分布），そして後期の直線的な減衰を**消失相**（異物の代謝と排泄による消失）と呼ぶ．この消失相の任意の点における異物濃度が半分になるのに要する時間（$t_{1/2}$）を**生物学的半減期**（biological half-life (time)）という．したがって，半減期が長い異物ほど，代謝，排泄が遅い．また，このプロットの曲線下の面積を**血漿中濃度–時間曲線下面積**（area under the concentration-time curve，AUC）といい，これは異物の体内への取込みの尺度となり，生体に対する異物の暴露指標として重視されている．

DDT，PCB，ダイオキシン類などは，血流によって脂肪組織に運ばれると，この組織に分布しやすく，血流量の少ないこの組織から運び去られる割合が低い．運び去られた一部の塩素系化合物も，血流が肝を通過した際にわずかしか代謝を受けないために，再び血流が脂肪組織に到達したときに，血中のこれら化合物の濃度は脂肪組織から血中へと平衡が大きくずれるほどには低下していない．代謝極性化によって体外排泄が困難な化学物質は，食物と共に不断に生体内に侵入してくるとき，蓄積を起こす．自然界において，上記の有機塩素化合物を効率良く代謝極性化する酵素系をもっている生

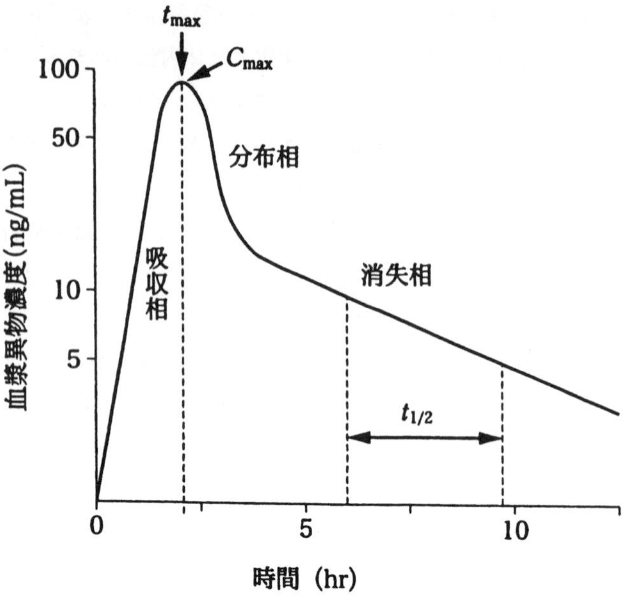

図 A.7　経口投与された化学物質の血中濃度の経時変化

t_{max} および $t_{1/2}$ はそれぞれ投与後最高血中濃度 C_{max} および $C_{max/2}$ に要する時間．曲線下面積 AUC は，吸収され生体に入った異物の曝露指標として重視される．

物種は見出されていない．このためヒトにおいては，**食物連鎖**（food chain）を通じて，例えばDDTは環境中の濃度の約 10^5～10^8 に**生物濃縮**（biological concentration）される．哺乳動物の皮下脂肪組織は，生検標本として微量採取して，電子捕獲型検出器付 GLC または LC-MS によって分析すると，塩素系化合物による環境汚染の指標試料となる．

Cd や Hg など無機金属化合物は膜透過性が低く，吸収されにくいが，吸収された後は，メタロチオネインを含む体内の各種タンパク質と結合することや，Hg 化合物の場合，メチルコバラミンによるメチル化によって脂溶性となったうえに，一部がさらにタンパク質と結合することで，体内からの排泄の著しい遅延が起こる．このことによって，食物連鎖を通じての Hg 化合物の蓄積と生物濃縮が起こる．

A 3. 化学物質の排泄

化学物質の体外排泄経路として，代謝極性化されたのち，腎を経て尿中へ排泄される経路と，肝から胆のうを経て胆汁とともに十二指腸中に排泄される経路は最も代表的なものであり，化学物質の生体からの2大排泄経路と呼ばれる．揮発性物質の場合は呼気中への排泄も主要経路となる．また，難代謝性脂溶性物質にとって乳汁中への排泄も毒性学上重要である．尿，胆汁中に排泄される化学物質および代謝物の多くはグルクロン酸，硫酸，グルタチオン，*N*-アセチルシステイン，グリシンなどと抱合体を形成しており，いずれも pH 7.4 ではほとんど解離型としてしか存在しない．これら解離性の抱合体（アニオン）は各種の**有機アニオントランスポーター**を介して細胞外へ搬出される．また非抱合体として排泄される化学物質や代謝物の場合は pH 7.4 で抱合基の助けを借りるまでもなく，十分に解離性である場合がほとんどである．

3.1　尿中への排泄

体内を循環する血中の化学物質の大部分は血漿中のタンパク質（主としてアルブミン，リポタンパク質）と可逆的に結合し，一部が遊離型として存在し，両者の間には平衡関係が存在する．化学物質の代謝物のうち，アニオン残基をもつ各種抱合体の大部分は，血中では遊離型として存在する．腎臓に到達した血液が**腎のろ過機構**によって，腎小体を構成する糸球体の半透膜を介してろ過されるときに，その中に含まれる遊離型の化学物質とその代謝物は，血中のすべての小分子とともに腎小体外の尿細管へと排泄される．尿細管へ出た化学物質は，それが脂溶性のものは，濃度依存的拡散によって尿細管から再吸収されて，再び血中に戻るが，極性アニオン残基をもつ抱合体代謝物は再吸収されることなく，血中の老廃物とともに集合管を経て，尿とともに膀胱に到達する（図 A.8）．したがって，解離基を分子内にもつ化学物質の再吸収は，脂溶性や非解離型の比率を支配する尿の pH によって大きく左右される．また，尿の濃縮の程度すなわち，尿量も再吸収に影響し，尿量が増加すれば再吸収

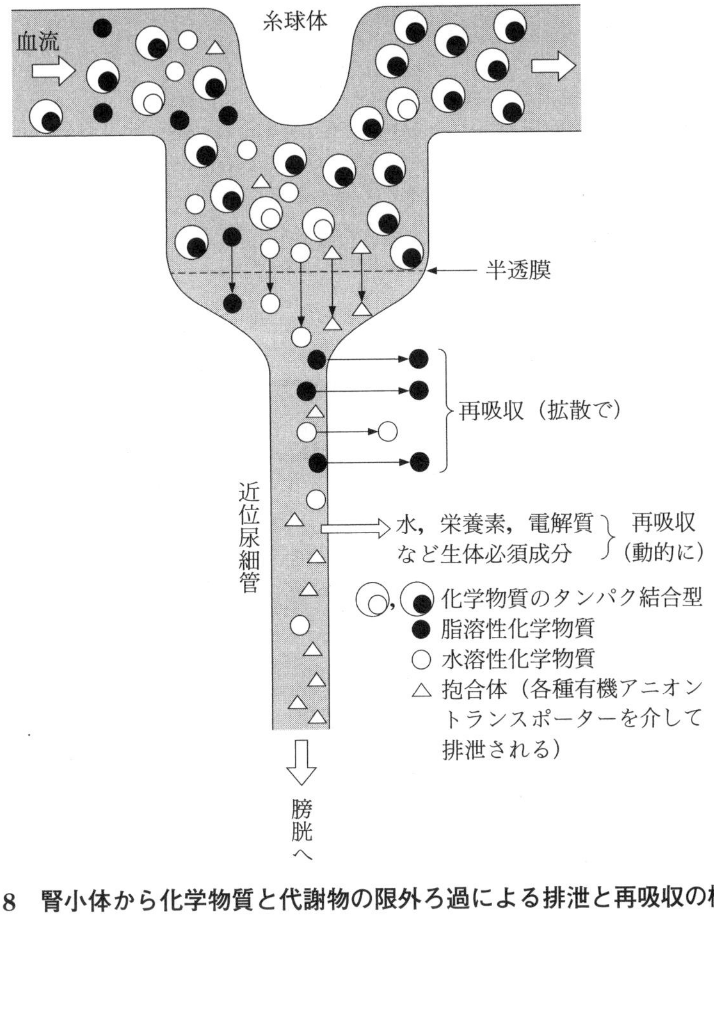

図 A.8　腎小体から化学物質と代謝物の限外ろ過による排泄と再吸収の模式図

が低下し，尿量が少ないほど再吸収率は高くなる．

腎のろ過機構は血中の水分と低分子成分の無差別な限外ろ過であり，ろ過される水量は約 130 mL/分（180 L/日）である．排泄された水量の 99 %は，生体にとって必要な栄養素，電解質およびその他の成分とともに再吸収され，血中に戻るので，成人男子の尿量は約 1.8 L/日である．この生体必須成分の血中への再吸収による回収は，主として**近位尿細管膜組織**を介して，動的な膜透過機構によって行われている．イヌリンやクレアチニンは，血中でタンパク質と結合せず，尿細管から再吸収されない代表的な物質であり，静脈内注射ののち，尿中に排泄されるまでの時間を測定して，腎機能を検査するのに利用されている（例，クレアチニンクリアランス）．

腎での限外ろ過において，化学物質の代謝物抱合体は，分子量約 450 以下の低分子が排泄されやすい．抱合体の分子量がこれを超えると，胆汁中へ排泄される割合が大きくなる（表 A.4）．上記の糸球体ろ過による尿中排泄経路の他，一部の陰イオン性ならびに陽イオン性の異物は，それぞれ近位尿細管の血管側の膜に存在する有機アニオントランスポーター（organic anion transporter (OAT)

表 A.4　ラットにおける各種化学物質の抱合体の尿中および胆汁中排泄

排泄の主経路	化学物質の抱合体
尿	フェニル硫酸（174） 4-アセトアミド馬尿酸（236） ベンゾイルグルクロニド（298） α-テトラリルグルクロニド（324）
尿および胆汁	スルファジメトキシン-N^1-グルクロニド（487） ワニリン酸グルクロニド（344）
胆　汁	スチルベステロールグルクロニド（445） フェノールフタレイングルクロニド（479） グリチルリチン酸グルクロニド（647）

（　）の中の数値は分子量

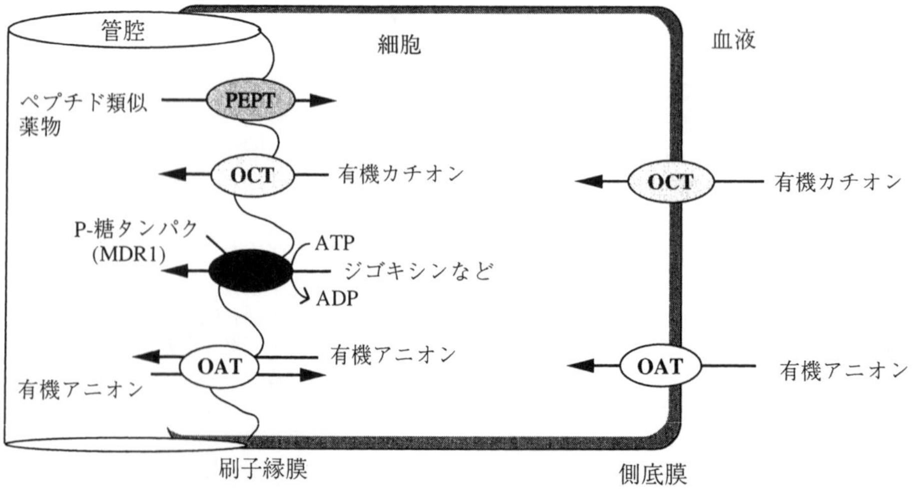

図 A.9　腎尿細管に発現する主な異物トランスポーター

1，OAT3）や，近位尿細管の血管側（organic cation transporter (OCT) 1，OCT2）と管腔側（organic cation transporter (OCTN) 1，OCTN2）の膜の両方に存在する有機カチオントランスポーターによる能動輸送系により排泄される（図 A.9）．また最近，近位尿細管の管腔側にジゴキシンなど，薬物の排泄に関与する P–糖タンパク質（multidrug resistant protein (MDR) 1）の存在も明らかにされた（図 A.2）．

3.2　胆汁中への排泄

胆汁（bile）中へ排泄される化学物質の種類も多岐にわたる．胆汁は肝細胞 1 個ごとから端を発する胆細管が集まり，総胆管へ集合されて胆のうへ貯留され，やがて十二指腸に注がれる．胆汁中には強力な界面活性剤であるグリココール酸などが含まれ，胃幽門から下りてくる食物中の脂肪の分散微粒化に大きな役割を果たしている．胆汁中には血色素の分解産物であるビリルビンやステロイドなどが抱合体として含まれ，糞中へ排泄される．胆汁とともに排泄される化学物質は，いずれも分子量が比較的大きく，一般に次の三つのグループに分類される．1）内因性の胆汁酸やステロイドならびに異物のグルクロニド，サルフェート，およびグルタチオン抱合体などの有機アニオン性化合物，2）第 4 級アンモニウム塩基をもつベンゾメタミンなどの有機カチオン性化合物，3）ベンゾ[a]ピレン，DDT，アルドリンなどの中性化合物，その他に強心配糖体，メチル水銀，ジエチルスズなどが知られている．これらアニオンおよびカチオンの胆汁中への排泄に際しても，胆管膜上に存在する各種トランスポーターが関与する．例えば，タウロコール酸など胆汁酸は BSEP（bile salt export

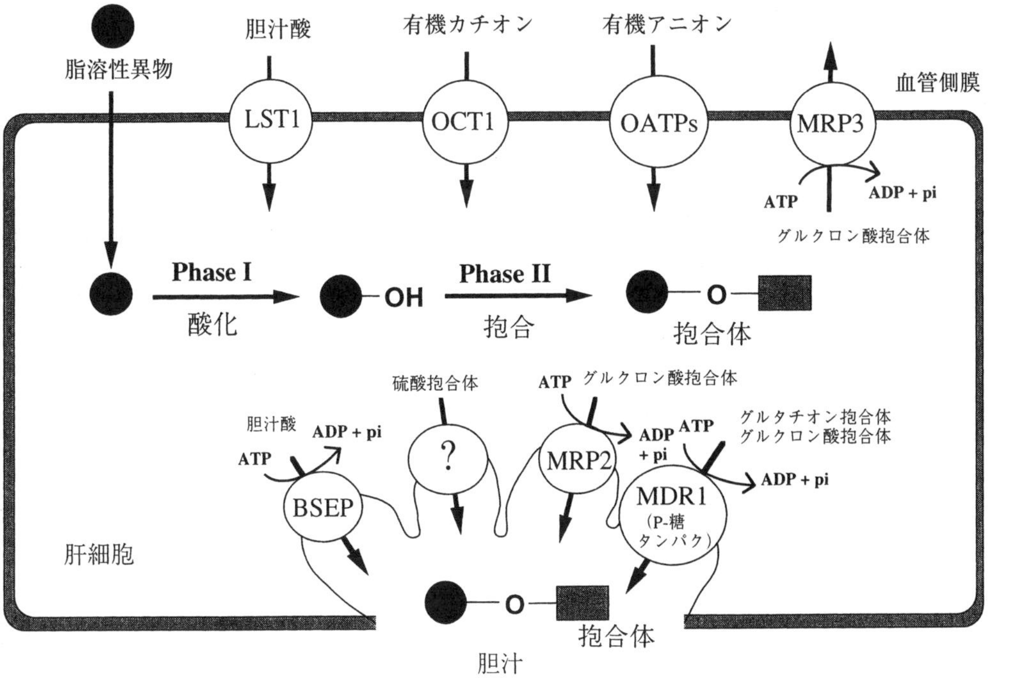

図 A.10　肝臓における異物の代謝，排泄経路

pump)，異物のグルタチオン抱合体やグルクロン酸抱合体ならびに非抱合型のアニオン性異物はMRP2（multidrug resistance associated protein 2），そして有機カチオンや中性の化合物はMDR1（P-糖タンパク質）によって胆汁排泄される（図A.10）.

異物の体外排泄の主経路である尿中および胆汁中排泄は，ある特定の化学物質または代謝物で大きく異なることがある．その理由は，肝臓と腎臓に分布する各種トランスポーターの異物の認識・輸送の振り分けによって，あるものは尿中排泄型に，あるものは胆汁排泄型になるためである.

3.3　乳汁中への排泄

化学物質が乳汁（pH 約 6.5）中へ排泄される機構は，血漿中の脂溶性非解離型化学物質による脂質膜を介しての拡散による濃度依存的透過である．したがって，水溶性解離型以外の化学物質であればすべて血中から乳汁中へ移行すると考えられている．事実これまでにも多数の化学物質の乳汁中排泄が認められている．乳汁中排泄がとくに問題となる点は，生命の維持，成長のために全栄養をこれに依存している乳幼児に対する**垂直型汚染**である．とくに，**PCB**，**DDT**，**BHC**，**ディルドリン**，**ダイオキシン**などのように極性化されにくく，体内半減期が長い化学物質は乳脂に溶けて，比較的効率よく乳汁中に排泄される．この事実は人体の有機塩素化合物による汚染をモニタリングするのに，母乳が利用できることを示す.

3.4　腸管への排泄

ジギトキシン，ジゴキシン，免疫抑制薬シクロスポリン A，抗腫瘍薬ビンブラスチンなど一部の薬物は，小腸の上皮細胞刷子縁膜側に発現する P-糖タンパク質を介して小腸管腔内へ排出される．また，高脂溶性で生体内半減期の長い PCB，DDT なども腸管排泄が主経路となっている.

3.5　呼気中への排泄

呼気中への排泄はベンゼン，四塩化炭素，クロロホルム，エーテルなど**揮発性化学物質**の主要な排泄経路となっており，不揮発性物質の場合も，例えばウレタンなどでは，体内で酸化され，二酸化炭素とアンモニアとなって，二酸化炭素は呼気中にほとんど排泄される.

3.6　その他の排泄経路

体毛，爪，および皮膚表面からの汗等がある．SH 基との結合性が強い水銀，アルキル水銀，カドミウム，ヒ素等は，SH 基に富み，これら金属の蓄積部位である体毛や爪などの脱毛・脱離に伴って排泄される．例えば毛髪は血中からヒ素を不可逆的に結合するので，急性中毒や慢性中毒の重要な分析試料となる.

3.7 化学物質の腸肝循環

胆汁中へ排泄される化学物質またはその代謝物は強いアニオン性残基をもつ酸性色素や，ある値以上の分子量をもつ化学物質のアニオン性抱合体が主なものであるが，他方，脂溶性の高いDDTなどの有機塩素剤も極性化されることなく，緩慢ではあるが胆汁中に継続的に排泄されることが知られている．

胆汁は十二指腸に注ぎ，その中に含まれる化学物質の抱合体，ステロイド，ビリルビンなどの生体成分グルクロニドや硫酸抱合体は高度に解離性の水溶性分子であるため，吸収されることなく小腸，大腸内を移動する．しかし，これら抱合体は長時間にわたる腸内滞留中に**腸内嫌気性細菌**（gut flora）のもつβ-グルクロニダーゼやスルファターゼによって加水分解されて解離性親水性アニオン残基を失い，再び脂溶性化して，腸管膜から再吸収される．これを**腸肝循環**（entero-hepatic circulation）といい，化学物質はくり返しこの経路で胆汁中排泄-再吸収されるため，体内に留まる時間が延長する．このため元来，尿/胆汁中排泄比が小さい化学物質でも，腸肝循環がくり返される結果，尿中累積排泄率が見かけ上大きくなる．以上のように，化学物質の生体内濃度に及ぼす腸内細菌と腸肝循環の役割は重要である．化学物質の腸肝循環を含む吸収，排泄のアウトラインを図A.11に示す．

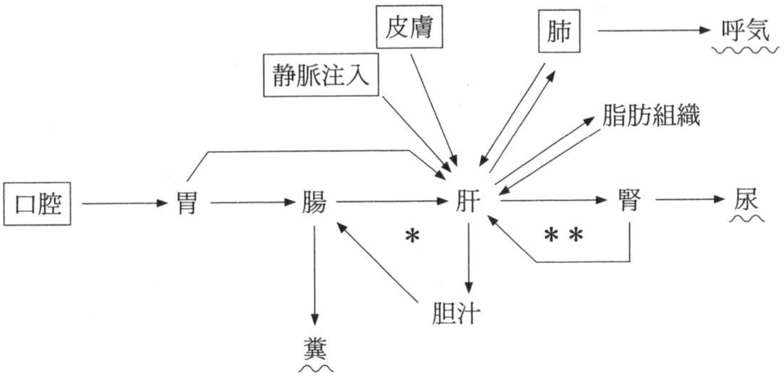

図A.11　化学物質の生体内侵入，代謝，排泄経路

□は化学物質と生体との接点．波線が下に付いているのは排泄部位．矢印で囲まれた＊部位は化学物質・代謝物の腸肝循環を示す．
＊＊部位は腎の血液ろ過機構における脂溶性化学物質の再吸収を示す．肝は最も重要な代謝の場である．

A 4. 化学物質の生体内代謝と毒性

4.1 化学物質の解毒と毒化

生体にとって異物である低分子の有機化合物が摂取されると，生体はこれを体外に排泄して体内に蓄積することを防止しようとする．生体はいわば脂質マトリックスであり，脂溶性の低分子有機化合物が摂取されると，これらが極性化され，水溶性にならない限り体内にとどまり続ける．脂溶性低分子有機化合物に対して生体がもっている体内蓄積防御機構が薬物代謝酵素系である．

化学物質の生体内代謝と生理作用，毒性発現機構に関する研究は，はじめのうちは医薬品について詳しく研究されてきた．しかし，発癌性有機化合物の代謝活性化と解毒機構の研究にみられるように，医薬品以外の種々の化学物質でも，生体内代謝を抜きにしてその毒作用の本質を語ることはできないことが明らかになってきた．

生体内代謝で極性化され水溶性となった化学物質の代謝物は，特殊なものを除いては生体の諸器官と相互作用せず，一般に生理活性，毒性などを失う．化学物質の多くがこの例に従うために，古くから生体，とくに化学物質の代謝の主要な場である肝は，化学物質を**解毒**（detoxication）するといわれてきた．しかし，やがて化学物質が代謝される過程で化学的に不安定な，反応性に富む活性中間体を経る例が数多く知られるようになった．とくに環境に存在する数多くの発癌物質は，99％以上それら自身に発癌性はなく，生体内で代謝されて**発癌性本態**（ultimate carcinogen）になる．そのほかにも，生体内代謝の結果，**毒化**（toxification）または**活性化**（activation）される化学物質が数多く知られている．化学物質の**代謝的活性化**（metabolic activation または bioactivation）と不活性化のいくつかの例を図 A.12 に示す．

赤色のアゾ色素**プロントシル**（prontosil）は，人類が最初に手にした化学療法剤であるスルファニルアミドの発見につながったものとして，薬物代謝研究史上できわめて意義深い．プロントシルは *in vitro* では抗菌作用をほとんど示さないが，*in vivo* では細菌性疾患に対して卓効を現す．しかし，同時に強い**溶血性メトヘモグロビン血症**も併発し，副作用が強かった．この事実から，生体がプロントシルを活性化する機構をもつことが想定され，尿から現在のサルファ剤のひな型である**スルファニルアミド**（sulfanyl amide）が単離された．スルファニルアミドは *in vitro* でも *in vivo* でも直接強い抗菌作用を示す．しかも生体に投与してもプロントシルがもつ強いメトヘモグロビン血症作用を示さない．プロントシルのメトヘモグロビン血症作用は，その後代謝によって生成する**トリアミノベンゼン**に由来することが明らかにされた．

サルファ剤は細菌における *p*-アミノ安息香酸から葉酸合成の拮抗的阻害剤であるが，生体内で N^4-アセチル体，または N^1-グルクロニドとなり，その作用を失い排泄される．したがってこの両反応は，代謝的不活性化である．一方少量ではあるが，N^4-の酸化成績体であるヒドロキシルアミンが生成し，これはタンパク質に対して共有結合をするために，サルファ剤の副作用である光感作性アレルギー原因物質となると推定されている．したがって後者の反応は代謝的毒化反応である．

アニリンはその毒性（メトヘモグロビン血症および発癌性の疑い）のために厳しい排出規制を受けている化学工業上重要な化合物であるが，それ自身は毒性前駆体であり，毒性は生体内代謝物によって発現される．すなわちアニリンの *N*-酸化で生成する**フェニルヒドロキシルアミン**は強力な溶血性メトヘモグロビン血症作用を呈し，***p*-アミノフェノール**も同様な作用をもつ．しかしこれら代謝的活性化産物は尿中にはほとんど抱合体として排泄され，これら抱合体には上述の毒性作用はない．したがって尿中代謝物を対象とするかぎり代謝的不活性化産物といえる．

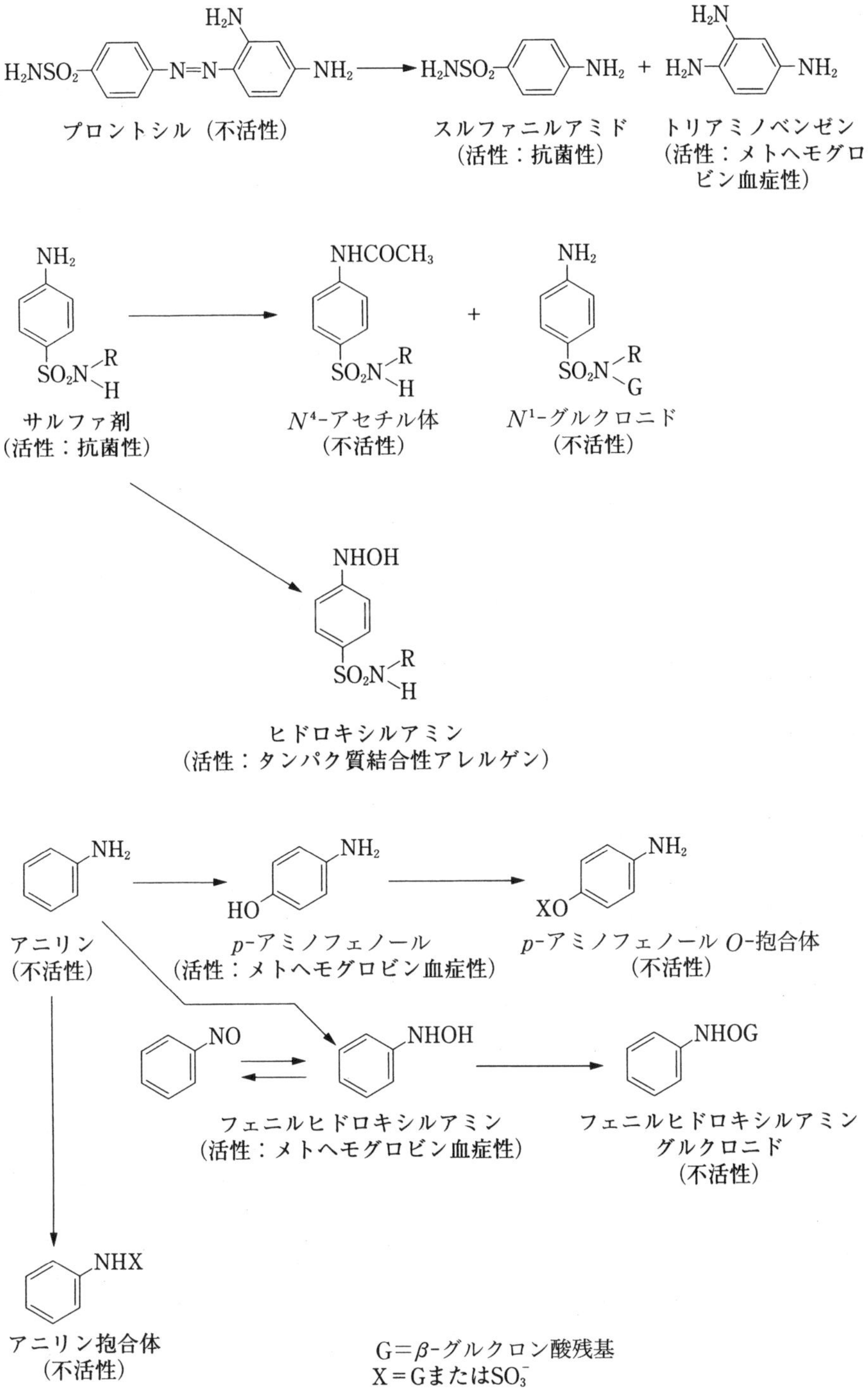

プロントシル（不活性）
スルファニルアミド
（活性：抗菌性）
トリアミノベンゼン
（活性：メトヘモグロビン血症性）
サルファ剤
（活性：抗菌性）
N^4-アセチル体
（不活性）
N^1-グルクロニド
（不活性）
ヒドロキシルアミン
（活性：タンパク質結合性アレルゲン）
アニリン
（不活性）
p-アミノフェノール
（活性：メトヘモグロビン血症性）
p-アミノフェノール O-抱合体
（不活性）
フェニルヒドロキシルアミン
（活性：メトヘモグロビン血症性）
フェニルヒドロキシルアミン
グルクロニド
（不活性）
アニリン抱合体
（不活性）
G＝β-グルクロン酸残基
X＝GまたはSO_3^-

図 A.12　化学物質の生体内活性化と不活性化の例

4.2　化学物質の生体内代謝様式：酸化

化学物質の極性化段階を大別すると二つに分かれる．一つは**第I相反応**（phase I reaction）と呼ばれる主として酸化による被抱合官能基の導入であり，他はこの官能基に対する**第II相反応**（phase II reaction）と呼ばれる抱合反応である．抱合体はいくつかの例外を除いて，いずれも水溶性であり，ある種の発癌物質にみられるように，抱合体が脱離性をもち，その結果強い親電子試薬とならない限り，一般に生体に対する相互作用をもたず，体液とともに体外へ排泄される．したがって，酸化反応は化学物質の極性化のいわば引き金的役割を果たしているとみなすことができる．化学物質がもともと被抱合官能基をもつ場合は，そのまま抱合体となって同様に排泄される．しかし，この種の化学物質も脂溶性であるため抱合体形成の前に，ある割合で酸化反応を受けることが多い．

化学物質の酸化は主として肝の**小胞体膜**（endoplasmic reticulum, ER；遠心分離分画としてはミクロソーム（microsomes）画分と呼ばれる）に存在する**一酸素原子添加酵素（シトクロムP-450）**によって触媒される．この酵素は補酵素としてNADPHを要求し，酸素源としては酸素分子（O_2）が利用される．

4.2.1　エポキシ化

脂肪族および芳香族炭素-炭素二重結合に対する一酸素原子添加反応で，それぞれ反応性に富む含酸素3員環エポキシドを生じ，親電子剤となって生体組織タンパク質およびDNAなどと不可逆な共有結合を形成するため，組織の壊死，変異原性または発癌性を示す（図A.13）．

オレフィン（olefin）および**アレーン**（arene）から生成するエポキシドは，肝小胞体の**エポキシド**

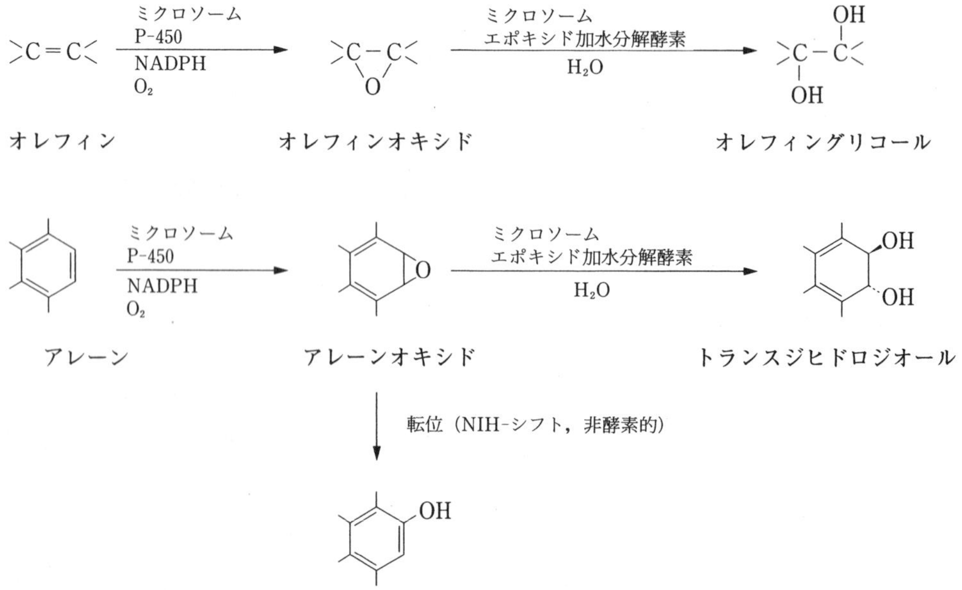

図A.13　ミクロソームにおけるエポキシドの生成と加水分解反応

加水分解酵素（epoxide hydrolase）によってただちに加水分解され，尿中には対応する極性なグリコールまたはそのグルクロン酸抱合体として現れる．芳香族のエポキシドである**アレーンオキシド**はとくに不安定で，一部は転位してフェノール類となり，これらの抱合体として尿中に排泄されるため，古くは芳香族化合物の重要な酸化反応として芳香族水酸化反応と呼ばれていた．しかし生成するアレーンオキシドが安定なものではフェノールを与えず，エポキシド加水分解酵素による水解産物であるトランスジヒドロジオールのみを与えるものもあるので，芳香族水酸化の名称は適当ではない．アレーンオキシドよりフェノールへの非酵素的転位はジエノン-フェノール転位機構で進行し，**NIH シフト**を伴う．

4.2.2　脂肪族水酸化

脂肪鎖または脂環状化合物に対しては酸素原子の導入が起こりアルコールが生成する（図 A.14）．脂肪鎖に対しては鎖端メチル基に対する酸化（***ω*-位酸化**）とメチル基炭素の一つ内側の炭素の酸化（***ω*-1 位酸化**）が一般的であるが，おおむね後者の酸化成績体のほうが優位に生成する．脂環状炭化水素では立体障害が最も少ない位置の炭素に酸化が起こる．脂環状炭化水素中に二重結合があると，上記エポキシ化のほかに，電子密度の高いアリル位に酸化が起こりやすい．同様な理由で，ベンジル位脂肪鎖炭素は酸化が起こりやすい部位である．

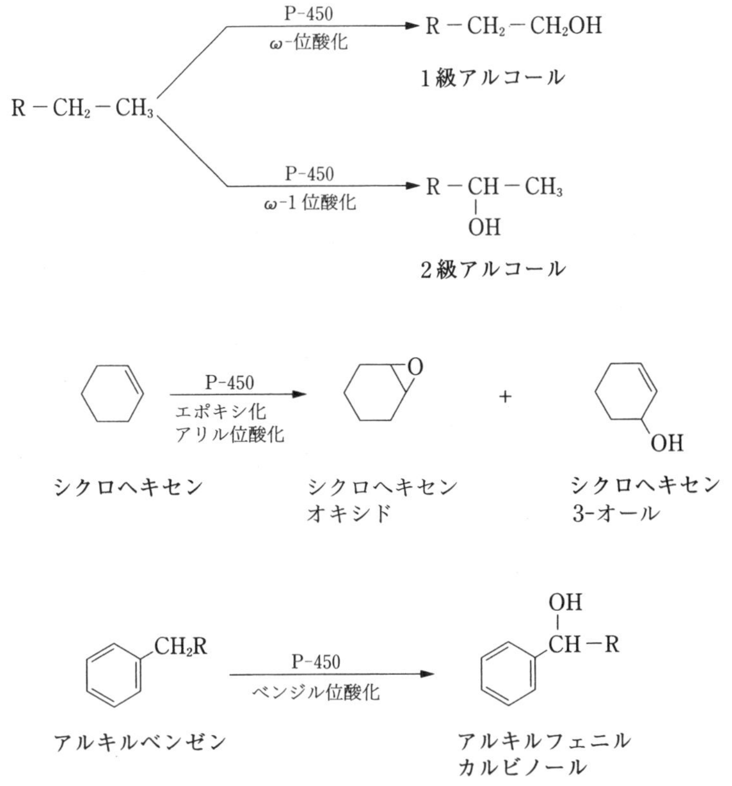

図 A.14　ミクロソームにおける脂肪族水酸化反応

4.2.3 ヘテロ原子の α–位炭素酸化

アルキル鎖のうちでもN，O，Sなどヘテロ原子の α–位炭素は酸化されやすく，不安定な水酸化中間体を経て転位開裂する．しかし，これら中間体は親電子性をもたない．

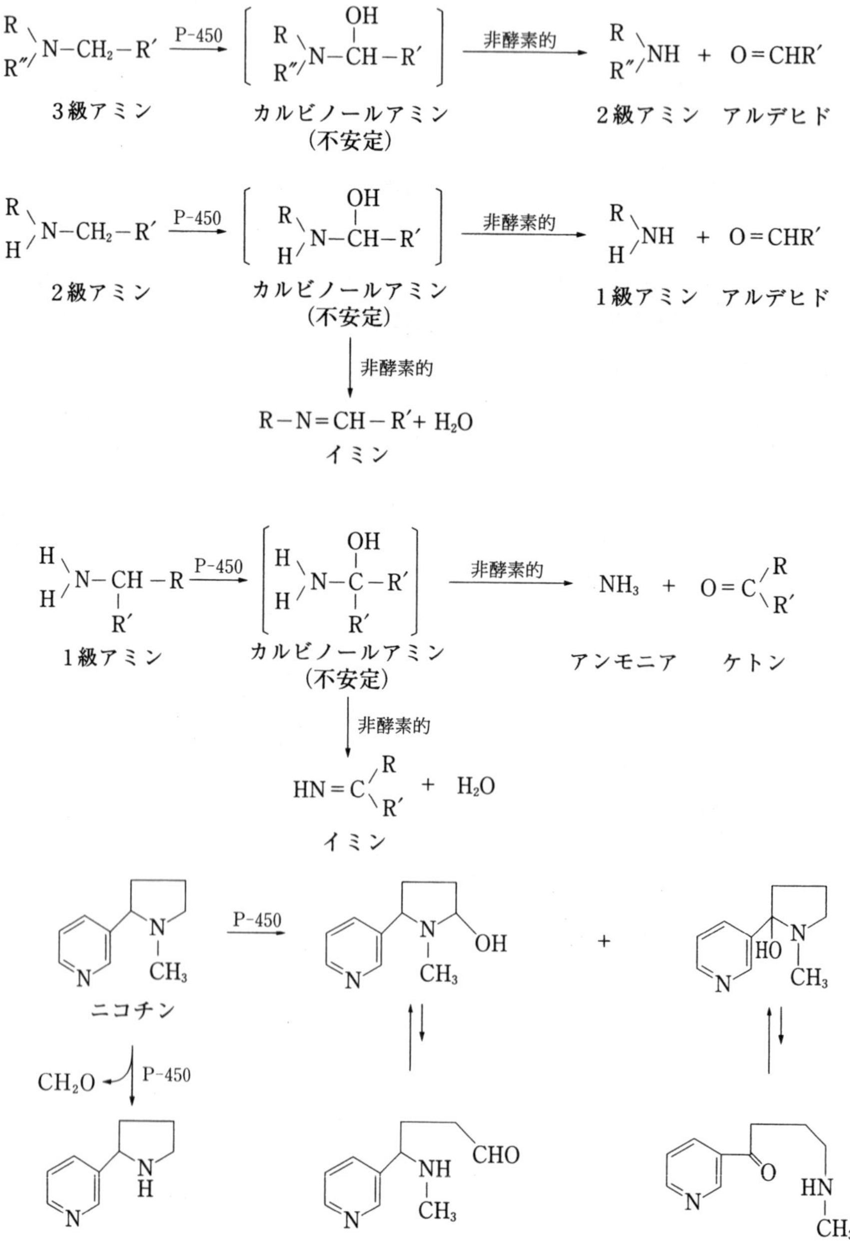

図 A.15　ミクロソームにおける *N*–脱アルキル化反応

a）*N*-脱アルキル化反応（図 A.15）

N-脱アルキル化反応はアミンを分子中にもつ医薬品やアルカロイドの代謝にとってきわめて重要である．とくに医薬品の場合は*N*-メチル基または*N,N*-ジメチル基をもつものが多く，*N*-脱アルキル化（メチル基はホルムアルデヒドとして脱離）は優位に起こる生体内反応である．例えばタバコ葉アルカロイドの**ニコチン**では*N*のα-位炭素は3個あり，このいずれにも酸化が起こった代謝物が生成する（図 E.23）．

b）*O*-脱アルキル化反応（図 A.16）

アルキルアリールエーテル類はこの開裂反応を受け，ジアルキルエーテル類はこの反応を受けない．生成物はフェノールとアルデヒドである．医薬品は芳香環にメトキシまたはエトキシ基をもつものが多く，エーテルの酸化的開裂は*N*-脱アルキル化と同様に薬物の主代謝反応の一つとなっている．例えばフェナセチン（解熱鎮痛抗炎症薬）では活性本態**アセトアミノフェン**が主代謝物であり，尿中にはこのものの（フェノール水酸基に対する）抱合体として排泄される．

c）*S*-脱アルキル化反応（図 A.17）

アルキルアリールスルフィドがこの開裂反応を受ける．生成物はチオフェノールとアルデヒドである．

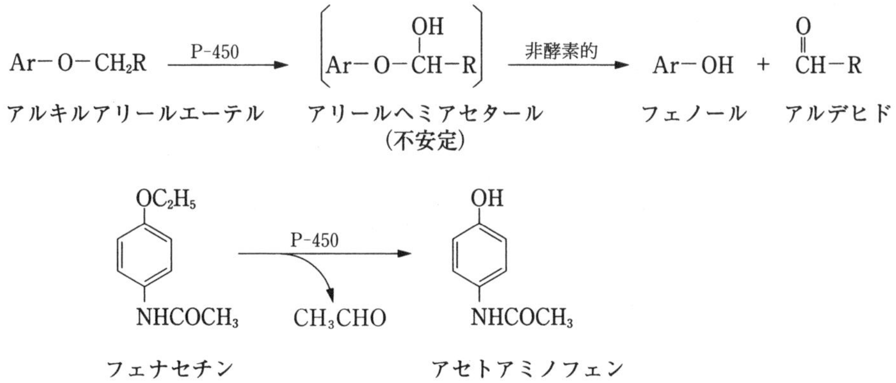

図 A.16　ミクロソームにおける *O*-脱アルキル化反応

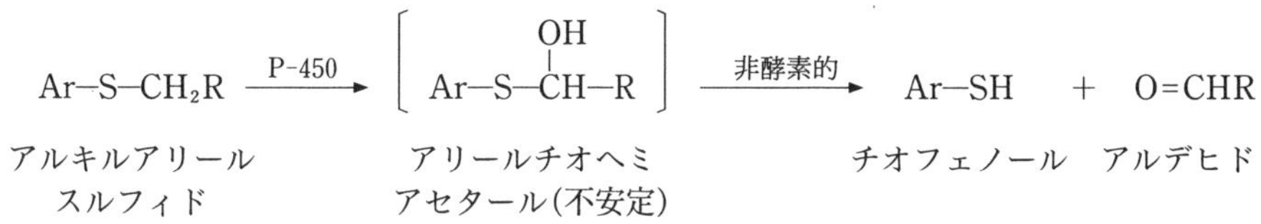

図 A.17　ミクロソームにおける *S*-脱アルキル化反応

4.2.4　ヘテロ原子の酸化

化学物質のN，Sなどのヘテロ原子は，化学的酸化試薬に対する挙動と同様に，生体内でもシトクロムP-450やミクロソームの**フラビン含有モノオキシゲナーゼ**（flavine-containing monooxygenase, **FMO**）による酸化を受けやすい．FMOはモノマー分子量が約65,000で補欠分子族としてモノマー1分子あたり1モルのFADを含有する多量体タンパク質である．電子供与体としてNADPHが利用され，分子状酸素の存在下，一酸素原子添加反応を触媒する．現在までにFMO1からFMO5の5分子種が知られており，ラットなど実験動物ではFMO1が主要分子種であるのに対して，ヒト成人肝では，FMO1の発現は認められず，FMO3が主要分子種である．

a）アミンの酸化（図A.18）

アミンの酸化は1級アミンではメトヘモグロビン血症性のヒドロキシルアミンを生じ，さらにこれが抱合反応を受けて反応性に富む発癌活性本態に変化するので，代表的な代謝的毒化反応の一つに数えられている．2級アミンの場合は生成するヒドロキシルアミンが同様に抱合反応を受けて，発癌活性本態となる．3級アミンでは安定な*N*-オキシドを与える．例えば図A.19に示すように***N,N*-ジメチル-4-アミノアゾベンゼン**（**DAB**，バターイエロー）の脱メチル化で生成する***N*-メチル-4-アミノアゾベンゼン**（**MAB**）は，生体内でさらに*N*-酸化を受け*N*-ヒドロキシ-MABになるが，これはさらに硫酸抱合またはアセチル抱合を受けることによって発癌活性本態となる．3級アミンから生成す

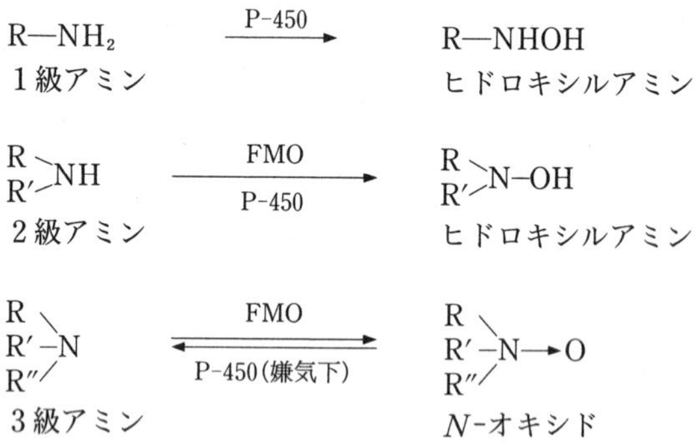

図A.18　ミクロソームにおけるアミンの酸化反応

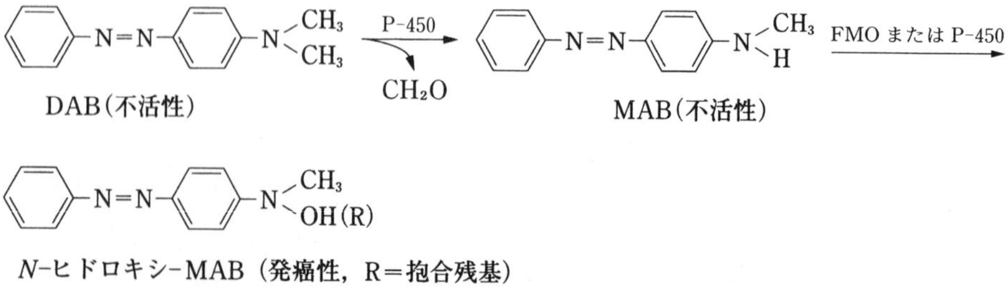

図A.19　肝ミクロソームにおける肝発癌物質DABの代謝

る*N*-オキシドは安定であり，しかも極性が比較的大きいため，この型で尿中に排泄される．P-450は嫌気下では*N*-オキシドを脱酸素化する．したがって3級アミンの*N*-オキシド生成反応とオキシドの脱酸素化反応は生体内酸素分圧の大きさに支配される平衡反応である．なおアミン，とくに2および3級アミンは**フラビン酵素 FMO** によって主として酸化される．

b）*S*-オキシド生成（図 4.20）

ジアルキルスルフィドは対応するスルホキシドを経てさらにスルホンへと代謝される．含硫化合物では，この反応成績体は主代謝物である場合が多い．例えば図 A.21 に示すように，クロルプロマジン（トランキライザー）などフェノチアジン系薬物では，スルホキシドが主代謝物であり，その他スルホン，*N*-オキシド，*N*-脱メチル体などが尿中に排泄される．この *S*-酸化反応は肝ミクロソームのフラビン酵素 FMO によって触媒される．

c）脱　硫（図 A.22）

パラチオン（parathion）をはじめ多くの有機リン系殺虫薬の代謝的活性化を伴う脱硫反応のほか，チオバルビツール酸類，チオ尿素系化合物などの脱硫反応が知られている．

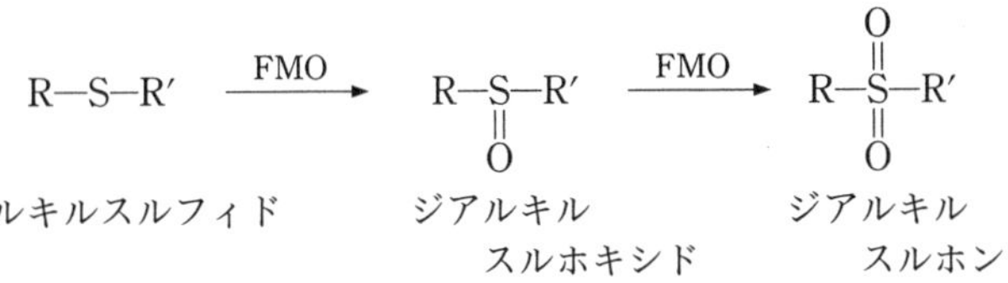

図 A.20　ミクロソームにおける *S*-オキシドの生成

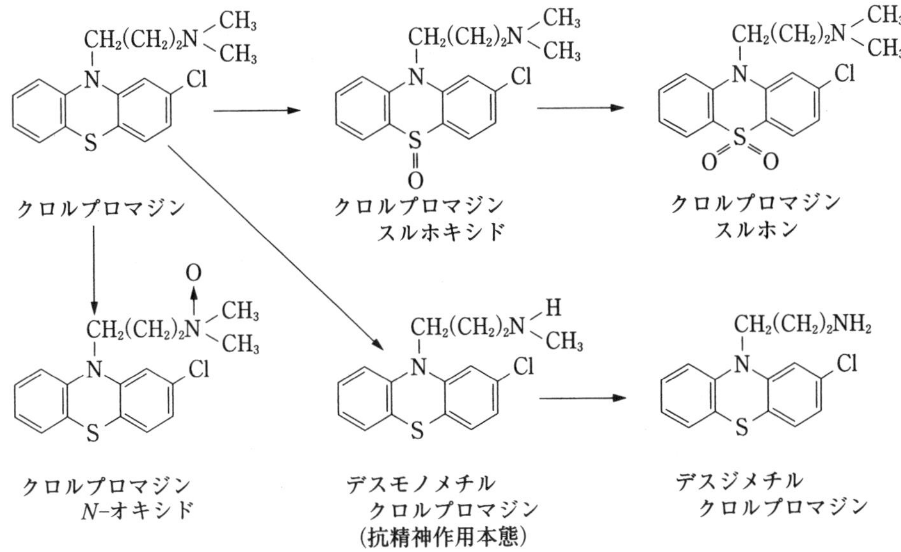

図 A.21　ミクロソームにおけるクロルプロマジンの代謝

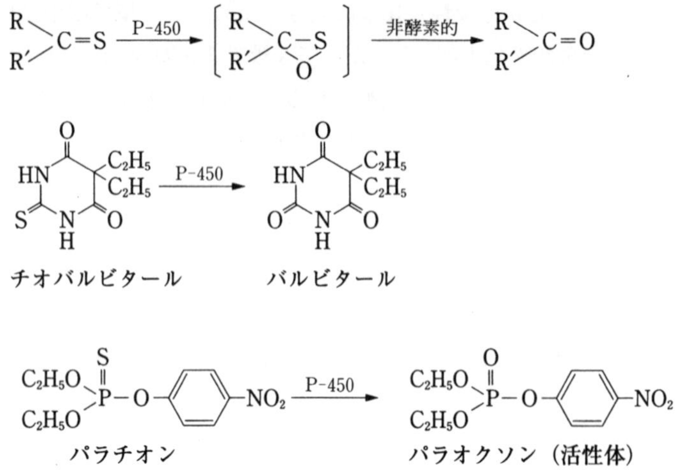

図 A.22　ミクロソームにおける脱硫反応

4.2.5　その他の反応

以下に示す反応は肝ミクロソーム P-450，NADPH，O_2 によって進行する．

a）*gem*-ジオール生成（図 A.23）

肝ミクロソーム中にはエタノールによって誘導される P-450（CYP2E）があり，とくにエタノールを良好な基質とし，アセトアルデヒドの生成を触媒する．この肝ミクロソームにおけるエタノール酸化 P-450 を **MEOS**（microsomal ethanol-oxidizing system）と称し，アルコール中毒患者においてはこの活性が高レベルになっている．*gem*-ジオールを経由する P-450 酸化反応は，各種アルコールからアルデヒドまたはケトン生成反応で広く知られているが，MEOS 以外の P-450 でもこのタイプの反応が起こる．

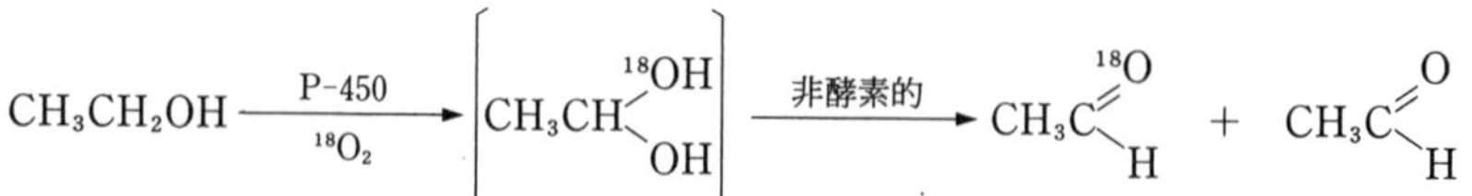

エタノール　　1,1-ジヒドロキシエタン　　アセトアルデヒド（$M^+/M^++2=1$）

図 A.23　MEOS によるエタノールの酸化

b）酸化的脱ハロゲン化水素（図 A.24）

DDT，BHC などは生体内で脱 HCl されるが，この反応によって極性が大きくならないため，例えば摂取された DDT は，ヒトにおいては，DDE の形で体内に貯留する（図 C.31）．この反応は P-450 によるフリーラジカル生成機構で進行する．

揮発性吸入麻酔薬ハロタン（halothane），メトキシフルラン（methoxyflurane）などは脱ハロゲン

$$CF_3CHBrCl \xrightarrow{\text{P-450}} CF_3COOH$$

ハロタン　　　　トリフルオロ酢酸

$$CHCl_2CF_2OCH_3 \xrightarrow{\text{P-450}} CHCl_2COOH$$

メトキシフルラン　　　　ジクロロ酢酸

図 A.24　ミクロソームにおける酸化的脱ハロゲン化反応

化され，それぞれトリフルオロ酢酸，ジクロロ酢酸になるが，フリーラジカル生成を伴ってこの反応が進行する．

4.3　化学物質の生体内代謝様式：還元

化学物質の酸化に比べると，還元（reduction）は化学物質の特殊な官能基に対して起こる．後で述べる腸内細菌の役割を除けば，ニトロ基，アゾ基，アレンオキシドおよびカルボニル基などの還元が代表的なものである．ニトロ基およびアゾ基の還元は生体臓器では嫌気条件下，肝のミクロソーム画分のシトクロム P-450 および NADPH-シトクロム P-450-還元酵素（NADPH-cytochrome P-450 reductase，fp₂）または肝可溶性画分のキサンチンオキシダーゼ（xanthine oxidase）および NAD(P)H キノン酸化還元酵素（NQO，DT-ジアホラーゼ）によって触媒され，アレンオキシドの還元は嫌気条件下で肝ミクロソーム還元型 P-450 によって触媒される脱酸素化反応である（図 A.25）．図 A.12 に示したプロントシルの代謝はアゾ基の還元的開裂によるアミン生成の例である．

多くの化学物質のカルボニル基が好気条件下で可溶性画分に存在する脱水素酵素（dehydrogenase）

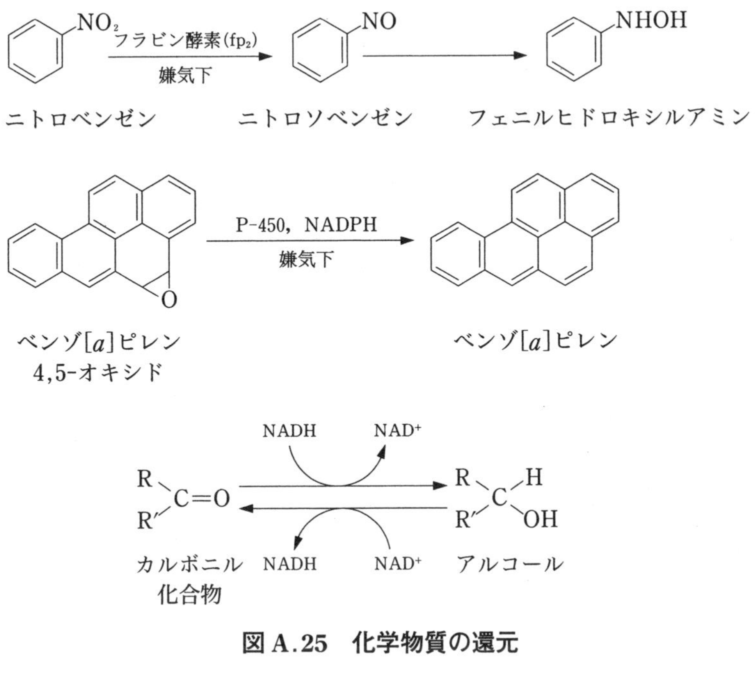

図 A.25　化学物質の還元

によってアルコールに還元される．この反応には各種脱水素酵素が関与するが，電子供与補酵素はNADHであり，しばしばNADPHも用いられる．脱水素酵素活性は各種臓器の主として可溶性画分に分布しているが，肝で最も比活性が高い．この反応は可逆的であり，アルコールとカルボニル化合物との間の平衡がいずれの方向へ進行するほうが有利かは，脱水素酵素に対する両種化合物のK_m値で決まる．しかし，生体内では，アルコール性官能基は，被抱合性残基であるので，生成するアルコールが抱合を受けて平衡反応系外に除去されるときは，還元が一方的に起こる．カルボニル化合物がアルデヒドのときは，カルボン酸に酸化される系（アルデヒドデヒドロゲナーゼ）との共役により，反応が酸化の方向に進行する場合が多い．

4.4　化学物質の生体内代謝様式：加水分解

各種カルボン酸エステル，アミド類は**カルボキシルエステラーゼ**（carboxylesterase）によって加水分解される（図A.26）．肝はこれらの酵素活性が最も高い臓器の一つである．肝では，これらの酵素は，主としてミクロソーム画分に分布する．カルボキシルエステラーゼ活性は体組織中いたるところに存在し，血球中，腸粘膜中などにも強い活性が存在する．なお，サリチル酸はアセチルサリチル酸（アスピリン）およびサリチル酸メチルの解熱鎮痛抗炎症作用活性本態である．

4.5　化学物質の生体内代謝様式：抱合

抱合反応（conjugation）は脂溶性化学物質または代謝物を水溶性にして体外に排泄するために必須な反応である．抱合反応の最も代表的なものは，(i) グルクロン酸抱合，(ii) 硫酸抱合，(iii) グルタチオン抱合，(iv) アセチル基抱合，(v) グリシン抱合などであり，そのほかにも，(vi) グルタミン抱合，(vii) オルニチン抱合，(viii) リン酸抱合などが知られている．

化学物質に対する抱合反応は脂溶性生体成分に対しても起こり，例えば，ステロイドホルモン，ビリルビン，胆汁酸などの体内動態に重要な役割を果たしている．

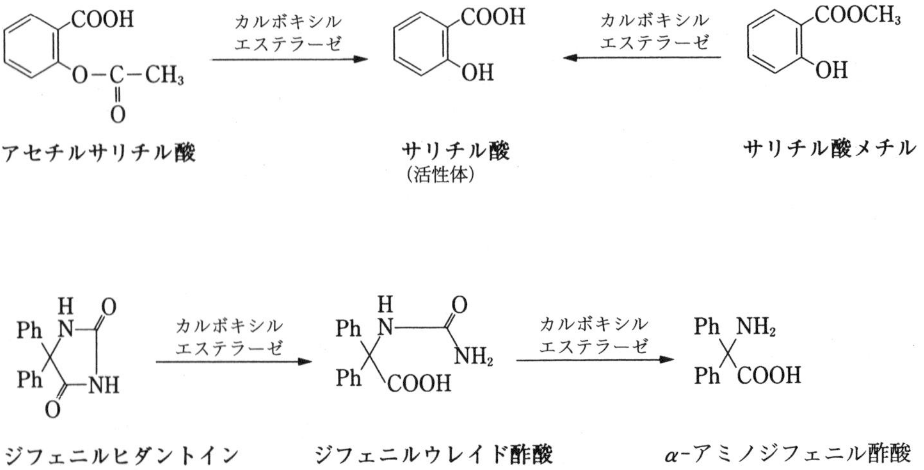

図A.26　薬物の加水分解

a）グルクロン酸抱合

化学物質の解離性水素をもつ官能基に対して，ミクロソームの**UDP-グルクロン酸転移酵素**（UDP-glucuronosyl transferase，UGT）の作用で，**補酵素UDPGA**（uridine diphosphate-α-D-glucuronic acid）から活性グルクロン酸残基が転移される反応である（図A.27）．UDPGAのグルクロン酸結合は$C_1\alpha$-結合であるが，化学物質HXの解離残基X^-がC_1に対してβ-側から背面攻撃してこの抱合反応が完結するために，生成するのはβ-グルクロニド（β-glucuronide）である．なお，この反応に利用される**UDPGA**は，グルコース-1-リン酸から生合成される．UDP-グルクロン酸転移酵素は肝や腎で活性が高い．この酵素は主に肝臓の小胞体に局在する膜結合性タンパク質でいくつかのアイソザイムとして存在し，生体内因性物質（ビリルビン，ステロイド，甲状腺ホルモンなど）や外来性異物（薬物，食品添加物，環境汚染物質など）などの各種基質に対して，役割を分担し合っている．図A.28にグルクロン酸抱合の例を示す．

UGTアイソザイムはその一次構造から二つの遺伝子ファミリー（UGT1とUGT2）に分類されている．また，UGT2ファミリーはさらに二つのサブファミリー（2Aおよび2B）に分類される．**UGT1ファミリー**はフェノール類やビリルビンの他，アミノ基やカルボキシル基をもつ薬物など様々な化合

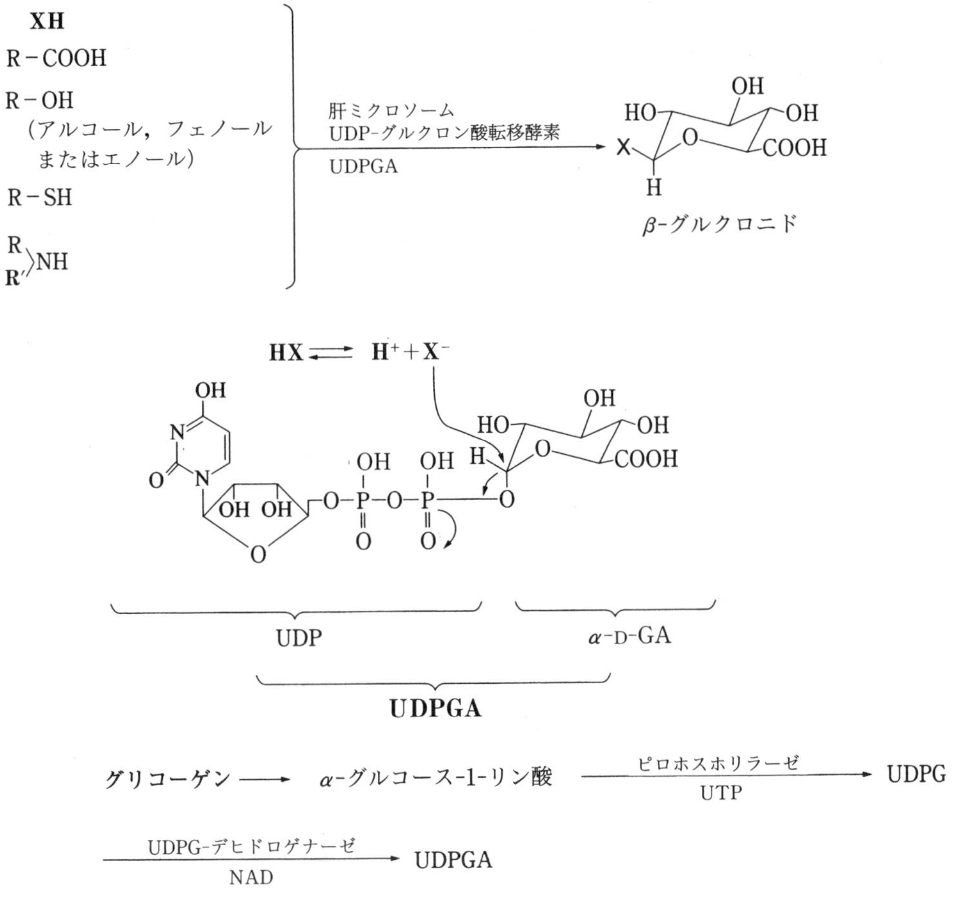

図A.27　UDPGAの生合成

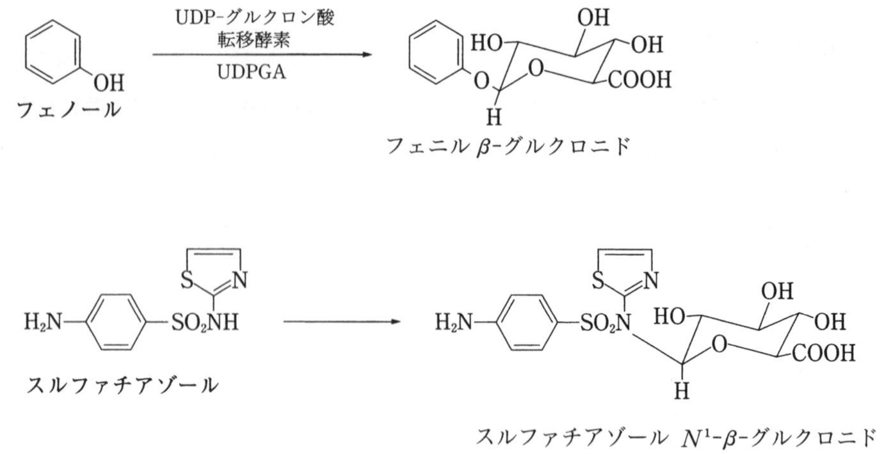

図 A.28　グルクロン酸抱合の例

物を基質とするUGT分子種から構成されている．これに対し**UGT2ファミリー**は，嗅覚器に特異的に発現し臭い物質の抱合による無臭化・除去に関与するUGT2Aサブファミリーと，ステロイドホルモンや胆汁酸ならびにモルヒネなど薬物の抱合に関与するUGT2Bサブファミリーから構成されている．ビリルビンのグルクロン酸抱合を触媒するUGT1は一つの遺伝子であるが，異なったスプライシングにより，同一アミノ酸配列をC-末端側半分にもつ複数のUGT分子種を発現する（図A.29）.

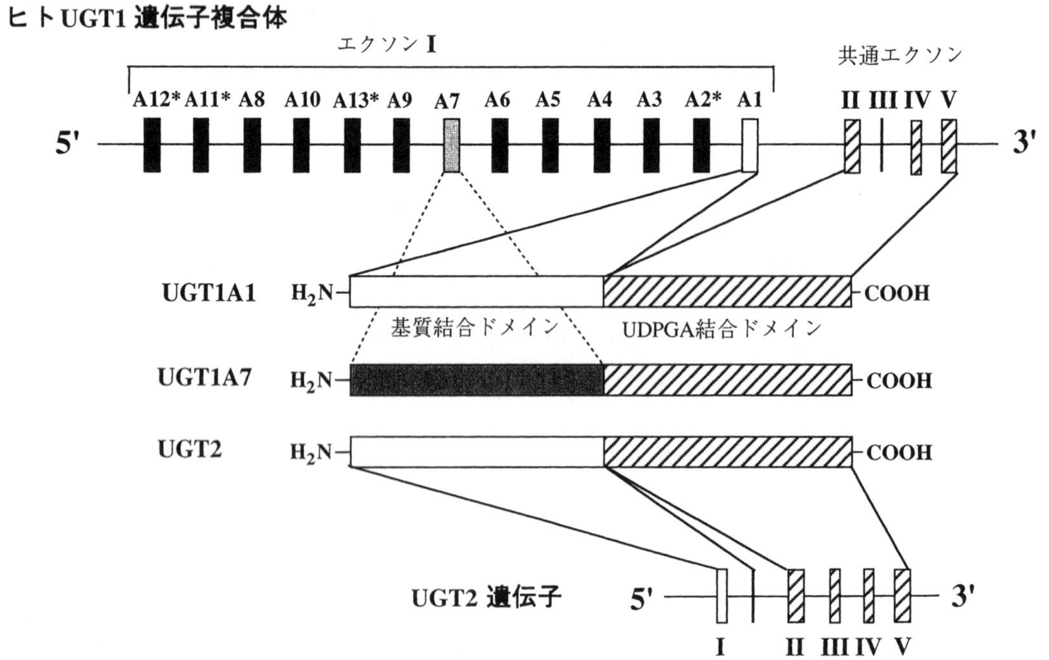

図 A.29　ヒトUDP-グルクロノシルトランスフェラーゼ遺伝子の構造とシス選択的スプライシング機構

UGT1とUGT2の両者でUDPGA結合ドメイン（図中の斜線部）に高い相同性が見られる．A2*，A11*，A12*ならびにA13*は偽遺伝子.

例えば，ヒトのUGT1遺伝子は，基質の結合ドメインとなるN-末端側をコードする13のプロモーター/エクソンI（A1～A13）と補酵素UDPGAの結合ドメインが存在するC-末端側をコードする四つのエクソンII～Vで構成されている．この遺伝子複合体からつくられる分子種は，第一エクソンの選択的な使い分けによってN-末端側のアミノ酸配列が異なり共通のC-末端側（エクソンII～V）をもつキメラタンパク質（UGT1A1，UGT1A2等）である．これに対してUGT2ファミリーはそれぞれ6個のエクソンからなる独立した遺伝子座からつくられる（図A.29）.

b）硫酸抱合

含硫アミノ酸（システイン，メチオニンなど）のイオウの代謝最終産物として，尿中には硫酸ナトリウムまたはカリウムが排出されているが，この一部は生体内でATPにより活性化されて，いわゆる**活性硫酸 PAPS**（3′-phosphoadenosine 5′-phosphosulfate）の合成に利用される．PAPSは化学物質の水酸基，アミノ基，スルフヒドリル基などに対する**硫酸転移酵素**（sulfotransferase）（またはPAP-硫酸転移酵素）の補酵素となる．この酵素は細胞質中に分布しており，肝だけではなく，小腸，腎などすべての臓器に存在する．硫酸抱合反応は，基質XHより生じるX^-がPAPSのSO_3^-残基のSを求核的に攻撃することによって進行するという点で，グルクロン酸抱合反応と類似している（図A.30）.スルフヒドリル基をもつメルカプタン類は，アルコール，フェノール，アミン類よりも大きな求核性をもつにもかかわらず，硫酸抱合を受けないとされてきた．しかしその後の研究により*S*-スルホネートが，基質SH基と速やかに反応してジスルフィドを形成してしまうために，従来はこの反応が進行しないとみなされていたことが明らかにされた．化学物質の水酸基のうちフェノール性水酸基が最もこの抱合体を形成しやすく，アルコール性水酸基はグルクロン酸抱合体を形成しやすい.

化学物質の硫酸抱合を触媒するスルホトランスフェラーゼは，いくつかのアイソザイムによって成り立っており，これまではその基質特異性からフェノール（アリール）スルホトランスフェラーゼ，エストロゲンスルホトランスフェラーゼ，胆汁酸スルホトランスフェラーゼ，そしてヒドロキシステロイドスルホトランスフェラーゼなどに分類されていたが，現在ではそれら分子種のアミノ酸配列の相同性から，**SULT1ファミリー**と**SULT2ファミリー**に大別されている．前者のSULT1ファミリーは，フェノール（アリール）スルホトランスフェラーゼとエストロゲンスルホトランスフェラーゼが，後者のSULT2ファミリーには胆汁酸スルホトランスフェラーゼとヒドロキシステロイドスルホトランスフェラーゼが分類される．さらにこれらのファミリーの中でアミノ酸配列が60％以上一致するグループをサブファミリーとし，それぞれA，B，Cと順に命名されている．現在，SULT1ファミリーは，SULT1A，SULT1B，SULT1C，SULT1D，SULT1Eの5種類，そしてSULT2ファミリーは，SULT2AとSULT2Bの2種類のサブファミリーにより構成されており，ヒト肝臓中ではSULT1ファミリーで5種（SULT1A1，SULT1A2，SULT1A3，SULT1B1，SULT1E1），SULT2ファミリーで1種類（SULT2A1）の分子種の発現が確認されている．これらサブファミリーの代表的な基質の一例を図A.31に示す.

c）グルタチオン抱合とメルカプツール酸

ハロゲン化アルキルや反応性に富むハロゲンをもつ芳香族化合物，または代謝によって生成するエポキシドなどは，肝，腎などの可溶性画分の二量体酵素**グルタチオン *S*-転移酵素**（glutathione

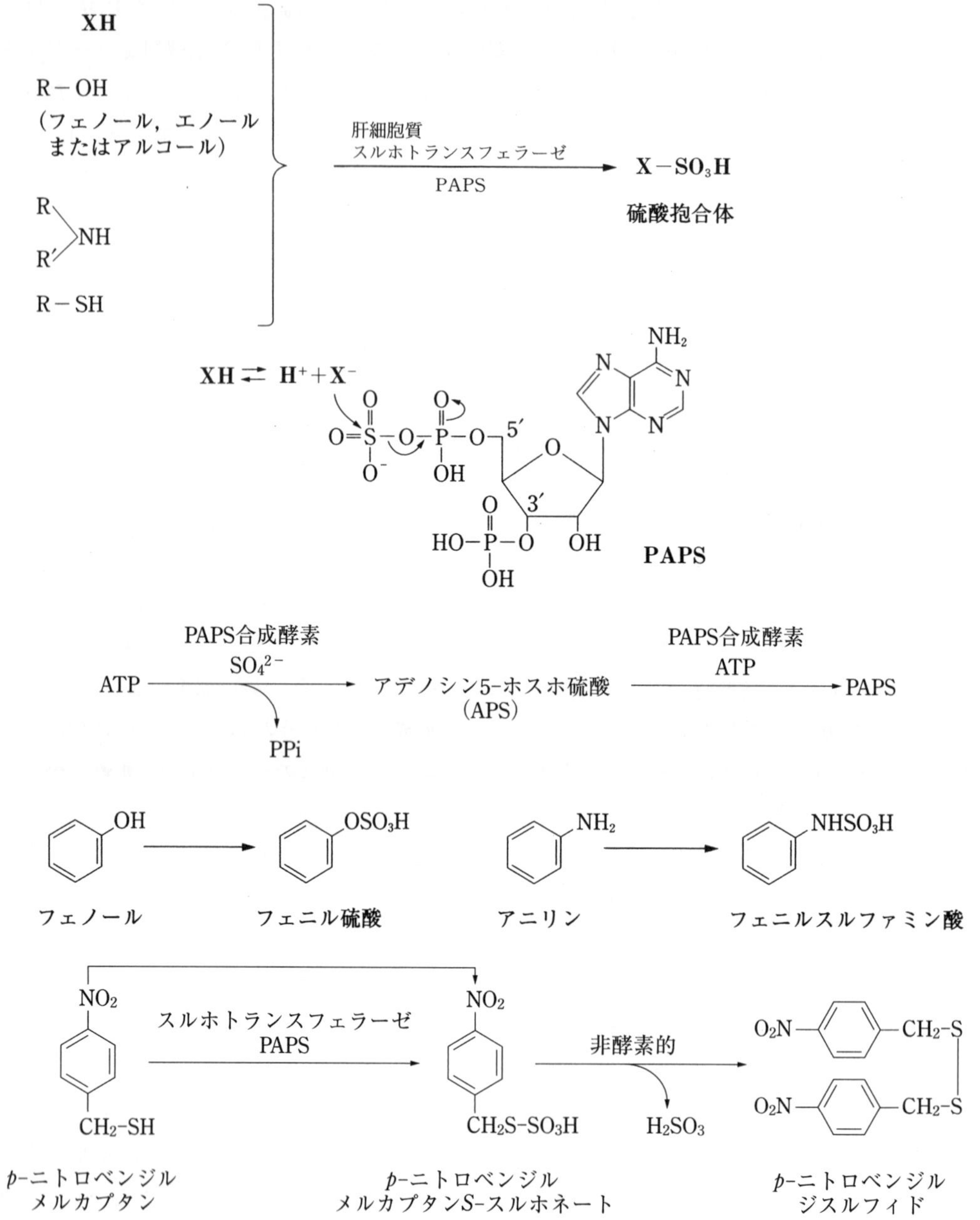

図 A.30　PAPS の生合成と硫酸抱合の例

(GSH) *S*-transferase，GST）によって**グルタチオン抱合体**（GSH-conjugate）を形成する（図 A.32）．グルタチオン（GSH：γ-グルタミル-システイニル-グリシン）においては，システインの SH が抱合反応の中心的役割を果たしており，GSH 抱合体が尿中に排出されるまでに肝，腎などで図 A.32 に示すように水解され，システイン抱合体となるが，これは**アセチルトランスフェラーゼ**（acetyltransferase）によって *N*-アセチル化され，尿中には**メルカプツール酸**（mercapturic acid）の形で排泄される．抱合体が胆汁から排泄されるときは，メルカプツール酸を除くいずれの中間体もすべて検出される．

グルタチオンの GS^- が攻撃する化学物質の炭素はカルボニウムイオンを形成しやすい部位であ

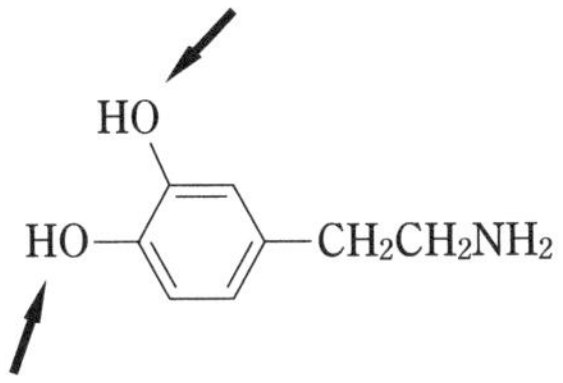

ドパミン（SULT1A）

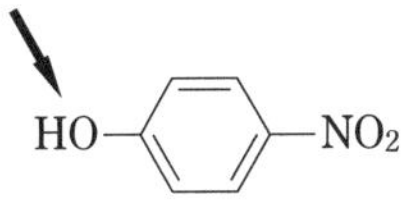

4-ニトロフェノール（SULT1A）

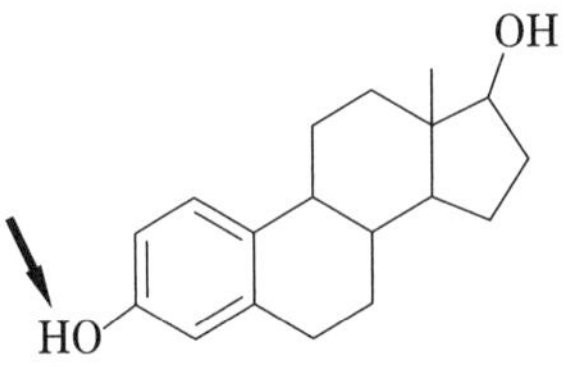

β-エストラジオール（SULT1E）

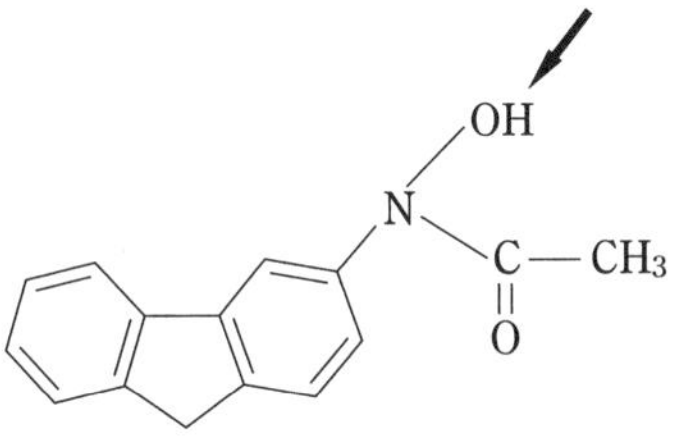

N-ヒドロキシ-2-アセチルアミノフルオレン（SULT1C）

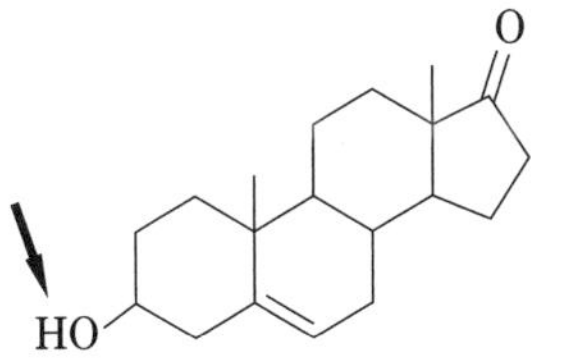

デヒドロエピアンドロステロン（SULT2A）

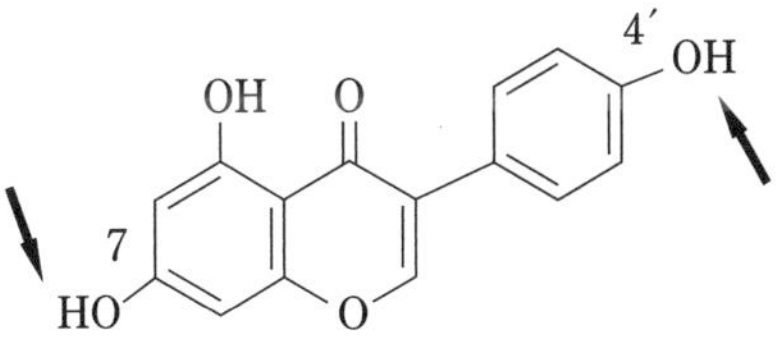

ゲニステイン（SULT1A）

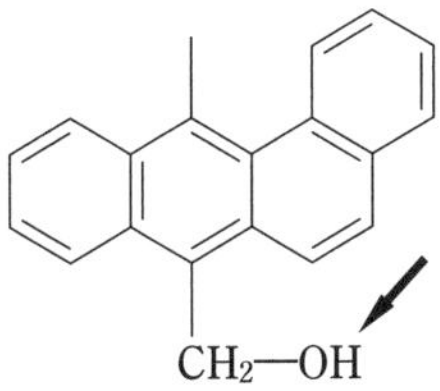

7-ヒドロキシメチル-12-メチルベンツ［*a*］アントラセン（SULT2A）

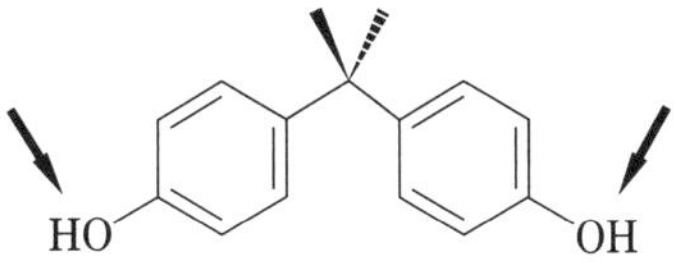

ビスフェノールA（SULT1A）

図 A.31　スルホトランスフェラーゼ分子種とその代表的な基質

矢印の位置が抱合化を受ける.（　）内は抱合反応に関与する主なSULTサブファミリー.

る. このような化学物質としては, 発癌性を示すハロアルカン類（臭化メチルなど）やエポキシド類がある. 特にエポキシドは芳香族炭化水素やオレフィンからP-450によって生成するため, これらに対する生体側の防御因子としてGSTの役割は重要である（図A.33）. 分子量の大きい化学物質では, 一般にグルタチオン抱合体は胆汁中に排出される. このことを利用して, 例えばブロモスルホフタレイン（BSP）は胆汁排泄能を検査する肝機能検査に利用されている.

S-システイン抱合体の一部は肝可溶性画分の*β*-リアーゼ（*β*-lyase）によってメルカプタンに切断され, 次いで***S*-アデノシルメチオニン**（SAM, *S*-adenosylmethionine）を補酵素とする**メチル基転移酵素**（methyltransferase）によってメチルスルフィドに変換され, フラビン酵素FMOでスルホキシド, スルホンなどに酸化されて尿中に排泄される（図A.32）.

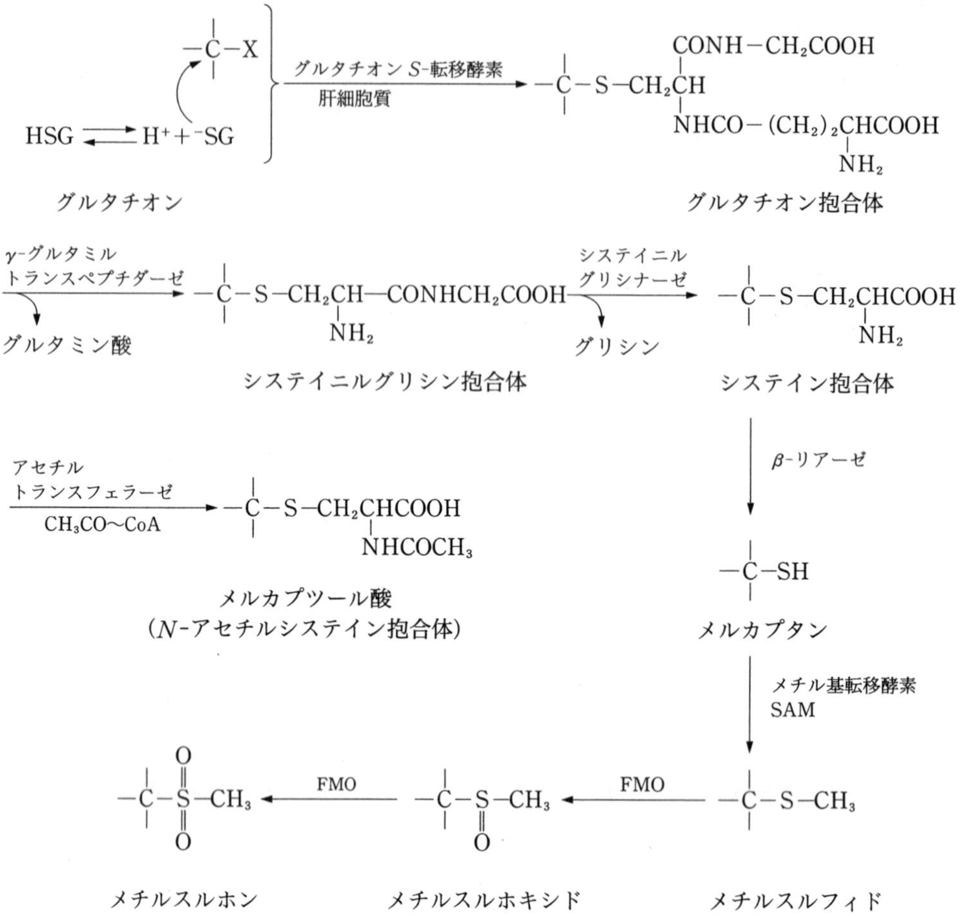

図 A.32　グルタチオン抱合，メルカプツール酸生成およびメチルスルホン生成の機構

哺乳動物の GST は，主として肝や腎などの細胞質中に存在するホモあるいはヘテロ二量体（分子量 4,9000〜54,000）酵素で，多くのアイソフォームが知られている．現在，それらアイソフォームは，構成サブユニットのアミノ酸配列の相同性から動物種を越えて 8 種類の GST クラス（Alpha（A），Mu（M），Pi（P），Theta（T），Kappa（K），Sigma（S），Zeta（Z）および Omega（O））に分類されている．また，哺乳動物の GST サブユニットの命名は，glutathione *S*-transferase の省略である GST の前に当該分子種の由来となる動物種を小文字のアルファベットで，そして GST の後に所属するクラス名を大文字のアルファベットで示す．例えば，ヒト，ラットならびにマウスの Alpha クラスのサブユニットは，それぞれ hGSTA，rGSTA，ならびに mGSTA と示す．ついでクラス名の後には，動物種ごとに発見された GST サブユニットを，クラス別にその発見された順にアラビア数字で示す（hGSTA1，hGSTA2）方法が採用されている．したがって，hGSTA1 と hGSTA2 サブユニットから構成されるホモあるいはヘテロ二量体の GST 分子種の表記は，hGSTA1-1，hGSTA1-2，hGSTA2-2 となる．また，GST の機能単位である二量体構造は，同一クラス内のサブユニット間でのみ形成されるため，基質特異性は，同一クラス内ではおおむね類似する．しかしながら，GST サブユニットの種類とその発現量は臓器・組織間および動物種間で異なる場合が多く，したがって GST 分子種の組

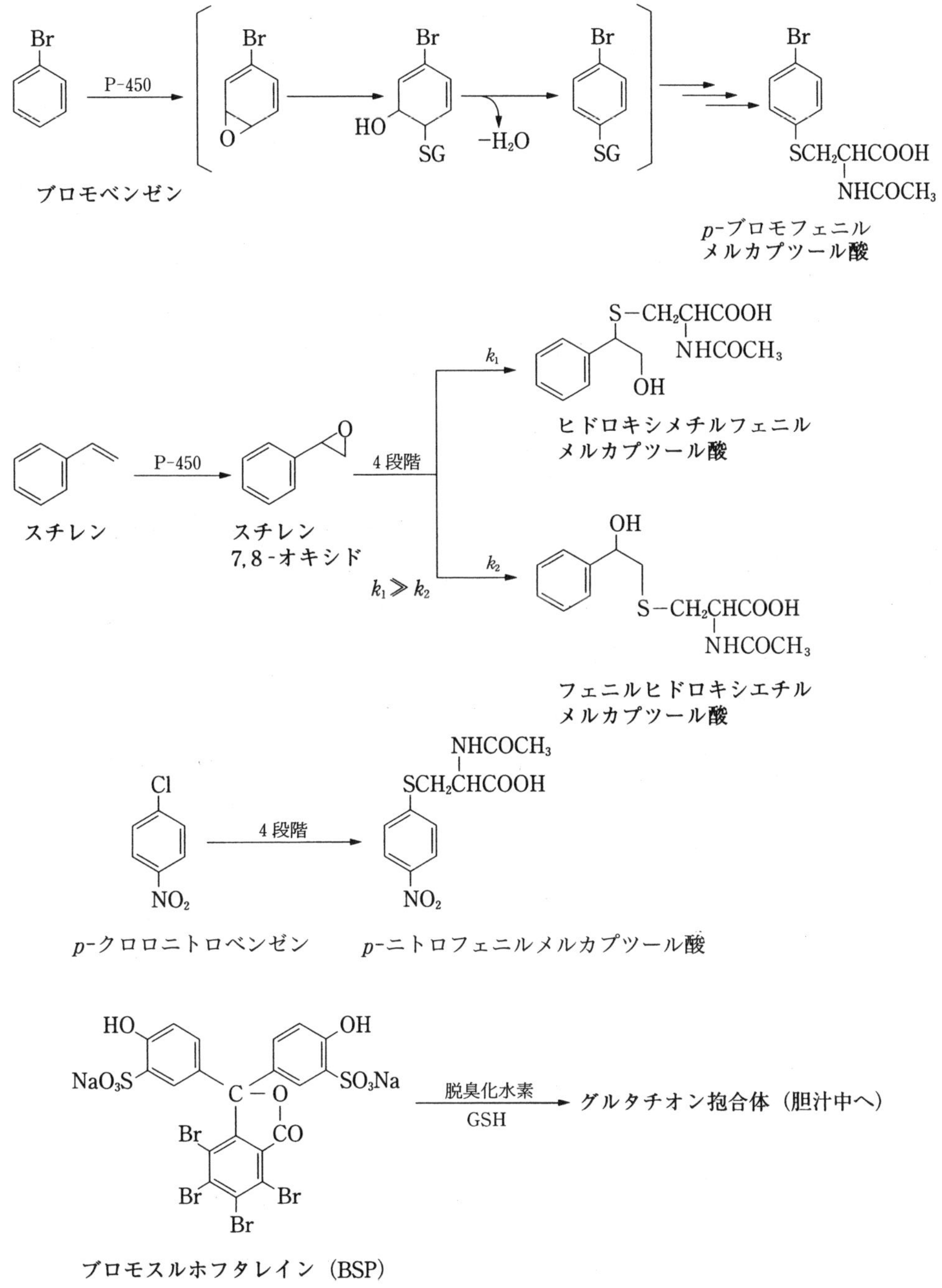

図 A.33　グルタチオン抱合とメルカプツール酸生成の例

成も大きく異なることになる．例えば，前癌病変マーカーとして知られる rGSTP1-1 は，ラット正常肝では無視できるほどその発現量は低レベルであるが，ヒトの正常肝組織中の hGSTP1-1 の含量は比較的高いことが知られている．

d）アシル抱合（アミノ酸抱合）

カルボキシル基をもつ化学物質または生体内代謝物は，尿中にグリシンまたはグルタミン抱合体となって排出される．この抱合反応に利用されるアミノ酸は動物種により異なり，ヒトでは主にグリシン，グルタミン，タウリンなどである．有名な例が安息香酸を投与したときの**馬尿酸**（hippuric acid）や，**フェニル酢酸**を投与したときの**フェナセツール酸**（phenaceturic acid）の排泄である（図A.34）．**グルタミン抱合**は有機酸に共通する抱合体ではなく，フェニル酢酸のほか数種類に限られている．

ヒトがトルエンを吸入すると，尿中に馬尿酸となって排出される．しかし，ヒト尿中から馬尿酸が検出されたからトルエン吸入が行われたと断定することはできない．なぜならば，ヒト体内で安息香酸は，フェニルアラニンの酸化的代謝物として生成しており，馬尿酸はヒト尿中常成分であるからである．

生体成分のカルボン酸，例えばコール酸，デオキシコール酸なども対応するCoA誘導体となり，これに対してグリシンまたはタウリンが抱合した形で胆汁中に排泄される．このようにこの反応は，基質となる異物やその代謝物，あるいは生体成分自身が活性化される*N*-アシル化反応と考えられる．

e）アセチル抱合

芳香族アミン，ヒドラジン，そしてスルホンアミド誘導体は補酵素アセチルCoA存在下，**アセチルトランスフェラーゼ**によってアセチル化される．本酵素は，肝臓，腸粘膜，血球細胞の可溶性画

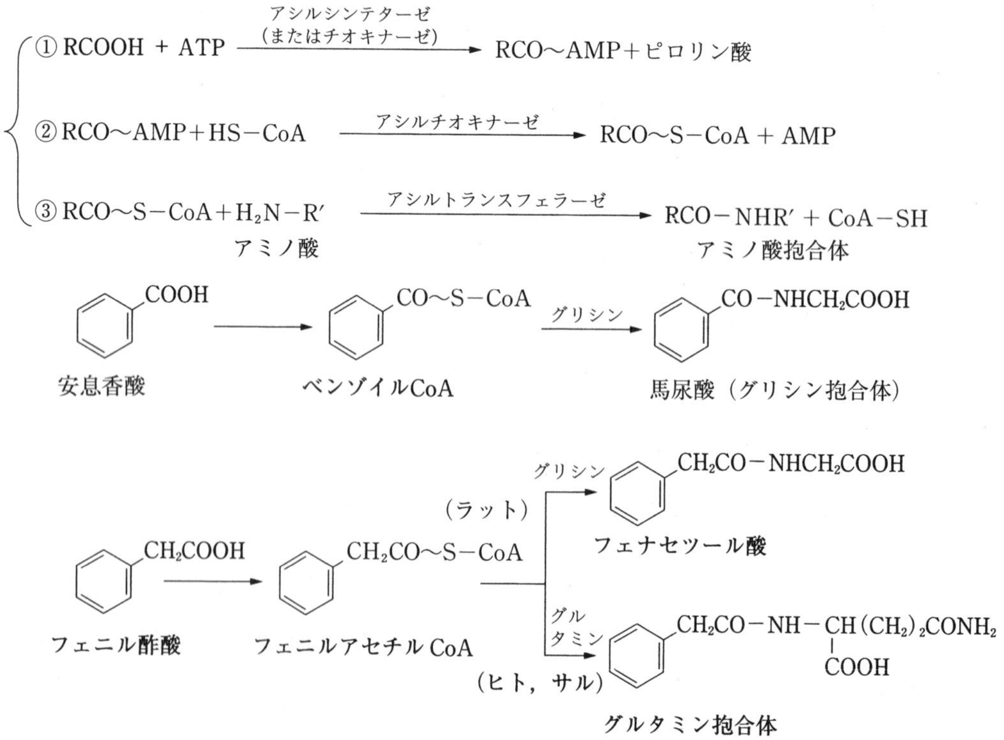

図A.34　アシル抱合の機構と例（アミノ酸抱合）

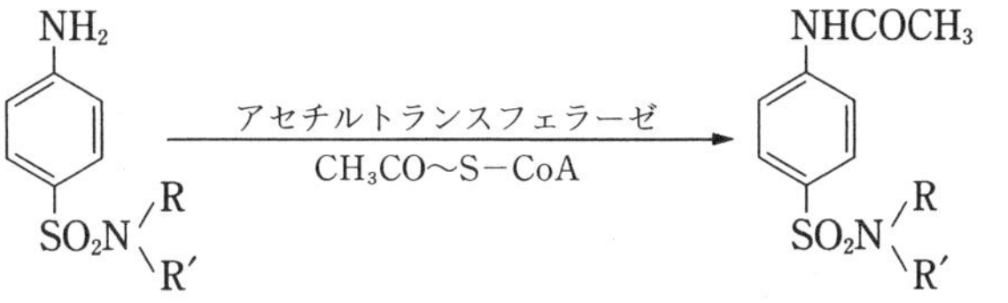

図 A.35　スルファニルアミド類のアセチル化

分に存在し，またヒトや哺乳動物ではアミノ酸配列の類似した二つの分子種，NAT1 と NAT2 が知られている．*N*-アセチル化活性は肝臓で最も高く，ヒト NAT1 分子種は，*p*-アミノ安息香酸，スルファニルアミドの *N*-アセチル化を（図 A.35），ヒト NAT2 は化学療法薬イソニアジドの *N*-アセチル化（図 C.6）や，癌原性芳香族アミン類とその *N*-ヒドロキシ体の *N*-アセチル化ならびに *O*-アセチル化反応を触媒する（図 B.11）．例えば，発癌性物質であるアゾ色素やベンジジンの解毒（*N*-アセチル化）と代謝的活性化（*O*-アセチル化）に NAT2 が関与することが知られている．

4.6　腸内細菌の役割

哺乳動物の腸内には多種の嫌気性細菌（約 10^9 個）が存在するが，この細菌が薬物の生体内代謝に関与する割合はきわめて大きい．**腸内細菌**（gut flora）による代表的な薬物の代謝反応は加水分解反応，加リン酸分解反応と還元反応である．

a）加水分解反応

加水分解反応には，(i) *β*-グリコシドの加水分解（*β*-グルコシダーゼ（*β*-glucosidase）），(ii) *β*-グルクロニドの加水分解（*β*-グルクロニダーゼ（*β*-glucuronidase）），(iii) 硫酸エステルの加水分解（スルファターゼ（sulfatase）），(iv) カルボキシルエステルの加水分解（カルボキシルエステラーゼ（carboxylesterase）），(v) アミドの加水分解（例，*β*-ラクタマーゼ（*β*-lactamase），ペニシリンの *β*-ラクタム環の加水分解）などがあり，それぞれの細菌がもつ酵素によって触媒される．特に (ii) および (iii) は，胆汁とともに腸内に排泄される薬物の抱合体の脱抱合による脂溶性化と腸管からの再吸収，すなわち薬物の**腸肝循環**（entero-hepatic circulation）に大きな役割を果たしている．

植物成分には各種グリコシドがあるが，これらが摂取されると，腸内細菌の *β*-グルコシダーゼによって加水分解され，脂溶性のアグリコンが吸収される．*β*-グルコース配糖体である**アミグダリン**（amygdalin）はバラ科植物の果実，種子に含まれるが，腸内で *β*-グルコシダーゼの作用でベンツアルデヒドと青酸を放出する（図 A.36）．アミグダリンは杏仁水として古くから鎮咳去たん剤として用いられているが，多量摂取により中毒死を起こす．青梅果実の摂食過多中毒も同様な理由によるとされている．南太平洋諸島の人々によって食糧とされていたソテツの実のデンプンの中には，**アゾキシメタノール**（azoxymethanol）の *β*-グリコシドであるサイカシン（cycasin）が含まれるが，**腸内細菌**の ***β*-グルコシダーゼ**によって強力な発癌性をもつアゾキシメタノールが放出され，腸，神経組織の癌の原因となっていた（図 B.8）．

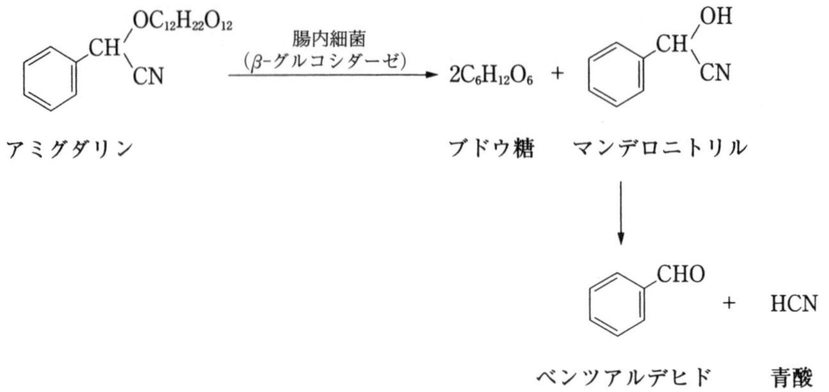

図 A.36　腸内細菌によるアミグダリンの代謝

b）ソリブジンの加リン酸分解と薬害

1993年にわが国で開発され，販売が承認された抗ウイルス薬（帯状疱疹治療薬）**ソリブジン**（sorivudine）を服用した癌患者16名が，ソリブジン販売開始後，わずか40日間で死亡し，8名が重篤な中毒症状を呈した．これらの患者は，いずれも術後の癌再発を予防するために，経口**5-フルオロウラシル**（5-fluorouracil，**5-FU**）製剤を日常的に服用しており，他の抗癌薬を投与されていた患者には，ソリブジンによる中毒ないし死者は出なかった．**薬物間相互作用**（drug-drug interaction）による中毒死例としては世界で最大のものであり，この薬害の教訓は，わが国における将来の新医薬品の開発および薬物療法のあり方に生かされるべきであるとして，数多くの施策がとられ始めることになった．すなわち，新医薬品開発の段階においては，(i) 薬物間相互作用に関する臨床試験の実施，(ii) 臨床試験方法と制度の近代化などであり，医療の場においては，(iii) インフォームドコンセントの普遍化，(iv) 患者中心の医療への転換，(v) 患者の薬歴の管理，(vi) 薬物療法における医師と薬剤師の質の向上などであった．

ソリブジン薬害の発生には，腸内細菌によるこの抗ウイルス薬の**5-(2-ブロモビニル)ウラシル（BVU）**とアラビノースへの加リン酸分解が深く関わっている．筆者らにより，ラットを用いて**トキシコキネティクス**（toxicokinetics）および酵素化学的方法で明らかにされた薬物間相互作用の分子毒性学的メカニズム（図A.37）は次のとおりである．

(1) 死亡した患者の大多数が服用していた抗癌薬テガフール（Tegafur，5-FUのプロドラッグ）は，消化管より吸収されると，肝のシトクロムP-450によって活性体5-FUに変換され，血中および各組織に分布する．臨床用量に近いテガフールのラットに対する6日間の反復投与では，5-FUの血中および各組織のC_{max}およびAUCは低く，小腸粘膜中には5-FUはごくわずかしか，骨髄組織中には全く検出されない（図A.38）．これは，ふだんはウラシルの体内レベルを調節している肝細胞質中の**ジヒドロピリミジンデヒドロゲナーゼ**（dihydropyrimidine dehydrogenase，**DPD**）によって5-FUがNADPH存在下で還元されると，速やかにα-フルオロ-β-アラニンにまで酵素的に分解されるためである．ヒトやラットで肝における比活性が圧倒的に高いDPD（分子量22万のホモ二量体，FMN/FADとFe/Sクラスターをもつ）は，ウラシルや**5-FU異化の代謝律速酵素**となっている．

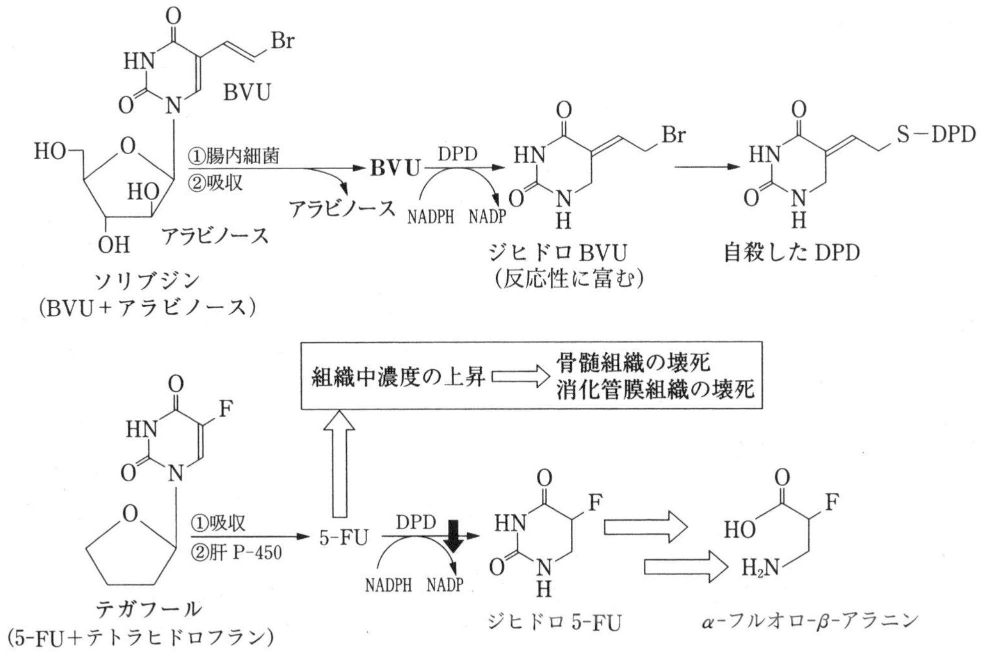

図A.37　経口抗ウイルス（抗帯状疱疹）薬ソリブジンと経口5-フルオロウラシル（5-FU）系抗癌薬テガフールの相互作用による致死的毒性発現機構

BVU：5-(2-ブロモビニル)ウラシル，DPD：ジヒドロピリミジンデヒドロゲナーゼ．自殺基質BVUによって，DPDの671番目のシステイン残基は修飾を受けて不可逆的に失活し，5-FUの組織内濃度が急激に上昇する．

(2) ラットに経口投与されたソリブジンは一部が腸内細菌によって加リン酸分解されてBVUを生成する．BVUは吸収されたのち，肝でNADPH存在下DPDによってジヒドロ化されると，反応性に富むアリルブロミド型に転位し，DPDのピリミジン結合部位に存在する671番目のCys残基と共有結合してスルフィドとなって，DPDを不可逆的に失活させる．つまりBVUは**DPDの自殺基質**（suicide substrate）である．

(3) ソリブジン投与によってラット肝DPD活性は著しく低下し，そのために併用したテガフールより生成する5-FUの血中および諸組織中のレベルは著しく上昇する．特に骨髄，小腸粘膜中の5-FUレベルは強毒性発現レベルに達しており，速やかな骨髄細胞死を起こすため，白血球，血小板減少を招く．また速やかな小腸粘膜細胞壊死を起こすため，併用反復投与開始後3日目より，下血が起こり，摂餌ができなくなる．

上記研究でラットに投与されたテガフールとソリブジンは臨床用量のそれぞれ3倍および12倍であり，この用量の単独反復投与では，ラットは2週間以上何の異常も示さない．しかし併用反復投与開始後10日以内にすべてのラットは死亡する．併用投与によって認められた下血や白血球および血小板数の激減は，両薬剤の併用によって死に至った癌患者が示した臨床所見と一致する．なお，5-FUは**チミジレートシンターゼ**（thymidilate synthase）を阻害し，ウラシルよりチミジレートの生合成を阻害することによって，癌細胞のDNA合成を抑制し，増殖を抑えることを目的として使用されるが，毒性は細胞分化・増殖の著しい組織である骨髄や消化管粘膜に対して選択的に現れやすい．ヒト

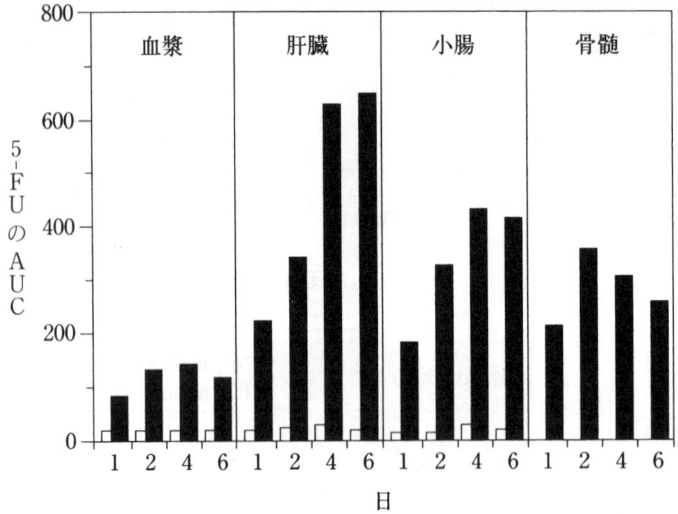

図 A.38　抗ウイルス薬ソリブジンと 5-FU 系抗癌薬テガフールの併用投与によるラット各組織の 5-FU 曝露量（AUC）

ソリブジンおよびテガフールを6日間1日1回ラットに単独（白抜きバー）または併用（黒バー）反復投与.

肝 DPD もラット肝精製 DPD 同様に BVU によって不可逆的に阻害されることが明らかにされている.

c）還元反応

還元反応には,（i）**ニトロ基還元**（ニトロ基還元酵素),（ii）**アゾ基還元開裂**（アゾ基還元酵素),（iii）アルコールの脱酸素化, および（iv）炭素不飽和結合の水素添加などがある. 特に前2者は有毒アミンを生成するために, 毒性学上重視される. これら（i）および（ii）の反応は生体臓器中でも行われるが, 腸内細菌の寄与率のほうが, 特に極性化学物質においては高い.

A 5. シトクロム P-450

肝をはじめ多くの生体組織（腎, 副腎, 肺, 小腸, 脳, 皮膚, 胎盤）には, 酸素分子を利用して化学物質および脂溶性生体成分を酸化する酵素であるシトクロム P-450（cytochrome P-450, 以下 P-450 と略）が存在する. なかでもその存在量が最も多い肝における細胞分布は, 小胞体（滑面＞粗面）が最大で, その他, 核膜, リボソーム, ゴルジ体, ミトコンドリアなどの細胞内小器官にわたっている. この酵素は機能的には, **一酸素原子添加酵素**または**モノオキシゲナーゼ**（monooxygenase）あるいは mixed function oxidase とも呼ばれる. 化学物質に対する酸化能の点では, 肝が最も比活性が高い. 副腎皮質には**ミトコンドリア**, ミクロソーム中ともに P-450 が存在し, ステロイドホルモンの酸化的生合成にたずさわっている. 腎のミトコンドリアの P-450 も特殊な役割を果たしており, **ビタミン D_3 の活性化**（25-ヒドロキシコレカルシフェロールの 1α 位酸化）に関与している.

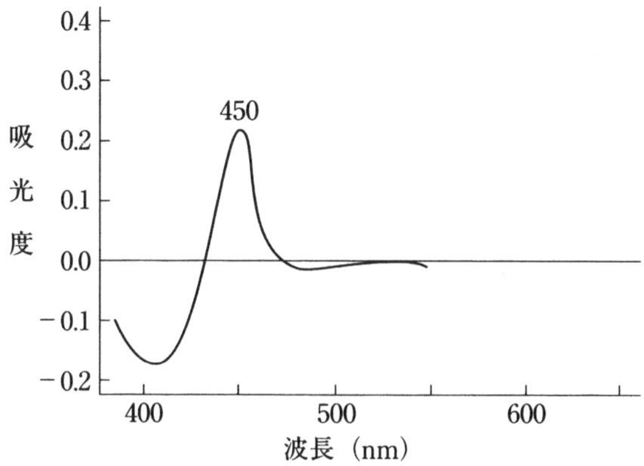

図 A.39　還元型シトクロム P-450 の CO 誘導体の差スペクトル

P-450 は，**ヘムタンパク質**（heme protein）であり，ヘモグロビンのようにタンパク質分子中のポルフィリン核の中心に鉄原子をもつ 6 配座性 8 面体錯体**ヘム**（heme）をかかえている．したがって，性状はタンパク質部分のみを異にするヘモグロビンと似た点が多い．ヘモグロビン同様に中心原子の鉄が還元型の 2 価のときは O_2 や CO に強い親和性を示し（$CO \gg O_2$），これらが第 6 配位座の配位子となる．このとき O_2 と CO は，共存すると，鉄に対する第 6 配位座を互いに占めようとして拮抗する．鉄が酸化型の 3 価のときは O_2，CO いずれに対しても親和性をもたない．還元型の P-450 が CO と結合すると，図 A.39 に示すように 450 nm（445〜455 nm）付近に吸収極大（ソーレー吸収）をもつ特徴のある **CO-差スペクトル**を示す．この特性をもつ pigment（色素）の意味で，**シトクロム P-450** と名付けられた．したがって，肝ミクロソームによる化学物質の酸化反応は CO によって強く阻害され，これに 450 nm の光（$h\nu$）を照射すると阻害が回復する．P-450 がヘモグロビンと大きく異なる点は，タンパク質分子中に疎水性化学物質と親和性をもつ疎水性アミノ酸クラスター（基質結合部位）をもつこと，酵素活性中心であるヘムの第 5 配位子がシステイン残基の S thiolate anion（ヘモグロビンや呼吸系シトクロムではヒスチジン残基のイミダゾール窒素原子）であること，そして O_2 を活性化することなどである．

化学物質の酸化に際して化学物質に導入される酸素原子が酸素分子 O_2 に由来し，水分子中の酸素原子に由来しないことは，$^{18}O_2$ を用いて各種薬物酸化反応について証明されている．例えば図 A.40

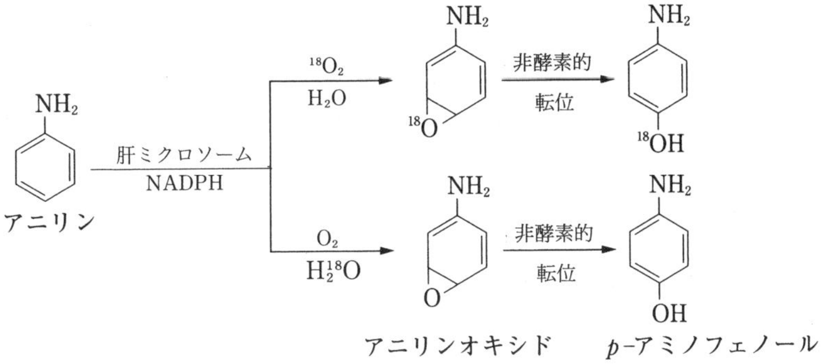

図 A.40　アニリンの酸化における酸素分子の役割

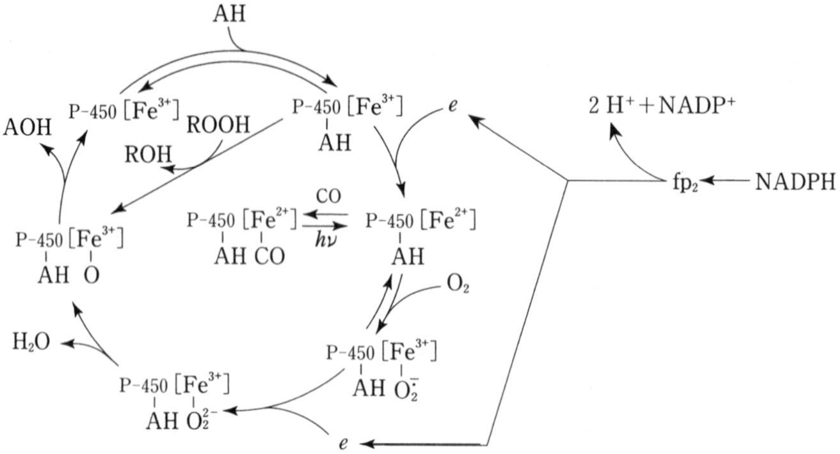

図 A.41　シトクロム P-450 による酸素分子の活性化と化学物質の酸化機構

AH：化学物質，AOH：化学物質の酸化成績体，fp_2：NADPH-シトクロム P-450 還元酵素，ROOH：アルキルヒドロパーオキシド，ROH：アルコール．fp_2 による NADPH → $NADP^+$ の変化に伴って生成する 2e + $2H^+$ の電子は，段階的に P-450 を還元する．$2H^+$ は H_2O の生成に使われる．

に示す肝ミクロソームによる**アニリン**から ***p*-アミノフェノール**の生成にみられるように，フェノール水酸基の ^{18}O は気相に $^{18}O_2$ を用いたときにのみ見いだされる（質量分析計により検証）．

P-450 による化学物質 AH の酸化は次式で表される．

$$AH + O_2 + NADPH + H^+ \xrightarrow{\text{P-450}} AOH + H_2O + NADP^+$$

この酸化の機構は，図 A.41 のように考えられている．まず酸化型 P-450（Fe^{3+}）の基質結合部位に対して化学物質の分子 AH が疎水結合し，P-450(Fe^{3+})-AH 複合体を形成する．次いでこれがミクロソームのフラビン酵素である **NADPH-シトクロム P-450 還元酵素（fp_2）**を経て受け渡されてきた NADPH からの電子によって還元されて P-450(Fe^{2+})-AH になる．この状態で，この複合体を取り巻く酸素分子を取り込み，活性中心であるヘム鉄上に配位させ，活性酸素とする．活性酸素はヘム鉄上 Fe^{3+}-O の状態で存在すると推定されており，発生期の酸素に匹敵する反応性をもつ．

P-450 は各種の化学物質の酸化を行うが，各種化学物質が P-450（Fe^{3+}）分子の疎水性アミノ酸残基が集合した基質結合部位に結合することは**基質結合差スペクトル**によって知ることができる（図 A.42）．すなわち，肝ミクロソーム懸濁液に化学物質を添加すると，多くの化学物質は 350 nm から 450 nm にかけて短波長側に山（390 nm 付近）を，長波長側に谷（420 nm 付近）をもつ分散曲線型の基質差スペクトル（タイプ I）を与える．これは，P-450 活性中心の近傍に化学物質との結合部位が存在するために，化学物質の結合によって活性中心であるヘムの電子状態に変化が生じるためである．これに対し分子内にピリミジン，イミダゾール，トリアゾール環を含む塩基性化学物質はヘム鉄（Fe^{3+}）にリガンドとなって直接配位するために，短波長側に谷（390〜400 nm）を，長波長側に山（430 nm 付近）を示す差スペクトル（タイプ II）を与える．このような化学物質はヘム鉄と酸素分子の結合を阻害するため P-450 の酵素活性も阻害する．例えば，分子内に窒素性配位子をもつアゾール系抗真菌剤（イトラコナゾール，ミコナゾール等）や消化性潰瘍薬シメチジンは P-450 のヘム鉄

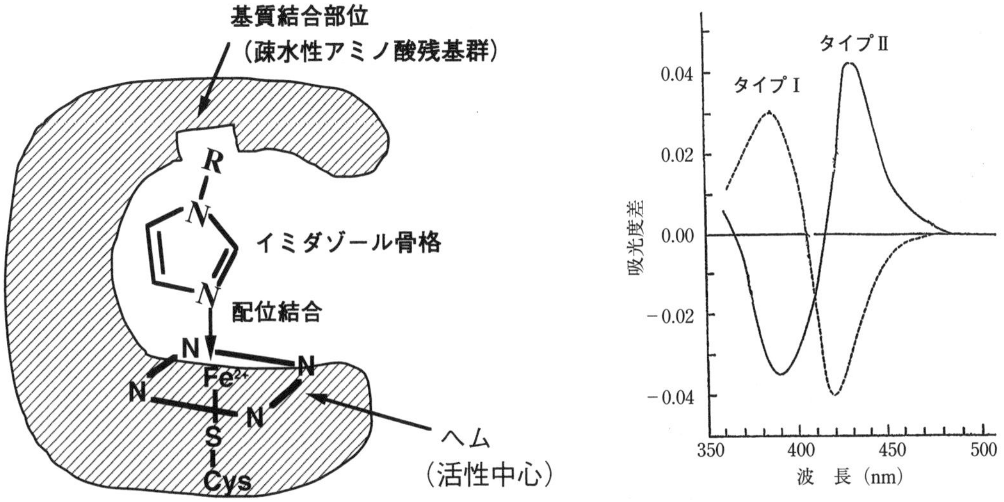

図 A.42　薬物のヘム鉄への配位によるシトクロム P-450 の活性阻害および肝ミクロソームの基質結合差スペクトル

P-450 の活性中心ヘム鉄に結合する基質はⅡ型基質と呼ばれ，特徴的なタイプⅡスペクトル（390 〜400 nm に谷と 430 nm 付近に山）を示す．

に結合してその活性を阻害する（図 A.42）．

シトクロム P-450 は，大腸菌などの細菌を除き微生物から高等植物，哺乳類に至る多くの生物体に存在し，共通の祖先の遺伝子進化によって分岐した遺伝子スーパーファミリーを形成している．そのため，哺乳動物の肝およびその他の臓器の P-450 は単一分子ではなく，多数の分子種が存在している．また，その分子種の種類と構成比は同一動物でも臓器によって異なっている．これまでに数百種以上の P-450 の一次構造が明らかにされているが，現在ではその一次構造の相同性に基づく新しい命名法が，従来の基質と反応名に基づく命名法に代わって用いられている．すなわち，cytochrome P-450 の省略形として CYP を用い，つづいてアラビア数字でファミリー名，アルファベットでサブファミリー名の順に示す命名法である．なお，ファミリーはアミノ酸配列の相同性が 40 %以上の分子種を一群とし，サブファミリーは，55 %以上のグループを一群として小分類する．さらに一つのサブファミリーの中の複数の分子種は表示の最後にアラビア数字を入れ区別する．例えば，“CYP1A1” と表記されている場合は，CYP “1” ファミリーの中のサブファミリー “A” に分類される分子種 “1” であることを示す．現在明らかにされている 280 の P-450 のファミリーのうち，CYP1 〜 4 の四つのファミリーが異物代謝に関わっている．

CYP1 ファミリーには，CYP1A および 1B サブファミリーがあり，前者には CYP1A1，CYP1A2 の二つの分子種がある．これら 3 種類の分子種は，多環状芳香族炭化水素（PAH）により誘導され，CYP1A1 はタバコ煙中に含まれるベンゾ[*a*]ピレンの代謝活性化（図 B.7）に，そして CYP1A2 は，フェナセチン，テオフィリン，カフェインなどの医薬品の代謝のほか，ヘテロサイクリックアミンの代謝活性化（図 B.12）に関与する．CYP1B1 はジメチルベンズ[*a*]アントラセンなどの代謝活性化（図 B.14）に関与する分子種である．

CYP2 ファミリーには最も多くのサブファミリーと分子種が存在する．中でも，CYP2C9，CYP2C19 および CYP2D6 は，ヒトにおける医薬品代謝の主要分子種であり，遺伝的多型も明らかにされている．特にCYP2D6は，肝における比含量が少ないにもかかわらず代謝する薬物が多いという特徴があり，例えば，臨床上重要な多くの抗うつ薬，抗不整脈薬，抗精神薬を特異的に代謝する．また，CYP2C19はピロリ菌の除菌療法で注目されているプロトンポンプ阻害薬オメプラゾールの代謝酵素でもある．この他，CYP2A6は，タバコ煙中に含まれる癌原性ニトロソアミンの代謝活性化（図B.9）ならびに抗癌薬テガフールの活性代謝物5-FUの生成（図A.37）に関与し，CYP2E1はエタノールの酸化（図A.23）やジメチルニトロソアミンの*N*-脱メチル化（図B.8），そして吸入麻酔薬ハロタンの代謝など，比較的低分子化合物の酸化的代謝に関与する．

CYP3ファミリーは一つのサブファミリーより構成され，ヒトではCYP3A4，CYP3A5およびCYP3A7が発現している．CYP3A4は，肝臓で最も比含量の高い分子種で，肝の総P-450含量の3分の1程度を占め（図A.43），また異物代謝に関わるP-450の中で最も基質特異性が低い分子種であり，現在臨床で使用されている医薬品の約50％の代謝に関与する重要な酵素である（図A.44）．したがって，臨床における薬物相互作用にはCYP3A4が関与するケースが多い．

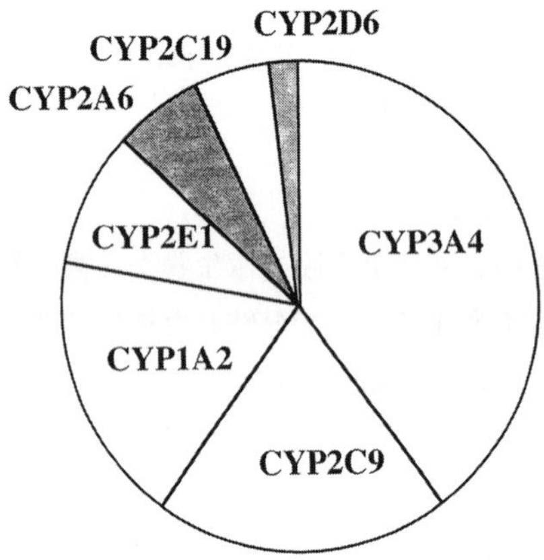

図A.43　ヒト肝におけるP-450分子種の存在比

（Shimada, *et al.*, 1994）

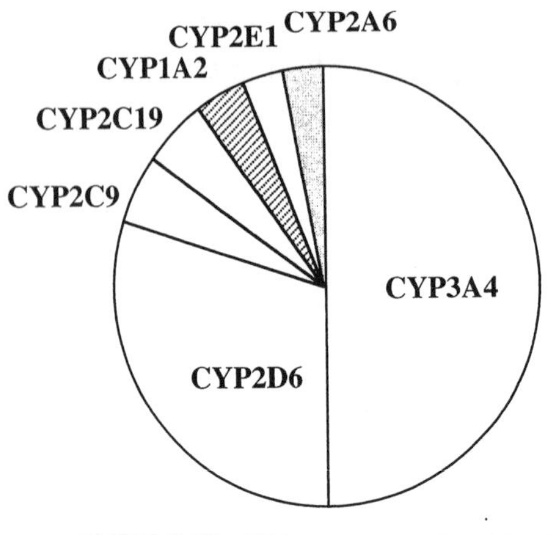

図A.44　医薬品代謝に関わるP-450分子種の割合

（Wrighton, *et al.*, 1996）

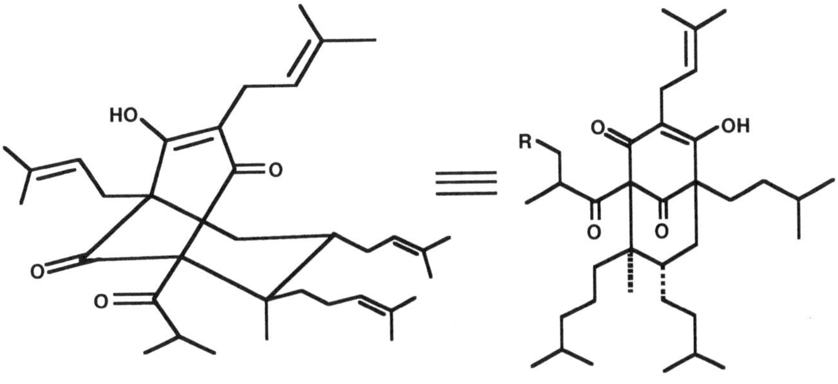

ヒペルフォリン

図 A.45 セントジョーンズワートに含まれ CYP3A4 を強力に誘導する成分

表 A.5 ヒトシトクロム P-450 の代表的な基質，誘導剤および阻害剤

CYP 分子種	代表的な基質	誘導剤	阻害剤	遺伝的多型
1A1	多環状芳香族炭化水素	喫煙，TCDD，3-メチルコラントレン，PCB	7,8-ベンゾフラボン	あり
1A2	イミプラミン，フェナセチン，カフェイン，ヘテロサイクリックアミン（Glu-P-1，Trp-P-1，Trp-P-2，IQ，PhIP）	喫煙，肉の焼けこげ，TCDD，3-メチルコラントレン，イソサフロール，オメプラゾール	フラフィリン，7,8-ベンゾフラボン，エノキサシン	あり
2A6	クマリン，テガフール，ニコチン		8-メトキシソラレン	あり*
2C9	フェニトイン，トルブタミド，イブプロフェン，ジクロフェナック，ワルファリン	フェノバルビタール，リファンピシン	スルファフェナゾール	あり
2C19	*l*-メフェニトイン，ジアゼパム，オメプラゾール	バルビツール酸類，フェニトイン，リファンピシン	オメプラゾール	あり
2D6	デブリソキン，デキストロメトルファン，スパルテイン，イミプラミン，メトプロロール，プロプラノール		キニジン，ハロペリドール，シメチジン	あり
2E	クロルゾキサゾン，イソフルラン，アセトアミノフェン，ベンゼン，ジクロロメタン，トリクロロエチレン，四塩化炭素，*N*-ニトロソジメチルアミン，ハロタン	エタノール，イソニアジド	ジスルフィラム，ジエチルジチオカルバメート	あり
3A4	トリアゾラム，カルバマゼピン，テルフェナジン，シクロスポリン，ニフェジピン，タクロリムス，エリスロマイシン，アフラトキシン B_1，ステリグマトシスチン	オメプラゾール，リファンピシン，バルビツール酸類，デキサメサゾン	エリスロマイシン，トロレアンドマイシン，ケトコナゾール，ミコナゾール，シメチジン	あり

* ハプロタイプは未決定

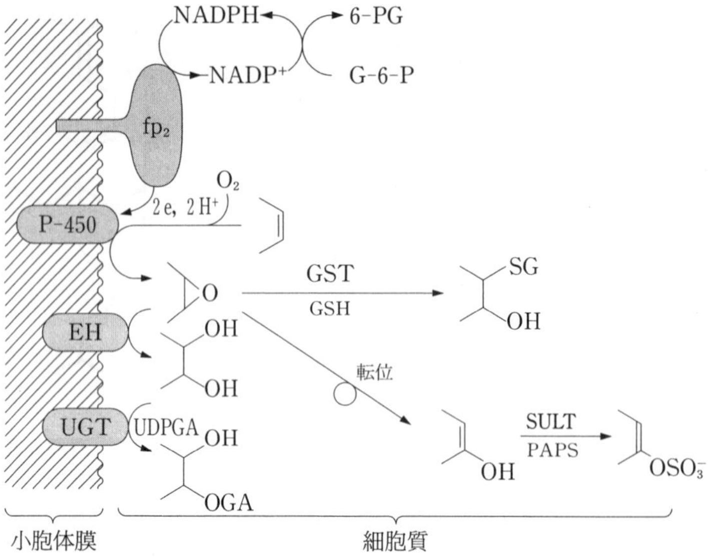

図 A.46　アレーンおよびオレフィンより P-450 によって生成する活性代謝物エポキシドの細胞内における生成と解毒機構

6-PG：6-ホスホグルコン酸，G-6-P：グルコース 6-リン酸，fp_2：NADPH-シトクロム P-450 還元酵素，EH：エポキシドヒドロラーゼ，GST：ダルタチオン *S*-トランスフェラーゼ，UGT：グルクロン酸転移酵素，SULT：スルホトランスフェラーゼ．小胞体の各酵素はきわめて接近する配置をとっていると推定されている．

抗結核薬リファンピシン，抗うつ性生薬セントジョーンズワート（西洋オトギリソウ）の成分であるヒペルフォリンは，CYP3A の誘導作用を示す（図 A.45）．CYP3A5 は成人肝で発現している分子種で，胎児期にも発現している．CYP3A7 は胎児期の肝に存在する主要な分子種で成人肝にはその発現は認められていない．

CYP4 ファミリーは哺乳動物では四つのサブファミリーから構成されており，脂肪酸類の ω 位水酸化反応を行う分子種が属する．また，CYP4A 分子種はクロフィブラートやベザフィブラートなどの高脂血症治療薬により誘導される．表 A.5 にはヒトシトクロム P-450 分子種の指標基質，誘導剤，阻害剤ならびに遺伝的多型の有無を示す．

P-450 によるエポキシドの生成とその解毒に関与するエポキシド加水分解酵素およびグルタチオン *S*-転移酵素の細胞内分布を図 A.46 に示す．これは，反応性に富むエポキシドが，小胞体と細胞質に配置された二重の防御機構で解毒されている様子を模式的に示したものである．

A6. 化学物質の代謝に影響を及ぼす因子

化学物質の作用および毒性は，生体内における化学物質の代謝に大きく作用される．化学物質の生体内代謝速度を支配する因子の代表的なものは，遺伝的因子，年齢差，病理的因子および化学的因子などである．例えば同年齢の健常人に対する医薬品の薬理作用や毒物の毒作用には，酒類による酩酊度と同様に，大幅な個人差が認められる．この個人差の主要因の一つは，遺伝的因子に支配される薬物の生体内代謝の差異である．したがって薬物療法における薬用量の設定は体重比のみで行うべきでなく，その人の薬物代謝能を基準にすべきである．

6.1 年齢差

化学物質の代謝の主要臓器である肝の薬物代謝酵素活性は，ヒトにおいて小児と大人，実験動物において幼若と成熟動物の間で単位肝タンパク質量あたりの値にほとんど差異がない．したがって同一量の化学物質を代謝する能力は，体重が小さいヒトや動物ほど肝の総重量も小さいので一般に小さい．これに対して，胎児や生後間もない乳幼児では，まだ十分に薬物代謝酵素活性が獲得されていないために，化学物質の作用を強く受ける．ラット胎児におけるP-450の活性は極めて低く生後急速に上昇し，30日齢でピークに達し，その後徐々に低下する．ヒトの場合も薬物代謝酵素の活性は，出生時には未発達で成人に比べ著しく低いが，乳幼児期（～1歳）にはほぼ成人レベルに達し，幼児，小児期（1～12歳）には多くの異物の代謝速度が成人を上回る．例えば，喘息治療薬であるテオフィリンのクリアランスは生後1週齢までは成人の1/2と低く，1～3か月齢ではほぼ成人レベルに達し，1歳時では成人の約2倍となり，その後，加齢に伴い徐々に低下する．なお，CYP3A4は成人肝の主要な分子種であるが，胎児には発現していない．これに対して，CYP3A7は胎児期の肝に発現する主要な分子種として知られている．高齢者の肝の薬物代謝酵素の比活性は，壮年者のそれとほとんど変わらないとされている．しかし，高齢者では，臓器重量の減少，血流量の低下，腎クリアランスの低下などで，化学物質の代謝・排泄能は低下している．

母体血中の脂溶性薬物の多くは胎児へ**経胎盤移行**する．これに対して母体血中の水溶性化学物質およびその代謝物（抱合体）はごくわずかしか経胎盤移行しない．脂溶性化学物質の母体と胎児における血中濃度の経時的変化には多くの場合，差がほとんどない．胎児は母体に比べて薬物代謝酵素系が不完全であり，胎児固有の高活性の酵素もあるが，一般に低活性であるか，欠損している活性もある．母体血中の化学物質の濃度が減少するに従い，胎児中の化学物質は，胎盤を介して母体血中に移行し，母体臓器において代謝極性化され排泄される．

胎児では，分娩直前まで肝の薬物代謝酵素活性はきわめて低く，胎盤を経由して母体血とともに運ばれてくる脂溶性化学物質を極性化する力をわずかしかもたない．胎盤は胎児にとって水溶性生体成分，栄養素，有毒な極性老廃物を母体から選別摂取・排泄する関門（**血液-胎盤関門**）として重要な役割を果たしているが，脂溶性化学物質に対しては関門の役割を果たしていない．母体が脂溶性化学物質を摂取すると，母体の化学物質の血中濃度と胎児のそれとの間の濃度平衡は，通常数分以内に等しくなり（**化学物質の経胎盤移行**），両者の間の化学物質の血中濃度の減衰も時間とともにほぼ等しい経過をたどる．胎児における化学物質の極性化，排泄は，母体臓器にゆだねられているため，胎児は母体が摂取した脂溶性化学物質および代謝物の生理作用を母体と同等に受ける．例えば，分娩直前に母体が薬物治療を受けると，**胎児中の薬物血中濃度**は，母体のそれと同等になっており，母体内での血中濃度を長時間にわたり維持し続けると，しばしば母体に投与した薬物による新生児の中毒死を招く．とくによく知られているのは，胎児および新生児肝におけるUDP-グルクロン酸転移酵素（UGT1A1）活性がきわめて低いために起こる薬物の異常な排泄遅延である．これに関連してクロラ

表 A.6　ヒト胎児に対する薬物の悪影響

薬　　物	胎児または新生児への悪影響
アルコール	筋弛緩，低血糖，切迫仮死
サリチル酸類（大量）	出血
テトラサイクリン	骨への沈着，骨生長不全，歯の着色
クマリン系抗凝血剤	溶血，死亡
クロルジアゼポキシド	切迫仮死
サルファ剤	核黄疸，白血病
ジアゼパム	低体温
トルブタミド	血小板減少
メペリジン	低血圧
硫酸マグネシウム	中枢抑制，筋無力
クロラムフェニコール	Gray 症，死亡
ノボビオシン	高ビリルビン血症
アルファプロジン	血小板機能障害
チアジド利尿剤	血小板減少，脱塩，脱水
エリスロマイシン	肝障害
プリミドン	切迫仮死
プリマキン，ペンタキン	溶血
ビタミンK類（大量）	高ビリルビン血症
塩化アンモン	アシドーシス
副腎皮質ホルモン	副腎機能障害
プレドニゾロン	胎児死亡
レセルピン	無鼻，嗜眠，呼吸抑制，短心症
キニン	血小板減少
鎮静剤	運動異常
ヘキサメトニウムブロミド	新生児腸閉塞
バルビツール酸類	凝血能欠損，切迫仮死
ジフェニルヒダントイン	切迫仮死
ヘロイン，モルヒネ，メサドン	切迫仮死，新生児死亡
フェノバルビタール（大量）	死亡，新生児出血

ムフェニコールによるグレイ（gray）ベイビー，ビリルビン排泄遅延による新生児黄疸は有名である．妊婦に対して分娩直前に投与した薬物が経胎盤移行をして胎児に悪影響を与える例を表 A.6 に示す．新生児は UDP–グルクロン酸転移酵素活性を生後3週間までに急激に獲得するが，これはビリルビンが肝の UGT1A1 の誘導剤となり，ビリルビンの解毒抱合能が成人レベルまで上昇したためである．それと並行して各種薬物代謝酵素活性も徐々に上昇し，離乳直後にはほぼ大人に近い比活性を獲得するとされている．

新生児の各種薬物代謝酵素活性は，生後数週間から数か月経なければ十分なレベルに達しない．

6.2 遺伝的因子

6.2.1 古典的側面

遺伝的な因子は，異種間のみならず同一種および系の動物間で化学物質の代謝速度を左右する最も重要な因子である．ヒトにおける化学物質の代謝速度の個体差の大部分が遺伝的因子に起因するといわれている．化学物質の代謝研究を含めて一般に生物学的実験で，近交系動物が試験系として用いられる理由もここにある．近交系動物は同腹の仔の間で数世代にわたって交配したもので，遺伝的な表現型が淘汰の結果，均一化したものである．したがって投与した化学物質に対して，ばらつきの少ない再現性のある結果が得やすい．この点からすれば，ヒトは同一民族といえども元来野生種であり，薬物代謝酵素活性にかなりのばらつきがあり，統計的には幅の広い正規分布曲線を示す．

各種の薬物代謝酵素は，同一種類の酵素が多くの**アイソフォーム**（isoform）によって構成されており，ヒトによって肝および他組織中の各アイソフォームの構成比が異なる．したがって，投与後の医薬品について，その血中濃度に大きな差異が現れる場合が多い．そこで正常な代謝活性をもつヒトをEM（extensive metabolizer），代謝能が欠損または著しく低いヒトをPM（poor metabolizer）と呼んでいる．ヒトにおける平均的な最高血中濃度 C_{max} よりもかなり高い C_{max} を示すヒトをPM（poor metabolizer），逆にかなり低い C_{max} しか示さないヒトをEM（extensive metabolizer）と分類する．薬物治療に際して，PMの場合は副作用の発現に留意する必要がある．

PMでは，投与した医薬品の律速段階となる薬物代謝酵素分子種の肝におけるレベル（発現）が著しく低いか，遺伝子の変異のために酵素分子種が発現していないか，発現したとしても酵素として機能していないかのいずれかである．このように，EMやPMが存在する現象を薬物代謝酵素の遺伝的多型（genetic polymorphism）という．

シトクロムP-450の場合，抗てんかん薬**メフェニトイン**（mephenytoin）を基質とする分子種CYP2C19の欠損者が日本人や中国人では人口の20％存在するが，白色人種の場合は，3％以下である．逆に血圧降下薬**デブリソキン**（debrisoquine）を基質とするCYP2D6の欠損者は白色人種の場合，人口の6～8％に達するが，日本人，中国人では1％以下である（図A.47）．これらP-450分子種の欠損者（平均活性の10％以下）のメフェニトインおよびデブリソキン血中濃度は異常に高くなり，

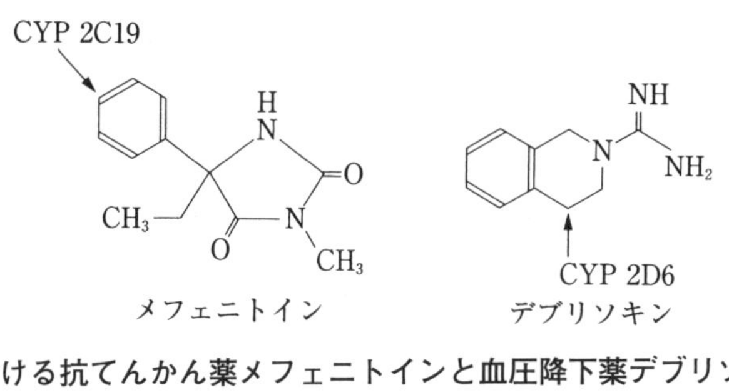

図A.47　ヒトにおける抗てんかん薬メフェニトインと血圧降下薬デブリソキンの酸化的代謝
矢印はP-450分子種によって酸化を受ける部位．

重篤な副作用をしばしば起こす．わが国では，欧米で繁用されているメフェニトインをかつて輸入販売したところ，あまりの高頻度の副作用発現のため，ただちに発売中止となった．

発癌性芳香族炭化水素を発癌活性本態であるエポキシドに代謝するP-450分子種**CYP1A1**，およびこれらエポキシドを解毒するグルタチオン*S*-トランスフェラーゼ分子種**GSTM1**のヒトにおける欠損（東洋人や白人の約40％存在）は興味深い．高いレベルのCYP1A1をもち，かつGSTM1が欠損している喫煙者の高い被肺癌率が欧米で指摘されており，わが国でも調査が開始された．

遺伝的要因がよく似たヒト双生児に対して，抗凝血薬**ジクマロール**，解熱鎮痛薬**アンチピリン**および抗痛風抗炎症薬**フェニルブタゾン**を投与したとき，これら薬物の血漿中の半減期に関するデータを表A.7に示す．血漿中薬物半減期は2卵性双生児ではばらついており，双生児内と双生児間のばらつきの程度はほぼ同じである．しかし1卵性双生児では，双生児内のばらつきは非常に小さい．なお，これら薬物の生体内半減期を支配する代謝律速酵素は，いずれもP-450のアイソフォームである．

アミンのアセチル化は，アセチル-CoA（CH_3CO〜SCoA）を補酵素とする***N*-アセチル基転移酵素**（NAT）によって触媒されるが，この酵素活性は遺伝的支配をとくに受ける例として有名である．例えば，抗結核薬**INAH**（イソニコチン酸ヒドラジド）のアセチル体はヒトにおけるINAHの主要不活性化代謝物であるが，INAH服用後の患者の*N*-アセチル化能に基づくフェノタイプ（表現型）分析から，アセチル化能の低い遅延型（slow acetylator）とアセチル化能の高い迅速型（rapid acetylator），そして，両者の中間のアセチル化能を示す中間型（intermediate acetylator）の存在が明らかにされている．また，この遅延型の頻度には人種差があり，日本人で10％，白人で約50％存在する．ヒト肝には2種類のNAT1とNAT2が存在するが，イソニアジドの*N*-アセチル化多型は*NAT2*遺伝子の多型に起因することがゲノタイプ（遺伝子型）分析によって明らかにされている．

エタノールの代謝に関与する**アルコール脱水素酵素**（alcohol dehydrogenase，**ADH**）および**アルデヒド脱水素酵素**（aldehyde dehydrogenase，**ALDH**）にも遺伝子多型が認められ，またこの多型にも人種差が存在する．特に悪酔いの原因となるアセトアルデヒドを酢酸へ代謝する**ALDH 2**（肝ミトコンドリア酵素）の欠損者は，日本人で約50％，白人では認められていない．

表A.7　1卵性双生児および2卵性双生児におけるジクマロール，アンチピリン，フェニルブタゾンの血漿中半減期

1卵性双生児						2卵性双生児					
氏名（略）	年齢	性	ジクマロール（時間）	アンチピリン（時間）	フェニルブタゾン（日）	氏名（略）	年齢	性	ジクマロール（時間）	アンチピリン（時間）	フェニルブタゾン（日）
HeM	48	M	25.0	11.3	1.9	AM	21	F	45.0	15.1	7.3
HoM	48	M	25.0	11.3	2.1	SM	21	F	22.0	6.3	3.6
JG	22	M	36.0	11.5	2.8	JaM	24	F	7.0	12.0	2.6
PG	22	M	34.0	11.5	2.8	JeH	24	F	19.0	6.0	2.3
CJ	55	F	41.0	6.9	3.2	FD	48	M	24.5	14.7	2.8
FJ	55	F	42.5	7.1	2.9	PD	48	M	38.0	9.3	3.5
DH	26	F	46.0	11.0	2.6	LD	21	F	67.0	8.2	2.9
DW	26	F	44.0	11.0	2.6	LW	21	F	72.0	6.9	3.0

6.2.2　薬理ゲノミクスとトキシコゲノミクス

2000年6月に米英の両首脳が，約30億の塩基対で構成されているヒト染色体DNA（ゲノム(genome) DNA）の全塩基配列の95％が解読され，完全解読は目前に迫ったと共同発表した．このヒトゲノムドラフト配列解析完了宣言から8か月後の2001年2月，国際共同プロジェクトとCelera Genomics社によるヒトゲノム解析結果がそれぞれ*Nature*誌と*Science*誌に相次いで掲載された．それによれば，**ヒトゲノムDNA**には，タンパク質をコードする遺伝子が約10万種類（ゲノムDNA塩基の約5％に相当）存在するといわれていたが，その数は3万前後でしかなく，この遺伝子数は，ゲノムサイズがヒトの約1/30である線虫のわずか1.5倍であった．わずか1000個の細胞で構成されている線虫とは違い，われわれの体を構成する細胞は60兆個もあり，そして，さらにそれら細胞は複雑多岐に分化し種々の組織を形成している．この事実は，われわれの細胞にはタンパク質レベルでの機能や遺伝子発現の調節において極めて複雑な仕組みがあることを示唆している．これら遺伝子の発現は，組織によって異なり，生理的（または病理的）な変化に伴って変動する．各遺伝子の発現状況をmRNAのレベルで定量的に調べることを**ゲノミクス**（genomics）といい，その下流に位置するタンパク質のレベルで定量的に調べることを**プロテオミクス**（proteomics）という．多種類の遺伝子の発現の抑制または促進を指標にして，新薬の薬効のスクリーニングが行われ始めた．これを**薬理ゲノミクス**（pharmacogenomics）という．

薬物の血中濃度を支配する代謝律速酵素をコードする遺伝子の発現の大小で，その薬物に対するEMかPMかが決まる．PMにおける薬物の高血中濃度は薬物による副作用発現または中毒発症を招く．**遺伝子の点変異**（single nucleotide polymorphism，SNP）によって代謝律速酵素が欠損したり，不活性化したりする場合はなおさらである．逆にEMでは，代謝律速酵素の発現量が高レベルで，薬物が有効な組織中レベルに達しないために，薬物治療の効果が現れない．遺伝子の発現量とSNPの有無などによって薬物の投与量を適正化したり，薬物の種類の選択をしたりする**個人別医療**(personalized medicine または taylor-made medicine）の時代がすでに到来している．薬物の副作用発現とゲノミクスの関係を調べることを**トキシコゲノミクス**（toxicogenomics）というが，薬理ゲノミクスとの間に境界があるわけではない．

ゲノミクスによる個人別医療では，癌の成因となっている遺伝子の発現の状況から，制癌剤の選択の適正化が図られるという．また，痴呆，喘息などの薬物療法も改善される可能性がある．糖尿病，高血圧などの発症の予知と予防にも大きな期待が寄せられている．

6.3　生理的因子

生体の機能の不全または病変によって薬物代謝速度が変化し，薬物の血中濃度推移のパターンが変化するとともに，これが薬効毒性にも反映されることはよく知られている．例えば，薬物の代謝の主要な場である肝機能不全，とくに肝硬変の患者では，肝のシトクロムP-450含量の著しい低下と肝血流量の減少のため，薬物代謝機能が低い．また各種薬物代謝酵素の生合成は，甲状腺ホルモンや成長ホルモンの支配を受けているため，これらホルモンの分泌異常も薬物代謝能に影響を及ぼす．また，腎疾患は薬物の排泄を遅らせるため，腎排泄性の薬物の毒性に反映される．

6.4 化学的因子

薬物代謝酵素活性に影響を及ぼす因子のうちでも，化学的因子は遺伝的因子に次いで重要である．各種薬物代謝酵素は，いずれも**適応酵素**（adaptive enzyme）としての性質をもつ．すなわち生体に脂溶性化学物質が摂取されると，これら化学物質を極性化して排泄しようとするために，薬物代謝酵素群の生合成が活発になり，単位臓器タンパク質量あたりの活性，すなわち比活性が増大する．この比活性増大を**薬物代謝酵素の誘導**（induction）といい，数多くの化学物質が**誘導剤**（inducer）になることが知られている．誘導剤によって活性誘導がとくに起こりやすい薬物代謝酵素は，P-450など肝ミクロソーム画分酵素群である．薬物代謝酵素の強い誘導剤は一般に，(1) 脂溶性が高いこと，(2) 肝に高濃度に分布し，長く貯留すること，および (3) 代謝によって極性化されにくいこと，のすべての条件か，あるいはこれらを部分的に満たすものである．

環境汚染物質のうち**塩素系農薬**や**PCB**は，大部分が上記の条件のすべてを満たすため，代表的な誘導剤となっている．なかでも，強力な催奇形性や発癌性をもつ**TCDD**（**2, 3, 7, 8-テトラクロロジベンゾ-*p*-ジオキシン**）は最も強力な誘導剤である．**3-メチルコラントレン**や**ベンゾ[*a*]ピレン**などの発癌性多環状芳香族炭化水素も，代謝により極性化され排泄されるのに比較的長時間を要し，強い誘導剤となる．医薬品では**フェノバルビタール**，**フェニルブタゾン**，**アミノピリン**，**リファンピシン**などが代表的な誘導剤である．

タバコの煙に含まれる多環状芳香族炭化水素や，野菜などに含まれる精油テルペン，コーヒー中のカフェインなども，薬物代謝酵素活性を誘導する．肝ミクロソームのP-450活性のみでなく，肝以外の各臓器のミクロソーム酵素活性も誘導される．例えば，喫煙習慣をもつ妊婦では，胎盤ミクロソームP-450活性も誘導されており，代謝活性化により毒作用を発現する薬物の胎児への経胎盤移行と影響が憂慮されている．

食品とともに摂取される環境汚染物質や，食品中の成分や調理によって生成した物質によって，肝を主とする臓器の化学物質の代謝能は，たえずあるレベルまで高められている．誘導剤の胎児に対する経胎盤影響として，例えば，妊娠ラットにジメチルニトロソアミンを与えたときの母体と胎仔の肝癌誘発率は，薬物代謝酵素誘導剤の投与により著しく増大する．ヒトでも，DDT工場労働者は血清総DDT濃度が対照人より高く，フェニルブタゾンの半減期が短い，という調査結果がある．

薬物代謝酵素活性の誘導は，臨床の場でも大きな問題となる．複数の薬物が併用される場合，それぞれの薬物の代謝が相互に影響され，薬効に変化をきたす．例えば，心筋梗塞患者は血栓致死予防のため経口抗凝血薬**ジクマロール**（ビスヒドロキシクマリン）を連用する．このとき，**フェノバルビタール**を併用すると，ジクマロールの代謝が亢進するので，ジクマロールの服用量を増加しないと抗凝血効果が得られない．その後，フェノバルビタールを中止すると代謝活性は元に戻ってくるので，ジクマロールの用量を減じないと過剰投与による出血死を招くことになる（図A.48）．なお，これら薬物の代謝律速酵素はP-450である．

表A.8はゾキサゾラミンとヘキソバルビタールの作用持続時間に対する誘導剤前処置の影響を示したものである．筋弛緩薬ゾキサゾラミンによる麻痺時間はいずれの薬物の全処置によっても短縮し，

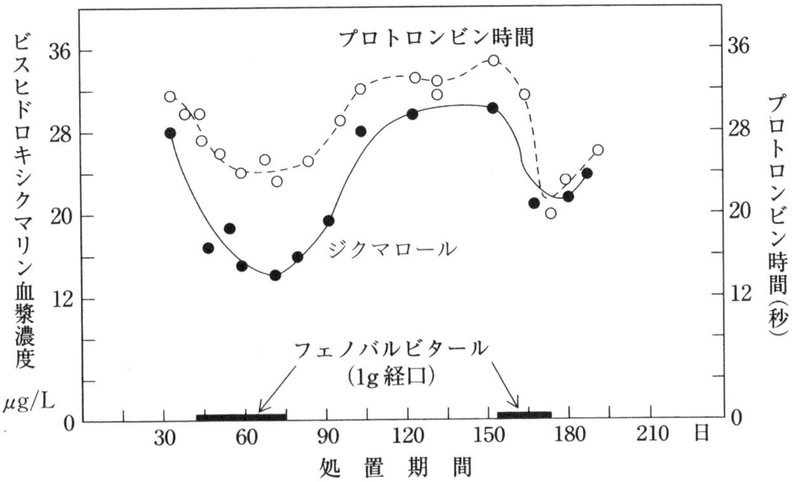

図 A.48　抗凝血薬ジクマロール（75 mg/ 日）を反復投与した患者のプロトロンビン時間とジクマロール血漿中濃度に及ぼすフェノバルビタール併用の影響

とくにベンゾ[*a*]ピレンの効果は著しい．ヘキソバルビタールによる睡眠時間は，ベンゾ[*a*]ピレン投与ではむしろ延長しているが，他の薬物前処置で大幅に短縮している．また作用持続時間の短縮と対応して，肝ミクロソームによる不活性代謝物への代謝が増大している．なお，これら薬物の代謝律速酵素は P-450 である（図 A.49）．

誘導剤によって最も大きな酵素活性の誘導が起こる薬物代謝酵素は P-450 である．この酵素の多数のアイソザイムが一様に誘導されるのではなく，特定の誘導剤によって特定または数種のアイソザイムが誘導される（表 A.5）．例えば，3-メチルコラントレン，ベンゾ[*a*]ピレン，PCB，TCDD は **CYP1A** を，フェノバルビタールは **CYP2B** を，イソニアジドやアルコールは **CYP2E1** を，リファンピシンやデキサメサゾンは **CYP3A** を，そしてクロフィブラートは **CYP4A** をそれぞれ特異的に誘導する．これら誘導剤特異的な CYP 分子種の誘導機構には下記の a）～ d）がある．

表 A.8　ゾキサゾラミンおよびヘキソバルビタール作用時間と代謝に及ぼす各種薬物の前処置による影響

前処置	1日投与量 (mg/kg)	ゾキサゾラミン		ヘキソバルビタール	
		麻痺時間 (分)	肝ミクロソームによる代謝 (μmole/g/時間)	睡眠時間 (分)	肝ミクロソームによる代謝 (μmole/g/時間)
対照	－	730	0.53	216	0.34
フェニルブタゾン	125	307	1.05	18	1.24
アミノピリン	125	263	1.43	26	1.02
バルビタール	125	181	1.64	36	1.15
オルフェナドリン	50	158	1.64	23	1.20
フェノバルビタール	75	102	2.02	11	1.47
ベンゾ[*a*]ピレン	25	17	2.63	302	0.33

雄ラット（35～40 g）に各薬物を 1 日 2 回 4 日間前処置．ただしベンゾ[*a*]ピレンは 1 回だけ投与．24 時間後にゾキサゾラミン（100 mg/kg）またはヘキソバルビタール（125 mg/kg）投与．薬物の作用は，ラットの正立反射回復時間で測定．

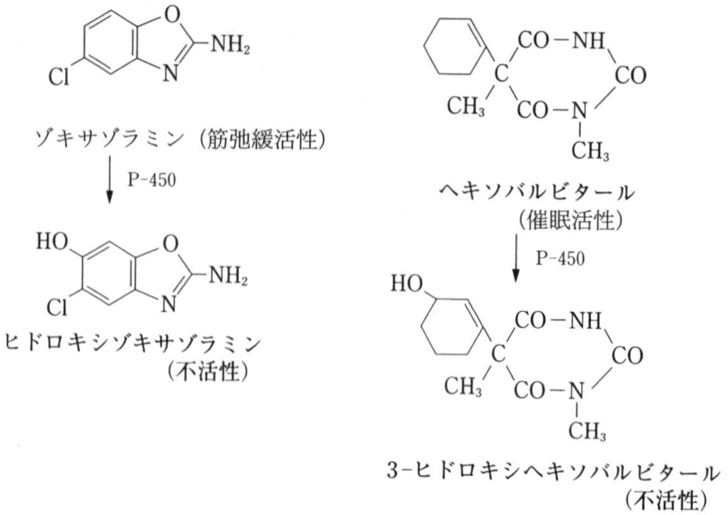

図 A.49　P-450 による筋弛緩薬ゾキサゾラミンと催眠薬ヘキソバルビタールの酸化的不活性化

a）CYP1A の誘導の分子機構（図 A.50）

3-メチルコラントレンやベンゾ[*a*]ピレンなど多環状芳香族炭化水素（PAH）が細胞内に入ると，細胞質中で HSP90 と複合体を形成し不活性型の Ah 受容体（AhR, aryl hydrocarbon receptor）と結合する．ついで PAH と結合した複合体は HSP90 を解離し核内に移行後，アーント（Arnt, Ah receptor nuclear translocator）とヘテロ二量体を形成する．この複合体はリン酸化されたのち，*CYP1A* 遺伝子の遺伝子発現調節領域に存在する XRE（xenobiotic responsive element）に結合し，*CYP1A* 遺伝子の転写を促進する．

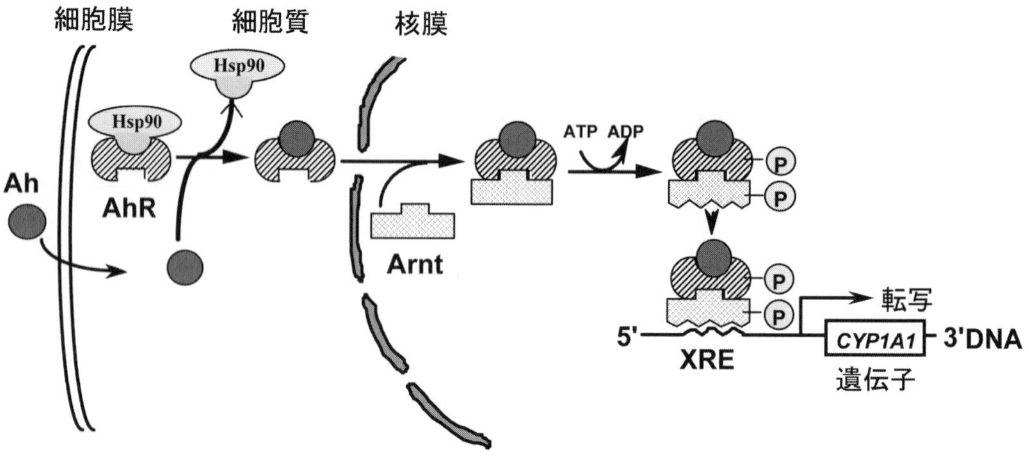

図 A.50　CYP1A1 の多環状芳香族炭化水素による誘導メカニズム

Ah：多環状芳香族炭化水素（メチルコラントレン，ベンゾ[*a*]ピレン，TCDD，PCB など）
AhR：Ah 受容体，Arnt：AhR を核内に搬入する因子，Hsp90：熱ショックタンパク質
XRE：異物応答配列部位（GCGTG）

b）CYP2B の誘導の分子機構

フェノバルビタールは，細胞内に存在するオーファン受容体の一つである CAR（constitutively activated receptor）を活性化し核内へ移行させ，核内に存在する RXR（retinoid X receptor）とヘテロ二量体を形成する．ただし，フェノバルビタールは CAR の直接のリガンドとして働いていない．この複合体は，*CYP2B* 遺伝子の 5′-上流領域の遺伝子発現調節領域にある PBREM（phenobarbital responsive enhancer element）に結合し，*CYP2B* 遺伝子の転写を促進する．

c）CYP3A の誘導の分子機構

リファンピシンは，細胞内に入るとまず PXR（pregnane X receptor）と結合し，ついで PXR は RXR とヘテロ二量体を形成する．この複合体は，*CYP3A* 遺伝子の 5′-上流領域の遺伝子発現調節領域にある PXR の応答配列である NR（nuclear receptor binding site）1 および NR2 に結合し，*CYP3A* 遺伝子の転写を促進する．

d）CYP4A の誘導の分子機構

クロフィブラートが細胞内に入ると，PPARα（peroxisome proliferator-activated protein α）と呼ばれる受容体と結合する．リガンドにより活性化された PPARα は，9-*cis*-レチノイン酸をリガンドとする RXR とヘテロ二量体を形成する．この複合体は，*CYP4A* 遺伝子の 5′-上流領域の遺伝子発現調節領域にある PPRE（peroxisome proliferator response element）に結合し，*CYP4A* 遺伝子の転写を促進する．

P-450 以外の薬物代謝酵素であるエポキシドヒドロラーゼ，UDP-グルクロノシルトランスフェラーゼやグルタチオン *S*-トランスフェラーゼの分子種の中には，フェノバルビタール，3-メチルコラントレン，PCB，TCDD 等，特異的な誘導剤によって酵素誘導を受けるものもある．例えば，フェノバルビタールは，UGT1A1 や GSTA1，GSTA2，GSTM1 を，3-メチルコラントレンは，エポキシドヒドロラーゼ，UGT1A1，GSTA1 などを誘導する．

Ames 試験法で，幅広い P-450 分子種の誘導をしたラット肝 9,000 × g 上清（S9）を得る目的で，使用禁止品目の PCB に代わり，フェノバルビタールと β-ナフトフラボンの混合物によるラットの前処置が行われる．後者は P-450 分子種 CYP1A の誘導剤である．

参考書

1）吉村英敏編（1979）毒性学—その生化学的側面，講談社サイエンティフィク
2）Jakoby, W. B. ed. (1980) Enzymatic Basis of Detoxication, Vol. I, Academic Press, New York
3）中野　稔・浅田浩二・大柳義彦編（1988）蛋白質 核酸 酵素（臨時増刊）活性酸素，共立出版
4）坂本幸哉・谷口直之・東胤昭・木村　光編（1988）蛋白質 核酸 酵素（臨時増刊）グルタチオン研究のエポック，共立出版
5）佐藤　了・大村恒雄編（1988）薬物代謝の酵素系，講談社サイエンティフィク
6）Lou, Y. C. (1990) *Drug Metab. Rev.* **22**, 451–475
7）Kalow, W., ed. (1992) Pharmacogenetics of Drug Metabolism, Pergamon Press, New York

8）加藤隆一他編（1992）日本生化学会編，新生化学実験講座5 生体酸化・薬物代謝，東京化学同人
9）加藤隆一（1992）臨床薬物動態学—臨床薬理学・薬物療法の基礎として—，南江堂
10）島田　力（1992）衛生化学 **38**, 209-227
11）千葉　寛（1994）ファルマシア **31**, 992-996
12）加藤隆一・鎌滝哲也編（1995）薬物代謝学，東京化学同人
13）ギブソン，G. G., スケット，P.（村田敏郎監訳）（1995）新版薬物代謝学，講談社サイエンティフィク
14）Klaassen, C. D., ed. (1996) Casarett & Doull's Toxicology, The Basic Science of Poisons, 5th, McGraw-Hill, New York
15）Falany, C. N. (1997) *FASEB J.* **11**, 206-216
16）渡部　烈他（1997）薬学雑誌 **117**, 910-921
17）光岡知足編（1998）健康の科学シリーズ7 腸内フローラと健康，学会センター関西学会出版
18）Pelkonen, O., *et al.* (1998) *Xenobiotica* **28**, 1203-1253
19）Smith, D. A., *et al.* (1998) *Xenobiotica* **28**, 1095-1128
20）Smith, G., *et al.* (1998) *Xenobiotica* **28**, 1129-1165
21）Naz, R. K., ed. (1999) Endocrine Disruptors, CRC Press, Boca Raton
22）小栗一太（2000）薬物動態 **15**（2），136-142
23）Hayes, J. D. & Strange, R. C. (2000) *Pharmacology* **61**, 154-166
24）Nagata, K. & Yamazoe, Y. (2000) *Annu. Rev. Pharmacol. Toxicol.* **40**, 159-176
25）Park, B. K., *et al.* (2000) *Annu. Rev. Pharmacol. Toxicol.* **40**, 581-616
26）辻　彰（2000）薬物動態 **15**（2），112-135
27）Turkey, R. H. & Strassburg, P. (2000) *Annu. Rev. Pharmacol. Toxicol.* **40**, 581-616
28）Gong, Q. H., *et al.* (2001) *Pharmacogenetics* **11**, 357-268
29）Guengerich, F. P. (2001) *Chem. Res. Toxicol.* **14**, 612-650
30）Hardman, J. G. and Limbird, L. E., eds. (2001) Goodman and Gilman's, The Pharmacological Basis of Therapeutics, 10th, McGraw-Hill, New York
31）Kalow, W., Meyer, U.A. & Tyndale, R. F., eds. (2001) Pharmacogenomics Marcel Dekker, Inc., New York
32）Klaassen, C.D., ed. (2001) Casarett & Doull's Toxicology, The Basic Science of Poisons, 6th, McGraw-Hill, New York
33）澤田康文編（2001）薬物動態・作用と遺伝子多型—薬物治療の患者個別化を目指した21世紀の新展開—，医薬ジャーナル
34）滝川一他（2001）肝薬物代謝の最近の進歩，肝臓 **42**（6），277-308
35）Reszka, E. & Wasowicz, W. (2001) *Int. J. Occup. Med. Environ. Health* **14**, 99-113
36）井柳　尭（2003）生化学 **75**（3），234-241

B 化学物質による発癌

B 1. 化学発癌物質の代謝的活性化と化学発癌機構

ヒトにおける**癌**（cancer）は，（i）化学的因子（発癌物質），（ii）物理的因子（紫外線，放射線など），（iii）生物学的因子（ウイルス，寄生虫など）によって引き起こされる．このうち化学的因子としては，例えばベンゾ[*a*]ピレンのような古くから知られている強い活性をもつ狭義の発癌物質だけでなく，天然の食品中に含まれるクマリン誘導体，各種ジアルキルニトロソアミン前駆物質，食品に生えるかび類が産生する各種マイコトキシン類などが相次いで見いだされ，現在記録されているものだけでも食品中の発癌性物質は相当な数にのぼる．そのうえ，タンパク質を加熱することによって生ずる各種**ヘテロサイクリックアミン類 Trp-P-1，Trp-P-2，Glu-P-1，Glu-P-2，IQ，MeIQ，PhIP** などが発癌性をもつことが明らかにされるに及んで，人類はごく普通の食生活を通じてさえも，回避することができないさまざまな発癌性物質に曝露されていることが次第に明らかになってきた．以上の事実から，ヒトにおける癌誘起因子のうち，化学的因子が占める比率は，ごくひかえめに評価しても，85 %以上であろうと推定されている．癌を誘起させるこれらの物質を総称して**化学発癌物質**（**癌原性物質**）（chemical carcinogen）という．なお，食品を含め環境中に存在する化学発癌物質のほとんどすべては，薬物代謝酵素によって代謝されて，はじめてDNAの変異を引き起こす．化学物質の生体内代謝に基づく毒性発現について，化学発癌物質は現在最も研究が進んだ分野であるばかりでなく，化学物質と生体成分の結合に由来する諸慢性毒性発現機構を分子レベルで理解する最も都合のよいモデルと考えられている．

1.1 化学発癌物質による組織の癌化

化学発癌物質によって生体組織が癌化する前の段階では，発癌物質が薬物代謝酵素によって反応性に富む活性な代謝物となり，これによって組織細胞の核染色体DNAの塩基が化学修飾され，正常な遺伝情報の伝達ができなくなるために，組織細胞が形態学的にも機能的にも母細胞とは異なる異常に高度な増殖性をもつ悪性な細胞へと**変異**（mutation）する．活性化された発癌物質による核染色体DNAの修飾とこれによって誘起される細胞の変異の過程を，癌化の**イニシエーションプロセス**（initiation process）という．この過程で，大多数の細胞は生命体としての機能が損なわれ，死に至るが，ごく一部は形質転換をとげ変異する．活性発癌物質（ultimate carcinogen）によって化学修飾を受けたDNAの修復が可能な場合は，細胞は正常化する．変異細胞は分裂増殖の過程で，各種の物質を産生し，細胞外へ排出するが，これが抗原となって，生体側の免疫機能を活性化し，変異細胞群の分裂増殖が抑制され，やがて縮退する．しかし，生体の免疫効果に抗して，なおも増殖を続ける抗免疫力の強い一部の変異細胞群は，長時間を経たのち，癌組織として顕在化してくる．イニシエーションプロセスから以降の過程を**プロモーションプロセス**（promotion process）という．プロモーションプロセスの内訳は最近相次いで明らかにされ始めた．いくつもの段階を経て進行するために，イニシエーションプロセスと併せて**発癌の多段階機構**（multistage carcinogenesis mechanism）と呼ぶ．

発癌物質も他の化学物質と同様に生体内で代謝を受けて極性化され，排泄される．しかし生体内で生成する代謝物が不安定で，化学反応性に富む（活性な）場合，その一部は親電子剤としてタンパク質，核酸などの生体高分子と結合し，残りは分子内転位をするか，水和，GSH抱合などを受け

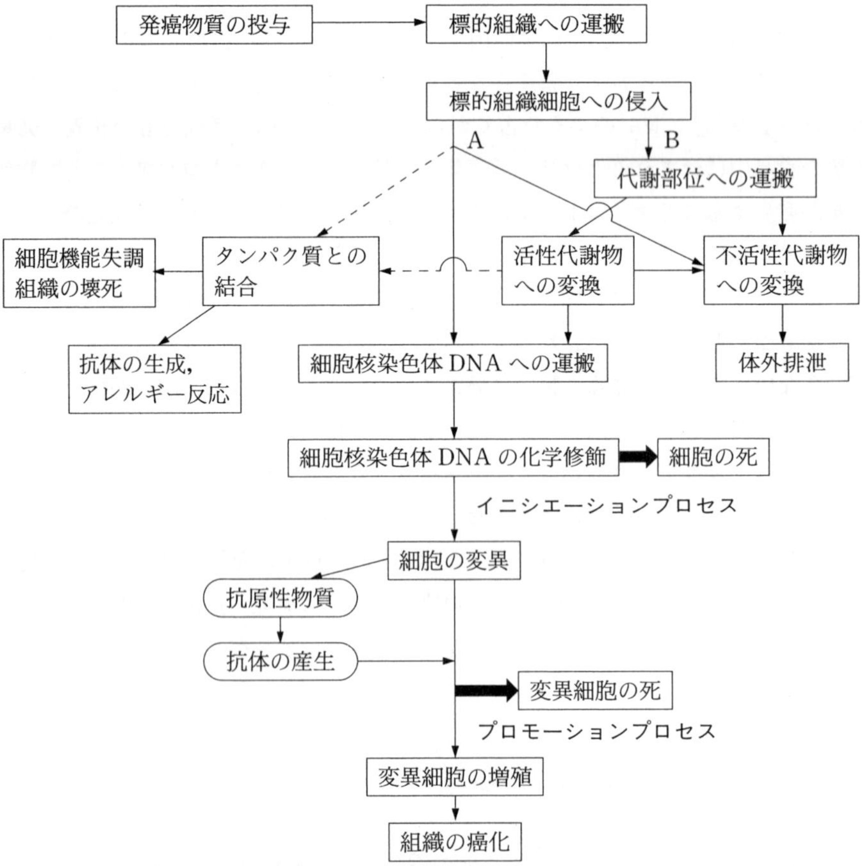

図B.1　化学発癌物質による生体組織との相互作用と発癌

Aは代謝的活性化を必要としない直接作用性発癌物質，Bは代謝を受けて活性化される発癌物質．いずれも親電子性物質として染色体DNAを共有結合的に修飾する．環境中の発癌物質のほとんどはBに属する．

て安定な分子となり，排泄される．この**活性本態**（ultimate carcinogen）が組織タンパク質と結合する場合，その量が多いときは組織の急速な壊死を引き起こし，組織が癌化する前に壊死の進行によって死に至る．活性本態の量が少なく，しかも継続的に供給される場合，組織の損傷は修復されるため，壊死は認められないが，染色体DNAの継続的修飾ならびに変異細胞の分裂増殖のくり返しによって，やがて組織の顕著な癌化が認められる．細胞中で活性化された発癌物質と生体高分子との反応はタンパク質との間で最も頻度高く起こり，核膜および核タンパク質に保護された染色体DNAとの結合は，むしろその頻度がきわめて小さいとされている．しかし，ごくわずかの頻度であれ，活性代謝物（または**発癌イニシエーター**）によるDNAの修飾は正常な遺伝情報伝達に大きな影響を与える．例えば，肝を主な標的臓器とするジメチルニトロソアミン（DMN）では，ラットに飲料水とともに75 μg/kg/日与えると肝癌が高率に発生するが，この量はDMNの急性毒性（肝壊死）の LD_{50} 値の1/4,000である．後述のように，DMNは肝小胞体P-450によって活性化される．発癌物質による組織細胞の癌化を図B.1に略示する．

化学物質の中には，それ自身には発癌性がないにもかかわらず，発癌物質を作用させたのちに用いると，発癌作用を増強する物質がある．これらを**発癌プロモーター**（carcinogenesis promoter）という．これらプロモーターには組織選択性があり，クロトン油成分である12-*O*-テトラデカノイルホルボール-13-アセテート（TPA）は皮膚癌に，フェノバルビタールは肝癌，サッカリンナトリウムやビタミンCは膀胱癌，食塩は胃癌，そして二次胆汁酸（デオキシコール酸，リトコール酸）は大腸癌のそれぞれ選択的なプロモーターになることが知られている．なお，強力な発癌物質の多くはイニシエーターとしての作用とプロモーターとしての作用を合わせもつとされている．

発癌プロモーターは，変異細胞の増殖を促進させるため，ヒトにおける発癌要因として重視され始めており，**非遺伝子障害性発癌物質**（non-genotoxic carcinogen）と呼ばれている．

1.2　癌細胞の特徴と発癌遺伝子

正常細胞と癌細胞のきわ立った差異は，(1) 高度な増殖性，(2) 多くの場合，巨大であり多核，(3) 脱分化（古代帰り），(4) 独立性などである．脱分化とは，進化の過程で高度に分化して，固有の機能を獲得した各組織に所属する細胞が，癌化に伴って固有の機能を発揮しない変異細胞になることをいう．独立性とは，正常細胞が隣接細胞との間で細胞壁孔（cell junction）を通じて行っている物質や情報の交換を行わず，細胞間接着もなくなるために，遊離して，発生組織からリンパ管などを通って他の組織へ転移（metastasis）し，定着後増殖する能力を示すことをいう．また，正常細胞は所属組織内で遺伝的に調節されて，あらかじめ定められた（プログラム化された）時間内で自然死（**アポトーシス** apoptosis）し，形質を同じくする次世代細胞と置き替わるが，癌細胞はアポトーシスに関わる遺伝子の変異によって，その制御が不調となっているために，死に至るまでの時間がきわめて長く不定期である．このことが，癌組織の高度な増殖性の主因の一つとなっている．なお，アポトーシスにおける細胞成分の分解はプログラム化された調節機構によって行われており，整然としているが，化学物質による**組織の壊死**（necrosis）に伴う細胞成分の分解は，プログラム化されておらず，雑然としており，周辺の正常細胞（組織）に重大な影響を及ぼす．

癌化した細胞群（組織）は，正常組織には普段は見出されないか，見出されたとしてもごくわずか

表 B.1　代表的な癌遺伝子とその産物の機能

癌遺伝子	機　能
1．*hst-1*，*sis*，*EGF*，*TGF*	増殖因子
2．*erbB*，*fms*，*kit*，*met*	受容体型チロシンキナーゼ
3．*mos*，*ral*，*ref*	セリン・スレオニンキナーゼ
4．H-*ras*，K-*ras*，N-*ras*	GTP 結合タンパク質
5．*erbA*，*fos*，*jun*，*myc*	DNA 結合核内タンパク質

である各種タンパク質を異常に多く産生している．癌細胞を特徴づけるこれらタンパク質を二次元電気泳動によって発見し，精製し，それらの機能と構造を明らかにすることから**癌遺伝子**（oncogene）の研究が始まった．胎児にしか見出されないタンパク質**α-フェトプロテイン**（AFP）が細胞の癌化に伴って検出されるようになることなどもこの研究の古典的な成果であった．

現在では，これら癌細胞に特徴的に発現するタンパク質をコードする癌遺伝子が明らかになり（表 B.1），発現調節の機構も次第に明らかにされつつある．癌遺伝子と呼ばれるこれらの遺伝子のすべては正常細胞染色体中に元来存在しており，**プロト癌遺伝子**（proto-oncogene）と呼ばれる．正常細胞ではこれらの遺伝子は，普段は転写が抑制されており，分裂・分化の時期に限って，転写が行われる．現在では，癌細胞への変異とその異常増殖に直接関係している遺伝子を癌遺伝子と定義しており，AFP をコードする遺伝子はこれには含まれない．プロト癌遺伝子の突然変異（点，フレームシフト型，塩基対置換型など）によって遺伝子の発現が起こることが知られている．

癌遺伝子の抑制の効かない発現は，正常細胞では発現を抑制している遺伝子の産物が生成しなくなるか，生成しても機能しなくなる場合に起こる．これは**癌抑制遺伝子**（tumor suppressor gene）の各種突然変異や欠失によってもたらされる．*APC, DCC, RB1, WT1, p53* などと呼ばれているのが癌抑制遺伝子であり，これら以外にも多数存在し，DNA の複製や転写調節などに関与している．癌遺伝子および癌抑制遺伝子の変異に伴うヒト大腸癌の多段階発癌機構を図 B.2 に示す．この図は図 B.1 で示したプロモーションプロセスの内訳であり，各種遺伝子の変異は発癌物質の活性代謝物（イニシエーター）によると考えられている．

1.3　一次発癌物質

直接作用性の発癌物質で，それ自身が不安定で反応性に富む発癌物質を**一次発癌物質**（primary carcinogen）という．次項の代謝的に活性化された発癌物質と同様に，**アルキル化剤**（親電子性物質）として，生体高分子のアミノ基，水酸基，スルフヒドリル基など求核性官能基と反応して共有結合を形成する．反応は非酵素的に進行し，反応速度は発癌物質の安定性に主として依存しており，こ

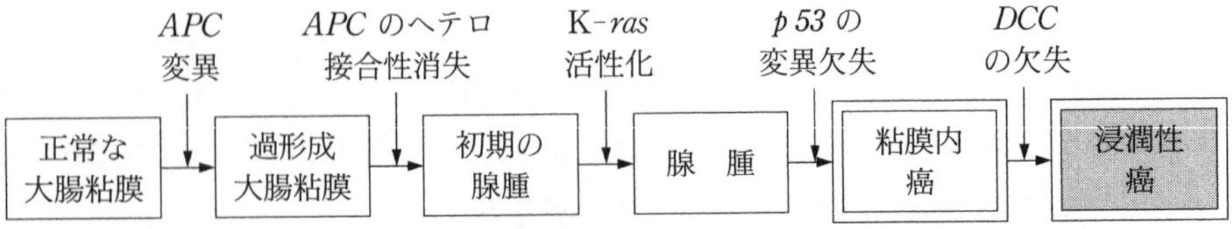

図 B.2　癌遺伝子および癌抑制遺伝子の変異とヒト大腸癌の形成過程

れに立体化学的な因子も加わる．この発癌物質を注射すると注射部位の組織に癌が生ずる．例えば，**マスタードガス**（イペリット，ビス（2-クロロエチル）スルフィド）では図 B.3 に示すように自動的に塩素イオンを脱離してカルボニウムイオンを生じる．実験室で化学試薬としてよく用いられる**ジメチル硫酸**，**ヨウ化メチル**，**エポキシド**，**アチリジン**，**β-ラクトン**などのアルキル化剤もこの群に属する．しかしながら，ビニールハウス内の土壌の殺菌，殺虫に大量に使用されている**臭化メチル**などを除いては，一次発癌物質のほとんどは実験病理学的な材料であり，環境因子として問題となるものではない．アルキル剤としての一次発癌物質による DNA の化学修飾は，塩基対数 10 万に対して 1 個の割合で起これば癌を誘発するのに十分であると考えられている．実際に放射性同位元素でラベルした各種発癌物質を投与した動物あるいは培養細胞の染色体 DNA から，アルキル化された塩基が単離され，同定されている．DNA 塩基対のアルキル化が起こる部位を図 B.4 に示す．

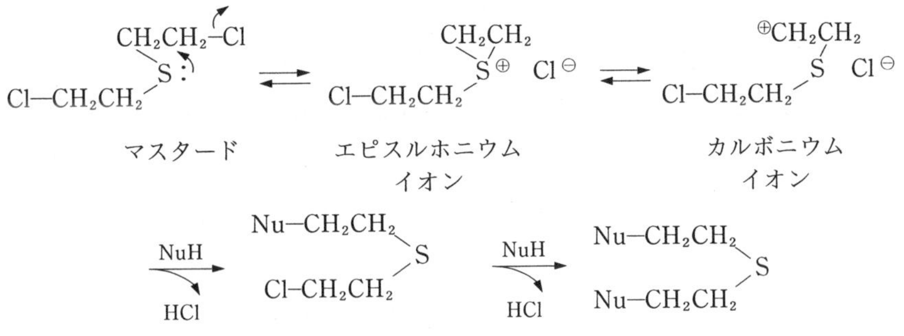

図 B.3　一次発癌物質マスタードと生体高分子との反応

NuH はタンパク質，核酸の求核性官能基．NuH はエピスルホニウムイオンに対して直接作用し，カルボニウムイオンは存在しない仮想上の中間体である，

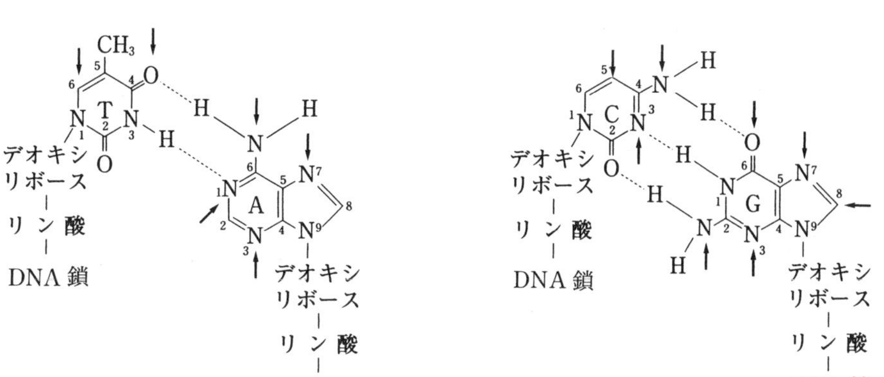

図 B.4　一次発癌物質および二次発癌物質の活性代謝物による DNA 塩基対のアルキル化部位

T：チミン，A：アデニン，C：シトシン，G：グアニン．各ピリミジン-プリン塩基は DNA 二重らせん中で水素結合（……で示す）を介入して対をなしている．太矢印はアルキル化される求核部位．例えば T の 4-*O* 位，A の 1,6-*N* 位，C の 2-*O*，3-,4-*N* 位，G の 2-*N*, 6-*O* 位がアルキル化されると正常な塩基対形成は不可能になる．

1.4　二次発癌物質

化学的に安定な分子で，生体高分子の求核官能基と直接反応しないが，生体内で代謝を受けて癌を誘起する物質を**二次発癌物質**（secondary carcinogen）という．ヒトにおける化学的発癌因子の 99 % 以上はこの群に属するといわれている．二次発癌物質が生体内に侵入すると，種々の臓器の薬物代謝酵素群によって一般の化学物質と同様に代謝を受けるが，代謝の過程でこれらは化学反応性に富む代謝物に変換され，一次発癌物質となり，DNA を親電子的に化学修飾する．代謝によってはじめて活性化される二次発癌物質は，一次発癌物質とは異なり，注射部位から隔たった特定の臓器に対し癌を誘発する作用（臓器標的性）を示す．臓器標的性は，注射されたのち，全身に分布した二次発癌物質が，各組織に存在する薬物代謝酵素で活性化され，活性本態としてどの程度長時間その組織細胞内に残存し，染色体 DNA を修飾するか否かによって決まるとされている．一方，活性化された発癌物質はさらに代謝を受けるか，非酵素的に分子内転位，水和，求核官能基をもつ生体成分，例えばグルタチオンやタンパク質などと反応し安定化し，DNA およびその他のタンパク質との反応性を失う．したがって二次発癌物質の臓器標的性の主因の一つは，各臓器細胞内における各二次発癌物質に対する

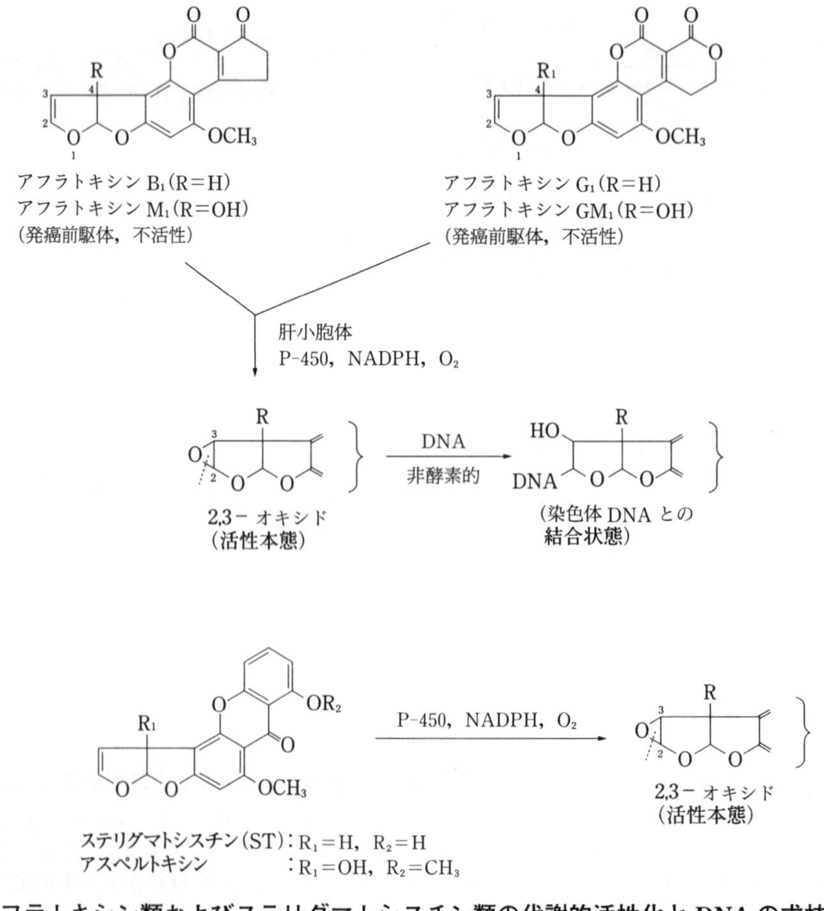

図 B.5　アフラトキシン類およびステリグマトシスチン類の代謝的活性化と DNA の求核基との反応

活性化酵素系と不活性化酵素系の相対活性比に依存している．前者の活性が相対的に大きい臓器に癌化が起こりやすいと考えられている．P-450 による酸化成績体が活性本態である二次発癌物質は多いが，P-450 誘導剤である 3-メチルコラントレン，フェノバルビタールで動物をそれぞれ前処置しておくと，二次発癌物質による癌の誘発度を高める．これとは逆に，肝ミクロソーム P-450 の含量を低下させる四塩化炭素による前処置は，肝癌の誘発度を低下させる．

1.5　エポキシドを活性本態とする発癌物質

塩化ビニル，**塩化ビニリデン**，**トリクロロエチレン**，**アフラトキシン類**，**ステリグマトシスチン類**，**ベンゾ[*a*]ピレン**などの各種多環状芳香族炭化水素，ピロリチジンアルカロイドなどがエポキシドを活性本態とする発癌物質であるが，これら以外にも炭素-炭素二重結合をもつ強力な発癌物質が数多く知られている．これらは，いずれも二次発癌物質で P-450 によって活性化され，アルキル化剤と

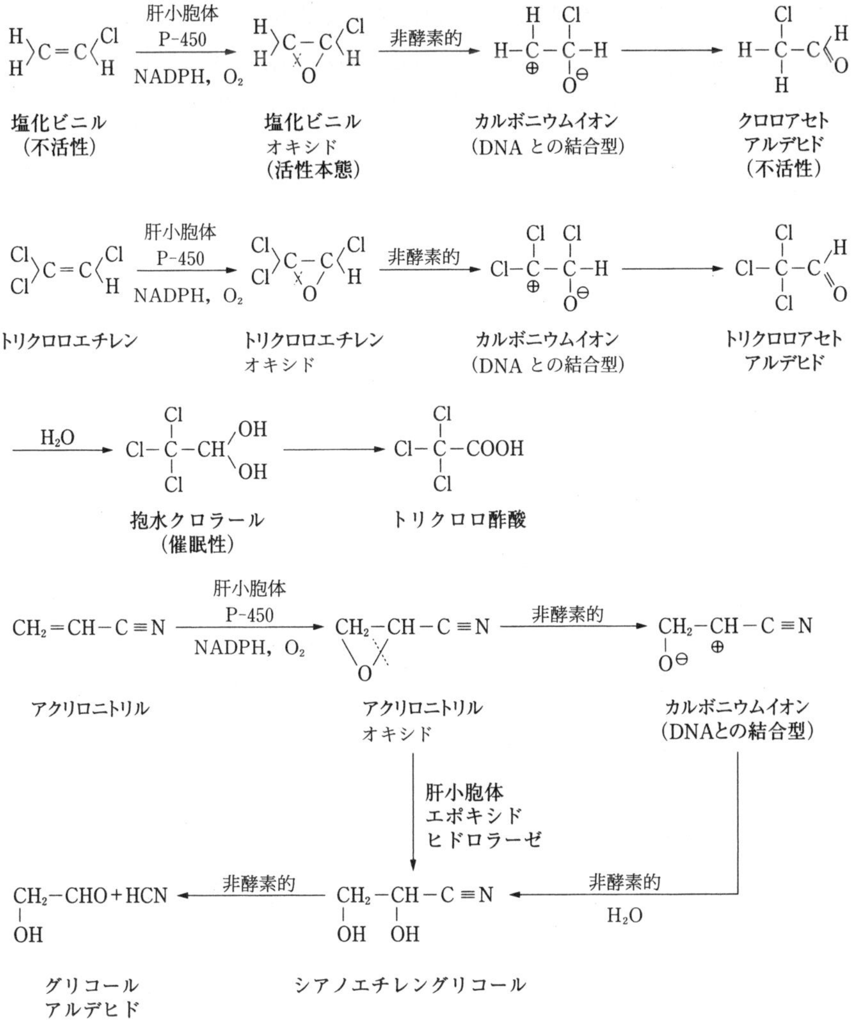

図 B.6　塩化エチレン，トリクロロエチレンおよびアクリロニトリルの代謝的活性化

しての反応性に富むエポキシドとなる．

例えば *Aspergillus flavus* が産生するアフラトキシン類や *Aspergillus versicolor* が産生するステリグマトシスチンなどのビフラノイド環をもつマイコトキシン類は，急性毒性として肝壊死性，および慢性毒性として強力な肝癌誘発性をもつが，図 B.5 に示すように生体内でビフラノイド環二重結合が酸化され，エポキシドとなったものが活性本態である．ちなみに，この二重結合が水素添加された 2,3-ジヒドロアフラトキシン類および 2,3-ジヒドロステリグマトシスチン類には発癌作用および急性肝毒性はない．なおアフラトキシンは，知られている限りでは，最強の肝発癌物質である．

発癌性プラスチックモノマーの**塩化ビニル**および**アクリロニトリル**，工業用不燃性溶剤として広く使用されていた発癌物質**トリクロロエチレン**は，図 B.6 に示すように，これら自身に発癌性はなく，P-450 によって活性体エポキシドとなって DNA を損傷し，発癌性をもつようになる．トリクロロエチレンのエポキシドは，大部分非酵素的に転位し，催眠性物質抱水クロラールとなり，尿中には，トリクロロ酢酸となって排出される．アクリロニトリルは，各種プラスチックモノマー中最も強い急性毒性を示すが，代謝によって生成する青酸が主因となるとされている．ベンゾ［*a*］ピレンは図 B.7 に示すように，P-450 の分子種 **CYP1A1** によって代謝的に活性化されるが，生成する 7,8-オキシド体がエポキシド加水分解酵素によって容易に水解されるために，7,8-ジオール体がさらに酸化を受けたジオールエポキシド（湾領域（bay region）エポキシド）が活性本態となる．

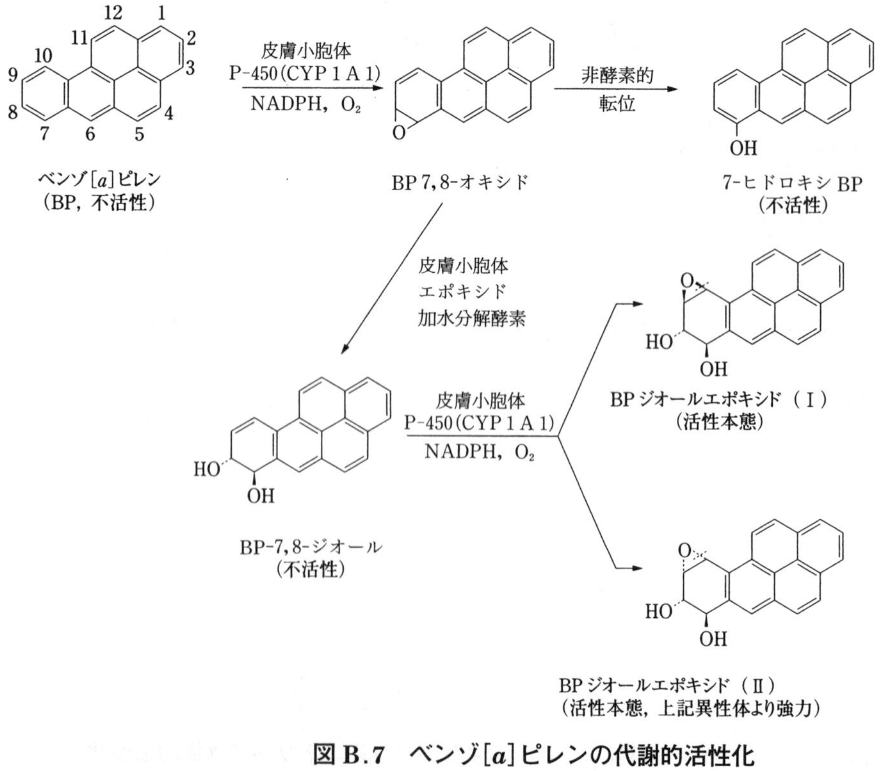

図 B.7　ベンゾ[*a*]ピレンの代謝的活性化

1.6　アルキルジアゾヒドロキシドを活性本態とする発癌物質

図B.8に示す**ジメチルニトロソアミン**および**サイカシン**などがこれに属する．ジアルキルニトロソアミンはそれ自身安定な分子であり，DNAを化学修飾しないが，肝をはじめ各種臓器P-450で活性化され，各種臓器に癌を誘発する．ただし，P-450活性が最も高い肝が主要標的臓器である．ジメチルニトロソアミン以外にも，*N*-ニトロソピペリジン，*N*-ニトロソピロリジンなどが食物由来の環境発癌物質として問題にされているが，これら環状アミン類の活性化機構も，ジアルキルニトロソアミン類と同様とみなされている．またタバコの煙中には，ベンゾ[*a*]ピレンなどの発癌性多環状芳香族炭化水素のほかに，上記のジメチルニトロソアミンを含む種々の発癌性*N*-ニトロソアミン類が存在する（表C.2）．なかでも，喫煙によりニコチンから特異的に生成する**タバコ特異的ニトロソアミン類**（tobacco specific nitrosamine，TSNA）はタバコ煙中の発癌物質の中でその含有量が高く，肺や食道に癌を誘発する強力な環境発癌物質である．TSNAの中で強い肺癌誘発作用をもつNNKの発癌活性本態は，P-450により代謝的活性化を受け，ついで非酵素的に生成したメチルジアゾヒドロキシ

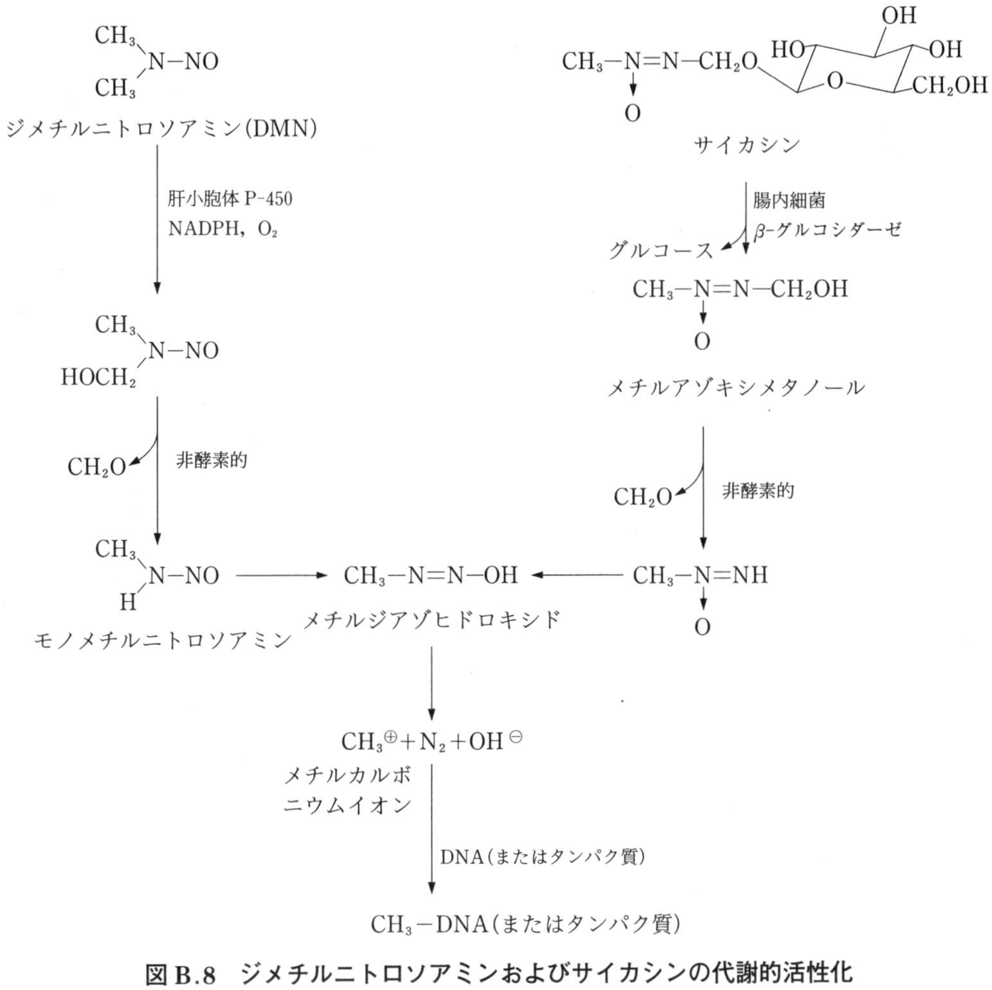

図B.8　ジメチルニトロソアミンおよびサイカシンの代謝的活性化

ドである（図B.9）.

ジアルキルニトロソアミンの活性本態生成は，P-450によるNのα-位炭素に対する酸素導入によって開始される．これに対し，ソテツの実の食用デンプン中に含まれる発癌性グリコシドである**サイカシン**の場合は，腸内細菌の**β-グルコシダーゼ**によって加水分解を受け，比較的不安定な**アゾキシメタノール**を生ずる．このものは，非酵素的にホルムアルデヒドを放出し，次いでメチルジアゾヒド

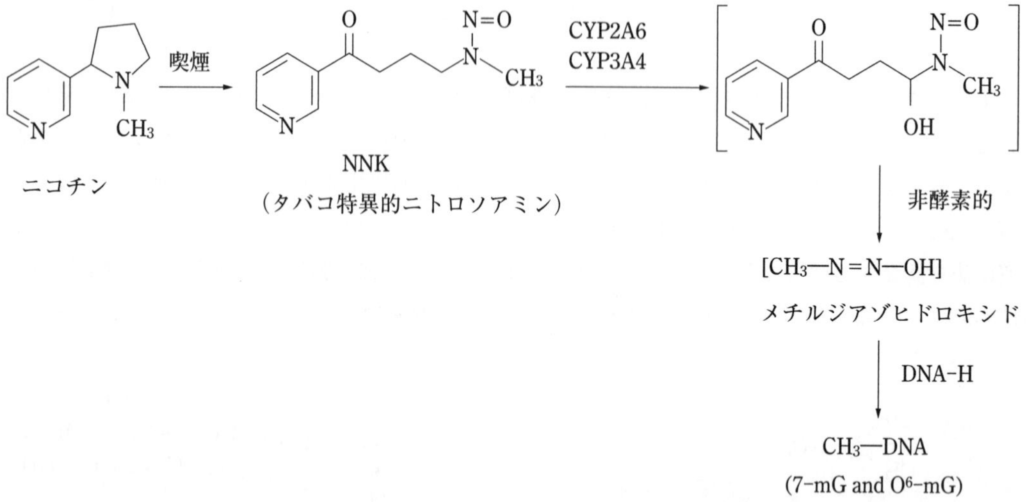

図B.9　タバコ特異的ニトロソアミンの代謝的活性化

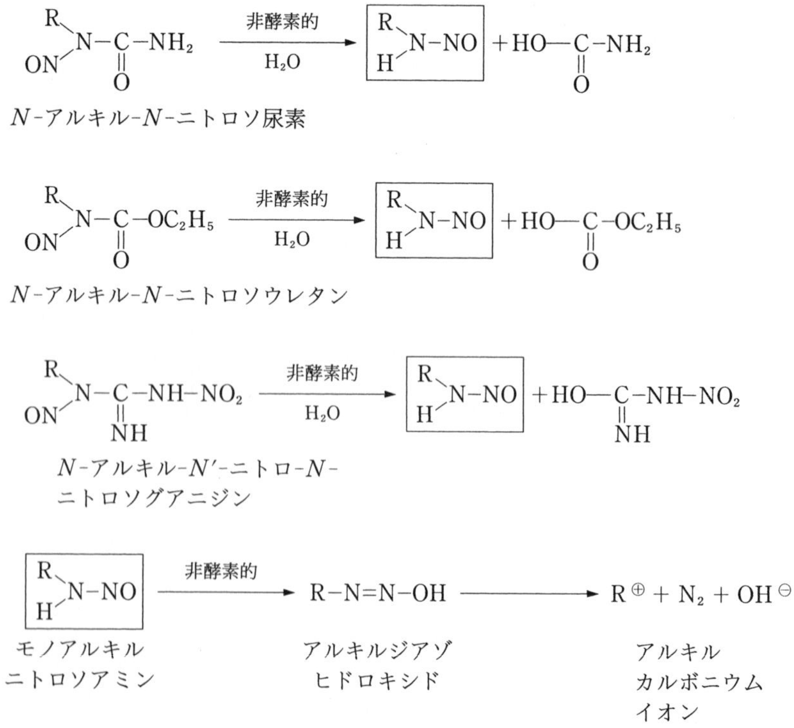

図B.10　N-ニトロソ-N-モノアルキルアミン誘導体の非酵素的加水分解による活性化

ロキシドとなり，ただちに**メチルカルボニウムイオン**を放出し，DNAを修飾する．

ニトロソアミン類には，このほかにも図B.10に示すように，それ自身には直接DNAとの反応性はないが，アルカリ性または生理的pH（7.4）で容易に加水分解してDNAとの反応性を獲得する*N*-アルキル-*N*-ニトロソ尿素，*N*-アルキル-*N*-ニトロソウレタンや*N*-アルキル-*N′*-ニトロ-*N*-ニトロソグアニジンなどがある．

1.7　ヒドロキシルアミンエステルを活性本態とする発癌物質

芳香族アミン類，例えば**2-ナフチルアミン**，**2-アミノフルオレン**（AF）やその*N*-アセテート（**AAF**），*o*-トルイジン，ベンジジン，スチルベナミンなどは，古くから膀胱または肝に癌を誘発する作用をもつことが知られている．これら発癌性芳香族アミンは，図B.11の肝発癌物質AFの例で示すように，P-450によって*N*-水酸化を受け，次いでアセチル抱合，硫酸抱合，グルクロン酸抱合などを受けて活性化される．これら抱合体の抱合残基は脱離基として働き，**ナイトレニウムイオン**および**カルボニウムイオン**を生じ，DNA塩基の求核性官能基と反応して共有結合を形成する．肝発癌物質***N*, *N*-ジメチル-4-アミノアゾベンゼン**（**DAB**，**バターイエロー**）も同様にP-450により脱メチル化を受け，モノメチル体（MAB）に変換されたのち，フラビン酵素FMOによって*N*-OH-MABとなり，次いで**スルホトランスフェラーゼ**によって活性本態*N*-スルホキシ-MABとなる．

食品の加熱の際に，タンパク質自身またはタンパク質と他の成分との反応によって生成する発癌物質として，これまでに**Trp-P-1**，**Trp-P-2**（両者ともトリプトファン由来），**Glu-P-1**，**Glu-P-2**（両者ともグルタミン由来），**イミダゾキノリン**（**IQ**），**メチルイミダゾキノリン**（**MeIQ**），**イミダゾキノキザリン**（**IQx**），**メチルイミダゾキノキザリン**（**MeIQx**）および**PhIP**など約23種が知られている．肉や魚の表面にこげ目がつく程度の調理温度で生成するこれら食品由来の芳香族アミンも，AFと同様な経路で代謝的に活性化されると推定されている．**Trp-P-2**について明らかにされている代謝的活性化経路を図B.12に示す．なお，**プロリル-*t*-RNAシンターゼ**は，タンパク質生合成過程で，プロリル-AMPを*t*-RNAに縮合させて，プロリル-*t*-RNAを合成する酵素である．

アゾ化合物は腸内細菌によって還元的に開裂し，対応する1級アミンを与えるが，還元によって二次発癌物質である*o*-トルイジンやナフチルアミン誘導体などを生成する化合物が発癌物質となっている．内燃機関，とくにディーゼルエンジンの排ガス中に多量に検出される**発癌性モノおよびジニトロピレン類**は，嫌気下でfp_2，P-450，DT-ジアホラーゼ，およびキサンチンオキシダーゼなどによって還元され，ヒドロキシアミノピレンとなったのち，アセチルトランスフェラーゼでアミノピレン*N*-アセテートとなってDNAを修飾する．

1.8　ベンジルアルコール型硫酸エステルを活性本態とする発癌物質

ベンズ[*a*]アントラセン（BA）はほとんど発癌性をもたないが，その7-位または12-位（L-領域）にメチル基を導入すると，図B.13に示すように強力な発癌性をもつようになり，7,12-ジメチル-BA（**DMBA**）では，ベンゾ[*a*]ピレンを超える発癌性を示し，癌原性強度は，知られている限りでは多環状芳香族炭化水素中で最強となる．同様のことが，タバコ煙中に見いだされる**5-メチルクリセン**

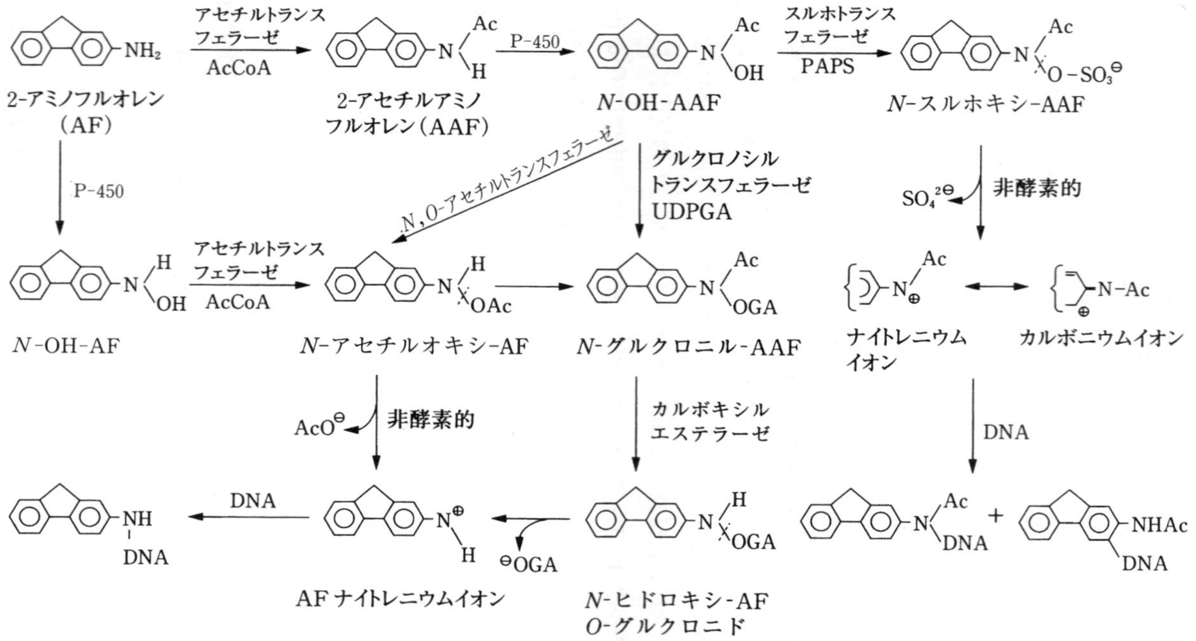

図B.11　シトクロムP-450による酸化と共役する硫酸抱合，グルクロン酸抱合，アセチル抱合による肝発癌性芳香族アミン，アミノフルオレンの代謝的活性化

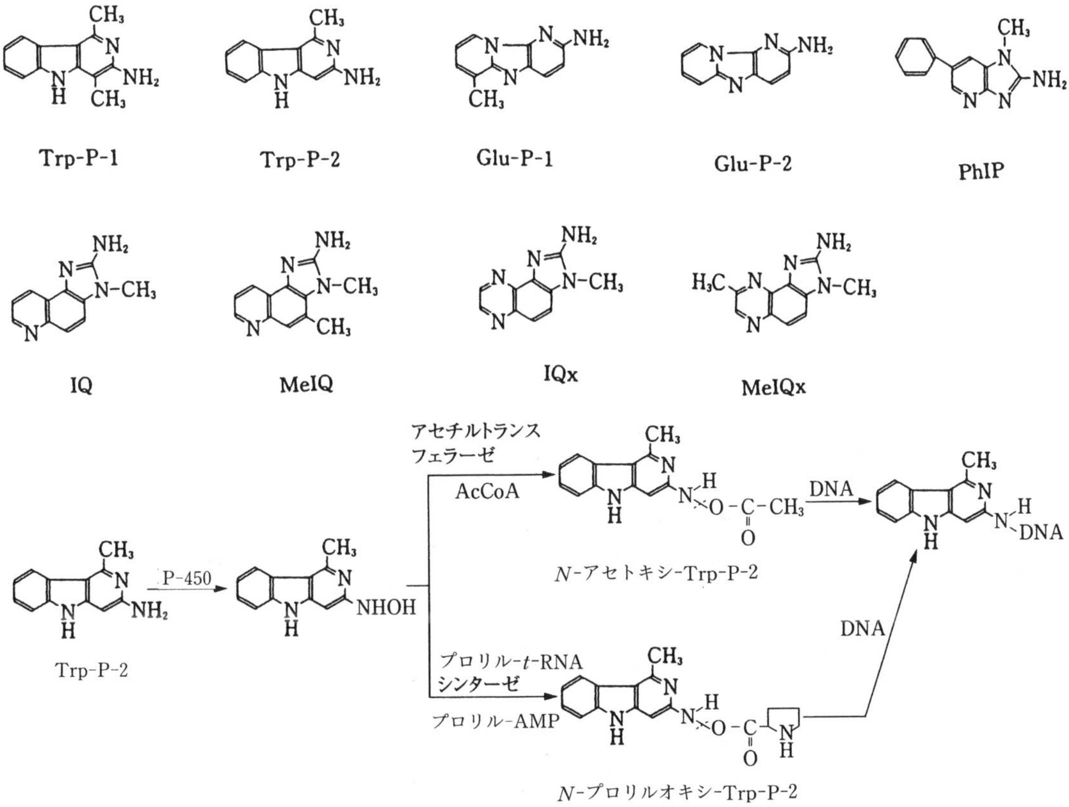

図 B.12　食品の加熱によって生成する各種発癌性ヘテロサイクリックアミンの構造と，トリプトファン由来物質 Trp-P-2 の代謝的活性

DNA 塩基との結合部位は推定.

(5-MCR) とクリセン (CR) およびアントラセンと 9,10-ジメチルアントラセンの関係においても認められる.

これらメチル基置換芳香族炭化水素におけるメチル基の発癌増強効果は，**P-450** によるメチル基の酸化と，それに次いで起こる**スルホトランスフェラーゼ**による活性硫酸エステルの生成で説明ができるとされている．例えば，DMBA では図 B.14 に示すように，P-450 主代謝物として 3 種類のアルコールが生成するが，これらはいずれも強発癌性物質である．これら 3 種類のアルコールは，PAPS 存在下で，**ヒドロキシステロイドスルホトランスフェラーゼ**で，反応性に富む硫酸エステルを生成する.

DMBA 各アルコール体の硫酸エステルは硫酸基が脱離しやすく，生成するベンジルカルボニウムイオンが強力なアルキル化剤となって，DNA のアデニンの N^6-位，グアニンの N^2-位を修飾し，DNA の損傷を起こすために，いずれも強力な直接変異原となる．肝では，これら硫酸エステルが生成しても，ただちに **Theta-クラスの GSH *S*-トランスフェラーゼ** (GST) で解毒抱合される．DMBA が肝を標的臓器としない理由は，このためであるとされている．皮膚には Theta-クラス GST は存在しない.

図 B.13 に示した発癌物質については，すべて P-450-スルホトランスフェラーゼの代謝物である

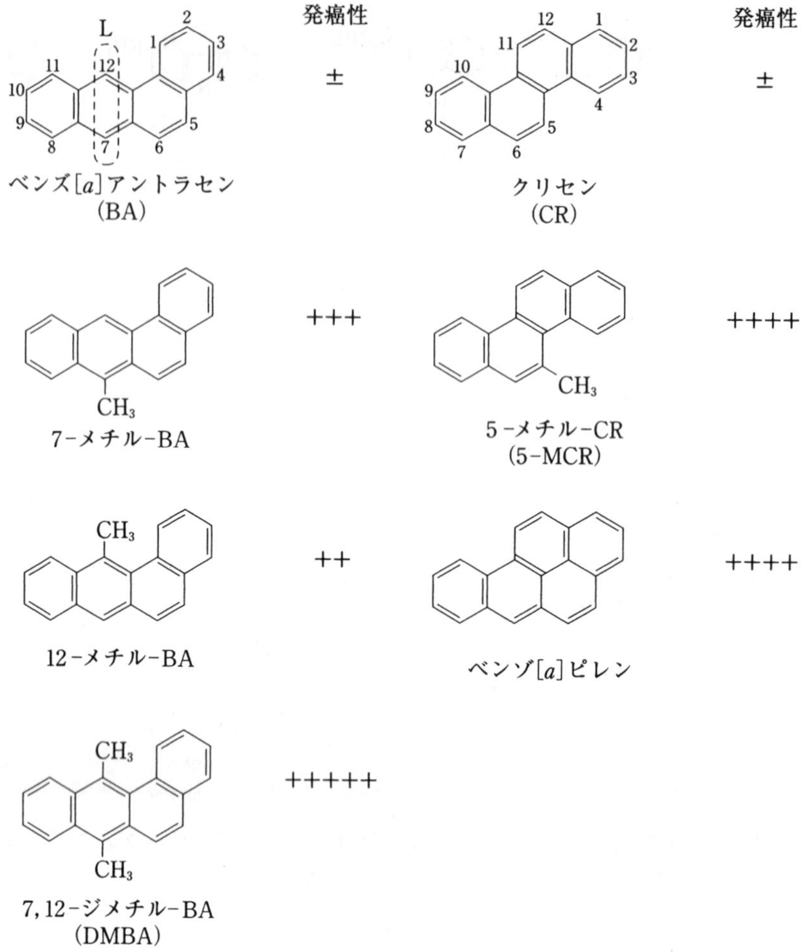

図 B.13　多環状芳香族炭化水素へのメチル基導入による発癌性の増強

ベンジルアルコール型硫酸エステルが単離されている．これら硫酸エステルは，いずれも生体高分子に対する強力な親電子剤であり，かつきわめて強力な直接変異原である．

1.9　グルタチオン抱合体を活性本態とする発癌物質

GSH *S*-トランスフェラーゼ（GST）は，発癌性ハロゲン化アルキルなど一次発癌物質および生体内で生成する発癌性エポキシドをはじめとする各種発癌活性代謝物の解毒抱合酵素として，きわめて重要な役割を演じている．しかし，**ジクロロメタン**や 1,2-ジハロアルカンなどに対しては，この酵素的抱合反応は代謝的活性化であり，発癌の原因となる．

工業用溶剤として多用されている肝発癌物質ジクロロメタンは，**Theta-クラスの GSH *S*-トランスフェラーゼ**によって活性体 *S*-(クロロメチル)グルタチオンとなり，DNA と非酵素的に反応する．また，穀類の防ばいおよび殺虫用に貯蔵倉庫内で使用される **1,2-ジブロモエタン**（エチレンジブロミド）は，肝癌誘起物質であるが，このものの DNA に対する共有結合性は，**Theta-クラスの GST** によって著しく増大する．1,2-ジブロモエタンは酵素作用により，1 分子の GSH の抱合を受けると，

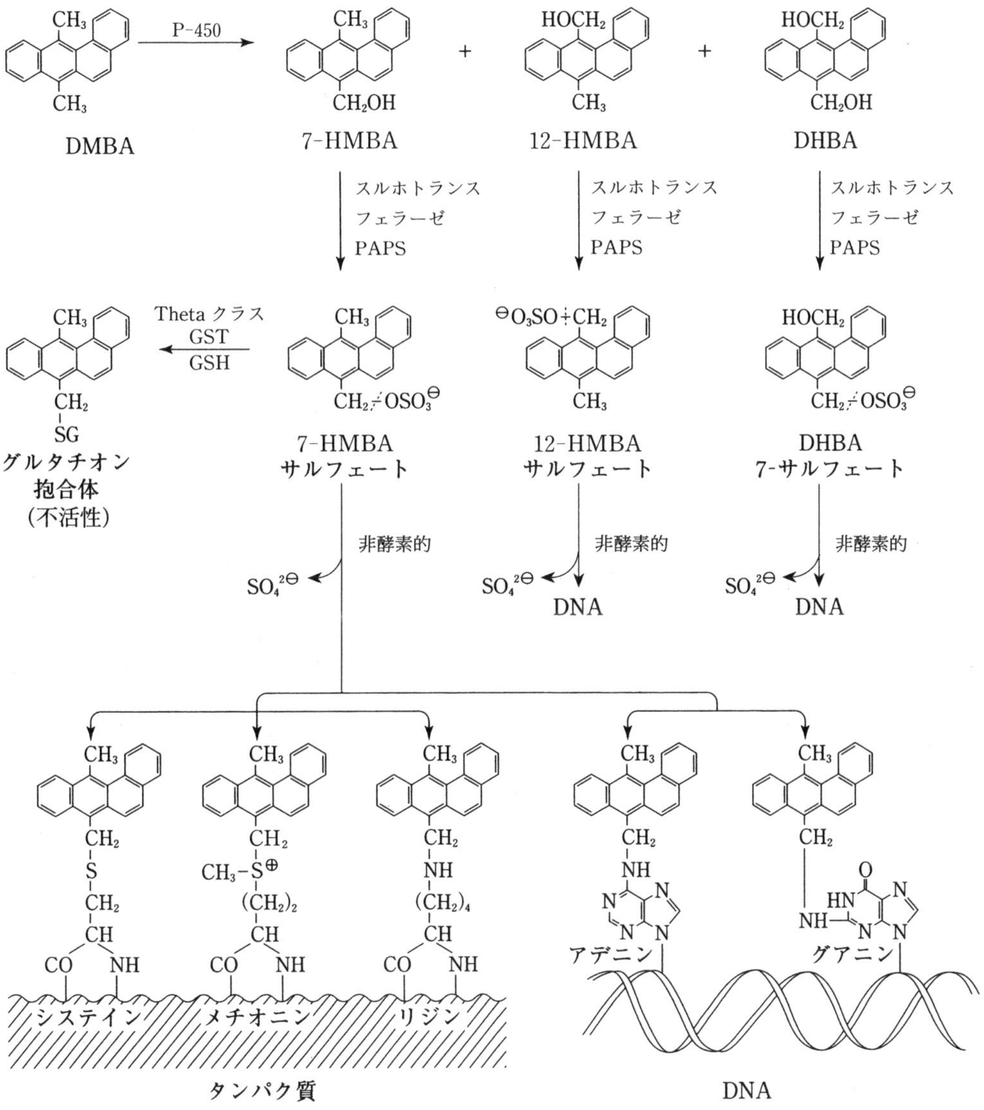

図 B.14 7,12-ジメチルベンズ[*a*]アントラセン（DMBA）の皮膚または肝における代謝的活性化

7-HMBA：7-ヒドロキシメチル-12-メチル-BA，DHBA：7,12-ジヒドロキシメチル-BA，GST：グルタチオン *S*-トランスフェラーゼ．DHBA は位置特異的に 7-サルフェートを与え，DNA のアデニンおよびグアニンのそれぞれ環外アミノ基と選択的に 7-位メチレン基を介して結合する．12-HMBA および DHBA の各硫酸エステルも GST によって速やかに不活性な GSH 抱合体に変換されるが，図ではこれらを省略している．

図 B.15 に示すように，GS 置換炭素の隣の炭素上のもう 1 個の Br の脱離が S の求核効果のために助長され，活性物質**サイアレニウムイオン**を形成し，強力な親電子剤となる．

1,2-ジハロアルカンの GST による代謝的活性化におけるサイアレニウムイオン形成反応は，S がハロゲン置換隣接炭素を背面攻撃することによって進行するので，**1,2-ジクロロシクロヘキサン**の代謝的活性化は，このもののシス体のほうがトランス体よりも優位である．これら両異性体の発癌性試験の結果も，サルモネラの変異原性試験結果もこのメカニズムを支持している．

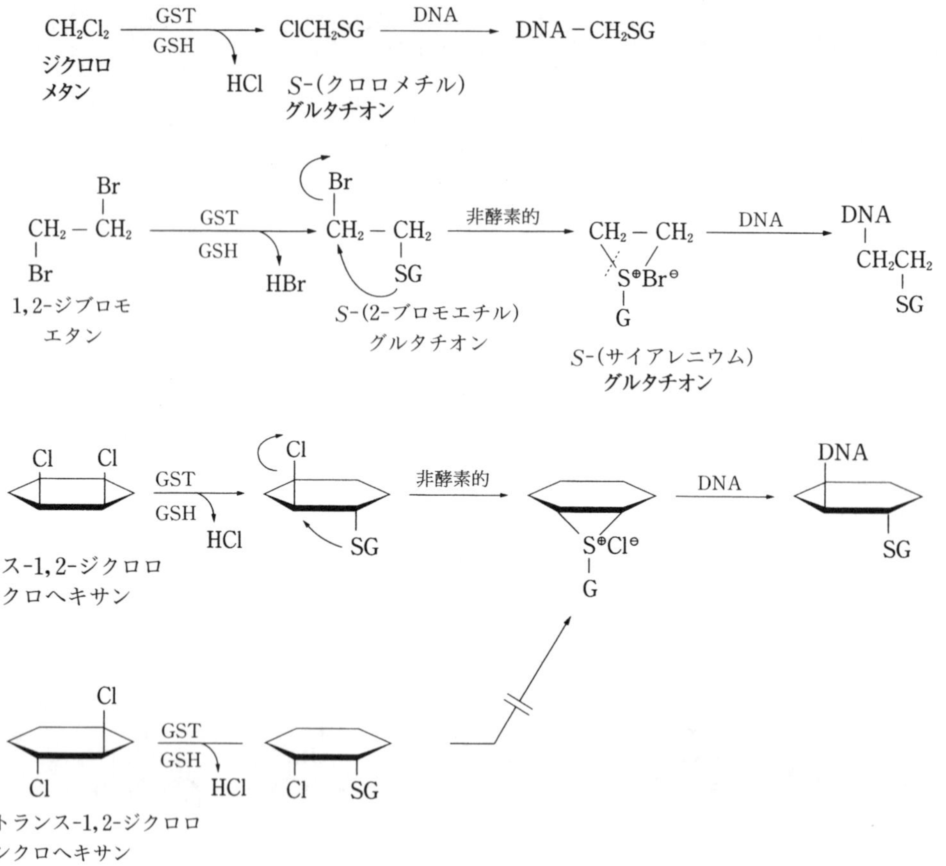

図 B.15　ジクロロメタンおよび 1,2-ジハロアルカンのグルタチオン *S*-トランスフェラーゼによる代謝的活性化

GST：グルタチオン *S*-トランスフェラーゼ．1,2-ジブロモエタンの DNA 修飾は，グアニンの 8-位に起こる．

B 2. 化学物質によって生成する活性酸素の毒性

われわれ好気的生物は，植物や光合成菌など独立栄養生物とは異なり，生命活動のために必要なエネルギーの大部分を摂取した有機化合物の酸化的分解によって得ている．D-グルコース 1 モルが嫌気的および好気的に生分解されるときに生成する ATP 産生モル数の大きな差異や，酸素欠乏による脳や心臓組織の急速な不可逆的な変性，次いで窒息死の現実に直面すると，われわれは酸素を生命にとっての必須因子という利点面からのみとらえがちであるが，好気的生物にとっても組織内の過剰な酸素はきわめて有毒で，危険である．

われわれが呼吸を通じて取り入れている酸素分子は**三重項状態**（triplet oxygen, $^3O_2$）であり，体温下でさほどの反応性はないが，それでも生体膜リン脂質の不飽和脂肪酸残基とは反応しやすく，過酸化物を形成するので，α-トコフェロール（ビタミン E）などの抗酸化因子不在下では生体膜を破壊する．しかし，電子欠損分子である $^3O_2$ が還元され，安定な水に至る過程で生成する各種還元状態の酸素は，反応性に富み，生体高分子を容易に酸化的に損傷する．生体はこれらの**活性酸素**（active oxygen）に対する防御機構を備えており，通常の生命活動を通じて放出される量の活性酸素は，円滑に処理され，水となる．しかし，放射線やある種の化学物質は，生体内でこの防御機構で処理できる量を超える活性酸素を生成することがあり，生体に対して重大な損傷を与える．

2.1　生体内で生成する活性酸素種

$^3O_2$ が 4 電子還元を受けて安定な水にまで至る過程で生成する反応性に富む代表的な活性酸素種は，$^3O_2$ の 1 電子還元体である**スーパーオキシド**（superoxide，$O_2^{\cdot-}$），**過酸化水素** H_2O_2，および**ヒドロキシルラジカル**（hydroxyl radical）$OH^{\cdot}$ である．この他にも，一重項酸素（singlet oxygen，$^1O_2$）が活性酸素として知られている．$OH^{\cdot}$ はきわめて高い酸化性をもっており，生体を構成するすべての有機化合物を酸化しうる．しかし，$O_2^{\cdot-}$ の酸化性は弱く，生体を構成するごく一部の物質の特定の官能基群としか反応しない H_2O_2 は，それ自身安定な化合物であり，反応性はきわめて乏しいが，生体中の重金属イオン錯体，例えば Fe^{2+} 錯体によって速やかに $OH^{\cdot}$ を生成するので，習慣的に最も重要な活性酸素として位置づけられてきた（**Fenton 反応**，1 式）．

$$H_2O_2 \xrightarrow{Fe^{2+}\ \ Fe^{3+}} OH^{\cdot} + OH^- \tag{1}$$

H_2O_2 は，生体中で酸素が利用されるあらゆる細胞中に広く分布する可溶性の Cu-Zn 酵素（ミトコンドリア中では Mn-Zn）**スーパーオキシドジスムターゼ**（superoxide dismutase，**SOD**）によって図 B.16 に従い，速やかに $O_2^{\cdot-}$ から不均化（dismutation）によって生成する．したがって，$O_2^{\cdot-}$ の細胞内レベルは通常はきわめて低く抑えられている．細胞外液，すなわち，血漿，脳脊髄液，関節液中には SOD に代わるものとして，青色の Cu-タンパク質分子セルロプラスミンが存在し，$O_2^{\cdot-}$ を消費し，H_2O_2 を生成しないで直接 H_2O に変えている．

ヒドロキシルラジカル $OH^{\cdot}$ のもう一つの生成経路は，$O_2^{\cdot-}$ と H_2O_2 が関与する **Haber-Weiss 反応**（2 式）であるが，この反応はきわめて遅く，生体内では図 B.17 に示す，**鉄依存性 Haber-Weiss 反応**と呼ばれる機構で速やかに進行していると考えられるようになった．

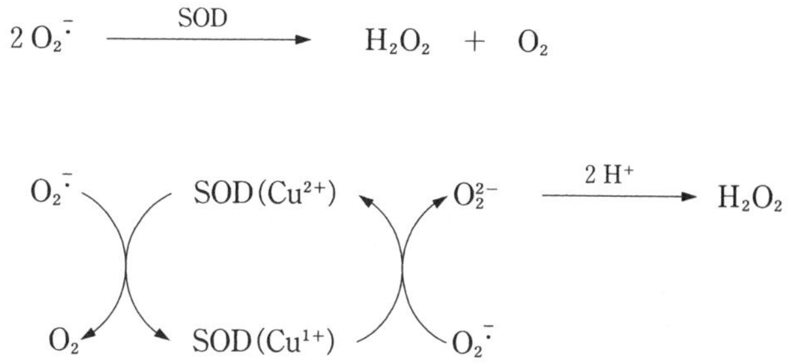

図 B.16　スーパーオキシドジスムターゼ（SOD）によるスーパーオキシドの不均化

SOD 中の Zn は，O_2^- の酸化-還元に直接関与しないとされている．ミトコンドリア中の SOD は，Cu の代わりに Mn.

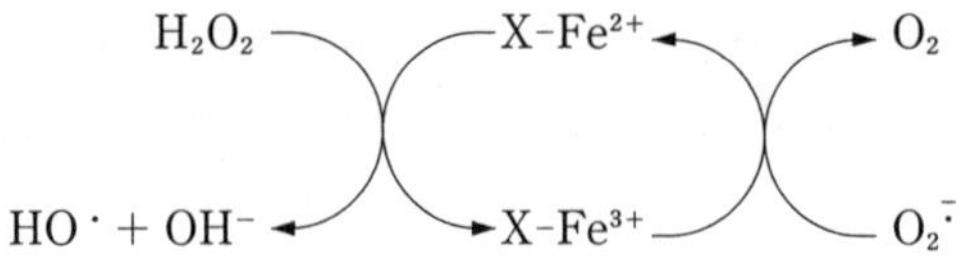

図 B.17　鉄依存性 Haber-Weiss 反応による $OH^{\cdot}$ の生成
X は鉄錯体の配位子.

$$O_2^{\cdot -} + H_2O_2 \longrightarrow OH^{\cdot} + OH^- + {}^3O_2 \qquad (2)$$

スーパーオキシド $O_2^{\cdot -}$ の生体内生成の代表的な経路として少なくとも次の2通りがある．一つは，非酵素的な経路で，カテコールアミンやチオールの自動酸化，オキシ型ヘモグロビンおよびミオグロビンの酸化還元分解などであり，化学物質による活性酸素毒性発現の多くもこのタイプに属する．他方は，酵素的経路で，**キサンチンオキシダーゼ**や**アルデヒドオキシダーゼ**などは ${}^3O_2$ から $O_2^{\cdot -}$ の生成を正常の機能としている．$O_2^{\cdot -}$ は脂質を過酸化して細胞膜を損傷し，生体組織の炎症を引き起こす原因物質となっている．しかし，$O_2^{\cdot -}$ の示すこの作用の大部分は，$O_2^{\cdot -}$ から H_2O_2 を経由して生成する $OH^{\cdot}$ に由来するとされている．

生体内で活性酸素毒性を積極的に利用している系は白血球による食菌-殺菌である．侵入した細菌が補体を介し，IgG と結合してオプソニン化すると，白血球と結合して貪食される．このとき白血球の食胞膜に結合しているシトクロム系タンパク質（cyt. b_{254}）を介して，白血球内の NADPH から電子が食胞内の ${}^3O_2$ へと渡され，$O_2^{\cdot -}$ が生成する．さらに $O_2^{\cdot -}$ は白血球の SOD で H_2O_2 となり，細菌体内で $OH^{\cdot}$ を生じ，殺菌作用を発現する．また食胞内には**ミエロパーオキシダーゼ**が存在し，共存する塩素イオンの関与で（3式）に従い，殺菌のための最も重要な活性酸素源となる強力な酸化剤**次亜塩素酸**を生成する．次亜塩素酸は，

$$H_2O_2 + Cl^- + H^+ \xrightarrow{\text{ミエロパーオキシダーゼ}} HOCl + H_2O \qquad (3)$$

$$HOCl + O_2^{\cdot -} \longrightarrow OH^{\cdot} + Cl^- + O_2 \qquad (4)$$

さらに $O_2^{\cdot -}$ を酸化して，（4式）に従い $OH^{\cdot}$ を生成する．細菌感染により，患部組織が炎症を起こすのは，これら活性酸素による正常組織の損傷が原因となっており，白血球自身も活性酸素に対する防御機構を十分に備えていながらも，食菌活動中に自らが放出する活性酸素によって次第に傷つき，やがて大量に死んでいく．膿の生成である．

遺伝病の一つである**慢性肉芽腫症**の患者は，白血球に $O_2^{\cdot -}$ 産生能を欠いている．そのため，感染した細菌は白血球に貪食されたのちも，長く生き続け，感染症が治りにくく，患者は短命である．

電子欠損分子である O_2 は，生体中で生成するフリーラジカルとは速やかに反応して，活性酸素であるパーオキシラジカルを形成する．フリーラジカルとなりやすい最も代表的な生体成分は，細胞膜や細胞内オルガネラ膜を構成するリン脂質（LH）である．LH を構成する多不飽和脂肪酸は，**ビスアリル炭素ラジカル**（bis-allylic carbon radical）を生成しやすく，$L^{\cdot}$ となる．$L^{\cdot}$ に対しては，${}^3O_2$ はきわめて容易に反応して，**リン脂質パーオキシラジカル** $LOO^{\cdot}$ となる．$LOO^{\cdot}$ は，さらに LH より水素を引き抜き，$L^{\cdot}$ を生じさせるとともに，自身は**過酸化脂質**（lipid hydroperoxide）LOOH となる．図 B.18 に示すように，LOOH は Fe^{2+} の存在で，分解されて $LO^{\cdot}$ を生じる．$LO^{\cdot}$ も LH より水素を引き抜き，$L^{\cdot}$ を生じさせるとともに，自身は安定な LOH となる．こうして果てしのない連鎖反応が開始

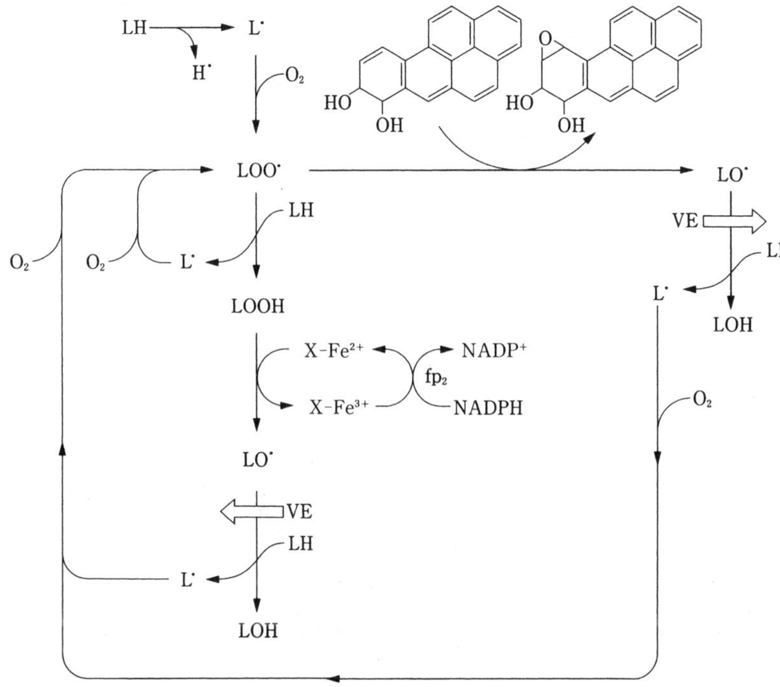

図 B.18　ミクロソーム膜脂質の過酸化と，それに伴うベンゾ［*a*］ピレン-7,8-ジオールの 9,10-エポキシ化による活性化

LH：リン脂質，L˙：リン脂質多不飽和脂肪酸残基のビスアリル炭素ラジカル，LOO˙：リン脂質パーオキシラジカル，LO˙：リン脂質アルコキシラジカル，LOOH：リン脂質ヒドロパーオキシド，X-Fe：鉄錯体，fp_2：NADPH-シトロクロム P-450 還元酵素，VE：α-トコフェロール．白抜き矢印は VE によるリン脂質過酸化連鎖反応の停止を示す．

される．

LOOH 自身は，H_2O_2 と同様に，比較的安定であるが，LOO˙ や LO˙ は LH のみならず，他の生体成分，とくに生体膜中に存在する各種膜タンパク質の酸化的変性をもたらす．また，これらアルキル酸素ラジカルは，膜 LH 中に溶け込んでくる化学物質の酸化などを行う．例えば，ベンゾ［*a*］ピレン-7,8-ジオールより発癌性本態 9,10-エポキシドへの変換は，P-450 のみならず，ミクロソーム膜の脂質過酸化によっても行われる（図 B.18）．

生体膜中の**脂質過酸化の連鎖反応**は，LH 中に存在する ***α*-トコフェロール**などの抗酸化剤で，LO˙ が捕捉されて LOH になることによって停止され，普段はごく低レベルに抑えられている．しかし，四塩化炭素，クロロホルムなど各種ハロゲン化合物が大量に生体内に侵入すると，生体内抗酸化剤による制御を超える脂質過酸化の著しい誘導が起こり，肝その他の組織に重大な障害を与える．生体内の脂質過酸化の亢進は，化学物質による肝，心筋，肺などの不可逆的な障害のみならず，その他の組織の病変，例えば眼における白内障，血管の硬化，いわゆる脳軟化症など，老化に伴う諸疾患とも密接な関係があるとされている．

LOO˙ およびエンドパーオキシドは容易に分解して各種不飽和アルデヒドを生成するが，そのうちで **4-ヒドロキシ-2-ノネナール**（**HNE**）はタンパク質の-SH や-NH_2 基と反応して，変性を起こすので，強い細胞毒性を示すほかに核酸塩基を修飾する．また，分解によって生成するマロンジアルデヒドもタンパク質や核酸の修飾を行う．

2.2 活性酸素に対する生体内防御機構

生体内で酸素分子より生成するスーパーオキシド$O_2^{\dot{-}}$は，ただちにSODによって反応性に乏しいH_2O_2に変換されると，これを低濃度（低いK_m）で水に還元するセレノシステインを活性中心とする酵素**グルタチオンパーオキシダーゼ**（GSH Px），および高濃度（高いK_m）で水に分解するヘムタンパク質酵素**カタラーゼ**（catalase）によって速やかに消去されるため，通常は，$OH^{\cdot}$の発生が抑えられている（図B.19）．ミトコンドリアや小胞体膜中で生成する脂質過酸化物LOOHに対しては，**膜結合性グルタチオン *S*-トランスフェラーゼ**がGSH Pxの役割を果たしている．

これら酵素による活性酸素に対する防御機構は，常態における生命活動下では円滑に作動しているが，$O_2^{\dot{-}}$の一時的な大量生成を伴う化学物質の摂取などによって生ずる高濃度のH_2O_2に対しては対応できない．生体は大量に生成する$OH^{\cdot}$によって重大な損傷を被る．

2.3 化学物質による活性酸素の生成と毒性

有機化学物質のうち，強力な還元作用をもつ**カテコール**，**ヒドロキノン**，**チオール**などは，図B.20に示すように，きわめて速やかに酸素をスーパーオキシド$O_2^{\dot{-}}$に還元し，これがSODによってただちに不均化されるため，大量のH_2O_2の生成をもたらす．この大量のH_2O_2は，GSH Pxおよびカタラーゼで完全には処理できないために，細胞内重金属（主としてFe^{2+}）錯体によって，図B.19に従い$OH^{\cdot}$を生じる．上記化学物質の直接的な毒性発現の本態は，ここで生成する$OH^{\cdot}$であるとされている．これら化学物質による急性毒性としては，溶血性メトヘモグロビン血症，ミトコンドリアの機能障害による呼吸麻痺などであり，合わせてミトコンドリアの破壊，タンパク質の酸化的変性に基づく組織壊死が認められる．慢性毒性としては，$OH^{\cdot}$による染色体DNAの酸化的損傷に基づくと

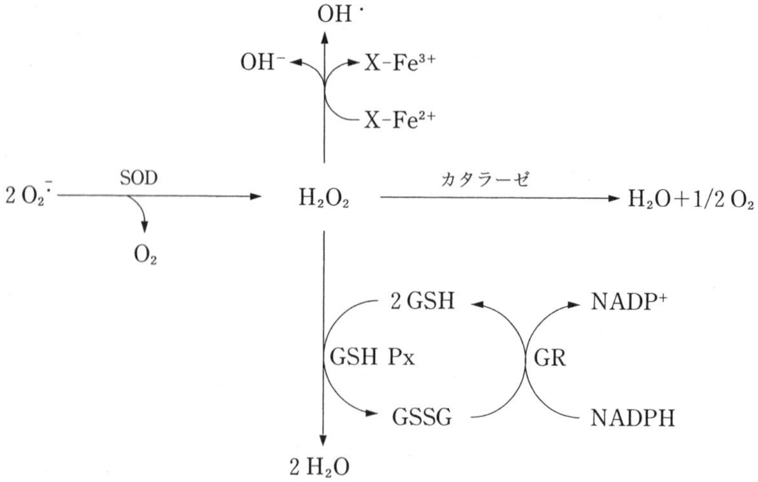

図B.19　グルタチオンパーオキシダーゼ（GSH Px）とカタラーゼによる過酸化水素の解毒
GR：グルタチオンレダクターゼ（フラビンタンパク質），GSSG：酸化型グルタチオン，X-Fe：鉄錯体

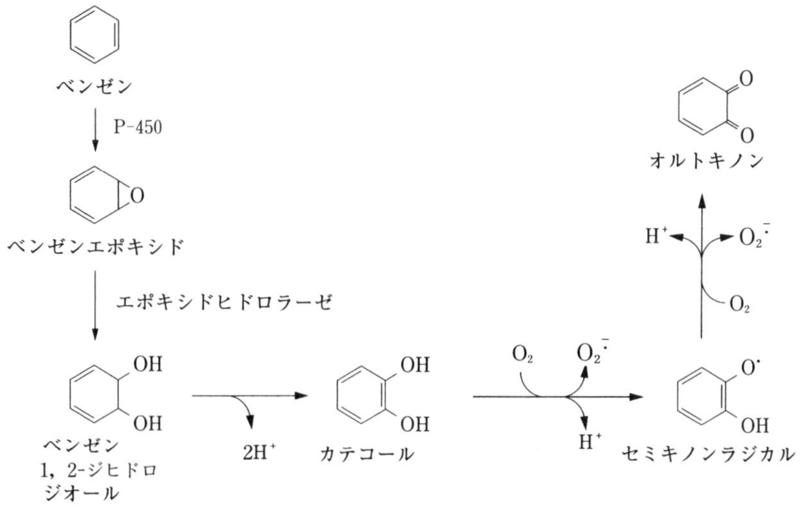

図 B.20　ベンゼンの代謝物カテコールからのスーパーオキシド生成

される組織の癌化および OH˙ による細胞の壊死作用に基づくとされる肺や心筋組織の不可逆的繊維化などである．さらには，これと平行して LOO˙ やエンドパーオキシドの分解で生成する各種アルデヒドによるタンパク質や核酸塩基の修飾が加わる．

事実，H_2O_2 は直接投与すると，各種動物に対し発癌性を示し，*in vitro* で，Fe^{2+} の存在下 DNA の酸化的損傷を引き起こす．

骨髄腫を引き起こすベンゼンは，P-450 によって生成するエポキシドが活性代謝物とされてきたが，このもののみならず，転位生成物フェノールがさらに P-450 で酸化を受けたヒドロキノンおよびカテコールがむしろより大きな役割を演じているとされている（図 B.20）．

除草剤として汎用されている農薬**パラコート**（paraquat）は強力な電子受容体で，ミトコンドリア電子伝達系において，NADH からシトクロム系を経て酸素に渡される電子を奪い，自身が 1 電子還元されて **PQ ラジカル**になると，ヒドロキノンに準ずる強力なスーパーオキシド発生剤になる（図 B.21）．パラコートからこのラジカルの生成はミクロソーム電子伝達系においても起こり，このとき NADPH の電子が利用される．パラコートの大量摂取による急性中毒死は，呼吸障害に基づくとされており，亜急性ないし慢性毒性死は，活性酸素による肺，心筋をはじめとする各種組織の不可逆的変性であり，ミトコンドリアの著しい破壊を伴う．ヒトにおけるパラコートの慢性毒性としての発癌性は，将来重大な問題となろう．パラコートによる損傷を最もひどく受ける組織は肺であるが，これは肝などで生成されるスペルミン，スペルミジンなどのポリアミンを血流とともに肺に運搬するキャリアータンパク質と塩基性の強いパラコートが結合しやすいためである．このことによって，パラコートは他臓器よりも高濃度に肺に分布することになる．

抗癌性各種抗生物質のうち，繁用されているアドリアマイシン，ダウノマイシンなど数多くのアントラサイクリン系化合物，ブレオマイシンなどはすべて O_2^{-} 発生剤であり，いずれも DNA とインターカレーションするために，DNA に接したところで活性酸素を発生して癌細胞 DNA を破壊することを目的としている．しかし，これら抗生物質の致死的副作用は，心筋の著しい不可逆的繊維化であり，ミトコンドリアの機能障害がこれに先立つ．動物実験では，これら制癌剤投与による発癌も報告され

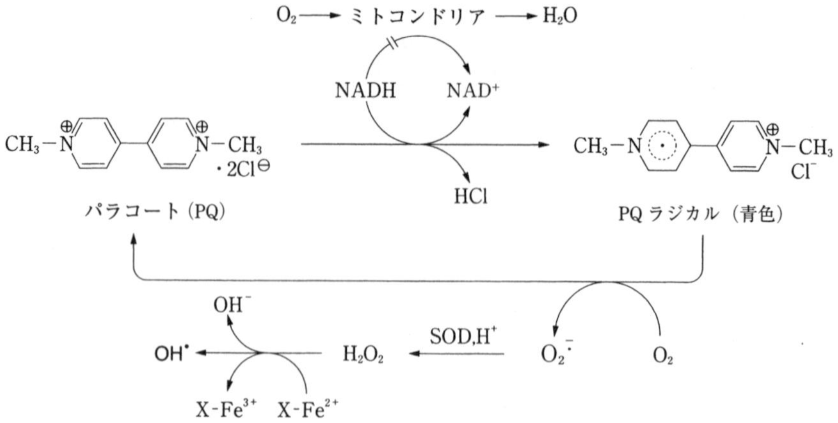

図 B.21　ミトコンドリアにおける殺草薬パラコートから活性酸素の生成

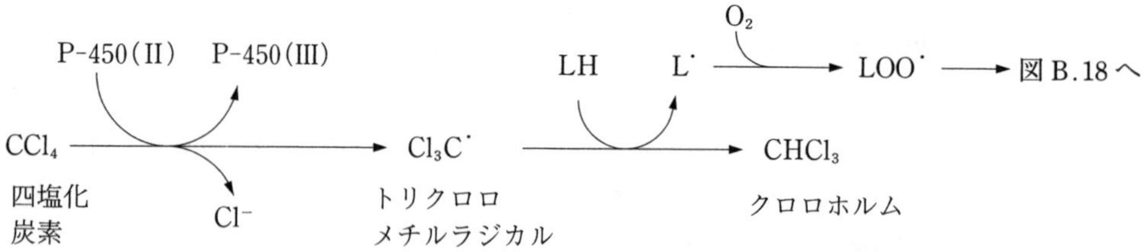

図 B.22　四塩化炭素による肝ミクロソーム膜脂質過酸化の誘導

P-450（II）および P-450（III）はそれぞれ還元型および酸化型シトクロム P-450.
LH：肝ミクロソーム膜リン脂質

ている.

四塩化炭素をはじめとする各種ポリハロゲン化炭化水素は，慢性毒性としては，発癌性が知られているが，生体内脂質過酸化の著しい誘導を引き起こし，急性ないし亜急性毒性としては，脂肪肝，肝組織壊死を引き起こす．図 B.22 に示すように，四塩化炭素は肝ミクロソーム P-450 によってトリクロロメチルラジカル $^{\cdot}CCl_3$ を生じ，これがミクロソーム膜脂質 LH の $L^{\cdot}$ 化を引き起こし，脂質過酸化の連鎖反応が誘発される（図 B.18）．このとき，$^{\cdot}CCl_3$ の一部は P-450 のヘム母核のラジカル化も伴うために，ヘムの酸化分解が起こり，ミクロソーム P-450 の著しい低下が起こる．四塩化炭素による脂肪肝は，$LOO^{\cdot}$ または $LO^{\cdot}$ によって，リポタンパク質形成に関与しているタンパク質の変性が起こり，このため，肝からの脂質搬出能が阻害されるためであるとされている.

参考文献

1）吉村英敏（編）（1979）毒性学—その生化学的側面，講談社サイエンティフィク

2）Helmut, G., *et al.* (eds) (1982) Biochemical Basis of Chemical Carcinogenesis, Raven Press, New York

3）Pryor, W. A. (ed.) (1982) Free Radicals in Biology, Vol. V., Academic Press, New York

4）加藤隆一他（1985）化学物質の生体内抱合—解毒と活性化—，トキシコロジーフォーラム，サイエンスフォーラム **8** (3), 253–304

5）八木國夫，中村　稔監修（1987）活性酸素—化学・生物学・医学—，医歯薬出版

6）中野　稔，浅田浩二，大柳義彦編（1988）蛋白質 核酸 酵素（臨時増刊），活性酸素，共立出版

7）坂本幸哉，谷口直之，東　胤昭，木村　光編（1988）蛋白質 核酸 酵素（臨時増刊），グルタチオン研究のエポック，共立出版

8）Fearon, E. R. & Vogelstein, B. A. (1990) *Cell* **61**, 759–767

9）島田　力（1992）ヒト肝臓チトクローム P-450 酵素と薬物・毒物・発癌性物質の代謝，衛生化学，**38**, 209-227

10）田矢洋一他（1992）実験医学バイオサイエンス，がん遺伝子ハンティング，羊土社

11）渋谷正史編（1992）がん遺伝子と抑制遺伝子，東京大学出版会

12）黒木登志夫編（1992）発がんとがん細胞，東京大学出版会（1992）

13）Kauffman, F. C. ed. (1994) Handbook of Experimental Pharmacology, Vol. 112, Conjugation–Deconjugation Reactions in Drug Metabolism and Toxicity, Springer–Verlag, Berlin, Heidelberg

14）加藤隆一，鎌滝哲也編（1995）薬物代謝学，東京化学同人

15）Klaassen, C.D., ed. (1996) Casarett & Doull's Toxicology, The Basic Science of Poisons, 5th, McGraw–Hill, New York

16）Hoffmann, D. & Hoffman, I. (1997) *J. Toxicol. Environ. Health*, **50**, 307–364

17）Hect, S. S. (1998) *Chem. Res. Toxicol*. **11**, 560–603

18）McKinnell, R. G., *et al*. (2000) がんの細胞生物学，医学書院

19）Klaassen, C.D., ed. (2001) Casarett & Doull's Toxicology, The Basic Science of Poisons, 6th, McGraw-Hill, New York

20）Boström, C.–E., *et al*. (2002) Cancer Risk Assessment, Indicators, and Guidelines for Polycyclic Aromatic Hydrocarbons in the Ambient Air. *Environ. Health Perspect*. **110** (suppl. 3), 451–489

C 化学物質の毒性

C 1. 化学物質の安全性評価と規制

意図的に製造され使用される化学物質や非意図的につくり出される化学物質の毒性からわれわれの健康を守るためには，これら化学物質の毒性を定量的に知り，得られた結果に基づいて，人体にとって安全と考えられる量を設定し，化学物質に対する適切な法的規制を行い，環境を保全する必要がある．

意図的に製造し，使用される既存の化学物質でさえも，毒性と安全性はごく一部のものを除いては，大部分が未解明である．したがって，非意図的につくり出される化学物質の場合は，ベンゾ[*a*]ピレンや TCDD などごく限られた一部を除いては，ほとんど全くといってよいほど人体に与える影響は予測できていない．しかし，年間 1 トンを超えて製造ならびに輸入される新規化学物質のすべてについては，既述の「化審法」の施行以来，蓄積性，環境中での生分解性，短期毒性，変異原性などに関する試験が義務づけられたので，再び PCB のような高度な生物濃縮性を示す新規な意図的化学物質が大量に世に出る可能性は皆無に近くなった．安全性の評価とそれに基づく規制が重要なゆえんである．

化学物質が，どれだけの量，どこへ移動され，廃棄され，環境（大気，水，土壌）中に存在するかを知るために，欧米に次いで，わが国でも 1999 年 7 月 13 日に「特定化学物質の環境への排出量の把握等及び管理の改善の促進に関する法律（PRTR 法または化学物質排出把握管理促進法）」が制定された．**PRTR** は Pollutant Release and Transfer Resister（汚染物質排出移動届出）の略である．この法律は，ヒトの健康を損なうおそれがあるもの，動植物の生息や生育に支障を及ぼすおそれのあるもの，またはオゾン層を破壊するおそれのあるものを広く規制の対象としており，これらの化学物質は環境中にどれくらい存在しているかによって「第一種指定化学物質」と「第二種指定化学物質」の二つに区分され，そして PRTR 制度の対象となるのは，「第一種指定化学物質」の 462 物質で，このうち非意図的化学物質はダイオキシン類 1 品目だけである．

化学物質の毒性に関する情報が蓄積され，解析されるにしたがって，構造（または官能基）と毒性の相関性が次第に明らかになってきた．しかし，これは変異 / 発癌性物質など，ごく限られた種類の化学物質の毒性についてでしかない．新規化学物質の構造-毒性相関の予測精度の向上ならびに愛護されなければならない実験動物の使用数を抑え，かつ，より多くの化学物質の毒性に関する的確な情報を得ることができる短期代替試験法の開発など将来に向けての課題は多い．

C 2. 量-反応関係

動物に対する化学物質の毒性において，ある**量**（dose）を超えると，量の増加とともに反応（response）を示す個体数が増える．これを**量-反応関係**（dose-response relationship）という．遺伝的形質が均一化されている**近交系の実験動物**においても，毒性は，低用量で現れる個体と高用量でしか現れない個体とがある．そしてその中間の用量域で最も多数の個体が反応する用量が存在する．この場合，理論的には，量-反応関係は正規分布を示す（図 C.1）．そして，この量-反応出現頻度（率）が最大となる用量を **50%毒性反応量 $\mathbf{TD_{50}}$**（50 % toxic dose）という．この関係は，急性毒性試験から得られる **50%致死量 $\mathbf{LD_{50}}$**（50 % lethal dose）を求めるときにもみられる．

実際の毒性試験では，動物に対し，低用量から高用量の化学物質を何段階かに分け，同一用量を 1 群何匹かで構成する動物に投与する．したがって，図 C.1 が示すように，各群には，低用量で反応する動物と高用量でしか反応しない動物が混在している．試験の結果は，反応率分布を示すヒストグラムとして得られるのではなく，各用量で反応を示した動物数の累積曲線として得られる（図 C.1 中の S 字型破線）．しかし，限られた用量段階と動物数での試験結果で得られたデータからは S 字型曲線を正確に描くことは至難であるので，少ないデータから量-反応関係を直線で表す近似法が用いられる．すなわち，用量の対数目盛を横軸に，縦軸には反応率を**プロビット**（probit）に変換したものを目盛ると，反応率と用量との関係はそれぞれの化学物質に固有の勾配をもって直線で表される

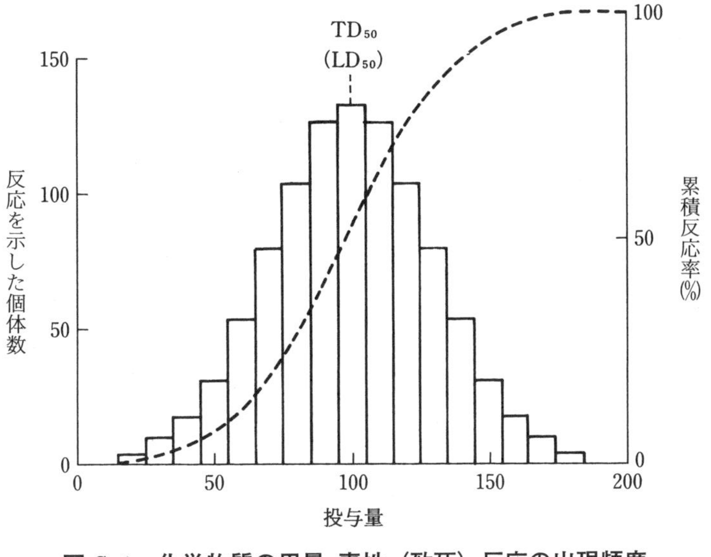

図 C.1　化学物質の用量-毒性（致死）反応の出現頻度

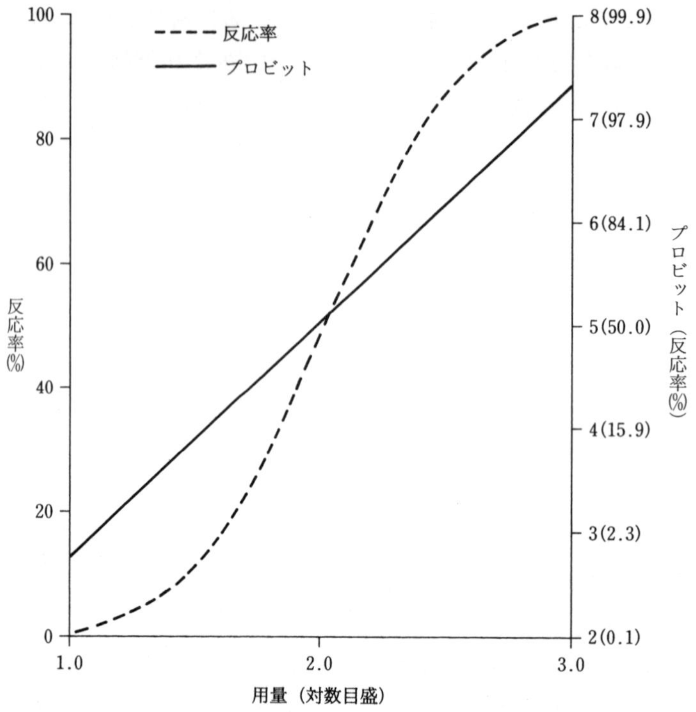

図 C.2　化学物質の用量-毒性反応率のプロビット変換

（図 C.2）．この直線から，任意の用量における毒性（または致死）反応率が求められる．TD_{50}（または LD_{50}）はこのようにして求められている．また，実際の試験で求めようとすると，1群にばく大な数の動物を必要とする低用量での反応率もこの直線の延長線上で推定できる．なお，図 C.2 でプロビット 3，4，5，6，7 はそれぞれ反応率 2.3 %，15.9 %，50 %，84.1 %，97.9 %に相当する．

C 3. 化学物質の安全性評価

実験動物に投与する化学物質の用量を下げていくと，ある用量以下では，毒作用（または生理作用）の反応が出現しなくなる．生体に反応を起こす最小の用量を**閾値**（いきち，またはしきいち，threshold）という．これに対して**無作用量 NOEL**（no-observed-effect level）は「生体に反応を起こさない最大の用量」であり，とくに化学物質の安全性を考慮するとき，毒性試験において重視される実験データである．NOEL 以下の用量においては，生体は化学物質を速やかに代謝排泄して，その影響を受けないか，受けたとしても化学物質の生体に対する作用は可逆的であろうと考えられている．NOEL のかわりに**無毒性量 NOAEL**（no-observed-adverse-effect level）が用いられることもある．NOAEL は「生体に有害な反応を起こさない最大の用量」であり，NOEL と同一かそれよりもやや高い値である．NOEL または NOAEL は化学物質の投与期間，投与経路，動物の週齢，種および性によって異なる値となる．

3.1　1日許容摂取量 ADI（acceptable daily intake）

ヒトがある化学物質をどれだけ以下の量摂取し続けている限りは安全であるかを科学的な根拠に基づいて推定し，食品などにおける**化学物質の残留許容基準**に関する規制が必要とされる．**ADI** はこの目的のために実験動物で求められた **NOEL** または **NOAEL** 値に基づき，設定され，「ヒトが一生涯を通して毎日摂取し続けたとしても，認められるような危険がないと想定される1日量」と定義されており，ヒト体重1 kg 当たりの1日に摂取する化学物質の mg 数で次式に従って算出される．

ADI（mg/kg/day）＝ NOEL（または NOAEL）÷ 100

ここで，100 は最も一般的な化学物質の場合の**安全係数**（safety factor）であり，NOEL または NOAEL を測定した動物とヒトとの**種差 10 倍**にヒトの**個体差 10 倍**を乗じたものである．すなわち，ヒトは実験動物よりも化学物質の毒性に対して 10 倍鋭敏かも知れないと仮定し，さらに小児や病人も含めて，個人差が 10 倍あると仮定したのが安全係数である．この安全係数は**不確実係数**（uncertainty factor，**UF**）とも呼ばれる．しかし，量-作用関係の直線（図 C.2）の勾配が急な化学物質の場合は安全係数は 500 倍まで，また最近米国では 1,000 倍とされることがある．ADI 算出の基礎となる NOEL（NOAEL）値は，数種類の実験動物で得られた値の中で最も低いものが使用されなければならない．したがって，既に NOEL（NOAEL）が求められているある化学物質について，将来別の系または種の動物でさらに低い NOEL（NOAEL）が観察されれば ADI の値も改められる．

例えば，ADI に基づいて算出される食品中の**化学物質の残留許容基準**は，ADI が改められれば変更される可能性がある．この基準は各食品の国民1人当たりの平均1日摂取量に基づいて算出されるので，摂取量の多い食品ほど低い値になり，同一食品でも国ごとに異なる．飲料水や大気中の有害化学物質の許容濃度基準も ADI に基づき，同様にして算出されるが，食品における基準を含めて各国の社会的ならびに経済的情勢に左右されるのが実情である．ADI は農薬やその他の意図的に製造された化学物質の安全性に関する値であるが，ダイオキシンなどの非意図的化学物質に対しては**耐容1日摂取量**（tolerable daily intake，**TDI**）が用いられる．TDI の算出は NOEL または NOAEL に基づき ADI と全く同様に行われるが，高い不確実係数が与えられる場合が多い．

3.2　実質安全量 VSD（virtually safe dose）

発癌物質や放射線による遺伝子に対する毒性には閾値がないとする考えが支配的である．これは遺伝子の一つの DNA 塩基に起きた変化が，修復不可能な場合，その結果生じる変異細胞が，生体のもつ抗癌免疫能に抗して増殖を続けて癌組織を形成するという考えに基づく．しかし，ヒトは，現実には，微量の発癌物質を含む食品，飲料水，空気を日常生活において摂取し続けており，それらから逃れることはできない．定期健康診断における X 線写真の撮影に対しては，危険度（risk）よりも疾病の予防という点で個人に帰する利益（benefit）が大きいという考えが定着している．産業活動に伴って発生する，あるいは水の処理，食料の保存や加工に際して生成する発癌物質に対してもこれと同様の考えをもたざるを得ない．なぜならば，われわれが発癌物質トリハロメタンを含む飲料水を拒絶した場合，塩素消毒法に代る安価で安全な飲料水が保証されておらず，発癌物質を大気中から排除しようとすれば，産業活動を停止せざるを得ないからである．そこで，ヒトが受けると予想される危険性が十分に小さければ，その量は実質的に閾値と同様な取扱いが可能であろうとの考えが生まれてきた．

VSD は上述のような背景から生まれた確率論に基づく概念であり，毒性学的には，必ずしも科学的な根拠をもたない．VSD には**生涯危険率**という概念が導入されている．すなわち，問題の発癌物質を「一生涯摂取し続けたとしても危険度がある限られた確率以下にとどまる量」が VSD である．NOEL に基づく推定される危険度をゼロとする ADI とは明らかに概念を異にしている．生涯危険率に対して 10^{-5}～10^{-8} という値が提案されており，米国 FDA は 10^{-6} をとっている．ある濃度の化学物質を一生涯摂取し続けた場合，生涯危険率 10^{-6} が意味するものをわが国に当てはめて考えると，人口が1億（10^8）人とし，平均寿命が70歳とすると，問題の発癌物質によって，わが国で年間1.4人の癌患者が発生することになる（人口×生涯危険率 / 平均寿命：$10^8 \times 10^{-6}/70 = 1.4$）．

生涯危険率 10^{-6} を多いとするか，やむを得ないとするかは論の分かれるところであろう．多いとする理由は，一つの発癌要因によってこれだけの癌患者が発生するのであれば，その他の発癌要因を考慮すると，単純に相加的に計算しても年間少なくとも100人を超える癌患者が発生することになり，もし，これら発癌要因の遺伝子に対する作用が相乗的であるとすれば，発生する癌患者はあまりにも多すぎることに基づいている．やむを得ないとする理由は，航空機事故における死亡率などが引き合いに出されたうえで，さらに経済活動の極端な抑制は非現実的で不可能ということに基づいている．生涯危険率算出の基礎となるラットにおけるいくつかの発癌物質の発癌性強度のデータを第1章図 C.13（p.130）に示す．

3.3 トキシコキネティクス

毒性学が発祥して以来，化学物質の経口的毒性における量–反応関係は，投与量に対する薬理的および病理的反応を単に記録するにとどまっていた．死に至るまでの投与量は，化学物質によっては極めて大量になることがしばしばあり，はたして経口投与した量のすべてが吸収されているであろうかという疑問がつきまとっていた．記録に残されている経口投与時の LD_{50} 2,000 mg/kg や $LD_{50} >$ 2,000 mg/kg などという値は必ずしも信用できない．

わが国において **TK** と呼ばれる**トキシコキネティクス**（toxicokinetics）は，最近わが国においても医薬品や食品添加物の開発段階の毒性試験としてとり入れることが義務づけられた．トキシコキネティクスは「異物の生体曝露量と毒性所見との関係を明らかにすること」と定義されている．トキシコキネティクスにおいては，化学物質を投与したときの動物における化学物質の血中および組織内濃度を経時（日）的に追跡し，動物がある（毒性）反応を示すときの化学物質の**体内動態パラメーター** C_{max}，T_{max}，$T_{1/2}$，AUC などを求める．したがって，これまで医薬品で行われてきた**薬動力学**（pharmacokinetics）試験と，目的や方法が類似している．しかし，両者が大きく異なる点は，トキシコキネティクスにおいては，はるかに高用量域での薬物の体内動態を調べるので，従来の毒性試験では表面に出ることがなかった吸収の問題に直面することであり，そして投与量に対する C_{max} またはAUC が吸収，代謝や排泄の飽和などによって非線形になることである（図 C.3）．そのうえ，トキシコキネティクス試験においては，長期反復投与期間中にも定期的に試験を継続する必要がある．

トキシコキネティクス試験の実施によって，従来の毒性試験結果から高用量においても安全とされ

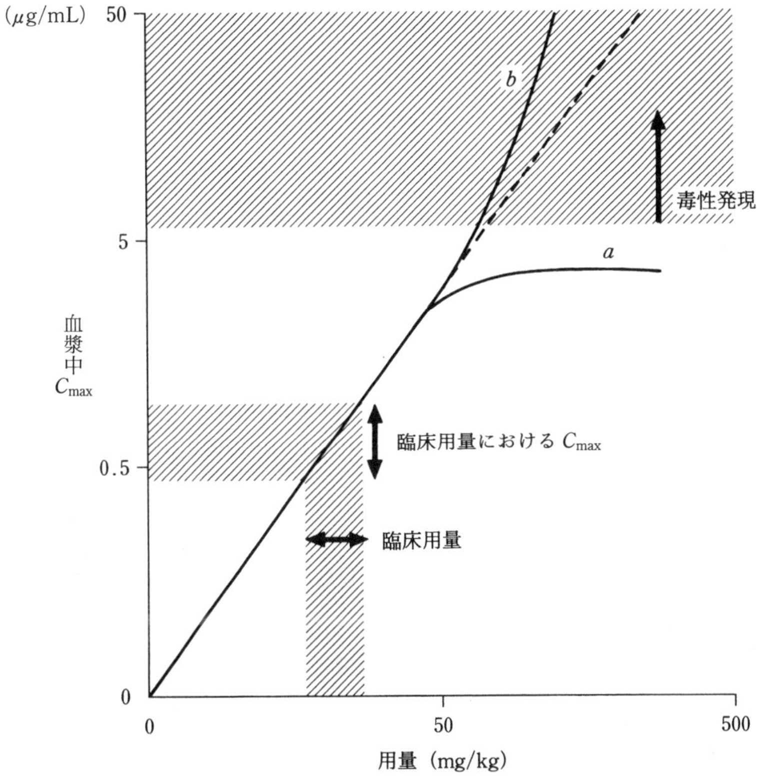

図 C.3 ラットに経口投与した医薬品の臨床用量および毒性発現用量における最高血漿中濃度（C_{max}）の変化

曲線 a：高用量においては吸収の飽和が起こっており，毒性は発現しない．曲線 b：剤形を変えて，吸収の改善を図ると，C_{max} が上昇，毒性が発現する．代謝または排泄の飽和のため，b は非線形となる．

ていた薬物が，投与量と C_{max} の関係からは，実は中用量ですでに吸収が飽和しており，そのために高用量においては全く吸収されておらず，みかけ上安全と考えられていたにすぎないことが，吸収を改善させた結果明らかになった例などが報告されている．

C 4. 毒性の種類

化学物質がヒトや動物に接触することを曝露（exposure）というが，最近では，ヒトや動物はさまざまな化学物質の曝露を受ける機会が増えている．ある化学物質の曝露がヒトや動物に対し有害な作用を引き起こした場合，その化学物質はその毒性を示したといわれる．毒性物質の曝露には急性曝露と慢性曝露という二つの基本的ケースがある．すなわち，前者は薬物あるいは毒物等の過剰摂取などで，後者は長期間にわたる化学物質の繰り返し摂取である．通常，急性曝露やある限定された曝露後，直ちに現れる毒性を**急性毒性**（acute toxicity），また長期間にわたる化学物質の繰り返し摂取あるいは急性曝露後，長期間（数か月以上）の潜伏期をおいて起こる毒性を**慢性毒性**（chronic toxicity）という．例えば，発癌性や催奇性作用である．

4.1 標的器官

異物（xenobiotic）は生体内に摂取されると，そのものの物理化学的性質に従って吸収（absorption），分布（distribution），代謝（metabolism）を受け，最終的に排泄（excretion）される．この一連の過程で，摂取された異物自体またはその代謝物は標的器官（target organ）に作用し，薬理作用や毒作用といった生物活性を発現する．この異物による器官障害は，1）生体高分子との共有結合形成，2）活性酸素生成に伴う生体高分子の酸化的損傷，3）ハプテンの形成に伴うアレルギー反応，4）特定のレセプターや酵素の阻害が原因で引き起こされる．

a）肝　臓

肝臓（liver）は他の臓器とは異なり，消化管から吸収された物質を運搬する静脈系（門脈）と，肝動脈の両方から血液の供給を受けている．したがって，経口的に摂取され消化管吸収された異物のうち，血液に移行したものはすべて門脈を経て肝臓に最初に運ばれる．また，肝臓は異物代謝の最も活発な臓器であるため，場合によっては，その代謝の過程で反応性の高い**活性代謝物**（active metabolite）を生成する場合もある．このように肝は，他の臓器に比べ異物やその代謝物に直接曝される機会が多く，障害を受けやすい臓器である．また，その障害はさまざまで，化学物質の種類やその曝露量および曝露時間によっても異なる．

化学物質による肝障害は，病理学的に大別して細胞障害型，肝炎型，胆汁うっ滞型，および蓄積型に分類されている．

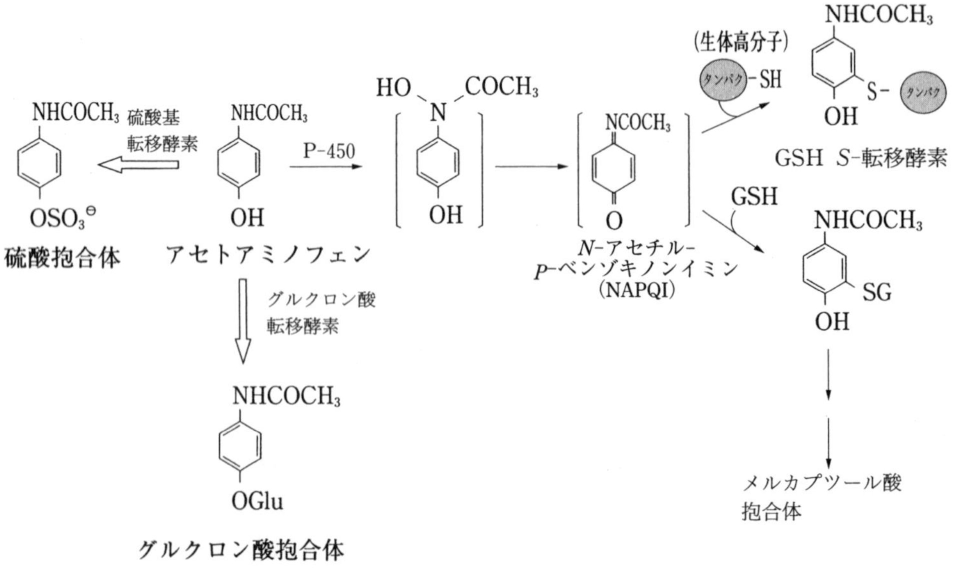

図C.4　アセトアミノフェンの代謝的活性化機構

GSH：グルタチオン

細胞障害型の病理学的所見は肝細胞の変性・壊死（necrosis）が主体である．このタイプの障害を引き起こす化学物質の特徴としては，**アセトアミノフェン**（acetaminophen）（図 C.4）や**ブロモベンゼン**（bromobenzene）（図 C.5）のように，肝において代謝的活性化を受け親電子性代謝物（electrophilic metabolite）を生成するもの，あるいは**四塩化炭素**（carbon tetrachloride）のように，肝のシトクロム P-450 によってラジカル中間体（トリクロロメチルラジカル）を生じ，これが引き金となって膜脂質過酸化反応を惹起するものもある（図 B.22）．

肝炎型は，肝細胞の変性・壊死とともに炎症性反応を伴い，発熱や好酸球増多などアレルギー性反応が認められる．このタイプの代表的な薬物として，**イソニアジド**（isoniazide：INAH）や**ハロタン**（halothane）が知られている．INAH は肝上清の *N*-アセチルトランスフェラーゼ（NAT2）により，アセチル化され尿中へ排泄されるが，この代謝反応には，遺伝的に代謝が速いヒト（rapid acetylator）と遅いヒト（slow acetylator），そしてその中間の代謝活性を示すヒト（intermediate acetylator）の存在が知られている．これまで INAH による肝障害はその代謝分解産物であるアセチルヒドラジンに起因し，rapid acetylator に多いとされていた．しかしながら，近年，日本人結核患者

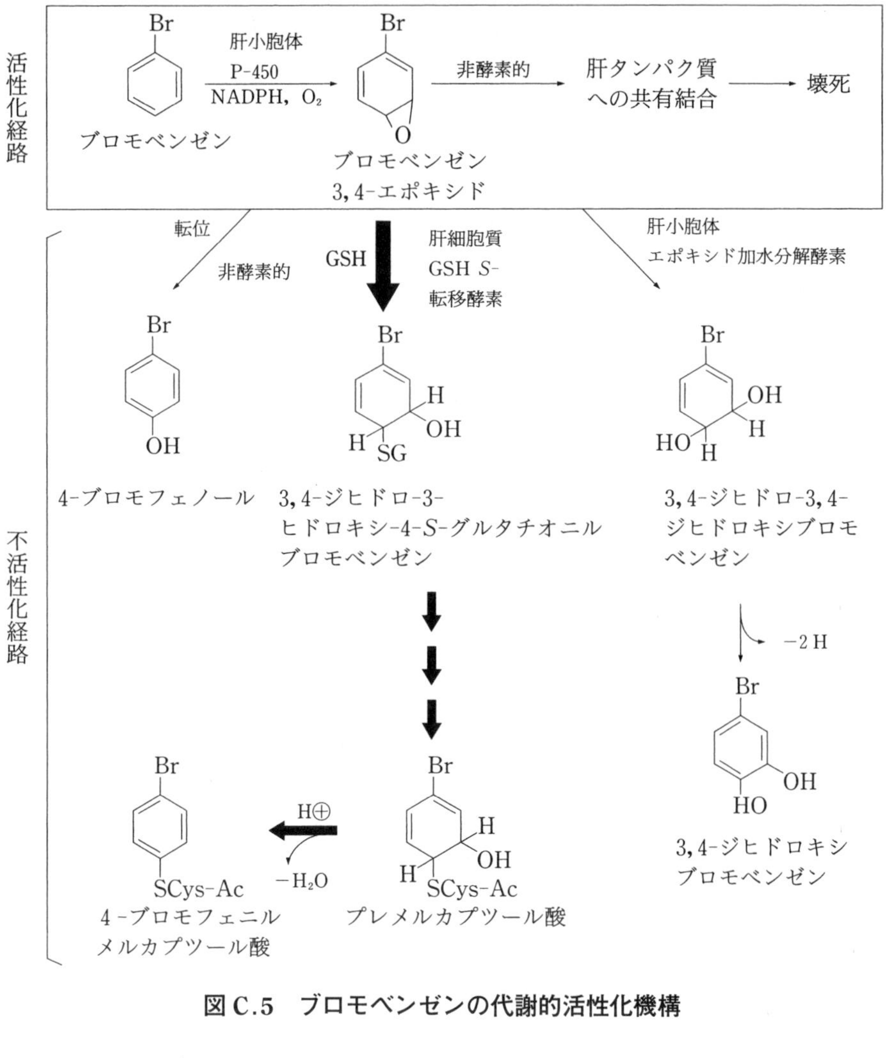

図 C.5　ブロモベンゼンの代謝的活性化機構

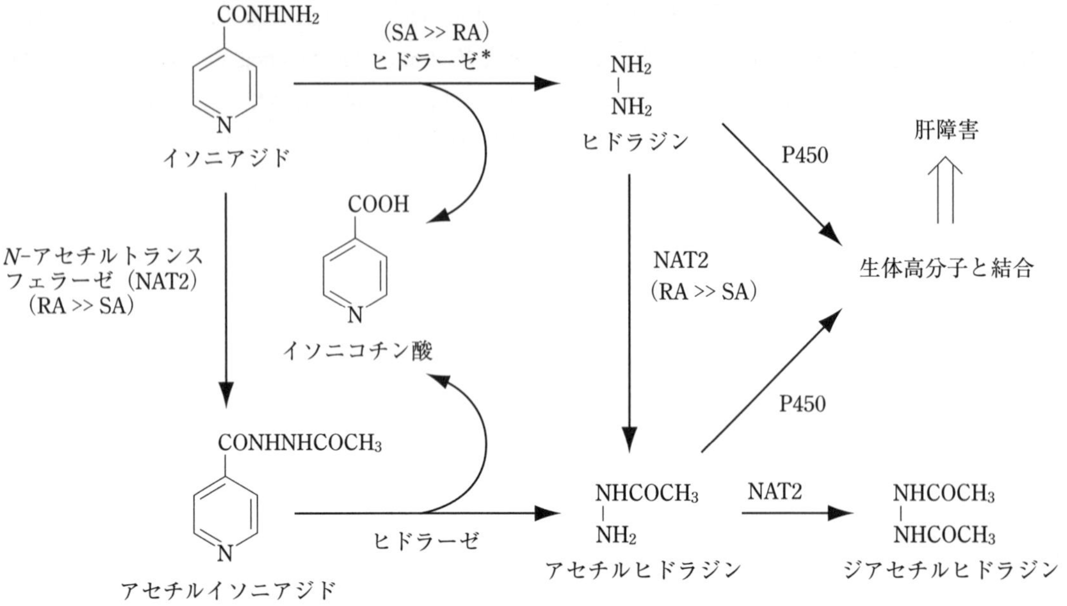

図 C.6　イソニアジドの代謝的活性化機構

SA：slow acetylator, RA：rapid acetylator
＊：リファンピシンにより酵素誘導されヒドラジン生成が促進される.

へのリファンピシンとINAHとの併用療法において，肝障害の発生頻度がslow acetylatorで有意に高いことが報告された．その原因としてslow acetylatorではINAHの代謝の遅延により血中濃度が上昇し，さらに併用薬リファンピシンによりヒドラーゼ活性が誘導され，強力な肝毒性作用を持つヒドラジンの生成が促進した結果であると考えられている（図C.6）．また，ハロタンはシトクロムP-450によってトリフルオロ酢酸にまで酸化され解毒されるが，一部ラジカル中間体（トリフルオロクロロエタンラジカル）を生成することが明らかにされている．ハロタンは，ラジカル生成による直接的な肝障害作用とともに，その代謝産物と生体高分子との結合物がハプテンとなって感作性の障害も惹起する．

胆汁うっ滞型は，胆汁流量の低下あるいは停止をもたらし，その結果，胆汁酸塩とビリルビンのうっ滞が起こり黄疸症状を発症する．胆汁うっ滞型で細胆管の炎症を伴う代表例として，**クロルプロマジン**やフェノチアジン系の薬物がある．一方，タンパク質同化作用をもつステロイド（anabolic steroid）である**メチルテストステロン**（methyltestosterone）はその障害部位が毛細胆管絨毛で，炎症は伴わないといわれている．

b）腎　臓

腎臓（kidney）は糸球体，近位尿細管，ヘンレ係蹄，および遠位尿細管から構成されるネフロン（nephron）と呼ばれる機能単位からなる器官である．腎臓は尿の生成や多くの異物の排泄器官であるのみならず，異物代謝能も有する．したがって腎臓は，数多くの異物に高濃度で曝露されたり，また肝臓と同様に活性代謝物が産生されたりすることから，標的臓器になりやすい．

異物による腎障害は糸球体や尿細管に起こることが多い．例えば，抗菌剤（antimicrobiral agent）

あるいは抗腫瘍剤（antineoplastic agent）として用いられていた**ピューロマイシン**（puromycin）は，糸球体の基底膜に直接障害を与えるが，その理由はピューロマイシンとアデニンの構造が類似するため，アデノシンの代謝阻害（metabolic inhibition）が起こり，ATP 産生が抑制されたためと考えられている．また，**ペニシラミン**（penicillamine）や**イソニアジド**は抗原抗体反応（antigen-antibody reaction）により糸球体障害を引き起こす．

一方，尿細管障害性の異物としては，タンパク質中の SH 基と高親和性を示す重金属イオン（水銀，カドミウム，鉛など），抗癌剤として用いられ，その活性代謝物や活性酸素（active oxygen）が近位尿細管を障害する**シスプラチン**（cysplatin），近位尿細管の刷子縁膜上の陰イオン性リン脂質と結合して細胞内に蓄積され毒性を示す**ストレプトマイシン**（streptomycin）や**カナマイシン**（kanamycin）などのアミノ糖抗生物質，そして血中より能動的に近位尿細管上皮細胞に取り込まれ，そこで蓄積して細胞変性や壊死を惹起すると考えられているセファロスポリン系抗生物質や，近位および遠位尿細管に対する直接作用で強い毒性を示す抗真菌剤（antifungal agent）の**アムホテリシン B**（amphotericin B）などが知られている．

また，ハロゲン化炭化水素類も主に腎尿細管細胞に作用して腎障害を惹起する．例えば，**テトラクロロエチレン**（tetrachloroethylene），**トリクロロエチレン**（trichloroethylene）および**ヘキサクロロブタジエン**（hexachlorobutadiene）のグルタチオン抱合体（glutathione conjugate）は，グルタチオン部分が酵素的分解を受け反応性の高いチオール化合物となりタンパク結合を形成し細胞を損傷する（図 C.7）．

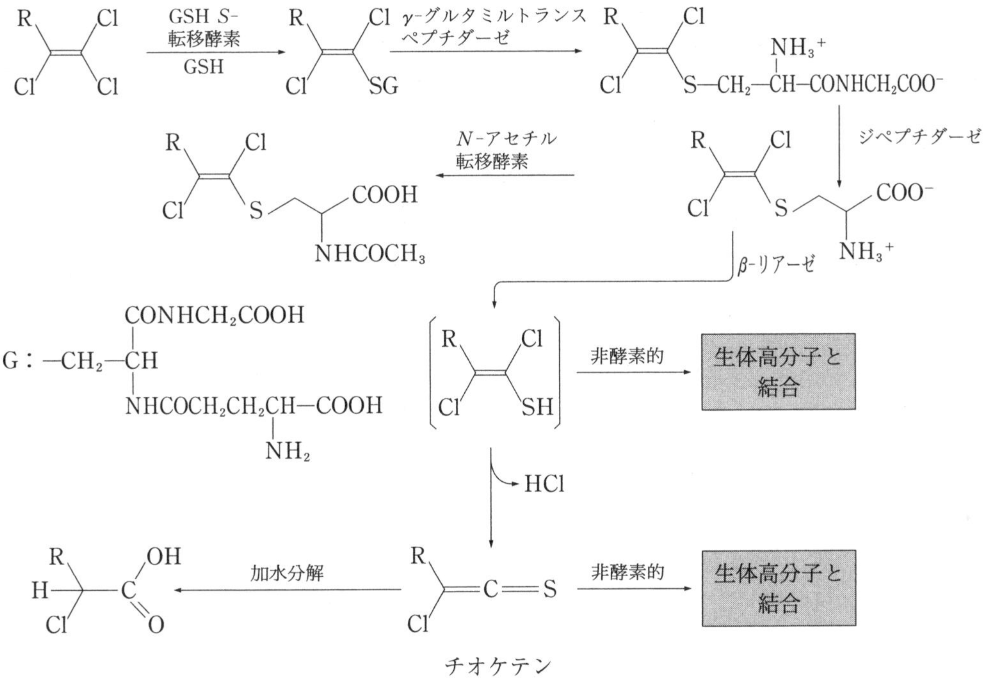

図 C.7　ハロゲン化アルケンの代謝的活性化機構

R：C_2Cl_3，ヘキサクロロブタジエン；Cl，テトラクロロエチレン；H：トリクロロエチレン，GSH：グルタチオン

c）肺

呼吸活動を通じて肺（lung）から取り入れられる物質はガス，蒸気，微粒子などで，肺を経由して体内に入る異物も多い．特に脂溶性の高い異物の吸収は，肺胞膜が薄いうえ肺への血液の供給がガス交換のために盛んであるなどの理由から，消化管吸収などと比べて著しく速い．また肺は，肺全体の肺胞内膜の総面積が著しく広いため，高率に異物の吸収が行われる．一方，肺にはシトクロム P-450 をはじめ種々の薬物代謝酵素が存在するため，異物の中には肺で代謝的活性化を受け，肺に障害を与えるものもある．例えば，フラン誘導体の天然物である**4-イポメアノール**（4-ipomeanol）は肺のシトクロム P-450 によって代謝的活性化を受け，その活性代謝物が肺のクララ細胞中のタンパク質と結合するため，クララ細胞の壊死を引き起こす（図 C.8）．

一方，空中に飛散したアスベスト（石綿，繊維状のケイ酸マグネシウム）を吸入すると，血液中に取り込まれることなく肺胞に到達する．肺胞に到達したアスベストは肺胞マクロファージによって貪食されるが，消化されずマクロファージを傷害する．その過程で炎症を起こし，肺線維症（石綿肺，アスベスト肺）が引き起こされる．また，アスベスト曝露後 20～40 年の潜伏期を経て，中皮腫や肺癌を誘発する．

動物を用いて**パラコート**（paraquat）の体内分布を検討すると，パラコートは投与経路にかかわらず，他の臓器に比べて肺に高濃度に分布し長く貯留される．この理由は血流を経由して肺に運ばれてきたパラコートが，ジアミンまたはポリアミンの能動的輸送系により選択的に血中より吸収されるためである．このように肺に集積したパラコートは肺細胞内で活性酸素を発生し脂質過酸化反応を誘導するため（図 B.21），患者は肺胞上皮細胞の障害，次いで肺損傷部位へのコラーゲンの蓄積（肺線維化，pulmonary fibrosis）を引き起こし，肺の弾性能の低下やガス拡散能の低下といった肺機能の著しい障害を起こす．そのため，患者の多くは数週間の期間を経て呼吸器障害により死に至る．

このほか，肺毒性の頻度が高い物質として抗腫瘍薬の**マイトマイシン C**（mitomycin C）や**ブレオマイシン**（bleomycin），尿路防腐薬（urinary tract antiseptics）の**ニトロフラントイン**（nitrofurantoin）等が知られているが，これらはすべて体内でラジカル中間体を生成する．このように他の臓器に比べ酸素分圧が高い肺は，酵素的のみならず非酵素的にフリーラジカルを生成しやすい異物の標的臓器に

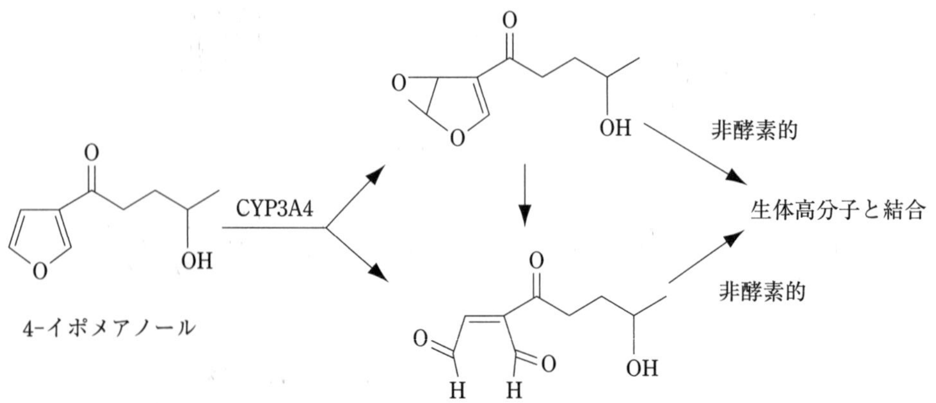

図 C.8　4-イポメアノールの代謝的活性化機構

なりやすいといえる.

d）中枢神経系

中枢神経系（central nervous system）に対する毒性は，その毒物が脳または脊髄の特定の部位に作用することにより発現される．生体内の多くの組織は細胞の内外を単一の原形質膜で隔離されているが，脳は血液脳関門（blood-brain barrier），血液脊髄関門（blood-spinal barrier）あるいはくも膜絨毛で全身循環血と隔離されている．例えば一部の例外を除いて，静脈内投与あるいは経口投与された水溶性薬物の脳への移行性は悪い．このように組織は血液脳関門によって異物の侵入を防いでいるが，高脂溶性物質は容易に脳内に侵入できる．極性の高い**無機水銀**（Hg^{2+}）の毒性発現の標的臓器が腎臓であるのに対し，高脂溶性物質である**有機水銀**（メチル水銀，フェニル水銀等）は容易に血液脳関門を通過するので中枢神経系に障害をもたらす．また，**金属水銀**（Hg^0）は，このもの自身に毒性がないといわれているが，水銀蒸気曝露を受けた水銀鉱山労働者に中枢神経障害が認められている．その理由は肺から吸収された金属水銀が脂溶性が高く血液脳関門を容易に通過するためで，その後，脳内で金属水銀は無機水銀（Hg^{2+}）に酸化され毒性を発現すると考えられている．

有機鉛も有機水銀と同様，脂溶性が高いため，血液脳関門を容易に通過し中枢神経障害を発現する．一方，乳幼児は鉛の消化管吸収が成人より高く，血液脳関門が未発達であるため，鉛の曝露により重篤な中枢神経障害を発現することが知られている．

合成ヘロインの不純物として発見された**1-メチル-4-フェニル-1,2,5,6-テトラヒドロピリジン**（**MPTP**）は黒質と線条体部位を特異的に損傷し，パーキンソン様の神経障害を誘発する．このものの毒性発現機構は以下のように考えられている．すなわち，体内に摂取されたMPTPは脂溶性が高いため，血中から速やかに血液脳関門を通過し中枢神経組織に取り込まれる．ついで，MPTPはグリア細胞のモノアミン酸化酵素B（MAO-B）により1-メチル-4-フェニルピリジニウム（MPP^+）へと酸化される．ここで生成したMPP^+はドーパミンの再取込み機構によりドーパミン細胞に取り込まれ，さらにドーパミン細胞内のミトコンドリアに高濃度に蓄積される（図C.9）．ミトコンドリア

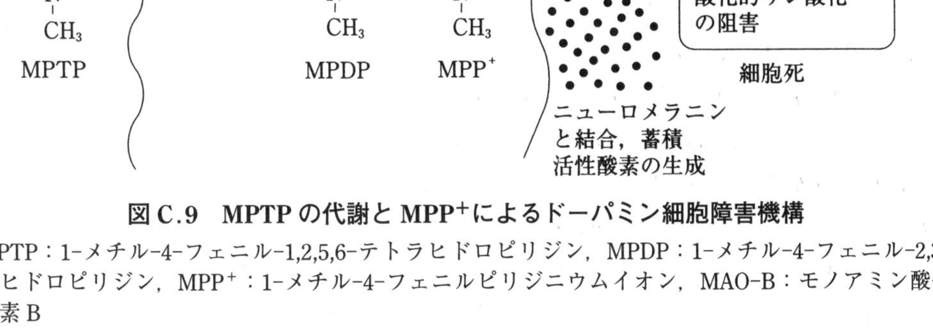

図C.9 MPTPの代謝とMPP^+によるドーパミン細胞障害機構

MPTP：1-メチル-4-フェニル-1,2,5,6-テトラヒドロピリジン，MPDP：1-メチル-4-フェニル-2,3-ジヒドロピリジン，MPP^+：1-メチル-4-フェニルピリジニウムイオン，MAO-B：モノアミン酸化酵素B

に蓄積されたMPP^+はミトコンドリアの呼吸鎖を阻害するため，ドーパミン細胞は著しい障害を受け死に至る．

e）皮　膚

体の器官として最大の表面積をもつ皮膚（skin）は，環境化学物質など種々の異物との直接接触のみならず，光や紫外線などの高エネルギー電磁波の直接曝露という点で**標的器官**になりやすい．皮膚の構造は表皮（epidermis），真皮（corium あるいは dermis），および皮下組織（hypodermis）からなり，その表皮の最外層を角質層（stratum corneum）が覆っている．また，付属器官として汗腺や毛穴が表皮から真皮まで貫いている．皮下組織は多くの場所で大部分が皮下脂肪組織（subcutaneous adipose tissue）に変わっている．表皮および真皮には，シトクロム P-450，炎症と密接に関係するアラキドン酸カスケード系酵素等，種々の酵素が存在する．

皮膚からの異物の吸収は角質層からの経路と汗腺や毛穴からの経路に大別され，その特徴は比較的水溶性の高い異物でも吸収される点にある．後者の経路は皮膚全体に占める有効面積は小さいが，親水性異物（hydrophilic xenobiotic）も容易に透過する．一方，皮膚における主要吸収経路である前者の角質層経路は吸収される異物の相違により二つに大別される．すなわち，親水性異物は主に親水性のケラチンで満たされている実質（parenchyma）を経由して，また，脂溶性異物はセラミド類が多く脂質二重膜を形成している間隙を経由して吸収される．したがって，皮膚は異物の脂溶性にあまり左右されずその標的器官となる．例えば，**クロム**，**ニッケル**によるアレルギー性皮膚炎（allergic dermatitis），**ヒ素**による皮膚癌（skin cancer），色素沈着（pigmentation），角化症（keratosis）や PCB などの多塩素化芳香族炭化水素類による皮膚症状などがその例である．

太陽光線はわれわれに様々な恩恵を与えてくれる反面，哺乳類の中で皮膚の体毛の少ないヒトは太陽光線の直接曝露を受けやすく，種々の光線過敏性疾患の場となりやすい．地表に到達する太陽光線は，中波長紫外線（約 300 nm）から赤外線（約 3 mm）までの波長で構成され，短波長領域より UV-B，UV-A，可視光線，赤外線と呼ばれている（第5章図 A.32，33，p.454-455）．電磁波のエネルギーは波長に反比例することより，ヒトが曝露される太陽光線のうちでは **UV-B** 領域の光が最もエネルギーが高い．例えば日光浴によって生じる皮膚の紅斑（erythema），すなわち日焼け（sunburn）はこの UV-B によって引き起こされた軽度な皮膚障害である．したがって，UV-B は俗に日焼け光線（sunburn light）とも呼ばれる．

太陽光線に対して感受性を有する化学物質（**光感作性物質**）を皮膚に塗布したときや，経口的に摂取した後に日光を浴びると皮膚炎（dermatitis）が起こることがある．前者の例としては，水着の染料によるビキニ皮膚炎（デスパース・ブルー），また後者では，食品成分や医薬品で知られている．例えば，アワビのきもや菜の漬物などにも存在している葉緑素（クロロフィル，chlorophyll）の分解物の一種である**フェオフォルビド**（pheophorbide）は，光感作性作用をもち，これを摂取して日光を浴びると**光線過敏症状**を引き起こすことがある．また，同様な作用を惹起する化学物質としては，古くはサルファ剤のスルファニルアミドによる光線過敏症に始まり，クロルプロマジン（chlorpromazine），フェノチアジン（phenothiazine）などのトランキライザー，デメチルテトラサイクリン（demethyltetracycline）に代表されるテトラサイクリン系抗生物質，キノロン系抗菌剤のナリジクス酸（nalidixic acid）など多岐にわたっている．特に細菌感染治療薬として有用性の高いニュー

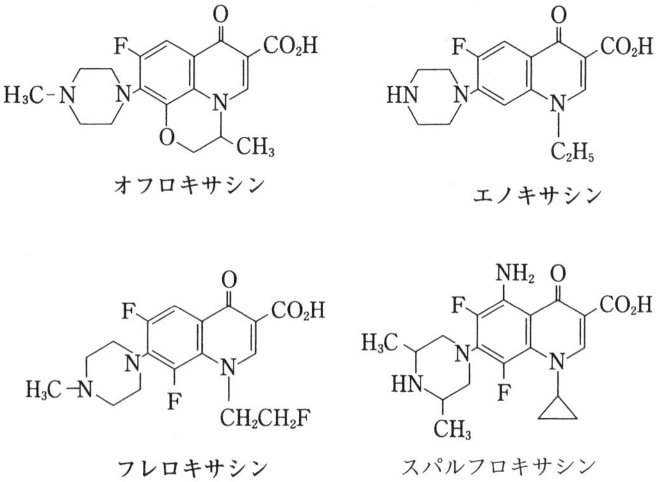

図 C.10　光毒性反応を示すニューキノロン剤

キノロン系抗菌剤（図 C.10）による光線過敏症は有名である．

これら化学物質による光線過敏症は，その発現の特徴から**光毒性**（phototoxicity）と**光アレルギー**（photoallergy）の二つに大別されている．すなわち，光毒性は，生体内に吸収された薬物が光エネルギー（UV-A）により光化学反応を起こし，光分解物や活性酸素を生成することにより惹起されるのに対し，光アレルギーは前者の過程で生成した分解物あるいは薬物が**ハプテン**（hapten）として生体内物質と結合し，免疫系に認識される感作の段階を経た後，再度薬物の投与および光線に曝露されることでアレルギー反応が惹起されると考えられている．

一方，紫外線の曝露による皮膚癌の発症は，皮膚組織を透過した紫外線が細胞中の遺伝子を損傷し，その結果として癌を誘発すると考えられている．

f）血液・造血組織

異物による血液・造血組織（blood and hematopoietic tissue）への障害は，**再生不良性貧血**（aplastic anemia），**溶血性貧血**（hemolytic anemia），**メトヘモグロビン血症**（methemoglobinemia）等多岐にわたり，またその頻度も高い．例えば，クロラムフェニコール，抗腫瘍薬，ベンゼン，フェニトイン，アミノピリン，鉛など多くの物質は，その過剰摂取等で，骨髄の造血機能が低下し，その結果，赤血球，白血球，血小板等の産生が低下し，再生不良性貧血を引き起こす．**ベンゼン**は再生不良性貧血だけでなく，白血病（leukemia）を惹起することでも知られている．一般に，抗癌剤は正常細胞に対して毒性を示さず，癌細胞（cancer cell）のみを死滅させる目的で開発されているが，実際にはそれほど選択毒性は高くない．したがって，多くの抗癌剤の投与がヒトに対して毒性量に近い量で行われるため，投与薬物の副作用を伴うことが多い．例えば，わが国で汎用される抗癌剤（anti-cancer agents）の**5-フルオロウラシル**（5-fluorourasil，5-FU）の副作用の一つは，白血球，血小板等の減少という血液・造血組織障害である．

溶血性貧血は，赤血球中に取り込まれた異物もしくはその活性代謝物（active metabolite）が赤血球中の還元型グルタチオンを減少させ，赤血球膜の障害を引き起こすことによって誘発される．例えば，アセトアニリド，フェナセチン，アセトアミノフェン，スルファニルアミドの活性中間体(reactive intermediate) は赤血球中の還元型グルタチオンを低下させるため，溶血作用を引き起こす．また，**鉛**は陰イオン透過性タンパク質によって赤血球に取り込まれ，赤血球中のナトリウムポンプの阻害，ピリミジン5′-ヌクレオチダーゼ活性の阻害による溶血やヘム合成系酵素の阻害により貧血を引き起こす．

赤血球中のヘモグロビン（Hb（Fe^{2+}））が酸化され，酸素結合能をもたない**メトヘモグロビン**（Hb（Fe^{3+}））を大量に生成すると，体内の酸素濃度が低下しチアノーゼ（cyanosis）を起こし，メトヘモグロビン血症となる．正常赤血球中にはメトヘモグロビンを還元するかまたは生成を抑制する非酵素的あるいは酵素的経路が存在するため，健常人での赤血球のメトヘモグロビン含量は0.5％前後に抑えられている．非酵素的還元に関与する生体内の主な還元剤はアスコルビン酸とグルタチオンであるが，その寄与は酵素的還元系に比べ小さい．これに対し，酵素的還元系としては，**NADH-シトクロム b_5 還元酵素とシトクロム b_5**（**NADH-メトヘモグロビン還元酵素**）および**NADPH-フラビン還元酵素とフラビン**（**NADPH-メトヘモグロビン還元酵素**）の二つの経路があるが，主にメトヘモグロビンの還元は前者が行っている．

アニリン（aniline）をはじめとし，一般に芳香族1級アミンは肝P-450により*N*-酸化を受けて，対応する**ヒドロキシルアミン**を生成する．**アリールヒドロキシルアミン類**は非常に強い血液毒で，赤血球のヘモグロビン（Hb）のヘム鉄（Fe^{2+}）を酸素結合能をもたない酸化型ヘム（Fe^{3+}，メトHb）にし，これと併行して赤血球膜の破壊による溶血を引き起こす．還元型ヘモグロビン（Hb^{II}）

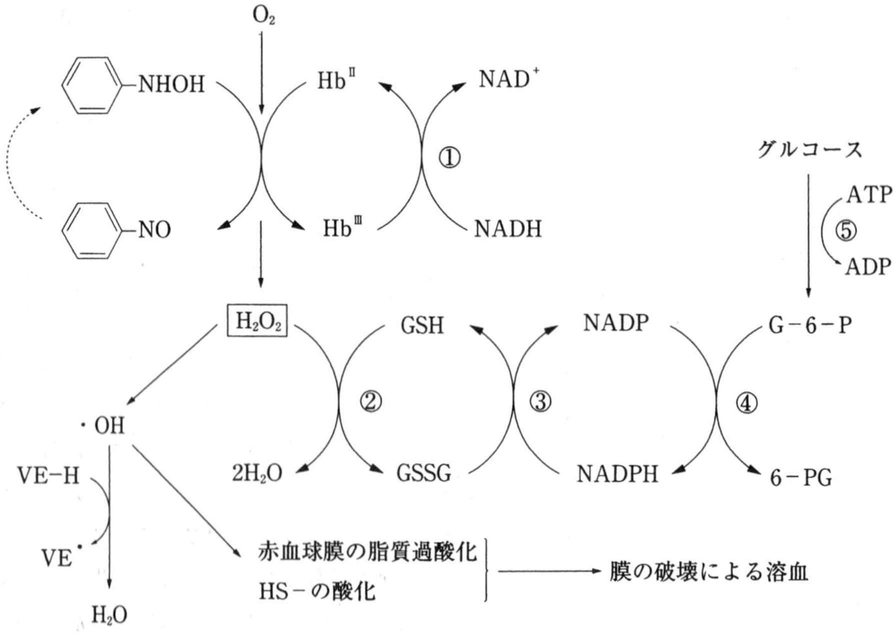

図C.11　芳香族ヒドロキシルアミンによる赤血球ヘモグロビンの酸化と溶血に関する因子

Hb^{II}：還元型ヘモグロビン，Hb^{III}：メトヘモグロビン，6-PG：6-ホスホグルコン酸，GSH：グルタチオン，GSSG：酸化型グルタチオン，VE-H：ビタミンE，$VE^{\cdot}$：ビタミンEラジカル．①NADH-シトクロム b_5 還元酵素（NADH-メトヘモグロビン還元酵素），②グルタチオンパーオキシダーゼ，③酸化型グルタチオン還元酵素，④グルコース6-リン酸脱水素酵素，⑤ヘキソキナーゼ

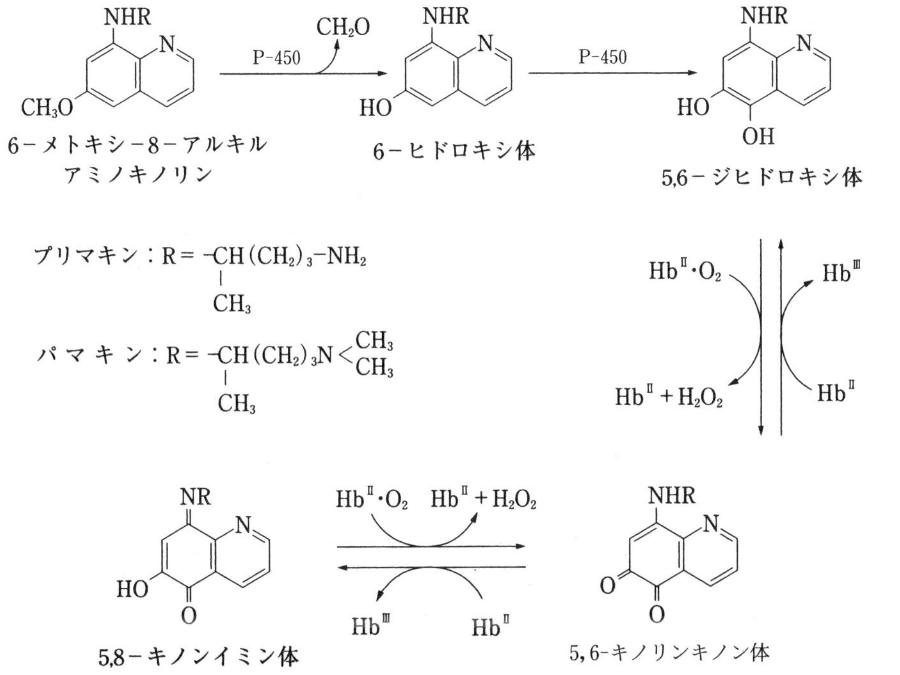

図 C.12　8-アルキルアミノキノリン系抗マラリア剤によるメトヘモグロビン血症誘起作用機構

が酸化型ヘモグロビン（Hb^{III}，メトヘモグロビン）に変えられることを血液の**メトヘモグロビン化**という．特に幼児がこれを起こしやすい．むかし，英国でまがいものの肉桂水として**ニトロベンゼン**（nitrobenzene）を加えた液体が売られ，子供が多数溶血性メトヘモグロビン血症を起こしたことがある．この原因はニトロベンゼンが腸内細菌または肝の NADPH-シトクロム P-450 還元酵素で**フェニルヒドロキシルアミン**（phenylhydroxylamine）に還元されたためであると推定されている．ニトロベンゼンそのものにはメトヘモグロビン血症作用はないが，ニトロソベンゼン（nitrosobenzene）は赤血球内で容易にヒドロキシルアミンに還元されるため，強い**メトヘモグロビン血症作用**を示す．

Hb^{III} は赤血球で NADH を電子供与補酵素とする可溶性の NADH-シトクロム b_5 還元酵素とシトクロム b_5 によって還元されて Hb^{II} に戻る．図 C.11 に示すように，酸素が結合したヘモグロビン（Hb^{II}・O_2，オキソヘモグロビン）とフェニルヒドロキシルアミンとから過酸化水素が生成し，その際に，Hb^{II} は Hb^{III} となり，フェニルヒドロキシルアミンはニトロソベンゼンとなる．生成した過酸化水素は**ヒドロキシルラジカル**となって赤血球膜脂質の過酸化，膜タンパク質の-SH 基の酸化を行い，これによって赤血球膜の破壊が起こり，**溶血**が起こると考えられている．溶血は赤血球中のビタミン E が欠損すると著しくなることから，ビタミン E がヒドロキシルラジカルを捕捉する役割を演じているといわれている．しかし，血球中で生じた過酸化水素の大部分は，あるレベル以下であれば**グルタチオンパーオキシダーゼ**によって水に還元され，**カタラーゼ**によって水と O_2 に分解される（図 B.19）．

各種芳香族 1 級アミンおよびニトロ化合物から由来するアリールヒドロキシルアミン以外にも強いメトヘモグロビン血症性化学物質がある．**亜硝酸塩**，**次亜塩素酸塩**，**過酸化水素**などの無機化合物，ヒドロキノン-キノン系，アミノフェノール-キノンイミン系などのように Hb^{II}・O_2 から過酸化水素の発生を伴うもの，図 C.12 に示すように薬物によるメトヘモグロビン血症発現の発見につながった

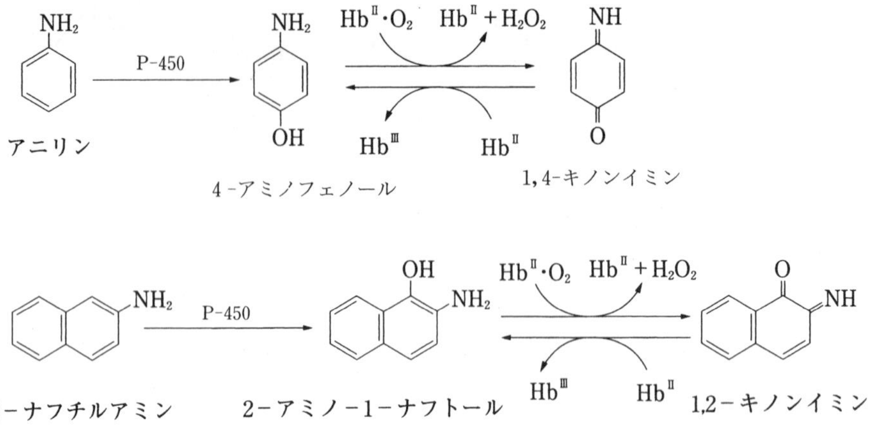

図 C.13　芳香族アミンより生成するアミノフェノールによるメトヘモグロビン血症誘起作用機構

8-アルキルアミノキノリン系の抗マラリア剤プリマキン，パマキンなどの有機化合物が有名である．

8-アルキルアミノキノリン系抗マラリア剤は，生体内で酸化されてキノリンキノン体またはキノンイミン体を生成して Hb^{II}・O_2 から過酸化水素を放出し，Hb^{II} を Hb^{III} 化する連続的なサイクルを代謝物 5,6-ジヒドロキシ体との間でもつようになる．図 C.13 に示すように，アニリン，2-ナフチルアミン（2-naphthylamine）など芳香族1級アミンの場合も，P-450 による *N*-酸化成績体のヒドロキシルアミン類が強いメトヘモグロビン血症作用を示すだけでなく，芳香環の酸化で生成する主代謝物のフェノール類も同様にアミノフェノール-キノンイミン系を構成して強いメトヘモグロビン血症作用を示す．モル比当たりのメトヘモグロビン血症作用はヒドロキシルアミンのほうがアミノフェノールよりもはるかに強いが，アミノフェノールのほうが主代謝物であるため，芳香族1級アミンによるメトヘモグロビン血症においては，アミノフェノールの寄与は結果的により大きくなるとされている．

メトヘモグロビン血症性化学物質に対して特に感受性の高いヒトがあり，これは遺伝的な支配を受けていることが知られている．例えば赤血球中の **NADH-シトクロム b_5 還元酵素欠損症**（**遺伝性メトヘモグロビン血症**）や**グルコース-6-リン酸脱水素酵素**（**G-6-PDH**）**欠損症**のヒトがこれに対応する．前者は常染色体劣性遺伝によりホモ接合体でメトヘモグロビンの増量をきたし“gray cyanosis”と呼ばれる特有の**チアノーゼ**を引き起こす．また，NADH-シトクロム b_5 還元酵素欠損症のヘテロでは，酸化性化学物質によってメトヘモグロビン血症を起こしやすい．ところで，これら欠損患者の赤血球で主にメトヘモグロビン還元を行っているのは NADPH-フラビン還元酵素であると考えられる．このことは，本酵素が遺伝性メトヘモグロビン血症患者にとって極めて重要な酵素であることを示唆している．

G-6-PDH 欠損者の人口は世界人口の約3％といわれ，特に地中海沿岸の人々に多い．また，この患者の赤血球は NADPH 含量が異常に低く，GSH/GSSG 比も低い．一方，小児の赤血球は大人の赤血球に比べて G-6-PDH 活性が低いことがよくあり，メトヘモグロビン血症性化学物質を摂取した小児がチアノーゼ症状を呈するのはこのためである．

C 5. 代表的な有害化学物質・汚染物質の毒性・曝露指標

5.1 喫煙

加熱された食品や燻製中には，煙に由来する多環芳香族化合物が含まれる．これらの中で，**ベンゾ[*a*]ピレン**が最も高い発癌性を示す．ベンゾ[*a*]ピレンの含量は，カツオ節やサバ節に比較的多く（10～20 ng/g）含まれており，唐辛子，緑茶，紅茶にも検出されている．しかし，ベンゾ[*a*]ピレンの食品による摂取量は，タバコに比して極めて少ないと考えられる．

喫煙と肺癌致死の間に相関性があることはいまや全く疑う余地のない事実である．ヒトにおける肺癌の主たる原因が喫煙によることを長年にわたる疫学的データは明確に示している．非喫煙者の肺癌致死率を 1.0 とすると，喫煙者のそれは実に 8～15 倍にのぼる．図 C.14 に喫煙と肺癌致死率の関係を示した七つのグループの疫学的データがある．この疫学データによると 1 日当たり 9 本までの喫煙者では非喫煙者の 2～10 倍の肺癌致死率であるが，10～20 本になると 7～17 倍となり，21～39 本では 13～33 倍に致死率が激増する．

タバコ煙の中に肺癌の原因物質を見出そうとする試みによって，動物実験で強力な発癌性を示す物質の存在が突き止められている．各種発癌性ニトロソアミンも検出されるが，ベンゾ[*a*]ピレンをはじめとする各種芳香族炭化水素もガスクロマトグラフィーによって検出されている（表 C.1）．これ

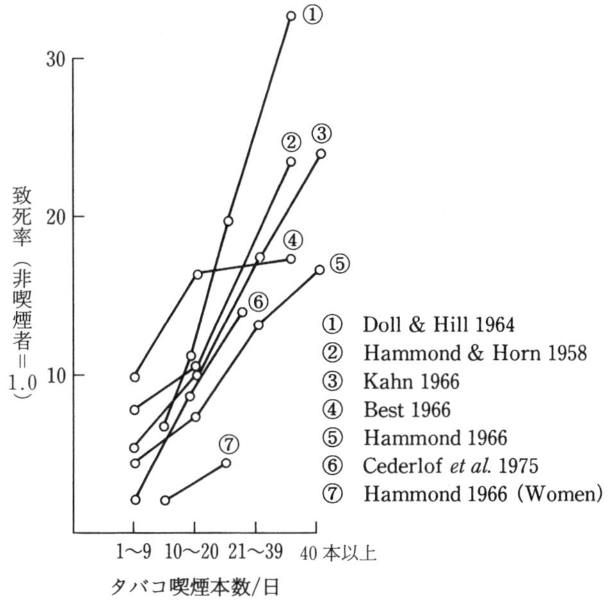

図 C.14 1 日当たりタバコの喫煙本数と肺癌致死率の関係

(Higgins, 1976)

表 C.1　タバコの煙の中に含まれる発癌物質

成分	実験動物に対する発癌性	ヒトに対する発癌性	ng/ タバコ1本
多環状芳香族炭化水素			
ベンゾ[*a*]ピレン	+	ほぼ確実	20〜40
5-メチルクリセン	+		0.6
ジベンゾ[*a*,*h*]アントラセン	+		4
ジベンゾ[*a*,*i*]ピレン	+		1.7〜3.2
ジベンゾ[*a*,*l*]ピレン	+		検出
ベンゾ[*b*]フルオランセン	+		4〜22
ベンゾ[*j*]フルオランセン	+		6〜21
ベンゾ[*k*]フルオランセン	+		6〜12
インデノ[1,2,3-*cd*]ピレン	+		4〜20
ベンゾ[*a*]アントラセン	+		20〜70
含窒素芳香族炭化水素類			
ジベンゾ[*a*, *h*]アクリジン			0.1
ジベンゾ[*a*, *j*]アクリジン	+		3〜10
N-ニトロソアミン類			
N-ニトロソジメチルアミン	+		0.1〜180
N-ニトロソジエチルアミン	+		0〜2.8
N-ニトロソノルニコチン (NNN)	+		120〜3700
NNK	+		80〜770
芳香族アミン類	+		
2-トルイジン		不十分	30〜200
2-ナフチルアミン	+	+	1〜22
4-アミノビフェニール	+	+	2〜5
その他の発癌剤			
PhIP	+		11〜23
1,3-ブタジエン	+	ほぼ確実	20,000〜75,000
アクリロニトリル	+	+	3,200〜15,000
ヒ素	+	+	40〜120
ポロニウム-210	+	+	0.03〜1.0pCi

上記の値はフィルターチップなしの市販米国製タバコ（85 mm）の分析結果.
（Hoffmann & Hoffmann, 1997）. 発癌性については，IARC による報告を参照.

ら炭化水素は元来タバコの葉の中には含まれてはおらず，明らかに喫煙過程で生成する．極めて単純な炭水化合物から加熱によってエチレン，ブタジエン，イソプレンラジカルが微量生成し，加熱下ではこれらが縮合してより安定な多環芳香族炭化水素へと変換されることが立証されている（図 C.15）．この**熱合成**（pyrosynthesis）は含窒素化合物のフラグメントが関与するとき，発癌性含窒素多環芳香族炭化水素を与える．これら炭化水素の熱合成はタバコ葉に限らない．草木の燃焼，木炭の製造などの過程でも大量に環境中に放出されることが明らかにされている．

タバコの煙は微粒子の集合であり，この粒子に生成した発癌物質が含まれているが，サイズの大きい粒子はフィルターによって除去することができる．フィルターを通した煙と通さなかったそれとの間には芳香族発癌剤量にかなりの開きがあり，フィルターの有効性は顕著であることが示されている．しかしながら，喫煙による肺癌の成因は単に煙の中の発癌性芳香族化合物だけではなく，他の発癌助剤となる因子が含まれるためであることが，動物実験の結果から明らかにされている．おそらく，粒子そのものか他の粒子成分であろうが，結論は得られていない．

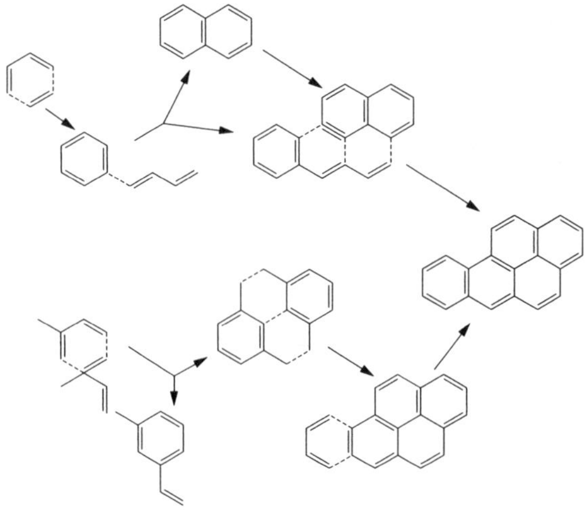

図 C.15　ベンゾ[*a*]ピレンの焼成機構

熱分解で生じる C_2 または C_4 ユニットから各種の芳香族炭化水素が生成することを示す.
(Badger, 1962)

5.2　有害無機物質

5.2.1　水　銀

水銀 (mercury) は最も古くより知られ，利用されていた金属の一つで，現在でも水銀およびその化合物は，電池，温度計，アマルガム等として幅広く，多方面で利用されている．したがって，人類が水銀を利用し始めてからの長い歴史の過程では多くの水銀中毒 (mercury poisoning) の事例が報告されている．例えば，水銀鉱山労働者や水銀化合物を使用する労働者の中毒や，梅毒治療薬，利尿薬そして下剤として水銀化合物を服用した患者の中毒などである．また，特にわが国では**水俣病** (Minamata disease) の原因物質として忘れることはできない．

水銀とその化合物は，その物理化学的性質により，単体の金属水銀 (Hg^0) と無機水銀 (inorganic mercury；Hg^+，Hg^{2+}) 化合物および有機水銀 (organic mercury；メチル水銀，フェニル水銀) 化合物に分類され，それらの毒性はそれぞれ大きく異なっている．また，環境中では無機水銀化合物は主に Hg^{2+} として，有機水銀化合物は主にメチル水銀として存在する．

a) 金属水銀

金属水銀は主に蒸気として肺から吸収され，その吸収率は 65～80 % と高い．しかしながら，腸管からの吸収率は著しく低い．金属水銀曝露による慢性毒性は主に中枢神経系の障害である．体内に取り込まれた金属水銀は，赤血球中のカタラーゼで酸化され Hg^{2+} となるが，一部の金属水銀は脂溶性が高いため，血液脳関門を容易に通過し脳内に蓄積される．ついで，脳内に蓄積された金属水銀は徐々に毒性の強い Hg^{2+} に酸化される．

b）無機水銀

脂溶性の低い無機水銀（Hg^{2+}）の腸管からの吸収率は約5％以下と著しく低い．吸収された Hg^{2+} の90％以上はアルブミン結合型として血漿中に存在する．Hg^{2+} の主要な毒性は慢性および急性とも**腎機能障害**で，主に**近位尿細管**に起こる．塩化第二水銀を動物に投与すると投与量の約50％以上が標的臓器である腎臓に蓄積し，その蓄積部位は，障害部位の近位尿細管が顕著である．しかしながら，Hg^{2+} は極性が高いため血液脳関門を通過できず，脳内への蓄積性は低い．Hg^{2+} の毒性発現機構の一つは，Hg^{2+} がSH基に対し高い親和性をもつため，生体内の不特定多数のSH含有タンパク質のSH基と Hg^{2+} がイオン結合を形成して多数のタンパク質の機能を阻害し，その結果として毒性を発現すると考えられている．

生体内には種々の金属結合性タンパク質が存在するが，中でも特に高い金属結合性を示し，ある種の重金属の組織中の蓄積などに大きな役割を演じるタンパク質として**メタロチオネイン**（metallothionein）がある．メタロチオネイン（MT）の名は金属（metallo）を含む含硫タンパク質（thionein）の意から命名され，すでにその一次構造は明らかにされている（図C.16）．MTは61個のアミノ酸から構成される分子量が約6,000の**低分子量タンパク質**で，その**構成アミノ酸の1/3（20個）がシステイン**で，これらのシステインはすべて還元型で存在し，金属との結合に関与している．また，構成アミノ酸としてフェニルアラニン，チロシン，トリプトファンなどの**芳香族アミノ酸を含まない**ため，280 nmの吸収を示さない．MTは通常亜鉛を含むタンパク質で，成長期にある組織への亜鉛などの運搬および貯蔵に関与しているものである．また，体内にCu，Zn，Cd，Hg，Biなどの重金属が侵入すると，MT生合成がコードされたmRNAの転写効率が上昇し，MTの生合成が誘導される．また，合成されたチオネインへの重金属の結合の強さはHg ＞ Cd ＞ Zn ＞ Cuの順である．

例えば，腎臓に蓄積した Hg^{2+} は，それ自身MTの合成を誘導し，合成されたMTに対して非常に高い親和性を有するので，大部分の Hg^{2+} はMTと結合して腎臓に蓄積する．また，MTと結合した Hg^{2+} は遊離しにくいため，Hg^{2+} の毒性発現を抑制することが知られている．ところで，標的臓器で

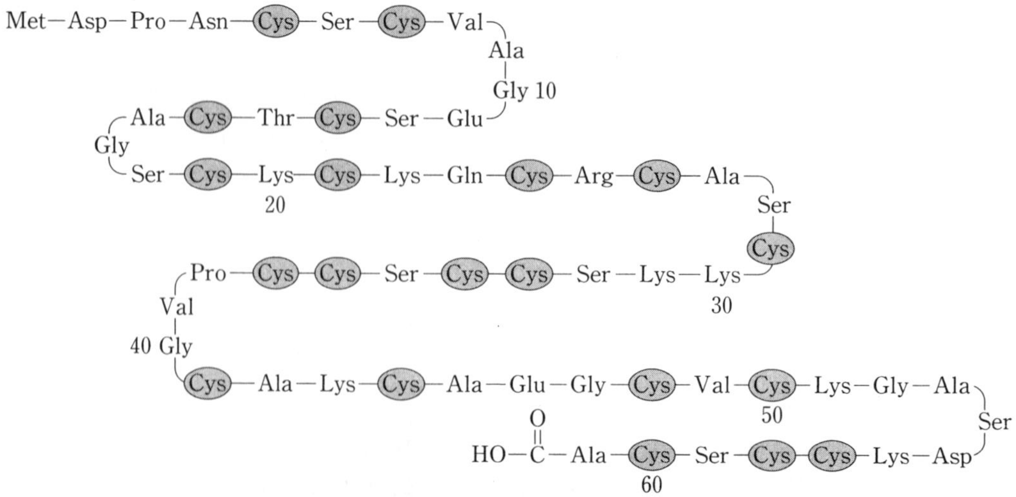

図C.16　ウマ腎臓のメタロチオネインのアミノ酸配列

ある腎臓に Hg^{2+} が高率に蓄積するには別の理由もある．すなわち，SH 基との親和性が高い Hg^{2+} は内因性 SH 化合物であるグルタチオンと結合した形で血漿中から腎臓に運ばれ，糸球体ろ過後，尿細管壁で γ-グルタミルトランスペプチダーゼおよびジペプチダーゼによって GSH 部分が加水分解された後，システイン複合体として腎細胞中に取り込まれると考えられている．したがって，肝臓および血漿中のグルタチオン濃度の低下や腎臓中の γ-グルタミルトランスペプチダーゼの阻害は，Hg^{2+} の腎臓中への取込みを顕著に抑制する．

塩化第二水銀の長期間曝露は糸球体障害（自己免疫性の糸球体腎炎）を引き起こすが，これは糸球体基底膜に対する自己抗体の産生が Hg^{2+} の慢性曝露によって促進されたためと考えられている．

c）有機水銀（メチル水銀）

メチル水銀は脂溶性が高いため，消化管をはじめ皮膚および呼吸器系から速やかに吸収され，経口摂取されたメチル水銀の消化管吸収率は 95 %以上である．メチル水銀は SH 基に対する親和性が高いため，その体内動態は内因性 SH 化合物のそれと密接に関係している．メチル水銀は組織中においては，様々なタンパク質や SH 化合物（グルタチオン）と結合して存在し，血液中ではヘモグロビン，アルブミン，および SH 化合物と結合して存在する．メチル水銀は胆汁中に比較的多く分泌されるが，これは肝臓でグルタチオンと結合したメチル水銀が胆管で γ-グルタミルトランスペプチダーゼの作用を受けてシステイン抱合体となったものである．また，このシステイン抱合体はその大部分が腸管から再吸収され肝臓にもどり，**腸肝循環**（entero-hepatic circulation）を行う．腎臓に取り込まれたメチル水銀も肝臓と同様，一部がグルタチオン抱合体となり尿細管腔へ分泌され，そこで大部分が γ-グルタミルトランスペプチダーゼの作用でシステイン抱合体にまで加水分解を受け，再吸収され，一部は尿中へ排泄される．

メチル水銀に長期曝露された動物では腎障害も認められるが，主な慢性毒性（chronic toxicity）は**神経障害**である．メチル水銀は脂溶性が高く容易に血液脳関門を通過でき，また，さらにメチル水銀の生体内代謝物であるシステイン抱合体も血液脳関門のアミノ酸輸送系により容易に脳内へ取り込まれるため，このことが中枢神経障害を引き起こす大きな要因となっている．なお，メチル水銀は環境中の微生物等によって Hg^{2+} へ変換されるのみならず，肝臓中の**メチルコバラミン**（ビタミン B_{12}）により，非酵素的に Hg^{2+} から生成される．

水俣病はメチル水銀に汚染された魚介類の摂取により引き起こされた公害病で，ヒトにおける主症状は感覚鈍麻，しびれ感，言語障害，運動失調，視野狭窄，難聴などである．特に発生，発育過程の中枢神経系は，他の器官や組織に比べメチル水銀に対する障害感受性が高く，例えば，胎児期に母親がメチル水銀の曝露を受けると，メチル水銀は胎盤を介して胎児に取り込まれ，その結果，その胎児は出生後，著しい知能障害や運動機能障害などの**胎児性水俣病**症状を発生する．

5.2.2　カドミウム

カドミウム（cadmium）は，主に経口あるいは経気道的に摂取あるいは吸入される場合が多い．経気道的に吸入されたカドミウムの吸収率はその化合物の物理化学的性質により異なるが，約 10～60 %である．これに対し，経口摂取されたカドミウムの腸管吸収率は低く，およそ 1 ～ 7 %である．

吸収されたカドミウムは，肝臓および腎臓の**メタロチオネインの合成を誘導**し，その大部分が肝臓および腎臓にカドミウムメタロチオネインとして蓄積される．ヒト組織中に取り込まれ蓄積したカドミウムの**生物学的半減期**（biological half life）はおよそ10～30年と推定されており，クロム（0.5日），マンガン（30日），水銀（60日）および鉛（10年）などに比べ体内残留性は長い．カドミウムの経口摂取による急性中毒症状は，悪心，嘔吐，腹痛および下痢で，カドミウムヒュームの吸入による急性症状としては，咽頭痛，悪寒，呼吸困難，発熱，肺水腫および間質性肺炎である．そのほか，カドミウムの**急性毒性**（acute toxicity）として，**精巣障害**が知られている．一方，**慢性毒性**としては，**腎機能障害**として特に近位尿細管の機能異常がよく知られているが，これはカドミウムが腎臓中に蓄積するためであると考えられている．

イタイイタイ病は慢性のカドミウム中毒（cadmium poisoning）のうち最も重症で，主に更年期以後の女性に多発する．その主症状は**腎臓障害**，**骨軟化**，および**骨粗鬆**である．このようなカドミウムによる腎機能障害では，**β_2-ミクログロブリン**，レチノール結合タンパクなどの低分子量タンパク質，およびグルコースなどの尿中への排泄が認められる．

5.2.3　鉛

鉛（lead）は水銀と同様，人類との出会いは古く，化粧品，食器，鍋，水道管，外用薬，蓄電池，塗装など，これまで広範に利用されてきたため，多くの鉛中毒（lead poisoning）が発生している．鉛にはその化学形の違いにより無機鉛と有機鉛（四エチル鉛など）があるが，それらは物理化学的性質のみならず毒性も大きく異なる．

a）無機鉛

経口あるいは経気道的に摂取，吸入される場合が多い．特に，小児における無機鉛の消化管吸収率は成人の約5倍の約50％に達し，小児では無機鉛の消化管からの吸収が重要となる．また，経気道的に吸入された鉛の肺からの吸収率は約40％程度であるとされている．吸収された鉛は，血液を経て肝臓，腎臓，筋肉組織および骨組織に蓄積する．鉛は血液脳関門および血液胎盤関門を通過するが，特に血液脳関門の未熟な小児では脳障害を引き起こすことがある．血液中では鉛の90％は赤血球中に存在する．鉛の生物学的半減期は約10年と長く残留性が高い．

鉛の急性中毒は，大量暴露によって引き起こされるが，その初期症状は口渇，悪心，腹痛，嘔吐などで，重症の場合は，感覚異常，疼痛，溶血性貧血などの症状を呈する．慢性中毒では，一般に鉛蒼白，貧血およびコプロポルフィリン尿などの症状がみられる．特に鉛による貧血は，赤血球の寿命の低下と**ヘム合成系の障害**が原因である．また，後者は鉛曝露の指標の一つとして重要である．すなわち，鉛はδ-アミノレブリン酸からポルホビリノーゲンの生成を触媒するδ-アミノレブリン酸脱水酵素ならびにヘムの中心鉄（Fe^{2+}）となるFe^{3+}をFe^{2+}へ還元する還元酵素の両者を強く阻害し，ヘム合成を障害する．したがって，鉛中毒患者の血中の**δ-アミノレブリン酸脱水酵素活性は著しく低下**し，それとともに血清および尿中の**δ-アミノレブリン酸**，ならびに赤血球および尿中の**プロトポルフィリンの増加**が認められる．また，それと同時に赤血球および尿中の**コプロポルフィリンも増加**する（図C.17）．この鉛によるδ-アミノレブリン酸脱水酵素活性の阻害は，本酵素の活性発現に必須

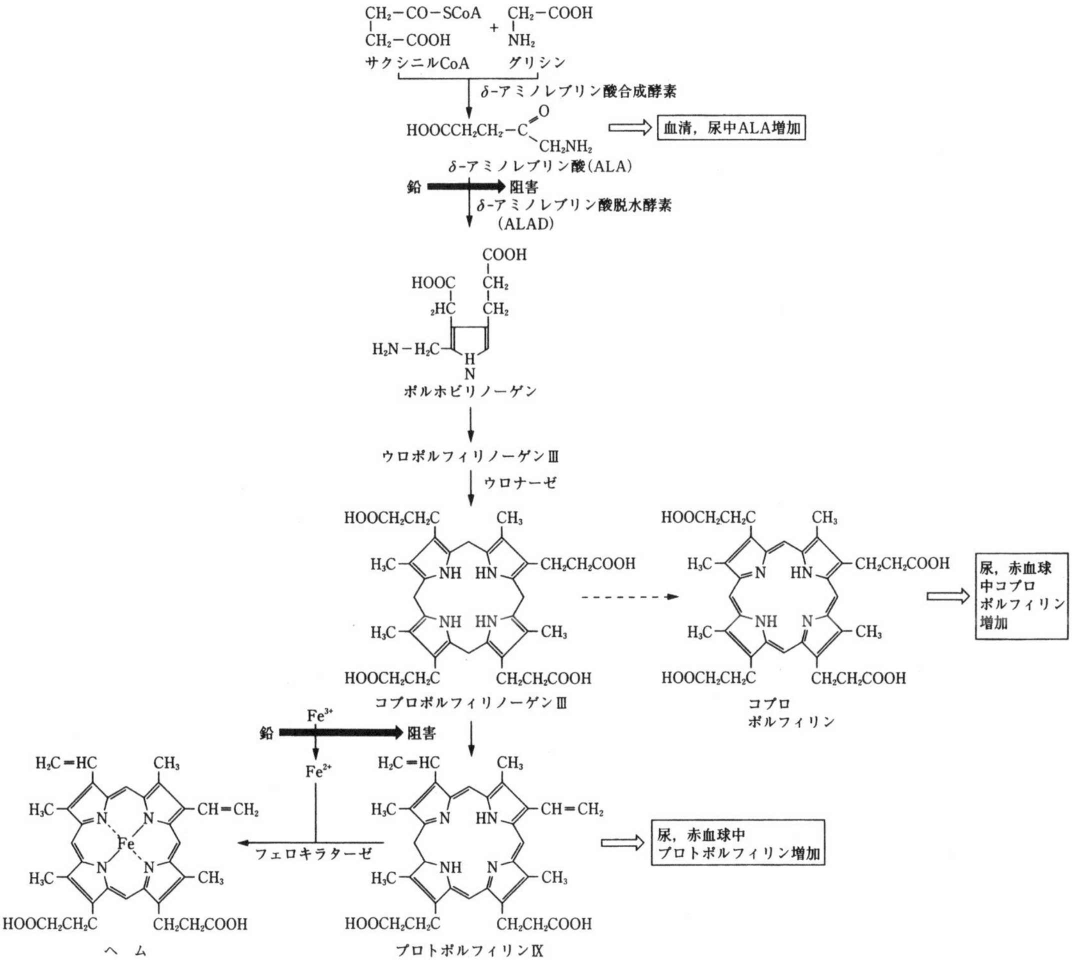

図 C.17　鉛によるヘム合成阻害

である亜鉛が鉛に置換されたために起こったものである．

b）有機鉛（四エチル鉛）

四エチル鉛はガソリンのアンチノッキング剤としてかつては広く用いられていたが，国内においては 1987 年にガソリンの完全無鉛化が達成された．四エチル鉛は揮発性ならびに脂溶性が高いため容易に気道および皮膚より吸収される．また，高脂溶性であるため脳に移行しやすく，その結果として**中枢神経障害**を引き起こす．急性中毒症状としては，頭痛，嘔吐，幻覚，錯乱など強い中枢神経障害がみられ，死に至ることもある．また，慢性中毒症状としては，精神，神経症状を呈する．

5.2.4　クロム

クロムメッキ，顔料製造，皮革のなめし，化学工業の触媒などにクロム化合物が使われる．クロム（chromium）は 2 価，3 価，6 価の酸化状態をとるが，2 価は不安定であり速やかに酸化され 3 価となる．したがって，主にクロム化合物として問題となるのは3価および6価のクロムである．クロム化合物の曝露は，メッキ作業中におけるクロム酸塩あるいは重クロム酸塩水溶液のミストの曝露が多い．

消化管での3価ならびに6価クロムの吸収率はいずれも低く，それぞれ1％ならびに5％以下であるといわれている．3価クロムは6価クロムに比べ毒性は比較的低い．6価クロムは強い酸化力をもち局所刺激性が強く，皮膚粘膜に対する炎症，潰瘍形成，鼻中隔穿孔，アレルギー性の皮膚炎などを引き起こす．また，疫学調査の結果，クロム酸製造業の肺癌による死亡率が有意に高いことが明らかにされている．

5.2.5　ヒ素

ヒ素（arsenic）は－3価，＋3価，＋5価の酸化状態をとり，化学形態としては無機ヒ素化合物，有機ヒ素化合物，および揮発性アルシンガスとして存在する．主なヒ素化合物の用途は，農薬，工業薬品の原料，医薬品および半導体材料など多岐にわたっている．一般に，＋3価の無機ヒ素（亜ヒ酸塩）は＋5価のそれに比べSH基と親和性が高いため，強い細胞毒性（cell toxicity）を示す．5価のヒ素は骨中のリン酸とヒ酸の置換が起こり骨にも蓄積する．また，3価のヒ素は毛や爪のSH基と結合して蓄積する．無機ヒ素化合物（3価のヒ素）の体内での主代謝反応はメチル化で，尿中には未変化体のほか，メチルアルソン酸（MAA）やジメチルアルシン酸（DMA）が排泄される（図C.18）．

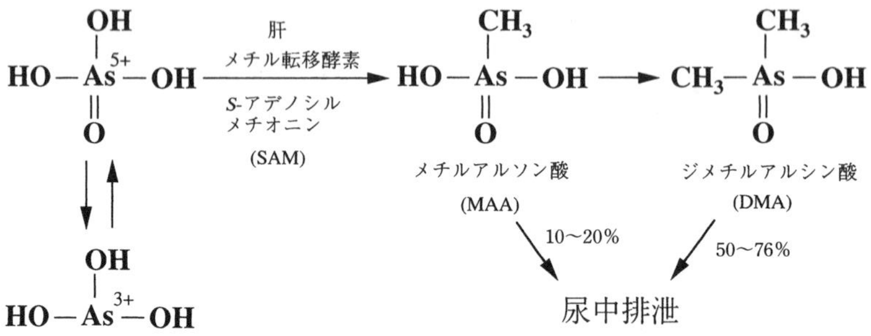

図C.18　ヒ酸の生体内における代謝

ヒ素化合物は食品を通じて摂取されているが，特別大量の摂取がない限りこれまでその中毒は知られていない．水産生物にヒ素が多いことは古くから知られている．したがって，魚介類の食用上の安全性を考える上で，毒性の強い無機ヒ素（亜ヒ酸）の含量が注目されるが，一般に海藻などの海産食品中のヒ素は，ジメチルヒ素とリボースが結合した**アルセノ糖**と総称される低毒性有機ヒ素化合物である．また，エビ，カニなどの甲殻類，ヒラメ，カレイなどの魚類，そしてバイ貝，ホラ貝などの巻貝中のヒ素は，主にヒ素原子にメチル基が3個結合した**アルセノベタイン**やアルセノコリンと呼ばれる低毒性有機ヒ素化合物である．

三酸化ヒ素（無水亜ヒ酸，As_2O_3）のヒトにおける致死量は143 mg/kgとされている．主な中毒症状は，嘔吐，血性下痢，激しい腹痛，血圧低下，血尿，頻脈，呼吸不全，頭痛，けいれん等で，循環不全が死亡の原因となる．特に症状のある患者に対しては，早期にキレート療法が行われ，第一選択薬としては**ジメルカプロール**（**BAL**，British Antilewisite；筋注）が，さらに補助的な療法としてペ

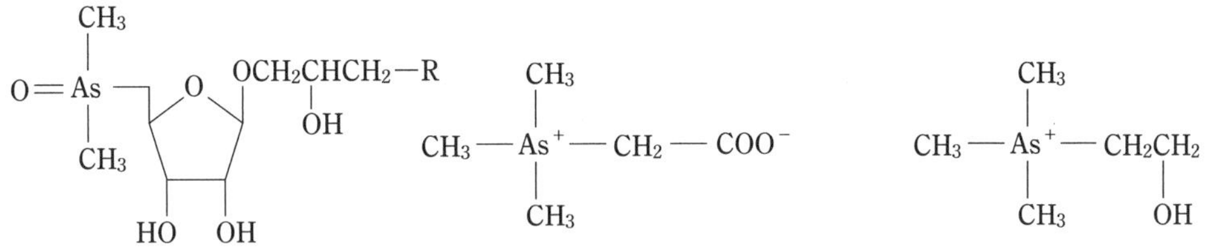

アルセノ糖
（R＝OH, OSO_3H, SO_3H）　　アルセノベタイン　　アルセノコリン

図 C.19　低毒性有機ヒ素化合物

ニシラミン（経口）が用いられる（表 D.3，図 D.2）.

アルシン（AsH_3）は常温で気体で，毒性は極めて強く，その毒性は，他のヒ素化合物にはみられない溶血作用である．これは赤血球中に取り込まれたアルシンが，赤血球中の脂質過酸化反応を誘導し，その結果として膜の破壊が起こり，溶血が引き起こされたものと考えられる.

わが国で西日本を中心に発生したヒ素ミルク事件は，ドライミルク中の乳質安定剤として用いられた第二リン酸ナトリウム中に亜ヒ酸が数％混入していたため，このドライミルクを飲んだ乳児がヒ素中毒（arsenic poisoning）を起こした，という事件であった．その患者の多くは，ミルクを飲んだ数週間後から肝腫や発熱症状が認められ，その後の追跡調査により精神発達遅延やてんかんなどの脳障害の発生が示唆されている．また，1998 年 7 月，和歌山市で発生した亜ヒ酸混入カレー事件は，死者 4 名，中毒症状の出た被害者 63 名と過去にはみられない食事への毒物混入事件として我々に大きな衝撃を与えた.

2004 年 1 月，神奈川県平塚市役所周辺の旧相模海軍工廠化学実験部跡地において，毒ガス弾成分が大量に発見され，その周辺から高濃度の有機ヒ素化合物である**ジフェニルアルシン酸（DPPA）**が検出された．この DPPA は，旧日本軍が製造した毒ガス弾（くしゃみ剤・嘔吐剤）のジフェニルシアノアルシンの分解物であった．また，同年 4 月には茨城県神栖町地区の井戸水から，6 月には同地区で収穫された新米からも高濃度の DPPA が検出され，毒ガス兵器の分解生成物である DPPA の地下水汚染が深刻な問題となっている.

5.2.6　ス　ズ

スズ（tin）はスズメッキ，ハンダ，青銅，その他のスズ合金や有機スズ化合物の原材料として主に使われている．有機合成によって人工的に創られる有機スズ化合物のスズは，すべて＋4 価（Sn^{4+}）であるのに対し，無機スズ化合物では＋2 価（Sn^{2+}）と＋4 価（Sn^{4+}）が存在する．有機スズ化合物の一般式は，R_nSnX_{4-n} で示され，R はアルキル基（主にブチル），アリール基（主にフェニル）あるいはシクロヘキシル基が一般的である．X はハロゲン（塩素，フッ素），水酸基，酸素または陰イオン性の有機官能基である．有機スズ化合物は，塩化ビニル樹脂の安定剤（R_2SnX_2），木材防腐剤（トリプロピルスズ，トリブチルスズ），殺虫・殺ダニ剤（トリフェニルスズ，トリブチルスズ，トリシクロヘキシルスズ），農業用殺菌剤（トリフェニルスズ，トリシクロヘキシルスズ），そして船底や養殖魚のイケスの網（魚網）への藻類や貝類（カキ，フジツボなど）の付着を防ぐ防汚剤（トリ

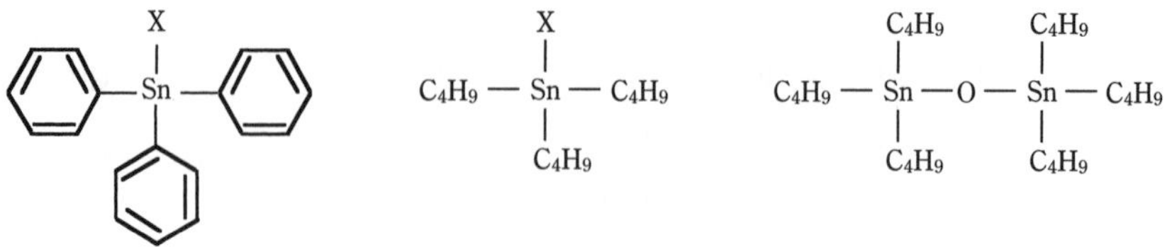

図 C.20　内分泌撹乱作用を示す代表的なトリブチルスズ化合物

フェニルスズ，トリブチルスズ，トリブチルスズオキシド）としての作用がある．これら有機スズ化合物のうち，トリブチルスズオキシド（TBTO）は化審法の第一種特定化学物質に指定され，製造・輸入が禁止されている．また，トリフェニルスズ（TPT）ならびにトリブチルスズ（TBT）もその他の有機スズとともに第二種特定化学物質に指定されている．

有機スズ化合物のうち，TBTO，TBT ならびに TPT には巻貝に対する内分泌撹乱作用が認められている（図 C.20）．例えば，TBT をごく低濃度（0.5 ppt 程度）で正常な雌のイボニシに曝露すると，およそ1か月後にはすべての個体に男性生殖器をつくらせる**インポセックス**が進行する．これは，トリブチルスズ（TBT）が核内受容体の retinoid X receptor（RXR）のアゴニストとして作用し，インポセックスを誘導したものと考えられている．

無機スズ化合物による急性中毒として，高濃度のスズ（およそ 300〜500 mg/kg）を含む缶入りジュースや缶詰め食品の摂取による中毒例が知られている．その主な症状は，嘔吐，下痢，疲労感および頭痛である．また，慢性中毒例としては，スズに長期間曝露する作業者のスズ肺（Stannosis）が知られている．一方，有機スズ化合物の急性中毒作用は無機スズ化合物より強く，置換基 R の種類と数によってその毒性は大きく異なる．例えば，トリメチルスズは脳血液関門を通過するため中枢神経系の障害を引き起こし，中毒症状として四肢の脱力・麻痺，全身の振せんなどを示す．経口投与された無機スズ化合物の消化管吸収は低く，投与量の約 90 %が投与後2日以内に直接糞中排泄されるが，有機スズ化合物，特にトリメチルおよびトリエチルスズの消化管吸収は無機スズのそれに比べ高い．また，体内に吸収されたトリアルキルスズは，主に肝のシトクロム P-450 により脱アルキル化を受け，ジおよびモノ体となり糞尿中へ排泄される．

5.2.7　アジ化ナトリウム

アジ化ナトリウム（sodium azide）は自動車用エアバッグ，航空機の緊急脱出用シュートの起爆剤として使用されているほか，大学，企業等の研究機関では主に生物化学実験試料等の防腐剤として，また有機合成の試薬として汎用されている．これまでのアジ化ナトリウムの経口摂取による中毒事例では，700〜800 mg（13 mg/kg），1〜2 g（20〜40 mg/kg），10〜20 g（200〜400 mg/kg），15〜20 g（300〜400 mg/kg），および 55 g（1000 mg/kg）の服用による死亡例が報告されている．中毒症状としては，頭痛，嘔吐，胸部不快感，息切れ，頻脈，心悸亢進，不整脈，けいれんなどで，その症状の多くはほぼ曝露直後から出現するが，ときに遅延することもあり，完全回復には数日または数か月を要した例もある．特に治療法として特異的な解毒剤や拮抗剤は見いだされていない．

5.2.8 一酸化炭素

燃料ガスの一部として利用されているほか，最近ではメタノール，メタンの原料として使われている．また，一酸化炭素（carbon monooxide）はガス等の燃料の不完全燃焼時に発生する．一酸化炭素のヘモグロビン（hemoglobin）に対する親和性は酸素の200〜300倍で，ミオグロビンにも酸素の約40倍の親和性があり，心筋障害の原因となる．**CO-ヘモグロビン**の生成は組織中の酸素不足をきたし，**無酸素症**（anoxia）を招き，これが一酸化炭素毒性の原因となる．一般に，CO-ヘモグロビン濃度が10％（80 ppm）を超えると軽い頭痛が現れ，CO-ヘモグロビンとO_2-ヘモグロビンが1：1すなわち50％（700 ppm）を超えると，重篤な虚脱や意識消失が発生する．さらに，CO-ヘモグロビンが60％％以上になると1〜2時間程度で死に至ることが多い．したがって，気密室内での暖房器具の長時間の使用や燃焼作業は一酸化炭素の発生を伴うため非常に危険である．警察庁が毎年発表するわが国の「薬物等による中毒事故の発生件数」調査報告書によると最近の傾向として，一酸化炭素中毒の発生件数が最も多い（図D.1）．これは暖房器具の普及や室内の気密化に起因するものと考えられる．

5.2.9 シアン化物

シアン化水素（hydrogen cyanide）は船内や倉庫の燻蒸剤として，またシアン化物（NaCN，KCN）は，工業的に金属精錬，メッキ，その他化学合成に広く用いられている．ヒトにおける致死量はシアン化水素で0.05 g，KCN（potassium cyanide）で0.15〜0.3 gとされている．シアンはFe^{3+}に対し親和性が高く，**シトクロム酸化酵素（酸化型，Fe^{3+}）を阻害**し，細胞は急激な酸素欠乏状態になる．シアン濃度が20 ppmを超えると，徐々にめまい，頭痛，全身の倦怠感などの症状が現れ，曝露量がさらに増すと意識消失，けいれんなど症状はさらに悪化し，呼吸停止で死に至ることもある．また，シアン濃度が100 ppmを超えると致死的である．シアンは肝臓や腎臓に存在する**ロダナーゼ**によりチオシアネートとして解毒される．また，メトヘモグロビンはシアンに親和性が高く，**シアノメトヘモグロビン**となりその毒性を減ずる．したがって，シアン中毒の解毒剤として，メトヘモグロビン形成毒である**亜硝酸ナトリウム（静注）**あるいは**亜硝酸アミル（吸入）**，およびロダナーゼによるチオシアネート形成に必須なイオウ源である**チオ硫酸ナトリウム（静注）**が用いられる（図C.21）．

5.2.10 硫化水素

硫化水素（hydrogen sulfide）は強力な還元剤（reducing agent）で，金属精錬，工業薬品等の製造に利用される．また，硫化水素は火山地帯，硫黄鉱山やレーヨン，セロファン，パルプ製造工場の廃液処理で発生し，また都市下水道でも発生貯留することもある．0.1 ppm以下でも特有の不快臭を感知できる．**シトクロム酸化酵素阻害作用**がありその毒性は強い．一般に，100 ppmを超えると嗅覚麻痺を生じ，眼粘膜や肺粘膜刺激作用を示し，400〜500 ppmを超えると短時間で中毒症状を発現し，虚脱，意識消失，呼吸麻痺を起こし，死に至ることもある．

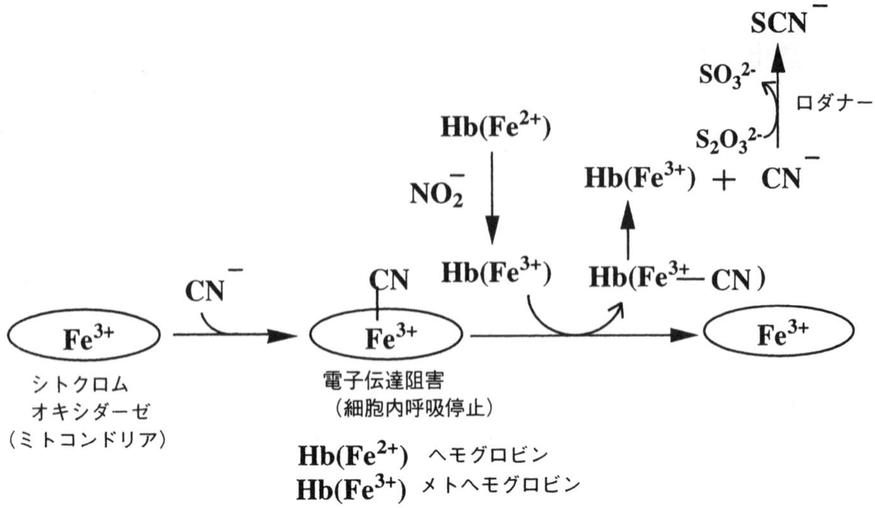

図 C.21　シアンによる毒性発現とその解毒機構

5.3　有害有機物質

5.3.1　化学工業薬品

a）ポリ塩化ビフェニル

ポリ塩化ビフェニル（polychlorinated biphenyls，PCB）は，その構造から理論的に209種類に及ぶ同族体が存在する（第5章図A.14）．なかでも，ビフェニルのオルト位にClが置換していない**コプラナーPCB**（3,3′,4,4′,5-PeCB，TEF値＝0.1）の毒性は強い．PCBは熱安定性が高く，電気絶縁性が良い等の理由から，トランスやコンデンサーの絶縁油，加熱媒体などに広く用いられてきた．今日，PCBといえばまず第一に環境汚染を連想するが，昭和43年に九州を中心に発生した**カネミ油症事件**は忘れることはできない．油症はライスオイル製造工程において食用油精製中の熱媒体として使用されていたPCBが漏れて米ぬか油を汚染し，それの摂取により発生した．当初は，その原因としてPCBが考えられていたが，その後の研究により，PCB以外にも，PCDFやPCDDなど，複数の化合物が混入していることが判明した．

症状はPCBの排泄されるマイボーム腺などの分泌腺の分泌異常による**塩素痤瘡**（**クロルアクネ**）が顔，背，胸等に多発し，鼻，爪，歯肉に色素沈着がみられる．また，全身症状としては頭痛，倦怠感，手足のしびれなどを呈する．経口摂取されたPCBは小腸から吸収され肝臓を経て全身に移行するが，**高脂溶性で難代謝性**であるため長期間体内に留まる．また，その蓄積は脂肪組織と皮膚で高く，ついで比較的脂肪を多く含む組織である肝臓，副腎でも認められる．PCBによる毒性発現機構に関しては未だ不明な点が多い．この最大の理由は，PCB汚染がそれぞれ毒性の異なる多種類の塩素化同族体の複合汚染であり，そのため毒性発現機構の解明を複雑化しているためである．

この油症事件発生後，PCB の環境汚染や広範な食品汚染とともに人体汚染が判明し，わが国では 1972 年に PCB 製造の中止，翌年には**特定化学物質**に指定され，事実上使用禁止となり，今日に至っている．

b）ダイオキシン

ダイオキシン（polychlorinated dibenzo-*p*-dioxins，PCDDs）は，塩素の数および塩素置換の位置により理論的に 75 種の同族体が存在し，毒性の強さもそれぞれ異なっている．**2,3,7,8-テトラクロロジベンゾ-*p*-ジオキシン（2,3,7,8-TCDD）**は，難分解性で人類が作った最強・最悪の毒物といわれ，偶然から生まれた産物である（第 5 章図 A.14）．PCDDs の毒性の指標としては，急性致死量，形態学的変化（肝肥大，胸腺萎縮，クロルアクネ，浮腫），あるいは生化学的変化（酵素誘導能）が挙げられる．PCDDs のヒトにおける残留性は異性体により異なるが一般に長く，例えば，2,3,7,8-TCDD の半減期は 5.8 年，また，他の PCDD では 10 年以上も残留する異性体もあるといわれている．

ダイオキシンの発生源は大きく三つに分類される．その第 1 番目は**農薬の製造過程**，例えば，フェノキシ酢酸系除草剤（2,4,5-trichlorophenoxyacetic acid（2,4,5-T），2,4-dichlorophenoxyacetic acid（2,4-D））の合成過程で副反応物質として副生し，それらの製品の中に不純物として微量混入する場合である．米軍はベトナム戦争中，2,4,5-T と 2,4-D を 1：1 に配合した除草剤「agent orange」を「枯葉作戦」で大量に散布した．そのため散布地域では先天性異常が増加し，流産，死亡率も増加した．2 番目は，**塩素を含有した物質が高温で燃焼される場合**で，塩化ビニル，塩化ビニリデンなどのプラスチックがゴミとして焼却されるときにゴミ焼却場の焼却炉および集塵装置の 2 か所が発生源となる．特に燃焼温度が 600 ℃より低い時の不完全燃焼及び集塵装置温度（250〜550 ℃）で起こる飛灰中での新規合成（*de novo* synthesis）が原因となる．そして 3 番目は，**パルプの塩素漂白過程**で生成される場合で，製紙工場，再生紙工場の排水等が発生源となる．

c）ジベンゾフラン

ジベンゾフラン（polychlorinated dibenzofurans，PCDFs）は，塩素の数および塩素置換の位置により理論的に 135 種の同族体が存在し，毒性の発現も PCDDs 同様，構造により大きく異なる．毒性は 2,3,7,8-TCDD より弱いが，いずれも強毒性物質である．また，ヒトにおける残留性も PCDDs と同様に高い．環境中では PCDDs とよく共存し，ゴミ焼却場の焼却炉で生じる飛灰等から検出されている．また，PCDFs は PCB 製品や米ぬか油のみならず油症患者からも検出されている．特に油症患者に残留する PCDFs のうち，2,3,4,7,8-PeCDF（TEF 値 =0.5）の蓄積性が極めて高く毒性が強いことから，PCB の食用油混入によって引き起こされた油症の原因物質が，PCB に混在する PCDFs である可能性が高いことが指摘されている．

5.3.2　ハロゲン化炭化水素

a）四塩化炭素

四塩化炭素（carbon tetrachloride）は，冷媒用フッ化炭化水素の原料，溶剤などに用いられるが，毒性が強いために現在では溶剤としてはあまり用いられない．急性毒性としては麻酔作用が強く，また肝臓，腎臓など実質臓器に対して障害を引き起こす．慢性中毒としては，頭痛，めまい，悪心，倦怠感などを生じ，重症者は肝臓や腎臓障害を呈する．四塩化炭素の肝毒性は，肝臓のP-450によって代謝的に生成する**トリクロロメチルラジカル**が引き金となって肝の脂質過酸化を誘導し，引き起こされる（図B.22）．また，四塩化炭素は経口投与により，実験動物に対し**肝発癌性**を示す．さらに，四塩化炭素に曝露されたヒトで肝硬変に随伴した肝腫瘍の発生や四塩化炭素曝露労働者に肝癌発生率が高いという報告もある．

b）クロロホルム

クロロホルム（chloroform）は，冷媒用フッ化炭化水素の原料，溶剤などに用いられる．急性毒性としては中枢神経系の抑制効果により，麻酔，昏睡を生じ，また，低濃度の中毒では肝臓に脂肪肝（fatty liver）を引き起こす．

c）トリクロロエチレン

トリクロロエチレン（trichloroethylene）は，金属の脱脂洗浄，ドライクリーニング用溶剤，塗料のシンナー，フッ化炭化水素の原料など広範に利用されていた．また，近年トリクロロエチレンによる河川，土壌，地下水の汚染が問題となっている．急性毒性としては麻酔性が強いため，高濃度の蒸気を吸入し，意識消失を起こし，中毒により死亡する例もある．また，慢性中毒症状としては，頭痛，関節痛，倦怠感などが現れる．

トリクロロエチレンは生体内で代謝され，尿中にはトリクロロ酢酸とトリクロロエタノールが排泄されるが，その代謝中間体として**発癌性エポキシド**が生成する（図B.6）．しかしながら，トリクロロエチレンの大量経口投与はマウスに肝細胞癌を引き起こすが，ラットでは認められず，発癌性に種差があり，また，ヒトに対する発癌性も不明である．また，トリクロロエチレンに対する**曝露指標**としては，尿中に排泄されるトリクロロ酢酸とトリクロロエタノールの濃度が用いられる．

d）テトラクロロエチレン

テトラクロロエチレン（tetrachloroethylene）は，ドライクリーニング業，織物工業での脱脂，金属の脱脂洗浄などに広く利用されていた．トリクロロエチレン同様環境汚染が問題となっている．テトラクロロエチレンの経口投与あるいは吸入曝露による発癌実験によると，トリクロロエチレン同様，マウスに肝細胞癌の発生が認められたが，ラットでは認められなかった．また，テトラクロロエチレンに対する**曝露指標**としては，未変化体の終末呼気中および尿中の濃度，ならびに尿中代謝物であるトリクロロ酢酸の濃度が用いられる．

5.3.3　プラスチックモノマー（plastic monomers）

a）塩化ビニル

塩化ビニル（vinyl chloride, monochloroethylene）樹脂製品は塩化ビニルポリマーで，その原料の塩化ビニルモノマーに毒性が認められている．疫学調査によると，塩化ビニルポリマー製造工場でポリマー製造のための重合釜の作業やその洗浄作業に従事した者に，癌としてはまれな**肝血管肉腫**の発生や胆管，脳，肺，造血器系の癌による死亡者が多いことが明らかにされている．また，その発癌活性本態は，塩化ビニルから生体内で代謝的に生成する**塩化ビニルオキシド**であるとされている（図 B.6）．

b）スチレン

代表的なプラスチック原料である．スチレン（styrene）を原料とするスチロール樹脂製品中には比較的多くの未重合のスチレンモノマーが残存する．スチレンの毒性は比較的弱いが，体内に摂取されたスチレンの主要代謝中間体の**スチレン 7,8-オキシド**，ならびに芳香環が同じくエポキシ化された**ビニルベンゼンオキシド**はともに細菌に対し直接変異原性を示すことから，これら活性代謝中間体がスチレンの催腫瘍性との関係で注目されている．また，スチレンの**曝露指標**としては，血中の未変化体の濃度およびビニル側鎖酸化成績体であるマンデル酸およびフェニルグリオキサール酸ならびにメルカプツール酸の尿中排泄量が用いられる（図 C.22）．

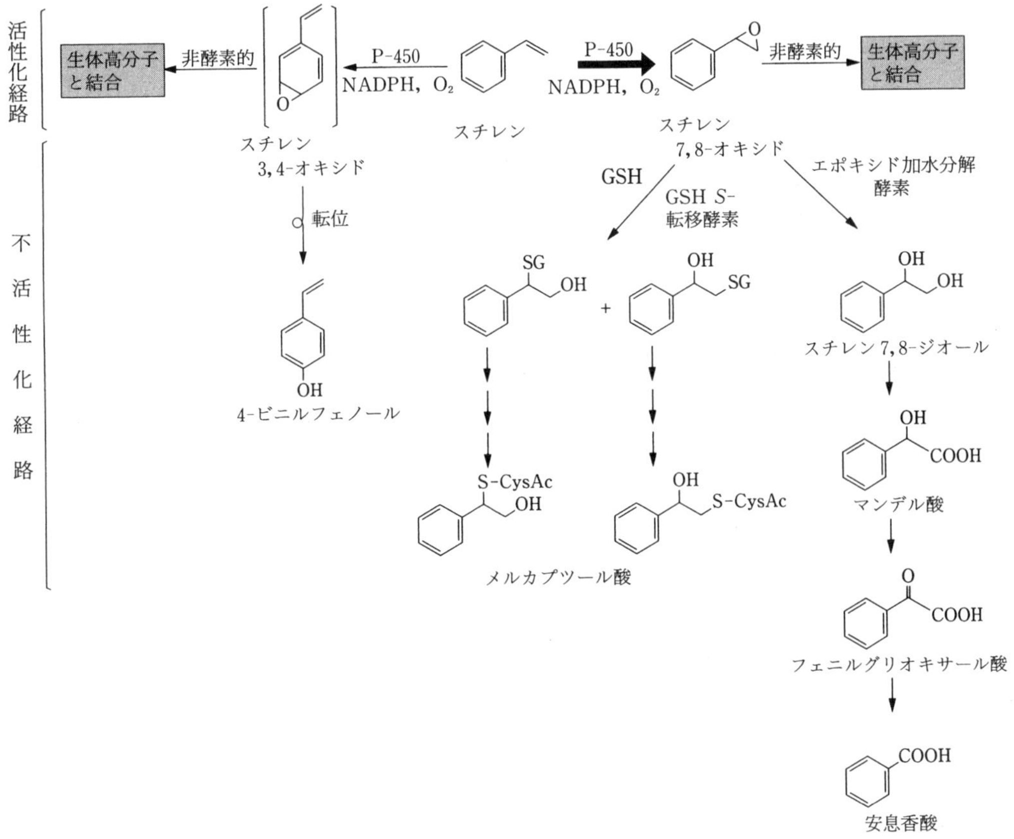

図 C.22　スチレンの代謝的活性化と不活性化機構

c）アクリロニトリル

合成繊維，合成ゴムの原料として用いられる．経気道的，経皮的に吸収され，皮膚粘膜刺激症状のほか，有機溶剤と同様麻酔作用もあり，頭痛，全身倦怠，悪心などの症状を呈する．また，アクリロニトリル（acrylonitrile）は生体内で代謝的に**シアン化水素**を遊離し組織呼吸を阻害する一方，その代謝反応の過程で中間代謝物として生成する**エポキシド**は反応性に富み，核酸をはじめ種々の生体高分子と付加体を形成する（図C.23）．

d）アクリルアミド

アクリルアミド（acryl amide）は，合成樹脂，合成繊維の原料として，また，その重合体であるポリアクリルアミドは地盤凝固剤や電気泳動の支持体として利用されている．経皮，経気道的に吸収される．皮膚では接触部位の剝離が起こる．水溶性が高く消化管から速やかに吸収され，一部はP-450により代謝活性化を受け変異原性を示すエポキシ体のグリシドアミドに代謝され，そしてグルタチオン抱合により解毒されメルカプツール酸として尿中排泄される．また，アクリルアミドは血液中でヘモグロビンと付加体を形成する．中毒症状としては，意識混濁，記憶障害，幻覚等を伴う脳障害に続き，末梢神経障害がみられる．この神経毒性は，神経系タンパク質との結合や酵素阻害により生じるものと考えられている．

最近スウェーデンの研究グループは，ポテトチップ，フライドポテト，ビスケットなどの食品中に，アクリルアミドが高濃度（30～2300 μg/kg）に含まれることを報告した．このアクリルアミドは，ジ

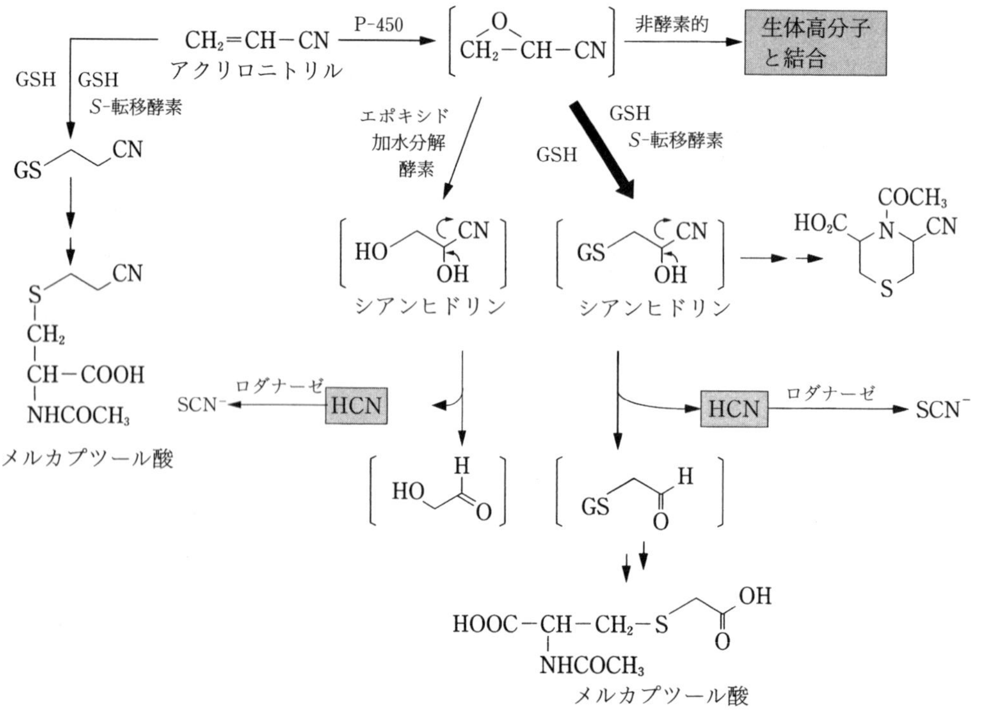

図C.23　アクリロニトリルの代謝的活性化と不活性化機構

ャガイモ中の遊離アミノ酸の40％をも占めるアスパラギンとグルコースなどの糖を高温・加熱することにより生成される．

5.3.4 可塑剤

a）フタル酸エステル類

可塑剤（plasticizer）はポリ塩化ビニル樹脂に適度な柔軟性を与えるため，高分子中に単に混合して用いられる．特にプラスチックは，食品の包装や医療器具に汎用されており，したがって，可塑剤の溶出に伴う汚染が問題になる．フタル酸エステルは生体内で容易に加水分解および酸化的代謝を受けて排泄されるため蓄積性は極めて低い．しかし，非経口的に血液や栄養液とともに摂取されると溶血が起こり，肺出血やショックを起こす可能性がある．また，一部のフタル酸エステルは内分泌攪乱作用を示す．例えば，ラット妊娠動物に対しフタル酸ジエチルヘキシル（DEHP）やフタル酸ジ-*n*-ブチル（DBP）を暴露すると，胎児のテストステロン生成およびアンドロゲンレベルの顕著な減少が認められ，ライディッヒ細胞の形態ならびに機能変化が生じオスの精巣毒性が誘発される．また，ラット妊娠動物の生殖器官形成期あるいは妊娠後期にDBPの無毒性量（NOAEL）以下の低濃度をそれぞれ曝露すると，オスの新生児に対し前者では雄性生殖器官や精巣上体の奇形が，後者では残留乳頭の発生率の増加が認められる．

5.3.5 有機溶剤

a）脂肪族アルコール

1）エタノール

アルコール飲料として最も広く使用されるが，そのほか燃料や溶媒としても利用される．慢性アルコール中毒では，エタノール（ethanol）に対する**耐性**（tolerance）および**依存性**（dependence）が現れる．

エタノールは胃，小腸，結腸から速やかに吸収され，通常30～90分で最大血中濃度に達する．また，エタノールは胎盤を容易に通過するので，妊婦のエタノール摂取は胎児の奇形（胎児性アルコール症候群 fetal alcohol syndrome）を惹起する．消化管吸収されたエタノールは，門脈を通って肝臓へ運ばれ肝細胞中の**アルコール脱水素酵素**（alcohol dehydrogenase，**ADH**）と**MEOS**により悪酔いや二日酔いの原因となる有害物質であるアセトアルデヒドへと酸化される．しかしこのアセトアルデヒドは，同じく肝細胞中の**アルデヒド脱水素酵素**（aldehyde dehydrogenase，**ALDH**）により無害な酢酸へと酸化される．したがって，飲酒量が多くなると，血中のアセトアルデヒド濃度が高くなり，悪心，嘔吐，頭痛といった有害症状が引き起こされる．

2）メタノール

ホルマリンの原料，有機溶媒，**シンナー**の成分などに広く使われている．急性中毒としては蒸気曝露で，粘膜の刺激と軽い麻酔作用がある．飲用した場合には，頭痛，めまい，悪心，視力低下，視野狭窄，失明などを生じる．メタノール（methanol）は生体内でアルコール脱水素酵素によって酸化され，ホルムアルデヒドやギ酸を生じる．特にホルムアルデヒドは網膜組織に損傷を与え，波異常，脳萎縮といった多彩な精神・神経症状が観察され，また腎機能障害も認められる．

5.3.6　多環状芳香族炭化水素

上述したように石油，石炭などの化石燃料を燃焼すると，種々の多環状芳香族炭化水素（polycyclic aromatic hydrocarbon，PAH）がその過程で**熱合成**（pyrosynthesis）される（図C.15）．したがって，タバコの煙，工場やゴミ焼却場の煤煙，自動車の排出ガスをはじめ石油ストーブ燃焼中の室内環境にさえもPAHは存在している．また，加熱された食品や燻製中にもPAHが含まれている．

PAHの中で強い発癌性を示すものとしては，ベンゾ[*a*]ピレン，ベンゾ[*a*]アントラセン，5-メチルクリセン，ジベンゾ[*a*, *h*]アントラセン等，多数が知られている（表C.1）．これら化合物は生体内において，**シトクロムP-450/エポキシド加水分解酵素系**により代謝的活性化を受け発癌作用を発現するが，その活性本態はジオール-エポキシドであると考えられている（図B.7）．また，**5-メチルクリセン**の活性本態はこれまでジオール-エポキシドであると考えられてきたが，現在では，このものの主酸化経路である**シトクロムP-450/スルホトランスフェラーゼ系**により生成する側鎖メチル基の酸化成績体5-ヒドロキシメチルクリセンの**硫酸エステル体**が活性本態であると考えられている．

これらPAHにニトロ基が導入されたニトロ化PAH類，例えば，**1-ニトロピレン**，**1,6-ジニトロピレン**（1,6-dinitropyrene）および**1,8-ジニトロピレン**（1,8-dinitropyrene）は，ディーゼルエンジンや石油ストーブの排出粒子，使用済みエンジンオイルのほか，フォトコピーや焼鳥などからも検出される．ピレンに二つのニトロ基が付加した，1,3-ジニトロピレン，1,6-ジニトロピレンおよび1,8-ジニトロピレンは*Salmonella* Typhimurium TA98菌株を用いた**Ames試験**において極めて強力な変異原性（mutagenicity）を示すとともに，発癌性（carcinogenicity）も極めて強い．このAmes試験において，ニトロアレン類は代謝的活性化を必要としない強力な直接変異原であるが，これはサルモネラ菌の菌体内のニトロ還元酵素によって*N*-ヒドロキシ体が生成し，そのアセチル抱合体またはそのもの自身がサルモネラ菌のDNAを修飾するためである．

5.3.7　農　薬

農薬（pesticide）は，その安全性の確保を図るため，「農薬取締法」に基づき，製造，輸入，販売，使用に至る全ての過程で厳しく規制され，そしてその中心となっているのが「農薬登録制度」である．これは一部の例外を除き，農林水産省に登録された農薬だけが製造，輸入及び販売できるという仕組みである．わが国では490種類（2012年）にのぼる化学物質が登録農薬の有効成分（原体）として登録され，それらは用途別に**殺虫剤**（insecticide），**殺菌剤**（fungicide），**除草剤**（herbicide），**植物調整剤**（plant growth regulator）等に分けられている．これら登録農薬の原体は，病害虫や雑草への効果や作物への薬害試験のみならず，各種の毒性試験（発癌性，催奇形性，変異原性等），水産動植物への残留性や土壌などへの環境残留性など，さまざまな安全性評価試験が実施され，そしてそれらの試験データの総合的評価により**一日許容摂取量**（ADI）が設定されている．また，食品衛生法では一日当たりの農薬摂取量がADIを超えないよう，作物ごとに**残留農薬基準**が設定されている．

本項では，現在使用されている登録農薬と，かつてわが国で使用され現在では使用禁止となった代表的な農薬の生体内代謝と毒性発現機序について述べる．

a）有機リン剤

有機リン剤（organophospholic acid esters）の毒性は**アセチルコリンエステラーゼ（AchE）阻害**作用による．パラチオン（parathione），メチルパラチオン（methylparathione），フェニトロチオン（phenitrothione），マラチオン（malathione）などチオリン酸エステル類（phosphorothionates）は，動物または昆虫体内で**シトクロムP-450**により**脱硫**されて**オクソン体**となり，**抗AchE活性**を発現する．AchEは交感神経系および副交感神経のシナプス，随意筋または平滑筋の神経末端における神経刺激伝達物質であるアセチルコリン（acetyl choline）を分解して神経刺激の蔓延を防止している（図C.24）．脳および末梢神経組織のAchEが阻害されるとこれら神経末端から放出されたアセチルコリンの濃度は低下せず，神経刺激は無制限に継続している状態となり，ムスカリン様作用，ニコチン様作用および中枢神経作用が発現する．したがって，重症患者では，ムスカリン様症状の縮瞳，気管支分泌増加，肺水腫による呼吸困難が起こり，中枢神経症状の意識混濁，昏睡，体温上昇，ニコチン様症状の全身痙攣，呼吸筋麻痺が認められ死に至る．

パラチオンが脱硫された活性代謝物である**パラオクソン**によるAchE阻害機構は図C.25のように考えられている．すなわち，AchEにはアセチルコリンのトリメチルアンモニウム残基とイオン結合的に相互作用するanionic siteとアセチル基と結合するesteratic siteがあり，加水分解は両部位にアセチルコリンが結合したのち，esteratic site（セリン残基）のアセチル化を経由して進行すると考えられている．アセチル化されたAchEのesteratic siteは加水分解されて酢酸を放出し，再びAchEが復元する．パラオクソンのジアルキルリン酸基はAchEのesteratic siteに結合し，これをジアルキルリン酸化する．ジアルキルリン酸化されたAchEはアセチル基の場合より加水分解に抵抗し，AchEが容易に復元しない．しかし，**2-PAM**（pyridine-2-aldoxime methiodide）はAchEのanionic siteとイ

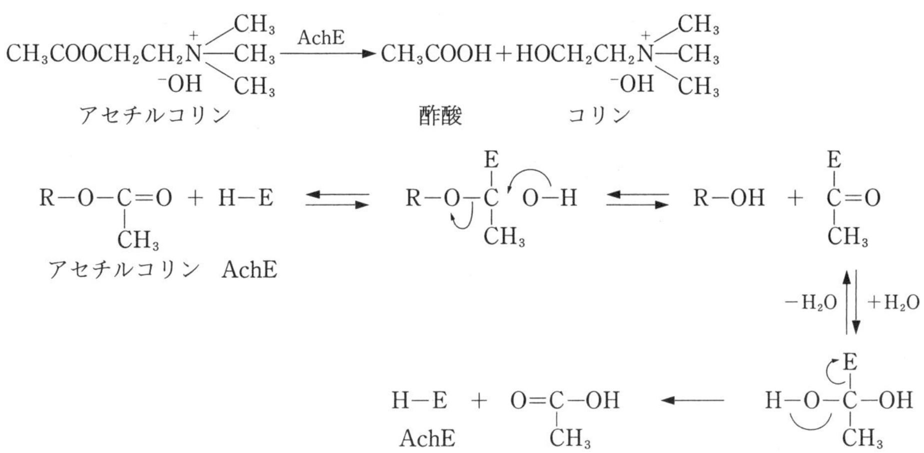

図C.24　アセチルコリンエステラーゼ（AchE）によるアセチルコリンの加水分解

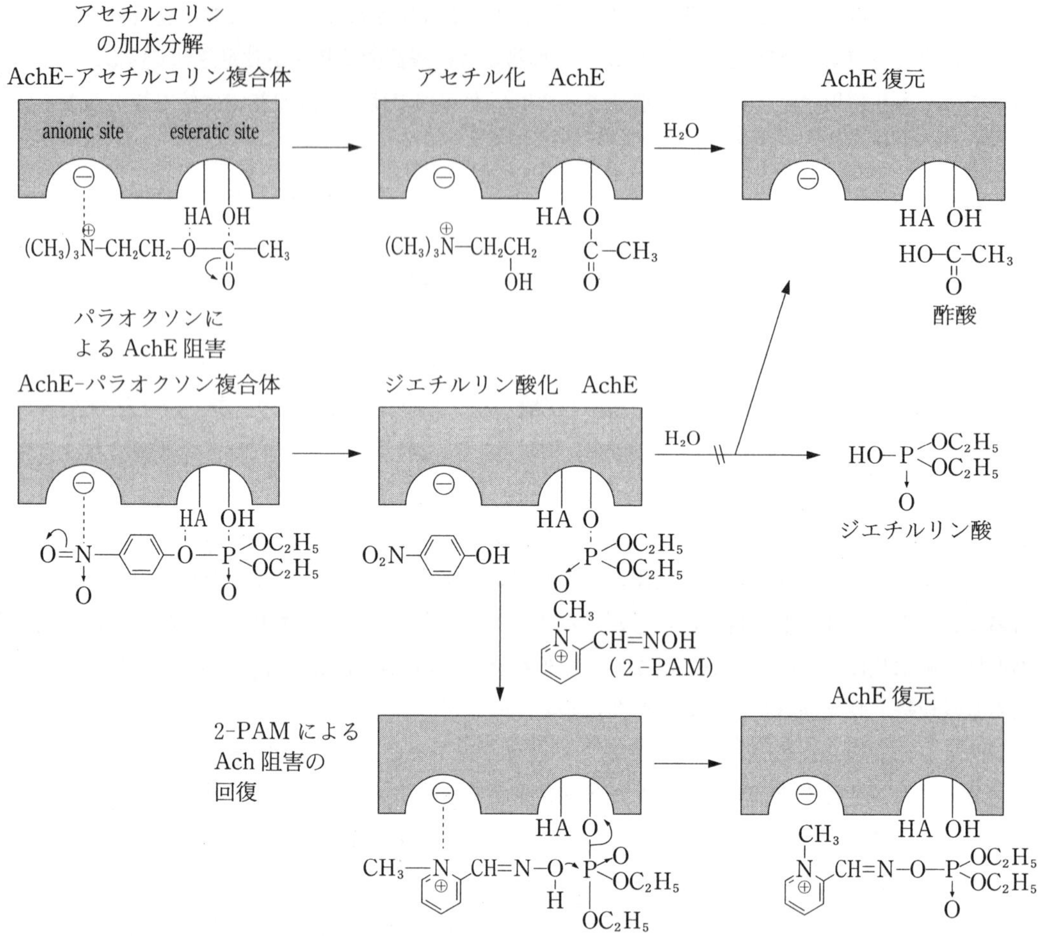

図 C.25　アセチルコリンエステラーゼ（AchE）によるアセチルコリンの加水分解機構とパラオクソンによる AchE 阻害ならびに 2-PAM による阻害回復機構

AchE の HA は酸性基，OH はセリン水酸基.

オン結合して，オキシム水酸基によりジアルキルリン酸化された AchE からジアルキルリン酸を受容する役割をするので，有機リン剤中毒症の治療に**アトロピン**と併用して用いられる.

パラチオンのように開発初期の有機リン剤は，殺虫作用とヒトに対する毒作用が共に強力であった．しかしながら，その後開発された**マラチオン**（malathione）は，殺虫効果はパラチオンの数分の 1 であるにもかかわらず哺乳動物に対する毒性が著しく低い．いわゆる**選択毒性**（selective toxicity）が高く，より安全性の高い農薬である．その理由は，マラチオンの昆虫と哺乳動物における主代謝経路の差で説明される．すなわち，マラチオンはパラチオンと同様にシトクロム P-450 によって脱硫されて**マラオクソン**（AchE 阻害作用は原体の 1000 倍）になって活性化されるが，哺乳動物では**カルボキシルエステラーゼ**（carboxylesterase）活性が大きくマラオクソンになる率はわずかで，主としてマラチオン酸モノエステルおよびマラチオン酸または *O,O*-ジメチルジチオリン酸となって不活性化され，直ちに排泄される．これに対して，昆虫における主代謝経路は活性型のマラオクソンを経て，ジメチルリン酸や *O,O*-ジメチルチオリン酸を生成する経路がある（図 C.26）.

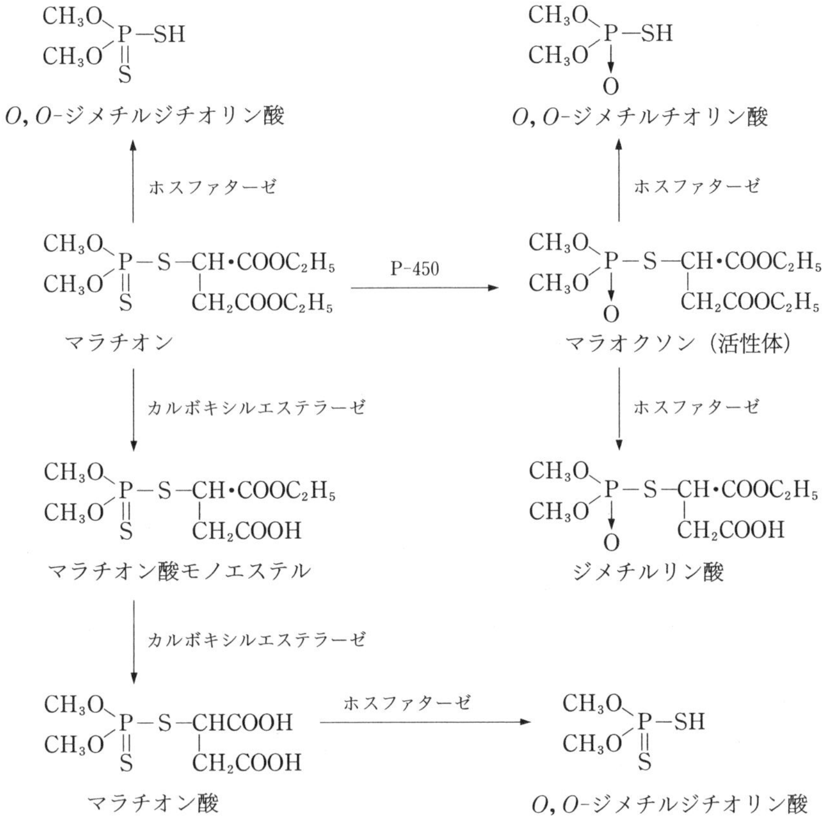

図 C.26　マラチオンの生体内代謝

同様に選択毒性の高いものとして，強力な**浸透移行性殺虫剤**（systemic insecticides）である**ジメトエート**（dimethoate）がある．このものは，食物の根から吸収されて植物体内に分布し，これを餌食する昆虫の AchE を阻害して殺す．ジメトエートの哺乳動物に対する毒性は比較的弱く，昆虫に対する選択毒性は高い．この理由は，ジメトエートが動物体内で強いカルボキシルエステラーゼ活性のため，ほとんど無毒なジメトエート酸またはオクソジメトエート酸に加水分解されるためである．これに対して，植物および昆虫体内ではカルボキシルエステラーゼ活性が弱く，シトクロム P-450 の活性が相対的に高いため，活性体**オクソジメトエート**の寿命が長い（図 C.27）．

有機リン剤は農薬としてこれまで人類に大きな貢献をしてきたが，その開発の過程で合成された有機リン化合物の強力な毒性と，高い揮発性が，化学兵器としての神経ガス（サリン（sarin）ならびにソマン（soman）など）の開発につながった．サリンは致死量 0.01 mg/kg，シアンの 500 倍以上の毒性を有し，常温でも気化し，肺，皮膚，粘膜より容易に吸収される．その急性症状は**縮瞳**，**AchE の極度の減少**，**呼吸困難**，**全身けいれん**などである．

サリン等の神経ガスによる毒性発現機構は，AchE の阻害であるが，前述の有機リン剤と異なり，AchE の esteratic site に結合したサリンは徐々にジアルキルアルコキシ基の脱アルキル化が起こり，修飾 AchE をより安定なモノアルキルリン酸化酵素にする．その結果，AchE の酵素機能の自然回復能の消失ならびに 2-PAM 等の解毒剤による回復能も消失（aging）する．したがって，サリン等の毒ガス中毒時はアトロピンおよび解毒剤を比較的大量に，可能な限り早急に投与することが必要とされ，

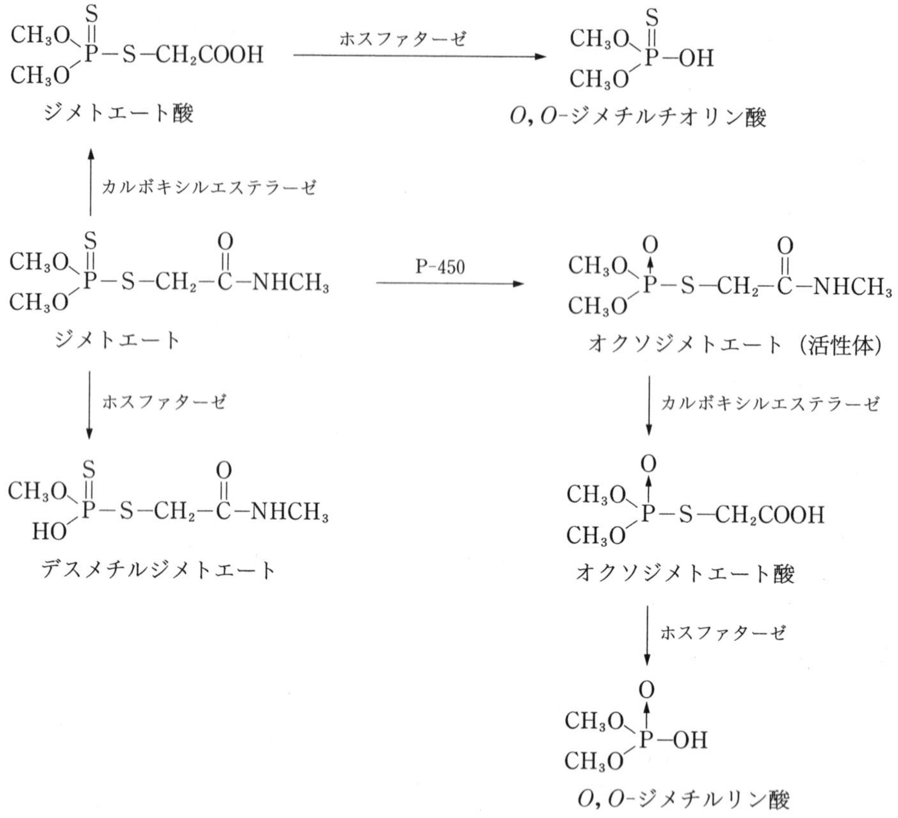

図 C.27　ジメトエートの生体内代謝

そして各組織における新たな AchE の合成を待たなければならない（図 C.28）.

b）カルバメート剤

カルバリル（NAC），ゼクトラン，ベノミル等，カルバメート剤（carbamates）のヒト，動物，昆虫に対する毒性は有機リン剤と同様に AchE 活性の阻害作用である．構造的にはメチルカルバミン酸とフェノール類のエステルである．AchE の esteratic site に対しエステルのカルボニル炭素が結合し，メチルカルバミル化（CH_3NH–CO–）を起こし，これが加水分解されにくいために AchE の不活性化が起こると考えられている（図 C.29）.

中毒症状は有機リン剤によるものと極めて類似している．この急性中毒の対症療法には**アトロピン**が有効であるが，2-PAM はメチルカルバミル化された AchE の再賦活化作用をもたないので全く効果を示さず，むしろ毒性を増大する場合もあり，その使用は禁忌とされている．

ジネブ，**マネブ**は果実，野菜に広く使用されているエチレンビスジチオカルバメート系殺菌剤である．両殺菌剤はラット経口投与により，繁殖毒性ならびに発癌性を示し，その発癌標的臓器は胃，小腸，ならびに大腸である．一方，両者は貯蔵中の自己分解，あるいは動植物中での代謝によって，発癌性ならびに生殖毒性を示す**エチレンチオウレア**を生じる（図 C.30）．このことより，両殺菌剤の発癌活性本態はこのエチレンチオウレアであろうと考えられている．

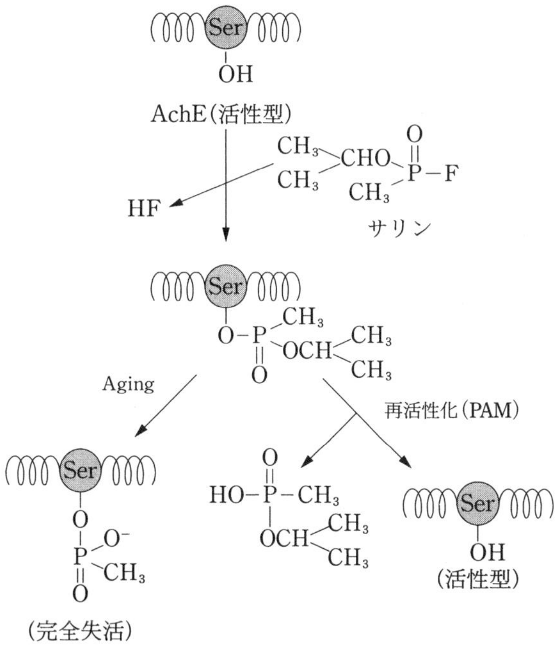

図 C.28　サリンによるアセチルコリンエステラーゼ（AchE）阻害機構

Ser はセリン残基を示す.
サリンによって修飾された AchE の aging の半減期は約 5 時間である. したがって, PAM 投与によるサリン修飾 AchE の再活性化は, 最低曝露 5 時間以内に実施しなければならない.

c）有機塩素剤

DDT（2,2-bis-(*p*-chlorophenyl)-1,1,1-trichloroethane), **BHC**（1,2,3,4,5,6-hexachlorocyclohexane), **アルドリン**（aldrin), **ディルドリン**（dieldrin), **クロルデン**（chlordane), **エンドリン**（endrin), **ヘプタクロール**（heptachlor）などの有機塩素剤（chlorinated insecticides）は殺虫効果に優れ, 安定で比較的低毒性であることから, 農薬としてのみならずマラリアの撲滅や伝染病の予防などに広く用いられた. しかしながら, これら有機塩素剤は農作物中のみならず環境中における残留性が著しく高いこと, 人体に摂取された後も代謝的な極性化による排泄が極めて緩慢で, 脂肪組織中に長期間にわたって貯留し, これによる慢性毒性が散発しはじめたこと, さらに産乳家畜の乳汁, ヒト母乳中への濃縮排泄が行われることが明らかになり, 乳幼児への汚染が憂慮されたため, 1970 年代に入り, すべてが先進国で相次いで禁止された. しかしながら, このような措置にもかかわらず, 現在でもわが国の環境中には各種塩素剤が残留している. また, 塩素剤をマラリア対策のために止むなく使用するのみならず, 今なお農業において使用している国もある. このような理由を背景として, これら有機塩素剤による環境, 食物および人体汚染はいまだ継続している.

DDT は生体内で安定で, ゆっくりと代謝され, 主代謝物として **DDE**（2,2-bis-(*p*-chlorophenyl)-1,1-dichloroethene), **DDA**（2,2-bis-(*p*-chlorophenyl)acetic acid）および DDD（2,2-bis-(*p*-chlorophenyl)-1,1-dichloroethane）などが生じる（図 C.31). DDT の**脱塩化水素化体**である DDE はさらに代謝を受けないとされており, ヒト, 哺乳動物の脂肪組織中に DDT より大きい比率で見出される.

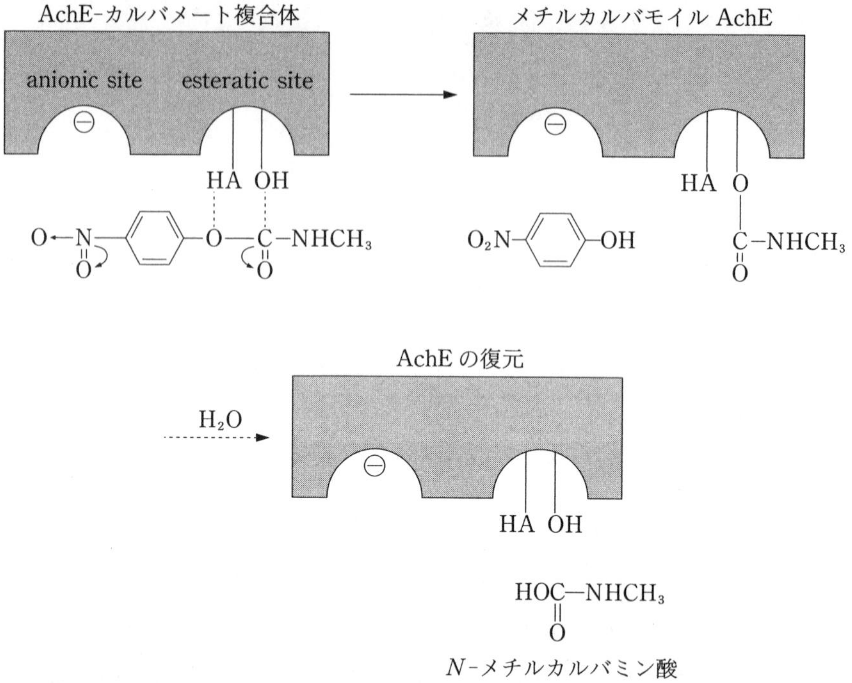

図 C.29　*p*-ニトロフェノール-*N*-メチルカルバメートのアセチルコリンエステラーゼ（AchE）阻害機構

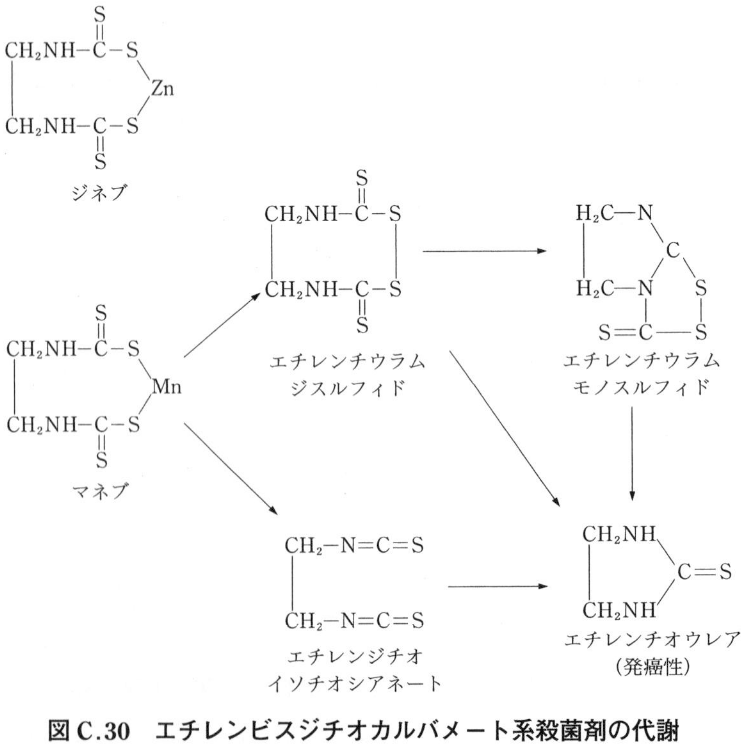

図 C.30　エチレンビスジチオカルバメート系殺菌剤の代謝

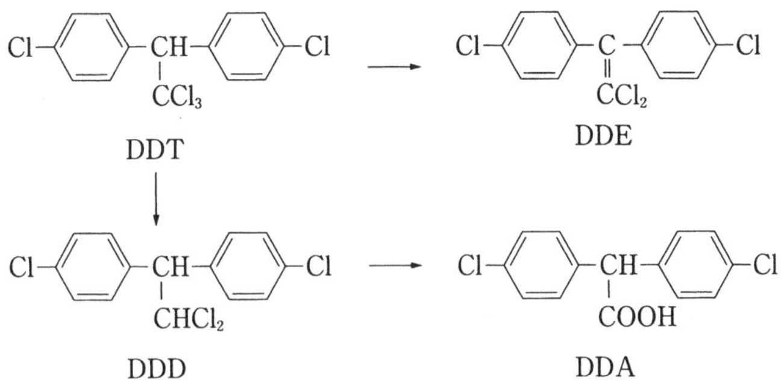

図 C.31　DDT の生体内代謝

DDT は鳥類やげっ歯類に対し，**生殖毒性**を示す．また，DDT やその代謝物である DDE は，ヒトのリンパ球に染色体異常を誘発し，実験動物に対し肺癌や肝癌を発現させる．中毒症状は，頭痛，めまい，吐き気，嘔吐，てんかん様発作，呼吸困難，肝臓障害，再生不良性貧血などがみられる．

近年，ヒトにおける DDT の新たな毒性として，男性生殖器の発育異常（尿道下裂，小陰茎症，潜在睾丸）を引き起こすことが明らかにされた．この作用は，**DDT** が女性ホルモンのエストロゲンレセプターにアゴニストとして作用し，**エストロゲン様作用**を示すこと（図 C.36 参照），そして DDT の代謝物で主要な体内蓄積体である **DDE** が男性ホルモンのアンドロゲンレセプターに対する強力なアンタゴニスト（結合活性は合成エストロゲンのジエチルスチルベストロールと等価）で**抗アンドロゲン作用**を示すこと（図 C.37 参照），さらにこの DDE が同レセプターの発現も阻害するために引き起こされる．また，妊娠ラットに DDE を投与すると，生まれた雄ラットに通常では確認できない乳頭が認められ，この現象は上記の結果を支持するものであった．

BHC（**HCH**）は DDT 同様，代謝により極性化されにくく，体内蓄積性が高い．BHC は製造過程で $\alpha, \beta, \gamma, \delta$ の主に 4 種のヘキサクロロ異性体の混合物として得られる（図 C.32）．このうち γ–体のみが，速効性の接触毒性を示し，このものは他の異性体に比べ最も代謝排泄が速い．したがって，急性毒性は最も高いが，慢性毒性は最も小さい．体内貯留性が最も高いのは β–体，ついで α–体で慢性毒性もこの順である．このため，わが国では β–体についてのみ残留基準が設定されている．γ–体が 99 %以上の成分比をもつ精製品は**リンデン**（lindane）と称される．

中毒症状は，頭痛，めまい，吐き気，嘔吐，振せん，けいれん，呼吸困難，肝臓および腎臓障害，造血障害，性機能障害，皮膚炎などがみられる．また，α–体，β–体，γ–体のマウスへの経口投与で，肝腫瘍の発生がみられる．γ–BHC の代謝は段階的な脱塩化水素反応による芳香化，ついでエポキシ

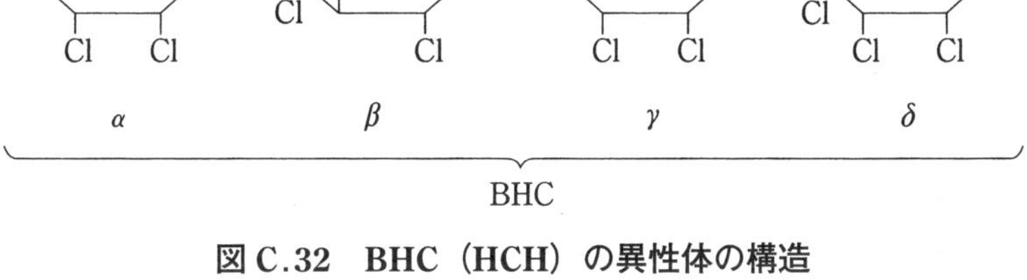

図 C.32　BHC（HCH）の異性体の構造

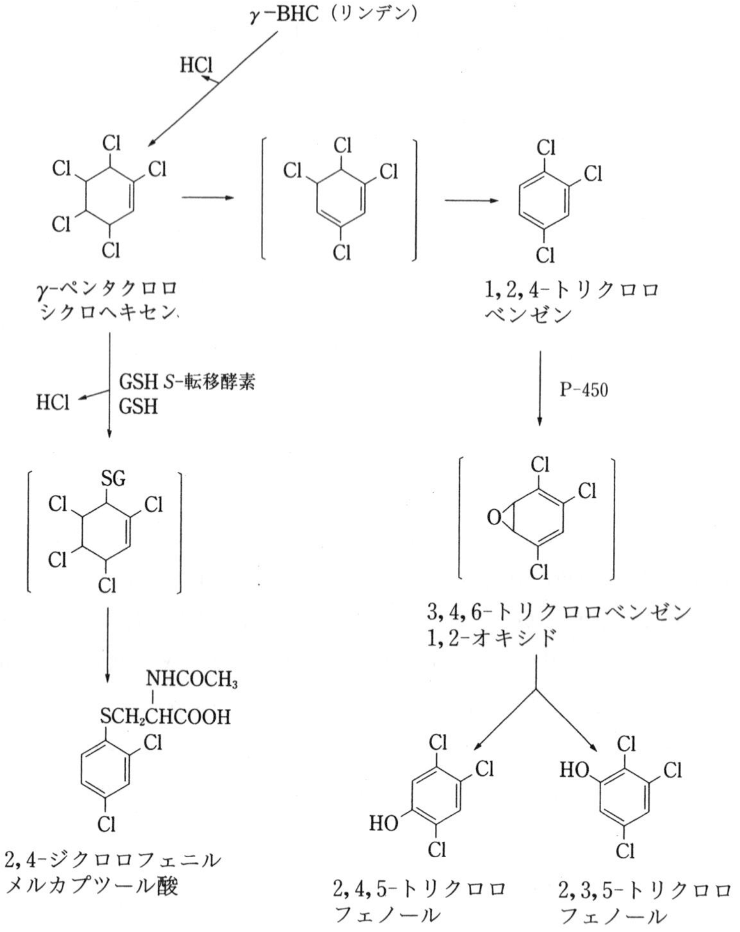

図 C.33　γ-BHC（HCH）の生体内代謝

化を経由しクロロフェノールになる経路と，グルタチオン抱合体を経てメルカプツール酸になる経路があり，共に尿中に抱合体として排泄される（図 C.33).

シクロジエン系殺虫剤のアルドリン，ディルドリン，クロルデン，ヘプタクロールはいずれも吸収されやすく，代謝的な極性化が行われにくいために，いずれも体内貯留性が高い．**アルドリン**は生体内において**エポキシ化**され，より毒性の強い**ディルドリン**になる．ディルドリンはさらに代謝されて各種の極性代謝物を生成するが，その 85 %以上はエポキシド加水分解酵素による加水分解代謝物 6,7-トランス-ジヒドロキシジヒドロアルドリンである（図 C.34)．アルドリンは投与量の 90 %以上が糞中に，10 %が尿中に排泄されるが，それら代謝物の大部分がディルドリンの加水分解産物で，アルドリンとディルドリンはごくわずかである．中毒症状は，初期に頭痛，めまい，吐き気，嘔吐を呈し，また大量摂取では，筋線維性けいれん，てんかん様発作，散瞳，呼吸困難，肝臓障害，貧血などがみられる．また，アルドリンのラットへの経口投与で，乳癌，肺リンパ腫，リンパ腺癌が認められている．

ヘプタクロールは，アルドリンやディルドリンよりも強力な**接触殺虫剤**で，哺乳動物，土壌中および植物体内でより毒性の強い**ヘプタクロールエポキシド**に酸化される．このエポキシドはエポキシド

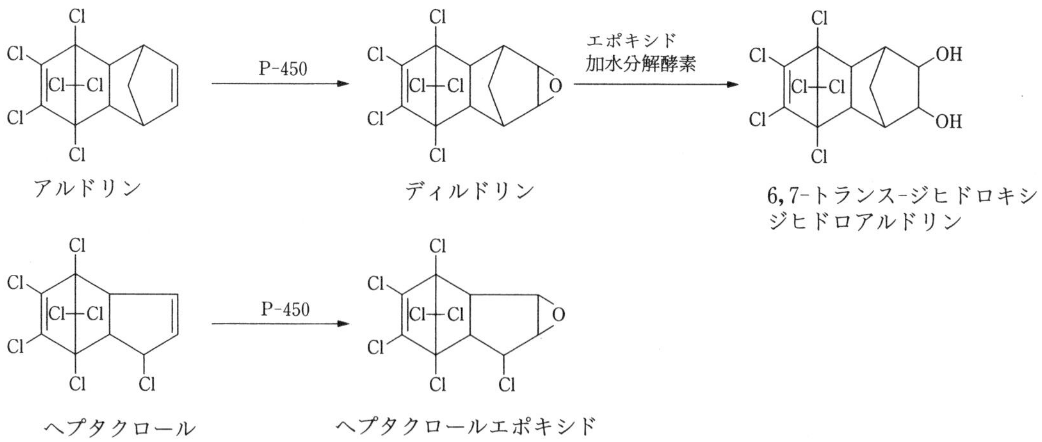

図 C.34　シクロジエン系殺虫剤の生体内代謝

加水分解酵素によって加水分解されず，体内の脂肪組織に長期間にわたって貯留する（図 C.34）．したがって，体外排泄にはアルドリンよりも長期間を要する．マウスを用いた動物実験で，ヘプタクロールとその代謝物ヘプタクロールエポキシドはマウスに肝臓癌を誘発する．

クロルデンはヘプタクロールと同様に強力な**接触殺虫剤**である．しかしながら，体内で酸化されやすい部位をもたないために，極性化が行われにくく，したがって排泄が極めて遅く，投与量の 1 %が排泄されるのに 60 時間を要する．中毒症状は，吐き気，嘔吐，振せん，けいれんなどがあり，経皮毒性も強い．慢性中毒では中枢神経障害，肝臓および腎臓障害，肺水腫などを生じる．また，動物実験により発癌性が認められている．

d）その他の農薬

パラコートは雑草に直接散布することにより，あらゆる雑草を枯死させることができる非選択性除草剤として汎用されている．しかし，パラコートは経口摂取により強い急性毒性を示すため，自他殺や誤飲などによる中毒事故が多発している．パラコートを経口摂取した場合，胃では吸収されず，腸で吸収され，体内に急速に分布する．吸収されたパラコートの 95 %以上は未変化体として徐々に尿中排泄される．ラットを用いた動物実験では，吸収されたパラコートは肺に選択的に蓄積し，血液や他の臓器に比べ 6 ～ 7 倍の濃度に達する．パラコートの大量摂取による急性中毒死は，呼吸障害に基づくとされており，亜急性毒性死は，**活性酸素**による消化管，肺，心筋，腎をはじめとする各種組織の**不可逆的変性**に基づく．また，ミトコンドリアの著しい破壊を伴う．パラコートによる中毒発症のメカニズムについては図 B.21 を参照.

ジブロモエタン（EDB，1,2-dibromoethane）は，わが国では殺線虫用土壌燻蒸剤として使用されていたが，大気，土壌ならびに地下水を汚染すること，ならびにマウスやラットに鼻腔癌，肺癌，前胃癌，皮下組織肉腫などを起こすことから農薬としては使用されなくなった．このジブロモエタンの活性代謝物は，**グルタチオン *S*-転移酵素**（**グルタチオン *S*-トランスフェラーゼ**）によって生成する**2-ブロモエチルグルタチオン**で，このグルタチオン抱合体は非酵素的に**サイアレニウムイオン**（エピスルホニウムイオン）を経て，DNA およびタンパク質を修飾する（図 B.15）.

ペンタクロロフェノール（pentachlorophenol，**PCP**）は除草剤，殺菌剤，シロアリ駆除剤，木材防腐剤および工業用防かび剤として使用されていたが，現在は使用規制のため主に木材防腐剤の目的で使用されている．このものは，いわゆる酸化的リン酸化の**脱共役剤**（uncoupler）としてミトコンドリアにおけるATP産生を阻害する．中毒症状としては発熱，発汗，頭痛，甘味嗜好，クロロアクネ，皮膚の発赤，黒皮症などを生じる．また，PCPの製造過程でも不純物としての**ダイオキシン類の混入**が明らかにされており，環境汚染が懸念されている．

フッ化酢酸（fluoroacetic acid）は動物に対して極めて強い毒性を示すため殺そ剤として使用されるが，特定毒物として使用が厳しく規制されている．フッ化酢酸が生体内に摂取されると，酢酸と同じ代謝経路で，フッ化アセチルCoAを経由してフッ化クエン酸が生合成され，これがTCAサイクル中の**アコニターゼを阻害**しTCAサイクルを中断するので，細胞内呼吸作用を妨害し死に至る．この毒性発現機構は古くから**致死合成**（lethal synthesis）として知られている（図C.35）．中毒症状としては嘔吐，筋けいれん，てんかん様けいれん，期外収縮，心不全，呼吸抑制などを生じる．

5.3.8　内分泌撹乱化学物質（endocrine disrupting chemicals）

ホルモンは内分泌腺から直接血流に分泌され，動物の発生過程での組織の分化やその成長，発育，生殖機能の発達等，生体の恒常性の維持に重要な役割を果たしている．

近年，環境中に存在するいくつかの化学物質は動物の体内に摂取されると，体内の正常な内分泌作用（ホルモン作用）を撹乱し，生殖機能を阻害したり，悪性腫瘍を引き起こすなど，生体に対して悪影響を引き起こすことが指摘されている．このような作用を示す化学物質が**内分泌撹乱化学物質**（**環境ホルモン**）である．1997年7月に公表された環境庁の「外因性内分泌撹乱化学物質問題に関する研究班」による中間報告の中では，内分泌撹乱作用をもつと疑われている物質（群）は約70種で，これら化学物質のほぼ半数が農薬であること，そしてその大部分がすでに使用が禁止されていることが指摘されている．

内分泌撹乱化学物質に関する問題は最近急速に浮上した感があるが，決して新しい問題というわけではなく，すでにエストロゲン類似作用をもつ化学物質のホルモン（撹乱）作用という観点から研究

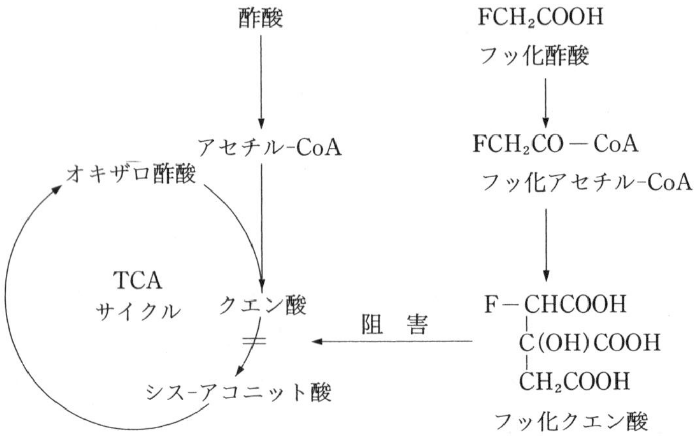

図C.35　フッ化酢酸の毒性発現機構

がすすめられている．例えば，1930 年代の初頭に登場した合成エストロゲンの**ジエチルスチルベストロール**（**DES**）は流産防止薬として妊婦に投与されていたが，その後 DES を服用した母親から生まれた娘に，早期の膣癌が発生することが疫学的に証明され，その結果 1971 年には流産防止を目的とするこの医薬品の使用が禁止された．

内分泌撹乱化学物質による生物影響としては，野生生物の生殖・発生に対する影響，ならびに甲状腺，免疫機能に対する障害がこれまで数多く報告されている．ヒトの健康への影響としては，先天性奇形（尿道下裂，停留睾丸），生殖機能障害（精子数の減少），発癌性（子宮癌，乳癌，前立腺癌など），その他学習障害，免疫低下などが指摘されているが，上記の DES のケースを除くと内分泌撹乱化学物質のヒトへの健康影響について科学的に明確な因果関係を示す報告はない．

内分泌撹乱化学物質のホルモン撹乱作用メカニズムに関するこれまでの研究成果を要約すると以下のように説明することができる．

内分泌腺で合成されたステロイドホルモンは，標的器官に到達するとまず細胞内の受容体に結合する．ついで，このホルモン受容体は標的遺伝子の近傍に位置するホルモン応答配列に結合して標的遺伝子の転写（mRNA）量を上昇させ，ついで，それから翻訳されたタンパク質がその機能を発揮する．また，このホルモン受容体が結合するホルモン応答配列は，ホルモン受容体の種類によってその結合配列が異なり，したがって，ホルモン依存的に発現する遺伝子の種類も規定されている．例えば，エストロゲンあるいはアンドロゲンによって発現誘導される遺伝子の近傍にはそれぞれ**エストロゲン応答配列**（estrogen responsive element：ERE）ならびに**アンドロゲン応答配列**（androgen responsive

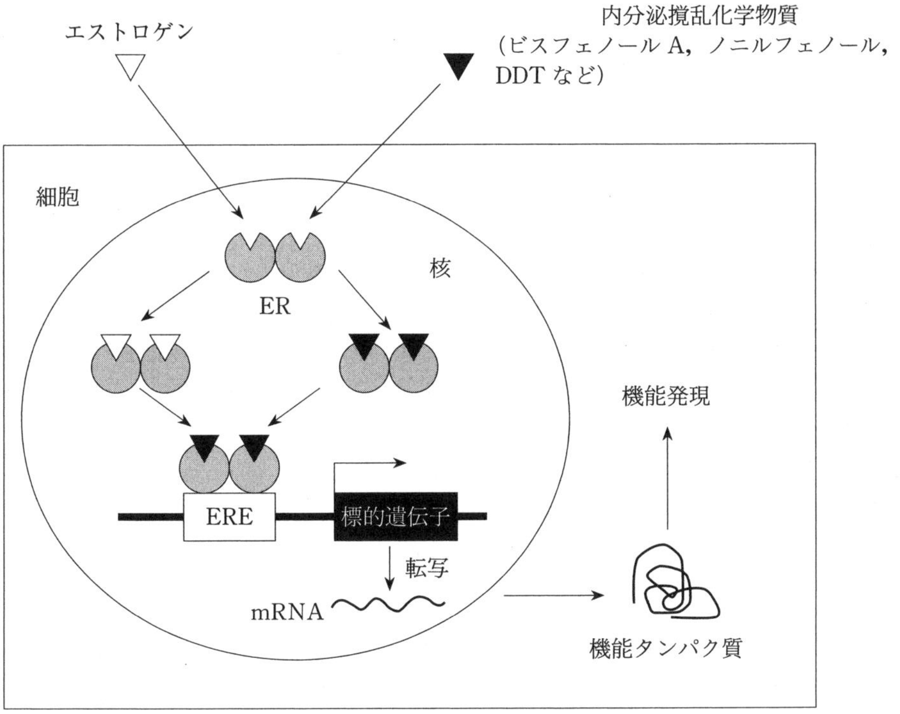

図 C.36　内分泌撹乱化学物質のエストロゲン類似作用メカニズム

内分泌撹乱化学物質が ER と結合してエストロゲン類似作用を引き起こす．
ERE：エストロゲン応答配列；ER：エストロゲン受容体

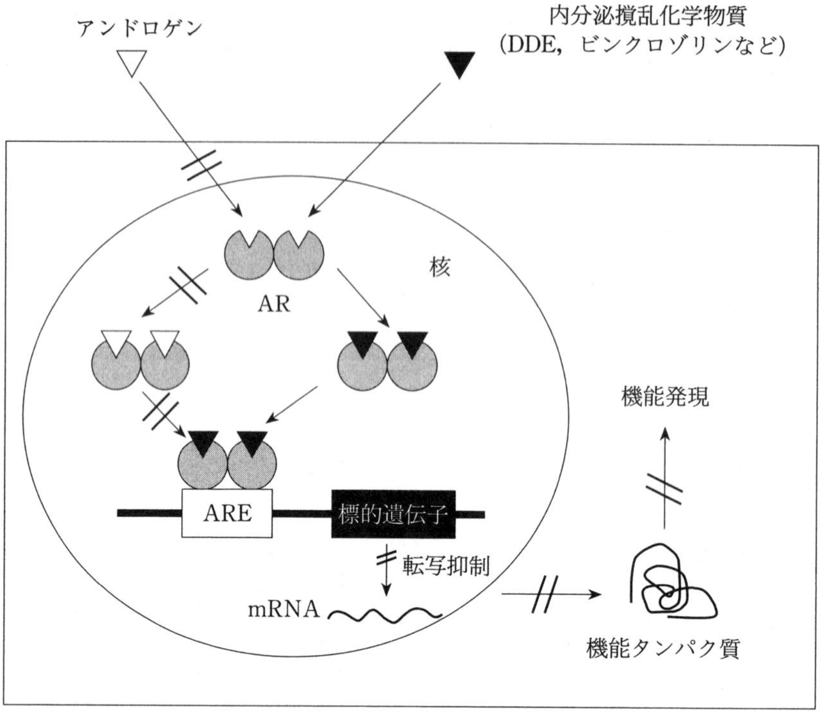

図 C.37　内分泌撹乱化学物質のアンドロゲンの作用の阻害メカニズム
内分泌撹乱化学物質が AR と結合してアンドロゲンの結合を阻害し，アンドロゲン作用を阻害する．
ARE：アンドロゲン応答配列；AR：アンドロゲン受容体

element：ARE）が存在する．また，ホルモンと受容体との関係は，ホルモンの種類によって結合する受容体が決まっていることから，キーアンドロックの関係である．したがって，これまで報告されている主な内分泌撹乱化学物質の作用メカニズムは，本来ホルモンが結合すべき受容体に対し化学物質が結合し，誤った情報が遺伝子に伝達されることによって惹起されたものである．ところで，内分泌撹乱化学物質が直接受容体に結合して作用を発現する場合，その作用が本来のホルモンと類似の作用を示すもの（**アゴニスト**）とその作用を抑制するもの（**アンタゴニスト**）とがある．アゴニストの例としては，エストロゲン類似作用を示す **DES**，**PCB**，**DDT**，**ノニルフェノール**，**ビスフェノール A** などが（図 C.36），アンタゴニストの例としては，アンドロゲン受容体に結合し，アンドロゲンの作用を阻害する ***p*, *p*′-DDE** やジカルボキシド殺菌剤**ビンクロゾリン**などが知られている（図 C.37）．また近年では，ホルモン受容体に結合せず間接的に作用を発現する化学物質も報告されている．例えば，トリブチルスズ（TBT）のように低濃度で核内受容体の retinoid X receptor（RXR）のアゴニストとして作用し，雌の巻貝のインポセックスを誘導するもの，また**ダイオキシン**や **PCB** のように芳香族炭化水素受容体（arylhydrocarbon（Ah）receptor）を介して，種々の遺伝子を活性化し各種の機能タンパク質の産生を促し，それらタンパク質が機能して本来のホルモン作用を撹乱するものなどである．

これまで化学物質の毒性評価は LD_{50} という概念を基準として考えられてきた．その後，残留蓄積性の高い有機塩素系物質が発癌性をはじめとする種々の慢性毒性を引き起こすことが注目されるようになり，発癌性を基準に「無作用レベル」を算出し，それを基に1日摂取許容量（ADI）が設定された．しかしながら，内分泌撹乱化学物質は，発癌性の基準よりさらに低濃度レベルで，ヒトの体内の内分泌作用を撹乱する恐れのある物質である．したがって，このような内分泌撹乱作用を示す化学物質の毒性評価のエンドポイントを，これまで通り奇形や発癌性の発症を基準として良いか否かは大きな課題である．

C 6. 化学物質の毒性評価試験

動物を用いた毒性研究は化学物質の安全性を調査する目的で重要視されている．わが国に先駆けて先進諸国では化学物質の安全性の適正な評価を行うことを目的として，化学物質の安全性試験に関する基準（good laboratory practice，**GLP**）が制定された．わが国においても諸外国のGLPガイドラインを参考にし，日本独特のガイドラインが作成され，昭和59年に医薬品のための毒性試験法ガイドラインが施行された．そしてその後，農薬，一般化学物質についてのガイドラインが順次作成され施行されている．

毒性試験は，被験物質の毒性全般を知る目的で行われる**一般毒性試験**と，被験物質のある特定の有害作用に注目して行われる**特殊毒性試験**に大別される（表C.2）．

6.1 一般毒性試験

a）急性毒性試験

急性毒性試験（acute toxicity test）は，化学物質の毒性の検討に際し，最初に行われる試験で，かなり大量の被験物質を動物に1回投与することにより現れる毒性を観察するものである．致死作用がみられる場合には，その量的関係を明らかにする．したがって，この試験によって，被験物質の吸収，分布，代謝，排泄などに関する予備的情報が得られ，その後に実施される亜急性あるいは慢性毒性試験など種々の毒性試験の実験計画の参考となるほか，大量曝露等の事故発生における対応にも役立つ．

試験動物としては，一般にマウス，ラット，ウサギ，イヌなどの雌雄両性を用いる．また，毒性発

表C.2　毒性試験法の分類

一般毒性試験	急性毒性試験（Acute toxicity test） 亜急性毒性試験（Subacute toxicity test） 慢性毒性試験（Chronic toxicity test）
特殊毒性試験	発癌性試験（Carcinogenicity test） 催奇形性試験（Teratogenicity test） 繁殖毒性試験（Reproduction test） 依存性試験（Dependence test） 局所刺激性試験（Local irritation test） アレルギー性試験（Allergy test） 変異原性試験（Mutagenicity test）

現の種差を考慮する場合は，試験動物は少なくとも2種類以上が用いられる．また，投与方法は，被験物質の摂取経路に準じて行うのが原則で，経口，注射（皮下・腹腔・静脈），皮膚塗布，吸入などがある．例えば，食品添加物では，経口投与が主たるものであるが，それ以外の投与方法もしばしばとられる．また，投与後の中毒症状の観察（ふるえ，けいれん，下痢，呼吸亢進・抑制など），体重測定のほか尿や血液を用いた各種臨床試験が行われる．

一般に急性毒性の簡便な表現法として $\mathbf{LD_{50}}$（50 % lethal dose）が用いられる．この値は，使用動物の 50 %を殺すのに必要な被験物質の量で，体重 1 kg 当たりの mg または g 数で表示される．実験に当たっては，マウスなどの小動物では1群5～10匹，イヌでは2～3匹以上が通常用いられる．また，生死の判定に要する時間は被験物質により異なるため，一般には1～2週間の観察を要する．また，試験動物は死亡時のみならず試験終了時にも動物を剖検し，その所見によっては病理組織学的検査を行う．

b）亜急性毒性試験

亜急性毒性試験（subacute toxicity test）は，その期間には絶対的な定義はなく，被験物質を比較的短期間（28日または90日）反復投与して試験動物に対する影響を観察するもので，慢性毒性試験の予備試験として行われることがある．試験動物は，一般にマウス，ラット，イヌが用いられ，使用動物匹数は，マウスなどの小動物では1群8～10匹，イヌでは1～2匹以上が通常用いられる．亜急性毒性は慢性毒性に比べ期間が短いので，被験物質の示す毒性結果の再現性，薬物代謝酵素への影響，生体内運命など毒性発現に関連のある諸事項も併せて検索できる．なお，試験実施方法および観察事項は次の慢性毒性試験の場合と同様である．

c）慢性毒性試験

慢性毒性試験（chronic toxicity test）の目的は，ヒトが微量の化学物質を長期間にわたって摂取した場合に生じる障害を予測するとともに，その物質の使用に際してのおよその安全量を推定することである．したがって，試験実施に際し，被験物質の毒性を全く現さない最大量（最大無作用量），毒性を確実に現す量（確実中毒量）ならびに毒性が現れる最小量（最小中毒量）が把握されるように，投与量の設定は綿密に行われる．

試験動物は，上記亜急性毒性試験の場合と同様，マウス，ラット，イヌを用いることが多い．試験期間は，マウス，ラットなどの小動物の場合は，ほぼそれらの寿命まで（終生飼育2～2.5年），イヌやサルなどの大動物では寿命の 1/10 程度（1～2年）で行い，被験物質の毒性を観察する．毒性発現の種差を考慮すると，当然多くの動物を用いたほうが望ましいが，実際には2～3種類の動物で行われる．特にヒトに対する被験物質の毒性を予測する場合の動物種の選択に際しては，ヒトと吸収，代謝，排泄はもちろん，生物反応ができるだけ類似した動物を選ばなければならない．例えば，医薬品の試験の場合，ラット，マウスのうち1種類，イヌ，サルのうち1種類の2種類の組合せが一般に用いられている．動物数は，小動物では雌雄それぞれ1群20匹，大動物では1群4匹で行われるが，結果的には毒性評価のための統計処理に十分耐えられる数が必要である．投与方法は，被験物質の摂取経路に準じて行うのが原則である．投与量は，上述したように，長期連続投与の結果として，確実中毒量と最大無作用量が得られなければならないので，用量設定は，急性および亜急性毒性試験の結果が参考にされる．

試験期間中の観察および検査項目の大略は，体重，飼料摂取量および飲水量の測定，一般症状および中毒症状の観察，血液学的検査，臨床生化学的検査，病理学的検査ならびに眼科検査等である．

6.2 特殊毒性試験

a）発癌性試験

発癌性試験（carcinogenicity test）は，化学物質の発癌性を予測し，評価するための試験で，最も多くの動物と長期間の観察を必要とする．したがって，本試験に先立って被験物質の発癌性を予測するための**各種短期試験法**（short term test）が一般的に実施される（表C.3）．しかしながら，これら短期試験法の結果のみで，発癌試験に代替することはできない．

発癌試験における動物種は，雄および雌のマウスならびにラットなど2種類以上の動物を用いる．特に化学物質の腫瘍の発生には，動物種差，系統差，性差が認められることが多い．また，この種の実験では，通常その動物の寿命に近い投与期間が設定されるという理由から使用動物に腫瘍の自然発生がみられる．したがって一般には，通常の飼育条件下における腫瘍の自然発生率および既知発癌物質に対する感受性などがよく知られている動物種，系統の近交系などが用いられる．この場合，腫瘍の自然発生率の低いものを選択する．被験物質の投与量の設定ならびに動物数などは，上述の慢性毒性試験とほぼ同じであるが，用量と反応との関係を知るため，投与量は3段階以上で設定される．試験期間は動物のほぼ一生涯で，ラット，マウスなどでは約2年以上となる．腫瘍の発現は，すべての動物を解剖し，全器官，組織の肉眼的観察を行う．また，肉眼的に認められた全腫瘍性病変部のほかに，主な器官・組織の顕微鏡的検査を行う．なお，必要に応じて，電子顕微鏡による検査，組織化学

表C.3　発癌性予測のための短期試験法

1．遺伝子突然変異誘発を指標とする試験	1）微生物を用いる遺伝子突然変異試験 2）哺乳類培養細胞を用いる突然変異試験 3）昆虫類（ショウジョウバエ等）を用いる試験 4）マウスを用いるスポット試験 5）マウスを用いる特定座位試験
2．染色体異常誘起性を指標とする試験	1）哺乳類培養細胞を用いる染色体異常試験 2）げっ歯類の骨髄細胞を用いる染色体異常試験 3）げっ歯類を用いる小核試験 4）げっ歯類の生殖細胞を用いる染色体異常試験 5）げっ歯類を用いる優性致死試験 6）マウスを用いる相互転座試験 7）植物細胞を用いる染色体異常試験
3．DNA損傷性を指標とする試験	1）微生物を用いるファージ誘発試験 2）微生物を用いるDNA修復試験 3）哺乳動物細胞を用いる不定期DNA合成（UDS）試験 4）哺乳動物細胞を用いる姉妹染色分体交換（SCE）試験
4．その他の試験	1）酵母を用いる有糸分裂乗り換えおよび遺伝子交換試験 2）マウスを用いる精子形成能試験 3）哺乳動物細胞を用いる形質転換試験

的検査も行う．また，被験物質の発癌性を的確に判断するために，被験物質の各投与群と対照群の間でみられる腫瘍発生動物の占める割合，発生部位，発生時期，腫瘍の種類等についても比較検討がなされる．

b）催奇形性試験

出生以前あるいは出生時に発生した形態，機能，行動あるいは代謝の異常を**先天性異常**（congenital anomalies）というが，先天性異常のうち肉眼的形態異常のみを表現する言葉が**先天性奇形**（congenital malformation or teratosis）である．**催奇形性**（teratogenicity）とは，化学物質が胎生期（受精後出生まで）に作用して先天性奇形（形態的ないし機能的な発生障害）を起こす能力で，こうした化学物質を**催奇形性物質**（teratogen）と呼ぶ．

サリドマイド（thalidomide）は1956年旧西ドイツで開発された鎮静剤で，つわりの治療に使用されていた．しかし，妊婦が受胎後24〜29日という妊娠初期のある限られた期間にこの薬を服用すると，ある頻度で**アザラシ肢症**（phocomelia）として知られている奇形児（足と腕の短い特徴的な肢の奇形）が出産することが後に明らかにされ，この事件が際だった薬害の最初の例となった．ところで，この奇形はこの薬を製造した会社の事前に実施された限られた毒性試験では見出すことができなかった．その最大の理由は，この薬物によるアザラシ奇形の発生が，一般的に毒性試験で用いられるげっ歯類では認められず，ウサギといくつかの霊長類に限られ，なかでもヒトに対する感受性が最大であったことである．これを契機にヒトに対して催奇形性をもつ薬物を動物実験によって見出そうとする試みが数多くなされるようになった．

催奇形性試験（teratogenicity test）は発生の三つの過程（妊娠前・妊娠初期，器官形成期および周産期・授乳期）のうち，最も胎仔が化学物質による催奇形性発現感受性が高い**器官形成期**に被験物質を投与して行われる．

使用動物は，一般に純系あるいは近交系で，生殖能力が良く，妊娠期間が短く，また自然発生奇形などについての事前のデータの整ったものが用いられ，さらに被験物質の吸収，代謝，排泄の様式や経胎盤移行率などがヒトのそれらと類似しているものが用いられる．ラット，マウスなどの小動物の場合は1群最低20匹が用いられる．投与量は，用量-反応関係を知るために少なくとも3用量が必要で，このうち最大投与量としては投与可能な最大量を設定する．また，投与期間は胎仔の器官形成期に相当する間反復投与される．また投与経路は，被験物質の摂取経路と同一経路が用いられる．結果の評価は，出産前日に全例を帝王切開し，黄体数，着床数，胎仔の生死，性別，体重等を測定し，外形異常および内臓異常を形態学的に観察し，骨の形態，化骨の異常を観察する．奇形が認められた場合は，重度奇形の発生率あるいは重度奇形と軽度異常と合計したときの発生率が対照群と比較して上昇しているか否か，またその発生率が用量依存性であるか否かが判定される．

c）繁殖試験

あらかじめ雌雄の試験動物に長期間被験物質を投与し交配させ，生殖能力，妊娠，分娩，授乳の各期における被験物質の毒性を広範囲に検索する．試験動物としては，ラットが用いられ被験物質は飼育食餌中に混入して与えられる．投与は，毒性を示すと予想される高投与量群と，毒性を示さない低投与量群，そしてあわせて被験物質無添加の対照群を加えそれぞれ行われる．

農薬，食品添加物，環境汚染性物質などの摂取または曝露は，年齢，性別（女性の場合は妊娠の成否），疾病の有無に関係なく起こる可能性がある．したがって，これら化学物質の繁殖毒性を検索する場合，いわゆる世代繁殖試験が実施される．この**繁殖試験**（reproduction test）には継代を行わない**1世代繁殖試験**（single generation reproductive test）と継代を行う**多世代繁殖試験**（multi-generation reproductive test）があり，妊娠率，出生率，着床率，出産子数，ならびに出生後の成長と発達について観察される．

d）遺伝子毒性試験

生体の遺伝情報の担い手であるDNAに作用し，**突然変異**（mutation）を誘発する力は**変異原性**（mutagenicity）あるいは**遺伝子毒性**（genotoxicity）と呼ばれ，そのような作用をもつ化学物質が変異原性物質（mutagen）あるいは**遺伝子毒性物質**（genotoxic substance）である．

変異原性物質が体細胞（somatic cell）に作用した場合は，細胞の癌化や老化につながり，生殖細胞（germ cell）に作用した場合は後世代に遺伝的影響を与える危険性がある．**変異原性試験**（mutagenicity test）は化学物質の変異原性（遺伝子毒性）を検出するために開発された試験法で，その基本的な手法としては**遺伝子突然変異**（gene mutation），**染色体異常**（chromosome aberration），**DNA損傷**（DNA damage），**細胞形質転換**（cell transformation）に大別される．これらの手法はいずれもDNA上の変化を検出するもので，癌化の機構がDNA上の変化に起因することを考慮するとこれら試験法は被験物質の発癌性を予測する上で極めて合理的な方法であるといえる（表C.4）．しかしながら，発癌は多段階で生じ，遺伝子上の変化はその第1段階であるにすぎず，また生体内には種々の異物代謝酵素のほか，抗酸化物質やDNA修復酵素といった様々な生体防御機構が備わっているため，遺伝子毒性を示すものでも発癌性を示さないもの（genotoxic non-carcinogen）も知られている．また一方では，遺伝子毒性を示さない発癌性物質（non-genotoxic carcinogen）も知られている．したがって，これら変異原性試験は発癌性を評価する上で絶対的な評価法ではない．

遺伝子毒性検出法の中でも最も汎用され，化学物質の発癌性との相関性が最も高いと考えられてい

表C.4 化学物質による突然変異の検出法

1）微生物	突然変異の起こる部位はDNAであり，DNAは微生物から高等動物に至るまであらゆる生物に共通であるという観点から，実験が比較的簡単に行える微生物を用いて突然変異の検出を行う．突然変異を検出するための指標としては，栄養要求性や薬剤抵抗性などを用いる．
2）染色体異常	化学物質を投与した動物の骨髄細胞中の染色体を分析するか，または培養細胞に化学物質を作用させその染色体の異常（切断，配列異常，ギャップ形成）を調べる．
3）優性致死法	化学物質の処置により配偶子（精子または卵子）に生じた遺伝情報の変化のため，その配偶子が受精したヘテロ接合型の受精卵が発生途中で死亡してしまうことに基づいている．
4）培養細胞法	哺乳動物の培養細胞を用い，1）の微生物に用いた手法で突然変異の発生を検出できる．用いる細胞はチャイニーズハムスターの卵細胞，マウス白血病細胞などがある．突然変異を検出するための指標としては，栄養要求性，薬剤抵抗性，成長に関する温度感受性などを用いる．
5）特定座位法	親動物に被験物質を与え，交配によって生まれた子の中に親と異なった形質をもつものが出現する頻度を求める方法である．

る **Ames（エームス）試験**について以下に概説する．

本法は，1971 年にカリフォルニア大学の B. N. Ames らによって提唱された方法で，提唱者の名を冠して一般に Ames 試験と呼ばれ，操作が簡単で，短期間に多数のサンプルを取り扱うことが可能である．

本法は**ネズミチフス菌**（*Salmonella* Typhimurium）LT-2 の変異株でヒスチジン合成能がないヒスチジン要求性（his^-）の TA 株（TA98，TA100，TA1535，TA1537 株など）を用い，ヒスチジン非要求性への**復帰変異**（reversion）の頻度を指標に，化学物質の DNA への点突然変異（point mutation）を検出する方法である（表 C.5）．これら TA 株は，細胞内でヒスチジンの合成に関与している諸酵素を決定している遺伝子群のそれぞれ一つが突然変異のためにその塩基対のならびに変化がもたらされているため，これら菌株のヒスチジン合成活性が消失している．上記 TA100 および TA1535 株は，それぞれ親株の LT-2 より自然誘発（spontaneous）的に得られたミスセンス突然変異を G 遺伝子 *his G46*（phosphoribosyl-ATP-pyrophosphorylase の構造遺伝子）に有しているためヒスチジンが合成できない（his^-）．すなわち，野生型 LT-2 の his G46 の塩基対は A-T で，コードするアミノ酸はロイシン（Leu）であったが，ミスセンス突然変異により AT から GC への塩基交換が起こり，その結果，ロイシン（Leu）からプロリン（Pro）へのアミノ酸の取り込みの誤りが生じ，上記 TA 株が得られた（図 C.38）．したがって，この菌に変異原性物質が作用し，さらにもう 1 回塩基対交換型（base pair change type）の突然変異が起こると酵素活性が回復しヒスチジンを含まない培地上でも生育可能（His^+）になる．このタイプの変異を復帰変異（reverse mutation）という．したがって，これらの菌株は塩基対置換型の変異原性物質を検出することができる．

一方，TA98 および TA1538 株は，ヒスチジン合成遺伝子の D 遺伝子 *his D3052* の L-histidinol dehydrogenase 構造遺伝子に 1 塩基の脱落を起こさせた結果 $\frac{\text{-GCCGGC-}}{\text{-CGGCCG-}}$ を生じその下流の読み枠のずれが起こりヒスチジン要求性（his^-）となった．この菌はこの変異箇所の近傍で-GC-の 2 欠失が起こると $\frac{\text{-CGGC-}}{\text{-GCCG-}}$ という正常な塩基配列となり，下流の読み枠が元に戻りヒスチジン非要求性（His^+）に復帰変異する（図 C.38）．したがって，これらの菌株はフレームシフト型の変異原性物質を検出することができる．また，これら TA 株は，以上の his 欠損に加えて，**化学物質の透過性増大に関する膜変異（*rfa* 変異）**，**DNA 修復能の欠失（*ΔuvrB*）**，**プラスミド（pKM101）の導入**などが行われ，変異原検出感度を高めている（表 C.5）．このほか，活性酸素によって変異を引き起こす物質を高感

表 C.5　Ames 試験で使用される *Salmonella* Typhimurium TA 株

菌株	*his* 変異遺伝子	変異の種類	LPS	DNA 除去修復	プラスミド
TA1535	*his*G46	塩基対置換	*rfa*	*ΔuvrB*	—
TA1537	*his*C3076	フレームシフト	*rfa*	*ΔuvrB*	—
TA98	*his*D3052	フレームシフト	*rfa*	*ΔuvrB*	pKM101
TA100	*his*G46	塩基対置換	*rfa*	*ΔuvrB*	pKM101
TA97	*his*D6610	フレームシフト	*rfa*	*ΔuvrB*	pKM101
TA102	*his*G428	塩基対置換	*rfa*	+	pKM101，pAQ1

LPS：被験物質がサルモネラ菌の細胞膜を通過しやすいように細胞外膜を欠損（*rfa* 変異）させている．
ΔuvrB：DNA 除去修復遺伝子を欠損させている．
プラスミド：ベンジルペニシリンに対する薬剤耐性因子 pKM101（R－factor），テトラサイクリンに対する薬剤耐性因子 pAQ1 を導入し，変異原性の検出感度を改善し，検出可能物質の範囲を広げた．

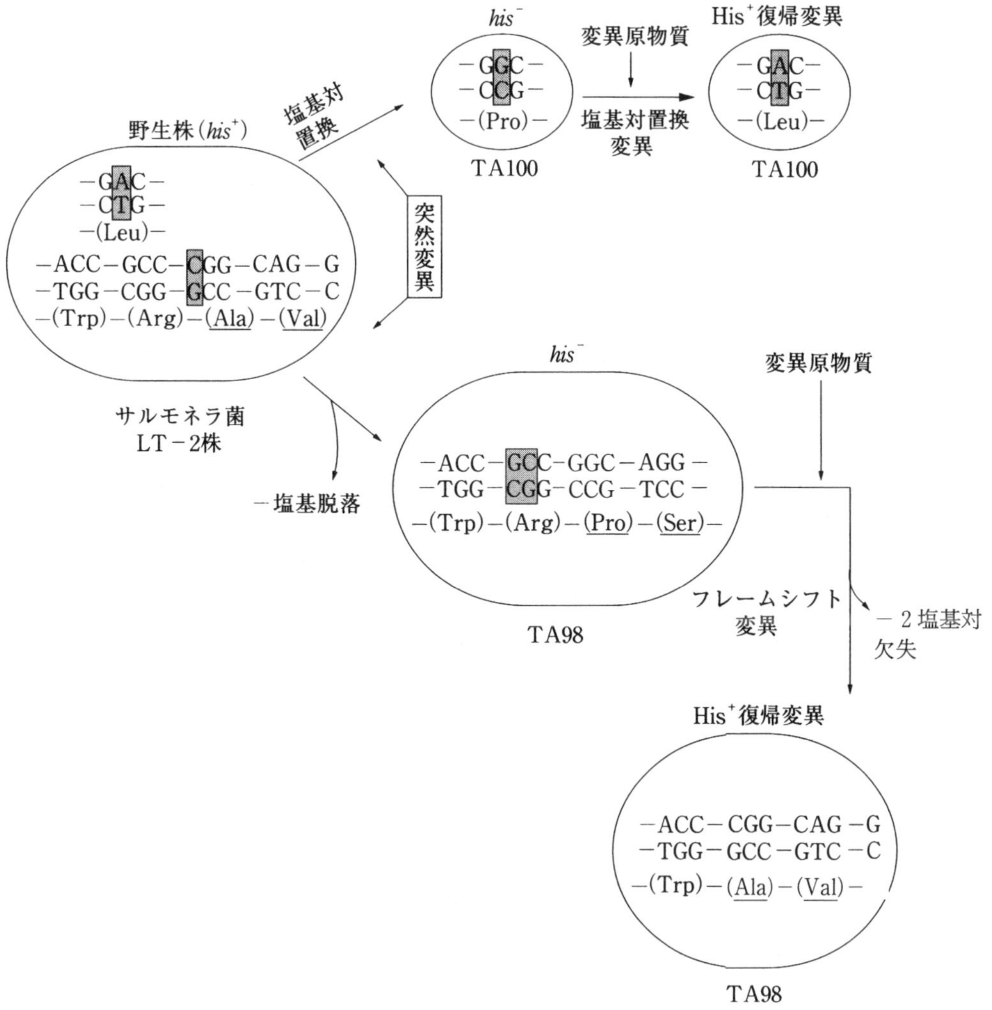

図 C.38　*Salmonella* Typhimurium TA 98 および TA 100 菌株の突然変異機構

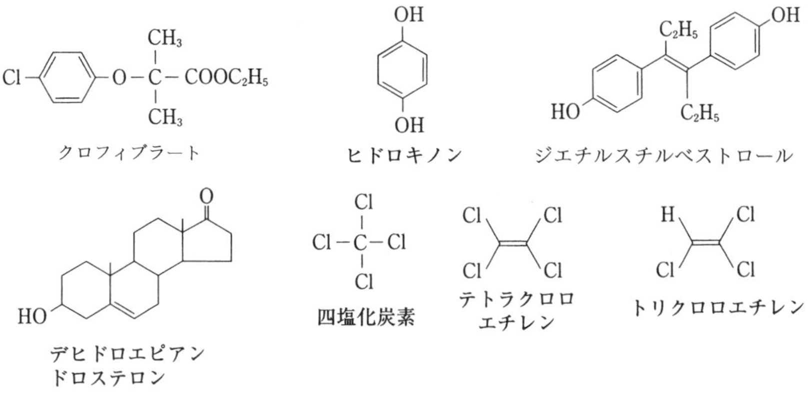

図 C.39　代表的な非変異・肝癌原性物質

度に検出できるTA102やニトロ還元酵素，アセチルトランスフェラーゼなどの遺伝子を導入しニトロアレーンや芳香族アミンに高感受性を示す菌等，現在遺伝子工学的手法を用いて種々の高感受性サルモネラ菌が作製され利用されている．

Ames 試験の実施法を簡単に述べると，被験物質をあらかじめ完全栄養液体培地で培養された指示菌の懸濁液と共に薬物代謝酵素系（S9mix；ラット肝ホモジネートの9000 × g 遠心上清画分にNADPH生成系を加えて調製したもの）の存在下あるいは非存在下の条件で，37℃，20分間振盪した後，少量のヒスチジンを含む軟寒天溶液と混和し，ヒスチジンを含まないグルコース寒天培地上にまく．2日間培養した後，出現してくる**His^+復帰変異コロニー**（revertant colony）を計数する．

前述したように，Ames試験は変異原性を指標にDNA損傷性の有無を簡便に検出する方法であり，**遺伝子毒性発癌物質**の予測には有効である．しかしながら，Ames試験で検出されない発癌物質も多く知られている（図C.39）．したがって，Ames試験が陰性の化学物質については，染色体異常試験などの補完試験が必要であり，動物の培養細胞あるいは動物を用いた試験系と共に，発癌メカニズムを考慮した種々の試験法と組み合わせて検討する必要がある．

参考文献

1）久永　明，石西　伸訳（1977）環境汚染物質の生体への影響16，ヒ素，東京化学同人
2）吉村英敏編（1979）毒性学—その生化学的側面，講談社サイエンティフィク
3）山根靖弘他編（1980）化学の領域**126**，1-208
4）土屋健三郎監（1983）金属中毒学，医歯薬出版
5）トキシコロジーフォーラム**9**（1），1-54（1986）
6）木村修一，左右田健治編（1987）微量元素と生体，秀潤社
7）Lewis, L.S., *et al*. (1990) *Environ. Health Perspect*. **85**, 25-30
8）佐藤　洋編（1994）Toxicology Today —中毒学から生体防御の科学へ—，金芳堂
9）Klaassen, C.D., ed. (1996) Casarett & Doull's Toxicology, The Basic Science of Poisons, 5th, McGraw-Hill, New York
10）森田昌敏（1997）化学**52**（10），15-19
11）田中　勝（1997）化学**52**（10），26-30
12）Aposhian, H. V. (2000) *Annu. Rev. Pharmacol. Toxicol*. **37**, 397-419
13）環境ホルモン&ダイオキシン，化学（別冊）（1998）
14）長尾哲二（1998）内分泌撹乱物質とその周辺，衛生化学**44**, 151-167
15）佐藤哲男，上野芳夫編（2000）毒性学 第3版，南江堂
16）Hardman, J. G. & Limbird, L. E. eds. (2001) Goodman and Gilman's, The Pharmacological Basis of Therapeutics, 10th, McGraw-Hill, New York
17）Klaassen, C.D., ed. (2001) Casarett & Doull's Toxicology, The Basic Science of Poisons, 6th, McGraw-Hill, New York
18）Damstra, T., Bargman, A., Kavlock, R. & Van Der Kraak, G., eds. (2002) Global Assessment of the State-of-the-Science of Endocrine Disruptors, WHO/PCS/EDC
19）米谷民雄（2002）食衛誌**43**, J-348-J-351

D 化学物質による中毒と処置

1995年3月に発生した東京地下鉄サリン事件，その後1998年7月の和歌山ヒ素入りカレー事件，同年8月の長野県須坂市の青酸化合物入りウーロン茶事件，そして新潟市で発生したお茶へのアジ化ナトリウム混入事件など，その後散発的に飲食物への毒物混入事件が相次ぎ，我々を震撼させた．

化学物質による中毒は，戦後まもなく用いられた強力な毒性を示す有機リン系殺虫剤中毒に代表されるように，農薬による事故が主流であった．その後，選択毒性の高い低毒性有機リン系殺虫剤が開発され，自殺を意図した大量摂取を除けば，不慮の事故による中毒は減少したが，依然として農薬による事故や事件は後を絶たない．わが国における化学物質などによる急性中毒事故や事件は，各都道府県の警察本部から警察庁の科学警察研究所（科警研）に報告され，そのデータは「薬物による中毒事故などの発生状況」として科警研資料としてまとめられ報告されている．それによれば，化学物質による中毒事故の相当な部分は，**一酸化炭素中毒**であることがわかる（図D.1）．また，一般的な中毒事故に関しては財団法人日本中毒情報センターで集められており，例えば2003年1月～12月

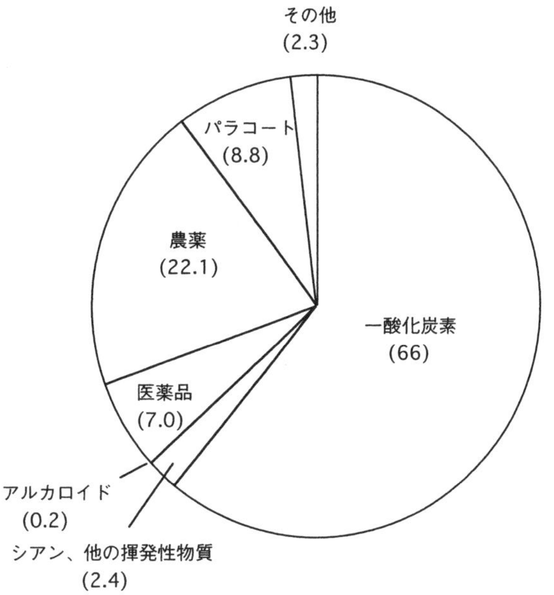

図D.1　薬毒物による中毒事故などの発生状況

（1996年1月～12月，科警研資料第100号）

（　）内の数字は中毒事故総発生件数3,476件に対する％

の1年間に同センターに寄せられたヒトの急性中毒に関するデータ件数は36,233件にものぼる．また，この問い合わせの時点での有症率は全体の18.5％で，それを起因物質別（％）でみると，農薬(71.3)＞自然毒(51)＞工業用品(48.9)＞食品，他(40.3)＞医療用医薬品(24.0)＞一般用医薬品(21.1)の順で，**農薬が最も高い有症率**であった．また，1662件にのぼる自殺企図に関する問い合わせ起因物質は，医薬品57.9％，農薬19.1％であり，5年前（1998年）に比べ農薬が約10％

表D.1　急性中毒診断のためのスクリーニング検査

1）血液検査 動脈血ガス分析，血球計数，電解質，総タンパク，ビリルビン，血糖，血液尿素窒素（BUN），クレアチニン，AST（アスパラギン酸アミノトランスフェラーゼ），ALT（アラニンアミノトランスフェラーゼ），LDH（乳酸脱水素酵素），C(P)K（クレアチニン（ホスフォ）キナーゼ），ALP（アルカリ性ホスファターゼ），アミラーゼ，コリンエステラーゼ，PT（プロトロンビン時間），APTT（活性化部分トロンボプラスチン時間）
2）尿検査
3）心電図
4）胸部・X線検査
5）必要に応じ脳波検査など

表D.2　代表的な中毒物質によって引き起こされる主な病態

主な病態	薬毒物名
肝障害	臭化メチル，塩素化炭化水素，パラコート，黄リン，クロロホルム，銅化合物，タリウム化合物，アンチモン化合物，マンガン化合物，セレン化合物，三環系抗うつ薬，ヒダントイン誘導体，アニリン系解熱鎮痛薬，アセトアミノフェン，フェノキシ系薬剤
腎不全	臭化メチル，クロル化合物，トルイジン，昇汞，アニリン，ヒ素，エチレングリコール，シュウ酸，フェノール，銅化合物，マンガン化合物，アンチモン化合物，タリウム化合物，エチレンジブロマイド，水銀蒸気，パラコート，フェノール系除草剤，アセトアニリド
肺水腫	カーバメート，金属フューム，臭化メチル，有機リン剤，シアン化合物，モルヒネ，セレン化合物，ヒ素，エチレングリコール，フェノール，カドミウム化合物，タリウム化合物，塩素ガス，亜硫酸ガス，硫化水素，一酸化炭素，ホスゲン，アンモニアガス，二酸化炭素
メトヘモグロビン血症	亜硝酸，塩素酸塩，ブロム酸塩，トリニトロトルエン，フェニレンジアミン，トルイジン，銅，メタアルデヒド，アニリン系解熱剤，ピラゾロン系解熱薬，ニトロベンゼン，アセトアニリド，クレゾール，二酸化窒素，尿素系製剤，フェノール系製剤
低コリンエステラーゼ血症	有機リン製剤，カーバメート
高血糖	有機リン製剤，カーバメート，サリチル酸，三環系抗うつ薬，ヒダントイン誘導体，イソニアジド，エーテル，硫酸ニコチン
低血糖	糖尿病治療薬，モノフルオロ酢酸，リン，メタアルデヒド，有機フッ素，臭化メチル，サリチル酸，エチルアルコール，エチレングリコール
低カルシウム血症	シュウ酸，エチレングリコール，リン化亜鉛
低カリウム血症	バリウム，メチルアルコール，EDTA $CaNa_2$，バリウム化合物
呼吸性アルカローシス	サリチル酸，ピラゾロン系解熱薬
CO–ヘモグロビン	塩化メチレン，一酸化炭素
ヘモグロビン尿	ナフタリン，鉛，銅化合物

表 D.3　薬毒物の解毒薬・拮抗薬とその作用機構

薬毒物名	解毒薬	作用機序	用　法
シアン化合物	亜硝酸アミルや亜硝酸ナトリウムとチオ硫酸ナトリウム ジコバルト-EDTA	亜硝酸アミルや亜硝酸ナトリウムによりメトヘモグロビンを形成し，シアンを結合させる（図 C.20，参照）. シアンと結合し尿中に排泄させる.	亜硝酸アミル吸入，3 %亜硝酸ナトリウム 10 mL を 2～4 分で静注（成人致死量は 1 g），続けて 25 %チオ硫酸ナトリウム 50 mL を 10 分間以上で静注
ヒ素，水銀，鉛，銅	ジメルカプロール（BAL）	ジメルカプロールは，2 個の SH 基をもち，水銀やヒ素と結合し，酵素 SH 基との結合を防止する．腎から速やかに排泄される.	3～4 mg/kg を 4 時間毎に 2 日間筋注．以後 2 mg/kg を 12 時間毎に 10 日間筋注
鉛，亜鉛，鉄，銅などの金属	エデト酸カルシウム・二ナトリウム（$CaNa_2$-EDTA）	2 価と 3 価の金属とキレートとし錯塩を形成する.	15～25 mg/kg を 5 %ブドウ糖 250～500 mL で 2 時間点滴，1 日 2 回（50 mg/kg/ 日以内）
銅，鉛，水銀，亜鉛，ヒ素	D-ペニシラミン	経口投与で吸収性が高く，金属キレートとして尿中に排泄される.	25～35 mg/kg/ 日を 3～4 回に分け経口投与
鉄	デフェロキサミン	特異的に鉄をキレートし，水溶性錯塩として容易に尿中に排泄される.	10～15 mg/kg/ 時間を静注
タリウム，セシウム	プルシアンブルー	タリウムと結合し腸肝循環を阻害 タリウムの細胞外への遊離を促進	250 mg/kg/ 日を食塩水に懸濁，十二指腸ゾンデで投与
アニリン，ニトロベンゼン尿素系除草剤	メチレンブルー	メトヘモグロビン（Fe^{3+}）の（Fe^{2+}）への還元	チアノーゼあるいはメトヘモグロビン 30 %以上の場合，1 %溶液の 0.1～0.2 mL/kg（1～2 mg/kg）を 5 分間で静注
有機リン系殺虫剤 カルバメート系殺虫剤	硫酸アトロピン	副交感神経系ムスカリン性コリン性受容体を遮断する抗コリン薬	0.015～0.05 mg/kg（15～30 分毎）静注，中毒症状改善まで
有機リン系殺虫剤 神経毒ガス	プラリドキシムヨウ化メチル（2-PAM）	コリンエステラーゼを活性化する（図 C.25 参照）.	成人 1～2 g（小児 25～50 mg/kg，1 g まで）を 5～10 分間（成人 200 mg/分以下，小児 4 mg/ 分以下）静注
有機塩素系農薬	コレスチラミン	陰イオン交換作用で吸着して排泄	無水物 4 g を水に懸濁，2～3 回 / 日投与
アセトアミノフェン	N-アセチルシステイン	アセトアミノフェンの活性代謝物（NAPQI）の解毒に利用されるグルタチオンの前駆体の補給と肝内スルフヒドリル基の枯渇を回避する.	初回 140 mg/kg（ムコフィリン 20 %溶液），以後 4 時間ごとに 70 mg/kg を 3 日間服用
ベンゾジアゼピン系薬物	フルマゼニル	ベンゾジアゼピン受容体に結合し，競合的に拮抗する.	0.2 mg を 30 秒間以上で静注し，覚醒するまで 0.1 mg/min で追加（2 mg に達するまで）
三環系抗うつ薬 各種抗コリン薬	フィゾスチグミン	血液脳関門を通過するので末梢性と中枢性の抗コリン作用と拮抗する.	0.5 mg 静注，5 分毎に最高 2 mg まで投与（成人）
エチレングリコール，メタノール	エタノール（または，ホメピゾール）	アルコール脱水素酵素による代謝を抑制し，シュウ酸やギ酸の生成を防ぐ.	血中濃度を 100 mg/dL に維持し 1～3 日間持続

減少したのに対し，医薬品は増加する傾向（約13％増）であった．またこの医薬品の8割は，中枢神経用薬（ベンゾジアゼピン系，フェノチアジン系，SSRIや三環系抗うつ薬，アセトアミノフェンやイブプロフェンなどの非ステロイド系解熱・鎮静・消炎剤など）が占め，その傾向は例年と同じ傾向であった．農薬では殺虫剤（46.1％）と除草剤（43.5％）がその9割を占め，殺虫剤では有機リンおよびその合剤が，除草剤ではグリホサートやパラコート，ジクワットが主な起因物質であった．

このように，わが国における化学物質による急性中毒事故の事例はかなりの数にのぼっており，急性中毒患者に対する適切な早期の初期治療が求められている．そのためには，中毒物質が何であるかを明らかにすることが必要である．しかしながら，中毒物質の機器分析等による同定にはある程度の時間がかかり，その間，症状や臨床検査値などから中毒物質を推定しながら治療を進めなければならない．したがって，臨床医と薬剤師，そして毒物を分析する分析化学者が緊密に連係をとり，中毒物質の特定を迅速に行う必要がある．表D.1には急性中毒診断のための必要最小限のスクリーニング検査，そして表D.2には主な中毒物質とその病態を示す．

急性中毒の処置法としては，未吸収毒物の除去および吸収を防ぐために，1）洗浄，2）催吐，胃洗浄，3）腸洗浄などが行われ，またすでに吸収された毒物に対しては，1）強制利尿，2）血液浄化などが行われる．また，物理化学的性質や抗原抗体反応（蛇毒抗毒素血清）を利用して，未吸収物質の除去や既吸収物質の除去を目的とする解毒薬の投与や，薬理学的に中毒作用に拮抗する拮抗薬の投与が行われる（表D.3）．

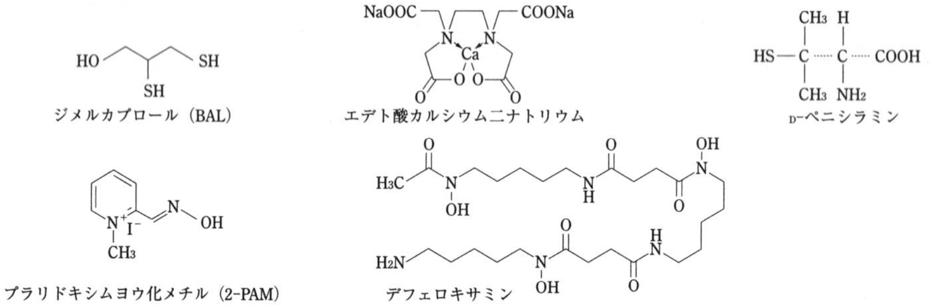

図D.2　解毒薬の構造

参考文献

1）渡邊　徹，堀内茂友編（1989）毒性試験講座3，毒性試験法ガイドライン，GLP基準，地人書館
2）山村秀夫訳（1990）中毒ハンドブック，廣川書店
3）小林国男，島崎修次編（1994）急性中毒情報マニュアル，南江堂
4）家城隆次編（1997）有機リン中毒（サリン中毒）—地下鉄サリン事件の臨床と基礎，診断と治療社
5）厚生省生活衛生局企画課生活安全対策室監修（1997）化学物質のリスクアセスメント—現状と問題点—薬業時報社
6）化学物質による急性中毒（1998）*J. Toxicol. Sci.*, vol **23** (Supple V), pp. 137–170
7）佐藤哲男，上野芳夫編（2000）毒性学，第3版，南江堂
8）関　洲二（2001）急性中毒診療マニュアル，金原出版
9）医薬品・化学物質GLP解説2002（2002）薬事日報社

E 薬毒物中毒と薬毒物検出法

一般に我々の生理機能に本来無関係な化学物質は，**生体異物**（xenobiotics）といわれる．この生体異物が生体にとって少量で有害な作用を惹起した場合は毒物（toxicants）といわれ，生体に対して有益な作用（薬効）を発現した場合は薬物といわれる．しかしながら，多くの薬物は薬効のほかに**副作用**（side effect）としての有害作用（adverse effect）も有している．

一方，法的には「毒物及び劇物取締法」によって毒物，劇物，および特定毒物が，またこれと別に医薬品医療機器等法により毒薬および劇薬が規定されている．本節ではこれらを含め**裁判化学**（forensic chemistry）の対象となる化学物質を薬毒物と総称する．

薬毒物中毒とは，薬毒物によって生体の正常機能が障害を受けることである．その障害の度合いは，薬毒物自体の化学的性状，その摂取法ならびに摂取量および生体の薬毒物に対する感受性などによって著しく異なる．また，薬毒物による中毒には**急性**（acute）と**慢性**（chronic）とがあるが，自殺や他殺は主に急性中毒の場合が多く，麻薬（narcotics）・覚せい剤等の事件については慢性中毒も関係してくる．

薬毒物中毒の疑いがある場合，その中毒の証明は通常，臨床的症状あるいは病理解剖学的方法および化学的方法によって行われる．

化学的方法による薬毒物の証明は，薬毒物固有の化学構造上の特徴を利用し，(1) 特異的化学反応（呈色反応），(2) 各種クロマトグラフィー，(3) 各種スペクトル分析法等により行われる．特に，薬毒物による急性中毒の場合は，その原因物質を迅速かつ正確に知ることが治療上重要であるため，薬毒物の迅速検出法が必須である．

近年わが国における薬毒物中毒の発生状況の推移をみると，一酸化炭素および医薬品による中毒が増加し，農薬（pesticides）による中毒の減少傾向がみられる．この医薬品による中毒の増加は，ベンゾジアゼピン系薬物による中毒が増加したことに，また，農薬による中毒の減少は，パラコートおよびジクワットによる中毒事故が減少していることに起因している．一酸化炭素以外の揮発性毒物による中毒事故では，シアン化合物のほか，エタノール，シンナーによるものがその大半を占める．

一方，アルカロイドによる中毒事故の原因物質は，ニコチンおよびストリキニーネによるものが比較的多い．わが国におけるアンフェタミン，メタンフェタミンなどの覚せい剤の**乱用**（abuse）に伴う中毒発生事故は，欧米のそれに比べてまだ低率ではあるが，ここ数年の傾向として24歳以下の若年層に乱用者が増加し，さらに低年齢層へと広がる勢いをみせていることから，今後中毒者の急増が予想される．表E.1には，代表的な依存形成薬物とその作用の特徴をまとめた．

表E.1　代表的な依存形成薬物とその作用の特徴

依存性の型	薬物名	中枢作用	精神的依存	身体的依存	耐性
モルヒネ型	モルヒネ，ヘロイン，コデイン，ペチジン，フェンタニル	抑制	＋＋＋	＋＋＋	＋＋＋
バルビツレート・アルコール型	バルビツール酸誘導体，ベンゾジアゼピン誘導体，メプロバメート	抑制	＋＋	＋＋＋	＋＋
コカイン型	コカイン	興奮	＋＋＋	−	−
アンフェタミン型	アンフェタミン，メタンフェタミン，MDMA（メチレンジオキシメタンフェタミン）	興奮	＋＋＋	−	＋＋＋
大麻型	マリファナ	抑制	＋＋＋	−	−
幻覚薬型	LSD-25，メスカリン，サイロシビン	興奮	＋	−	＋＋
有機溶媒型	トルエン，アセトン，シンナー，クロロホルム，エーテル	抑制	＋	不明確	不明確

−：なし，＋：数によりその強さを示す．

本節では，特に近年の薬物中毒発生状況を加味し，代表的な薬毒物について中毒作用とその検出法を中心に概説する．

E 1. 習慣性医薬品

1.1 催眠薬

これまで催眠薬（hypnotics）として，臭化カリウム等のブロム剤，抱水クロラール，ブロム尿素系催眠薬，バルビツール酸系催眠薬，非バルビツール酸系催眠薬，およびベンゾジアゼピン系の薬物が開発され使用されてきた．なかでも，バルビツール酸系催眠薬のセコバルビタール（secobarbital）とペントバルビタール（pentobarbital）ならびに非バルビツール酸系催眠薬のメタカロン（methaqualone）とグルテチミド（glutethimide）が汎用されていた．しかしながら近年では，これら薬物が比較的耐性（tolerance）を生じやすく，そのため薬用量の増量に伴う慢性中毒や連用による**薬物依存症**の発症の危険性が高いため，その使用頻度は低下している．これに対して，安全性が比較的高く，依存性の比較的少ないベンゾジアゼピン系の薬物が催眠薬として繁用されている．わが国における催眠薬の乱用および誤用による中毒発生状況は，一酸化炭素ならびに農薬についで高い．特に最近の傾向としては，臨床的に汎用されているベンゾジアゼピン系の薬物によるものが急増している．しかしながら，催眠薬による**致死量**（lethal dose）は比較的高く，また中毒発症後死亡までに長い時間を要することから，催眠薬による中毒死の大部分は自殺または誤用，あるいは他の薬物との併用による事故である．

超短時間型

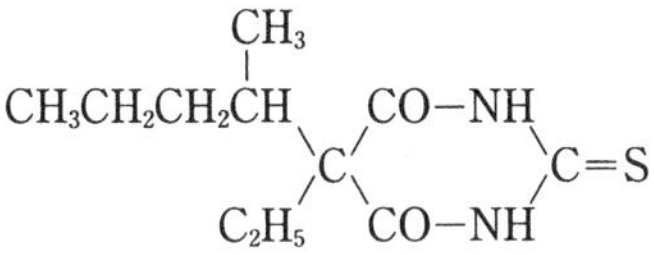

チオペンタール

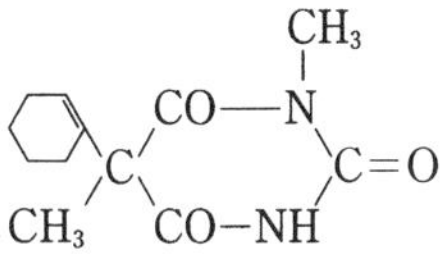

ヘキソバルビタール

短時間型

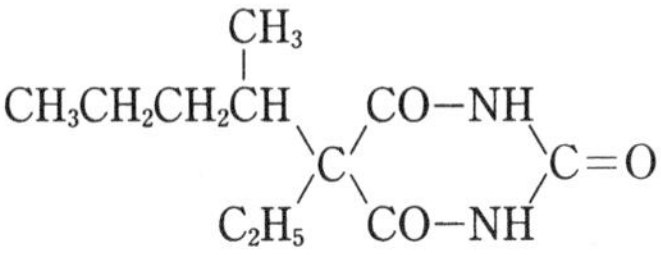

ペントバルビタール

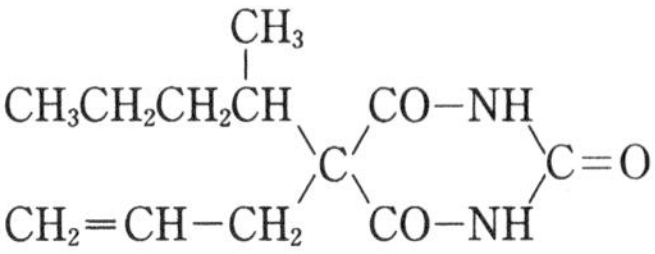

セコバルビタール

中間型

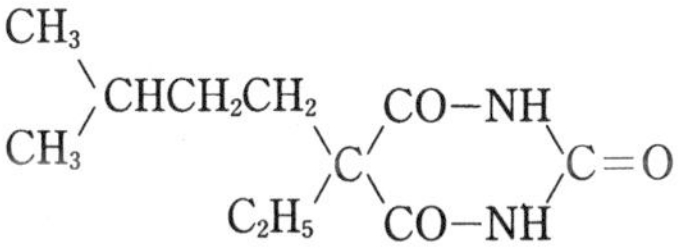

アモバルビタール

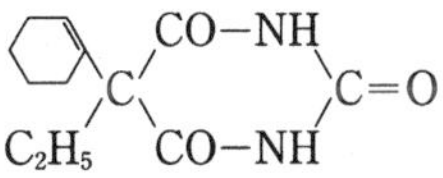

シクロバルビタール

長時間型

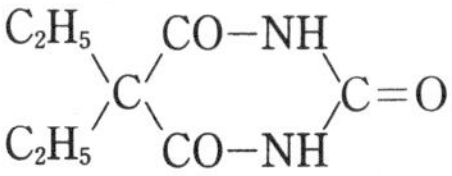

バルビタール

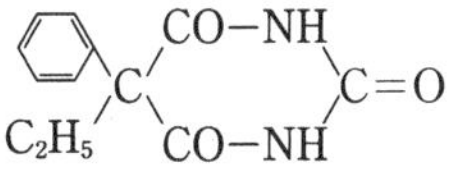

フェノバルビタール

図 E.1　バルビツール酸系催眠薬の作用時間による分類

a）バルビツール酸系催眠薬

バルビツール酸系催眠薬（図 E.1）は，それらの薬効に従い超短時間作用型（ultrashort-acting barbiturate，チオペンタール，ヘキソバルビタール），短時間作用型（short-acting barbiturate，ペントバルビタール，セコバルビタール），中間型（intermediate-acting barbiturate，アモバルビタール，シクロバルビタール），および長時間型（long-acting barbiturate，バルビタール，フェノバルビタール）にそれぞれ分類されている．

◆バルビツール酸系催眠薬の検出法

紫外部吸収スペクトル：N に置換基を有するバルビツール酸誘導体は，一般に pH 10 で 244 nm 付近に極大吸収を有するので，pH 10 溶液で測定することにより N の置換基の有無を推定できる．

ガスクロマトグラフィー：市販されているすべてのバルビツール酸誘導体の分離・分析が可能である．検出器としては**水素炎イオン化検出器**（flame ionization detector，**FID**）が用いられる．

薄層クロマトグラフィー：検出試薬としてトリクロロベンゾキノンイミン（TCBI）試液を噴霧後

加熱し呈色させ，標準物質と R_f 値，呈色を比較して同定する．TCBI 試液のほかに感度は低いが，特異的検出試薬として銅・ピリジン試液が汎用される．

個々の薬物の中毒量および致死量は，それぞれ薬物により異なり，個人差も非常に大きい．しかしながら，通常は催眠量に十分な量の10倍以上を一度に摂取すれば，重篤な中毒が起こるとされている．毒性の強さは，体内半減期が短く，脂溶性（lipophilicity）の高いバルビツール酸塩ほど強力で，その毒性は，短時間型＞中間型＞長時間型，の順である．また，他の中枢抑制薬やアルコールなどを併用している場合は，さらにその毒性は増強される．中毒の徴候と症状は特に中枢神経系と心血管系に関係する．過量服用による急性中毒では，異常に深い睡眠，長期間にわたり意識不明に陥るが，重症の場合は速やかに深い昏睡状態に陥り，チアノーゼ，血圧の下降，さらに重篤な呼吸器障害ならびに麻痺を起こし死亡する．これに対して，連用による慢性中毒では，食欲不振，悪心，めまい，発疹がみられ，さらにふるえ，言語障害，運動失調とともに，ときには幻覚，錯覚，てんかん様発作を起こすこともある．また，連用によって耐性を生じやすく，さらに**精神的**および**身体的依存性**も形成されるため乱用の恐れがあり，セコバルビタール，ペントバルビタール，アモバルビタール，シクロバルビタール，バルビタール，およびフェノバルビタールは，麻薬及び向精神薬取締法で向精神薬として指定されている．

フェノバルビタールや**バルビタール**のような長時間作用型バルビツール酸は，肝においても代謝されにくく，それぞれ投与量の約35％ならびに90％が未変化体のまま尿中に排泄される．これに対し，短時間型および中間型バルビツール酸は，肝において速やかに酸化的代謝を受けるため，未変化体の尿中排泄量はごくわずかである（図E.2）．

超短時間作用型バルビツール酸のチオペンタールは，脂溶性が非常に高いため，吸収後の高い脳神経組織への分布，そしてとくに脂肪組織への再分布が非常に速く，そのため作用継続時間が短いと考えられている．また，代謝物としては，アルキル側鎖の ω-酸化体が主代謝物で，未変化体の尿中排

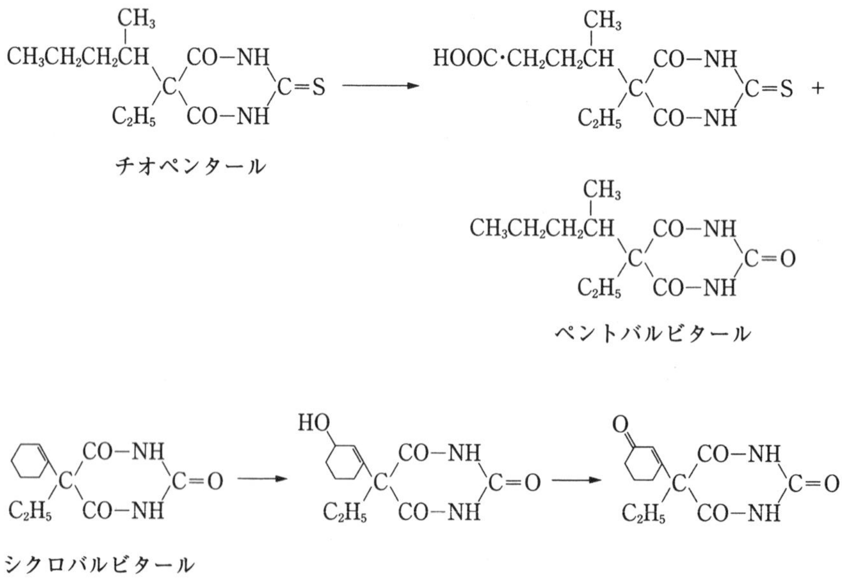

図E.2　チオペンタールおよびシクロバルビタールの生体内主代謝経路

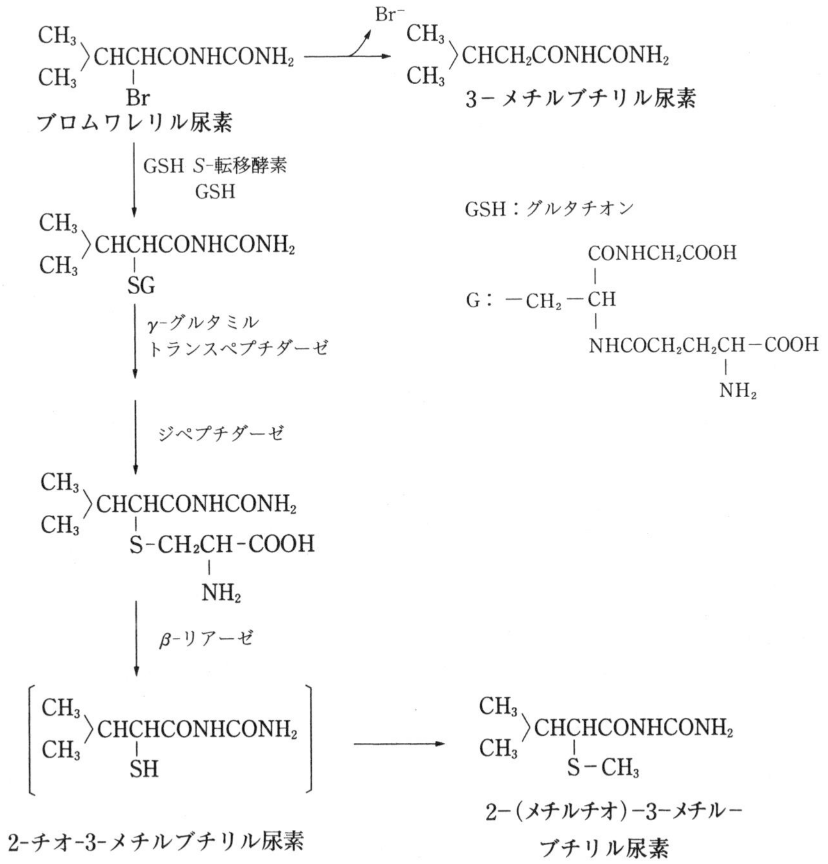

図 E.3　ブロムワレリル尿素の生体内主代謝経路

泄率はごくわずかである．

b）ブロムワレリル尿素

ブロムワレリル尿素（bromvalerylurea）は緩和な催眠作用を示し，鎮静の目的にも用いられる．多量服用による中毒作用は，血圧および体温の降下，呼吸および瞳孔反射緩徐，脈拍微弱などをまねく．吸収，排泄はともに速やかで，生体内でほぼ完全に代謝され，尿中にはその未変化体は排泄されない．代謝物としては，還元的脱ブロム化体（3-メチルブチリル尿素）のほか，ブロムとの置換反応により生成した**グルタチオン抱合体**がさらに加水分解を受け，生成された**システイン抱合体**が尿中より検出される（図 E.3）．

◆**バイルシュタイン銅線反応**：炎色反応によりハロゲンの確認．

c）ベンゾジアゼピン系

クロルジアゼポキシド（chlordiazepoxide），ジアゼパム（diazepam），ニトラゼパム（nitrazepam），およびトリアゾラム（ハルシオン）（triazolam）は，睡眠導入薬として用いられる．連用により依存性が形成され，耐性も生じるため，向精神薬に指定されている（図 E.4）．

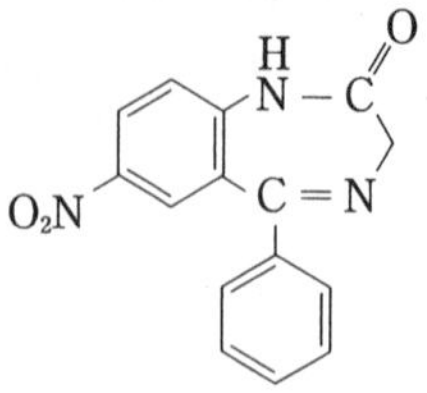

ニトラゼパム

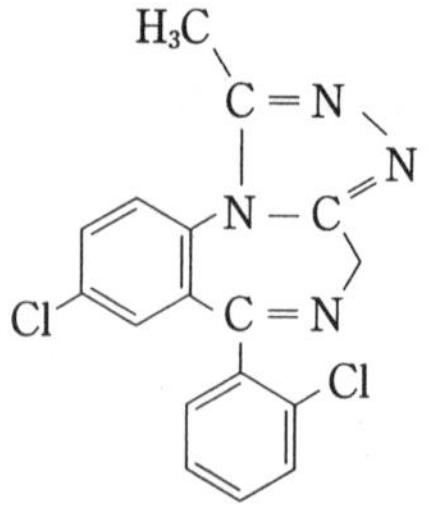

トリアゾラム
（ハルシオン）

図 E.4　ベンゾジアゼピン系催眠薬

1.2　抗精神病薬（メジャートランキライザー）

a）クロルプロマジン

クロルプロマジン（chlorpromazine）は，間脳および中脳に対する作用のため，自律神経系，内分泌系をはじめとして，種々の中枢神経系機能を抑制し，少量では鎮静作用を，大量では催眠作用を引き起こす．中毒症状としては，錐体外路障害によるパーキンソニズム（筋肉の強直，振せん等），運動障害，頻脈，口渇，体温降下などを呈する．また，催眠薬，アルコール，モルヒネなどに対する感受性の増大やアレルギー性反応による副作用（黄疸，皮膚炎，紫斑病，光線過敏症）が認められる．致死量は，15〜150 mg/kg 程度である．クロルプロマジンは，服用後比較的速やかに吸収され各組織へ分布するが，排泄は遅い．また，未変化体の排泄量は投与量の 1 %以下でごくわずかである．主代謝物は 7-水酸化体とそのグルクロン酸および硫酸抱合体で，そのほか種々の代謝反応（*S*-および *N*-オキシドの生成，*N*-脱メチル化，芳香環の水酸化）を組み合わせた 30 以上もの代謝物が確認されている（図 E.5）．

◆クロルプロマジンの検出法

ガスクロマトグラフィー：検出器としては水素炎イオン化検出器を用いる．

薄層クロマトグラフィー：紫外線吸収性ならびに濃硫酸の噴霧で陽性（赤色）のスポットを与える．

呈色反応：マルキス試薬（紫色）および濃硫酸あるいは濃硝酸に対し赤色に呈する．

バイルシュタイン銅線反応：炎色反応によりハロゲンの確認．

b）ベンゾジアゼピン系

クロルジアゼポキシド，ジアゼパム，ニトラゼパム，およびトリアゾラム（ハルシオン）は，主に中枢神経系へ作用し，鎮静，催眠，不安の軽減，筋弛緩および抗けいれん作用を示す．したがって，ベンゾジアゼピン類の治療応用範囲は広く，催眠および鎮静薬のほか，抗不安薬（antianxietics），抗けいれん薬（anticonvulsant），筋弛緩薬（muscle relaxant），麻酔前投与薬（preanesthetic medication）として応用されている．

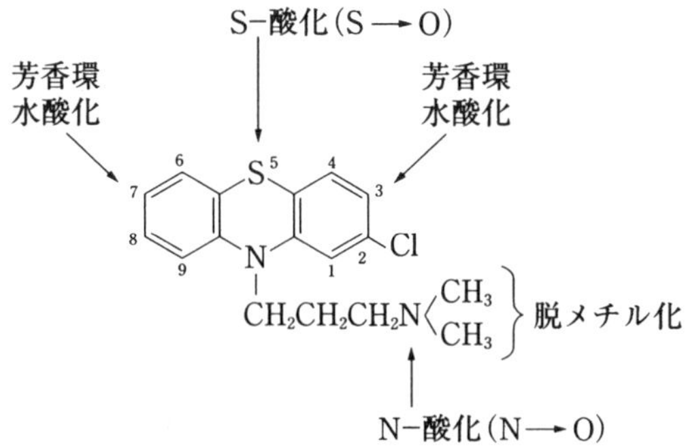

図 E.5　クロルプロマジンの主要代謝部位

矢印は酸化部位を示す.

一般にベンゾジアゼピン類は長期間服用により軽度の依存症が出現するため，向精神薬に指定されている．特に高用量の長期間服用者が服薬を中止すると，興奮，抑うつ，パニック，筋れん縮，さらにけいれんなどを含む重篤な禁断症状を起こす．クロルジアゼポキシドの尿中代謝物は，2 位のメチルアミノ基が脱離して生成したラクタム体，およびその開環体（カルボン酸）と抱合体である（図 E.6）．ジアゼパムは，*N*-脱メチル体およびその 3 位水酸化体（オキサゼパム）のグルクロン酸抱合体が尿中に排泄される（図 E.6）．ニトラゼパムの尿中代謝物は，ニトロ基が還元されて生成したアミノ体とそのアセチル体などである．トリアゾラムの尿中代謝物は，メチル基が酸化を受けて生成したヒドロキシメチル体のグルクロン酸抱合体である．

◆ベンゾジアゼピン系の検出法

ガスクロマトグラフィー：検出器としては水素炎イオン化検出器を用いる．

薄層クロマトグラフィー：紫外線吸収性ならびにドラーゲンドルフ試薬の噴霧で陽性（橙色）のス

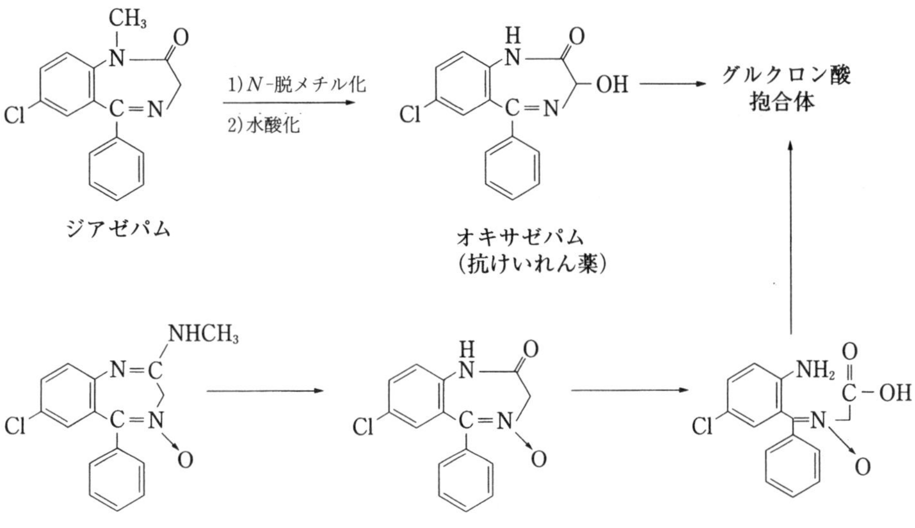

図 E.6　ジアゼパムおよびクロルジアゼポキシドの生体内主代謝経路

ポットを与える.

呈色反応：塩酸加水分解で開環し，生成する芳香族1級アミンをジアゾカップリングによって呈色させる.

1.3　鎮痛ならびに局所麻酔薬

a）ペンタゾシン

ペンタゾシン（pentazocine）は鎮痛薬として，慢性の激痛がある患者や薬物乱用のある患者によく用いられる．反復投与により**耐性**が形成される．また，**薬物依存**の危険性はあるが，モルヒネ様薬物の使用時に比べるとその危険性は低い．しかしながら，大量のペンタゾシンを慢性的に連用した後に発現する禁断症状は，腹部仙痛，不安，寒気，体温上昇，嘔吐，流涙および発汗などで，モルヒネ禁断時と比べその強さは弱いが，ペンタゾシンの**禁断症状**は薬物欲求行動を伴う．ペンタゾシンは消化管，皮下および筋肉内から容易に吸収される．経口投与後，肝における**初回通過効果**（first pass effect）が大きく，投与量のおよそ80％が消失する．代謝物は主にジメチルアルキル基の酸化体およびグルクロン酸抱合体である．経口投与24時間で投与量の約13％が未変化体として，12～30％が抱合体として排出される（図E.7）.

b）プロカイン

プロカイン（procaine）は最初に開発された合成局所麻酔薬で，手術部位の周囲の皮内または皮下に注射し，薬物を浸透させて麻酔する方法（浸潤麻酔法），あるいは骨髄から出た神経幹の周囲に薬液を注射し，その神経の支配下にある部位を麻酔する方法（伝達麻酔法）に主に用いられ，今日まで広く使用されている．*p*-アミノ安息香酸エステル誘導体であるプロカインは，生体内ではエステラーゼにより速やかに加水分解を受けるため，通常の使用量では全身作用，特に循環系および中枢神経系には作用しない．しかし，誤って大量摂取されたときには，昏睡，虚脱，けいれんなどを起こし死に至ることもある．また，過敏性反応を起こすこともある.

プロカインは主に**血漿中のエステラーゼ**によって速やかに**加水分解**を受け，*p*-アミノ安息香酸とジエチルアミノエタノールになる．プロカインを静注した場合，未変化体が24時間尿中に排泄される量は投与量の2％以下で，その大部分が*p*-アミノ安息香酸のグリシン抱合体およびグルクロン酸抱合体として排泄される（図E.7）.

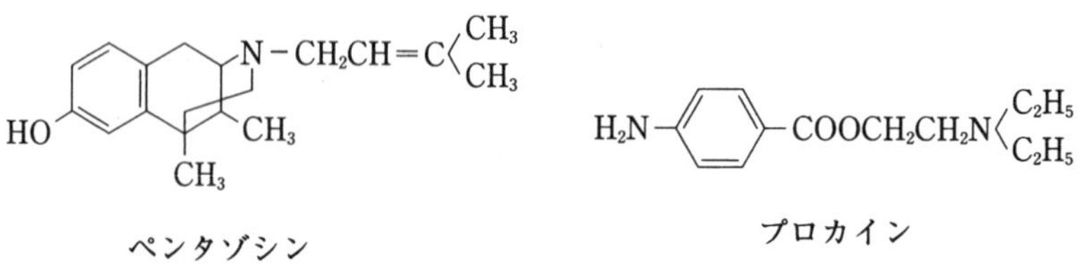

図E.7　ペンタゾシンおよびプロカインの構造

◆プロカインの検出法

ガスクロマトグラフィー：検出器としては水素炎イオン化検出器を用いる．

薄層クロマトグラフィー：紫外線吸収性ならびにエーリッヒ試薬の噴霧で陽性のスポットを与える．

呈色反応：β-ナフトール / 亜硝酸ナトリウムとのジアゾカップリング反応で呈色（紅色）する．

E 2. 覚せい剤

a）メタンフェタミン

メタンフェタミン（methamphetamine，フェニルメチルアミノプロパン）は明治26年日本の薬学者長井長義博士によりエフェドリンから合成され，このときからわが国における**覚せい剤**の歴史が始まったといえよう．メタンフェタミンは，*d*-体，*l*-体および *dl*-体の3種類の光学異性体として存在するが，それら光学異性体の中枢興奮作用の強度は，*d*-体は *l*-体に比べ約10倍，*dl*-体の約2倍の効力をもつといわれている．現在，メタンフェタミンの主な合成法は上記のエフェドリンあるいはフェニルアセトンを原料とする二つのルートである（図 E.8）．

欧米諸国においては主としてアンフェタミンが乱用されているが，わが国においては，メタンフェタミンの乱用が主流であり，しかも最も中枢興奮作用の強い *d*-体のみといっても過言ではない．したがって，わが国で乱用されているメタンフェタミンはエフェドリンを原料に合成されていると考えられる．

覚せい剤摂取時の急性効果は，その摂取方法（内服あるいは静脈注射）ならびに摂取者の性格やその場の雰囲気等に強く影響され，そのために大きな個人差が生じる．一般に5～10 mg を内服した場合，数十分後に気分の高揚，幸福感，爽快感，自信にあふれ陽気になるといった作用が現れ，疲労や倦怠感が消失し，単純作業の能率は上昇する．一方，大量摂取や連用した場合，さまざまな中毒症状

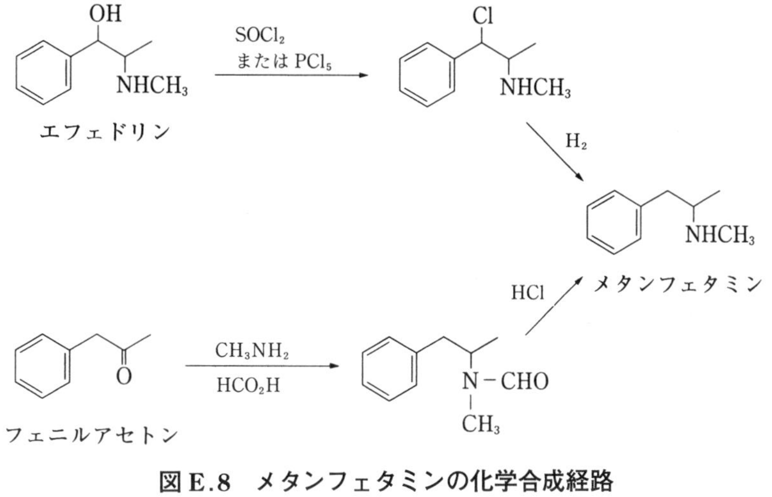

図 E.8　メタンフェタミンの化学合成経路

が現れ，多弁で陽気な症状から，不安，過敏焦燥となり，ついには攻撃性をおびてくる場合もある．さらに中毒が進行すると，幻覚，妄想にとらわれ，凶暴な犯罪を起こしたり，錯乱状態に陥る．そのほか，食欲減退，頭痛，発汗，心悸亢進，口渇，振せんなどの症状を示す．また，急性中毒では全身けいれんを起こし，意識消失し死亡する．

メタンフェタミン（覚せい剤）の乱用者（中毒者）は**強い精神的依存**を引き起こす．この一度形成された薬物依存の烙印は生涯消し去ることは難しい．それは，乱用者が乱用を中断しても，中毒症状の後遺症ともいえる精神障害の再燃（**フラッシュバック現象**）が何らかの機会に起こるからである．

ヒトに投与されたメタンフェタミンは，投与量の約50％が未変化体として尿中に排泄され，他は主として芳香環*p*-位の水酸化反応と，*N*-脱メチル化反応，ついで酸化的脱アミノ化反応を受け代謝され，そしてさらに安息香酸にまで酸化され馬尿酸となって尿中排泄される（図E.9）．しかし，未変化体および代謝物の尿中排泄量は尿のpHにより著しく異なる．例えば，尿がアルカリ性の場合，未変化体は尿細管から再吸収されやすく体内貯留時間が延び，その結果として尿中の代謝物/未変化体の比率が上昇する．一方，酸性尿の場合は，尿細管からの未変化体の再吸収が抑制され，その結果，未変化体の尿中排泄が早まり，尿中の代謝物/未変化体の比率は低下する．

一般にメタンフェタミンをはじめ乱用薬物の使用の証明は，尿や血液中の薬物の検出によって行われている．しかしながら，尿や血液を試料として薬物が検出可能な期間は薬物摂取後，2～3日，長くて10日程度であるといわれている．そこで近年，長期間薬物が残存し，乱用者の長期にわたる薬物の使用歴に関する情報が得られる**毛髪分析**が尿検査を補助する方法として実際の鑑定・検査に利用されている．

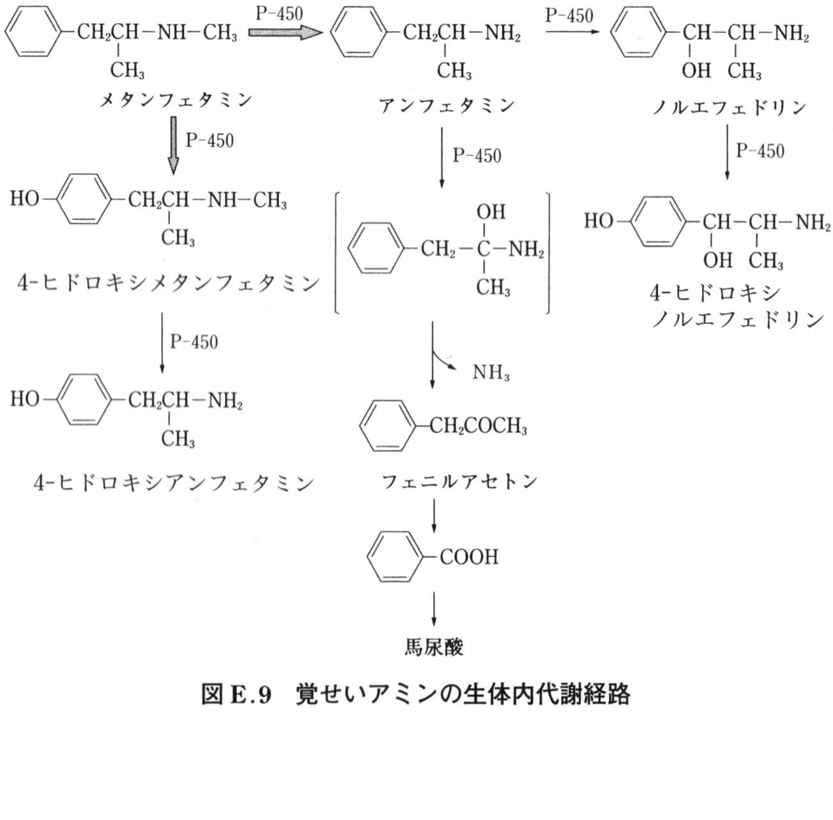

図E.9　覚せいアミンの生体内代謝経路

◆メタンフェタミンの検出法

ガスクロマトグラフィー：検出器としては水素炎イオン化検出器を用いる.

薄層クロマトグラフィー：紫外線吸収性ならびにドラーゲンドルフ試薬の噴霧で陽性（橙色）のスポットを与える.

呈色反応：シモン試薬（青～青藍色）およびマルキス試薬（橙色）に対し呈色する.

b）アンフェタミン

アンフェタミン（amphetamine，フェニルアミノプロパン）はメタンフェタミンが合成されたとほぼ同時期にドイツで合成されたが，そのほぼ45年後，米国のAllesによりアンフェタミンの薬理作用（中枢興奮作用）や陶酔作用が明らかにされた．日本の覚せい剤取締法では，上記メタンフェタミンとアンフェタミンが規制対象となっているが，乱用覚せい剤のそのほとんどは前者であり，後者はその代謝物として検出されている．しかしながら，欧米においては，アンフェタミンがメタンフェタミンと同様の作用を示すため乱用薬物の主流である．また，アンフェタミンの強い精神的依存作用と毒性はメタンフェタミンと類似している.

ヒトにおけるアンフェタミンの代謝はメタンフェタミンと同様，主として芳香環*p*-位の水酸化反応と酸化的脱アミノ化反応である．尿中には投与量の約30％が未変化として，その他安息香酸およびその抱合体（馬尿酸）が主代謝物として，4-ヒドロキシアンフェタミンとその抱合体がわずかながら排泄される（図E.9）．また，上記メタンフェタミンと同様，未変化体およびその代謝物の尿中排泄率は尿中pHにより著しく異なる.

◆アンフェタミンの検出法

ガスクロマトグラフィー：検出器としては水素炎イオン化検出器を用いる.

薄層クロマトグラフィー：紫外線吸収性ならびにフルオレスカミン試薬の噴霧で陽性のスポットを与える.

呈色反応：マルキス試薬に対し呈色（橙色）する.

E3. 麻薬およびアヘン

麻薬は鎮痛剤および鎮咳剤として有用な医薬品であるが，強い精神依存性および身体依存性があるため，麻薬の常習的乱用者は犯罪等の社会的な害悪を引き起こすことが多い．現在麻薬及び向精神薬取締法で麻薬に指定されているものは，モルヒネ，ジアセチルモルヒネ，コデイン等のあへんアルカロイド系のもの，コカイン等のコカアルカロイド系のもの，フェンタニール等の合成系の鎮痛薬，ならびにリゼルギン酸ジエチルアミド（LSD）等の幻覚性物質等である.

3.1 アヘン

アヘン（opium）はケシ *Papaver somniferum* の未熟果殻（capsule）から出る乳汁を乾燥凝固させたもので，モルヒネをはじめ20種類以上のアルカロイドが含まれている．それらはフェナンスレン系とイソキノリン系の2種に大別され，前者にはモルヒネ，コデイン，テバインなどが，後者にはパパベリン，ノスカピン，ナルセインなどが含まれる（図E.10）．アヘンアルカロイドの主成分はモルヒネとコデインで，その含量はケシの産地，採取法，採取時期により異なり，一般には，モルヒネ7～20％，コデイン1～5％といわれている．アヘンは一般に，医薬品として鎮痛，鎮咳等の目的で使用されているが，喫飲により乱用すると，モルヒネ等の作用により耐性や身体依存性が生じる．法律ではあへん法により，麻薬と別の法律でその取り扱いが規制されている．したがって，アヘンの確認には，主成分であるモルヒネやノスカピンとともに，アヘンに特有に含まれる**メコン酸**（約10％含有）も検出する必要がある（図E.10）．

◆メコン酸の確認

ガスクロマトグラフィー：検出器としては水素炎イオン化検出器を用いる．

ペーパークロマトグラフィー：1％塩化第二鉄溶液の噴霧で陽性（血赤色）のスポットを与える．

呈色反応：希硫酸/1％塩化第二鉄溶液で血赤色で呈色する．

◆アヘンアルカロイドの確認

ガスクロマトグラフィー：検出器としては水素炎イオン化検出器を用いる．

薄層クロマトグラフィー：紫外線吸収性ならびにヨウ化白金酸カリウム試薬（青）およびドラーゲ

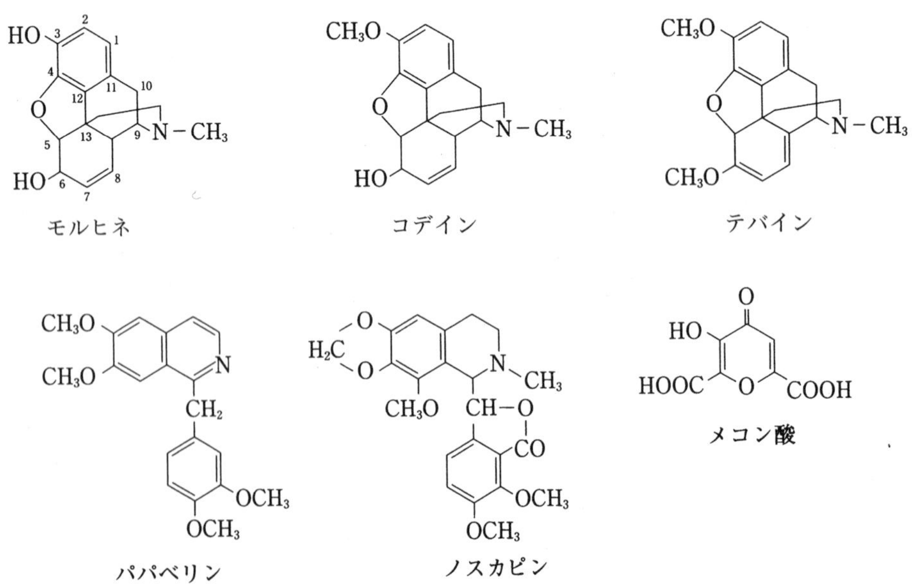

図E.10　アヘン中の主要アルカロイドとアヘンに特有な成分であるメコン酸の構造

ンドルフ試薬（橙色）の噴霧で陽性のスポットを与える．

呈色反応：一般のアルカロイド試薬（マルキス，フリヨーデおよびメッケ試薬）に対し呈色する．

3.2 アヘンアルカロイド系麻薬

a）モルヒネ

モルヒネ（morphine）を含むケシ *Papaver somniferum* は鎮痛薬として古く紀元前から使用されていた．ドイツの薬剤師 Serturner（1803）はアヘンより初めてモルヒネを単離し，アヘンの作用は主にモルヒネに起因することを見出した．今日でもモルヒネは優れた鎮痛薬として広く使われ，とくに末期癌患者の疼痛軽減の目的で積極的に使われている．

一方，モルヒネは連用により耐性を生じるので，中毒量および致死量に大きな個人差がある．例えば，成人の致死量は通常 0.3 g とされているが，中毒患者では 5 g 以上摂取しても死に至らないことがある．急性中毒は，摂取後 30 分程度で現れ，主な症状は，初めの興奮期に心悸亢進，発揚などが

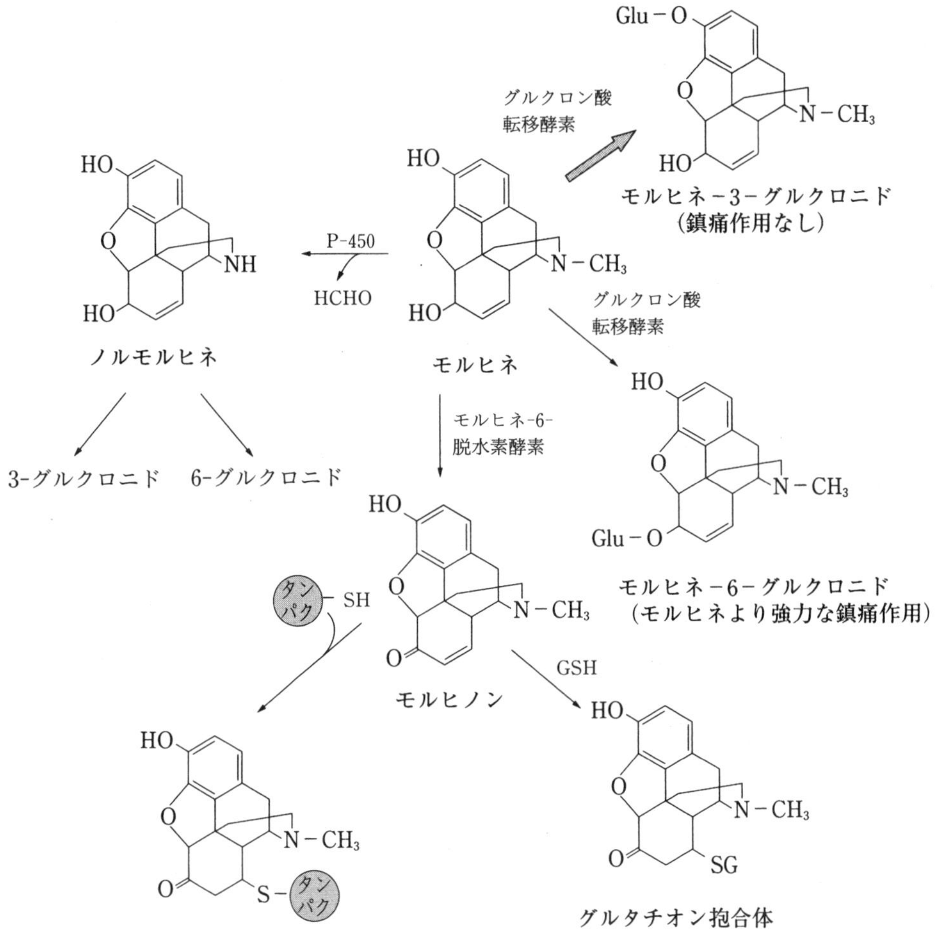

図 E.11　モルヒネの生体内主代謝経路

みられ，ついで昏睡，呼吸抑制，体温および血圧降下，瞳孔収縮などを起こし，呼吸麻痺により死に至る．モルヒネを連用すると次第に**耐性**（tolerance）を生じる．耐性の発現により用量が増し，ついに依存の状態（慢性中毒）になる．

モルヒネによる依存は，**精神的**および**身体的依存**の両者を形成するが，特に後者が強い．例えば，慢性中毒者がモルヒネの使用を中断すると激しい**禁断症状**を起こす．

モルヒネは体内に吸収された後速やかに代謝されるため，未変化体として排泄される割合は，2～12％程度である．代謝物の大半は**グルクロニド**として，60～80％が尿中に，5～14％が糞中に排泄される．抱合体の大半は**3位フェノール性水酸基のグルクロニド体**で，このものにはもはやモルヒネに認められる鎮痛作用はない．その他少量の代謝物として，6位アルコール性水酸基のグルクロニドあるいは*N*-脱メチル体（ノルモルヒネ）が尿中に認められる（図E.11）．また，3位の硫酸抱合体もわずかに認められる．また，モルヒネ-6-グルクロニドはモルヒネより強い鎮痛作用を示す．なお，モルヒネの6位水酸基の酵素的脱水素反応により生成するモルヒノンは，非常に反応性に富み生体内のシステインのSH基と反応することが証明されており，その毒性発現には興味がもたれている（図E.11）．

モルヒネ中毒患者の尿中からモルヒネを検出するには，まず採取尿を塩酸酸性下加熱するか，または**β-グルクロニダーゼ**で酵素処理し脱抱合を行い，遊離のモルヒネとする．モルヒネはフェノール性水酸基をもつ両性化合物であるので，上記前処理尿からの抽出は尿のpHを9付近の弱アルカリ性とした後，クロロホルム-イソプロパノール混液で行う．

◆モルヒネの検出法

ガスクロマトグラフィー：検出器としては水素炎イオン化検出器を用いる．

薄層クロマトグラフィー：紫外線吸収性（287 nmに吸収極大）ならびにヨウ化白金酸カリウム試薬（青）およびドラーゲンドルフ試薬（橙色）の噴霧で陽性のスポットを与える．

呈色反応：一般のアルカロイド試薬（マルキス，フリョーデおよびメッケ試薬）に対し呈色する．

b）コデイン

コデイン（codeine）はモルヒネの3位フェノール性水酸基のメチルエーテル体でアヘンアルカロイドの一つである．モルヒネに比べ鎮痛・鎮静作用は弱いが，呼吸中枢抑制作用がほぼ同等であるので，そのリン酸塩が鎮咳薬として利用されている．また，コデインはモルヒネに比べ著しく毒性は低いが，大量摂取（0.1～0.5 g）ではモルヒネ様の中毒症状を呈する．

コデインはヒトにおいて主に三つの経路で代謝される．すなわち，グルクロン酸抱合によるコデイングルクロニドの生成，*O*-脱メチル化反応によるモルヒネの生成，および*N*-脱メチル化反応によるノルコデインの生成である．ここで生成したモルヒネおよびノルコデインは，さらにグルクロン酸抱合を受け，グルクロニドとして尿中へ排泄される（図E.12）．

◆コデインの検出法

ガスクロマトグラフィー：検出器としては水素炎イオン化検出器を用いる．

薄層クロマトグラフィー：紫外線吸収性（286 nmに吸収極大）ならびにヨウ化白金酸カリウム試

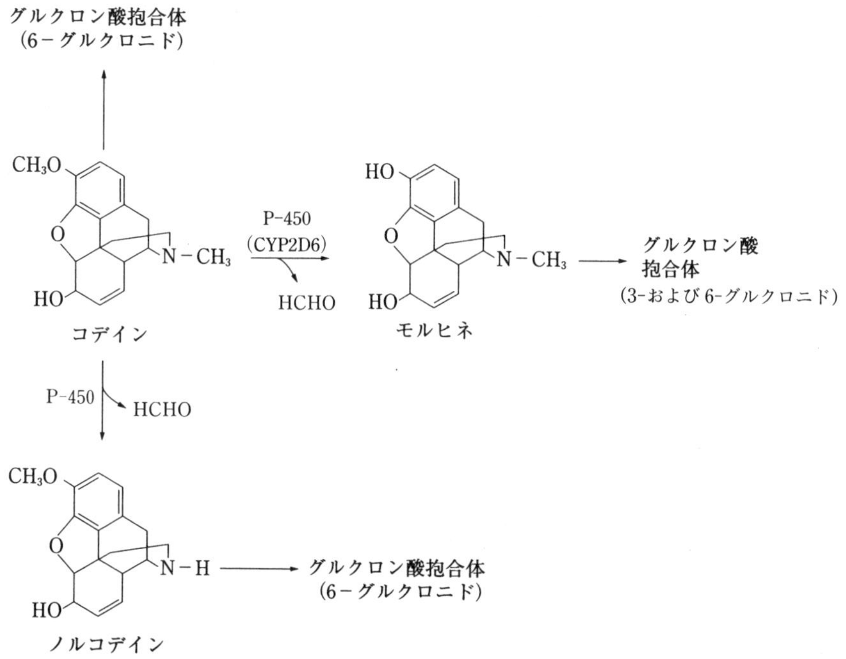

図E.12　コデインの生体内主代謝経路

薬（青）およびドラーゲンドルフ試薬（橙色）の噴霧で陽性のスポットを与える．

呈色反応：モルヒネと同様の呈色試薬に対し呈色する．

c）ジアセチルモルヒネ

ジアセチルモルヒネ（diacetylmorphine）は**ヘロイン**（heroin）とも呼ばれ，モルヒネとほぼ同様の薬理作用を示すが，延髄諸中枢を麻痺させる作用がモルヒネより強い．毒性はモルヒネより強く，**依存症**および**耐性**が非常に速く生じるため中毒に陥りやすく，禁断症状も極めて強い．また，乱用者は耐性の形成のため，中毒量および致死量には大きな個人差がある．

ジアセチルモルヒネは体内で極めて速やかに加水分解を受け6-アセチルモルヒネとなり，このものはさらに加水分解されてモルヒネを生じ，モルヒネグルクロニドとして尿中へ排泄される（図E.13）．したがって，ヘロイン中毒患者の尿中より未変化体そのものを検出することは困難であり，6-アセチルモルヒネを検出することも非常に難しい．

最近ヘロイン使用の証明の有用な手段として，尿中モルヒネ陽性者の毛髪中のモルヒネ，コデイン，6-アセチルモルヒネおよびヘロインの分析が推奨されている．これは毛髪中へのこれら物質の移行が迅速であること，ならびに毛髪中でのこれら物質の安定性が良好であるためである．

◆ジアセチルモルヒネの検出法

ガスクロマトグラフィー：検出器としては水素炎イオン化検出器を用いる．

薄層クロマトグラフィー：紫外線吸収性（281 nmに吸収極大）ならびにヨウ化白金酸カリウム試薬（青）およびドラーゲンドルフ試薬（橙色）の噴霧で陽性のスポットを与える．

呈色反応：モルヒネと同様の呈色試薬に対し呈色を示す．

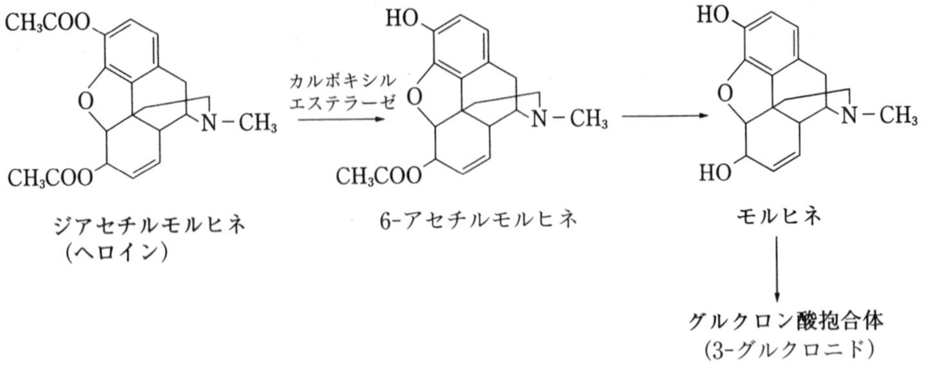

図 E.13　ジアセチルモルヒネ（ヘロイン）の生体内主代謝経路

3.3　コカアルカロイド系麻薬

a）コカイン

コカイン（cocaine）は，コカ葉に含まれるアルカロイドで，コカ葉中の総アルカロイドの70～80％程度を占める．コカインは局所麻酔作用と血管収縮作用を示すため，その塩酸塩が局所麻酔薬として表面麻酔に用いられている．一方，コカインには強い中枢興奮作用があり，少量の摂取で快感を与え，多弁，快活となり精神的および肉体的な疲労感が消失する．これが薬物依存の原因となる．特に近年“Crack”と呼ばれる遊離塩基での乱用が急増している．乱用者はモルヒネ摂取時より強い**精神的依存性**が形成されるが，**身体的依存**や**耐性**の発現はほとんど認められない．急性中毒は精神不安，精神錯乱，瞳孔散大などの症状を引き起こす．中毒量は5～50 mg，致死量は通常0.5～1 gとされているが個人差が大きい．

コカインは体内において**血漿（pseudo 型コリンエステラーゼ）および肝中（カルボキシルエステラーゼ）のエステラーゼ**により，速やかにエステル結合の加水分解を受け代謝されるため，尿中に排泄される未変化体の量は1～12％とわずかである（図E.14）．

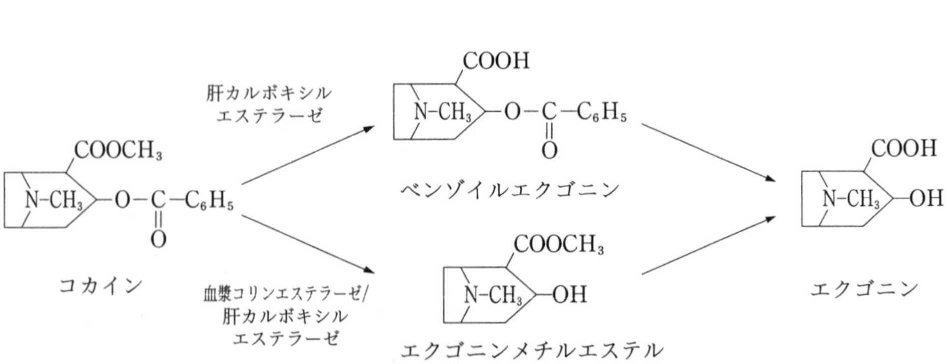

図 E.14　コカインの生体内主代謝経路

◆コカインの検出法

薄層クロマトグラフィー：ヨウ化白金酸カリウム試薬（青）の噴霧で陽性のスポットを与える．

3.4 合成鎮痛薬

合成鎮痛薬（synthetic analgesics）は，当初モルヒネに代わる鎮痛薬として開発された医薬品で，メペリジン（ペチジン）（meperizine），フェンタニル（phentanyl），メサドン（methadone）等，多数知られている（図 E.15）．また，これらはモルヒネと類似の作用を示し，常用すると習慣性を示すことより麻薬に指定されている．また，これらの薬物の中には，当初法規制の枠を逃れるために規制薬物の構造の一部を変え，合成された薬物（デザイナードラッグ）も多く含まれる．例えば，フェンタニルのあるデザイナードラッグが米国で乱用され，過剰摂取による死亡例が多数報告されている．

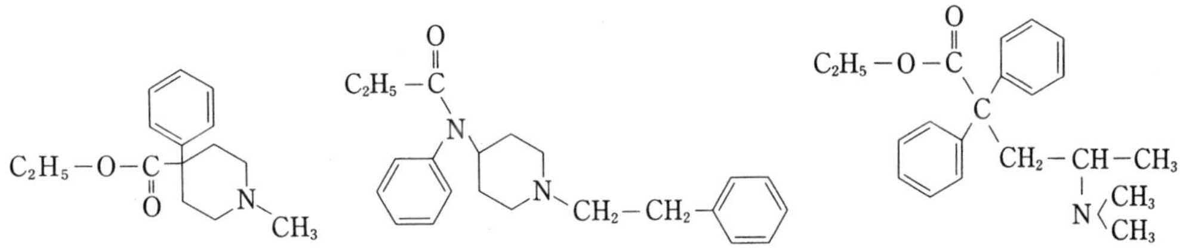

図 E.15　合成系鎮痛薬の構造

3.5 幻覚発現薬

a）リゼルギン酸ジエチルアミド

リゼルギン酸ジエチルアミド（lysergic acid diethylamide，**LSD**）は，ライ麦に寄生する麦角菌により産生される麦角アルカロイドから部分合成によって得られたもので，その催幻覚作用は 1943 年 Hoffman 自身の偶然の体験によって発見されたものである．LSD は，乱用薬物および向精神薬の中で最も強力な作用を示し，成人 1 回分が通常 50～100 μg，感受性の高いヒトでは 20～30 μg で幻覚作用が発現する．

LSD の幻覚症状は特異なもので，時間と空間感覚の欠如と視覚の異常体験が主で，薬物摂取後，2～4 時間幻覚の世界をトリップすることができる．しかしながら，この体験する世界には個人差があり，周囲の雰囲気や環境に著しく左右され，同じヒトでも，グッドトリップであったり，バッドトリップであったりする．また，感受性の高いヒトでは，この間精神錯乱状態に陥り，元の状態に戻らなかった（ワンウェイトリップ）例もある．連用すると**耐性**が発現し，**精神的依存性**は形成されるが，**身体的依存性**は形成されないといわれている．LSD も覚せい剤と同様に**フラッシュバック現象**がしばしば起こり，断薬は難しい．また，大量摂取では，流涎，嘔吐，麻痺，運動失調，けいれんなどを引き起こす．

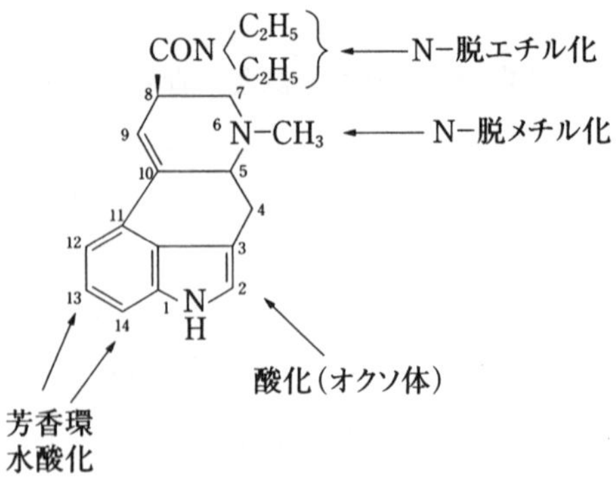

図 E.16　LSD の主要代謝部位

矢印は酸化部位を示す．

LSD をサルに投与（筋肉注射）すると，投与量の 39 % は尿中に，23 % は糞中へ排泄され，未変化体として排泄される量はごくわずかである．代謝物としては，13-および 14-水酸化体，2-オクソ体，*N*-脱メチル体などが知られている（図 E.16）．

◆リゼルギン酸ジエチルアミドの検出法

薄層クロマトグラフィー：紫外線照射下，強い青色の蛍光性ならびに *p*-ジメチルアミノベンズアルデヒド試薬の噴霧で陽性（青紫色）のスポットを与える．また，前者に比べ低感度ではあるが，ドラーゲンドルフ試薬（橙色）やヨウ化白金酸カリウム試薬（青）なども用いることができる．

b）サイロシビンおよびサイロシン

近年，**マジックマッシュルーム**（magic mushrooms）と呼ばれるキノコの幻覚作用などを求め乱用し，それによる中毒や事故死などが報告されている．乱用方法としては，乾燥したキノコそのものを食べるのが一般的である．マジックマッシュルームとは，**幻覚作用**を起こすキノコの俗称で，*Psilocybe cubensis*, *Psilocybe mexicana*, *Copelandia cyanescens* など少なくとも 20 種類以上あり，それらキノコの成分として精神作用に影響を及ぼす**サイロシビン**（psilocybin）および**サイロシン**（psilocin）が含まれている（図 E.17）．サイロシビンとサイロシンは，中枢神経の興奮や麻痺を引き起し，幻覚，酩酊，狂乱，発熱などの症状を呈し，乱用者の中には錯乱状態となり殺傷事件を引き起こした事例もある．また，LSD や覚せい剤と同様に，摂取後かなり時間が経過してから突然錯乱状態の発作（**フラッシュバック**）を起こすこともある．なお，平成 16 年 6 月 6 日から，サイロシビンおよびその塩

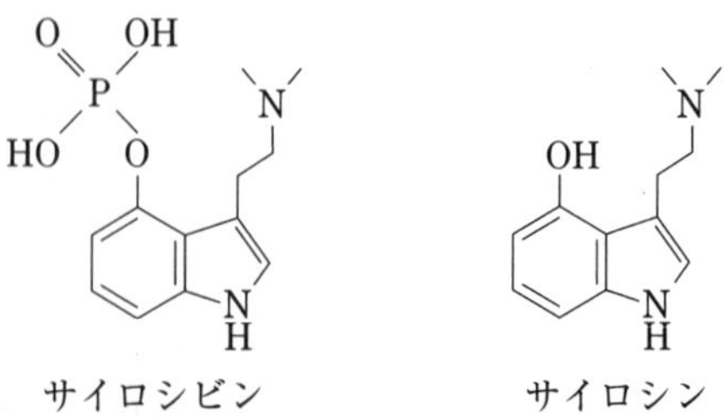

図 E.17　マジックマッシュルームに含有される麻薬成分

類，サイロシンおよびその塩類を含有するキノコ類は麻薬原料植物として規制されている．

◆サイロシビンの分析

ガスクロマトグラフィー：検出器としては質量分析計（MS）を用いる．トリメチルシリル（TMS）誘導体として GLC-MS にて微量分析する．

E4. 大　麻

大麻は，紀元前3000年もの昔より，痛みを和らげたり，陶酔感や幻覚を生じる植物として古代文明民族の間で使われてきた．大麻取締法でその栽培および使用上厳重な制限を受けている大麻とは，アサ（*Cannabis sativa* L.）およびその製品であり，アサの成熟した茎および製品（樹脂は除く）と種子は本取締法から除外されている．大麻は一般に**マリファナ**（marihuana）と呼ばれ，その乱用者は世界中で1億人ともいわれている．その乱用方法は，飲食法と吸煙法があるが，後者がもっとも多い．大麻には，**テトラヒドロカンナビノール**（THC），**カンナビノール**（CBN）および**カンナビジオール**（CBD）を3主成分とするカンナビノイド（C，H，O からなる C21 化合物）と総称される60種以上の成分が含まれている（図 E.18）．特に THC は麻酔作用，幻覚作用が最も強い．マリファナの毒性は他の乱用薬に比べ，比較的弱いとされている．

マリファナを吸煙すると10〜20分くらいで作用が発現し，多幸感，陶酔感が出現し，やがて時間と空間の感覚が欠如し，触覚，視覚などの種々の感覚が鋭敏になる．マリファナは**精神的依存性**は形成されやすいが，**身体的依存性**は形成されにくいとされている．マリファナも覚せい剤や LSD と同様に**フラッシュバック現象**がしばしば起こることより断薬は難しい．

大麻の幻覚作用本体である THC は極めて脂溶性が高く，また酸化的代謝を受けやすい．そのため未変化体としての排泄はほとんど認められない（図 E.19）．

大麻3主成分（THC，CBD，CBN）の分析

ガスクロマトグラフィー：検出器としては水素炎イオン化検出器を用いる．

薄層クロマトグラフィー：ジアゾ化ベンチジン溶液等の呈色試薬の噴霧により呈色スポットを与える．

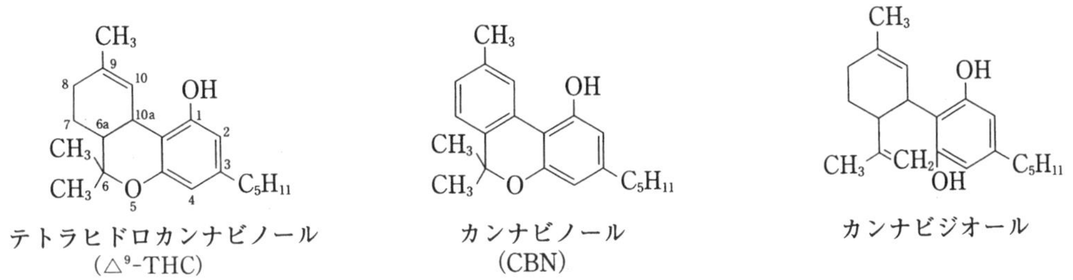

図 E.18　主要カンナビノイドの構造

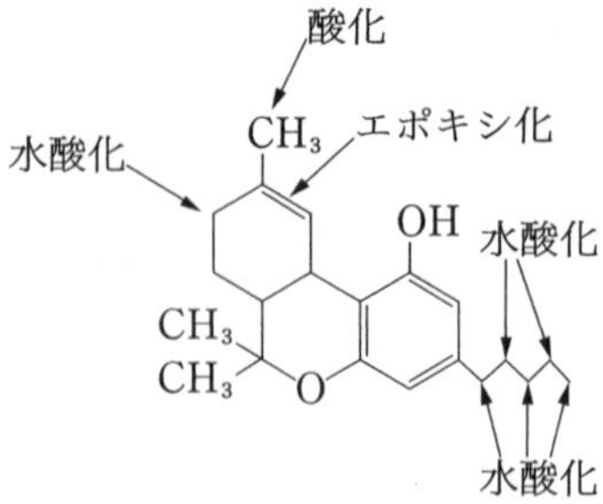

図 E.19　テトラヒドロカンナビノールの主要代謝部位
矢印は酸化部位を示す．

E 5. 揮発性物質

a）シンナー

シンナー（thinner）とは塗料などを溶かし，希釈する目的をもった有機溶剤で，数種類から数十種類の有機溶剤の混合物である．これらの有機溶剤は，塗料を塗布後，速乾性を必要とするため低沸点溶剤が混合されている．シンナーの主成分である**酢酸エチル**，**トルエン**，**アルコール類**または**ヘキサン**は，いずれも蒸気としては肺胞を通過し，容易に脳内に移行するため**強い中枢神経抑制作用**を示す．したがって，シンナー蒸気を吸入すると，まず興奮期が現れ，アルコール酩酊と類似した徴候が起こり，乱用者の多くが多幸感を味わうといわれている．また，精神的依存が主体であるが，依存は1回の使用量が多いほど，反復連用の間隔が短いほど，また乱用期間が長いほど速やかにかつ強く形成される．特に長期間に及ぶ常習的乱用者には，怠学，怠業な生活を送る者が多く，中には中毒性精神障害を示すものもいる．また，シンナーによる酩酊状態が事故や犯罪を引き起こすケースが多く，単に乱用者個人の問題だけでなく，社会に及ぼす影響が大きい．そのため，酢酸エチル，トルエン，またはメタノールを含有するシンナーは，みだりに摂取し，吸入し，またはこれらの目的で所持することが劇物及び毒物取締法において禁止されている．しかしながら，平成6年のシンナー等有機溶剤乱用者の検挙人員は約1万人で，その70％が少年であり，とくに青少年の社会的問題となっている．

一方，産業の現場では，危険な化学物質と接する仕事は少なくないが，その中で最も多い化学物質による事故原因は，有機溶剤による中毒である．労働省によると，業務上の有機溶剤中毒は1991年から1996年の間に全国で160件が発生し，248人が被害にあい，そのうち35人が死亡した．特に事故は地下室やエレベータ内の塗装，タンク内の清掃など換気の悪い場所での作業中に発生している．

b）エタノール

エタノール（ethanol）は酒類の主成分であり，アルコール性飲料として有史以来用いられてきた．エタノールは中枢神経系に対し抑制作用を示し，その作用はエタノールの血中濃度に比例し，記憶，注意，洞察などが鈍くなったり，情動が周期的に変動し感情の激発が起こったりする．血液中のエタノール濃度が1 mL中1.5 mg（0.15 %）以上になった場合，正常な歩行が困難となり思考力が減退する．また0.2 %を超えると完全に酩酊状態となる．中毒量および致死量はヒトにより異なるが，0.35 %を超えると昏睡そして0.5 %を超えると死を招くこともある．摂取されたエタノールは，そのまま呼気や尿中に排泄されるほか，アルコール脱水素酵素によりアセトアルデヒドとなり，さらにアルデヒド脱水素酵素により酢酸にまで分解される．

◆エタノールの定量

血液中のエタノールの定量

ウィドマーク法：揮発するエタノールを硫酸酸性下，重クロム酸カリウム（酸化剤）で酸化し，消費された重クロム酸カリウムの量を逆滴定で求め，エタノール量に換算する．

酵素法：アルコール脱水素酵素によりエタノールをアセトアルデヒドへ酸化する際，本反応に必要な補酵素 NAD^+ が還元されて生じるNADHの生成量を340 nmの吸光度変化により求める．

ガスクロマトグラフィー：検出器としては水素炎イオン化検出器が用いられる．

呼気中のエタノールの定量

検知管法：無水クロム酸をシリカゲルに吸着させた検知管を用い，変色部の長さを測定する．

E 6. アルカロイド

アルカロイドは植物体中に存在する含窒素，塩基性物質で，一般に微量で強力な生理・薬理作用を示すものが多い．このため使用を誤ると重篤な中毒作用を引き起こし死に至ることもある．また，けしおよびコカ葉からとれるアヘンアルカロイドおよびコカアルカロイドは，上記3.3項で記述したように麻酔作用のみならず，常用すると習慣性や耽溺性となって中毒症状を起こす物質であることにより麻薬に指定されている．

a）ストリキニーネ

ストリキニーネ（strychnine）は多くのマチン（馬銭，Strychnos）属類に含まれる中枢興奮作用を現すアルカロイドで，例えば，ホミカ（*Strychnos nuxvomica*）の種子およびイグナチウス豆（*Strychnos ignatii*）に約1～2 %，マチンの種子にはストリキニーネ，ブルシンとして約2.5 %が含有される．内服後速やかに消化管から吸収され，最も著明な作用は脊髄の反射興奮性を亢進することで，わずかの知覚刺激によっても強度の筋収縮を招く．したがって，中毒量を摂取すると，強い不安状態，反射亢進，強直性けいれんを発し，このため呼吸運動が障害されチアノーゼを呈する．わずかの刺激によりけいれん発作は反復するが，数回の繰り返しにより呼吸麻痺を起こして死亡する．なお，ストリキニーネ硝酸塩は古くより殺鼠，殺野犬剤として用いられているが，毒性が大きいので誤用による中毒や自・他殺の例も少なくない．ストリキニーネは主に肝で酸化的代謝を受け，代謝物としてベンゼン環が水酸化された2-水酸化体等が確認されている（図E.20）．

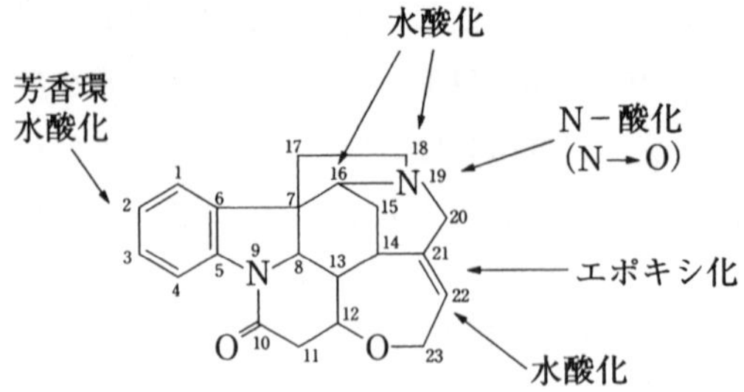

図 E.20　ストリキニーネの主要代謝部位

矢印は酸化部位を示す.

◆ストリキニーネの検出法

薄層クロマトグラフィー：紫外線吸収性（255 nm に吸収極大）ならびにドラーゲンドルフ試薬の噴霧で陽性（橙色）のスポットを与える.

呈色反応：マンデリン試薬により美麗な青色から紫色を呈した後，最後に橙色となる.

b）キニーネ

キニーネ（quinine）は，南米原産のアカネ科の植物 Cinchona 属の樹皮に含有される主アルカロイドで，抗マラリア薬，陣痛促進薬，解熱薬としてその硫酸塩や塩酸塩が用いられる．中毒は過量投与によるか，特異体質者にみられる．中毒症状としては，軽症では，嘔吐，耳鳴り，発疹，下痢，重症では激しい頭痛，失明，呼吸困難，虚脱を発し，中枢麻痺で死亡する．中毒量は，0.06～0.3 g，致死量は 8 ～15 g と比較的高い．キニーネの摂取により尿中には未変化体とともに，主にキノリン環の 2′ 位の酸化成績体が排泄される（図 E.21）.

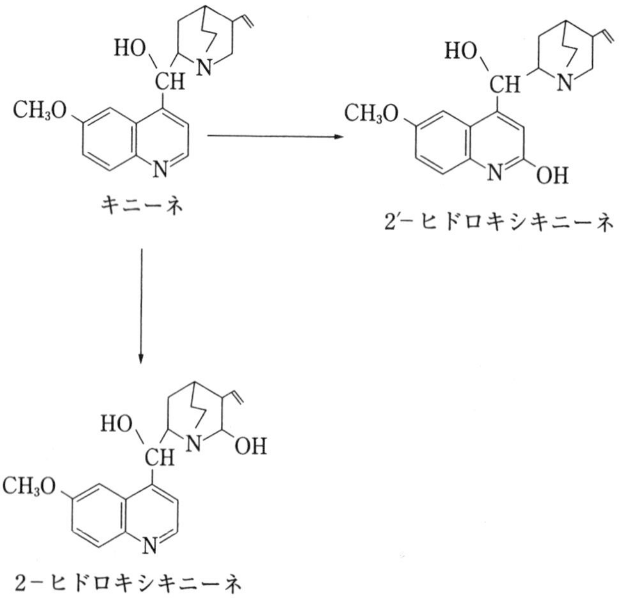

図 E.21　キニーネの生体内主代謝経路

◆キニーネの検出法

薄層クロマトグラフィー：紫外線照射下，強い青色の蛍光性ならびにドラーゲンドルフ試薬の噴霧で陽性（橙色）のスポットを与える．

呈色反応：Thalleiochin 反応

c）アコニチン

アコニチン（aconitine）は，トリカブト（Aconitum）属植物にメサコニチン，ヒパコニチンなどとともに含有される毒性の極めて強いアルカロイドである．そのため，山菜の誤食やハチミツ中に混入したものの摂取による中毒例が数多く報告されている．また，その猛毒性から自殺あるいは使用量が微量であるため，証拠の残らない毒殺手段として用いられている．一方，トリカブトの塊根は漢方生薬の一つ，附子（ブシ）または烏頭（ウズ）の基原植物として，減毒加工して，鎮痛，強心および利尿薬として用いられている．中毒量と致死量の差が極めて接近しており，アコニチンとして3～4 mgがヒトにおける致死量とされている．経口的に摂取された場合，口腔内の灼熱感，麻痺，口唇，舌および手足のしびれ，さらに嘔吐を起こし，四肢のけいれん，虚脱症状を発し不整脈および呼吸麻痺で死亡する．この中毒では重症の場合も比較的意識の明らかなことが，その特徴とされている．

◆アコニチンの検出法

薄層クロマトグラフィー：ドラーゲンドルフ試薬の噴霧で陽性（橙色）のスポットを与える．

d）アトロピン

アトロピン（atropine，*dl* 型ヒヨスチアミン）はベラドンナ（*Atropa belladonna*），チョウセンアサガオ（*Datura alba* Nees），ハシリドコロ（*Scopolia japonica* Maxim.）の葉および根の中に l 型のヒヨスチアミンとして存在し，生薬の貯蔵中やその後の処理でラセミ化してアトロピンに変わる．中毒の原因は，これら植物の誤食が最も多いが，医薬品として使用されているロートエキスならびに硫酸アトロピンの誤用等もある．中毒作用としては，副交感神経末梢を麻痺させるほか，中枢神経に対し最初は興奮的に，ついで麻痺的に作用する．また，顕著な**瞳孔散大作用**，および唾液，汗および粘液の分泌抑制作用がある．中毒量は 10～60 mg，致死量は 70～80 mg である．アトロピンはその投与量の約半量が未変化体として尿中排泄され，残りは加水分解産物（トロピン酸）などを含め代謝物として排泄される（図 E.22）．

◆アロトピンの検出法

薄層クロマトグラフィー：紫外線吸収性ならびにドラーゲンドルフ試薬の噴霧で陽性（橙色）のス

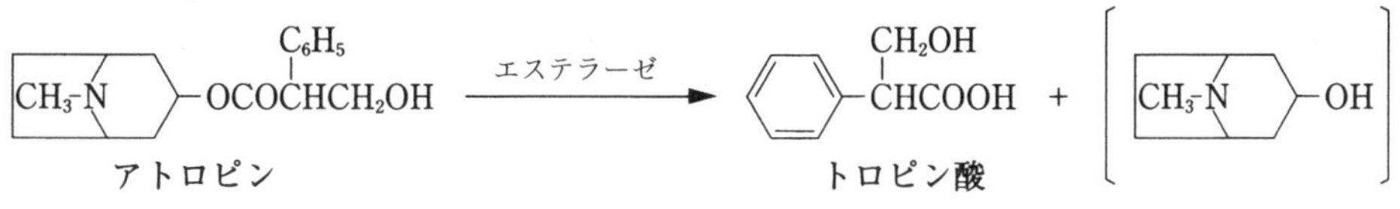

図 E.22　アトロピンの生体内主代謝経路

ポットを与える．

呈色反応：Vitali 反応

e）ニコチン

ニコチン（nicotine）はタバコ（*Nicotiana tabacum*）の葉中にリンゴ酸塩あるいはクエン酸塩として，2～8％含まれている．また，その他のアルカロイドとしてはノルニコチン（nornicotine），ニコテイン（nicoteine），ニコテリン（nicotelline），ニコチミン（nicotimine）などが含まれている．ニコチンは非常に毒性が強いだけでなく，口腔，呼吸器粘膜，皮膚からの吸収が早く，例えば致死量のニコチンが経口摂取されると数分以内に命を奪う．急性中毒症状は，軽度では悪心，嘔吐，頭痛，めまいが，重症の場合は呼吸困難に陥り，脈拍の著しい乱れを催し，意識不明となり，けいれんを起こし死に至る．ヒトの経口致死量は50～60 mg とされている．ニコチンは体内でコチニン（cotinine）等へ酸化的代謝を受け解毒される（図 E.23）．

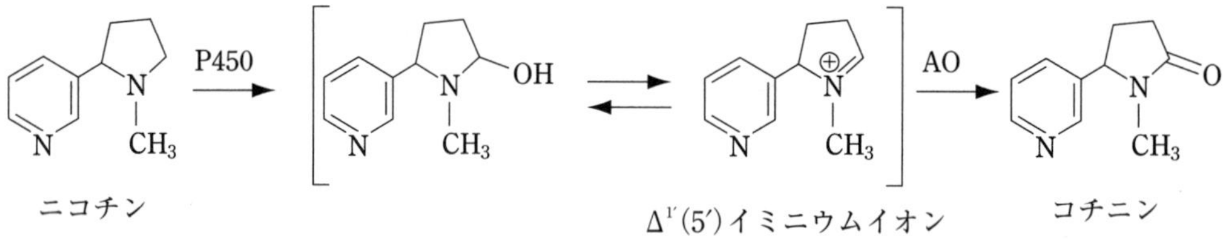

図 E.23　ニコチンの生体内主代謝経路

AO：アルデヒド酸化酵素

◆ニコチンの検出法

薄層クロマトグラフィー：紫外線吸収性ならびにドラーゲンドルフ試薬の噴霧で陽性（橙色）のスポットを与える．

呈色反応：Melzer 反応

参考文献

1）植村振作他（1988）農薬毒性の辞典，三省堂
2）佐藤哲男他編（1989）毒性試験講座 6　毒性生化学（下），地人書館
3）日本薬学会編（1992）薬毒物化学試験法と注解　第 4 版，南山堂
4）吉村英敏編（1994）裁判化学 第 3 版，南山堂
5）濱田　昭・黒岩幸雄他（2000）裁判化学，南江堂

第5章 生活環境と健康

A 地球環境と生態系

A1. 地球環境の成り立ち

1.1 地球の3圏

地球は赤道半径が約6,378 km，極半径が約6,356 kmの回転楕円体の，平均密度が約5.5 g・cm^{-3}の惑星である．地球の中心の核には鉄を主成分とする密度（12～13 g・cm^{-3}）の非常に高い物質が集中し，その他，地球の体積の80％以上を占めるマントルはケイ酸塩（SiO_2）や鉄やマグネシウムの酸化物から構成されている．地球の表層の**地殻**は厚さ平均30 kmのケイ酸塩含量がさらに高い岩石から成り，その表面の約71％は海洋に覆われている．地球は中心から外側に向かうにつれて層の構成物の密度が減る多層構造体であり，その外側を取り巻く大気の密度も上空ほど小さくなる（図A.1）．

地球には総量13億～14億 km^3の豊富な水があるが，海水が97％以上を占め，陸地にある水はお

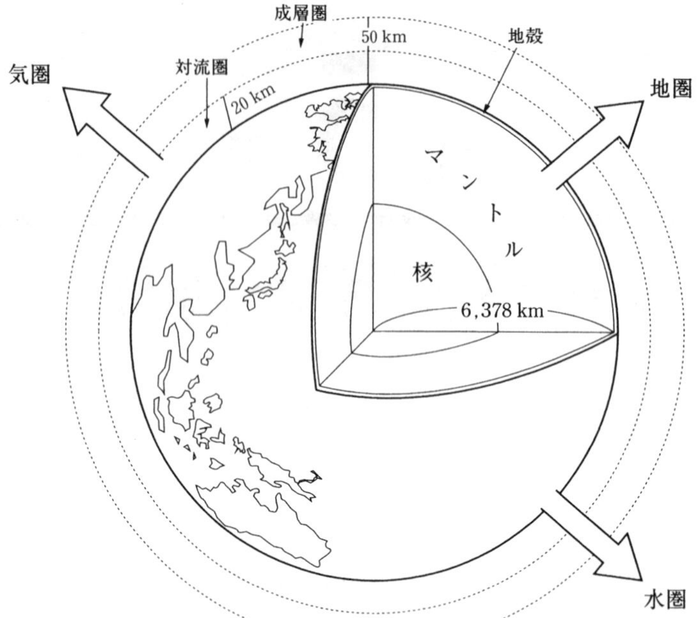

図 A.1　地球の 3 圏

よそ 34.6 × 10⁶ km³ とわずか 3 %以下にすぎない．陸水は大陸氷が 70 %，地下水と土壌水が 29 %，残りの 1 %が湖沼水や河川水などである．水は海面および陸地から蒸発し，大気中で凝結して，再び落下して循環している．1 年間の降水量は水総量の約 3600 分の 1 と推測され，陸上にはその約 4 分の 1 が降下して河川水または地下水として海に注がれる．この水の循環作用は気象現象や地殻表層の形成，そして地球の表層に住む生物に重要な影響をもたらしている（表 A.1）．

地殻の表面は大抵，土壌が薄くおおっているが，その下には風化・浸食作用によって堆積した堆積岩が約 5 %程度存在し，さらに，その下の岩石は変成岩や火成岩から構成される．地殻の構成元素をマントルのそれと比較すると，よりケイ酸含量が高く，カルシウム，アルミニウム，アルカリ金属なども多くなり，代わりにマグネシウムが少ない（表 A.2）．

地球の外側はおよそ 1000 km くらいまで大気で包まれているとされている．地上から 9 ～17 km ま

表 A.1　水圏における水の分布

位置	水量（l）	全体の水に対する百分率	平均滞留時間
淡水湖	125×10^{15}	0.009	10 年
塩水湖および内陸海	104×10^{15}	0.008	
河川水	1.1×10^{15}	0.0001	2 週間
懸垂水（土壌湿気を含む）	66.6×10^{15}	0.005	2 ～50 週間（？）
深度 800 m 以浅の地下水	$4,200 \times 10^{15}$	0.31	10,000 年
深度 800 m 以深の地下水	$4,200 \times 10^{15}$	0.31	（数時間～10 万年）
万年氷および氷河	$29,000 \times 10^{15}$	2.15	15,000 年
大気	12.9×10^{15}	0.001	10 日
海洋	$1,319,800 \times 10^{15}$	97.2	4,000 年

（B. J. Skinner, 1982）

表 A.2　地殻の主成分組織（%）

SiO_2	55.2
TiO_2	1.63
Al_2O_3	15.3
Fe_2O_3	2.79
FeO	5.84
MnO	0.18
MgO	5.22
CaO	8.80
Na_2O	2.88
K_2O	1.91
H_2O	
P_2O_5	0.26
CO_2	

（V. Poldervaat (1955) *Geol. Soc. Amer.*, Special Paper **62**, 119-144）

での対流圏では 100 m 昇るごとに温度が 0.5〜0.6 ℃の割合で下がるが，その上 50 km までの成層圏ではオゾン層が太陽からの紫外線を吸収するため温度はむしろ上昇する．対流圏において気象現象に重要な役割を果たしている水蒸気の量は大きく変化するが，水蒸気を除いた乾燥空気の組成は一定である（表 A.3）．

物理的・化学的・生物的に迅速な変動が見られる地球表面の自然環境は**地圏・水圏・気圏**の 3 圏から構成されている．これら 3 圏にまたがった地球表面の数 km 程度の薄い層に多数の生物が生存しており，この範囲を**生物圏**と呼ぶ（図 A.2）．自然環境においては，3 圏の相互間で水・窒素・酸素・二酸化炭素などが化学系を変えて循環していて，自然界に存在する 92 種類の化学元素の一部から構成されている生物（表 A.4）もこの元素の循環に組み込まれている．特に，水は地球表面における温度範囲で気体・液体・固体の 3 相を保つことができるので，その循環は自然界に物理的・化学的・生物的なさまざまな作用を及ぼして，自然環境の地域性をつくり上げている．例えば，動物は水を飲み，植物は土中の根から水を吸収し，水は動植物の生体の構成要素となった後，呼吸や蒸散によって再び大気中に戻される．

生物圏には菌類・植物・動物など多種多様な生物が生息しており，その全乾燥重量を**生物現存量**（**バイオマス** biomass）という．バイオマスの大部分は植物が占めている．現在では，バイオマスはエネルギー等として利用できる，まとまった量の生物体由来の物質のことを指すようになっており，「生物資源」と訳されることもある．バイオマス資源は，糖質系等の作物系資源（サトウキビ等）と

表 A.3　大気の平均組成（%）

窒素	(N_2)	78.09	メタン	(CH_4)	1.5×10^{-4}
酸素	(O_2)	20.95	クリプトン	(Kr)	1.1×10^{-4}
アルゴン	(Ar)	0.93	水素	(H_2)	5×10^{-5}
炭酸ガス	(CO_2)	0.03	酸化窒素	(N_2O)	5×10^{-5}
ネオン	(Ne)	1.8×10^{-3}	クセノン	(Xe)	9×10^{-6}
ヘリウム	(He)	5.24×10^{-4}	オゾン	(O_3)*	2×10^{-6}

*変動し高度とともに増加する．
（Brian Mason (1966) Principles of Geochemistry）

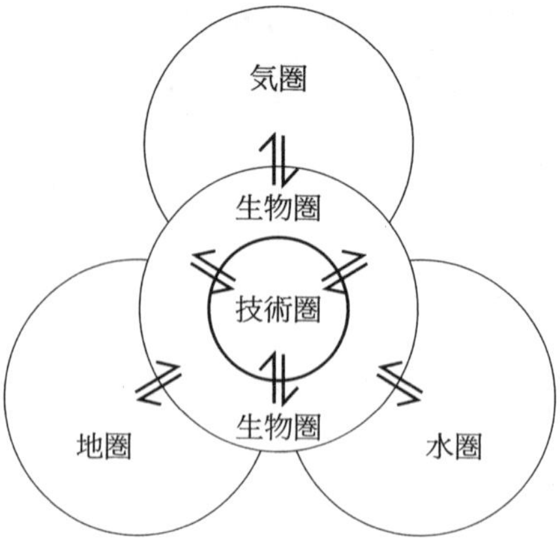

図 A.2　自然環境の中の生物圏

表 A.4　生物の元素組成（%）

元　素	生　物
O	62.8
C	19.4
H	9.31
N	5.14
Ca	1.38
S	0.64
P	0.63
K	0.34
Na	0.26
Cl	0.18
Mg	0.04
Fe	0.005

（R. W. Fairbridge, 1972）

副産物系資源に大別され，後者には農業関係資源（もみ殻，稲わら等）そして林業関係資源（間伐材等），水産関係資源（貝殻等），畜産関係資源（家畜排泄物等），生物系資源由来の商工業・都市関係資源（木くず，食品生ごみ等）等がある．バイオマス資源の活用は，これまで廃棄物として処理されるなど利用されていなかった有機物を資源として利用することにより，資源の循環利用と最終処分量の減量につながることから，環境への負荷が低いということで今後その導入が期待されている．

1.2　物質循環とエネルギーの流れ

地球にはエネルギーが絶えず流れ込み，また流れ出していて，その結果として地球表面の構成物質は連続的また間欠的に循環している．したがって，ほとんどすべての環境問題の根底はエネルギー利用の問題として捉えることができる．地球のエネルギーの源は太陽の放射が圧倒的に大きい．太陽は 1.17×10^{31} kJ/年という想像も及ばないような量のエネルギーを放射していて，その一部の 54.4×10^{11} kJ/年が地球に入射して，地球の気候や生物圏に影響を及ぼしている．

地球または大気に吸収されたエネルギーは熱に変換されて再び宇宙に放射されるが，この熱の流れが風，雨，雪を通じて**地球の物質循環**のシステムを動かしている．すなわち，吸収されたエネルギーの大半は水のサイクルによって流れ，大量の水の蒸発と降雨現象によって熱を放出している．我々が利用しているダムや水力発電は水のサイクルのエネルギーを介して太陽エネルギーのごく一部を間接的に取り出していることになる．地球に注がれる**入射太陽光の約 0.15%**は植物や藻類のような独立栄養生物体の中に光合成によって**炭水化物の形の化学エネルギー**に変換されて取り込まれている．この蓄えが植物および従属栄養生物である動物などの生態系の存在を支えるエネルギーの源となるが，それらを構成する有機物質は蓄えられていくのと同じ割合で，酸化されて自然界で放散されていく．化石燃料は短期間のうちに酸化分解されていく植物のほんの一部分だけが地下に埋もれ，数十万年にわたる長い期間で不完全な酸化の状態におかれて腐敗しているものである．地球に誕生した生命は長年にわたって複雑に進化を遂げ，多くの種類の植物や動物を生み出し，人間が出現したのは今から約50万年前とされている．人間は急速に数を増し，豊かな物質文明を築き上げてきた．現在，生物学的活動もまた工業的活動も指数関数的に増大している．この人為的な物質の循環が自然環境の**循環バランス**を崩し始めている．

A 2. 生態系の構造と特徴

2.1　生態系（ecosystem）の構成要素と物質循環

自然の生物は，他の生物と相互に作用し合っているだけでなく，それを取り巻く自然環境とも関係をもち，複雑に絡み合って生きているので，生物群集と非生物的（無機的）環境とは切り離すことができない（図 A.3）．そこで，ある地域のすべての生物群集とその生活に関与する無機的環境を含めた秩序あるシステムを生態系と呼ぶ．生態系は**生態学**（ecology）とシステムとを結合した概念で，イギリスの生態学者 A. G. Tansley が 1935 年に提唱したものである．生態系は小さくは，湖沼，畑，雑木林，森，山などのそれぞれに存在し，それらが相互に作用しながら，熱帯，亜熱帯，寒帯地方，さらには陸上，海洋といった地球レベルにまで広がり，巧妙に調和がとられている．生態系は，その構成生物群が多種多様であればあるほど**複雑な関係が成立して**，その安定性を維持できることになる．

生態系は機能的にみて次の四つの要素に分けられる（図 A.4）．

① **無機的環境**：大気，海洋，土壌などの非生物的環境．

② **生産者**：太陽エネルギーを利用して光合成色素のクロロフィルにより水，二酸化炭素，窒素やリンなどの無機物質から炭水化物をはじめとする有機物質を合成する植物や植物性プランクトン．

③ **消費者**：生産者が光合成した有機物質を栄養源として摂食する動物．草食動物や動物性プランクトンなどの一次消費者と，さらに，それらを摂取していく肉食動物である二次消費者や高次消費者に分けられる．

④ **分解者**：枯れたり死んだりした生物や動物の排泄物を栄養源とする細菌から微小後生動物まで

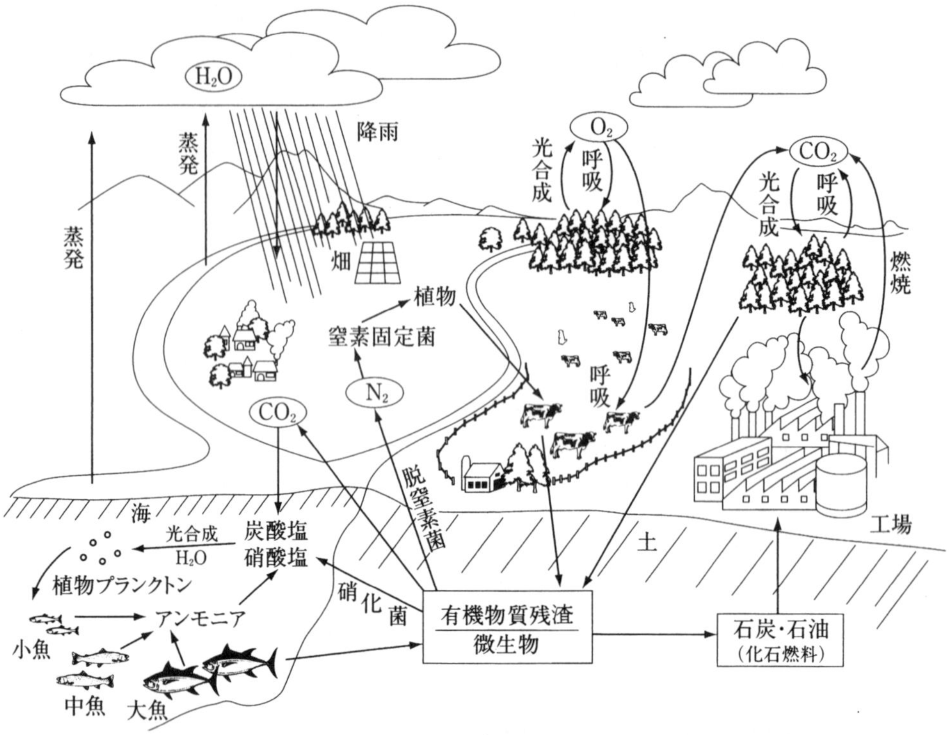

図 A.3　生物構成元素の循環

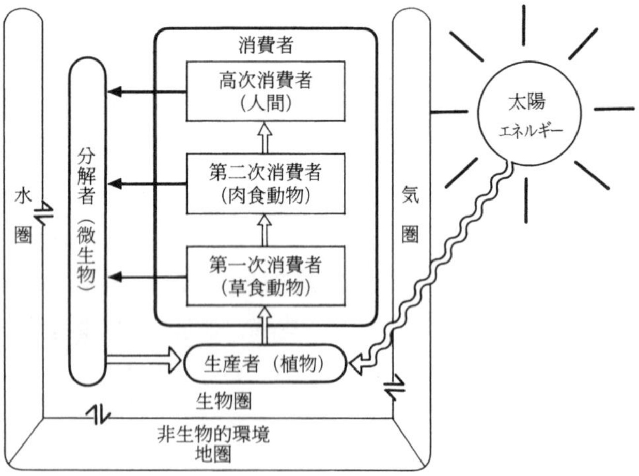

無機的環境（気圏，水圏，地圏）
生物圏
① 生産者（植物，植物性プランクトン）
　　太陽エネルギー（光合成）
　無機物 ──→ 有機物
　（元素ＣＨＯＮＰと
　太陽エネルギーを固定）独立栄養

② 消費者（動物，動物性プランクトン）
　植物体の有機物（元素とエネルギー）を
　自分の体に同化　　従属栄養

③ 分解者（微生物）
　　生分解
　有機物 ──→ 無機物（浄化，分解，解放）
　例）下水処理（活性汚泥法），
　　　河川の自浄作用など

図 A.4　生態系の構成要素

含める微生物群．これらは有機物質を無機物質までに分解して無機的環境に戻して，生産者による無機栄養物の再利用が可能となり，生態系における元素の物質循環が成り立つ．

生物体を構成する元素は，生産者による固定化，消費者による同化，分解者による解放，そして再び固定化を繰り返して，**化学形を変えながら生態系を循環**している．生物体の主要な構成元素である炭素や窒素などの物質循環に大きな役目をなしている微生物や植物性プランクトンは環境科学上，特に重要な生物である．環境科学においていう微生物とは範囲がきわめて広く，細菌（bacteria），菌類（fungi），ウイルス（virus），藻類（algae），原生動物（protozoa）から微小後生動物（metazoa）まで含める．自然界では，生産者より，太陽エネルギーを利用した有機物質生産が絶え間なく行われている．もし，分解者であるこれら**微生物相**の活躍がなければ，生態系の物質循環は断たれてしまい，地球上は有機物質の残がいで埋もれてしまうことになる．したがって，土壌や水域において微生物が行う有機物質の無機化は，自然界が有している重要な**自浄作用**である．今日，有機排水処理に用いる活性汚泥法は，微生物の有する有機物質の分解能力を利用したものである．一方，水域の生産者である植物性プランクトンは無機物質から有機物質を生産して繁殖するが，これは水域の**自濁作用**である．植物性プランクトンの主体をなすものは，クロロフィル a を有し光合成を行う浮遊性の単細胞藻類である．閉鎖性の強い水域で栄養塩類が蓄積すると，特定の藻類が異常に増殖して，湖沼での水の華や海での赤潮を発生させて環境を悪化させる．

2.2　食物連鎖

植物や植物性プランクトンは太陽エネルギーと無機物質とを有機物質に変換することによって生命を維持しており，独立栄養生物と呼ばれる．それ以外の生物は，従属栄養生物といい，その栄養源を他の生物に依存している．したがって，生態系の構成原理の一つは，捕食者－被食者の関係であり，一見網の目のように複雑に絡み合っているので，それを**食物網**（food web）という（図 A.5）．海洋においては植物プランクトン－動物プランクトン－小型魚類－大型魚類－（鳥）－人間，陸上においては農作物－虫－鳥－人間などへの捕食関係が存在する．湖沼における食物網を図 A.5 に示す．このように鎖状の捕食で成立する関係を**捕食食物連鎖**という．また，被食されなかった植物，動物あるいはその排泄物は，微生物により分解されるが，これら有機物質の分解にあずかる種群間に成立する関係を腐食食物連鎖という．このように，生態系においては，食物連鎖（food chain）を通じて太陽エネルギーが流れ，また生物体を構成する栄養元素は化学形を変えながら生物相と無機的環境の間で循環している．例えば，大気中や土壌中の炭素，窒素，リンなどの元素は，植物により固定化されて生物体の有機物質の骨格を形成していくが，一方では，落ち葉，動物の排泄物，動植物の死骸などは微生物により分解され，あるいは化石燃料として燃焼されて，無機物質として再び環境へと放出される．一つの生態系から無機的環境に放出された元素は，特に水を主な媒体として，他の生態系へ入ったり，ある地域から他の地域へと移行する．したがって，炭素，水素，酸素，窒素，硫黄，リンなどの生物構成元素の自然界での循環は，生物活動に大きく左右されていることになる．

2.3　生物濃縮

生物が自然環境から取り込んだ物質を，環境中におけるよりも高い濃度に生体内に含有する場合，この現象を**生物濃縮**（bioconcentration または bioaccumulation）という．生体の構成成分で，環境中にその存在量が少ない窒素やリンなどの元素は，植物性プランクトンや植物などの生産者の段階で生物濃縮される．ところで，生産者は生体成分としてそれほど多量に必要としない元素も濃縮する．例

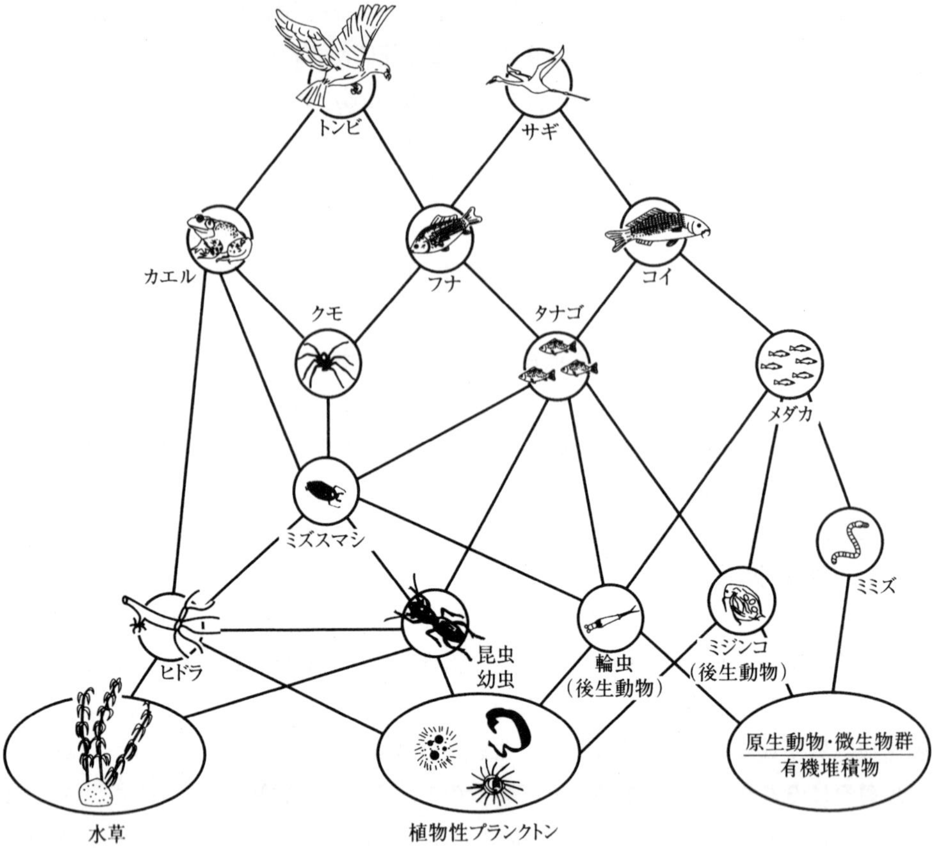

図 A.5　湖沼の生態系における食物網

えば，海の藻類には，臭素やヨウ素などのハロゲン元素やマンガン，ニッケル，亜鉛，クロムなどの重金属が海中濃度の数百～数千倍にまで蓄積されている．

最近になり，これらの元素のほか，**有害な重金属や難分解性有機物質**も生物に高濃度に蓄積されることが明らかにされている．しかも，被捕食者の体内に蓄積しているこれらの物質が，食物連鎖を通じて捕食者へ移行し，**高次消費者**になるにしたがってより高い濃度に蓄積されていき，それら生物の生存に悪影響を及ぼすこともわかってきている．当然，食物連鎖の末端に位置し，生態系の最高捕食者である人間には，有害物質の生物濃縮は切実な問題である．生物濃縮は，自然界における物質循環に大きな影響を与える現象であるとともに，生態学上，また環境問題として重要視しなくてはならない．

生物濃縮の程度を表現する数値として，ある物質の環境媒体中の濃度（CA）と生物体内濃度（CB）の比率（CB/CA）を**濃縮係数**と呼び用いる．濃縮係数は，土壌と陸上生物の間よりも，水中と水棲生物との間で求めるのが一般的である．これは，対象となる物質の濃度が水中では均一であるため，環境と生物体内での物質の濃度間に一定の平衡関係が成立し，そこで求められる濃度係数に，ある程度の普遍性を見出し得るからである．また，生態系における物質の生物濃縮現象の調査は淡水域より海洋において行われる場合が一般的である．実際，ある海洋生態系においては，海水－プランクトン－小魚－肉食性魚類－海棲哺乳類の順に，重金属や有機塩素系化合物の濃縮係数が増大しており，これらの物質の食物連鎖を通じての生物濃縮が確認されている．物質が生物体内に侵入する経路としては，食餌を介してのいわゆる食物連鎖による間接的なもの（間接濃縮）のほか，肺やエラなどの呼吸器あるいは外部上皮を通しての直接的なもの（直接濃縮）もある．特に，水中の生物の場合には両方の濃縮経路を考えなくてはならないが，一般的には，物質の水中濃度が高い場合には**直接取り込み**が，濃度が低い場合には食物連鎖による**間接取り込み**のほうが，主要な経路となると考えられている．

2.4　富栄養化

富栄養化（eutrophication）の概念は，栄養塩濃度が低いため生物が少ない貧栄養湖が，湖外の生態系から土砂に含まれて流入してくる栄養塩類を蓄積して，植物性プランクトンの生産量の大きな富栄養湖に変わっていく現象からきている．わが国においては，一般に山間に分布し，水深も大きな摩周湖，十和田湖，中禅寺湖，本栖湖などが貧栄養湖であり，肥沃な平野や盆地にあり，水深が浅い霞ヶ浦，諏訪湖，浜名湖，琵琶湖湖南などが富栄養湖に相当する．富栄養湖の状態になると，植物性プランクトンの増殖により，湖水が緑色もしくは褐色に濁り，食物連鎖を通じて，各種の水棲動物群の生産が盛んになる．湖は，水深がさらに浅くなり極端な過栄養状態になると，沼沢に移行する．このような遷移は，自然的要因により起こる場合，きわめて緩やかであり，数千年から数万年という地質的年代を要する．ところが，近年人間活動の活発化に伴い，工場や住宅地からの産業や生活の排出物や農耕地からの肥料が流入する湖沼においては，栄養塩類が急速に増加して植物性プランクトンの大増殖が起こるようになった．この現象は人為的な富栄養化であるが，現在わが国においては，天然湖沼のみならず，ダム湖，内海，内湾，河川などのさまざまな水域において起きている．環境科学において一般にいう富栄養化とは人為的なものである．

比較的浅く閉鎖性の強い水域は富栄養化状態になりやすく，温度，日照，pH，溶存酸素などの物理的条件が揃うと，生産者である植物性プランクトンが増殖を始める．植物性プランクトンの増殖には，その有機体の構成成分となる数多くの栄養塩類が要求される．なかでも，リンは細胞構成成分である核酸，脂質，タンパク質のほか，ATP などのエネルギー物質にも必要である．また，炭素や窒素は細胞成分の主要な構成元素としてその要求量は非常に大きい．水中の塩類濃度を植物性プランクトンである藻類の元素組成と比較すると，水中においては窒素，炭素およびリンの濃度が著しく不足している．したがって，水中の窒素やリン濃度は藻類が繁殖することを制限しているわけで，これらの元素を**制限元素**という．なお，炭素は不足すると大気中から炭酸の形で水に溶け込んで補給される．

植物性プランクトンは水域の主要な生産者であり，水棲生物の食物連鎖の基礎をなしている．植物性プランクトンの主体をなすものは緑藻類，珪藻類，藍藻類，鞭毛藻類に属する小型藻類である．貧栄養水域が富栄養化されていくことは，その水域の生物生産性を高めることであり，ある程度の富栄養化は漁業生産を上げる効果がある．しかし，急激な水域の富栄養化においては，水の華や赤潮にみられるような特定の藻類が異常増殖する．そして，それらを積極的に食べる動物性プランクトンが少ないこともあり，生産された多量の有機物質は水中や底層で腐敗して，水中の酸素欠乏を引き起こしたり悪臭を発生させる結果となる．また，特に湖沼の富栄養化が大きな社会問題となっているのは，その湖沼より取水している上水道の水質低下である．藍藻類自体，またその生産物は，浄水処理における塩素消毒により生成され発癌性の疑いがある**トリハロメタン**（trihalomethane）の前駆物質となることが推定されている．また，藍藻類やこれを栄養とする放線菌が産出するジェオスミン（geosmin）や2–メチルイソボルネオール（2-methyl-isoborneol）などは水道水の**かび臭**の原因物質である．したがって，人為的な富栄養化は，水域の生態系や人間の生活に悪影響を与え，嫌われるのが一般的である．

2.4.1 水の華（アオコ）

水の華（water bloom）は湖沼および貯水池などで，主に藍藻類が異常に増殖して水表面に集積する現象である．わが国の多くの富栄養湖で頻繁に発生する代表的な**藍藻は microcystis** であり，球状～不定形のゼラチン質に包まれた群体（colony）を形成する．1群体中の細胞数は数十から数百個であり，直径は大きなもので1 mm 程度となる．また群体が集合して30 mm 程度の塊状になる場合もある．microcystis の多数の群体が浮上すると水表面に集積してマット状となり，湖沼の美観を著しく損なう．また，湖沼を水道水の原水として利用する場合，浄水処理障害や異臭味発生などの被害も起こる．さらに，注目すべきことは，ある種の藍藻類は有害毒素を産生することである．有毒物質としては，7個のアミノ酸からなる環状ペプチドで50種類以上の同族体からなる**ミクロシスチン類**（肝臓毒）（図A.6），シリンドロスパーモプシン（肝臓，腎臓，膵臓，肺毒），アナトキシン類（神経毒）などがよく知られている．現在，WHO（世界保健機関）から有毒アオコおよびその有毒物質に関する報告がなされ，飲料水および環境水中のミクロシスチンの濃度について勧告がなされている．これら有害毒素はその化学性質ゆえに，良い分析法が確立されていない．外国では強力な毒素を産生する水の華が発生し，魚類だけではなく，その水を飲んだ陸上の家畜までもが死亡した例が多数報告されている．わが国では，幸い有毒アオコの異常発生の報告はないが，気候変動や富栄養化の進行により，将来日本でも起こる可能性は否定できない

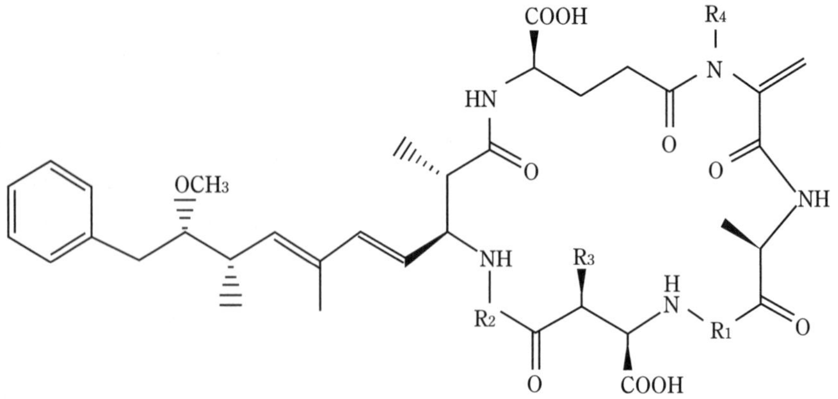

図A.6　ミクロシスチン類の構造

2.4.2 赤　潮

赤潮（red tide）は海水中において微小な藻類が異常に増殖して，海水の色が赤褐色になる現象で

ある．わが国で赤潮を発生する藻類は約 30 属 50 種も存在するとされているが，必ずしも赤色を呈するとは限らず，種類によっては青色や緑色になることもある．赤潮生物の一つであり，鞭毛により動き回る鞭毛藻類の多くは包のうを作り，環境条件が悪くなると海底に沈む．そして，温度が上昇し，窒素，リンおよび増殖促進物質などが豊富になると，栄養体になって分裂を開始することがわかってきている．しかし，赤潮の発生機構に関する説明には，まだ十分な資料が蓄積されていない．赤潮は昔から記録されている現象ではあるが，近年では，海での汚濁物質量が増大したため，頻繁に沿岸水域で発生している．赤潮の発生は，水中の酸素欠乏，有毒物質の生産，エラへの付着による呼吸阻害により，魚介類の大量死をもたらす．今日，夏期になると必ず瀬戸内海では赤潮が発生して，しばしば養殖魚などに多大な被害を招いている．

2.5　生分解（biodegradation）

有機物質は自然界において，光分解，化学的分解および**生物的分解**（生分解）の 3 種の様式で分解される．

① 光分解：太陽光線を吸収して分解される．

② 化学的分解：温度，pH，金属イオンなどの化学的作用により分解される．

③ **生物的分解**：有機物質は生物体内において，酸化還元作用，加水分解作用，脱炭酸作用，脱アミノ作用，脱水作用などにより代謝分解される．

自然環境における物質循環には，これら 3 種の分解が複合的に働いているが，特に，生分解は重要な役割を担っている．生分解は生物による有機物質の分解を意味するが，生物の中でも微生物が果たす役割がきわめて大きいことから微生物分解ともいう．すなわち，微生物群は，自然界にある二酸化炭素，窒素，水などから生産者が光合成した有機物質に由来する動植物の死骸や排泄物を，生命維持のためのエネルギー源として分解しているが，これは自然界での炭素や窒素などの循環の主体をなしている．

土壌中には多くの種類の微生物（表 A.5）が生息しており，数の多い順に大別すると，細菌，放線菌，糸状菌，藻類，原生動物などに分類される．これらの微生物は土壌 1 g の中に数億個も存在しており，土壌中に生ゴミを埋めておくと数週間ほどで跡形もなく消失する現象は，これら微生物相での**腐食食物連鎖**によるものである．土壌微生物の大多数は大きさ約 1 μm の細菌である．細菌は環境条件の適応性があるため，広く自然界に分布し，土壌生態系での有機物分解の最も重要な担い手である．大部分の細菌は好気性であるが，酸素の不足した嫌気的条件においても有機物質を分解して繁殖する嫌気性細菌も存在する．放線菌の数は細菌の 1/10 程度で，糸状菌の数は放線菌に比べさらに 1 桁少なくなる．一般にカビと呼ばれている糸状菌は，直径 5 ～10 μm 位で菌糸を分岐状に伸長させて生育し，菌糸の先端に胞子を着生する．放線菌は各種の抗菌性物質を産生することで知られている．この菌は，細菌と糸状菌の中間の形態をしており，直径約 1 μm の細い菌糸で糸状菌のように繁殖する．放線菌や糸状菌も土壌生態系において，やはり広範囲の種類の有機物を分解する．下等植物に属する藻類は菌類に比べはるかに数が少なく，湿った土壌の表層に多く存在する．土壌中の藻類は，その細胞直径が 5 ～50 μm 位で糸状のもの，連珠状のもの，単細胞のものなどさまざまである．藍藻類は大気中の窒素を固定して利用できるものがあり，水田土壌などの肥沃度維持に役立っている．アメーバ

表 A.5　土壌中の代表的微生物相

微生物相	大きさ(μm)	形 態 図 例
細　　菌	1～2	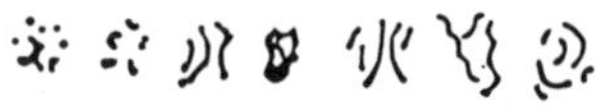
放 線 菌	1～2	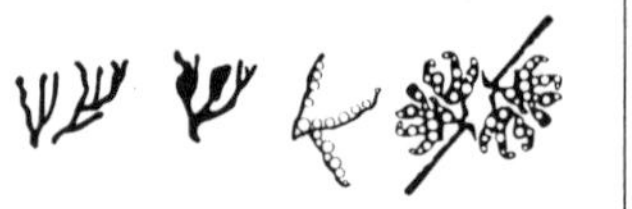
糸 状 菌	5～10	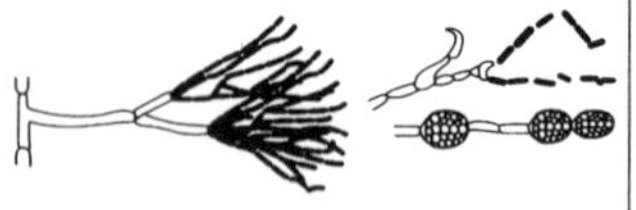
藻　　類	5～50	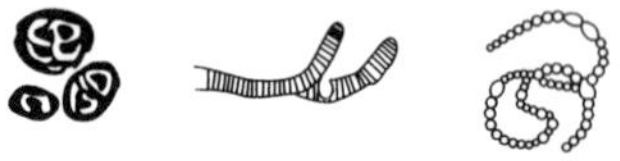
原生植物	50～100	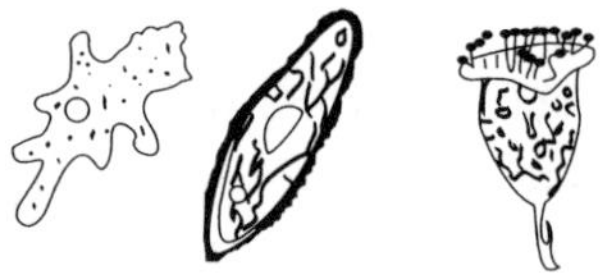

（吉田富男（1979）地下水ハンドブック，p.209～219）

などに代表される原生動物は土壌動物の中で最も小さく，100 μm 以下で肉眼では認められないものがほとんどである．原生動物は土壌中で細菌などを捕食するが，やはり水分の多いところに存在する．このような土壌中の細菌や微小動物などの微生物相の有機物質の代謝分解能力は，下水，し尿および工場廃水などの**生物処理法**として，現在幅広く応用されている．なお，水域生態系における物質循環においては，動物による摂食や排泄の果たす役割が大きく，細菌やカビによる分解は陸域生態系におけるほど大きくないとされている．

近年，化学工業の発展に伴い，数多くの合成された有機化合物がその生産，使用，廃棄などの過程で自然環境へ放出されている．これら有機化合物は，天然には存在しないものであったり，また化学的安定性が求められて合成される場合もある．したがって，合成有機化合物のなかには，自然環境のなかで分解されにくい物質もあり，これら難分解性物質が自然界に放出されると，そこに残留して，生態系に悪影響を与えるおそれがある．実際，河川や浄水場での発泡原因となったハードタイプの合成洗剤や，農薬や PCB などの有機塩素系化合物による環境汚染の発生は，これらの物質が自然環境中での生分解を受けにくいため起こったものである．このような観点から「化審法」では，微生物による化学物質の分解度試験も義務づけられている．また，PCB やプラスチックなどの難分解性物質をよく分解する細菌を土壌中から見つけ出し，分解処理に利用する試みが現在なされている．

A 3. 人の健康と環境の関係

生物圏においては，生物は互いに関連し合う生態系をつくり生活している．生態系は，それぞれの地域性にそってさまざまな形態で存在し，自然界から水，空気，食料などの資源を得ており，またその営みが自然環境をつくり上げているともいえる．我々人間も生態系の一員であり，それから切り離して考えることはできないが，人間の活動は，他の生物のそれとは大きく性格を異にしている．すなわち，人間は自らが修得した技術の力によって都市，農村，工場，住宅といった技術圏なるものを生物圏の中につくり出している．そして，人間は技術圏で活動するための資源を自然環境から調達し，活動の結果生じる廃棄物を自然環境へ捨てている（図 A.2）.

産業革命以後，科学技術の進歩は著しく，化学工業によって生産された化学肥料や農薬の開発によって豊富な食料が得られ，各種合成繊維，プラスチックの合成，金属の精錬や合金の製造，新素材の開発などが相次ぎ，豊かな物質文明が築き上げられてきた．人間は著しく人口を増大させながら，工業化や都市化を進めてきて，1950 年には 25 億人程度だった世界の人口は，2012 年には **70 億人**まで増加している．また経済規模をみても，世界の GDP の総計は同じ期間で約 6 倍に拡大している．特に，先進国における**大量生産・大量消費・大量廃棄**を基調とした経済社会においては，豊かで便利な生活の代償として，人間活動によりもたらされる汚染物質の自然環境への負荷がますます増大している．その大きさは現在，自然環境がその営みの中で循環，浄化できる範囲を越えて，自然環境および生態系の破壊が急速に進んでいる．われわれの社会経済活動の生み出すフローは，物質循環の観点から次のような問題を抱えている（図 A.7）．第一の問題点は，微生物による有機物の分解や植物の窒素固定などによる自然環境の物質循環には有限性があり，フローが大き過ぎるという量的な問題で，環境による汚染浄化能力や資源の再生産能力が追いつかないということである．例えば，化石燃料や森林の伐採で大量の二酸化炭素が大気中に放出されたことにより，二酸化炭素濃度は産業革命以前は

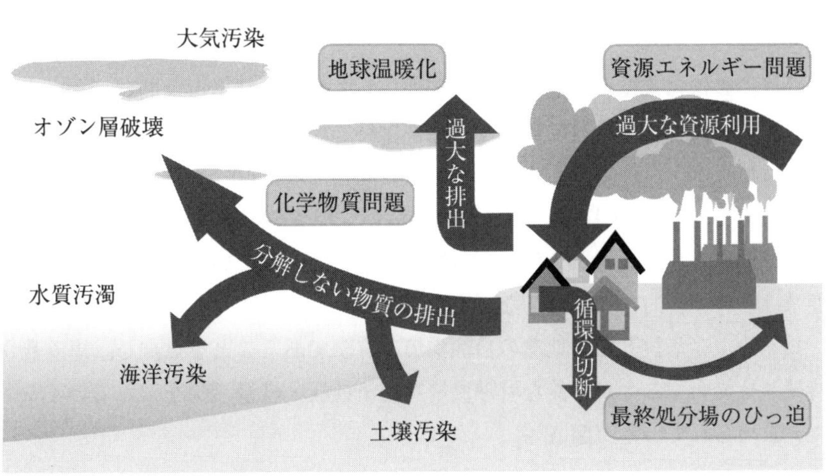

図 A.7　人間社会における物質循環

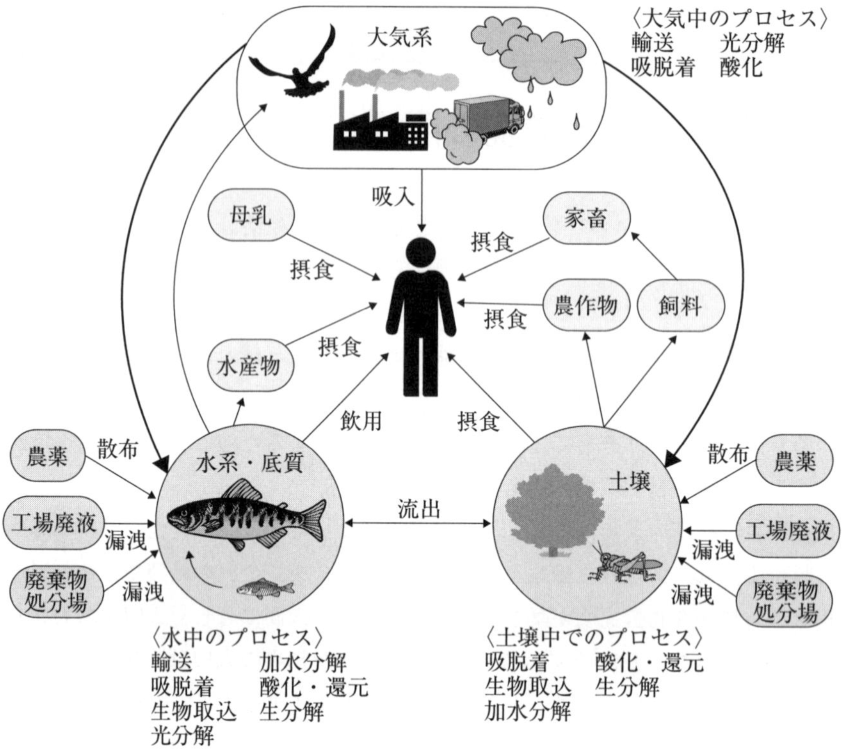

図 A.8　化学物質の発生，移動，影響の経路

280 ppm だったと推定されるが 2010 年には 389 ppm となった．また，わが国では，国内観測開始以来初めて月間平均 CO_2 濃度が 400 ppm を突破した．第二の問題点は，自然では浄化できない物質の排出という質的な問題がある．例えば，自然界には存在しないフロンや PCB などの化学物質は生物などによる分解が不可能で土壌や水中に大量に放出・蓄積され続けられている．第三の問題点は，物質循環の切断という問題である．現在では社会で使用された物質の多くが，最終処分という決して循環しないフローに組み込まれていて，このような循環しないフローは，自然環境と生態系のストックの不均衡を引き起こしている．

多くの社会経済活動は物質循環を通じて相互に関係しており，環境汚染問題はその中で物質循環の歪みの結果として現れてくる．物質の循環や生態系維持の要である自然環境が汚染されると，直接的な摂取や摂食又は地下水，農作物などの汚染を通じた間接的な摂取により，人の健康や生活環境にさまざまな影響が及ぼされる（図 A.8）．われわれの活動は環境を構成する**大気，水，土壌，生物間の相互関係**によって形成される良好な生態系や自然環境を必要としている．

人類や生態系はその複合的かつ長期的な暴露を受けるという，これまで歴史上例をみない状況に直面している．我々の生存基盤となる地球の自然環境は有限であることを意識し，恵み豊かな自然環境を保全し，持続させていくことが可能な管理機構を経済社会・経済活動を営んでいくシステムに組み込むことが現在求められている（図 A.9）．

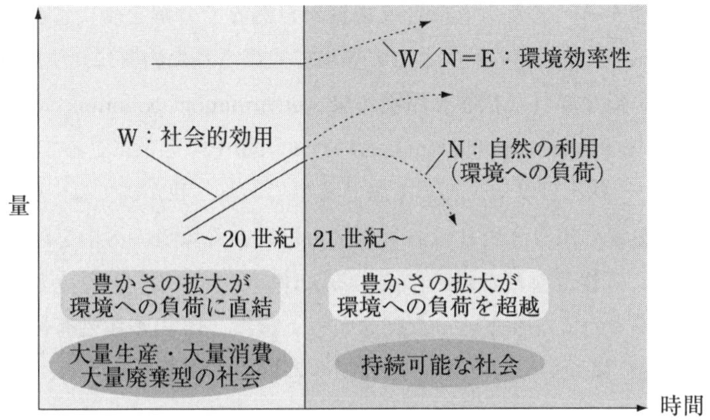

資料：EEA（欧州環境庁）資料により環境省作成

図 A.9　持続可能な社会への移行

A 4. 化学物質の環境内動態と健康

第二次世界大戦前後のこの半世紀の間に，技術革新により石油製品からの化学物質の開発・普及が急速に進み，人類は 1000 万に及ぶ人工化学物質を合成し，約 6 万もの合成化学物質を日常生活の中で使用して自然環境中に放出している．しかし，これらの人工化学物質のなかには，自然的作用による化学的変化を生じにくい**難分解性**のため，消滅するまでにきわめて長期間を要するものが少なくない．また，これらの化合物の中には脂肪への高い親和性と，生体内での代謝が緩和であることから，排泄が起こりにくく生体内への**蓄積性**が高いものがある．一面では人間の生活に便宜をもたらす人工化学物質が，一面では自然環境や生態系を破壊することに社会の目が向くことになったのは，米国の動物学者 Rachel Carson の著書「沈黙の春（SILENT SPRING）」(1962) における警鐘が端緒となった．カーソン女史は，DDT をはじめとする大量に散布された化学農薬が，野生生物の減少をもたらし生態系を破壊していることを，多くの実証的データに基づいて指摘した．やがて，1966 年には魚類中に高濃度の PCB がスウェーデンで検出され，続いて，DDT や PCB 等が母乳中にまで検出されるに至り，**蓄積性化学物質**による環境汚染は次第に大きな社会問題へと発展した．わが国においても 1969（昭和 44）年から，DDT，BHC，ディルドリンなどについて，農作物への汚染や，牛乳や牛肉での許容量をはるかに上回る濃度の残留，さらには母乳までもの汚染が確認され，1971 年に農薬取締法が改正されて DDT，BHC，ドリン剤などは農薬としての登録が失効した．また，PCB についても，1968 年にカネミ油症事件があり，その後，東京湾や琵琶湖などの底質汚染をはじめとし，日本近海の魚介類，鳥類，さらには食品，母乳などの予想を上回る汚染の実態が確認されていった (1971)．こうした一連の事件により，**有機塩素系化合物**が生態系における食物連鎖を通して，上位の捕食者である人の体内へと生物濃縮されていくメカニズムが明らかにされ，エコロジー（生態学）思想が定着していった．金属は自然界にある程度の濃度で存在するが，非分解性であるため，人間活動の結果，局地的にその濃度が増加する．また，有機合成物質が自然界で分解を受けにくい場合，その物質は自然環境に長く残留する．人間活動の産物として環境に放出された物質に，生態系が適切に対応できず，速やかな物質循環が損なわれた状態を**環境汚染**（environment pollution）といい，その原因となる物質を**環境汚染物質**（environment pollutant）という．人類や生態系にとって，有害物質にこのように長期間暴露されるという状況は歴史上初めて生じる事である．我が国では，難分解性の性状を有し，かつ，人体に蓄積して健康を損なう恐れのある化学物質による環境の汚染を防止するため，1973年に「化学物質の審査および製造などの規制に関する法律」いわゆる化審法が施行された．また，その難分解性や地球的規模での広がりといった懸念から，特に，12の**残留性有機汚染物質**（persistent organic pollutants：POPs）については国際的な規制への取組みが必要とされ，2001年5月にストックホルムで開催された会議ではPOPsの廃絶に向けた条約が採択された．

4.1　重金属

亜鉛，鉛，水銀，鉄，銅，カドミウム，ヒ素，ニッケル，マンガンなど多数の金属が生物の体内に濃縮されることが知られている．これらの金属のうち人間の健康に重大な影響を及ぼすものとして，水銀，鉛，カドミウム，スズ，ヒ素などがあるが，生物に必須な他の金属といえども，あるレベル以上を越えて生体内に蓄積されると生物に有害となることがある．

4.1.1　水銀による水底質汚染

水銀は稲のイモチ病や種子消毒用農薬，またマーキュロクロムやチメロサールなどの殺菌・消毒剤として過去に使われてきたが，特に化学工業における触媒として工場で大量に使われた．工場から排泄された金属は，やがて河川流域や沿岸海域の底質を汚染するが，特にわが国の海岸線はほとんど水産業の場である．工場廃液により沿岸底質を汚染した水銀が，水棲生物の生態系で生物濃縮されて人間に有害な影響を与えた例が，残念なことにわが国において2件起こっている．1953年頃から熊本県水俣湾沿岸に発生した重篤な中枢神経障害を主症状とする**水俣病**，続いて1965年の新潟県の阿賀野川流域に発生した**第二水俣病**では，いずれも工場のアセトアルデヒド製造中に触媒として使われた水銀から生成していたメチル水銀が，プランクトンを介して魚介類に蓄積し，それを人々が摂取して発病した．水俣湾では，メチル水銀が蓄積したヘドロは浚渫（しゅんせつ）されたが，その後，魚介類の漁獲は1997年まで禁止されていた．工場が排出した水銀による沿岸底質汚染は，その後も各地の産業都市の港湾で報告されたが，排出規制や汚染ヘドロの除去などの対策がとられて，平成2年にその対策は終了している．

4.1.2　カドミウムによる土壌汚染

金属の採鉱や精錬・加工を行う事業所の排水に溶出した金属は，河川流域の潅漑用水の利用により農耕地を汚染する．カドミウムは自然界に広く分布し，一般的に亜鉛や銅と一緒に存在する．1950年代後半に富山県神通川流域で腰や下肢の疼痛を主訴とする**イタイイタイ病**が発見された．この病気は，亜鉛鉱山から河川へと流れ出たカドミウムが農業用水を介して水田土壌を汚染し，土壌中に生育する水稲や大豆などの農作物に濃縮され，それを長期間にわたり摂食した結果，カドミウムの慢性中毒によりまず腎臓障害を生じ，次いでこれに妊娠，授乳，内分泌の変調，老化および栄養としてのカルシウムなどの不足が誘因となって更年期後の婦人が発病したとされている．農用地の土壌のカドミウム汚染は，1965 年以降に全国で総点検され，その汚染の状況が各地で明らかにされていった．これら汚染地の住民検診では，β_2-マイクログロブリンなどの**低分子量タンパク**の尿排泄が増加し，腎機能障害などの報告がされているものの，イタイイタイ病患者は発見されていない．農用地汚染地域では，汚染防止のための廃水処理に加え，排土や客土による土壌改良などの対策がとられている．また，カドミウムを 1 ppm 以上含む汚染米の食糧庁による買い付けは中止されている．鉱山では採鉱を中止した後も，豪雨時には廃棄鉱石から長年にわたり金属が溶出するので，採積場などからの流出水には気を付けなくてはならない．また，わが国には温泉，鉱泉，噴気，火山活動など自然的要因により河川や湖沼が重金属により汚染される可能性もある．また，カドミウムはメッキ，蓄電池極板，顔料系工場などで広く使用されているので，都市周辺での汚染の報告も相当数ある．農用地土壌の汚染対策としては「農用地の土壌の汚染防止に関する法律」に基づいて，特定有害物質として，カドミウム，銅およびヒ素が指定されている．平成 23 年度までに，基準値以上検出地域 7,575 ha のうち 6,577 ha（72 地域）が農用地土壌汚染対策地域として指定され，対策計画の策定などの必要な措置がとられ，5,747 ha が指定解除地域となっている（表 A.6）．

4.1.3　有機スズ化合物による海底質汚染

トリブチルスズ（TBT），トリブチルスズオキサイド（TBTO）あるいはトリフェニルスズ（TPT）などの有機スズ化合物は，船底，漁具，漁網などへ貝，フジツボ，ホヤ，海藻などの幼生幼体が付着して成長するのを防止するための船底防汚塗料や漁網防汚剤として用いられてきた．これら有機スズ化合物は，1960 年代から世界中で大量に使用され，港や漁業を営む沿岸部の底質に蓄積している．わが国でも，閉鎖性海域の瀬戸内海や東京湾における有機スズ汚染は著しく，魚介類への生物濃縮が確認されている．有機スズ化合物の毒性は，流水式曝露試験により 1 ng/L の低濃度においても，数か月間で正常な雌の巻貝の**雄性化**を引き起こすことが確認されている．この現象は雌にペニスや輸精管などの雄性生殖器が発達してくるため，輸卵管末端開口部が塞がれて物理的に産卵障害に至るというものである．その作用機構としては，有機スズにより，アンドロゲンからエストロゲンへの合成酵素であるアロマターゼが阻害される，あるいは，アンドロゲンやその硫酸抱合体の排泄が阻害されて，アンドロゲン濃度が高まるためという仮説が現在のところ有力である．しかし，この現象は巻貝の雌に特異的であり，その他の生物では肝障害や免疫機能低下などが推測されている程度で，ヒトへの有機スズによる悪影響はまだ報告されていない．有機スズ塗料は，**化審法**により 1989 年 TBTO が**第一種特定化学物質**に，TBT と TPT は**第二種特定化学物質**に指定されたことにより，現在，開放系用途の生産・使用は中止となっているが，すでに使用されている塗料による汚染は今後も続くものと予想される．環境庁（現・環境省）の生物モニタリング調査によると，有機スズは環境中に広範囲に残留しているが，わが国沿岸の魚介類の有機スズ濃度は，1980 年半ばから横ばい状態であったが，1990 年以降から長期的に減少する傾向を示している．

表 A.6　農用地土壌汚染対策の進捗状況

（平成 23 年度末現在）

特定有害物質		① 基準値以上検出等地域	② 対策地域に指定された地域	③ 対策計画が策定された地域	④ 対策事業等が完了した地域	⑤ 指定解除地域	⑥未解除地域	⑦対策事業実施中地域	⑧対策計画策定中地域	⑨県単独事業完了等地域	⑩未指定地域
カドミウム		7,033 ha	6,428 ha	6,343 ha	5,926 ha	5,612 ha	314 ha	417 ha	85 ha	387 ha	217 ha
		96	63	63	62	57	12	14	1	52	18
銅		1,405 ha	1,225 ha	1,225 ha	1,199 ha	1,169 ha	30 ha	26 ha	–	171 ha	9 ha
		37	12	12	12	12	1	1	–	25	1
砒素		391 ha	164 ha	164 ha	164 ha	84 ha	80 ha	–	–	162 ha	65 ha
		14	7	7	7	5	2	–	–	7	5
計	面　積	7,575 ha	6,577 ha	6,492 ha	6,074 ha	5,747 ha	327 ha	417 ha	85 ha	707 ha	291 ha
	地域数	134	72	72	71	65	13	14	1	80	23

⑪対策事業等完了面積（＝④＋⑨）	6,781 ha
⑫対策進捗率（＝⑪/①× 100）	89.5 %

（上段：面積，下段：地域数）

注 1：「基準値以上検出地域」は，平成 23 年度までの細密調査等の結果によるものである.
2：縦の欄の面積，地域数を加算したものが，合計欄のそれと一致しないのは，重複汚染があるためである.
3：横の欄の地域数を加算したものが，合計及び「基準値以上検出等地域」と一致しないのは，部分解除した地域，一部対策事業が完了した地域等があるためである.
4：「対策計画が策定地域」のうち，「対策事業等が完了した地域」は国の助成に係る対策事業の面工事が完了している地域及び他用途転用面積を含む.
5：「県単独事業完了等地域」には，他用途転用等により被害が見られなくなった面積を含む.

4.1.4　重金属による海洋汚染

人類は第二次大戦後，産業発展のなかで大量の金属を地下深くから採鉱し，利用後環境中に放出してきている．人間活動によりさまざまな場所で使用されあるいは廃棄された金属は，水が媒体となり最終的には海洋へと排出される．しかし，海洋はもともと地球の長い自然活動により大量の金属を含んでもいる．すなわち，火山活動や地質・岩層の水による浸食などの自然活動により，金属は絶えず溶出されて水系に溶け込んできた．水俣病やイタイイタイ病が，特定の汚染源による局地的な生態系の重金属汚染であったのに対し，汚染源が特定されない海洋汚染による海洋生態系への重金属の生物濃縮が報告されている．日本の太平洋沿岸に生息している海棲哺乳類のスジイルカの体内には水銀，鉛，鉄，銅，カドミウム，ニッケルなどが濃縮されている．これらの重金属を臓器別に比べると，肝臓には水銀，カドミウム，鉄，銅，皮膚には亜鉛とニッケル，骨には鉛，腎にはカドミウムが高濃度に蓄積されている．重金属の内，特に蓄積度が高い水銀やカドミウムに注目してみると，食物連鎖の高い位置にいる生物ほど高濃度となり，最高捕食者のスジイルカでは濃縮係数は**数十万～100 万倍**にも達している．なお，南極海のアザラシやペンギンでもカドミウムや水銀の濃縮係数は 1000～ 1 万倍と高い．図 A.10 に西部北太平洋および南極海の生態系における生物濃縮を例示した．

魚類の水銀濃度は，1970 年頃から世界各海域で調査されはじめた．その分析結果によると，ほと

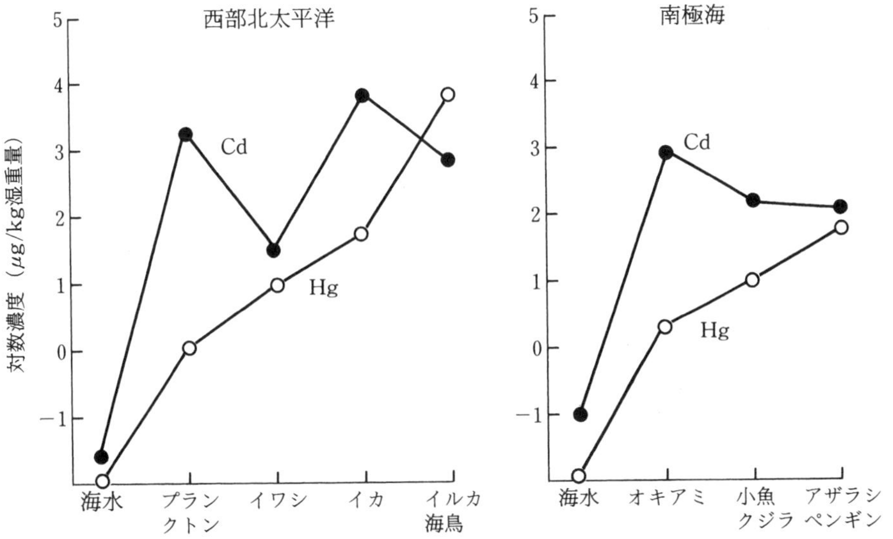

図 A.10　西部北太平洋および南極海の生態系における水銀とカドミウムの生物濃縮
（本田克久（1990）海の哺乳類，p.242-253，一部改変）

んどの魚種の水銀濃度は 0.2 ppm を超えることはあまりないが，日本人が好んで食するマグロ，カジキ，キハダなどマグロ類では 0.3〜1 ppm と高濃度である．したがって，魚市場関係者などマグロを多食する人の毛髪には，一般人をはるかに上回る量の水銀が検出される．1971 年に行われたマグロ漁船の乗組員の毛髪調査では，最高値は 69 ppm，平均で 27 ppm の水銀が検出されている．ちなみに，阿賀野川における水俣病発症者の毛髪水銀濃度の最低値は 37.5 ppm である．また，水銀は通常の人体にも常時検出され，毛髪中の水銀濃度は欧米人では 1 〜 2 ppm，魚の摂取量の多い日本人では 4 〜 8 ppm と多い．なお，近年になって海洋に加わった水銀量を計算すると，それ以前に存在していた量に比べて大きいものではなく，魚類の水銀濃度も近年になり顕著に高まったものではないとされている．しかし，海洋生物を日常的に食べて生活している日本人にとり，海洋生態系への重金属の生物濃縮については，今後とも注目していく必要がある．

自然界において，メチル水銀をはじめとする有機水銀は微生物により無機の水銀イオンに，さらにイオン型水銀は還元されて金属水銀に変換されている（図 A.11）．ところが，無機水銀も土壌や水系の底質に存在する多種類の細菌やカビ，さらには大型魚の腸内細菌によりメチル水銀やジメチル水銀へと変換されることがわかった．したがって，水銀化合物は，これら**生物学的変換**（biotransformation）により化学形を変えて，自然界を循環していることになる．一般に海洋生物の体内では，脂溶性で吸収率が高いメチル水銀の占める割合が高く，魚類では総水銀の 80〜90 %がメチル水銀である．水銀が蓄積されている臓器は主に肝臓である．マグロ，スジイルカ，アザラシなどは水銀を高濃度に蓄積しているが，水銀中毒症状を示すことはない．ところが，これらの体内と同量の水銀をネズミに与えると，水銀中毒が起こる．高濃度の水銀を蓄積しているマグロにはセレン含量も高く，水銀とほぼ同量のセレンが存在している．メチル水銀と亜セレン酸塩などのセレン化合物を，それぞれ等量に動物に与えた場合，水銀中毒は軽減される．したがって，マグロなどでは**セレンが水銀と結合**して安定な化合物をつくり肝臓に沈着していると考えられている．

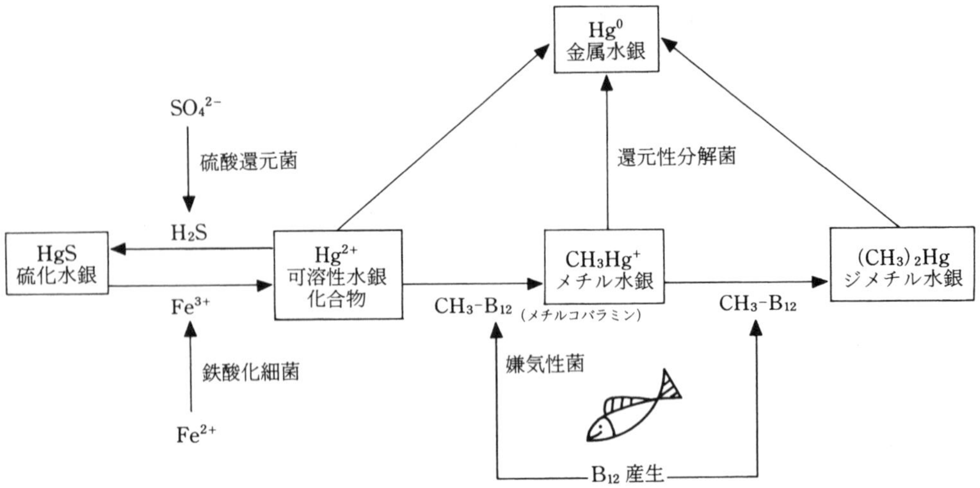

図 A.11　微生物による水銀の生物学的変換

4.2　有機合成化合物

有害化学物質の多くは，DDT や BHC に代表される**有機塩素系農薬**や産業の米と呼ばれて多用されたPCB 等のように，利便性を追求して化学工業的につくり出されている．また，ゴミ焼却や金属精錬などにおける熱処理工程などで非意図的に発生する**ダイオキシン類**の環境中への放出は深刻な社会問題となっている．近年，従来の有害性の概念の範中になかった**内分泌攪乱ホルモン物質**などへの関心も高まり，その対策への取り組みが始まっている．

4.2.1　有機塩素系農薬による土壌汚染

DDT は，農作物の害虫や伝染病菌を伝藩するダニ，ノミ，シラミなどの駆除に威力があることが 1939 年に発見されて以来，食物生産の増加や昆虫媒介伝染病の抑制に大きな役割を果たした．DDT の殺虫効果を発見した Paul Muller はその功績により 1948 年ノーベル医学生理学賞を受賞した．続いて，1942 年にはイギリスで BHC，アメリカでは環状ジエン化合物のアルドリン，エンドリン，ディルドリン，ヘプタクロルなどの農業用殺虫剤が次々に合成され，その使用が規制または禁止となる 1970 年代まで，アメリカ，ヨーロッパ諸国，日本などで大量に使用された．これら有機塩素系農薬は，環境中で容易に分解されないので農薬としての効果は大きい反面，半減期が 10〜15 年という難分解性により自然への長期残留という負の影響も生じてくる．また，その脂肪親和性の特徴とも相俟って，生態系の食物連鎖による高次消費者への生物濃縮は著しく高くなる．これら農薬（防虫剤）として用いられた DDT 類やクロルデン類は分解されにくく，1970 年前後に使用が中止されてから長期間が経過したが，土壌や水底質にいまだに残留しており，魚や鳥や人の体内から普通に検出される．化学物質の一般環境中の残留状況は昭和 49 年より経年監視されて，その長期的推移は環境白書に記載されている．平成 13 年度の底質モニタリングの結果によると，全国 20 地点において p,p'-DDT 等

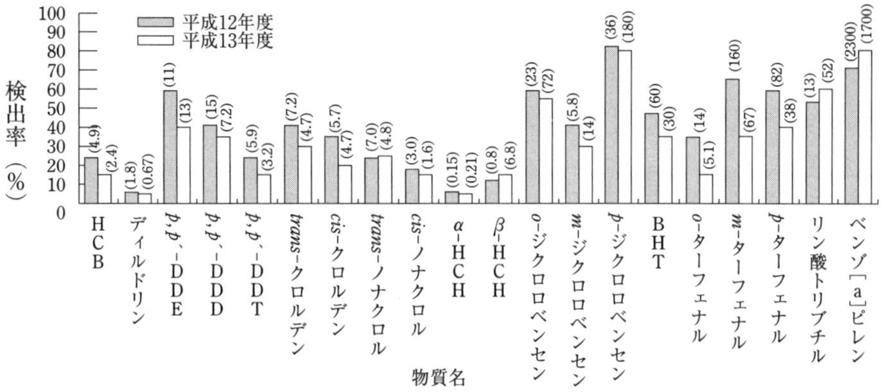

出典：環境省『平成14年度版　化学物質と環境』
注：グラフ内数値は，検出最高濃度（単位：ng/g-dry）

図 A.12　底質モニタリング調査結果（平成 13 年度と平成 12 年度の比較）

の実施対象 20 物質のすべてが検出され（図 A.12），特に，閉鎖性水域の内湾部の汚染レベルが高いことがわかっている．また，生物モニタリングによると，魚類，貝類，鳥類からは PCB，*p*, *p*′-DDE 等 18 物質すべて，貝類からは *trans*-クロルデン，*p*, *p*′-DDE 等 11 物質，鳥類からは β-HCH，*p*, *p*′-DDE 等 8 物質が検出されている（図 A.13）．特に，これらの有機塩素化合物は，胎盤関門を通過して胎児へ，母乳を通じて乳児へと，母親の体内から世代を越えて移行していることは留意すべきである（表 A.7）．

先進国では使用が制限されている上記の有機塩素系農薬も，生産性向上に主眼を置く農業政策を実施する発展途上国では，いまだに盛んに使用されている．また，DDT は熱帯地方の風土病やマラリアなどを媒介する害虫の防除剤として，公衆衛生の面からも必要とされている．世界各地の女性の母乳を分析してみると，DDT や BHC の濃度は 1980 年代になって欧米の先進諸国と途上国とで逆転し，DDT 濃度は中国，インド，トルコ，ケニア，メキシコなどで高く，BHC 濃度は中国とインドで高い．インドでは，マラリア防止の目的以外に DDT の使用を制限した結果，DDT 濃度は 1982 年の調査値の約 1/5 に減少した．

環境省の化学物質環境実態調査によると，水質，底質，生物中，および大気中の POPs 濃度レベルは，いずれの物質（群）についても，平成 14〜22 年度の間，総じて横ばいまたは漸減傾向にある．DDT については，一時期，極めて危険な発癌物質であると評価され，各国で使用が禁止されたが，その後，国際がん研究機関の発がん性評価では，グループ 2B の「人に対して発がん性があるかもしれない物質」に分類され，2006 年に WHO（世界保健機関）から DDT の室内残留性噴霧を奨励する方針が出された．

4.2.2　PCB による土壌汚染

PCB はコンデンサーやトランスなどの電気機器の絶縁油，工場の熱媒体，合成樹脂や塗料などの難燃剤として広く使用された．PCB は有機塩素系農薬と比較しても難分解性で底質における残留性は高く，また，高い脂溶性と薬物代謝を受けにくい性質のため食物連鎖により生体に蓄積されてくる．

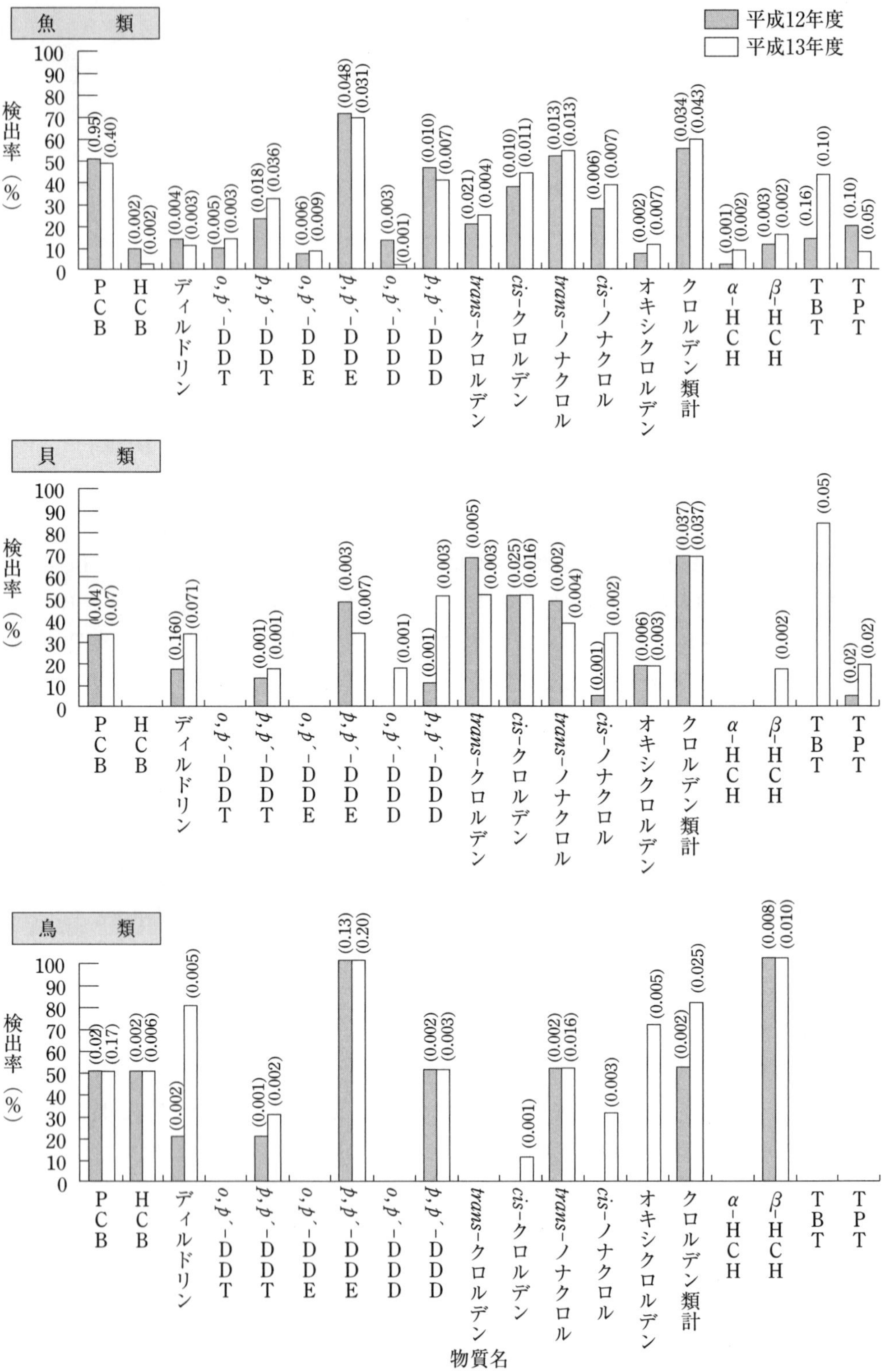

注：グラフ内数値は，検出最高濃度（単位：μg/g-wet）
出典：環境省『平成14年度版　化学物質と環境』

図 A.13　生物モニタリング調査結果（平成 13 年度と平成 12 年度の比較）

表 A.7 世界各国の女性の母乳の HCH および DDT 濃度（ng/g of Fat）

country	year	ΣHCH	ΣDDT	ref
Japan	1977	2500[a]	1900[d]	Yakushiji et al.（1979 b）
United States（Hawaii）	1979-1980	180[b]	2200[d]	Takei et al.（1983）
Canada				
native population	1987	34	840	Davies and Mes（1987）
national survey	1987	220	1000	Davies and Mes（1987）
Great Britain	1979-1980	220[a]	1900	Collins et al.（1982）
West Germany	1979-1981	450	1900	DFG（1984）
Norway	1981-1982	80[a]	970[d]	Skaare et al.（1988）
Denmark	1982	80[a]	1200	Andersen and Orbaek（1984）
Sweden	1979	170[a]	1900	Norén（1983 b）
Belgium	1982	200[a]	2070[d]	Slorach and Vaz（1983）
Finland	1984	80	570	Mussalo-Rauhamaa et al.（1988）
Yugoslavia	1981-1982	280[a]	2080[d]	Slorach and Vaz（1983）
Israel	NA′	390	2800	Weisenberg et al.（1985）
Turkey	1987	1000	5800	Karakaya et al.（1987）
Greece	1983	15[e]	35	Fytianos et al.（1985）
Mexico	1981	400[a]	4410[d]	Slorach and Vaz（1983）
South Africa	1983	NA	2400[d]	Van Dyk et al.（1987）
Kenya	1983-1985	110[b]	6900	Kanja et al.（1986）
China	1982	6600[a]	6200[d]	Slorach and Vaz（1983）
India	1982	4600[a]	5900[d]	Slorach and Vaz（1983）
India	1988	6200	1200	present study

[a] β-HCH only. [b] β-and γ-HCH. [c] γ-HCH only. [d] p,p-DDE and p,p-DDT. [e] p,p-DDE only.
NA′ : data not available.
(S. Tanabe, *et al.* (1990) *J. Agric. Food Chem.* **38**)

PCB には付加された塩素の位置や数によって **209 の異性体**が存在するが，一般に塩素数の多い化合物ほど分解されにくく生物濃縮を受けやすい．また，オルト位に塩素をもたず共平面構造を示す**コプラナー PCB（Co-PCB）**の 3,3′, 4,4′-TCB, 3,3′, 4,4′, 5-PeCB や 3,3′, 4,4′, 5,5′-HeCB は特に毒性が強い化合物としてダイオキシン類対策特別措置法において PCDD，PCOF と合わせて**ダイオキシン類**として取り扱われる（図 A.14）．先進工業国においては，PCB も DDT や BHC と同様に土壌や水底質にいまだに残留しており，魚や鳥や人の体内から普通に検出される（図 A.13）．環境省の化学物質環境実態調査によると，生物（魚類，貝類，鳥類）中の PCB 濃度レベルは，平成 14～22 年度の間，総じて横ばいまたは漸減傾向にあるが検出されている．PCB も母乳中に ppb レベルで検出されるが，各国の母乳中の PCB 濃度を比較すると，ドイツ，アメリカ，日本，ノルウェーなどの先進国では高く，タイ，ベトナム，インドなどの発展途上国においては低い（表 A.8）．また，工業製品や電気製品などの使用量が多いわが国では沿岸の魚の PCB 汚染が進んでおり，そのために食物から摂取されるダイオキシン類量のかなりの部分をコプラナー PCB が占めている．

PCB 汚染の様相は DDT や BHC と比べると異なっている．PCB は 1982 年以来製造，輸入および開放系用途の使用が中止されているが，依然として環境中に広範囲に存在している．すなわち，世界の PCB 累積生産量は約 120 万トンで，そのうち約 40 万トンは環境中に流出しているが，残りの約 80 万トンの大部分はまだトランスやコンデンサーなどの耐用年数の長い電気機器内に残っている．わが国の PCB 生産量の累計は，1972 年に生産中止されるまで約 6 万トンに達した．現在使用されて

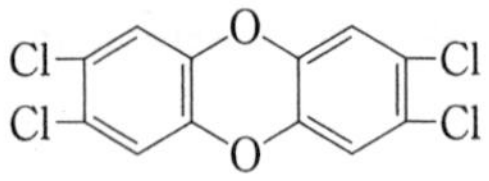

2,3,7,8-TCDD

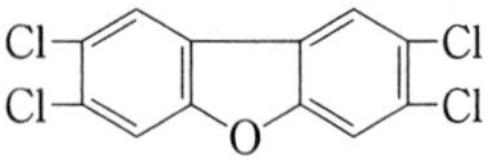

2,3,7,8-TCDF

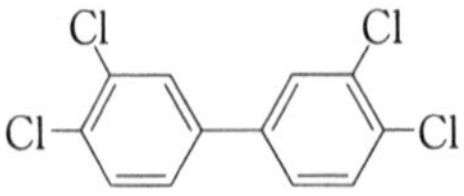

3,3′,4,4′,-TCB

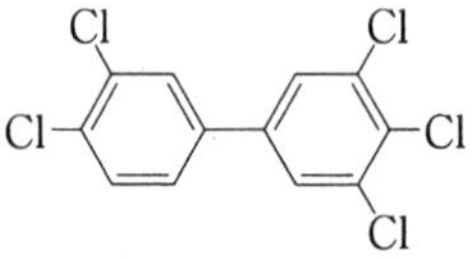

3,3′,4,4′,5-PeCB

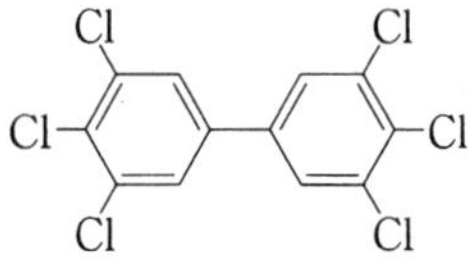

3,3′,4,4′,5,5′-HeCB

図 A.14　きわめて強力な毒性を示す PCDD，PCDF および Co-PCB

表 A.8　世界各国の女性の母乳の PCB 濃度（ng/g of Fat）

country	year	concn	ref
Japan	1977	1100	Yakushiji *et al.*（1979 b）
United States			
mainland	1977-1978	1500	Wickizer *et al.*（1981）
Hawaii	1979-1980	800	Takei *et al.*（1983）
Canada			
native population	NA[a]	530	Davies and Mes（1987）
national survey	NA	420	Davies and Mes（1987）
Great Britain	1979-1980	500	Collins et al.（1982）
West Germany	1979-1981	1800	DFG（1984）
Norway	1981-1982	1000	Skaare *et al.*（1988）
Denmark	1982	800	Andersen and Orbaek（1984）
Sweden	1979	1400	Norén（1983 b）
Belgium	NA	600	WHO（1988）
Finland	1984-1985	930	Mussalo-Rauhamaa *et al.*（1988）
Yugoslavia	NA	500	WHO（1988）
Israel	NA	540	Weisenberg *et al.*（1985）
Thailand	NA	60	WHO（1988）
Vietnam	NA	100	WHO（1988）
India	1988	120	present study

[a]NA : data not available.
(S. Tanabe *et al.* (1990) *J. Agric. Food Chem.* **38**)

いる PCB は，その廃棄などに際して回収されることになってはいるが，30 年後の現在においても回収されたのは約 7000 トンにすぎず，その他は適切な回収処分処置が実行されておらず，環境中に放出され続けている．したがって，PCB 汚染は長期にわたり進行していく可能性があり，憂慮されている．そこで，平成 13 年には PCB 特別措置法が定められ，使用中の PCB を含む PCB 廃棄物の紛失・不適正処理を未然に防止するために，保管・使用状況の届出が義務づけられ，また，廃 PCB 等の処理方法として新たにプラズマ分解方式が追加された．

4.2.3　有機塩素系化合物による海洋汚染

陸上で使用された DDT，BHC，PCB は，大気や河川水を経てやがて海洋に流入する．これらの有

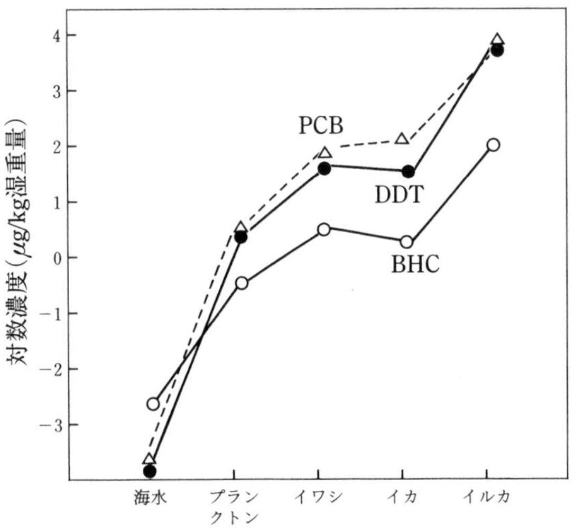

図 A.15　西部北太平洋の生態系における有機塩素系化合物の生物濃縮

（田辺信介（1985）日本海洋学会誌 **41** より改変）

機塩素系化合物の汚染は，沿岸に比べると外洋ではかなり低くなるが，汚染源のある北半球の中緯度海域から北極へ，また赤道周辺から南極まで地球規模で広がっている．西部北太平洋に生息している海洋生物については，有機塩素系化合物の残留濃度が調べられ（図 A.15），食物連鎖の低次の生物から高次の生物への生物濃縮がはっきりと示されている．それによると，最高捕食者のスジイルカでは PCB や DDT の海水からの**濃縮係数は 1000 万倍**にも達している．DDT や PCB の濃縮係数は，海水と動物プランクトンの間では 1 万倍，動物プランクトンとハダカイワシやスルメイカの間では 10 倍，ハダカイワシやスルメイカとスジイルカの間では 100 倍である．有機塩素であっても DDT や PCB が，BHC に比べるといくらか濃縮係数が大きいのは，DDT や PCB が BHC よりも油に溶けやすく，かつ生体内で安定のためと考えられる．これら有機塩素系化合物は，**胎児へは胎盤を通じて**，また**乳児へは母乳を通じて**，母親の体内から子供へとかなりの量が移行していく．

有機塩素系化合物の汚染は，かつてこれらの物質を盛んに使用していた中緯度の海域に生息するイルカやアザラシで特にひどい．1980 年代になって北海やバルト海のアザラシや地中海のイルカがその生息数が半減するほどまでに大量死した．その直接の死因はジステンパー系ウイルスをはじめとする感染症であるが，普通は備わっているはずのウイルスやバクテリア感染への抵抗力が失われたのは免疫機能の低下のためと推定されている．また，これらの海棲哺乳動物においては生殖器，甲状腺および副腎皮質などの内分泌系器官においてもさまざまな異常が観察されている．これら海棲哺乳動物は，食物連鎖の最上位に位置する上，その体内に脂皮と呼ばれる厚い脂肪組織を有しそれが有機塩素系化合物の貯蔵庫となっていることや，化学物質を体外へ排泄する薬物代謝酵素系が貧弱であることなどが有害化学物質の影響を受けやすい原因として挙げられている．

4.2.4　非意図的生成物による環境汚染

化学物質の焼却や農薬の製造の際に副生成物として造られる**非意図的生成物**のなかには，非常に有害な生理活性を有するものがある．ポリ塩化ジベンゾジオキシン（PCDD）やポリ塩化ジベンゾフラン（PCDF）等のダイオキシン類（図A.14）は塩素を含んだプラスティック類や塩素漂白した紙類などの化学工業製品を低温で不完全燃焼させた際に化学変化が起こって発生する．また，ポリ塩化フェノールを原料とする有機塩素系化合物である農薬やPCB中にもPCDDやPCDFやコプラナーPCBが不純物として含まれている．これらPCDD，PCDFおよびCo-PCBは類似の生体影響を及ぼす化合物としてダイオキシン類として総合的に取り扱われる．PCDDとPCDFは塩素が最大**8**個まで置換可能であるため，その置換塩素の数や位置により，それぞれ**75**および**135**種の異性体が存在する．ダイオキシン類は人がつくった最強の毒性物質といわれ，DDTなどに比べて1000倍から1万倍のレベルの低濃度で発癌性や生殖毒性などを発揮する．したがって，ダイオキシンの人汚染の調査研究には微量分析技術が要求される上に，多数の異性体の存在とも相俟って，その分析測定には多大な労力と経費が必要となる．

その慢性毒性としては，動物実験において肝や甲状腺障害，胸腺や脾臓の萎縮，成長抑制，発癌性，催奇形性，生殖毒性などの実に多彩な生物影響作用が確認されているが，その多くはダイオキシンが**アリール炭化水素レセプター**（AhR）に結合した後，遺伝子の調節領域に作用して発現されると考えられている．また，これらの毒性効果は異性体間で最大10万倍も相違するため，ダイオキシン類のリスク評価は総合的評価である**毒性等量**（**TEQ**，toxicity equivalency quantity）として表される．すなわち，TEQは最強毒性を有する2,3,7,8-四塩化ダイオキシン（TCDD）の毒性を“1.0”として他のダイオキシン類の相対的な毒性の強さを，**毒性等価係数**（**TEF**，toxicity equivalency factor）として示し，それぞれの異性体を分離して求めた濃度と掛け合わせた総計として求められる．ダイオキシンの毒性作用は動物種間で大きく異なっている．

WHOは以前，げっ歯類を用いた慢性毒性実験により求めた明確な毒性が観察されない最大投与量である**無毒性量**（**NOEL**または**NOAEL**）1 ng-TEQ/kg/dayに**安全係数**（1/100）をかけて**耐容1日摂取量**（**TDI**，tolerable daily intake）を10 pg-TEQ/kg/dayと設定していたが，その後，霊長類である赤毛ザルを用いた生殖毒性実験において子宮内膜症発症のNOELが126 pg-TEQ/kg/dayと導き出されたことを考慮して1998年にTDIを1～4 pgに改めている．わが国においても厚生省（現厚生労働省）はTDIを1996年には10 pg-TEQ/kg/dayとしたが，1999年に**4pg-TEQ/kg/day**にまで下げた．ダイオキシンに対する感受性は動物種あるいは系統によってかなり異なることが知られている．

ダイオキシン類はDDTなどと同様に有機塩素化合物であるため，約10年という長い半減期で自然環境に残留し，生物体内への蓄積性も高く，現在，わが国におけるその汚染レベルは人体に影響を及ぼす可能性が強いことが指摘されている．ダイオキシン汚染は大量消費の経済社会に突入した1970年代から急激に増加し始め，1980年頃に最高レベルに達し，大都市在住者の一部においては，食事を介してのダイオキシン摂取量が当時のTDI値（10 pg-TEQ/kg/day）を超過していたといわれている．その後，ダイオキシン類の汚染対策が図られて，わが国のダイオキシン類の年間排出量は，1997年で約7,680～8,140 g-TEQであったが2005年には330～350 g-TEQまで減少し，この12年間でおおよそ95.7％の削減がなされたと見積もられている（図A.16）．厚生労働省の食品汚染物質摂取量の調査では，食品を通じた日本人のダイオキシン類の1日平均摂取量は年々減少しており（図A.17），2001年（平成13年）では1.63 pg-TEQ/kg/day（図A.18），2006年（平成18年）では1.04 pg-TEQ/kg/dayにまで減少していると推計されている（図A.19）．日本人がダイオキシン類を摂

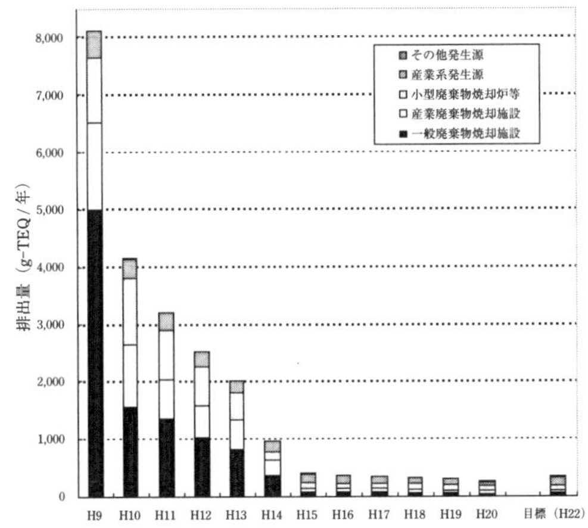

資料：環境省

図 A.16　ダイオキシン類の排出量の推移

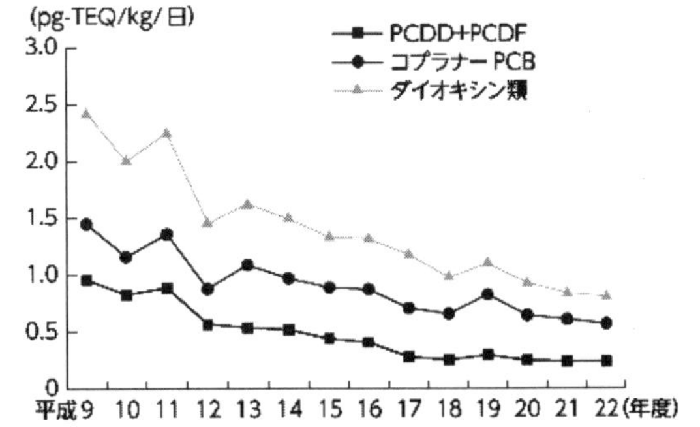

（表の数値算出に使用する毒性等価係数（TEF）は平成 20 年度以降変更されています）
出典：厚生労働省「食品からのダイオキシン類一日摂取量調査」

図 A.17　ダイオキシン類の 1 日摂取量の経年変化

取する内訳としては，**魚介類が 88.8 %**と大部分を占めている（図 A.19）．そのほか，呼吸により空気から摂取される量が約 1.4 %，手についた土が口から入るなどして摂取される量が約 0.4 %と推定され，1 日平均摂取量は体重 1 kg あたり約 1.06 pg-TEQ と算定されている．この水準は TDI 4 pg-TEQ/kg/day を下回っている．しかし，現在でも乳児や焼却場従事者はダイオキシン汚染の高いリスクを負わされている．母乳は脂溶性物質のダイオキシン類の主要な**排泄経路**であり，母体に蓄積しているダイオキシン類の約 40 %が半年間の授乳で乳児へと移行するとされている．授乳による乳児のダイオキシン類摂取量は 70～150 pg-TEQ/kg/day と算出され，厚生労働省が設定している TDI の数十倍にもなっている（図 A.20）．さらに憂慮すべきことは，従来の TDI を導き出す際の動物実験では，

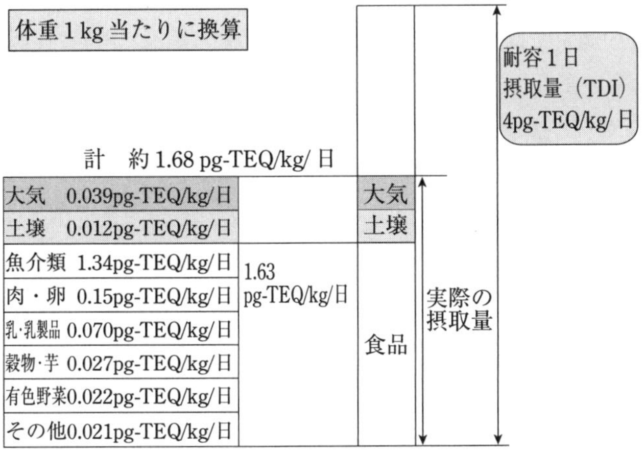

資料：厚生労働省資料に基づき環境省作成

図 A.18　わが国におけるダイオキシン類の 1 人 1 日摂取量（平成 13 年度）

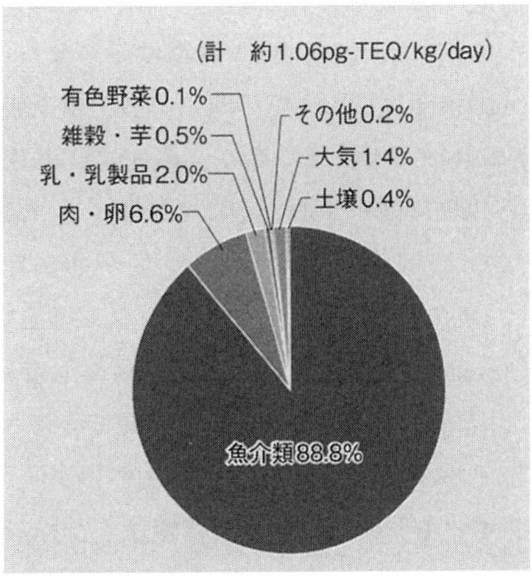

資料：厚生労働省・環境省資料に基づき環境省作成

図 A.19　日本におけるダイオキシン類の 1 人 1 日摂取量（平成 18 年度）

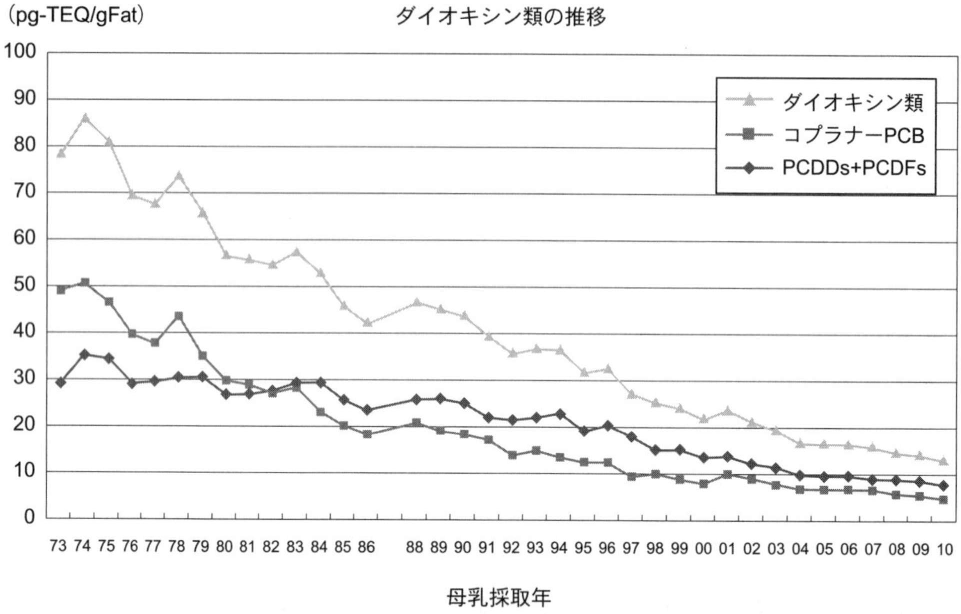

出典：平成22年度厚生労働科学研究
「母乳のダイオキシン類汚染の実態調査と乳幼児の発達への影響に関する研究」

図 A.20　母乳中のダイオキシン類の濃度の経年変化

成長した動物が用いられており，最も影響を受けやすい胎児や乳児への影響は考慮されていないことである．しかし現在のところ WHO は，乳児にダイオキシンによる明らかな健康異常が確認されていないことから，乳児への免疫力の付与，栄養上の優位，人格形成へのスキンシップの役割などの点から母乳哺育を推奨している．

ダイオキシンの汚染対策の最重要課題はその発生源を抑えることであるが，自然環境中に放出されるダイオキシンの 90 %以上は，ゴミや産業廃棄物の**焼却施設**より排出されていた（図 A.16）．1986～1988 年度にかけての東京都の清掃工場での測定では，排ガス，飛灰，燃えかす，排水，汚泥のいずれにもダイオキシン類が高濃度に検出されていた．現在のゴミ焼却施設では，ゴミの燃焼温度を 800 ℃以上に高くすることによりダイオキシンの発生が減少され，また集塵器により外への放出が防がれてはいるが，ダイオキシン類がゴミ焼却物から排出されていることに変わりはない．ヨーロッパでは 1990 年代初頭よりダイオキシン排出削減対策がとられたのに比べ，わが国の対策は遅れているが，埋立地不足からゴミの 74 %を焼却しなければならないこと，ゴミ焼却を各市町村単位で行っているためダイオキシンの発生を抑制できる大型焼却炉でゴミを集中して焼却できない 2 点が特に問題として挙げられた．政府は 2002 年のダイオキシン排出量を 1997 年比で 10 分の 1 にする目標を掲げ，**ダイオキシン類対策特別措置法**が 2000 年に施行された．本法により，TDI や環境基準の設定，排出ガスおよび排出水に関する規制，廃棄物処理に関する規制，汚染状況の調査，汚染土壌に係わる措置，国の削減計画の策定などが定められ，ゴミ焼却施設や工場でのダイオキシン排出基準および大気や水質および土壌のダイオキシン環境基準などが設定されることとなった．また，平成 9 年よりダイオキシン類総合調査研究事業も開始され，ダイオキシンの発生機構と発生実態，分析技術評価，食品中濃度，母乳などの人体汚染などが詳しく調査されている．

4.2.5　内分泌攪乱化学物質の生態系汚染

内分泌攪乱化学物質とは「生態の恒常性，生殖，発生あるいは行動に関与する種々の生体内のホルモンの合成貯蔵，分泌，体内輸送，結合，そしてホルモン作用そのもの，あるいはクリアランスなどの諸過程を阻害する性質をもつ外来性の物質」と定義されている．人工化学物質の有害性については，一時，その発癌作用に的を絞って研究が行われたため，1990 年代に入るまでは「人工化学物質が自らのホルモンになりすまして生殖（内分泌系）を攪乱する」といった内分泌攪乱（環境ホルモン）作用については予想だにされていなかった．1980 年代後半になり Theo Colborn 女史は野生動物の生殖行動や生殖器の異常に気付き，人工化学物質が急性毒性や発癌性をもたないにしても生体内でホルモン類似作用を発揮して，雌化現象や繁殖力の低下という生殖系の異常現象が世界各地で野生生物に発生しているという 1968 年以降の 65 例にのぼる報告をまとめ，1996 年「奪われし未来」を著わした．この本が契機となり，人の身の回りに存在するさまざまな化学物質には生物の存続に関わる生殖や発育への深刻な影響があることに注意が向けられるようになった．さらに，最近になっては有機塩素系化学物質にとどまらず，我々の生活に欠くべからざる日常製品に使用されているノニルフ

表 A.9　野生生物における内分泌攪乱化学物質の影響の事例

	動　物	場所・年代	現　象	推定起因物質
海棲哺乳類	アザラシ イルカ	北海・バルト海　1960〜 米東海岸　1980〜 地中海　1980〜	内臓腫瘍 感染症（免疫力低下）	PCB・有機塩素系農薬 ダイオキシン類
鳥	アホウドリ ハクトウワシ セグロカモメ アジサシ セイヨウカモメ ハクトウワシ	五大湖　1960〜 （ミシガン・オンタリオ・エリー湖） 南カリフォルニア　1970〜 フロリダ　1950〜	奇形 卵殻の薄弱化 甲状腺肥大 産卵数減少 異常繁殖行動（雌と雌のペア，親が巣を見捨てる）	PCB・有機塩素系農薬
爬虫類	アリゲーター アカミミガメ	フロリダ　1980〜 フロリダ　1980〜	ふ化率低下 雄性化不全（ペニスの短小化） 超雌化（多卵性ろ胞，多核卵） 脱雄性化（卵精巣）	DDT DDE
魚	サケ ローチ ニジマス コイ	五大湖　1960〜 ロンドン付近の河川　1980〜 英国　1980〜 多摩川　1990〜	不完全成熟（甲状腺肥大） 雌雄同体 精巣異常 精巣萎縮	PCB・有機塩素系農薬 ノニルフェノール 不明
巻貝類	バイ貝 アワビ イボニシ	ヨーロッパ沿岸　1980〜 日本近海　1990〜	雄性化（雌雄同体）	有機スズ

ェノールやビスフェノールAのような汎用化学物質にも内分泌撹乱作用が確認されるに至った（表A.9）．

人集団においても，女性では乳癌，子宮内膜症，流産，不妊など，男性においては前立腺癌や精巣腫瘍や精子の劣化などの生殖器疾患の，また，男女共にアレルギーなどの免疫系疾患の罹患率が上昇していることが知られているが，人類は知らぬ間に環境汚染物質によりその健康が蝕まれているのではないかという不安が高まっている．実際に，人工化学物質が人においても内分泌撹乱作用を発揮することは，ベトナム戦争（1961～1975）中に米国軍隊の枯葉作戦に除草剤として大量に使用された2,4-Dや2,4,5-Tに混入していたダイオキシンによる散布地域住民の長期的な健康障害，イタリア北部のセベソにある農薬工場の爆発事故（1976）の際に発生したダイオキシンによるクロルアクネ（塩素痤瘡）や生殖障害，日本でのカネミ油症（1968）や台湾でのYu-chen油症（1979）のようにPCBが混入した食用油を食べた住民に起きた皮膚や肝臓などの健康障害，欧米において流産防止剤としてdiethylstilbestrol（DES）を服用（1950～1976）した妊婦から生まれた女子の生殖器障害などのように不慮の事故によって裏付けられている．

しかしながら，自然界で観察されている異変と化学物質との因果関係を立証する科学データを揃えることには非常な困難が伴う．実際のところ，野生生物界には確かに異常は認められているが，その大部分については，その生息環境中に存在する化学物質への曝露が強く疑われているだけであり，自然環境に対する影響に関する研究の歴史はまだ浅いため，科学的に解明されていない点が多く，その作用メカニズムに至っては十分には証明されていないのが現状である．ましてや人においては，健康障害を引き起こしている化学物質を特定化したり，また，親に摂取された化学物質が果たして子供にどのように影響を与えるかについて，世代を越えて調べることは至難の業である．人工化学物質は人にどのような影響を及ぼすのか，何がどの程度有害で恐るべき物質なのか，あるいはリスクとベネフィットの兼ね合いはどうなのか，現時点においてはまだ断定できるものは少なく不確かな部分が多いことばかりである．

内分泌撹乱化学物質をその作用発現の面から見る場合，ホルモン結合受容体におけるアゴニストやアンタゴニストとしてなどホルモン類似物質としての作用がよく知られている．しかし，内分泌系が撹乱される仕組みとしては，その他，ホルモンの合成，貯蔵，分泌，体内輸送，代謝，DNA発現などを阻害する作用についても考えなくてはならない．例えば，ダイオキシン類はDNA発現段階で作用するとされている．また，内分泌撹乱作用をエストロゲンを模倣する化学物質にだけ注目してしまえば，より広い視野を失うことになる．DDT汚染動物において，*o,p′*-DDTはエストロゲン様作用を有するが代謝物の*p,p′*-DDEは抗アンドロゲン作用を示し，その他，甲状腺ホルモンや副腎皮質ホルモンを撹乱する化学物質も存在する．

1998年環境庁は「環境ホルモン戦略計画スピード’98」を発表し，平成13年には国立環境研究所に環境ホルモン総合研究施設を設置して，内分泌撹乱化学物質としてリストアップした約70種類の化学物質の調査，研究，環境リスク評価などを推進する方針を打ち出して実施している．また，基礎研究を中心として内分泌撹乱化学物質問題を科学的に解明していくには，大幅な財源と人的資源そして時間が必要となり，国際機関や先進国間での国際的な研究協力体制も望まれる．そこで現在，**OECD（経済協力開発機構）**を中心に，内分泌撹乱作用検索システムの確立と約15,000の化学物質を対象にした調査作業が進められている．OECDにおいては，ある化学物質が内分泌撹乱作用を有するか否かの判定は二世代にわたる長期繁殖性試験の結果に基づくとの見解が示されている．

4.2.6 汎用化学物質の環境汚染

アルキルフェノール（alkylphenol），ビスフェノールA（bisphenol A），フタル酸エステル（phthalic acid ester），スチレンオリゴマー（styrene oligomers）はその生産・使用量が数万～数十万トン/年と他の物質に比べ相当に多く，またその使用様態は工業製品のみならず家庭製品まで広範囲であり，我々の日常生活に広く浸透している．

ノニルフェノールに代表されるアルキルフェノールは約20種類以上を数え，わが国では，1950年頃から生産が始まっている．本化合物は洗剤や乳化剤として繊維，染色，製紙工場での需要が高い非イオン系界面活性剤の原料であり，その他，化粧品やプラスチックなどの家庭用品にも使用されている．わが国では平地面積当たりの洗剤消費量が世界最大であり，公共下水道普及の遅れも手伝って，河川をはじめとする水環境中をノニルフェノールは相当高濃度（10 ppb レベル）に汚染している．また，ノニルフェノールと4-オクチルフェノールは魚類に対して内分泌攪乱作用を有することが強く推察されている．

ビスフェノールAは，透明で硬く傷つきにくいため学校給食の食器や赤ちゃんの哺乳瓶として用いられている，ポリカーボネイト樹脂の原料である．その女性ホルモン類似作用は，ポリカーボネイト製のフラスコ中で培養していたイースト菌が，エストロゲンを添加していないにもかかわらず増殖したことから，1993年に偶然に発見された．ビスフェノールAはプラスチック以外にも食品ブリキ缶詰の内部コーティング，水道管の内張り，あるいは虫歯予防の充填剤のシーラントなどにも使用されている．ポリカーボネイト樹脂を熱湯処理した場合，重合しきれなかったビスフェノールAが溶出してくる．ポリカーボネイト樹脂中のビスフェノールAの濃度は約500 ppmとされ，これは0.05％（500 μg/g 相当）が未重合のまま残存していることになる．市販のポリカーボネイト樹脂哺乳瓶を熱湯に浸すと，最大で5 ppb（5 μg/L 相当）のビスフェノールAが溶出してくるが，この値は哺乳瓶に含まれている量の約1000分の1と微量であるので，食器を熱湯で洗えばビスフェノールAが取り除けるものではない．なお，厚生労働省が定めた溶出ビスフェノールAの基準値は2500 ppbであり，哺乳瓶から検出された値はその500分の1にすぎないが，瓶が古くなるとビスフェノールAの溶出量が増えるといわれている．

フタル酸エステルはフタル酸ジブチル（DBP）やフタル酸ブチルベンジル（BBP）など40～50種もあり，やはりプラスチック樹脂の可塑剤として用いられ，合成皮革，接着剤，食品容器，包装材のほか，テレビ，冷蔵庫，自動車の部品とその利用は広範囲に及んでいる．本化合物は汎用化学物質のなかでも最も大量に使用されているため，今日においては空気中や水中を問わず環境中のどこにでも存在する物質となっている．また，プラスチックに柔軟性をもたせる可塑剤として使用されたフタル酸エステルはプラスチック中に遊離の状態で多量含有されており，子供がなめると簡単に溶出してくる．塩化ビニル樹脂はフタル酸エステルを可塑剤として含有する上，ダイオキシン発生の問題も抱えていることから，ヨーロッパの一部の国では塩化ビニル製造の段階的中止が検討されている．

アルキルフェノール，ビスフェノールAおよびフタル酸エステルのエストロゲン作用はヒト乳癌細胞MCF-7株を増殖させたりエストロゲンレセプターとの結合力において17β-エストラジオールとの比で1万分の1以下である．これらの化学物質の特徴は，環境中に高濃度に存在し食品を通じて人に摂取されやすいが，比較的に代謝を受けやすく，排泄も速やかであり，先述の有機塩素系化合物のような高濃度の体内蓄積性はない．

ポリスチレンは，カップ麺の軽い断熱容器として利用されているが，スチレンを重合してつくられる．カップ麺に熱湯をそそぐと，やはりエストロゲン類似作用の疑いをもたれているスチレン二量体，三量体が溶出してくる．しかし，これらのスチレンオリゴマーのエストロゲン作用は，幼若ラット子宮肥大，乳癌細胞 MCF-7 株増殖およびエストロゲンレセプター結合試験等において上記3種の化学物質に比べてもかなり弱いという報告がある

4.3　化学物質の事前審査制度（化審法）

今日，わが国では推計で5万種以上の化学物質が流通し，工業用途として届け出られるものだけでも毎年300物質程度の新たな化学物質が市場に投入されている．これら化学物質の中には，大気・水といったさまざまな媒体を経由して人や生態系に有害な影響を及ぼすものがある．こうした環境汚染問題を未然に防止するためには，多くの化学物質を対象に環境リスクの評価を行い，その製造，流通，使用等の各段階で適切な環境リスク対策を講じていく必要がある．

わが国ではポリ塩化ビフェニルによる汚染を契機に，新規化学物質の有害性を事前に審査する**化審法（化学物質の審査及び製造等の規則に関する法律）**を1973年に世界に先がけて発足させた．本制度では**難分解性**，**高蓄積性**，ヒトへの**長期毒性**を有する化学物質を第一種特定化学物質として，その製造・輸入禁止措置等の規制措置を導入した．その後，トリクロロエチレン等による地下水汚染問題が起こり，高濃縮性でないが**難分解性**および**長期毒性**を有する化学物質を第二種特定化学物質として，1985年にその製造・輸入量の制限措置を加えた．一方，欧米においては，ヒトへの健康影響と並んで動植物の生息もしくは生育に支障を及ぼすおそれがある化学物質の環境中への放出を考慮した審査・規制を行うことが主流である．わが国においても，平成14年に OECD からの勧告を受け，これまでの化審法の制度が見直され，化学物質の**動植物への影響**に着目した審査・規制制度を導入するとともに，環境中への放出可能性を考慮した措置を講じることとなり，化審法の改正が平成15年に実施されたが，平成21年に一部改正され（図 A.21），平成23年4月より完全実施された．

この化審法によって分類される第一種特定化学物質と第二種特定化学物質には下記のものがある．

第一種特定化学物質

難分解性，高蓄積性および長期毒性をもつ以下の30種の化学物質（これらの製造，輸入は経済産業大臣の許可をうけて閉鎖系で特定目的にのみ使用）．

① ポリ塩化ビフェニル(PCB)，② ポリ塩化ナフタレン(PCN，塩素数2以上)，③ ヘキサクロロベンゼン(HCB)，④ アルドリン，⑤ ディルドリン，⑥ エンドリン，⑦ DDT，⑧ クロルデン類，⑨ ビス(トリブチルスズ) オキシド(TBTO)，⑩ *N*,*N'*-ジトリル-*p*-フェニレンジアミン，⑪ 2,4,6-トリ-*tert*-ブチルフェノール，⑫ トキサフェン，⑬ マイレックス，⑭ ケルセン，⑮ ヘキサクロロブタ-1,3-ジエン，⑯ 2-(2*H*-1,2,3-ベンゾトリアゾール-2-イル)-4,6-ジ-*tert*-ブチルフェノール，⑰ペルフルオロオクタンスルホン酸(PFOS) またはその塩，⑱ペルフルオロオクタンスルホン酸フルオリド(PFOSF)，⑲ペンタクロロベンゼン，⑳ α-ヘキサクロロシクロヘキサン，㉑ β-ヘキサ

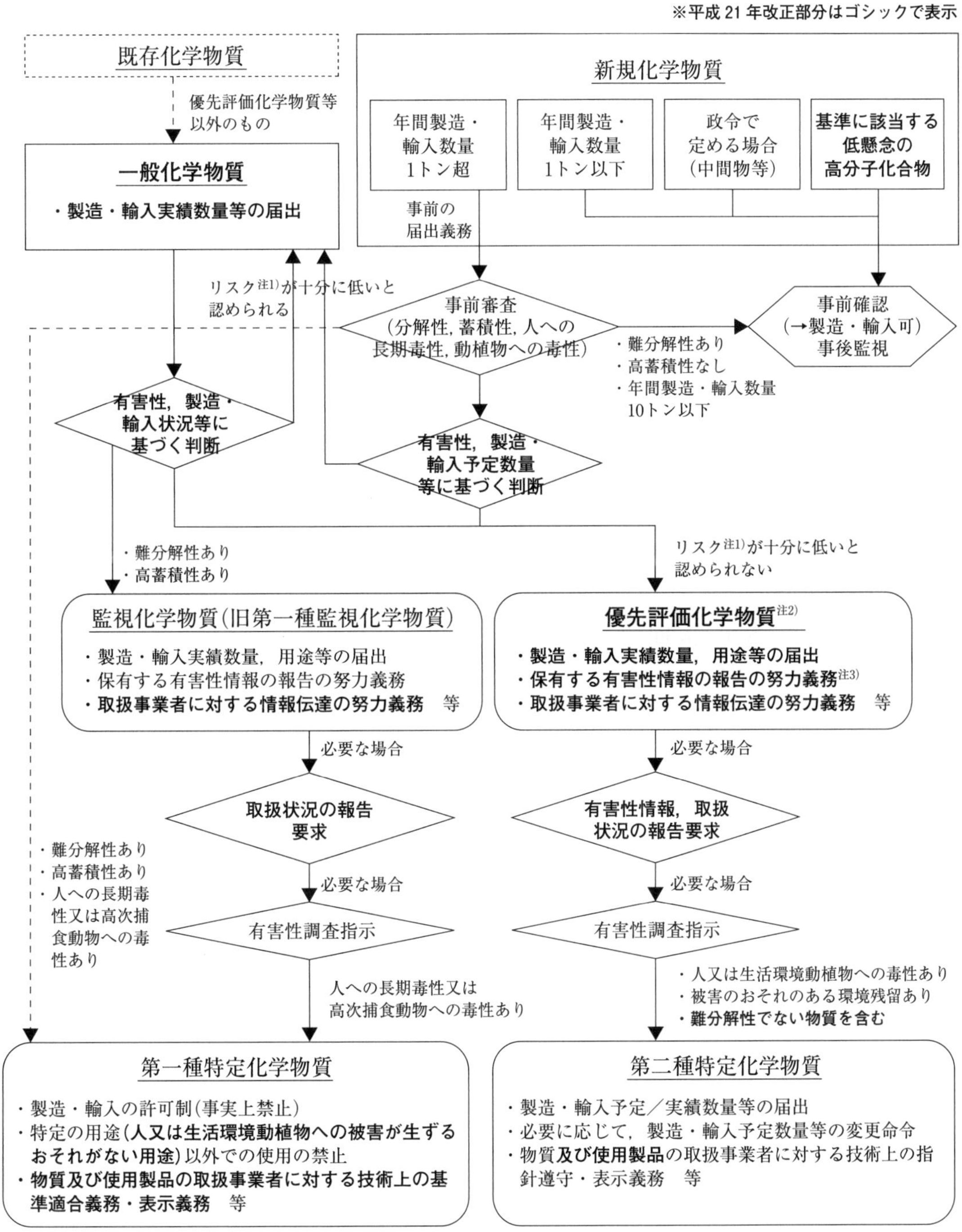

注1）本図において，リスクとは，第二種特定化学物質の要件である，「人への長期毒性又は生活環境動植物への生態毒性」及び「被害のおそれが認められる環境残留」に該当するおそれのことを指す．

注2）第二種及び第三種監視化学物質は廃止される．これらに指定されていた物質について，製造・輸入数量，用途等を勘案して，必要に応じて優先評価化学物質に指定される．

注3）第二種特定化学物質にも適用される．

注4）有害性情報を新たに得た場合の報告義務あり．(第一種特定化学物質を除く．)

注5）必要に応じ，取扱方法に関する指導・助言あり．(第二種特定化学物質，監視化学物質，優先評価化学物質)

図 A.21　化学物質審査規制改正法案に基づく新たな化学物質の審査・規制制度の概要

資料：厚生労働省，経済産業省，環境省

クロロシクロヘキサン，㉒γ-ヘキサクロロシクロヘキサン(リンデン)，㉓クロルデコン，㉔ヘキサブロモビフェニル，㉕テトラブロモジフェニルエーテル，㉖ペンタブロモジフェニルエーテル，㉗ヘキサブロモジフェニルエーテル，㉘ヘプタブロモジフェニルエーテル，㉙エンドスルファン，㉚ヘキサブロモシクロドデカン，㉛ペンタクロロフェノール又はその塩若しくはエステル，㉜ポリ塩化直鎖パラフィン（炭素数が10から13までのものであって，塩素の含有量が全重量の48％を超えるものに限る)，㉝デカブロモジフェニルエーテル（平成30年4月1日現在）

第二種特定化学物質

蓄積性は低いが，難分解性で，長期毒性をもつ疑いがある以下の23種の化学物質（これらは，製造，輸入予定数量の届出が義務づけられており，必要があれば予定数量の制限が加えられる）.

①トリクロロエチレン，②テトラクロロエチレン，③四塩化炭素，④～⑩トリフェニルスズ（7種類)，⑪～㉓トリブチルスズ化合物（13種類）

これら化学物質の試験には分解性，蓄積性，スクリーニング毒性，慢性毒性に加えて**生態毒性**試験が加わりGLP（good laboratory practice）に基づきデータ信頼性が保証されていなければならない.

4.4　POPsによる地球規模的な環境汚染

POPs（persistent organic pollutants）とは，残留性有機汚染物質のことを示し，以下のような性質をもっている化学物質である（表A.10).

1）発癌性や神経障害・免疫毒性・ホルモン異常などを引き起こす物質である（**毒性/悪影響**).

2）化学的に安定であるため，環境中で残留性が高い（**難分解性**).

3）水溶性が低く，脂溶性が高いために生物濃縮しやすい（**高蓄積性**).

4）低いながらも揮発性を有するために地球的規模で長距離移動しやすい（**長距離移動性**).

POPsのような有機塩素系化合物は，毒性が強く，化学的に非常に安定した物質で自然環境中では分解されにくいが，その上蒸気圧が比較的高いため大気中に揮散しやすい性質がある．これらが農薬等として使用され環境中に放出された場合，大気や海流等により運ばれ，発生源以上の高濃度で特定地域に蓄積される．これが海洋生物等に取り込まれ，食物連鎖を通じ生物体内において高濃度に蓄積（生物濃縮）されるという点が問題となっている．例えば，熱帯地域のインド，中南米，アフリカなどで使用されている有機塩素系農薬は，その99％が大気中に揮散後，大気に乗って移動し，高緯度地域での冷気で海水中に溶け込むことがわかってきた．したがって，先進国が位置する北半球の中緯度以北の魚やそれを食料とするシロクマ等の生態系への有機塩素系農薬の蓄積が起きている.

POPsによる環境汚染は，その難分解性や地球的規模での広がりといった特徴から，国際的な規制

表A.10　ストックホルム条約が対象としているPOPs

農薬	アルドリン，エンドリン，クロルデン，ヘプタクロル，ディルドリン，ヘキサクロロベンゼン(HCB)，ペンタクロロフェノール，トキサフェン，マイレックス，エンドスルファン	化審法により製造・販売・使用が禁止
工業化学物質	ポリ塩化ビフェニル類（PCBs)	化審法により製造・販売・使用が禁止
非意図的生成物	ダイオキシン類（PCDDs)，フラン類（PCDFs)	焼却過程などで生成されることがある

への取組みが必要とされ，UNEP（united nations environment program：国際環境計画）を中心として条約の作成が進められ，2001年の残留性有機汚染物質に関するストックホルム条約（**ストックホルム条約；POPs 条約**）は，POPsの製造・使用の禁止・制限，排出の削減，廃棄物の適正処理や在庫・貯蔵物の適正管理等の措置を各国に義務付けた．

2017年のストックホルム条約第8回締約国会議（COP8）において，新たにデカブロモジフェニルエーテルおよび短鎖塩素化パラフィンを同条約の対象物質に追加された．

廃絶するもの：テトラブロモジフェニルエーテルおよびペンタブロモジフェニルエーテル，クロルデコン，ヘキサブロモビフェニル，γ-ヘキサクロロシクロヘキサン（リンデン），α-ヘキサクロロシクロヘキサン，β-ヘキサクロロシクロヘキサン，ヘキサブロモジフェニルエーテル，ヘプタブロモジフェニルエーテル，ペンタクロロベンゼン，デカブロモジフェニルエーテル，ヘキサクロロブタジエン，ペンタクロロフェノール，その塩およびエステル類，ポリ塩化ナフタレン（塩素数2～8のものを含む），短鎖塩素化パラフィン

制限するもの：DDT，ペルフルオロオクタンスルホン酸（PFOS），ペルフルオロオクタンスルホン酸フルオリド（PFOSF）

非意図的放出を削減するもの：ペンタクロロベンゼン，ヘキサクロロベンゼン，ヘキサクロロブタジエン，ポリ塩化ナフタレン（塩素数2～8のものを含む）

A 5. 地球規模の環境問題

5.1 オゾン層の破壊

地球を取り巻く大気の圧力，温度，オゾン濃度の高度分布は，中緯度域では図A.22のようになっ

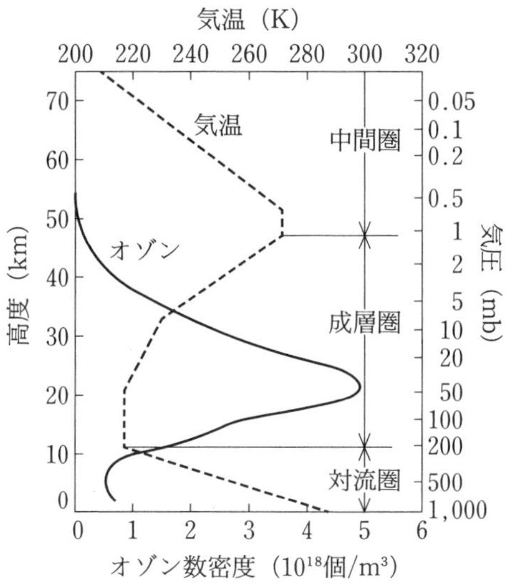

図A.22　オゾン層と気温の高度分布

ている．地表から約 12 km までは対流圏で，その上層に成層圏が広がっている．空気の量は対流圏に約 90 %，成層圏に約 10 %，合計 99.9 %が高度 50 km 以下の所に存在する．高度 10 数 km 以上では，大気中に存在する酸素分子 O_2 が太陽光に含まれる短波長紫外線によって酸素原子に解離し，生じた O は他の O_2 と反応してオゾン O_3 を生成する．

$$O_2 \xrightarrow{\text{紫外線}} O + O$$

$$O + O_2 \xrightarrow{\text{紫外線}} O_3$$

オゾンの濃度は，成層圏の下部，地上からは 25 km 上空付近で最大となり，いわゆるオゾン層を形成している．このオゾン層が 200～310 nm の紫外線を吸収しているので，310 nm 以下の紫外線は地球に到達しない．しかしながら，近年，人工化学物質によってオゾン層の破壊が進行して地表に降り注ぐ紫外線量が多くなり，人類も含めた生物への影響が危惧されている．

a）オゾン層破壊

オゾン層を破壊する一番の原因物質はフロンである．フロン（chlorofluorocarbon）とは，メタン（CH_4）やエタン（C_2H_6）の水素原子を塩素（Cl）やフッ素（F）で置換した塩化フッ化炭素の日本国内における総称名である（表 A.11）．なお，フロンに臭素（Br）が加わった化合物はハロンと呼ばれている．フロンは冷媒，洗浄剤，発泡剤，スプレー噴射剤など極めて多様な用途があり，安全で低毒性という利点もあるので，現代の文明社会で大量に使われてきた．1987 年の生産量は世界で 100 万トンでフロン 11 とフロン 12 が大部分を占めるが，日本ではフロン 113 が電気部品の洗浄剤として最も多く使用された．

使用後，大気に放出されたフロンガスは，対流圏では成層圏下部のオゾン層によって紫外線から保護されているために分解されず，10 数年かかって成層圏に到達する．成層圏に達したフロンは太陽からの強い紫外線を受けて次のように分解される．

［フロンによるオゾン層の破壊機構］

$$CCl_3F \xrightarrow{\text{紫外線}} \cdot CCl_2F + \cdot Cl$$

$$\cdot Cl + O_3 \longrightarrow ClO + O_2$$

$$O_2 \xrightarrow{\text{紫外線}} O + O$$

$$ClO + O \longrightarrow \cdot Cl + O_2$$

フロンのほかに，ハロン，四塩化炭素，メチルクロロホルム，亜硫酸窒素などにもオゾン層破壊作用

表 A.11　フロン類

フロン 11	CCl_3F	フロン 23	CHF_3
フロン 12	CCl_2F_2	フロン 112	CCl_2F-CCl_2F
フロン 13	$CClF_3$	フロン 113	$CClF_2-CCl_2F$
フロン 21	$CHCl_2F$	フロン 114	$CClF_2-CClF_2$
フロン 22	$CHClF_2$	フロン 115	$CClF_2-CF_3$

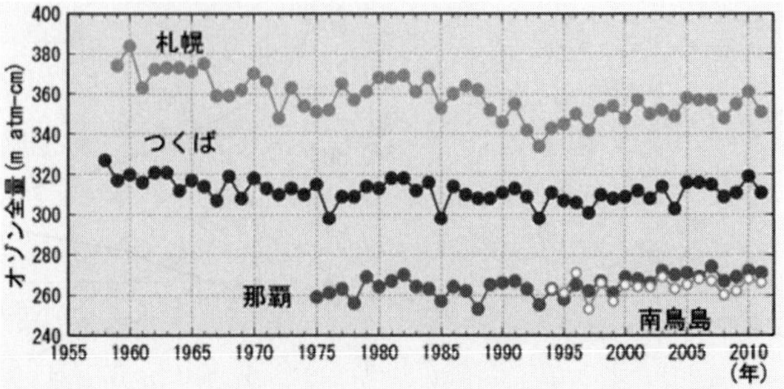

図 A.23　日本上空のオゾン全量の年平均値の推移
（気象庁 オゾン層観測報告2010）

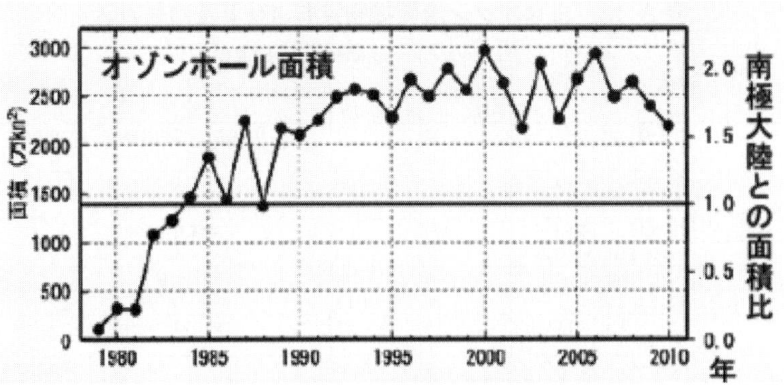

図 A.24 オゾンホールの規模の推移

（気象庁 オゾン層観測報告2010）

のあることが知られている．1980 年頃から南極大陸上空のオゾン濃度の急激な低下（オゾンホール）が観測され，北半球のアメリカ大陸やヨーロッパ，日本でも，オゾン層破壊物質の激増とオゾン濃度の急激な低下が発表されていた．その後 1990 年代以降は，日本上空のオゾン量は横ばいから上昇傾向がみられ，南極のオゾンホールの急激な増加はみられなくなった．2000 年以降は，年々変動が大きくなり，その後，縮小に転じたかにみえるが，依然として規模の大きい状態が続いている（図 A.23，図 A.24）.

b）生物への影響

成層圏のオゾン層によって，太陽光のうち生物に有害な 290 nm 以下の紫外線（UV–C）の大部分は吸収されている．この短波長領域の紫外線は，大気中の酸素や水蒸気によっても吸収されてしまうため，オゾン層が減少しても地表にはほとんど到達せず，生物に対する影響は問題とはならない．しかし，290～310 nm の紫外線（UV–B）は，オゾン濃度が 1 %減少すると地表に届く紫外線量は約 2 %増加するといわれている．UV–B は UV–C ほど毒性が強くないが，多量の照射によって皮膚癌，皮膚の老化，白内障などが発生する．従ってオゾン濃度が 1 %低下すると皮膚癌患者数は約 3 %増えるといわれている．白内障や角膜炎などの視力障害も増加する．また，紫外線は免疫機能を低下させるので，さまざまな種類の感染症発生率を高め，その症状を重くすることも予測される．ヒト以外に，動植物や特に微生物に対して紫外線は強い悪影響を及ぼすので，農林水産業への被害や食物連鎖による生態系への影響も懸念される．

c）オゾン層の保護

これまで世界中で生産され，大気中に放出されたフロンのうちオゾン層に達したのは，まだ 10 %程度と推察されている．したがって，今後さらに本格的なオゾン層の破壊が始まると予測されるので，早急に具体的対策を講じる必要がある（表 A.12）．技術的なフロン対策としては，①代替品の開発と利用，②フロン使用機器の密閉化などによる排出抑制，③排ガスや排液からのフロンの回収や分離，④使用済みフロンの分解，などがある．また，国際的な機関によるフロン規制も積極的に行われており，フロンの早期全廃に向けての取組みが進行している．1985 年にはオゾン層保護のためのウィーン条約が採択され，この条約に基づいて 1987 年にオゾン層破壊物質に関するモントリオール議定書が作成された．モントリオール議定書では，オゾン層を破壊しやすい特定フロンと呼ばれる 5 種類のフ

表 A.12　主なオゾン層破壊物質および温室効果ガス

名称	物質（例示）	化学式	大気中寿命（年）IPCC2010報告	オゾン破壊係数 モントリオール議定書	地球温暖化係数 IPCC2007報告	主な用途・発生源	備考
CFC（クロロフルオロカーボン）	CFC-11	$CFCl_3$	45	1	4750	業務用冷凍機，ポリウレタン発泡剤	モントリオール議定書の規制対象のオゾン層破壊物質
	CFC-12	CF_2Cl_2	100	1	10900	冷蔵庫，カーエアコン	
	CFC-113	$C_2F_3Cl_3$	85	0.8	6130	部品の洗浄剤	
	CFC-114	$C_2F_4Cl_2$	190	1	10000	スプレー噴射剤	
	CFC-115	C_2F_5Cl	1020	0.6	7370	業務用冷凍機	
ハロン	ハロン-1211	CF_2ClBr	16	3	1890	消火剤	
	ハロン-1301	CF_3Br	65	10	7140	消火剤	
四塩化炭素	四塩化炭素	CCl_4	26	1.1	1400	一般溶剤，研究開発用	
1,1,1-トリクロロエタン	1,1,1-トリクロロエタン	CH_3CCl_3	5	0.1	146	部品の洗浄剤	
HCFC（ハイドロクロロフルオロカーボン）	HCFC-22	CHF_2Cl	11.9	0.055	1810	ルームエアコン，業務用冷凍機，発泡剤	
	HCFC-142b	CH_3CF_2Cl	17.2	0.065	2310	発泡剤	
臭化メチル	臭化メチル	CH_3Br	0.8	0.6	5	土壌の殺菌・殺虫剤	
HFC（ハイドロフルオロカーボン）	HFC-134a	CH_3CF_3	13.4	0	1430	冷蔵庫，カーエアコン，業務用冷凍機，発泡剤	京都議定書の規制対象の温室効果ガス
PFC（パーフルオロカーボン）	PFC-14	CF_4	>50000	0	7390	半導体製造用	
	PFC-116	C_2F_6	>10000	0	12200	半導体製造用	
六フッ化硫黄	六フッ化硫黄	SF_6	3200	0	22800	絶縁ガス，部品の洗浄剤	
亜酸化窒素	一酸化二窒素	N_2O	114	注4）	310	燃焼，窒素（N）肥料の使用，化学工業（硝酸製造）や有機物の微生物分解（脱窒過程），農耕	
メタン	メタン	CH_4	12	0	21	排気ガス，焼却ガス，農耕，家畜	
二酸化炭素	二酸化炭素	CO_2	−	0	1	燃焼，呼吸他	

注1）「オゾン破壊係数」は，CFC-11の単位重量当たりのオゾン破壊効果を1とした場合の相対値.
注2）「地球温暖化係数（ global warming potential；GWP)」は，二酸化炭素を1として，その気体の大気中における濃度あたりの温室効果の100年間の強さを相対値で表したものである.
注3）IPCC（気候変動に関する政府間パネル；Intergovernmental Panel on Climate Change）は，国際的な専門家でつくる，地球温暖化についての科学的な研究の収集，整理のための政府間機構.
注4）亜酸化窒素は，紫外線により N_2O から NO・（ニトロソラジカル）が生じ，NO・がオゾン層を破壊する効果があるため，CFC と同程度のオゾン層破壊物質であると米国海洋大気庁により指摘されている. "Nitrous Oxide (N_2O)：The Dominant Ozone-Depleting Substance Emitted in the 21st Century "Ravishankara, A. R. et al, Science 2009)

ロン（フロン 11，12，113，114，115）の生産量と消費量を段階的に削減するスケジュールが示された（図 A.25）．しかし，最近の科学的知見によって，この規制スケジュールでは不十分であることが明らかとなり，特定フロンに限らすべてのフロンガスおよびオゾン層破壊の可能性のある化学物質：四塩化炭素，1,1,1-トリクロロエタン，ハロン（フロンの塩素を臭素に代えたもので紫外線により臭素ラジカルを生成しオゾンを分解する），臭化メチルなどは，先進国では，予定を早めて 1996 年に全廃することが決定された．現在，炭素に塩素，フッ素以外に水素が置換している代替フロン（HCFC：ハイドロクロロフルオロカーボン）が使用されている．代替フロンは大気中の OH ラジカルによって容易に分解することから，オゾン層に対する破壊力が少ない．しかし，温室効果をもつガスであるため，全廃へ進行中である．その後，北半球中緯度域における CFC（クロロフルオロカーボン）の大気中濃度は，1990 年代後半以降 CFC-11，CFC-12，CFC-113 については横ばいから減少に転じている．

今後は，フロンガスの主な用途である ① 洗浄剤，② 冷媒，③ 発泡剤，④ 噴射剤の目的に合った物質の開発が急務である．

5.2　酸性雨

酸性雨とは，主として石炭や石油などの化石燃料の燃焼によって硫黄酸化物（SO_x）や窒素酸化物（NO_x）が大気中に放出され，これらが硫酸イオンや硝酸イオンなどに変化して強い酸性を示す降雨となる現象のことをいう．一般的には，pH が 5.6 よりも低い雨を酸性雨としている．雨以外に強い酸性の霧や雪が観測されることもあり，これらを酸性霧や酸性雪と呼んでいる．さらに大気中の酸性汚染物質には乾性降下物もある．したがって，現在では酸性雨を酸性の強い雨だけに限定するのではなく，広義に解釈するようになってきている．酸性雨の主な発生源は，火力発電所や工場などの排煙および

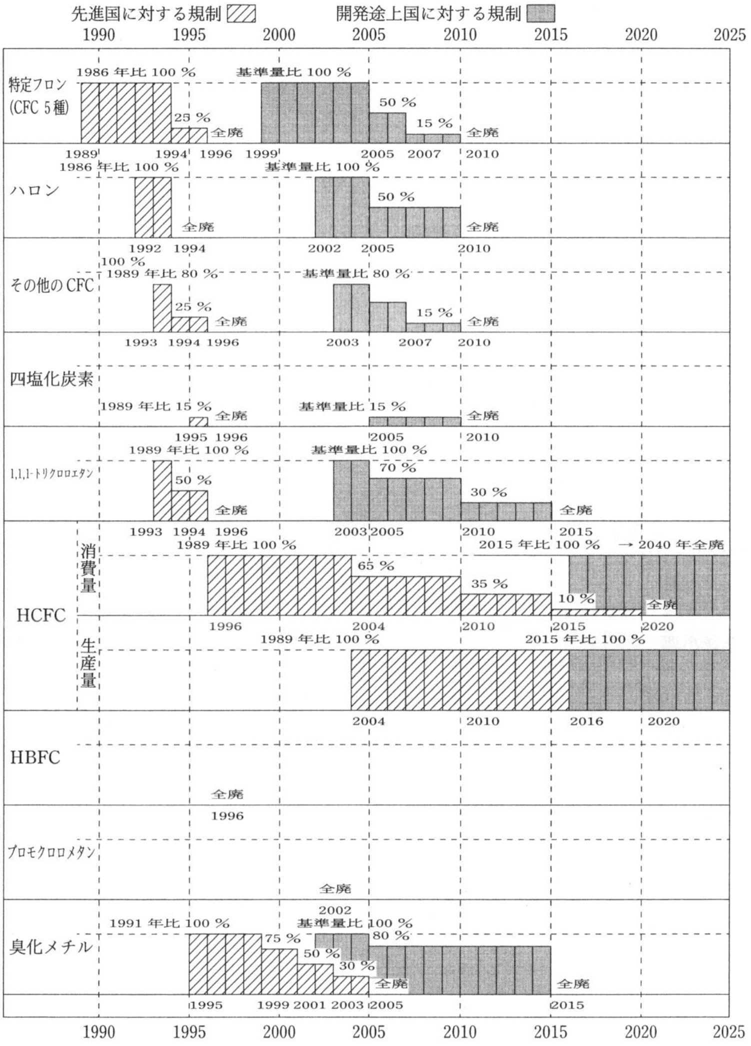

図 A.25　モントリオール議定書に基づくスケジュール

（1999 年 12 月改正）

自動車の排気ガスであるが，火山噴煙のような自然発生源も無視できない．酸性雨は発生源から数千 km も離れた地域でも生じる場合が多く，国境を越えた大気汚染として，ヨーロッパや北アメリカでは特に深刻な問題となっている．図 A.26 に日本の酸性雨について，平成 18 年度から 22 年度における降水 pH の平均値および 5 年間の平均値を示した．降水 pH の地点別年平均値の範囲は 4.48～ 5.22 であり，全地点の pH 平均値は 4.72 であり，降水は引き続き酸性化した状態であることが認められた．

a）酸性雨の影響

欧米では，pH 5.0 以下の酸性雨が常時観測される状態にある．酸性雨の影響としては，人体，湖沼，河川，土壌，動植物，建築物などへの影響が考えられる．酸性雨は人体に対しては眼や皮膚に刺激性のある痛みを与える．北欧や北米では，酸性雨によって湖沼や土壌の酸性化が進んでいる．pH 値の低下によってノルウェーでは，湖沼の 20 %で魚類やプランクトンが死滅したと報告されており，ス

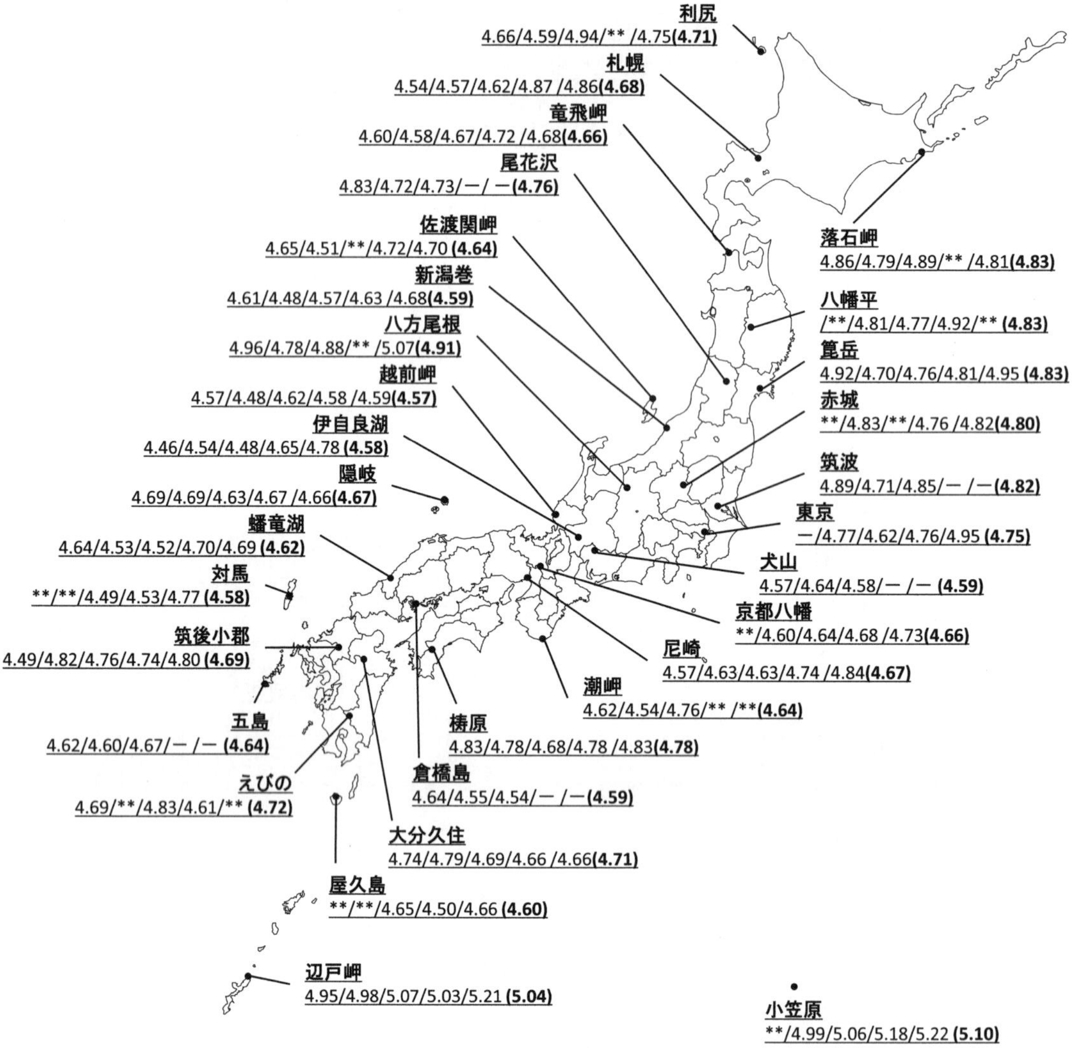
利尻
4.66/4.59/4.94/** /4.75(4.71)
札幌
4.54/4.57/4.62/4.87 /4.86(4.68)
竜飛岬
4.60/4.58/4.67/4.72 /4.68(4.66)
尾花沢
4.83/4.72/4.73/一/ 一(4.76)
佐渡関岬
4.65/4.51/**/4.72/4.70 (4.64)
新潟巻
4.61/4.48/4.57/4.63 /4.68(4.59)
八方尾根
4.96/4.78/4.88/** /5.07(4.91)
越前岬
4.57/4.48/4.62/4.58 /4.59(4.57)
伊自良湖
4.46/4.54/4.48/4.65/4.78 (4.58)
隠岐
4.69/4.69/4.63/4.67 /4.66(4.67)
蟠竜湖
4.64/4.53/4.52/4.70/4.69 (4.62)
対馬
//4.49/4.53/4.77 (4.58)
筑後小郡
4.49/4.82/4.76/4.74/4.80 (4.69)
五島
4.62/4.60/4.67/一 /一 (4.64)
えびの
4.69/**/4.83/4.61/** (4.72)
落石岬
4.86/4.79/4.89/** /4.81(4.83)
八幡平
/**/4.81/4.77/4.92/** (4.83)
箟岳
4.92/4.70/4.76/4.81/4.95 (4.83)
赤城
/4.83//4.76 /4.82(4.80)
筑波
4.89/4.71/4.85/一 /一(4.82)
東京
一/4.77/4.62/4.76/4.95 (4.75)
犬山
4.57/4.64/4.58/一 /一 (4.59)
京都八幡
**/4.60/4.64/4.68 /4.73(4.66)
尼崎
4.57/4.63/4.63/4.74 /4.84(4.67)
潮岬
4.62/4.54/4.76/** /**(4.64)
梼原
4.83/4.78/4.68/4.78 /4.83(4.78)
倉橋島
4.64/4.55/4.54/一 /一(4.59)
大分久住
4.74/4.79/4.69/4.66 /4.66(4.71)
屋久島
//4.65/4.50/4.66 (4.60)
辺戸岬
4.95/4.98/5.07/5.03/5.21 (5.04)
小笠原
**/4.99/5.06/5.18/5.22 (5.10)

図 A.26　降水中の pH 分布図

平成 18 年度 / 平成 19 年度 / 平成 20 年度 / 平成 21 年度 / 平成 22 年度（5 年間平均値）

一：測定せず
＊＊：当該年平均値が有効判定基準に適合せず，棄却された
注 1：平均値は降水量加重平均により求めた
　2：東京は平成 19 年度より測定を開始
　　尾花沢，筑波，犬山，倉橋島及び五島は平成 20 年度末で測定を休止
出典：環境省　越境大気汚染・酸性雨長期モニタリング（平成 22 年）

ウェーデンやカナダでも同様の被害が明らかにされている．

酸性雨は森林や農作物に直接的被害を与える以外に，土壌の変化を通じて植物にも間接的被害を及ぼす．土壌はある程度までは pH 緩衝能力を有しているが，この能力を超えた酸性雨が続くと土壌の pH 値が低下して，栄養塩の流出や有害な金属イオンの溶出が起こる．その結果，樹木の根が痛み，成長速度の低下や枯死などの影響が現れる．森林被害はヨーロッパを中心に拡大しており，国土の森林面積の 50 %以上が被害を受けている国が多い．さらに，酸性雨は大理石や金属などでできているビル，住宅などの建造物にも悪い影響を及ぼしている．特にローマ，ギリシャ，ドイツでは歴史的な遺跡や建造物などの文化財が大きな被害を受けている．わが国の酸性雨への対応は欧米と異なり，昭和50年代に人体への影響（眼や皮膚への刺激）に端を発した「湿性大気汚染」の実態調査が最初である．その後，昭和63年から平成4年までの調査によれば，欧米並の酸性雨が観察されているにもかかわらず，陸水，土壌，植物等の生態系への明確な兆候はみられていない．しかしながら，現状程度の酸性雨が継続した場合，将来的に生態系への影響が顕在化することは否定できないことは，欧米の事例から推測される．

b）酸性雨の対策

酸性雨の防止のためには，その主な原因物質である硫黄酸化物や窒素酸化物の排出を抑制しなければならない．そのためには，まず火力発電所や工場などにおいて排煙の脱硫，脱硝などの防除施設の導入，自動車排気ガス浄化装置の性能向上などの技術的対策や関連法規の見直しが必要である．さらに先進工業諸国においては，物質的に豊かな社会生活を維持するために大量のエネルギーと資源を消費しており，それに伴って発生する大気汚染が酸性雨の元凶であることから，産業，民生の両分野において省エネルギー対策を進めることが重要である．酸性雨は国境を越えた長距離汚染であることから，国際間の協力体制で対策を考える必要がある．そのためには酸性雨に対する広域モニタリングシステムの整備を行うとともに，東南アジアや東欧などの公害対策が不十分な国々にわが国の大気汚染防止技術を普及させなければならない．

5.3　地球の温暖化

図A.27は，地球の温室効果の基本的な概念図を示している．地球の表面温度は，地表が受ける太陽からの受光エネルギーと，地表から宇宙に放出する放射光エネルギーのバランスにより決まっている．太陽がいつも一定の光エネルギーを放出していると仮定すると，地球全体が受光する太陽エネルギーは一定である．太陽から発せられる光は460 nmに極大をもつ可視光である．大気圏には，可視光を吸収する成分はほとんどなく，したがって雲や大気中のちり，積雪，砂漠などによって反射される部分（30 %）を除いて，太陽光エネルギーの多く（70 %）は地表面で吸収される．吸収されたエネルギーは，分子振動に使われ，赤外線となって放出される．もしも地球の大気に微量ガスが存在しなかったならば，地球に放射された太陽光線は地表を加熱した後，波長の長い赤外線（熱線）を多量に放射して，地表の温度は－20℃付近になるといわれている．しかし大気中に種々の微量ガスが存在するので，地球表面の温度は平均約15℃と生物の生存にとって好ましい状態に保たれている．このように，宇宙空間に逃げる熱を大気内に閉じ込めて地球を温める現象を温室効果と呼び，そのような効果を有するガスを温室効果ガスという．近年，この温室効果ガスが人為的影響によって急増し，地球の平均気温は上昇傾向にあり，国連下部組織の気候変動に関する政府間パネル（**IPCC**）の地球温暖化に関する第4次評価報告書(IPCC-AR4-2007)は，「1906～2005年の100年間で平均気温の上昇幅は0.74℃であった」と報告し，また「2100年の平均気温の上昇幅は，1.1～6.4℃である」と予測している．

地球の赤外線放出を妨げている気体成分としては，水蒸気と二酸化炭素の効果が最も大きい．それは大気中の濃度がすでに高いためである．地球温暖化には大気中の二酸化炭素の増加が原因と考えら

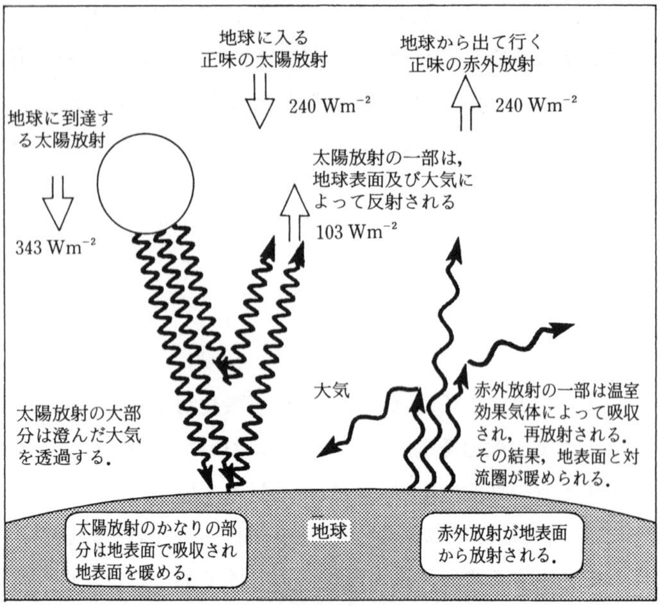

図 A.27　大気の放射バランス

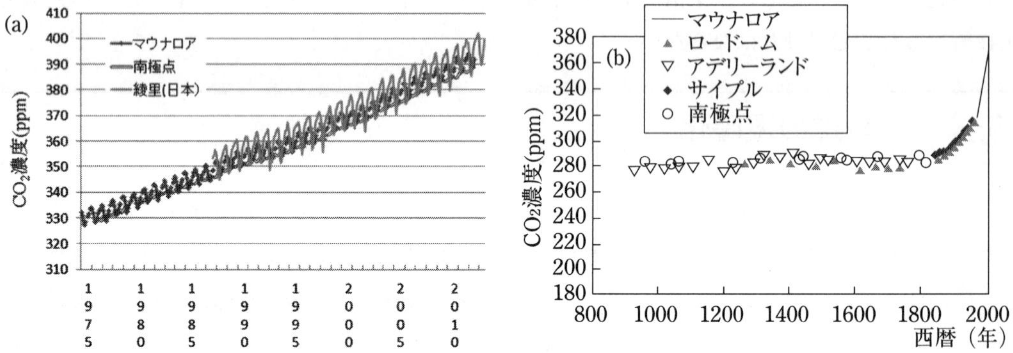

出典：(a) 気象庁 気候変動監視レポート2011
(b) IPCC Climate Change 2001–The third assessment Report of the IPCC

図 A.28　大気中二酸化炭素濃度の推移

れ，1950〜1999 年のあいだに，約 31 %増加した（図 A.28）．しかし，今後二酸化炭素の濃度が増加してもその量に比例せず，ゆるやかな赤外線吸収増加を示す．一方，水や二酸化炭素の吸収帯以外の波長の帯に，赤外吸収をもつ他の分子（例えばフロン，メタン，亜酸化窒素など）は，共鳴吸収帯が飽和していないため，その大気圏の濃度増加がストレートに赤外線吸収に直結し，温室効果が著しい．図 A.29 に温室効果ガスの地球温暖化への寄与の割合を示している．地球温暖化に対し，将来は微量ガスのウエイトがますます増加するものと考えられている．

a）地球温暖化の影響

地球温暖化の将来予測について世界中の研究機関の複数の気候変動予測モデルの結果を集約すると，「21 世紀末までの世界平均気温は，二酸化炭素濃度の増加に伴って上昇し続ける．1980〜1999 年の

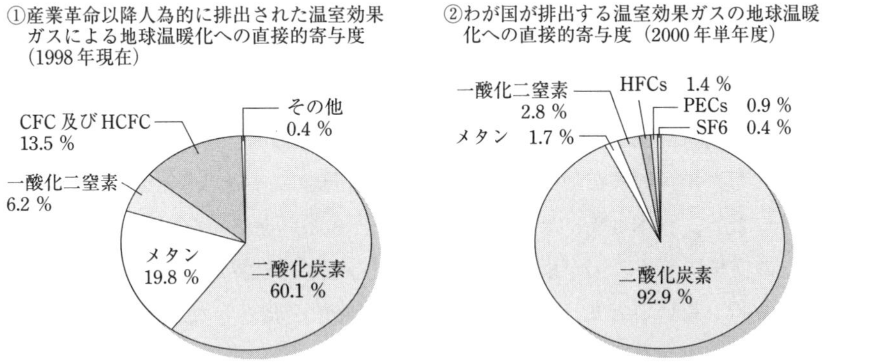

資料：IPCC『第 3 次評価報告書』より環境省作成

注：このほか，CCFC，HCFC が温室効果を有しているが，気候変動枠組条約に基づく排出量の通報を義務付けられておらず，確立された排出量データがないため除外した．
資料：環境省

図 A.29　温室効果ガスの地球温暖化への寄与度

気温を基準として比較すると，その後 20 年間はシナリオによらず 10 年あたり約 0.2℃の割合であるが，その後はシナリオによる違いが現れ，20 世紀末から 21 世紀末までの期間での気温上昇は，各シナリオの最良の推定値で 1.8～4.0℃の上昇であり，可能性が高い予測幅を含めると 1.1～6.4℃の上昇する」と予測されている．全世界の気温の予測を地域別に見ると，陸域とほとんどの北半球高緯度で気温の上昇が大きく，海上の気温の上昇は陸上に比べて小さい．日本の平均気温の予測結果は，世界平均を上回る上昇が予想されている．それに伴う影響としては，①水環境の変化により，数億人の人々が水不足に直面．②海水温の変化や炭酸ガス吸収による pH の低下などにより，海域の生態系が変化しする（サンゴの白化・死滅など）．③世界各地で，気温・環境の変化により穀物の生産性が低下し，食糧不足が起こる．④海面の上昇による，沿岸域の洪水被害，沿岸部の土地の消失が起こる．⑤健康への影響としては，食糧不足による栄養不良，熱波，洪水，干ばつによる罹患率・死亡率の増加，感染症媒介動物の分布の変化などが予想される．

b） 地球温暖化の対策

地球温暖化対策は，温室効果ガスの排出抑制，温室効果ガスの大気中からの固定，および温暖化への対応の三つに大別できる．

① 温室効果ガスの排出抑制：中心的課題となる二酸化炭素問題については，エネルギー供給構造，生産構造，都市構造，交通体系，市民のライフスタイルなどの面からの変革を図る必要がある．

② 二酸化炭素の大気中からの固定策：植林や緑化対策の推進，化石燃料排ガス中の二酸化炭素の分離，回収技術の開発，海洋生物による二酸化炭素の固定，などがあげられる．

③ 温暖化への対応策：海岸線の堤防工事の計画的進行や農作物の品種改良などが考えられる．

二酸化炭素をはじめとする温室効果ガスの排出抑制は，「先進工業諸国の経済成長と発展途上諸国での住民の生活をどのような価値観で捉えるのか」という問題を抜きには考えられない．先進工業諸国は自国内での温室効果ガスの排出抑制に努力するとともに，発展途上諸国での二酸化炭素の排出抑制のために技術的，経済的，人的な援助を効果的に行うべきであろう．最近，先進工業諸国では石油消費に対する二酸化炭素税の導入によって，現在以上の石油消費の拡大を抑制する方策が検討されており，北欧諸国では既に実施されている．短期間の経済成長を重視するのでなく，今後何世紀にもわたり人類が生存できる地球の未来を考えた対策を，国際的な協力体制で考えなければならない．

具体的な温室ガスの削減計画として，**京都議定書**の採択がある（表A.12）．これは1997年12月京都において開催された第3回気候変動枠組条約先進締約国会議において，先進各国の温室ガス排出量の削減量（1990年に比べ，日本6％，米国7％，欧州連合8％）を決めたもので，わが国も2002年6月に批准した．その前後に多くの国が京都議定書を批准したが，世界最大の温室ガス排出国である米国は京都議定書を支持しないことを，2002年ブッシュ大統領が発表した．その後，2004年にロシアが批准し，2005年に議定書が発効したが，米国および発展途上国を含めた削減への努力が必要である．

5.4　海洋汚染

海洋汚染が地球環境問題の一つとして特に注目されるようになったのは，1988年に北海沿岸で約20,000頭に及ぶアザラシの大量死事件が起きてからである．近年，ヨーロッパでは北海，バルト海，地中海などにおける海洋汚染が深刻な社会問題になっているが，主な海洋汚染をあげてみると次のとおりである．

a）油汚染

最近の調査結果では，油による海洋汚染は世界の主要なタンカー航路に集中していることが明らかにされている．

1997年1月，島根県沖でロシア船籍のタンカー“ナホトカ”号が遭難，沈没し，約5000キロリットルの重油が流出した．沿岸に流れ着いた重油の除去のために全国から集まったボランティアが活躍した．

1989年，史上最悪といわれたアラスカ沖での“Exxon Valdez”号座礁事故では，260,000バレルが流出し，10万～30万羽の鳥が死んだといわれている．現在まで，油にまみれた鳥を救う科学的な方法は，まだ確立されていない．また，海洋の油汚染は，海洋環境に大きなダメージを与え，食物連鎖にも多大な影響を及ぼすことが危惧されている．

また，中東湾岸戦争の際に大量の石油が海洋に流出し，大きな環境問題となったことは記憶に新しい．油による海洋汚染は鳥類，海洋生物，漁業などに大きな被害を及ぼす．

2010年4月にメキシコ湾沖合の水深約1,500mで掘削作業中だったBritish Petroleum社の石油掘削施設で爆発事故が起き，海底掘削パイプが折れて，大量の原油がメキシコ湾へ流出するという事故が起きた．原油流出量は，約78万キロリットル（490万バレル）とされている．

b）化学物質

陸上で生産，使用されたいろいろな化学物質は，河川や大気などを経て海洋に取り込まれる．これらの物質の中でも特に消費量が多く，環境中での分解速度が遅く，生物に対して毒性の強い物質は，環境汚染物質として要注意である．例えばPCB，DDT，HCHといった有機塩素化合物は，環境残留性とヒトを含めた生物に対する危険性のため，先進工業諸国では生産禁止，使用禁止，使用制限など

表 A.13　西部北太平洋の外洋食物連鎖系における PCB および DDT の残留濃度（湿体重あたり）と生物濃縮係数

	PCB	DDT
濃度		
表層水（ng/L）	0.28	0.14
動物プランクトン（μg/kg）	1.8	1.7
ハダカイワシ（μg/kg）	48	43
スルメイカ（μg/kg）	68	22
スジイルカ（μg/kg）	3,700	5,200
濃縮係数（$\times 10^3$）		
動物プランクトン	6.4	12
ハダカイワシ	170	310
スルメイカ	240	160
スジイルカ	13,000	37,000

（地球環境ハンドブック，p.328，朝倉書店）

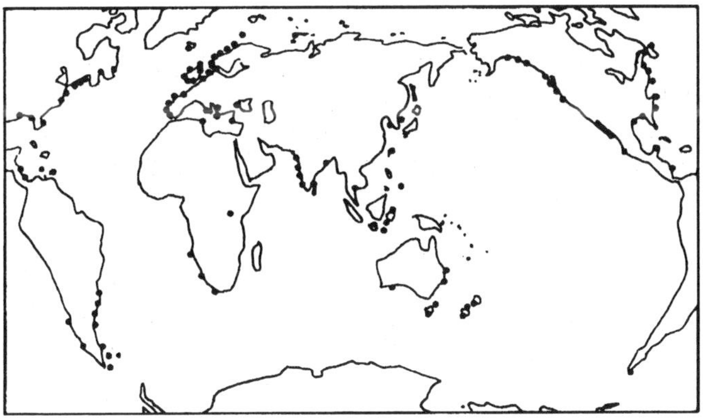

図 A.30　世界赤潮発生水域（日本を除く）

注：「赤潮発生海域」には有毒プランクトンによる貝類の毒化水域を含む.
出典：国際赤潮シンポジウム（1987 年 11 月，於高松市）において作成された資料による.
（環境庁長官官房総務課編，『環境キーワード事典』，p.51）

の規制策がとられたが，発展途上諸国では今も使用されている．これらの物質は環境中で安定なため，微量ながら両極地方に至るまで世界中の海洋で広く検出される．表 A.13 に PCB，DDT が食物連鎖によって高濃度に蓄積されていく過程を示している．魚類，イルカ，クジラは薬物代謝酵素活性が低いことからも，高濃度に蓄積されるといわれている．

c）富栄養化と赤潮

陸上の人間活動によって多量の栄養塩類が海洋に流入し，沿岸海域が富栄養化して赤潮の発生件数が増大している．赤潮は温帯域の先進工業諸国の内湾に限られた局地的現象と考えられていたが，1980 年代以降，赤潮発生海域の世界的な拡大，大規模化，長期化が認められる状況にあり，アラスカ沿岸，東アジア海域，オーストラリアのタスマニア島まで発生が報告されている（図 A.30）．

d）プラスチック類

近年，海面に浮遊する廃棄物，特に環境中に分解されないプラスチック類による海洋汚染が国際的問題になっている．プラスチック類は船舶の推進や漁業活動に障害を起こすほか，海洋哺乳動物や海鳥が魚網やロープに絡まって死亡する例が数多く知られている．また，海鳥や海亀の胃中からプラスチック類が検出される場合も多く，これらの海洋生物の生命現象に対する影響も危惧される状況にある．

e）重金属

海水中の重金属の起源は，岩石の風化など自然現象に由来するものと，人間活動に由来するものとがある．しかも，量的な面では前者による負荷のほうが多い元素が一般的であり，外洋海域では重金属による汚染を判断することが難しい．しかし，沿岸海域ではメチル水銀，カドミウム，銅，亜鉛，鉛，スズなどの重金属による局地的汚染や，魚介類への生物濃縮が各国で知られている．

5.5 その他

砂漠化（desertification），森林の減少，野生生物の減少，有害廃棄物の越境移動の問題も地球環境の重要な課題である．

5.6 ヒトへの影響とその対策

地球環境は人類がかつて経験したことのない急激なスピードで変化している．地表に降り注ぐ雨水の組成の変化，地表の緑の減少，環境汚染物質の急増など，人類は自らの活動の結果，地球上での生存そのものが脅やかされているといっても過言ではない．オゾン層の破壊による皮膚癌の増加は現実に起こっていると考えてもよい．酸性雨や海洋汚染による食糧減も現実味をおびてきた．

地球環境問題の根本的な発生原因は，人間活動の飛躍的増大と質的変化が地球生態系に過大な負荷を与えていることにある．現在，さまざまな地球環境問題が提起されているが，何をもって地球環境問題とするかについては多くの議論がある．UNEP（国連環境計画）では，次の三つの範ちゅうの環境事象を地球環境問題と考えている．

① 地球全体で起きている環境事象で，その影響も全人類に及ぶ（地球温暖化）．

② 地球のいくつかの地域で起きている環境事象であるが，共通した現象で，地球全体に拡大する恐れがある（酸性雨）．

③ 特定の国や地域で起きている環境事象であるが，その影響がヒトの生存基盤に及ぶ（野生生物種の減少）．

日本政府は，具体的に取り組むべき地球環境問題を図 A.31 に示すように，オゾン層の破壊，地球の温暖化，酸性雨，熱帯林の減少，砂漠化，発展途上国の公害問題，野生生物種の減少，海洋汚染，有害廃棄物の越境移動，の九つの問題に区分している．先進工業諸国では，経済活動の拡大に伴って，化石燃料の大量使用による地球温暖化や酸性雨を引き起こし，また新規化学物質の大量生産，大量消費によって，さまざまな環境汚染やフロンガスによるオゾン層の破壊などを招いている．これらの地球環境問題は，主に先進工業諸国が引き起こしたものである．一方，発展途上諸国では，急激な人口増加を支えるための食糧生産やエネルギー獲得のために熱帯林の伐採や過放牧などが行われ，地球上

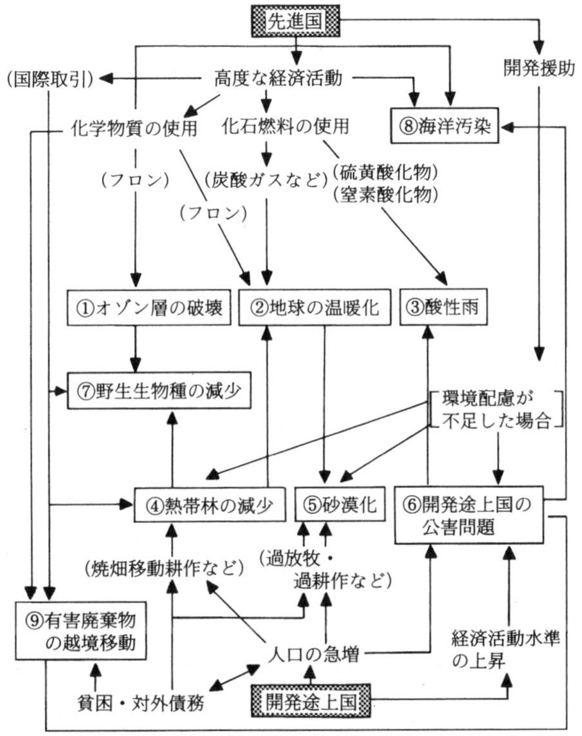

図 A.31 地球環境問題の相互作用

(環境庁編,「環境白書(平成2年版)」(1991) より)

の緑の減少につながっている.図 A.31 に示すように,個々の地球環境問題はそれぞれ独立して発生し,他に影響を及ぼさないというようなものではなく,さまざまな要因が相互に影響しながら発生するものである.

現在のわれわれの生き方は,地球の有限な資源を大量に浪費し,ヒトの生存基盤である環境を破壊する方向に進んでいるといわざるをえない.地球環境悪化の責任は,もっぱら現在までの世代にあり,将来の世代の責任ではないが,その影響を受けるのは将来の世代である.よって,地球環境改善に努力することは,現在生きている人々の責務である.

A 6. 環境中の放射性核種(天然,人工)と健康影響

6.1 非電離放射線の生体への影響

ヒトの眼は,電磁波(電離放射線と非電離放射線)のうち可視光域と呼ばれるきわめて狭い範囲しか感じることができないが,自然界には,波長の非常に短い電磁波(γ 線)から非常に長い電磁波(ラジオ波)までさまざまな波長の電磁波が存在する(図 A.32).

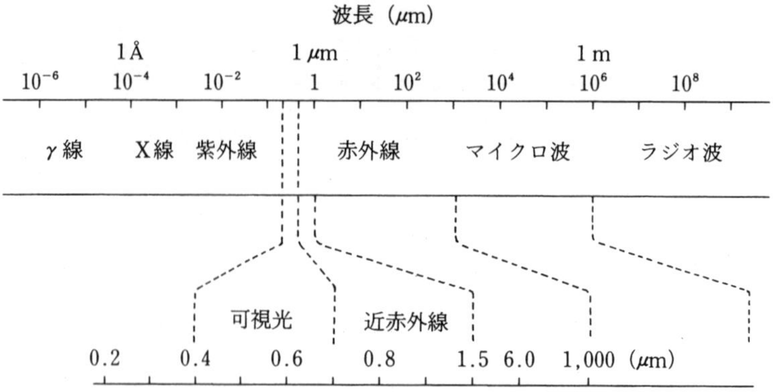

図 A.32　電磁波

放射線は波長の違いにより輻射線のエネルギーや物理的性質が異なり，波長が短いほどエネルギーは大きい．放射線はX線以下の短波長の電磁波，α 線および β 線などの粒子線のように大きなエネルギーをもち物質を通過するとき，物質から電子を放出させ，電離作用を有する電離放射線と紫外線以上の長波長の非電解放射線に区別される．非電離放射線には電磁波で，短波長の紫外線（10〜397 nm）から可視光線（397〜723 nm），赤外線（723 nm〜 1 mm），マイクロ波（1 mm〜50 cm），超短波（50 cm〜10 m）などがある．

6.1.1　紫外線

紫外線は，波長10〜400（397）nmまでの電磁波であり，より短波長の紫外線，例えば254 nmの紫外線は殺菌作用などで知られているように，細胞などに与える影響は強い．しかし，太陽から地球に到達する紫外線量は，可視光線や赤外線に比較して非常に少なく，地球上空の成層圏のオゾン層で290 nm以下の紫外線は吸収され，さらに対流圏やそれ以下の空気中のじんあい，水蒸気などにより吸収，散乱され，地上に到達する紫外線は290 nm以上の波長のものである．紫外線は皮膚や粘膜で吸収され，0.2 mmより深部には透過しないので障害は主として皮膚と眼に現れる．

紫外線は一般に3種類に分類され，310〜390 nmのものはUV-A，290〜310 nmのものはUV-B，290 nm以下のものをUV-Cと呼び，各々生体に対する作用，物理的作用は異なる（図 A.33）．

a）UV-A

皮膚に及ぼす影響としては，この波長は20 %程度が真皮まで到達し，基底膜にあるメラノサイトが刺激され，メラニン色素が増加し，基底膜に浸透してメラニン色素の色素沈着を起こす．しかし，この色素沈着は可視光線でも認められる作用である．

b）UV-B

UV-Bはドルノ線または健康線ともいわれ，血液成分や血球数，感染症に対する抵抗性など新陳代謝の亢進作用があり，皮膚で7-デヒドロコレステロールをビタミン D_3 に変換する．眼に及ぼす影響としては，網膜まではほとんど到達しない．320 nm以下のものは角膜，前房水，水晶体にほとんど

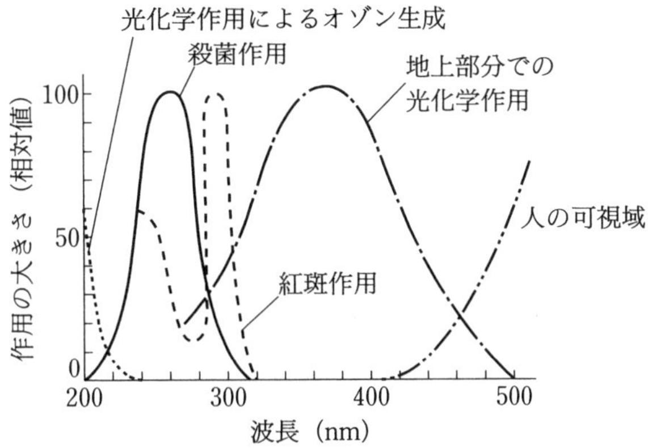

図 A.33　紫外線の作用と波長領域

（松岡脩吉，田多井吉之介編（1973）新環境衛生測定法 p.58，南江堂

吸収され，角膜炎や結膜炎を起こす．皮膚に及ぼす影響は色素沈着のほか，時として浮腫や水疱を伴う紅斑現象があり，表皮角質層，柱状層に生じたヒスタミン様物質が乳頭部に浸透して紅斑現象が起こる．

c）UV-C

光化学的作用として，生体高分子に吸収されて分子励起，構造変化を起こすだけでなく，DNA 分子に吸収されて発癌性と相関のある thymine dimer を形成する．さらに，100 nm 以下の紫外線は電離作用を有し，細菌，単細胞生物，植物の表面細胞，人体の皮膚，角膜，結膜の一部の細胞を破壊する作用がある．その他，光化学スモッグの発生時や，アーク溶接時にオゾンを発生する．

UV-C のうち 254 nm の紫外線を発生するランプを殺菌灯と呼び，調理場や調理台，調理用具，さらに空気や水の殺菌にも用いられる．

6.1.2　可視光線

物質は，放射された電磁波エネルギーを受け，その物質に固有の仕方で，電磁波エネルギーを反射，吸収，透過する．さらに，物質はそれ固有の仕方で電磁波エネルギーを放射する．例えば，植物の葉が緑色に見えるのは，葉中のクロロフィルが，光のうち青と赤の波長の光を強く吸収するため，その結果として，緑の光をより強く反射するからである．

可視光線は波長 397～723 nm の範囲の電磁波で，ヒトの眼の視覚器は視細胞と色素細胞などから構成されており，この視覚器を刺激して光感覚と色感覚を脳で識別している．ヒトの眼は 397～723 nm の波長の光に視覚を有し，視覚刺激が長時間になると照度の強弱や光のちらつき，色の偏りなどにより疲労を起こし，中枢神経に影響を与える．また，室内での作業の違いにより必要な照度（ルクス）が JIS により決められている（表 A.14）．照度はルクス（lx）で表示され，1 ルクスは 1 カンデラの光源から 1 m 離れた直角面の明るさで，日本工業規格（JIS）で用いられている単位である．

表 A.14　事務所の照度基準（JIS）

<table>
<tr><th>照度（lx）</th><th colspan="3">場　　　　所</th><th>作　　業</th></tr>
<tr><td>2,000</td><td rowspan="2">玄関ホール
（昼間）</td><td colspan="2">—</td><td rowspan="2">○設計　○製図
○タイプ　○計算
○キーパンチ</td></tr>
<tr><td>1,000</td><td colspan="2">事務室 a，営業室，設計室，製図室</td></tr>
<tr><td>500</td><td rowspan="2">待合室，食堂，調理室，診察室，娯楽室，修養室，守衛室，エレベーターホール</td><td colspan="2">事務室 b，役員室，会議室，集合室，応接室，印刷室，電話交換室，電子計算機室，制御室，受付，玄関ホール（夜間）
○電気室，機械室などの配電盤，計器類</td><td>—</td></tr>
<tr><td>200</td><td>書庫，金庫室，講堂，エレベーター</td><td rowspan="2">洗場，湯沸室，浴室，作業室，電気室，機械室，廊下，階段，洗面所，便所</td><td rowspan="2">—</td></tr>
<tr><td>100</td><td colspan="2">喫茶室，休養室，宿直室，更衣室，倉庫，玄関（車寄せ）</td></tr>
<tr><td>50</td><td colspan="3">非　　常　　階　　段</td><td></td></tr>
</table>

6.1.3　赤外線（熱輻射）

太陽光線の地上における輻射エネルギーの 60 %が赤外線，39 %が可視光線であり，赤外線は気温，気湿，気動とともに温熱条件の要素の一つである．熱線として，血管拡張，血液循環を促進し鎮痛作用を伴う．皮膚の真皮までの透過は 10 %程度で，皮膚に対する透過性は 2 ～ 4 mm と紫外線に比べて大きい．また，皮膚に紅斑を形成するが潜伏期もなく，色素沈着も起こさないが，過度の照射により火傷を起こす．赤外線の光化学的作用として，人体の皮膚や角膜を透過して生体高分子化合物との光化学反応が起こる．温熱作用は分子の共鳴振動によるもので，真皮内に分布している温感受容体や皮膚神経の末端が刺激される．

眼に及ぼす影響として，角膜では吸収されないが，前房水，水晶体，硝子体は極めてよく赤外線を吸収する．前房水や硝子体は内容物の代謝回転が速やかであるので障害は受けにくいが，水晶体では影響を受け混濁すなわち白内障を起こす．職業的には，高熱の炉からの赤外線に曝されるガラス職人にはガラス工白内障が，全身的には長時間の曝露により，熱中症を起こし，頭痛やめまいを生じる．赤外線の照射を受ける職場では，保護眼鏡，保護衣の着用が必要である．

6.2　電離放射線の生体への影響

a）電離放射線の種類

電離放射線は放射することによって，物質の分子，原子をイオン化（電離）する性質が強い電磁波および粒子線を指す．この種の電磁波には γ 線，X 線などがあり，粒子線には中性子線，α 線，β 線などがある．これに対して，可視光線，赤外線，紫外線はイオン化する性質がないので，非電離放射線と呼ばれている．電離放射線は電荷と質量によってそれぞれ特有の性質を示す．α 線は電荷，質量ともに大きく，物質を通過中に急速にエネルギーを失い，透過力は小さいが，電離作用は大きく，生体に与える影響は大きい．γ 線，X 線，中性子線は，電荷はないが，透過力は大きい．β 線はベータ崩壊の際に放出される電子線で，中間的な性質をもち，ある程度の透過力と電離作用を示す．γ 線やX線のような透過力の強い放射線では，外部被曝が問題になるが，α 線や β 線では体内にそれらを出す同位元素が摂取された場合の内部被曝が問題となる．ウラン235に中性子を当てると分裂してセシウム137やヨウ素131を生成し，同時に中性子を2～3個放出する．この中性子がさらにウラン235に当たると分裂は自動的に進行するようになる．これを臨界に達したという．

b）放射線の測定と単位

放射線の電離作用から，放射能を測定する機器として，GM管（β，γ 線），比例計数管（α，β 線），半導体検出器（α，β，γ 線），電離箱（α，β，γ 線）がある．放射線の励起作用を利用した方法として，励起した物質が基底状態に戻るときに出す蛍光を測定する機器として，液体シンチレーションカウンター（α，β 線），固体シンチレーションカウンター（α，β，γ 線）がある．

放射能は，単位時間当たりに壊変する原子の個数（壊変率）で表される．その単位は1秒当たりの壊変数を表すBq（ベクレル）が用いられる．吸収された放射線のエネルギーを表すには吸収線量であるGy（グレイ）が用いられる．また，放射線の防御に用いられる単位に，線量当量Sv（シーベルト）がある．X線と γ 線では，グレイとシーベルトは等しい数値になり，α 線ではグレイを10倍するとシーベルトになる．

c）被曝線量と生体損傷（体外被曝，体内被曝）

生物の細胞はタンパク質や核酸のような生体高分子で構成されており，電離放射線がこのような生体高分子にあたると，放射線のエネルギーが細胞に吸収され，生体高分子の構造が変化する．線量によっては正常な細胞の機能が失われ，種々の障害がもたらされる．

放射線被曝は体外被曝と体内被曝に分けられる．被曝による人体への影響には，吸収線量，線質，被曝を受けた身体部位，年齢，時間的経過などの要因がある．また，小児や妊婦は放射線に対する感受性が高い．とくに，細胞分化の程度に影響されやすく，細胞分裂の盛んな幼若細胞は成熟細胞より感受性が高い（ベルゴニー・トリボンドの法則）．また，放射線被曝を受けた個人に起こる身体的影響と被曝された人の子孫に現れる遺伝的影響がある．身体的影響では，造血臓器における感受性が高い．リンパ球は被曝後，1～2時間で減少するが，白血球のうち好中球は被曝後一時的に増加する．生殖腺にも影響が現れ，精子，卵子の形成機能障害がみられる．急性放射線症の症状と被曝線量の関係を表A.15に示した．被曝後，長期の潜伏期を経て現れる晩発性障害には，白血病などの悪性腫瘍の増加や白内障などがある．白血病の発症までの平均潜伏期は約10年，乳癌では約25年といわれている．また，1 Gy以上の被曝線量を受けた場合には，甲状腺癌，肺癌，肝臓癌の発生率が統計的に高いといわれている．

遺伝的影響として，放射線による生殖細胞への影響が子孫に伝えられることが，動物実験において認められている．しかし，放射線誘発突然変異と自然界において生じる自然突然変異とを区別することは困難である．

『最近起こった人体への放射線の被曝例として，1999年9月30日に発生した東海村JCO臨界事故がある．ウラン溶液の沈殿槽注入時に起こった事故で，作業員2人が死亡した．死亡した作業員は16～20 GyEq（γ 線に換算したGy）および6～10 GyEqの被曝線量を受けたと推定される．強度の皮

表 A.15　全身被曝による急性放射線症の症状と生殖力に及ぼす影響

被曝線量（Gy）	症　状	生殖力に及ぼす影響
0.25	ほとんど症状なし（末梢リンパ球の染色体分析により，かろうじて影響が検出できる）	
0.5	末梢血リンパ球一時的減少	
1	悪心，嘔吐，全身倦怠（放射線宿酔症状），リンパ球の著しい減少	
1.5		生殖力のごく短期間の低下
2.0	リンパ球，好中球，血小板の長期にわたる減少	
2.5		1～2年間の一時的不妊
4	30日間に50％死亡（30日間半数致死線量：$LD_{50/30}$）	
5		多くの人で永久不妊
6	30日間に90％死亡	
8	100％死亡	

澤村良二，中村健一郎編：薬学領域の公衆衛生学 p.35，表 2-10，南山堂より

膚障害や消化管障害を発現し，83日目および211日目に多臓器不全の状態で死亡した．高線量被曝での長期生存例としては，^{60}Coによる10 Gy被曝での113日の生存例があるのみで，高線量被曝の基礎的研究と効果的な再生医学の臨床応用が待たれるところである．

これまでに示した被曝のほかにも，自然被曝と医療被曝がある．自然被曝として，宇宙線によって毎日被曝しており，1人当たりの平均年間実効線量は約2.4 mSvとされている．また，自然被曝としてはラドン被曝がある．環境ラドンと呼ばれ，^{220}Rnと^{222}Rnによるもので，土壌や建材中に含まれるラジウムのアルファ崩壊によって生成し，生活空間に散逸してくる．日本は地質的な理由から屋内ラドン濃度は，他の諸国に比べて低く，医療被曝のほうがかなり高い（図 A.34）．環境ラドンによる被曝は長期間にわたる低線量被曝で，明確な影響を論じることは困難である．一方では，環境ラドンによる被曝は人類誕生以前の太古の昔からであり，ヒトを含む生物はこの環境に順応していると考えられ，肺癌を減少させる効果があるという報告もある．このほかにも，低線量の放射線を長期間被曝する可能性のある人々（医療放射線技師，原発従業員，国際線搭乗員）での放射線の人体影響についても注意を払う必要がある.』（日本薬学会フォーラム2002：衛生化学・環境トキシコロジー講演要旨集 p.26～29より抜粋）

わが国では，放射線障害防止法（「放射性同位元素等による放射線障害の防止に関する法律」の略称）が，昭和32年6月に制定された（1990年の国際放射線防護委員会（ICRP）勧告に沿って2000年に改正）．この法律は，原子力基本法の精神にのっとり，放射性同位元素および放射線発生装置からの放射線利用を規制することにより，これらによる放射線障害を防止し，公共の安全を確保することを目的としている．この法に基づいて，使用者，販売業者および放射性廃棄物廃棄業者は，放射線取扱主任者を選任して，その任にあたらせねばならない．放射線業務従事者の実効線量限度は，2001年4月1日以後，5年ごとに区分した各期間につき100 mSv，年あたり50 mSvと定められている．また，一般公衆については，年あたり1 mSvを目安にして制限されるように定められている．

d）食品衛生と放射線

食品の殺菌，保存あるいは発芽防止の目的で，透過力の強いβ線やγ線の照射が行われている．

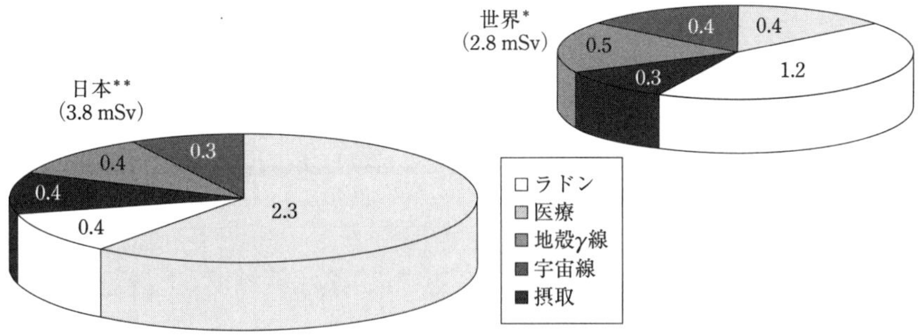

＊：国連放射線影響科学委員会2000年報告
＊＊：原子力安全研究協会「生活環境放射線」，1992

図 A.34　自然放射線源および医療による被曝線量

（日本薬学会フォーラム2002：衛生化学・環境トキシコロジー講演要旨集，p.26，図1より）

諸外国ではジャガイモ，タマネギ，ニンニクの発芽防止，穀類の害虫防除，食肉などの殺菌目的に使用が許可されている．しかし，食品成分が過酸化物などの有害物質に変化するなどの問題点があり，わが国では食品の殺菌目的には用いられず，ジャガイモの発芽防止に ^{60}Co の照射が許可されているのみである．

放射能が食品を汚染する原因としては，自然放射能による場合と核爆発や原子力発電所の大事故による放射性降下物による場合が考えられる．前者の場合，地殻に存在する天然放射能あるいはもともと生体に存在する ^{40}K（半減期12億年）によるものであり，食品中や飲料水中にも微量存在し，避けがたいものである．^{40}K は食物とともに体内に入った後，全身（主として筋肉）に分布する．放射性物質による食品汚染としては後者が問題となる．人為的な被曝では，核爆発実験で被曝することがある．1954年太平洋マーシャル群島ビキニ環礁での核爆発実験では，日本漁船が被曝し，犠牲者を出しただけでなく，マグロなどの魚類も汚染された．1986年旧ソ連キエフ近郊のチェルノブイリ原子力発電所での事故で畜産物が汚染された．

核爆発による放射性降下物（核分裂生成物）には，^{131}I，^{140}Ba，^{103}Ru，^{106}Ru，^{141}Ce，^{144}Ce，^{90}Sr，^{137}Cs などがある．このうち，^{90}Sr は核爆発や原子炉廃棄物の核分裂生成物としては生成量が多いうえに Ca と類似した性質のために，骨に沈着し，骨髄に障害を起こす．しかも，^{90}Sr は半減期が長いために骨に蓄積され，長い年月にわたって，造血機能を障害する．^{137}Cs は K に性質が似ており，消化管から吸収され全身に分布し，生殖器などに障害を与える．^{131}I は牛乳や野菜類から体内に吸収された後，チロキシンやトリヨードチロニンに取り込まれ，甲状腺障害を引き起こす．チェルノブイリ事故では，汚染地域の子供に甲状腺癌が多発している．

わが国ではチェルノブイリ事故に係わる輸入食品の放射能暫定限度を食品全般に定め，^{134}Cs と ^{137}Cs の合計で370 Bq/kg 以下と定めている．過去にハーブ茶やキノコなどが暫定基準を超える食品があるが，現在では基準を超える食品はまれである．

2011年に発生した東北地方太平洋沖地震に伴う福島第一原子力発電所の事故後，厚労省は，平成24年4月から，放射性セシウムによる年間被曝の許容上限を暫定基準値を5 mSv から1 mSv へ引き下げることを決定した．それをもとに「一般食品」は1100ベクレル(Bq)/kg，新設の「乳児用食品」と「牛乳」が50 bq/kg,「飲料水」は10 Bq/kg とする新基準値を設定した．

B 廃棄物

社会活動が，**大量生産・大量消費・大量廃棄型**となり，現在，我々の生活環境の汚染・破壊が進展している．わが国における**廃棄物処理制度**は，家庭ゴミの衛生的な処理を図ることから出発したが，このような廃棄物の適正処理という観点からの廃棄物行政の推進では生活環境の保全ができなくなった（図B.1）．廃棄物の量の増大に伴い，埋め立て地の確保には広大な土地が必要であり，中間・最終処分場からの有害物質の排出・漏出による地下水汚染などが懸念される．そのため，ゴミの処理・処分場の確保は，その地域住民のコンセンサスを得ることが極めて困難な状況にあり，新規施設数は大幅に減少していて，不法投棄といった問題が引き起こされてきている．このように，廃棄物を取り巻く社会状況は厳しく，その解決策としては，廃棄物の大量発生等が社会問題となっていることを踏まえ，廃棄物の発生抑制，循環的な利用および適正処理まで，物質の流れ全体を見据えた循環型社会の形成のための施策が必要となった（図B.2）．こうした廃棄物・リサイクル行政に対する社会的要請に応えるため，平成12年には，**循環型社会形成推進基本法**が公布され，① 廃棄物の発生抑制（リデュース），② 再使用（リユース），③ 再生利用（マテリアルリサイクル），④ 熱回収（サーマルリ

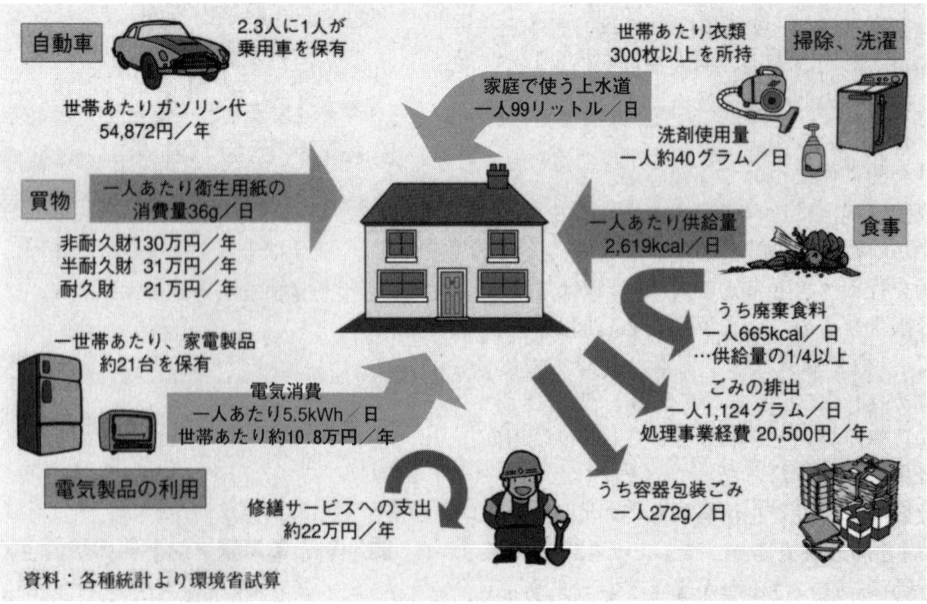

図B.1　日常生活における環境負荷

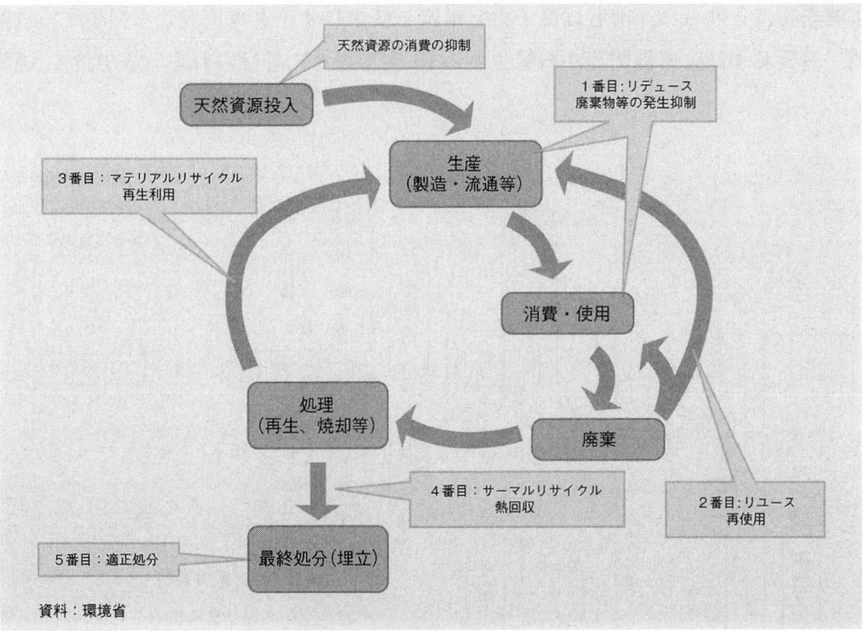

図 B.2　循環型社会の姿

サイクル)，⑤ 適正処分，という循環型社会における廃棄物処理施策の優先順位がわが国で初めて決定された．

B 1. 廃棄物の種類

人間の活動に伴い発生し，人あるいは事業者が不要としたものを廃棄物という．廃棄物は**放射性廃**

表 B.1　放射性廃棄物の処理

区　分	放射性廃棄物	RI 廃棄物
種　類	高レベル放射能 低レベル放射能	短半減期 低レベル放射能
発生源	原子力施設	研究機関，医療機関
累積保管量（2001 年） 200 L 容器換算	約 80 万本	7 万 9 千本
集荷，保管業者	原子力事業者 廃棄事業者	アイソトープ協会
廃棄事業所	低レベル放射性廃棄物埋設センター （日本原燃 / 青森）	処方方策未決定
関係法律	原子炉等規制法 放射線障害防止法 医療法，薬事法	放射線障害防止法 医療法，薬事法

棄物と**通常廃棄物**に分けられ，前者は原子力発電所や核燃料サイクル施設から発生する放射性廃棄物と研究機関，産業および医療機関等から発生するRI廃棄物とに分けられる（表B.1）．通常の廃棄物

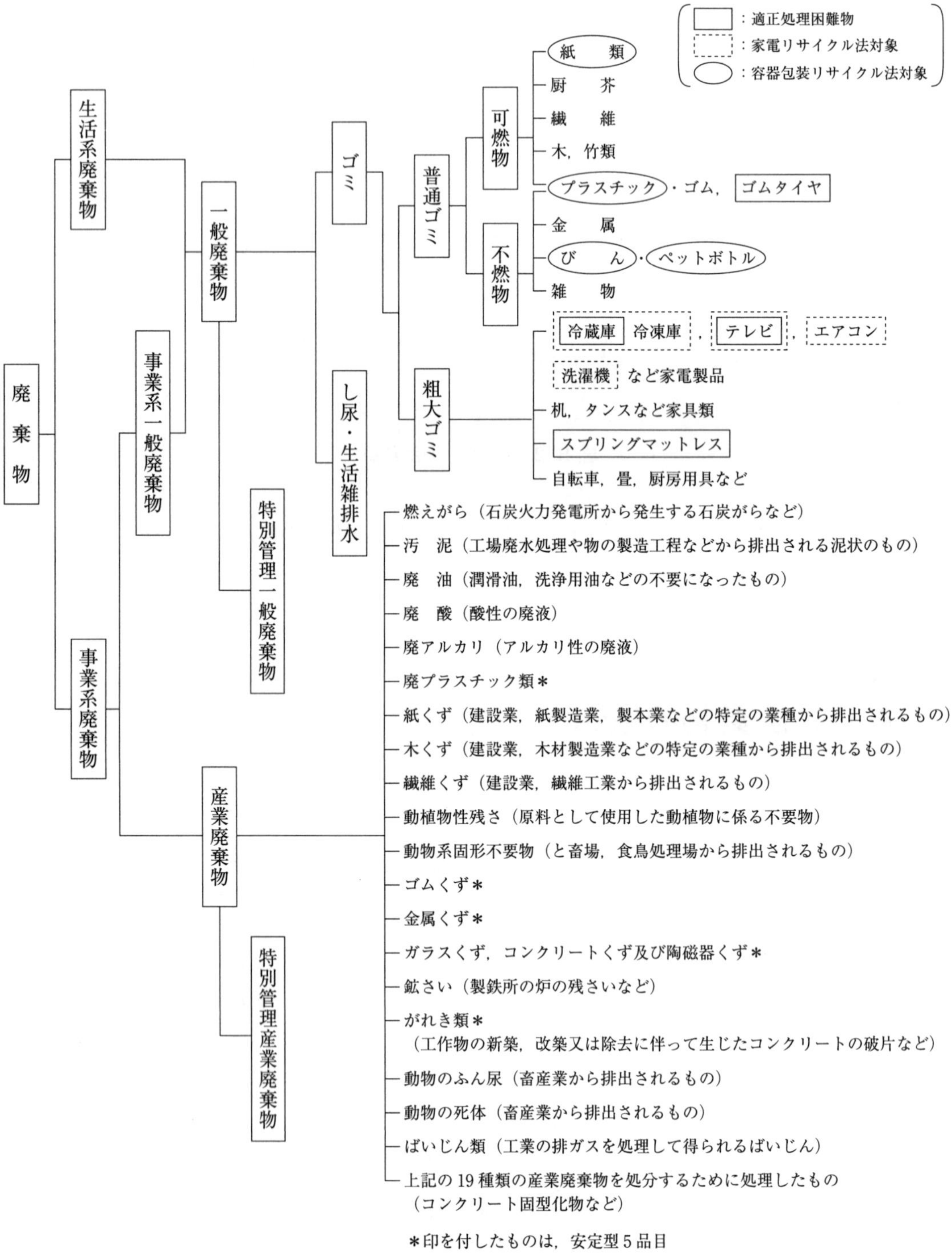

図B.3　廃棄物の分類（“廃棄物の処理及び清掃に関する法律”による）
（平成19年版　環境白書より）

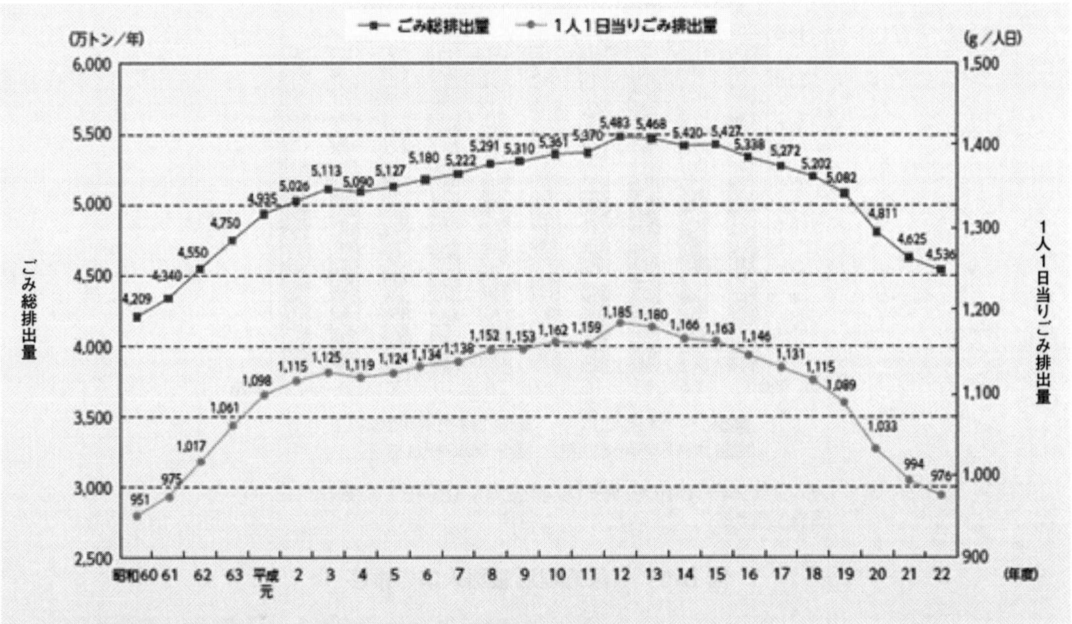

注：「ごみ総排出量」＝「計画収集量＋直接搬入量＋資源ごみ集団回収量」である。
資料：環境省

図 B.4　ごみ総排出量と1人1日あたりのごみ排出量の推移

には，家庭から生じるゴミとオフィスで使用された紙くずなどの「**一般廃棄物**」と，工業，鉱業，農畜産業，建築業などの生産の場から生じた「**産業廃棄物**」とがある（図 B.3）．さらに，一般廃棄物はゴミと糞尿に，そしてゴミは一般ゴミと粗大ゴミに分けられる．また，一般廃棄物と産業廃棄物のうち，爆発性，毒性，感染性等，人の健康または生活環境に被害を生じるおそれのある廃棄物を**特別管理一般廃棄物**と**特別管理産業廃棄物**として区分し，これらの適正処理を確保するため，廃棄物が排出された時点から，分別，保管，収集，運搬，処分等について，通常の廃棄物とは別の特別な規制を行っている．

家庭および事業所などから出されるゴミ（一般廃棄物から，し尿を除いたもの）の排出量は，バブル経済時代の昭和 60（1985）年頃を境に毎年 3 %以上の水準で急激に増加したが，平成元年の経済バブルの崩壊以降は横ばいの状況が続いている（図 B.4）．2006（平成 18）年度の全国のゴミ総排出量は 5,202 万トン（東京ドーム 140 杯分）であり，国民 1 人 1 日当たりの量に換算すると 1116 g となっている．し尿処理については 2006 年，下水道を利用している人の数は 8,376 万人（65.6 %），浄化槽を利用している人の数が 3,083 万人（23.8 %），水浄化されていないトイレを使っている人の数が 1,320 万人（10.3 %）である．なお，し尿及び浄化槽汚泥は 2,596 万 *kl* で，し尿処理施設で 92.2 %処理されており，海洋投入処分は 1.5 %である（図 B.5）．

廃棄物は一般に**廃棄物処理法**といわれる“**廃棄物の処理及び清掃に関する法律**”に基づいて処理されている．この法律では，各市町村が処理責任を有しており，収集・運搬してできるだけ資源化・再利用を図り，残りのゴミを焼却・埋め立てなどで処理することが基本となっている．

廃棄物は，一般廃棄物，産業廃棄物とも，1）収集，2）中間処理（焼却ほか），3）最終処分（埋め立て，再生利用）の順に処理される（図 B.6）．わが国では，これまで廃棄物の増大に対し，焼却に

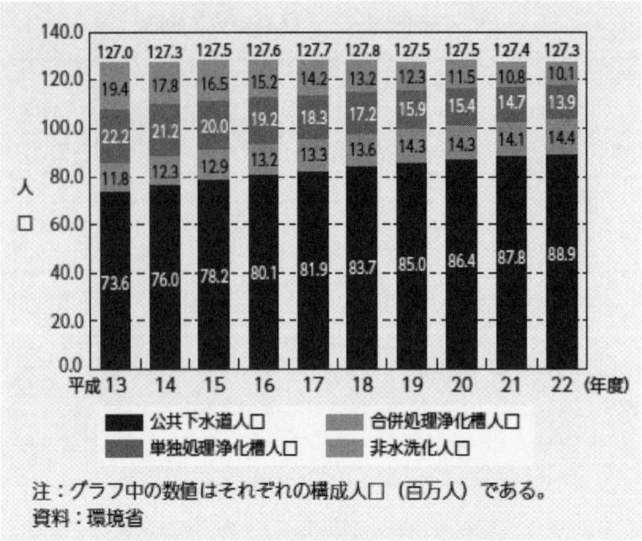

図 B.5　し尿処理形態別人口の推移

よる減量化と再生利用の強化・拡大の促進が図られてきた．その結果，2006（平成18）年において市町村による再資源化量と住民の回収量を合わせた再生利用量は1,022万トンとなり，リサイクル率は19.6％となっている．また，リサイクル率の増加に伴い，最終処分量は681万トンでゴミ総量の13.9％となった．なお，ゴミの焼却施設は1,319か所あり，一般廃棄物最終処分場の残余容量総計は1億2,884万立方メートルで残余年数は約15年である．

原則として排出事業者に処理の責務がある**産業廃棄物**の排出量は，やはり1985年から1990年にかけて増加が著しく，現在はほぼ横ばい傾向であるが，2006年度量は4億1,800万トンとなり家庭ゴミの8倍である（図B.7）．種類ごとにその内訳を見てみると，汚泥（44.3％），家畜糞尿（20.9％），建設廃材（14.5％），鉱さい（5.1％）が特に多く，1975年以降の内訳の推移をみると，下水や工場の排水処理により生じる汚泥の増加が目立っている（図B.8）．産業廃棄物の2006年度における再利用率は51％で，埋め立て処理率は5％であった（図B.9）．産業廃棄物の最終処分場の残余容量は近年横ばいであり，残余年数は近年，若干増加している（図B.10）．なお，廃棄物処理法では，燃焼しやすい廃油，著しい腐食性を有する廃酸および廃アルカリ，病院・診療所などから生じる感染性産業廃棄物ならびにPCB，水銀，アスベストなどの有害物質を含有する産業廃棄物が特別管理産業廃棄物に指定され，その有害性が除去されない限り，埋立処分や海洋投入処分ができないことになっている．

B2. 廃棄物処理の問題点と対策

わが国の廃棄物処理は，従来，清掃法に基づき，市街地区域を中心とする区域内の汚物の処理として実施されてきたが，経済社会活動の拡大等に伴い，大都市圏を中心に膨大な産業廃棄物が排出され

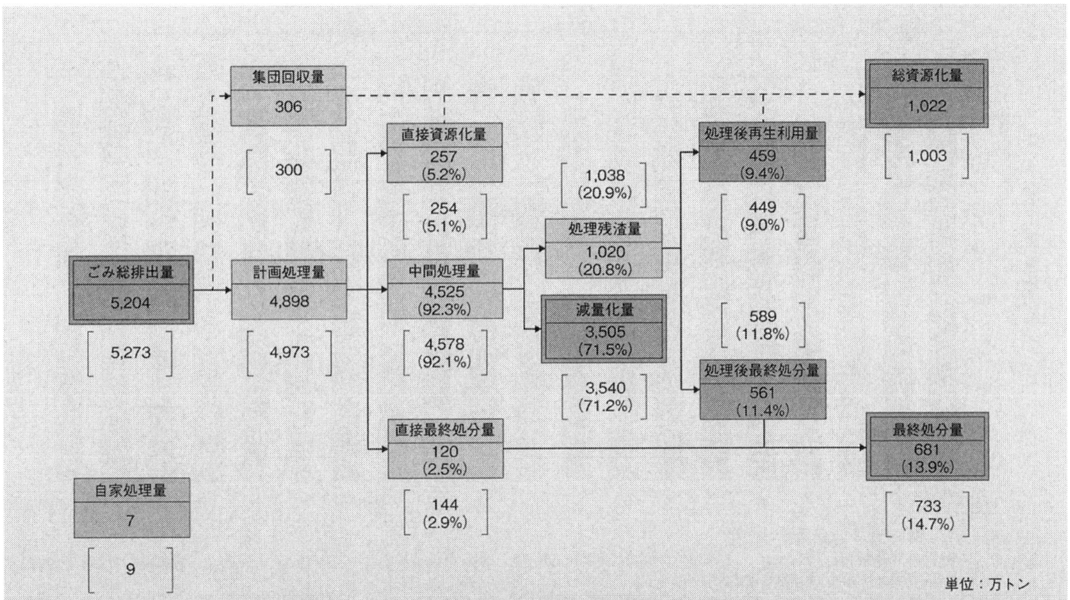

注1：計画誤差等により、「計画処理量」とごみの総処理量（＝中間処理量＋直接最終処分量＋直接資源化量）は一致しない。
　2：各項目の数値は、四捨五入してあるため合計値が一致しない場合がある。
　3：[　　] 内は平成17年度の数値を示す。
　4：「直接資源化」とは、資源化等を行う施設を経ずに直接再生業者等に搬入されるものであり、平成10年度実績調査より新たに設けられた項目、平成9年度までは、項目「資源化等の中間処理」内で計上されていたと思われる。

資料：環境省

図 B.6　ごみ処理の状況

るようになり，環境汚染の原因となってきたことから，昭和 45 年の第 64 臨時国会（いわゆる公害国会）において，他の公害関係立法とともに，“廃棄物の処理及び清掃に関する法律”（廃棄物処理法）が制定された．その後も，廃棄物の増大・多様化を背景に廃棄物処理体制の抜本的見直しのための改正が行われてきたが，廃棄物の量の増大，廃棄物の質の多様化，最終処分場の逼迫等，施設の設置や維持管理をめぐる地域紛争の多発，不法投棄等の様々な問題が生じ，平成 9 年，廃棄物処理法が改正され，すべての産業廃棄物への**マニフェスト制度**の適用や施設設置手続きの規制見直しなどが行われた．併せてダイオキシン類についても大幅な規制強化が行われた．しかしながら，不法投棄等の不適正処理が相次ぎ，最終処分場の深刻な不足が解消されないことから，平成 13 年に廃棄物処理法の大幅な改正が施行された．さらに，国の**廃棄物・リサイクル対策**の方向性として **1R**（リサイクル：再資源化）から **3R**（リデュース：廃棄物の発生抑制，リユース：再使用，リサイクル）への取り組み強化が打ち出され，循環型社会形成推進基本法をはじめとする廃棄物・リサイクル関連法が整備された（図 B.11）．

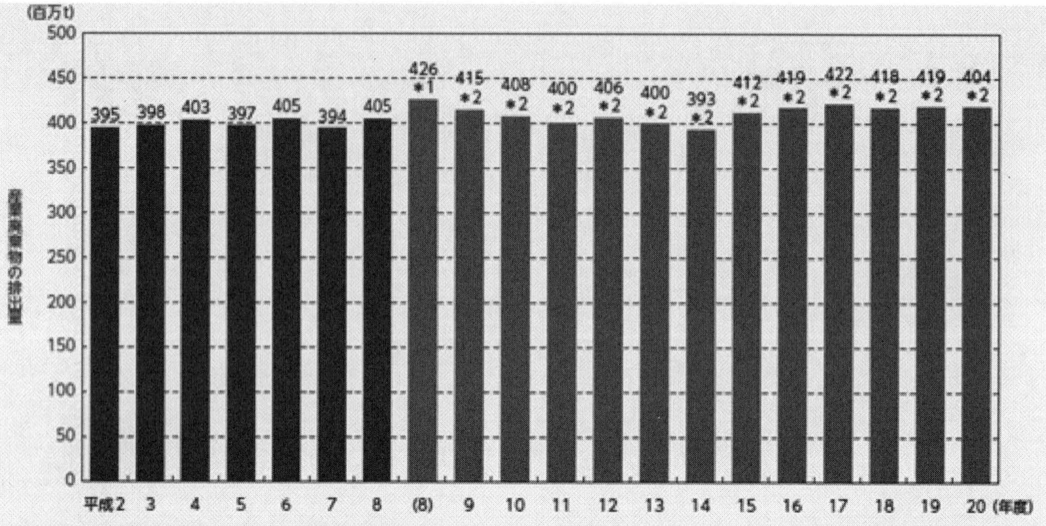

注：平成8年度から排出量の推計方法を一部変更している。
※1：ダイオキシン対策基本方針（ダイオキシン対策関係閣僚会議決定）に基づき、政府が平成22年度を目標年度として設定した「廃棄物の減量化の目標量」（平成11年9月設定）における平成8年度の排出量を示す。
※2：平成9年度以降の排出量は※1において排出量を算出した際と同じ前提条件を用いて算出している。
※3：対象は廃棄物処理法に規定する産業廃棄物19種類

資料：「産業廃棄物排出・処理状況調査報告書」（平成2年）より環境省作成

図 B.7　産業廃棄物排出量の推移

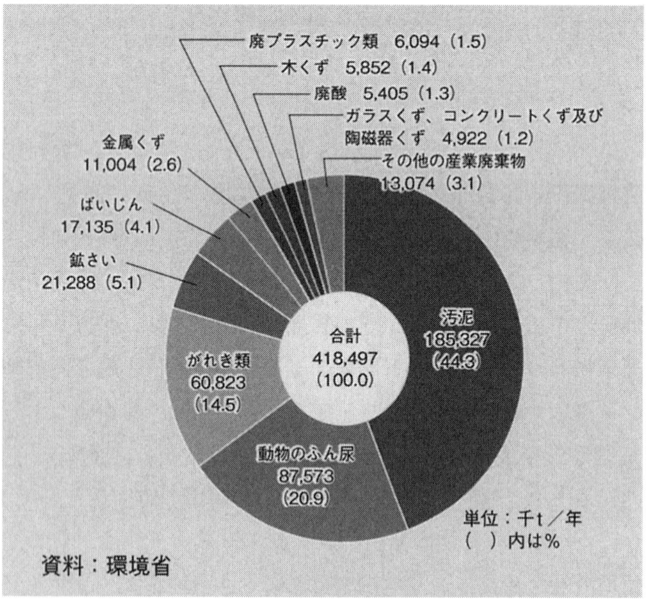

図 B.8　産業廃棄物の種類別排出量（平成 18 年度）

（環境白書）

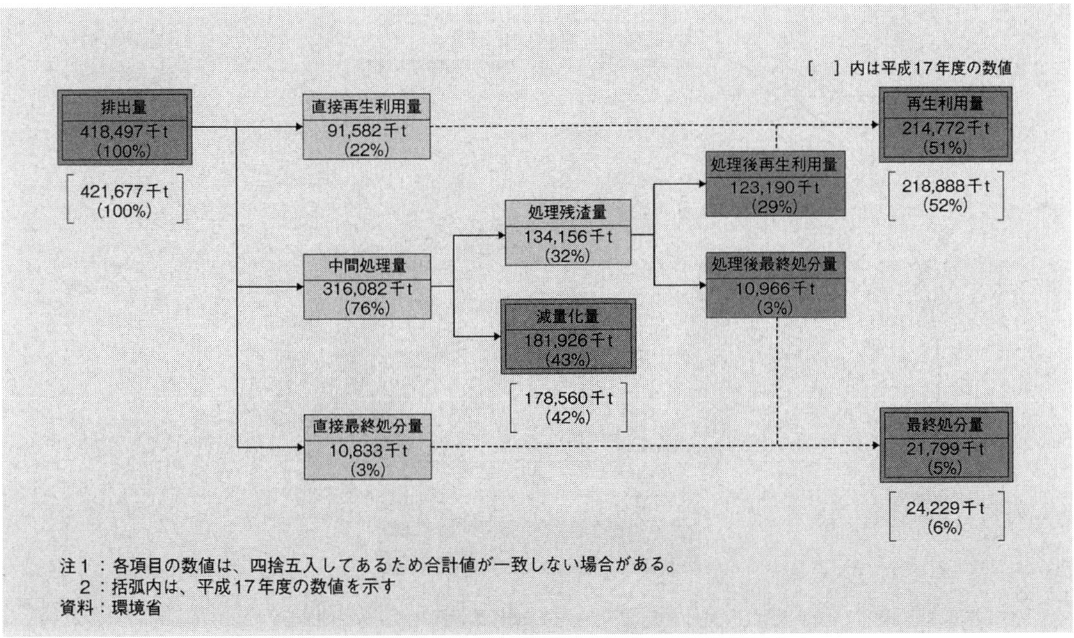

図 B.9 産業廃棄物の処理フロー

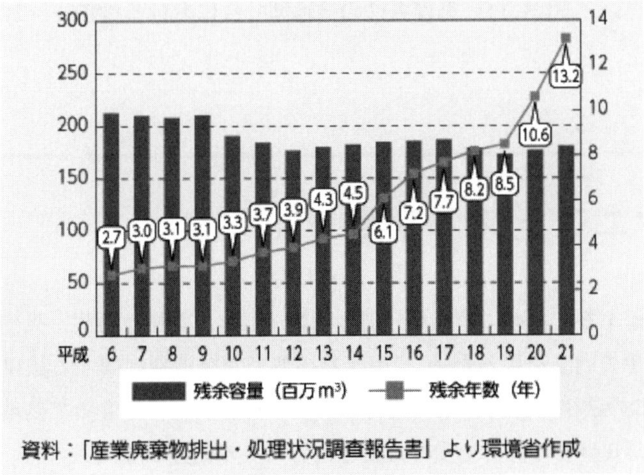

図 B.10 最終処分場の残余容量及び残余年数の推移（産業廃棄物）

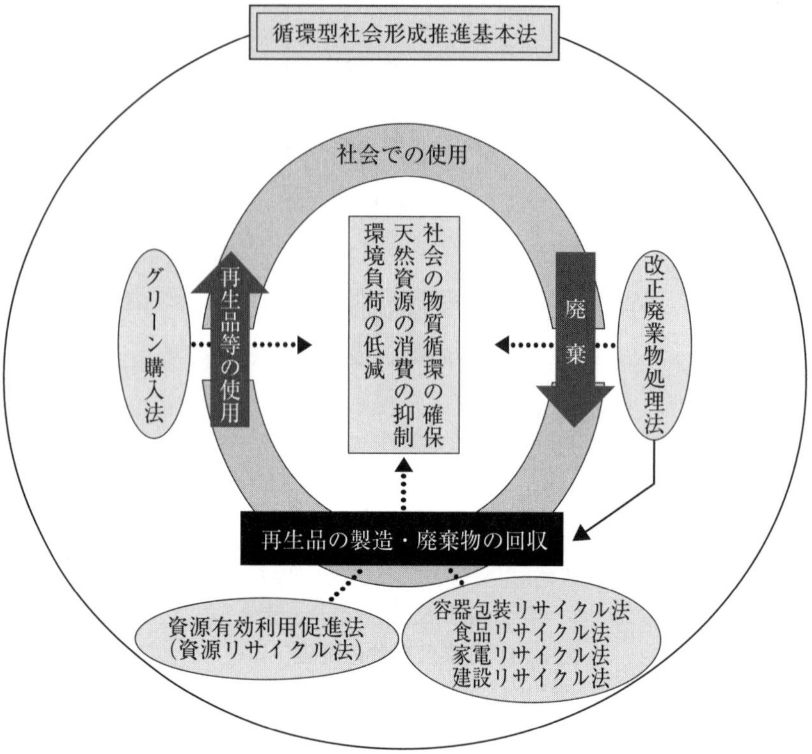

図 B.11　循環各法の循環型社会における役割

B 3. マニフェスト制度

廃棄物の排出を抑制するとともに適正な分別，保管，収集，運搬，再生，処分等の処理をし，生活環境の保全と公衆衛生の向上を図るため，“廃棄物の処理及び清掃に関する法律”が改正され，平成9年に施行された．この法律では，産業廃棄物は排出した者が責任をもって処理することとなっているが，通常は都道府県知事等の許可を受けた処理業者にその処分が委託されている．排出業者が産業廃棄物の処理を処理業者に委託する場合，これらの産業廃棄物の性状等に関する情報を正確に伝達し，処理過程における事故や**不法投棄等**の不適正処理の防止を図るため，**産業廃棄物管理票（マニフェスト）**の交付が義務づけられた（図B.12）．全国の産業廃棄物の不法投棄の状況については，投棄量はここ数年40万t前後で推移していたが，平成13年度は約24.2万tと大幅に減少した一方，投棄件数は1150件と増加した（表B.2）．不法投棄の未然防止を図るため，「行政処分の指針について」を平成14年5月に改正し，不法投棄等に対する廃棄物処理法の厳格な運用の徹底を図っている．また人工衛星を活用した監視システムの開発，携帯情報端末等のITを活用した新たな監視手法の運用が試みられている．

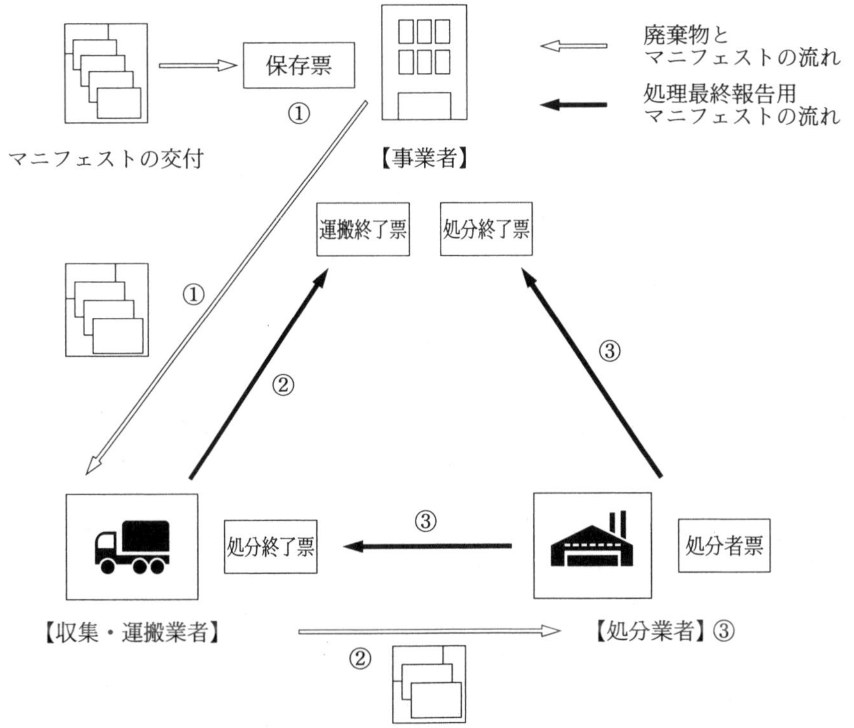

図 B.12　産業廃棄物管理票（マニフェスト）の仕組み

① 排出事業者から産業廃棄物が排出され，収集運搬業者に引き渡す．
　排出事業者の手元に排出事業者保存票を残し，残り 4 枚（収集運搬業者の手元に控えを残す 6 枚綴りなら 5 枚）を収集運搬業者に渡す．

② 収集運搬業者が処分業者まで産業廃棄物を運搬し，引き渡す．
　運搬修了票が収集運搬業者から排出事業者に送られ，残り 3 枚を処分業者に渡す．

③ 処分業者で産業廃棄物の処分がなされる．
　処分修了票が処分業者から排出事業者，収集運搬業者に送られる．
　処分業者に処分者票が残される．

表 B.2　産業廃棄物の不法投棄の状況

年　度	平成 5～7 平均	8	9	10	11	12	13
投棄件数（件）	435	719	855	1,197	1,049	1,027	1,150
投棄量（万 t）	38.9	21.9	40.8	42.4	43.3	40.3	24.2

14	15	16	17	18	19
934	894	673	558	554	382
31.8	74.5	41.1	17.2	13.1	10.2

資料：環境省『産業廃棄物の不法投棄の状況（平成 21 年度）について』より作成

B 4. 感染性廃棄物

現在，廃棄物処理法において，医療関係機関等から生じる**感染性廃棄物**は，特別管理廃棄物とされており，密閉した容器での収集運搬，感染性を失わせる処分方法等が処理基準として定められている．また，この処理基準等を補完するものとして，感染性廃棄物の判断基準および医療関係機関等が感染性廃棄物を処理する際の注意事項を記載した**感染性廃棄物処理マニュアル**が，平成4年に作成され，医療現場等で広く活用されていた．平成16年，感染性廃棄物の判断基準の客観性の向上等を目指し，次の2点を主な改正内容としてマニュアルの改正が行われた（表B.3）．

(1) **感染性廃棄物**の判断基準について

「廃棄物の形状」，「排出場所」，「感染症の種類」の観点から，医療関係機関等がより客観的に感染性廃棄物を判断できる基準に変更した．

(2) **非感染性廃棄物**ラベルの推奨

非感染性廃棄物であっても，外見上，感染性廃棄物との区別が付かないこと等から，感染性廃棄物とみなされ，トラブルが生じることがある．医療関係機関等が責任をもって非感染性廃棄物（感染性廃棄物を消毒処理したものや，判断基準により非感染性廃棄物に区分したもの）とであることを明確にするために，非感染性廃棄物を収納した容器に非感染性廃棄物であることを明記したラベルを付け

表B.3　感染性廃棄物の判断基準

感染性廃棄物とは，医療関係機関等から発生する廃棄物であり，具体的な判断に当たっては以下に示す1，2又は3によるものとする．
1　形状の観点
(1) 血液，血清，血漿及び体液（精液を含む．）（以下「血液等」という．） (2) 手術等に伴って発生する病理廃棄物（摘出又は切除された臓器，組織，郭清に伴う皮膚等） (3) 血液等が付着した鋭利なもの (4) 病原微生物に関連した試験，検査等に用いられたもの
2　排出場所の観点
感染症病床，結核病床，手術室，緊急外来室，集中治療室及び検査室（以下「感染症病床等」という．）において治療，検査等に使用された後，排出されたもの
3　感染症の種類の観点
(1) 感染症法の一類，二類，三類感染症，新型インフルエンザ等感染症，指定感染症及び新感染症並びに結核の治療，検査等に使用された後，排出されたもの (2) 感染症法の四類及び五類感染症の治療，検査等に使用された後，排出された医療器材，ディスポーザブル製品，衛生材料等（ただし，紙おむつについては，特定の感染症に係るもの等に限る．）通常，医療関係機関等から排出される廃棄物は「形状」，「排出場所」及び「感染症の種類」の観点から感染症廃棄物の該否について判断ができるが，これらいずれの観点からも判断できない場合であっても，血液等その他の付着の過程やこれらが付着した廃棄物の形状，性状の違いにより，専門知識を有する者（医師，歯科医師及び獣医師）によって感染のおそれがあると判断される場合は感染症廃棄物とする．なお，非感染性の廃棄物であっても，鋭利なものについては感染症廃棄物と同等の取扱いとする．

(注) 血液製剤については，それ自体には感染性がないことから感染性廃棄物ではないが，外見上，血液と見分けがつかない輸血用血液製剤（全血製剤，血液成分製剤）等は血液等に該当するものとする．

表 B.4 感染性廃棄物の判断フロー

【STEP 1】（形状）
廃棄物が以下のいずれかに該当する．
① 血液，血清，血漿及び体液（精液を含む．）（以下「血液等」という．）
② 病理廃棄物（臓器，組織，皮膚等）(注 1)
③ 病原微生物に関連した試験，検査等に用いられたもの (注 2)
④ 血液等が付着している鋭利なもの（破損したガラスくず等を含む．）(注 3)

YES → 感染性廃棄物
NO ↓

【STEP 2】（排出場所）
感染症病床 (注 4)，結核病床，手術室，緊急外来室，集中治療室及び検査室において治療，検査等に使用された後，排出されたもの

YES → 感染性廃棄物
NO ↓

【STEP 3】（感染症の種類）
① 感染症法の一類，二類，三類感染症，新型インフルエンザ等感染症，指定感染症及び新感染症の治療，検査等に使用された後，排出されたもの
② 感染症法の四類及び五類感染症の治療，検査等に使用された後，排出された医療器材等（ただし，紙おむつについては特定の感染症に係るもの等に限る．）(注 5)

YES → 感染性廃棄物
NO (注 6) ↓

非 感 染 性 廃 棄 物

（注） 次の廃棄物も感染性廃棄物と同等の取扱いとする．
・外見上血液と見分けがつかない輸血用血液製剤等
・血液等が付着していない鋭利なもの（破損したガラスくず等を含む．）
（注 1） ホルマリン漬臓器等を含む．
（注 2） 病原微生物に関連した試験，検査等に使用した培地，実験動物の死体，試験管，シャーレ等
（注 3） 医療器材としての注射針，メス，破損したアンプル・バイヤル等
（注 4） 感染症法により入院措置が講ぜられる一類，二類感染症，新型インフルエンザ等感染症，指定感染症及び新感染症の病床
（注 5） 医療器材（注射針，メス，ガラスくず等），ディスポーザブルの医療器材（ピンセット，注射器，カテーテル類，透析等回路，輸液点滴セット，手袋，血液バッグ，リネン類等），衛生材料（ガーゼ，脱脂綿等），紙おむつ，標本（検体標本）等
なお，インフルエンザ（鳥インフルエンザ及び新型インフルエンザ等感染症を除く．），伝染性紅斑，レジオネラ症等の患者の紙おむつは，血液等が付着していなければ感染性廃棄物ではない．
（注 6） 感染性・非感染性のいずれかであるかは，通常はこのフローで判断が可能であるが，このフローで判断できないものについては，医師等（医師，歯科医師及び獣医師）により，感染のおそれがあると判断される場合は感染性廃棄物とする．

ることを推奨する．

特別管理産業廃棄物を生じる事業所を設置している事業所は，事業所ごとに**特別管理産業廃棄物管理責任者**をおかなければならない．特別産業廃棄物管理責任者は，一定の学歴*を有し，一定期間以上の特別管理産業廃棄物の処理に関する実務に従事した経験を有する者から選ばれる．

感染性廃棄物の排出事業者である医療関係者は，医療関係機関から排出された廃棄物を責任をもっ

* 医師，歯科医師，薬剤師，獣医師，保健師，助産師，看護師，臨床検査技師，衛生検査技師，歯科衛生士

表 B.5　感染性廃棄物分別・廃棄の方法

種　類	収納容器マーク	収　納　物
液状，泥状のもの	**『赤色』** バイオハザードマーク  白プラスチック製専用容器 （準貫通性容器）	・血液，血清，血漿，体液，血液製剤等の液状または泥状のもの ・病理廃棄物 ・血液等が付着した注射筒，破片ガラスくず類，検査等に使用した試験管，シャーレ等 ・鋭利なもの（原則：黄色バイオハザードマーク）大きく赤シャープコンテナにはいらないものに限る ・抗癌剤が付着したもので，橙色ビニール製専用袋を破損する可能性のあるもの
固形状のもの	**『橙色』** バイオハザードマーク  橙色ビニール製専用袋	・血液または汚染物が付着した紙オムツ，ガーゼ，紙くず，繊維くず，廃プラスチック類等専用袋を破損させない固形状のもの
鋭利なもの	**『黄色』** バイオハザードマーク  （非貫通性容器） 赤シャープコンテナ	・針，メス等鋭利なもの

て感染性廃棄物か非感染性廃棄物であることを明確にして（表 B.4），感染性廃棄物の処理にあたっては「**バイオハザードマーク**」を表示しなくてはならない（表 B.5）．

B 5. リサイクル法

生産・流通・消費の各段階にさかのぼった資源の有効利用とともに，廃棄物の発生抑制と環境保全を目的とした「**再生資源の利用の促進に関する法律**」，通称“**リサイクル法**”が平成 3 年 10 月に施行された．その後も，缶およびビンそして紙およびプラスチックの容器包装廃棄物の再生に関する改正がそれぞれ，平成 9（1997）年と平成 12（2000）年に実施され，わが国も本格的なリサイクル時代にはいった（図 B.13）．平成 13 年には，廃棄物の発生抑制や再使用，再生利用時において環境配慮をし，社会内の物質循環を十分に活用した，より環境負荷の少ない廃棄物処理が自律的に進んでいくことを期待して，循環型社会形成推進基本法が施行され，その**個別法**として，改正廃棄物処理法，資源有効利用促進法，容器包装リサイクル法，パソコンリサイクル法（図 B.13），家電リサイクル法（図 B.14），食品リサイクル法，建設リサイクル法，グリーン購入法（「国等による環境物品等の調達

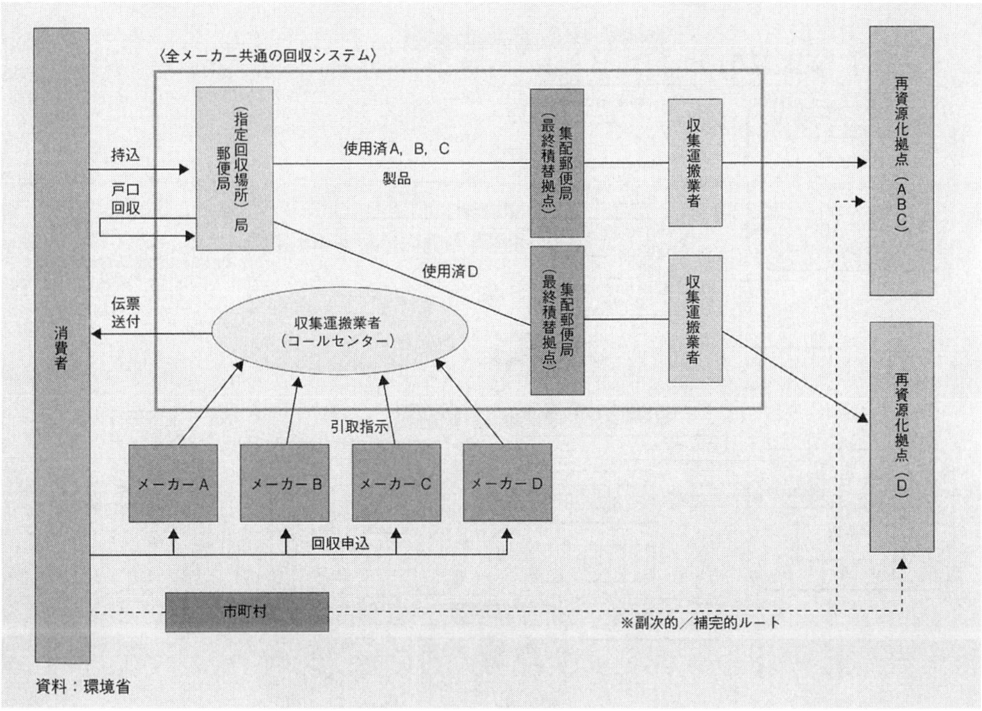

図 B.13　家庭系パソコン回収基本スキーム

の推進等に関する法律」）が制定された（図 B.15）．個別のリサイクル法は，再生利用の促進を主な役割としているが，再生利用に関する規制を設けることで，間接的に廃棄物等の発生抑制や再使用を促進することも視野に入れている．グリーン購入法は，これまでの廃棄物・リサイクル行政には欠けていたリサイクル商品の普及促進の役割をもっている．これによって，リサイクル製品の需要を生み出し，物質循環を促すという重要な役割を果たすことが期待されている．また，国，地方公共団体，事業者，国民すべてのレベルでリサイクル製品を積極的に利用して，リサイクル製品の利用・市場の育成等が推進され始めている．

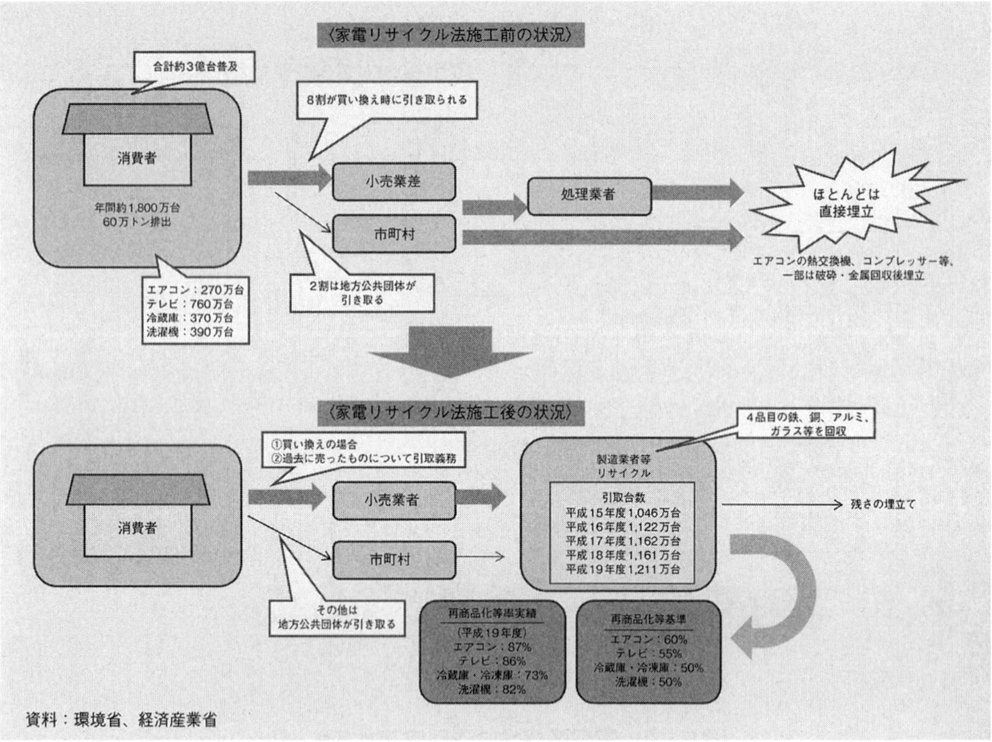

図 B.14　廃家電処理の状況

B 6. PRTR 法

化学物質による環境汚染の未然防止に観点をおいて，OECD は 1996 年加盟国に対して，環境保全を図るための化学物質管理の新たな手法である **PRTR**（pollutant release and transfer register：**化学物質排出移動登録制度**）の導入を勧告した．本制度は，科学的知見が不十分であっても，人の健康や生態系に有害なおそれのある化学物質について，その環境中への排出量および廃棄物に含まれて事業場の外に移動する量を事業者が自ら把握し，行政に報告を行い，行政は，事業者からの報告や統計資料等を用いた推計に基づき，対象化学物質の環境中への排出量や，廃棄物に含まれて移動する量を把握し，集計し，公表する仕組みである（図 B.16）．一方，産業界においても，化学物質の管理に必要な情報を事業者間で提供することにより，その管理を促進する **MSDS**（material safety data sheet：**化学物質の安全性に関わる情報提供制度**）の導入に取り組んだ．政府（環境省および通商産業省）は，PRTR および MSDS の制度を主な内容とする「特定化学物質の環境への排出量の把握等及び管理の改善の促進に関する法律案」を平成 11（1999）年に公布し，平成 13 年度から施行した．また，平成 12 年には第一種指定化学物質や第二種指定化学物質そして PRTR の対象となる事業者が定まり，平成 13 年には事業者の排出量等の把握開始を経て，平成 15（2003）年に第 1 回目の事業者の排出量等の届出および届出データの集計と公表が行われた．対象物質としては，第一種指定化学物質が 354 物質，第二種指定化学物質が 81 物質の計 435 物質が指定されている．前者は，人や生態系への有害性

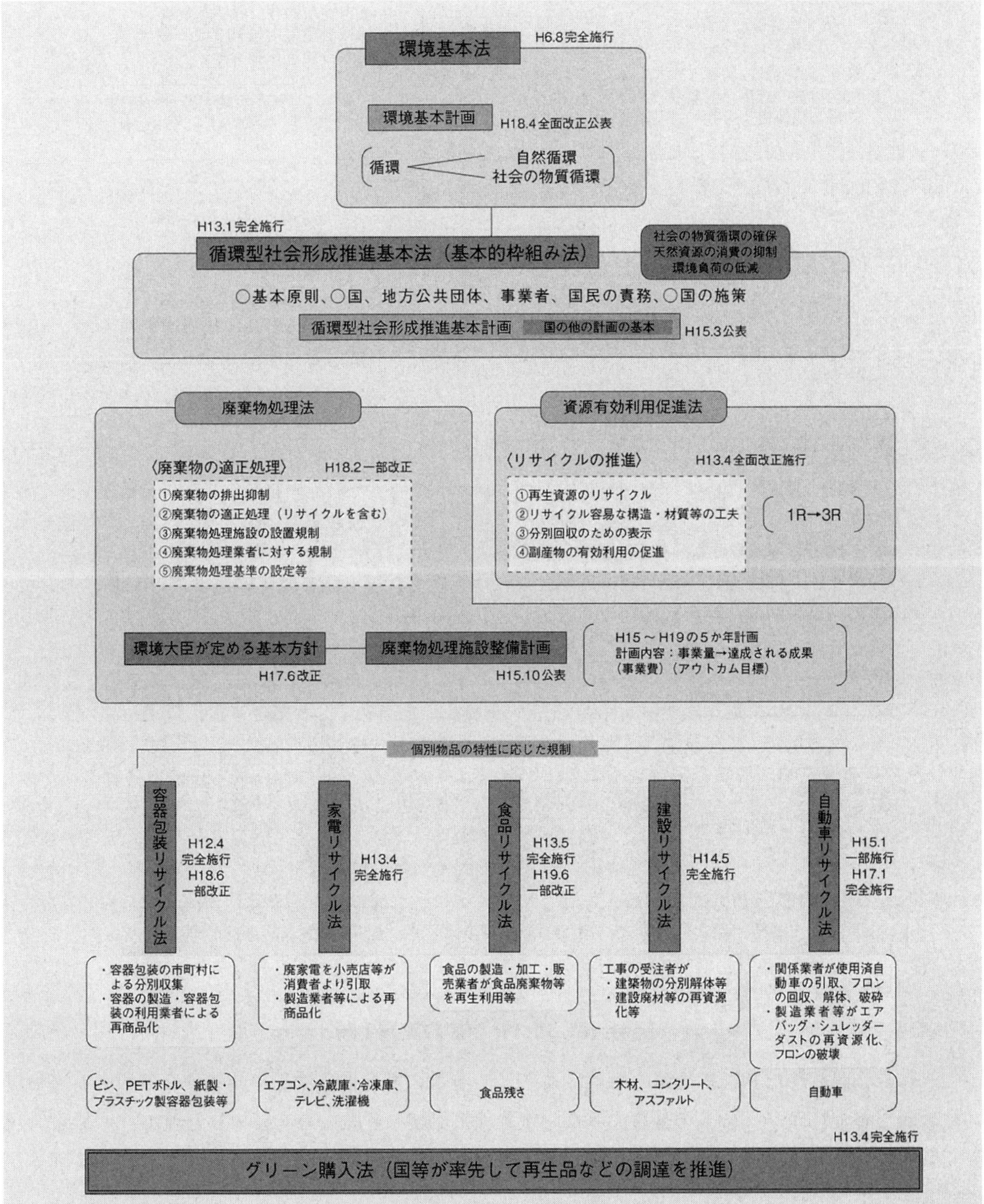

資料：環境省

図 B.15 循環型社会の形成の推進のための施策体系

（オゾン層破壊物質を含む）があり，環境中に広く存在する（曝露性がある）と認められる物質，後者は，第一種と同様の有害性があるが，曝露量はそれより低いと見込まれる物質である．

2008 年 11 月に同法施行令は改正され，指定物質は第 1 種 462 物質（うち特定第 1 種として 15 物質），第 2 種 100 物質，計 562 物質に増加した．同時に，もともと指定されていたうち，85 物質は指定物質から削除された．

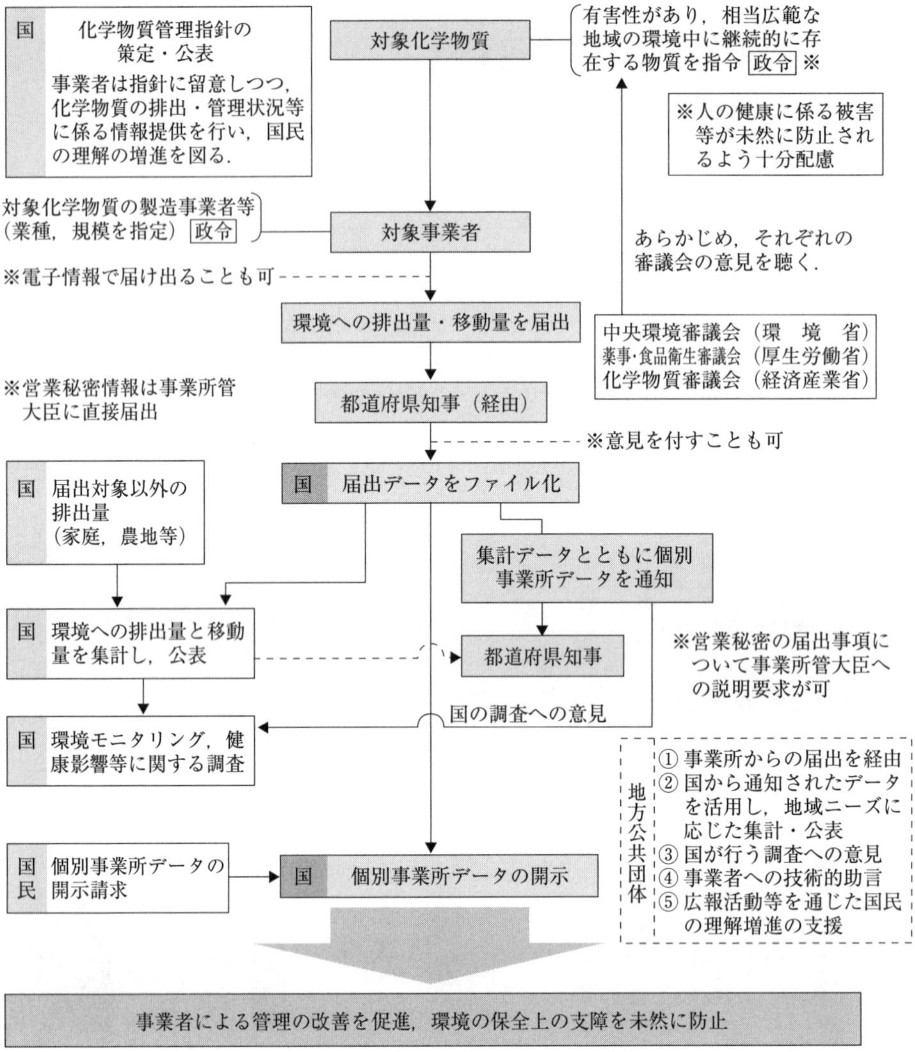

資料：環境省，経済産業省

図 B.16　PRTR 制度の実施手順

これらの公開されたPRTR情報の活用により，① 少数の特定有害物質の規制から多数の有害物質の総合的な安全管理が，② 人の健康のみならず生態系保護も考慮した有害物質管理が，③ 濃度管理から負荷量管理へ，④ 食品残留基準中心の農薬管理から自然環境への影響も考慮した農薬管理等ができるようになった．

平成23年度（平成22年度実績）の届出における国内の年間排出量（全排出先についての合計）の上位3物質は，1位トルエン63千トン（35%），2位キシレン31千トン（17%），3位エチルベンゼン14千トン（7.9%）でいずれも合成原料や溶剤などに用いられる．さらに4位は金属洗浄などに用いられる塩化メチレン14千トン（7.7%），5位は，溶剤などに用いられるノルマル-ヘキサン13千トン（6.9%）（括弧内は，総届出排出量の合計に対する構成比を示す）と続く．届出開始以来順位は同じである．届出排出量の多い上位10物質の合計は153千トンで，総届出排出量183千トンの84%に相当する．

B 7. 廃棄物に関する条約

現在，先進国においては，重金属や有害化学物質の廃棄物処理は，環境汚染防止のための法規制の強化もあり，費用が高騰している．このような事情から，有害廃棄物は，**海洋投棄**されたり，処理費用の高い国から安い国へ，あるいは処理規制の厳しい国から緩い国へと移動している実態がある．**有害廃棄物の越境移動**は 1980 年代後半から，ヨーロッパや米国からアフリカや南米諸国へと急速に広がっていった．受け入れ先の国において適切な処分がされない場合は，当然有害廃棄物による深刻な環境汚染が起こる．わが国でも，廃棄物中の有用物を回収するため，有害な廃棄物が国際取引されている．こうした地球規模での有害廃棄物の越境移動に対しては，国連環境計画（UNEP）を中心に国際的なルールづくりが検討された．その結果，1989 年 “有害廃棄物の国境を越える移動及びその処分の規制” に関する**バーゼル条約**が採択され，20 か国の批准をへて 1992 年から発効されている．

海洋の汚染を防止することを目的として，陸上発生廃棄物の海洋投棄や，洋上での焼却処分などを規制するための**ロンドン条約**が締結された．正式名称は**1972 年の廃棄物その他の物の投棄による海洋汚染の防止に関する条約**（Convention on the Prevention of Marine Pollution by Dumping of Wastes and Other Matter 1972）で，ロンドンダンピング条約，ロンドン海洋投棄条約とも略称される．

参考文献

1）宮崎　信之（1992）恐るべき海洋汚染，合同出版
2）柴田　徳衛（1990）公害から環境問題へ，東海大学出版会
3）須藤　隆一（1995）環境浄化のための微生物学，講談社サイエンティフィク（編），講談社
4）河村　武，岩城　英夫（1995）環境科学Ⅰ　自然環境系，朝倉書店
5）国民衛生の動向　（2003～2012）厚生統計協会
6）環境白書　（2001～2012）環境省
7）日本化学会（1998）ダイオキシンと環境ホルモン，東京化学同人

C 環境保全

C 1. 公害とその防止対策

公害とは，水質汚濁や大気汚染などの現象により，人の健康または生活環境に関する被害が生じることである．環境基本法をはじめとする国の法律では，水質汚濁，大気汚染，土壌汚染，騒音，振動，地盤沈下および悪臭の七つを特にとりあげ，こうした問題の対策を総合的に推進することが定められている．これらの公害は人の健康に係わるものが多く，典型七公害（図 C.1）と呼ばれているのに対し，人間の活動の結果として生み出され，一般公衆や地域社会に有害な結果を及ぼす現象も公害とし

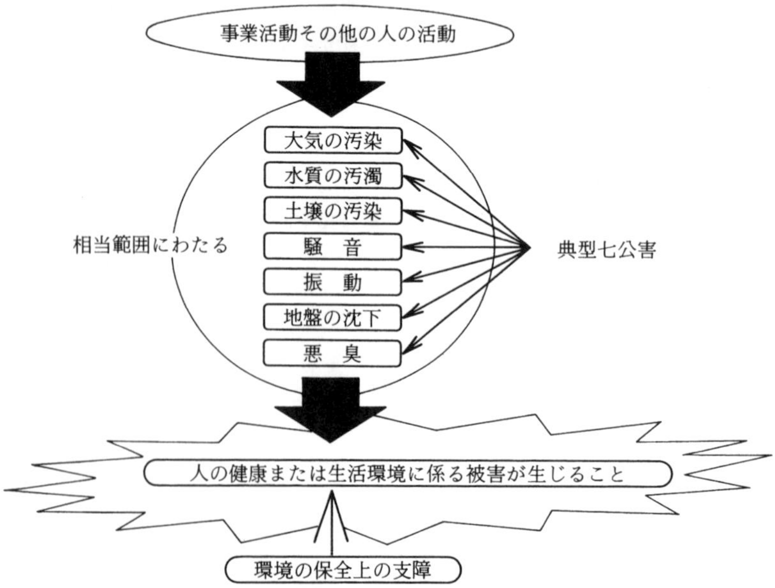

図 C.1　公害の概念
（増原義剛（1995）図でみる環境基本法，中央法規）

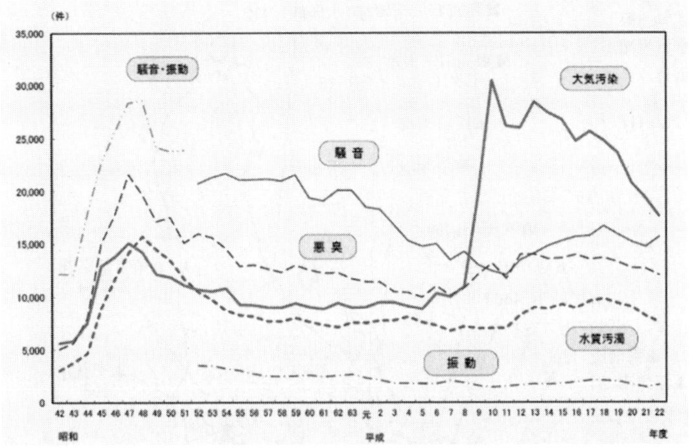

注 1)「土壌汚染」及び「地盤沈下」は苦情件数が少ないため，表示していない．
注 2)「騒音」と「振動」は，昭和 51 年度以前の調査においては，「騒音・振動」としてとらえていた．
注 3) 平成 6 年度から調査方法を変更したため，件数は不連続となっている．

図 C.2　典型 7 公害の種類別苦情件数の推移（総務省）

て幅広く捉えられる．例えば，建築物による日照阻害，放送電波の受信障害，人の財産や動植物への被害などの生活環境に関する現象がこれにあたる．わが国における公害苦情は**典型七公害**のうちでは騒音，悪臭，大気汚染，水質汚濁が特に多い．また，公害苦情受理件数は，いったん減少したが，近年また増加傾向にある（図 C.2）．特に，悪臭，騒音，水質汚濁での苦情が増加している．

C 2. 公害事例

2.1 産業型公害

公害は工業化による経済成長の代償として産業革命以来起きている．わが国における公害が社会問題となったのは，欧米列強に追いつくため明治政府による殖産興業が行われた明治初期からである．明治 10 年代には，工場周辺のばい煙や悪臭，鉱山や製鉄所からの排水や排ガスによる被害が発生している．特に足尾鉱山（栃木県）や別子銅山（愛媛県）での被害は大きかったが，公害問題に対する社会の意識が当時はまだ低かった．明治の末期から重工業時代に入ると，京阪，阪神，北九州市の重工業都市では，ばい煙が空を覆うようになった．この頃の公害は過密した工業地帯で発生する工場型公害であるが，一般市民が深刻な状態に陥るまでには至らなかった．第二次世界大戦後，わが国の産業は重化学工業を中心にめざましい発展を遂げた．昭和 30〜40 年にかけての高度成長により，やがて大量生産・大量消費・大量廃棄型の経済社会が始まった．高度成長時代の初期においては，生産技術がすべてに優先し，環境汚染の防止のための技術の開発は後回しとされた．そのため，わが国は公

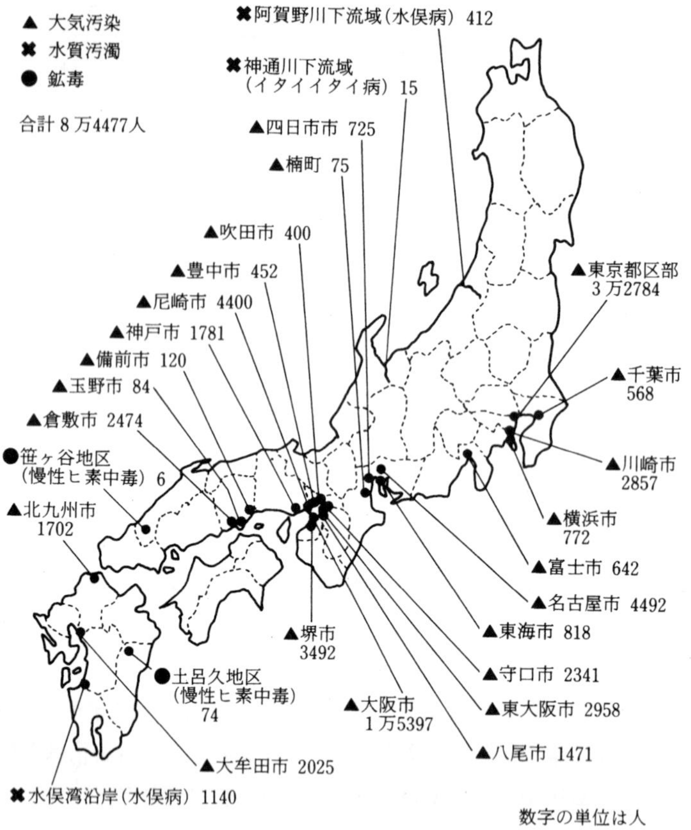

図 C.3　公害病の発生地域

数字は公害健康被害補償法の認定患者数で，地方自治体の認定患者を含んでいない
(1993年環境庁調べ)(矢野一郎(1995)日本国勢図絵，国勢社)

害列島と呼ばれ，甚大な公害被害が招来されるに至った．日本列島の地図上でその発生分布を示す．

昭和28(1953)年頃より世界に類を見ない規模のメチル水銀中毒症である水俣病が熊本県水俣市に発生した．その原因が新日本窒素肥料水俣工場から排出されたメチル水銀であることが突き止められるまでには数年の歳月がかかった．水俣湾を囲む熊本と鹿児島両県では多数の死亡者を出す惨事となり，平成6年まで公害健康被害補償法(公健法)に基づいて認定された患者数は2257名であるが，現在でも未認定の患者も含めると3830名が治療を受けている．

昭和40(1965)年には，新潟県阿賀野川地区においても，昭和電工鹿瀬工場から排出されたメチル水銀により第二水俣病(新潟水俣病)が発生した．公健法による認定患者数は690人であり，現存認定者数は402名である(1994年)．

富山県の神通川流域では，昭和30年前半をピークとして腰や下肢に激しい疼痛を主訴とするいわゆるイタイイタイ病なる疾患が流行していた．これは当初風土病ともされたが，長い議論の末に昭和43(1968)年，三井金属神岡鉱業所の排水を汚染源とする神通川土壌の汚染によるカドミウム慢性中毒であるとの見解が厚生省から発表されるに至った．認定患者数(1994年)は156人である．昭和40から50年代にかけても重金属による健康被害は相次いだ．宮崎県土呂久地区と島根県笹ヶ谷地区は昭和48(1973)年にヒ素中毒地域に指定され，認定患者数(1994年)はそれぞれ145名と23

名である．また，昭和50年には東京都の日本化学工業の従業員461人中62人に6価クロムによる鼻中隔穿孔が発見され，これをきっかけに全国各地の同業会社の工場で6価クロムによる労働者の健康障害が報告された．

工場排気ガスによる大気汚染によっても深刻な公害が発生している．三重県四日市市は昭和30年代に入り，第二次産業革命ともいうべき重化学工業の巨大な基地となった．石油に含まれた硫黄は燃焼により亜硫酸ガスとなり，いわゆる「白いスモッグ」として排出され，昭和35（1960）年頃から喘息様の呼吸器疾患である四日市喘息が多発した．この事態は昭和40年代に深刻化していき，昭和50年代に入ると認定患者は千人を超えた．

これらの事件はいずれも特定の工場からの有害物質の使い捨てによる典型的な産業型公害であるが，水俣病，第二水俣病，イタイイタイ病，四日市喘息では多数の死亡者を出している点で重大であり，わが国の**四大公害**と呼ばれている．

2.2　都市型公害

戦後それまで農業に比重の高かったわが国の産業人口構成は，高度経済成長に伴って大きく変化した．日本の産業と人口は，東京，大阪などの大都市や，産業地帯に次第に集中していき，いわゆる「過密化」現象が起きた．都市での産業活動の拡大，そして住宅密集化は環境悪化をますます増大させ，新たに都市型公害が発生するに至った．昭和20年代後半から大都市ではビルなどでの石炭暖房が増加したため，ばい煙によるスモッグが激しくなり，東京都では昭和30年に「ばい煙防止条例」が制定された．この頃，国策としてエネルギー源が石炭から石油へ転換され，工場やビルなどの事業場での燃料は重油となった．このため都市の空から黒煙は消えたが，大気汚染が改善されたのではなく，今度は亜硫酸ガスという「白いスモッグ」が登場した．特に東京では，昭和39（1964）年の東京オリンピック開催前後からビル建設ラッシュが始まるとともに，亜硫酸ガスの排出量も急カーブで増加した．この事態に対しては，都民から早急な対策を要求する世論が上がり，新聞にも大きくとりあげられた．この盛り上がった世論が原動力となり，東京都は昭和44（1969）年に「東京都公害防止条例」を制定した．この条例は，都市が生産中心の場であることを改め，市民の基本的人権である「健康と快適な生活」の場であることを宣言しており，その後のわが国における環境政策の先駆的な役割を果たした．この条例では，硫黄酸化物対策として低硫黄重油の使用が義務づけられ，その結果，東京都では亜硫酸ガス濃度は昭和44年をピークにして急速に減少していった．

2.3　都市生活型公害

わが国の環境問題は産業型公害から都市型公害へ移っていくと同時に問題の質的な変化をきたした．四大公害に代表される産業公害では，企業による有害物質の排出行為と公害被害発生の因果関係が疫学的に証明される．また，都市型公害においても，これまでは企業が環境汚染物質を排出し，市民がその被害を受けるという，加害者と被害者との明瞭な関係が成立する．しかし，自動車排気ガスによる大気汚染，家庭からの雑排水による河川の汚濁，交通の騒音，ゴミによる環境汚染などといったものには，汚染の直接の原因者として一般市民が関わっている．生活水準の向上に伴い，市民自身が加害者でもあり被害者でもあるという新たな都市生活型公害では，因果関係の容易な立証が非常に難しい．

都市生活型公害の典型な問題は自動車である．交通手段は今日の社会においては経済発展の基幹であり，社会や経済すべてを規定しているといえる．わが国の政府は自動車産業をいち早く経済発展の中軸として積極的に育成した．交通体系は自動車を中心に編成され，国も地方自治体も道路拡充を重点政策とした．現在，東京は都市内の貨物輸送をすべて自動車に依存している．

昭和45（1970）年の初夏，南関東地方では原因不明の大気汚染物質により，校庭で運動していた小中高生をはじめとして，同時に数千人の人々が目の刺激，せきこみ，呼吸困難などの異常を訴えはじめた．それまで自動車が排出するガスとしては，一酸化炭素に関心がもたれていたため，この原因は直ちに特定できなかった．やがて，この症状は自動車から排出される窒素酸化物の大気汚染を原因とする光化学スモッグの被害であろうと推定されるに至った．この事態に東京都では，大気中オキシダント濃度を測定し，緊急時の措置として光化学スモッグ注意報および警報を発令して警戒態勢をとることとなった．その後，窒素酸化物による大気汚染は一段と悪化を重ね，光化学スモッグは全国的に拡大して，昭和50（1975）年には21都府県に広がった．東京都や環境庁は昭和49年自動車メーカーを呼んで，自動車排気ガスの削減の可能性について聴聞した．自動車メーカーは当初，技術的困難性を理由に消極的であったが，これが一転して排気ガス対策に向かったのはアメリカにおける自動車排気ガス規制のためのマスキー法の成立であった．昭和50年代に入ると窒素酸化物排気量の急激な増加は収まったが，現在でも，窒素酸化物による大気汚染問題はまだ解決されていない．その後，工場排ガスと自動車排気ガスとの複合汚染による喘息などの健康被害訴訟として，名古屋南部公害訴訟（2000年），尼崎公害訴訟（2000年），東京大気汚染公害訴訟（2002年）等が起き，さらに自動車排気の中でもディーゼル車から排出される**粒子状物質**（PM；particle matter）について，発癌性等の健康被害が問題となってきた．

東京都では平成12年（2000年），東京都公害防止条例を全面的に改正した「都民の健康と安全を確保する環境に関する条例」が公布され，従前の工場公害規制に加え，全国に先駆けて平成15年（2003年）よりディーゼル車の運行制限も規定された．こうした背景を受けて，平成13（2001）年に自動車NOx法の改正法（**自動車NOx・PM法**）が成立した．この法律には，一定の自動車に関して，より窒素酸化物や粒子状物質の排出の少ない車を使うように「車種規制」という規制が盛り込まれている．

過密化した都市内では，日本の家屋は構造上遮音が困難なこともあり，騒音に関する苦情が非常に多く，わが国の公害関係の苦情件数の約20～30％は騒音で占められている．都市が巨大化するにつれ，都市間や都市内の交通量は飛躍的に増大し，それに高速化が加わり，人の生活を脅かすようになった．金属性不快音とすさまじい圧迫感で航空機が離着陸する飛行場，時速200kmで市街地を通過する新幹線，深夜も騒音をまき散らす自動車道などである．

昭和44（1969）年，大阪国際空港周辺の住民は「難聴，頭痛，胃腸障害，高血圧，鼻の出血など健康上の被害を受けた」と国を訴えた．当時，大阪国際空港では航空機の離着陸数は1日約400回にもなり，騒音の指標であるWECPNLが日常生活に影響があるとされる90以上になる区域内の住民は約4万人にも及んでいた．大阪空港訴訟においては，昭和50（1975）年の大阪高等裁判所判決では原告住民の主張がほぼ受け入れられたが，この訴訟では，公共性と快適な生活を送る権利との間で，

表 C.1 公害とその対応の年表

年 代	社会状況	行政・裁判
昭和28年(1953)	水俣病が発生し始める	
33年(1958)		「下水道法」制定,「公共用水質保全法」制定 「工場排水規制法」制定
36年(1961)	四日市ぜんそくが多発する	
37年(1962)	ABS 洗剤が国会で問題化	
40年(1965)	新潟阿賀野川流域に水俣病患者発見	
42年(1967)	全国農用地でのカドミウム汚染の総点検始まる	「公害対策基本法」制定
43年(1968)	イタイイタイ病がカドミウム慢性中毒であることを厚生省が認める カネミ油症事件起きる	「大気汚染防止法」制定,「騒音規制法」制定 東京都が東京電力と公害防止協定
44年(1969)	諏訪湖富栄養化現象目立ち始める 水俣病患者により訴訟提起される 大阪国際空港騒音が訴訟提起される	「東京都公害防止条例」制定 米国マスキー法
45年(1970)	南関東地区で光化学スモッグ被害が発生する 駿河湾のヘドロが問題化 東京湾で富栄養化現象が多発する 玉川浄水場での取水が停止される 有機塩素系農薬や PCB による環境汚染が問題化	公害国会(公害関係 14 法の制定・改正) 制定:「廃棄物の処理及び清掃に関する法律」 「公害防止事業費事業者負担法」 「海洋汚染防止法」,「水質汚濁防止法」 「人の健康に係る公害犯罪の処罰に関する法律」 「農用地の土壌の汚染防止等に関する法律」 改正:「公害対策基本法」,「道路交通法」 「騒音規制法」,「下水道法」 「農薬取締法」,「大気汚染防止法」 「自然公園法」,「毒物及び劇物取締法」
46年(1971)	東京江東区民によるゴミ紛争が起きる 宮崎県土呂久地区での慢性ヒ素中毒が公表される	「悪臭防止法」制定 イタイイタイ病第一審判決(会社側控訴) 新潟水俣病判決(患者側勝訴)
47年(1972)		四日市判決(患者側勝訴) イタイイタイ病第二審判決(患者側勝訴) PCB 生産中止
48年(1973)		水俣病判決(患者側勝訴) 「公害健康被害補償法」制定 「化学物質の審査及び製造等の規制に関する法律」制定
49年(1974)	名古屋市南部住民により新幹線騒音が訴訟提起される	大阪空港環境権訴訟第一次判決 「大気汚染防止法」改正 (硫黄酸化物に係る総量規制制度の導入)
51年(1976)	阪神高速道路沿線住民により国道 43 号線騒音が訴訟提起される	大阪空港訴訟二審判決 「振動規制法」制定

表C.1　つづき

年　　代	社会状況	行政・裁判
53年(1978)	フロンによるオゾン層破壊が問題化	自動車排出ガス53年度規制発足 (ガソリン利用車の窒素酸化物は10分の1に) 「特定空港周辺航空機騒音対策特別措置法」制定 「瀬戸内海環境保全特別措置法」制定 「水質汚濁防止法」改正 (燐削減措置，総量規制制度の導入)
59年(1984)		「湖沼水質保全特別措置法」制定 「環境影響評価の実施について」閣議決定
63年(1988)	第二次酸性雨対策調査（環境庁）	「特定物質の規制等によるオゾン層の保護に関する法律」制定
平成4年(1992)		「環境と開発に関する国連会議」（地球サミット）開催［リオ・デ・ジャネイロ］ 「特定有害廃棄物等の輸出入等の規制に関する法律」制定
5年(1993)	香川県豊島住民により産業廃棄物の公害調停が申請される	「環境基本法」制定
6年(1994)		「水道源水水質保全事業実施促進法」制定 水道水源法　制定
8年(1996)	大阪府能勢町のゴミ焼却場でダイオキシン汚染が判明	
10年(1998)		内分泌攪乱化学物質対応の方針（環境庁）
11年(1999)		「ダイオキシン特別措置法」制定 「PRTR法」制定 「プラスチック容器包装に関するリサイクル法」改正

いずれが優先されるべきかという点で争われ，世間の注目を浴びた．

新幹線は，昭和39年の東海道新幹線開業以来，陸上の大量高速輸送機関として発達してきたが，一部の沿線地域においては騒音および振動が環境保全上大きな問題となっていた．昭和49(1974)年名古屋市南部の住民は，80ホン（A）を超える騒音により大阪空港と同じような健康被害が出たとして，国鉄を相手に訴訟を起こした．国鉄は騒音防止のため様々な対策を採用し，政府は昭和50年に新幹線鉄道騒音に係わる環境基準を環境庁告示した．また，昭和51（1976）年，大阪と神戸を結ぶ国道43号線と，その上を通る阪神高速道路の沿線住民が「騒音により睡眠や家族の団らん，電話の通話，テレビの視聴などを妨害され，精神的苦痛を受け，また，排ガス中の粉塵により洗濯物が汚れるなどの被害を被った」として，国と阪神高速道路公団に損害賠償と道路使用の差し止めを求める国道43号線訴訟を起こした．この道路公害の裁判は上記の二つの訴訟が終結後も争われ，平成7（1995）年の最高裁において，65デシベル（dB）以上の騒音被害を受けた住民と，道路から320メートル以内の住民の被害は受認限度を超えていたと，国および公団の賠償責任を認める判決がいい渡された．大阪空港訴訟，名古屋新幹線訴訟，国道43号線訴訟はわが国の三大交通公害訴訟と呼ばれている．

2.4 地球規模型公害

公害はこれまで地域的な環境汚染問題であった．ところが近年，汚染源もその被害者も地球規模で考えなくてはならない環境汚染問題が起きはじめている．地球環境問題は，原因となる経済行為（汚染源）が極めて広範囲に存在するため，原因者と被害者の因果関係が必ずしも明確でない特徴がある．酸性雨やオゾン層破壊などの問題は原因を特定化することが可能であり，この場合対策を講じることも可能である．そこでの困難さとは，技術的問題あるいは経済的コストなどである．しかし，必ずしも有害とはいえない活動あるいは社会にとり不可欠な活動の結果生じる環境汚染もある．地球温暖化を引き起こす二酸化炭素は，単純に汚染物質とはいえないし，人間のほとんどすべての社会活動に関わって排出されるため，その排出を抑制することは極めて困難である．

C 3. 公害防止のための行政の対応

3.1 公害の激化と環境庁の発足と環境省への変遷

第二次世界大戦後，産業の復興に伴い昭和 20 年代後半から公害は起きていた．しかし，当時公害問題は地域的なものとして位置づけられており，公害防止のための条例は地方自治体により制定されていた．昭和 30 年代に入り，わが国が生産第一，経済第一主義のもと，重化学工業を中心とした高度経済成長期を迎えると，大都市や工業地帯においては大気汚染や水質汚濁などの深刻な産業公害が発生した．この頃になってわが国においては，政府による環境保全制度の整備が進められるに至った．しかし，昭和 30 年代に制定された公害規制法は十分な公害対策とはなり得なかった．昭和 42（1967）年には，計画的で総合的な行政政策による公害問題の根本的な解決をめざした「公害対策基本法」が制定された．しかしながら，なお経済の急速な発展により環境汚染は増加の一途をたどり，公害問題はますます悪化していった．このため，昭和 45 年（1970）年 11 月のいわゆる「公害国会」においては，公害対策基本法の一部改正とその他の公害関係 13 法の制定・改正が行われて，公害関係の諸法令が整備拡充された．

この公害国会で特筆すべきことは，旧公害対策基本法の第一条の目的規定における「生活環境の保全については，経済の健全な発展との調和が図られるようにする」と「生活環境に係わる基準を定めるに当たっては，経済の健全な発展と調和を図るように考慮する」の条項が削除され，経済発展優先の見直しが図られた点である．その他の 13 法に関しても，一つは大気汚染防止法の一部改正や水質汚濁防止法，海洋汚染防止法，農用地の土壌汚染防止に関する法律を制定し，厳しい規制を行うことを可能にした．もう一つは，下水道法の改正や，清掃法の全面改正による廃棄物の処理及び清掃に関する法律を制定して，事業の実施や施設の整備により公害防止を図るという対策手法も開始された．このような状況から，環境保全のための一元的な行政機関の必要性が認識されるようになり，昭和46（1971）年公害対策のほか，自然保護対策を含め環境行政を総合的に推進するため，環境庁が設置された．その後，世界規模での環境問題が重視され，平成13（2001）年，中央省庁再編に伴い，環境省が新たに発足した．

3.2　環境問題の複雑化・多様化

昭和50（1975）年代に入ると，さらに公害諸法規の充実・強化などの整備が進展したこと，また高度経済成長から経済の安定成長が定着したことなどから，工業化による大気汚染や水質汚濁などの公害問題は一時の危機的な状況を脱した．しかし，都市化の進展や国民の生活様式の変化などを背景に，従来の公害問題とは異なる新たな環境問題が顕在化した．特に，数多くの事業場や自動車などが集中する都市部における大気汚染，湖沼や内湾などの閉鎖性水域における水質汚濁などの都市生活型公害は，従来の個々の発生源を中心とする規制だけでは対応が困難であった．このため，自動車排出ガスの規制が強化されるとともに，大気汚染や水質汚濁の著しい地域の汚染物質の総排出量を削減するための総量規制の考え方が導入されることとなった．また，公害問題の未然防止の観点から，環境影響評価（環境アセスメント）制度の導入が検討され，昭和59（1984）年には「環境影響評価の実施について」が閣議決定され，統一的なルールに基づく環境影響評価制度が実施されることとなった．

3.3　環境基本法の成立

昭和60（1985）年代に入ると，人類の生存の基盤である生態系を地球規模で破壊するような問題が生じてきた．地球温暖化，オゾン層破壊，酸性雨，熱帯雨林の減少などの地球環境問題が国際社会での重要な政策課題となり，ブラジルで平成4（1992）年に開催された地球サミットをはじめ重要な国際会議が数多く開催され，地球環境保全のための条約も相次いで制定されることとなった．わが国でも，これらの条約に基づく国内法を整備するとともに，環境ODAの大幅な拡充などにより，環境保全分野での積極的な国際協力が進められた．このように，環境庁設置後は，公害対策基本法および自然環境保全法が示す施策の枠組みに従い，それぞれの環境問題に対してさまざまな施策が講じられてきた．しかし，経済社会システムのあり方に深く関わるこれらの問題には，従来の規制的手法のみでは対応に限界があり，また地球環境問題のように公害対策および自然環境保全対策が相まって解決すべき環境問題も数多く生じてきた．そこで，平成5（1993）年，公害と自然を一体のものとして扱い，新たな施策の枠組みを示す「**環境基本法**」が成立した．

C 4.　環境基本法

国政に重要なウエイトを占める分野について，国の政策の基本的な方向を示した特別の法律を「基本法」といい，わが国には24法ある．一方，基本法と対比して一般の法律を「個別法」という．個別法は規制措置に定めたり，国民の権利義務に関わる事項を具体的に規定するものである．環境基本法には，環境に関わる分野について国の基本的施策の進め方を定めており，その趣旨を受けてさまざまな環境問題に具体的に対応していくために，大気汚染防止法や水質汚濁防止法などの個別法が定められている．

4.1　環境基準（環境基本法第16条）

環境基準は，汚染の程度が少ない場合には今後基準を超えることがないように，すでに汚染が進行している場合には基準まで汚染を低減させるように，それぞれ対策を実施するための行政上の目標として定められたものである．したがって，その基準値は健康の保護と生活環境の保全の上で維持されることが望ましい数値であり，ここまでは汚染してもよいとか，またはこれを超えると直ちに被害が生じるという意味あいで定められているものではない．典型七公害のうち，振動，悪臭および地盤沈下については，現在の科学的・技術的水準では定量的な測定方法がなかったり，これらが人の健康や生活環境に与える影響が，定量的に把握できないなどの理由で，環境基準を設定することが難しいため，これらの三つを除いた大気汚染，水質汚濁，土壌汚染および騒音の四つについて環境基準が定められている（表C.2）．これらの環境基準は，常に適切で科学的な判断が加えられ，新しい科学的知見から必要な改定がなされなければならないことになっている．

4.2　環境影響評価の推進（環境基本法第20条）

環境影響評価（環境アセスメント）を規定する条文は従来の公害対策基本法や自然環境保全法にはなく，新たに環境基本法第20条に盛り込まれた．環境影響評価は，開発事業の実施に先立って，その事業がもたらす環境への影響について調査・予測・評価を行い，その結果を公表して地域住民などの意見を聞き，公害・環境破壊を未然に防止することを目的としている．開発事業とは道路，ダム，鉄道，空港の設置や，埋め立て・干拓，住宅・工業団地の開発などの大規模な事業である．環境影響評価は，およそ次の手順で行われる．計画案～現状把握～評価項目と予測手法の設定～予測と評価～結果の公開～関係者による審査と意見～総括～環境影響評価報告書～公告・縦覧．

4.3　環境の保全上の支障を防止するための規制（環境基本法第21条）

公害防止のための規制と自然環境保全のために，必要な規制の措置を講じなければならないことが定めてある．大気の汚染，水質の汚濁，土壌の汚染，悪臭物質の排出，騒音または振動の発生，地盤の沈下の原因となる地下水の採取などの行為に関し，事業者などの遵守すべき基準を定めることにより行う公害防止のための必要な規制の措置としては，大気汚染防止法や水質汚濁防止法に排出基準，騒音規制法そして悪臭防止法などに規制基準を定めてこれを超える行為を禁止している．

これらの法律により，環境基準のある汚染物質は，その達成のため各工場や事業場からの排出が規制されることになるが，工場の煙突や排水口からでる汚染物質の排出規制には，濃度規制と総量規制とがある．濃度規制では，その排出口から排出される煙や排水の総量が増えたとしても，汚染物質が一定濃度以下であれば規制されない．それ故，濃度規制は，排出汚染物質が自然浄化力が十分に及ぶ

表 C.2　環境基準一覧

大気	大気汚染に係る環境基準	大気汚染に係る環境基準		二酸化硫黄	昭和44年設定，48年改定
				一酸化炭素	昭和45年設定
				浮遊粒子状物質	昭和47年設定
				二酸化窒素	昭和48年設定，53年改定
				光化学オキシダント	昭和48年設定
				PM2.5（微小粒子状物質）	平成21年設定
		有害大気汚染物質（ベンゼン等）に係る環境基準		ベンゼン	平成9年設定
				トリクロロエチレン	平成9年設定
				テトラクロロエチレン	平成9年設定
				ジクロロメタン	平成13年設定
水質	水質汚濁に係る環境基準	人の健康の保護に関する環境基準		カドミウム，全シアン，六価クロム	昭和45年設定
				総水銀，アルキル水銀	昭和45年設定，49年改定
				鉛，ヒ素	昭和45年設定，平成5年改定
				PCB	昭和50年設定
				ジクロロメタン，四塩化炭素，1,2-ジクロロエタン，1,1-ジクロロエチレン，シス-1,2-ジクロロエチレン，1,1,1-トリクロロエタン，1,1,2-トリクロロエタン，トリクロロエチレン，テトラトリクロロエチレン，1,3-ジクロロプロペン，チウラム，シマジン，チオベンカルブ，ベンゼン，セレン，硝酸性窒素及び亜硝酸性窒素，ふっ素，ほう素，1,4-ジオキサン	平成5年設定， 21年改定， 23年改定
		生活環境の保全に関する環境基準	河川	PH，BOD，浮遊物質量，溶存酸素量，大腸菌群数，全亜鉛，ノニルフェノール	昭和45年設定， 平成15，24年改定
			湖沼	PH，COD，浮遊物質量，溶存酸素量，大腸菌群数，全亜鉛，ノニルフェノール	昭和45年設定， 平成15，24年改定
				全窒素，全リン	昭和57年設定
			海域	PH，COD，n-ヘキサン抽出物質，溶在酸素量，大腸菌群数，全亜鉛，ノニルフェノール	昭和45年設定， 平成15，24年改定
				全窒素，全リン	平成5年設定
	地下水の水質汚濁に係る環境基準			人の健康の保護に関する環境基準に同じ	平成9年設定
土壌	土壌の汚染に係る環境基準			カドミウム，全シアン，有機リン，六価クロム，総水銀，アルキル水銀，PCB，銅	平成3年改定
				鉛，ヒ素	平成3年改定，6年改定
				ジクロロメタン，四塩化炭素，1,2-ジクロロエタン，1,1-ジクロロエチレン，シス-1,2-ジクロロエチレン，1,1,1-トリクロロエタン，1,1,2-トリクロロエタン，トリクロロエチレン，テトラクロロエチレン，1,3-ジクロロプロペン，チウラム，シマジン，チオベンカルブ，ベンゼン，セレン，ふっ素，ほう素	平成6年改定，13年改定
騒音	騒音に係る環境基準				昭和46年設定
	航空機騒音に係る環境基準				昭和48年設定
	新幹線鉄道騒音に係る環境基準				昭和50年設定
ダイオキシン類	ダイオキシン類による大気の汚染，水質の汚濁及び土壌の汚染に係る環境基準			大気	平成14年改定
				水質（水底の底質を除く.）	平成14年改定
				水底の底質	平成14年改定
				土壌	平成14年改定

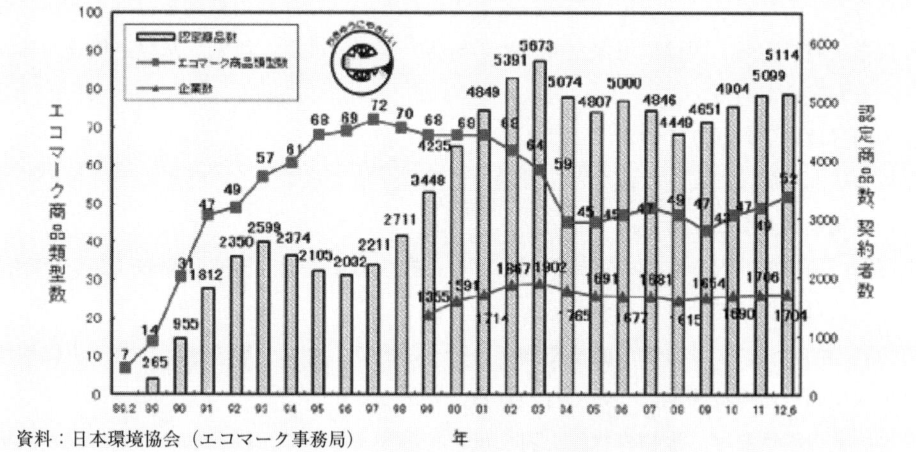

資料：日本環境協会（エコマーク事務局）

図 C.4　エコマーク認定商品数の推移

程度の量以下である場合には十分に合理性があるが，発生源が過度に集中している地域や排出量が膨大な地域では限界を生じてくる．そこで，地域区分をし，その地域内で環境基準を達成するための汚染物質の許容量を決めて，それからその地域に影響を与えている汚染物質の排出施設に対して，排出する汚染物質の「量」を決めるという総量規制の実施へ現在は移行している．

4.4　環境への負荷の低減に資する製品などの利用の促進（環境基本法第 24 条）

環境への負荷の少ない社会づくりのためには，環境への負荷の少ない製品や役務などが適正に評価され，経済全体の中にこれらを供給する経済活動が組み込まれていくことが必要である．しかし，このような経済活動は一般的には環境を保全するための費用をより多く負担することから，経済的に不利な条件の下に行われる場合が多くなる．そこで，製造・販売等の供給側の事業者が，(1) その製造・販売等に当たってあらかじめ環境への負荷を評価し，(2) その低減に関して適正に配慮できるようにすることを目的として，国が技術的支援などの措置を講ずることを定めている．この規定により，環境への負荷の低減に役立つ商品や役務を提供したり，環境保全の変革に役立つ技術やシステムを提供するような幅広いエコビジネスが，現在拡大しつつある．また，第 24 条では，環境への負荷の少ない製品・役務などの利用が促進されるようにするための措置も規定している．

現在，環境省の指導の下で行われている「エコマーク事業」は，環境保全に役立つ商品を推奨して，市民一人ひとりの生活に起因する環境問題に対処するとともに，市民の環境保全意識を高めようとするものである．図 C.4 に推移を示した，2000 年以降エコマーク認定商品数は，5000 前後で推移している．

4.5　監視などの体制の整備（環境基本法第 29 条）

環境保全に関する施策の効果的な推進のためには，環境の状況を的確に把握することが不可欠である．また，規制などの施策を適正に実施していく上で，実際に規制が守られているかを監視することも必要である．そのためには，測定機器や技術者の確保といった体制の整備を行うことが必要となる．このような考え方に立ち，国は環境保全のための監視，巡視，観測，測定，試験，検査の体制の整備に努めることが定めてある．

各用語の内容は以下の通りである．

監視：環境の状況や施策の実施状況などを継続的に把握することで，そのための手段として大気や水質などの測定や検査などを行う．

巡視：巡回して環境の状況や施策の実施状況などを把握することで，国立公園のレンジャーによる巡視など，主に自然保護の分野で行われる．

観測：自然科学的手法により事物の観察や測定を行うことで，オゾン層の観測など，主に地球環境問題など広域にわたる環境問題について行われる．

測定：有害物質の濃度など，事物の状態を表す量を把握することで，排出水の汚染状況の測定や沿道における騒音の測定を行う．

試験：実験などにより，物質の性質などを調べることで，例えば化学物質の分解度，濃縮度，毒性などの試験を行う．

検査：事物が特定の基準・規定に適合しているかどうかを調べることで，大気汚染防止法に基づく立入検査，浄化槽法に基づく水質検査などを行う．

これらに関する体制の整備として，例えば大気汚染の分野では，国設大気汚染測定所など33か所の測定所からなる国設大気汚染測定網のほか，都道府県などが設置する2000か所近くの測定局において大気常時監視が行われており，また汚染物質の発生源監視も進められている．水質汚濁の分野では，全国300か所近くの地点に水質自動監視測定装置が設置されているほか，排水の監視なども行われている．こうした地方自治体における監視体制の整備については，国による助成が行われている．

C 5. 大気汚染を防止するための法規制

わが国では，大気環境を保全するため，昭和43（1968）年に「大気汚染防止法」が制定された．この法律は，大気汚染に関して，環境基本法において設定されている「環境基準」を達成し，国民の健康を保護するとともに生活環境を保全することを目的としている．そのため，指定地域の制定，排出基準設定方式の合理化，特別排出基準の設定，自動車排出ガスの規制等が行われている．

大気汚染防止法では，固定発生源（工場や事業場）から排出される大気汚染物質について，物質の種類ごと，排出施設の種類・規模ごとに排出基準等が定められており，大気汚染物質の排出者はこの基準を守らなければならなくなっている．環境基本法で設定されている大気汚染に係わる環境基準を表C.3に示した．

大気汚染物質として二酸化硫黄，一酸化炭素，浮遊粒子状物質（SPM），二酸化窒素，光化学オキシダントの基準濃度が定められており，また平成9（1997）年に，有害大気汚染物質としてベンゼン等3物質およびダイオキシン類が指定された．現在，ダイオキシン類は平成11（1999）年に成立したダイオキシン類対策特別措置法によって規制されている．

表 C.3 大気汚染に係る環境基準

1 大気汚染に係る環境基準

物質	環境上の条件（設定年月日等）	測定方法
二酸化いおう (SO_2)	1時間値の1日平均値が 0.04 ppm 以下であり，かつ，1時間値が 0.1 ppm 以下であること．(48.5.16 告示)	溶液導電率法又は紫外線蛍光法
一酸化炭素 (CO)	1時間値の1日平均値が 10 ppm 以下であり，かつ，1時間値の8時間平均値が 20 ppm 以下であること．(48.5.8 告示)	非分散型赤外分析計を用いる方法
浮遊粒子状物質 (SPM)	1時間値の1日平均値が 0.10 mg/m^3 以下であり，かつ，1時間値が 0.20 mg/m^3 以下であること．(48.5.8 告示)	濾過捕集による重量濃度測定方法又はこの方法によって測定された重量濃度と直線的な関係を有する量が得られる光散乱法，圧電天びん法若しくはベータ線吸収法
二酸化窒素 (NO_2)	1時間値の1日平均値が 0.04 ppm から 0.06 ppm までのゾーン内又はそれ以下であること．(53.7.11 告示)	ザルツマン試薬を用いる吸光光度法又はオゾンを用いる化学発光法
光化学オキシダント (Ox)	1時間値が 0.06 ppm 以下であること．(48.5.8 告示)	中性ヨウ化カリウム溶液を用いる吸光光度法若しくは電量法，紫外線吸収法又はエチレンを用いる化学発光法

備考

1. 環境基準は，工業専用地域，車道その他一般公衆が通常生活していない地域または場所については，適用しない．
2. 浮遊粒子状物質とは大気中に浮遊する粒子状物質であってその粒径が 10 μm 以下のものをいう．
3. 二酸化窒素について，1時間値の1日平均値が 0.04 ppm から 0.06 ppm までのゾーン内にある地域にあっては，原則としてこのゾーン内において現状程度の水準を維持し，又はこれを大きく上回ることとならないように努めるものとする．
4. 光化学オキシダントとは，オゾン，パーオキシアセチルナイトレートその他の光化学反応により生成される酸化性物質(中性ヨウ化カリウム溶液からヨウ素を遊離するものに限り，二酸化窒素を除く．)をいう．

2 有害大気汚染物質（ベンゼン等）に係る環境基準

物質	環境上の条件	測定方法
ベンゼン	1年平均値が 0.003 mg/m^3 以下であること．(H9.2.4 告示)	キャニスター又は捕集管により採取した試料をガスクロマトグラフ質量分析計により測定する方法を標準法とする．また，当該物質に関し，標準法と同等以上の性能を有使用可能とする．
トリクロロエチレン	1年平均値が 0.2 mg/m^3 以下であること．(H9.2.4 告示)	
テトラクロロエチレン	1年平均値が 0.2 mg/m^3 以下であること．(H9.2.4 告示)	
ジクロロメタン	1年平均値が 0.15 mg/m^3 以下であること．(H13.4.20 告示)	

備考

1. 環境基準は，工業専用地域，車道その他一般公衆が通常生活していない地域または場所については，適用しない．
2. ベンゼン等による大気の汚染に係る環境基準は，継続的に摂取される場合には人の健康を損なうおそれがある物質に係るものであることにかんがみ，将来にわたって人の健康に係る被害が未然に防止されるようにすることを旨として，その維持又は早期達成に努めるものとする．

3 ダイオキシン類に係る環境基準

物質	環境上の条件	測定方法
ダイオキシン類	1年平均値が 0.6 pg-TEQ/m^3 以下であること．(H11.12.27 告示)	ポリウレタンフォームを装着した採取筒をろ紙後段に取り付けたエアサンプラーにより採取した試料を高分解能ガスクロマトグラフ質量分析計により測定する方法．

備考

1. 環境基準は，工業専用地域，車道その他一般公衆が通常生活していない地域または場所については，適用しない．
2. 基準値は，2, 3, 7, 8 −四塩化ジベンゾ-パラ-ジオキシンの毒性に換算した値とする．

4 微小粒子状物質に係る環境基準

物質	環境上の条件	測定方法
微小粒子状物質	1年平均値が 15 μg/m^3 以下であり，かつ，1日平均値が 35 μg/m^3 以下であること．(H21.9.9 告示)	微小粒子状物質による大気の汚染の状況を的確に把握することができると認められる場所において，濾過捕集による質量濃度測定方法又はこの方法によって測定された質量濃度と等価な値が得られると認められる自動測定機による方法

備考

1. 環境基準は，工業専用地域，車道その他一般公衆が通常生活していない地域又は場所については，適用しない．
2. 微小粒子状物質とは，大気中に浮遊する粒子状物質であって，粒径が 2.5 μm の粒子を 50% の割合で分離できる分粒装置を用いて，より粒径の大きい粒子を除去した後に採取される粒子をいう．

平成 24 年環境省

C 6. 水質汚濁を防止するための法規制

水質汚濁の原因として，工場，事業場排水のほか，日常生活に伴って家庭から排出される生活排水

表 C.4　人の健康の保護に関する環境基準

（公共用水）

	項目	基準値
1	カドミウム	0.003 mg/L 以下
2	全シアン	検出されないこと.
3	鉛	0.01 mg/L 以下
4	六価クロム	0.05 mg/L 以下
5	砒素	0.01 mg/L 以下
6	総水銀	0.0005 mg/L 以下
7	アルキル水銀	検出されないこと.
8	PCB	検出されないこと.
9	ジクロロメタン	0.02 mg/L 以下
10	四塩化炭素	0.002 mg/L 以下
11	1,2-ジクロロエタン	0.004 mg/L 以下
12	1,1-ジクロロエチレン	0.1 mg/L 以下
13	シス-1,2-ジクロロエチレン	0.04 mg/L 以下
14	1,1,1-トリクロロエタン	1 mg/L 以下
15	1,1,2-トリクロロエタン	0.006 mg/L 以下
16	トリクロロエチレン	0.03 mg/L 以下
17	テトラクロロエチレン	0.01 mg/L 以下
18	1,3-ジクロロプロペン	0.002 mg/L 以下
19	チウラム	0.006 mg/L 以下
20	シマジン	0.003 mg/L 以下
21	チオベンカルブ	0.02 mg/L 以下
22	ベンゼン	0.01 mg/L 以下
23	セレン	0.01 mg/L 以下
24	硝酸性窒素及び亜硝酸性窒素	10 mg/L 以下
25	ふっ素	0.8 mg/L 以下
26	ほう素	1 mg/L 以下
27	1, 4-ジオキサン	0.05 mg/L 以下
備考	1　基準値は年間平均値とする. ただし, 全シアンに係る基準値については, 最高値とする. 2 「検出されないこと」とは, 測定方法の項に掲げる方法により測定した場合において, その結果が当該方法の定量限界を下回ることをいう. 別表2において同じ. 3　海域については, ふっ素及びほう素の基準値は適用しない. 4　硝酸性窒素及び亜硝酸性窒素の濃度は, 規格43.2.1, 43.2.3 又は43.2.5 により測定された硝酸イオンの濃度に換算係数0.2259 を乗じたものと規格43.1 により測定された亜硝酸イオンの濃度に換算係数0.3045 を乗じたものの和とする.	

（地下水）

	項目	基準値
1	カドミウム	0.003 mg/L 以下
2	全シアン	検出されないこと.
3	鉛	0.01 mg/L 以下
4	六価クロム	0.05 mg/L 以下
5	砒素	0.01 mg/L 以下
6	総水銀	0.0005 mg/L 以下
7	アルキル水銀	検出されないこと.
8	PCB	検出されないこと.
9	ジクロロメタン	0.02 mg/L 以下
10	四塩化炭素	0.002 mg/L 以下
11	塩化ビニルモノマー	0.002 mg/L 以下
12	1,2-ジクロロエタン	0.004 mg/L 以下
13	1,1-ジクロロエチレン	0.1 mg/L 以下
14	1,2-ジクロロエチレン	0.04 mg/L 以下
15	1,1,1-トリクロロエタン	1 mg/L 以下
16	1,1,2-トリクロロエタン	0.006 mg/L 以下
17	トリクロロエチレン	0.03 mg/L 以下
18	テトラクロロエチレン	0.01 mg/L 以下
19	1,3-ジクロロプロペン	0.002 mg/L 以下
20	チウラム	0.006 mg/L 以下
21	シマジン	0.003 mg/L 以下
22	チオベンカルブ	0.02 mg/L 以下
23	ベンゼン	0.01 mg/L 以下
24	セレン	0.01 mg/L 以下
25	硝酸性窒素及び亜硝酸性窒素	10 mg/L 以下
26	ふっ素	0.8 mg/L 以下
27	ほう素	1 mg/L 以下
28	1,4-ジオキサン	0.05 mg/L 以下
備考	1　基準値は年間平均値とする. ただし, 全シアンに係る基準値については, 最高値とする. 2 「検出されないこと」とは, 測定方法の欄に掲げる方法により測定した場合において, その結果が当該方法の定量限界を下回ることをいう. 3　硝酸性窒素及び亜硝酸性窒素の濃度は, 規格K 0102 の43.2.1, 43.2.3 又は43.2.5 により測定された硝酸イオンの濃度に換算係数0.2259 を乗じたものと規格K 0102 の43.1 により測定された亜硝酸イオンの濃度に換算係数0.3045 を乗じたものの和とする. 4　1, 2-ジクロロエチレンの濃度は, 規格K0125 の5.1, 5.2 又は5.3.2 により測定されたシス体の濃度と規格K0125 の5.1, 5.2 又は5.3.1 により測定されたトランス体の濃度の和とする.	

平成 24 年環境省

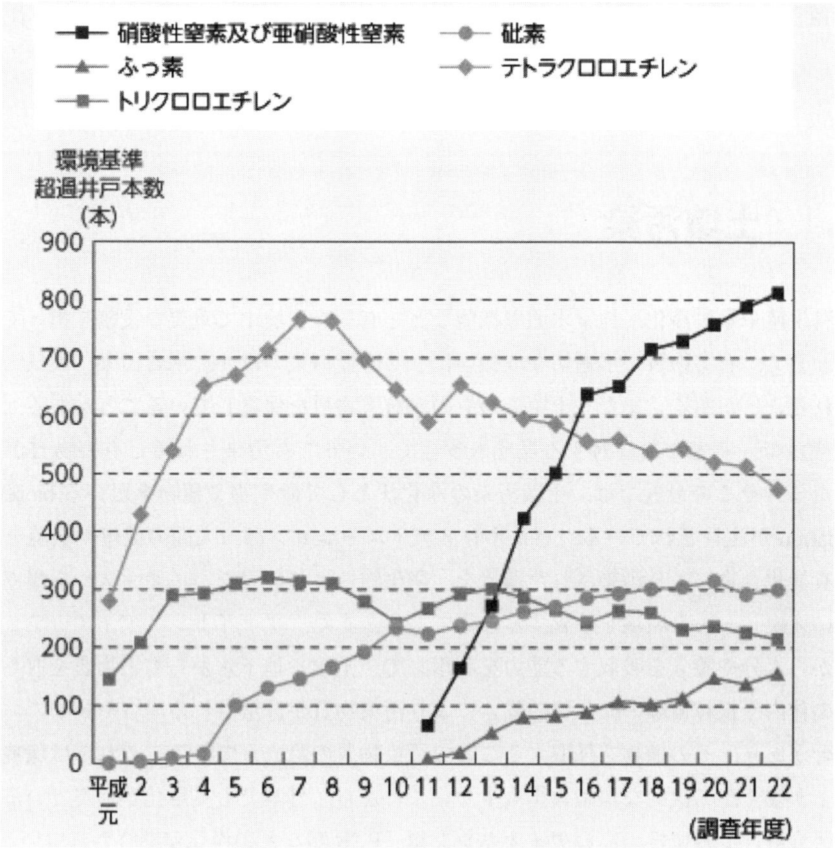

注 1：このグラフは環境基準超過本数が比較的多かった項目のみ対象としている．
出典：環境省「平成 22 年度地下水質測定結果」

図 C.5　健康項目に係る環境基準値超過検体率の推移

などがあるが，生活排水に関しては汚水処理施設の整備がいまだ十分でないなどの対策の遅れがあり，対策が急がれている（排水基準を定める省令による「一律排水基準」については，D2.2 表 D.6 を参照）．また，このほかに，非特定汚染源から降雨等により流出する汚濁，水域の底質に沈殿・堆積した栄養塩類の溶出などがある．

公共用水域の水質汚染を防止するための規制は環境基本法　第 16 条の「環境基準」で行われている．この環境基準には，「人の健康の保護に関する環境基準」26 種（表 C.4）および「生活環境の保全に関する環境基準」があり（D.2.2 参照），全国の河川，湖沼および海域の水質が測定され，水環境の保全が監視されている．さらに，事業場などから出る排水の水を規制する法律として，従来の「水質保全法」，「工場排水規制法」による排水規制体制を抜本的に改正した排水規制法として昭和 46（1971）年より施行された「水質汚濁防止法」がある．排水の水質は「排水基準」として定められており，「生活環境項目等」と「有害物質」の 2 種類がある．

全国公共用水域水質測定結果より，「健康保護に関する環境基準」の達成率は向上しており，水質汚濁はやや改善しつつあるといえる（D.2.3　図 D.12 参照）．

近年，硝酸性窒素及び亜硝酸性窒素，ふっ素，ヒ素などの透過率の上昇が懸念されている（図C.5）

C 7. 土壌汚染

土壌は食料生産や水質浄化，地下水涵養機能などを有し，環境中で重要な役割を担っている．土壌汚染の原因として，有害物質の不適切な取扱いによる直接汚染のほか，水質汚染，大気汚染より二次的に汚染されることがある．また，土壌そのものが有害物質を保有していることもある．さらに，土壌は組成が複雑で，有害物質に対する反応も多様で，いったん汚染されると有害物質が蓄積し汚染が長期にわたる．そこで最近では，土壌汚染の浄化法として微生物や植物を用いる bioremediation, phytoremediation が注目されている．バイオレメディエーションは，人間の健康や環境を損なう有害な重金属や有機化合物により汚染された環境を，微生物により無害なバイオマスや炭酸ガス，メタン，水，無機物に変換し，汚染環境を改善する技術である．また，ファイトレメディエーションとは，主に植物が根から水分や養分を吸収する能力を利用して，土壌や地下水から有害物質を取り除く方法である．植物の体内や根粒菌等の微生物の働きにより汚染物質が分解される場合や植物の体内に吸収・濃縮する場合があり，その植物を採取することで汚染物質の除去ができる．これらは環境浄化方法の中でもコストが安く，二次的な環境負担も少ないことから，日本でも実用化が進んでいる．とくに重金属汚染や難分解性で残留性の高いダイオキシン類，PCB 類などの浄化が期待されている．

土壌汚染を防止する法規制としては，昭和 45（1970）年の「農用地の土壌の汚染防止等に関する法律」に基づく特定有害物質による農用地の土壌汚染の実態調査が行われていた．市街地等の土壌汚染問題については「土壌の汚染に係る環境基準」が平成 3（1991）年制定されている．土壌環境基準（表 C.5）には 26 種が記載され，適合が都道府県あるいは政令市により監視されている．

土壌に関しては，汚染だけでなく地下水の過剰採取による地盤沈下，自然現象などによる浸食などがある．特に地盤沈下現象の多い東京都区部，大阪市，名古屋市などでは，地下水採取規制等の対策がなされている．

表 C.5　土壌環境基準

	項目	環境上の条件
1	カドミウム	検液 1 L につき 0.01 mg 以下であり，かつ，農用地においては，米 1 kg につき 0.4 mg 以下であること．
2	全シアン	検液中に検出されないこと．
3	有機燐（りん）	検液中に検出されないこと．
4	鉛	検液 1 L につき 0.01 mg 以下であること．
5	六価クロム	検液 1 L につき 0.05 mg 以下であること．
6	砒（ひ）素	検液 1 L につき 0.01 mg 以下であり，かつ，農用地（田に限る．）においては，土壌 1 kg につき 15 mg 未満であること．
7	総水銀	検液 1 L につき 0.0005 mg 以下であること．
8	アルキル水銀	検液中に検出されないこと．
9	PCB	検液中に検出されないこと．
10	銅	農用地（田に限る．）において，土壌 1 kg につき 125 mg 未満であること．
11	ジクロロメタン	検液 1 L につき 0.02 mg 以下であること．
12	四塩化炭素	検液 1 L につき 0.002 mg 以下であること．
13	1, 2 -ジクロロエタン	検液 1 L につき 0.004 mg 以下であること．
14	1, 1 -ジクロロエチレン	検液 1 L につき 0.02 mg 以下であること．
15	シス- 1, 2 -ジクロロエチレン	検液 1 L につき 0.04 mg 以下であること．
16	1, 1, 1 -トリクロロエタン	検液 1 L につき 1 mg 以下であること．
17	1, 1, 2 -トリクロロエタン	検液 1 L につき 0.006 mg 以下であること．
18	トリクロロエチレン	検液 1 L につき 0.03 mg 以下であること．
19	テトラクロロエチレン	検液 1 L につき 0.01 mg 以下であること．
20	1, 3 -ジクロロプロペン	検液 1 L につき 0.002 mg 以下であること．
21	チウラム	検液 1 L につき 0.006 mg 以下であること．
22	シマジン	検液 1 L につき 0.003 mg 以下であること．
23	チオベンカルブ	検液 1 L につき 0.02 mg 以下であること．
24	ベンゼン	検液 1 L につき 0.01 mg 以下であること．
25	セレン	検液 1 L につき 0.01 mg 以下であること．
26	ふっ素	検液 1 L につき 0.8 mg 以下であること．
27	ほう素	検液 1 L につき 1 mg 以下であること．
	備考 1　環境上の条件のうち検液中濃度に係るものにあっては付表に定める方法により検液を作成し，これを用いて測定を行うものとする． 2　カドミウム，鉛，六価クロム，砒（ひ）素，総水銀，セレン，ふっ素及びほう素に係る環境上の条件のうち検液中濃度に係る値にあっては，汚染土壌が地下水面から離れており，かつ，原状において当該地下水中のこれらの物質の濃度がそれぞれ地下水 1 L につき 0.01 mg，0.01 mg，0.05 mg，0.01 mg，0.0005 mg，0.01 mg，0.8 mg 及び 1 mg を超えていない場合には，それぞれ検液 1 L につき 0.03 mg，0.03 mg，0.15 mg，0.03 mg，0.0015 mg，0.03 mg，2.4 mg 及び 3 mg とする． 3　「検液中に検出されないこと」とは，測定方法の欄に掲げる方法により測定した場合において，その結果が当該方法の定量限界を下回ることをいう． 4　有機燐（りん）とは，パラチオン，メチルパラチオン，メチルジメトン及び EPN をいう．	

（平成 24 年　環境省）

D 水環境

D1. 水の衛生

人体の60〜70％は水分であり，水は人の生命にとって欠くことができないものである．人が生命活動を維持するには，1日約**2L**の水が外部から補給されなくてはならない．世界保健機関（WHO）の報告では，人は飲料水や炊事などに1日最低5Lの水を必要とする，とされている．もちろん，現代人はこれだけでは生活していけない．人は**微生物感染**を防止する公衆衛生上の目的で，古くから水の供給に水道を用いてきた．しかし，今日の衛生思想の向上，生活文化水準の上昇，そして産業の発達などに伴って，水道は生活用水として，また生活活動の資源や都市機能の維持のためにも使用されるようになってきた．平成19年（2007），わが国の水道普及率は97.3％となり，水道水の使用量は1日1人当たり全国平均で**322L**である．

陸地にある淡水は，河川水，貯水池，湖沼水，湧水などの地表水，井戸，伏流水などの地下水，そして積雪や氷河など，さまざまな形態で存在している．しかし，地球上の水の98％以上が海水であり，残りの淡水のうち，70％以上は南極やグリーンランドにある氷の状態の水である．したがって，地表水や地下水として我々の身のまわりにあり利用できる水は，地球全体のわずか1％にも満たない．わが国において，上水（水道）に利用されている水源は，大部分**河川水**であり，現在全体の約71％を占めている．その中でも，閉鎖性水域であるダム湖の利用の割合は，昭和40（1965）年は全体の12％であったのが，昭和50（1975）年には22％，昭和60（1985）年には33％，平成3（1991）年には36％，平成10（1998）年には37％へと増加している（図D.1）．閉鎖性水域であるダム湖においては，**富栄養化に伴う植物性プランクトンの増殖**により，発癌性の疑いがあるトリハロメタンの原因物質やカビ臭物質が生成される．また，河川上流部の開発に伴い，上流で一度利用されて河川に戻された水を，下流において再び取水するという水の繰り返し利用が増大しているのも注目すべきことである（図D.2）．このような水の利用形態の拡大は，水道水を清澄な水から得るという点で明らかに不利である．

水を汚染し，人の健康を害するものを二つに大別すると，一つは**微生物**であり，他は**化学物質**である．消化器系伝染病細菌（コレラ，赤痢，腸チフス，パラチフス），原生動物（アメーバ赤痢），ウイ

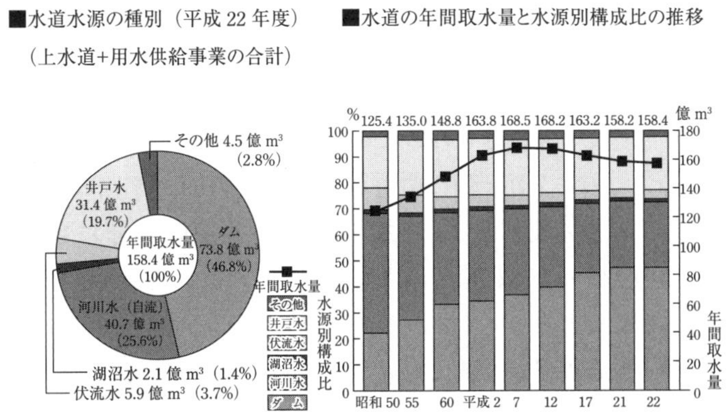

図 D.1 水道の水源の種別及び年間取水量の推移

（日本水道協会）

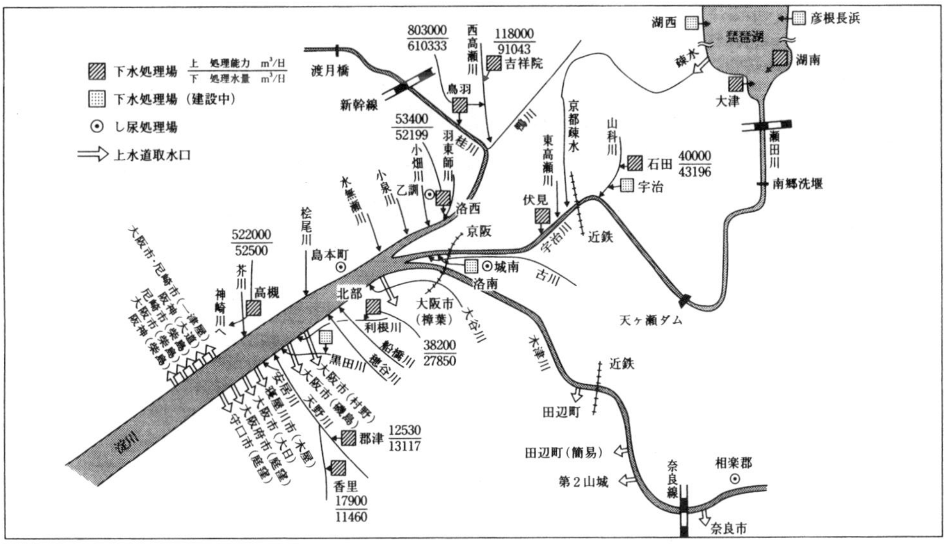

図 D.2 淀川流域の下水処理場と上水道取水口

（山田国広（1989）科学朝日，4 月）

ルス（ポリオ，肝炎ウイルス），寄生虫（マラリア原虫，回虫，住血吸虫）などの病原微生物は，水を汚染するものの中で最も古くから人類を悩ませ続けている．アジア・アフリカ諸国では，現在においても，乳幼児の死亡者の大多数は病原細菌で汚染された不潔な水を飲用したためである．わが国においても，水道水源となる河川の大部分が病原細菌の汚染を受けている．これら病原細菌による感染を防ぐため水に塩素を入れて殺菌する方法は，わが国では戦後まもなく採用された．しかし，大腸菌の多い原水では，塩素による浄水後もウイルスやアメーバや**クリプトスポリジウム**などの原虫が生き残る可能性はある．水を汚染する化学物質としては，鉱山排水や土壌由来の有害金属，工場排水の無機・有機化合物や農薬，窒素肥料などがあるが，近年では，水源の水質が悪化した結果，微生物の産生物質である異臭味物質や消毒用塩素と汚染有機物質が反応して生成されるトリハロメタンなどが特に問題となっている．

これまで，わが国は豊富で清浄な水に恵まれていた．しかし，高度経済成長に伴う工業生産と消費の拡大による廃棄物の増大，さらには開発優先型の都市計画や乱開発は，わが国における水源の水質環境を著しく悪化させた．今日，水道水に対する市民の不安感はますます増大しており，家庭内浄水器やボトルウォーターの急速な普及にみられるように，水道水への信頼は低下している．このような状況の中で，飲料水についての安全性評価に関する見直しやWHOや米国環境保護庁（EPA）の動向を踏まえ，水道法に基づく**水道水質基準**は，平成5年に続いて平成16年にも改正された．また，この拡充強化された新基準の達成のためには，浄水場における水道事業者側の対応のみでは限界があり，水道水源の水質保全対策が必要となってくる．そこで，下水道，農業集落排水施設，コミュニティプラント，合併処理浄化槽，家畜糞尿の堆肥化施設などの雑排水の処理施設を整備したり，工場・事業者の排水を規制するため，厚生省提案の「水道原水水質保全事業実施促進法」と環境庁提案の「水道水源法」の二法が平成6（1994）年に公布された．

1.1　水の自浄作用

汚染物質が河川や湖沼に流入すると，その流入地点の水質は悪化するが，ある範囲に広がるに従って水質は徐々に良くなり，やがて流入前の水質にまで自然と回復されて行く．これを河川あるいは湖沼の自浄作用という．この水域の自浄作用は，物理・化学的な浄化作用と**生物的な浄化作用**が組み合わされたものである．物理・化学的な浄化作用は希釈，拡散，沈降，ろ過，吸着，中和，酸化，還元，イオン交換などの現象により汚染物質の水中濃度が下がることである．しかし，これらの浄化能力には限界があり，一定以上の汚濁負荷には対応できない．一方，生物的な浄化作用は，有機物質が主に微生物により取り込まれて，酸化や還元されて分解される現象をいう．生物的浄化作用は，物理・化学的浄化作用に比較してその能力が大きく，狭義な意味での浄化作用はこれを指す．自然汚染や人為汚染による有機物質の水汚染が，その水域の自然な自浄作用を上回る時には，そこの生態系のバランスは壊される．

1.2　水道水の水質問題

水道水の水質は，水源である公共用水域や地下水の水質に大きく左右される．わが国の公共用水域の水質は，昭和30年から40年代において，極めて劣悪な状況にあった．その後，水質環境基準の設定や水質汚濁防止法の制定によって，全般的には，従来公害として問題となった，人の健康に直接的に被害をもたらす有害物質の汚染は改善されてきた．しかし，安全で良質な水を供給するためには，水道の水源である公共用水域の水質は，今日，次のような多くの課題を抱えている．

第一は，生活排水や有機物質を含む工場排水などによる水道水源の水質汚濁の進行であり，今日の水道水の水質問題の最大の課題となっている．有機性汚濁が進んだ水源から浄水した水道水では，発癌性の疑いのある**トリハロメタン**を含める全有機ハロゲン化合物（TOX）の濃度が相対的に高くなる．トリハロメタンは，水道原水中に存在する有機物質の微生物代謝により生じるフミン質などと，浄水過程で注入される塩素とが反応して生成される（図D.3）．トリハロメタンはメタンの四つの水素原子のうち3個が塩素や臭素などのハロゲン原子で置換された化合物であり，具体的にはクロロホ

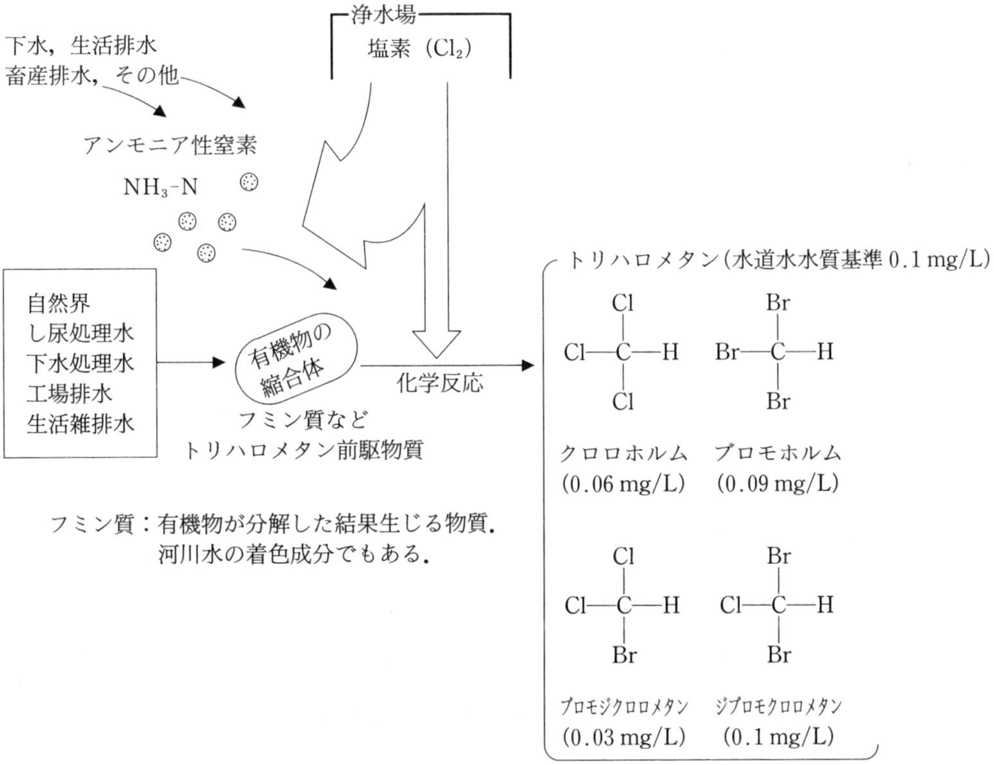

図 D.3　トリハロメタンの発生機構
（環境省）

ルム（$CHCl_3$），ブロモジクロロメタン（$CHBrCl_2$），ブロモホルム（$CHBr_3$），ジブロモクロロメタン（$CHBr_2Cl$）の 4 物質が代表的な物質である．この **4 種類および総トリハロメタン**は水道水水質基準の項目として挙げられている．全有機ハロゲン化合物としては，トリハロメタンのほか，クロロシアン，ハロケトン類，クロロピクリン，抱水クロラール，ハロアセトニトリル類，ハロ酢酸類などがあり，また，これら以外にも未知の消毒副生成物は多い．このような有機ハロゲン化合物中の 2 ～ 3 割をトリハロメタンが占めているが，トリハロメタン以外のものも健康影響が懸念されている．トリハロメタンと他の副生成物質とは，原因物質や生成機構が類似し，生成量にも相関がみられていることから，トリハロメタン生成能を指標として原因物質の低減対策を講じて，有機ハロゲン化合物総体の低減を図っていくことが必要である．浄水処理で必要な塩素注入量は，アンモニア性窒素の濃度により左右されるが，アンモニア性窒素濃度やその変動率が増大するにつれて，塩素注入量の適正な制御が困難となることが，トリハロメタンの生成を促進する要因となっている．トリハロメタン生成防止対策としては，塩素処理の管理の適正化が一般的にとられる処置であるが，一部の浄水場では**高度浄水処理**が採用されてきている．また，**アンモニア性窒素**は，浄水処理に使用される塩素と反応して臭気強度の強い**ジクロラミン**を形成し，いわゆる**カルキ臭**を発生させる．アンモニア性窒素の濃度の低減のための対策としては，窒素に係わる排水規制と排水中のアンモニア性窒素の硝化の促進を図る必要がある．そのほか，フェノール類の塩素化により生成される**クロロフェノール類**も悪臭を発するので，水道水水質基準ではフェノール類の厳しい濃度が設定してある．

また，水道水の悪臭もやはり原水の有機物汚濁に起因する．悪臭の種類としてはさまざまなものがあるが，水道水の悪臭のほとんどはカビ臭被害である．カビ臭が発生している浄水場のうち，その発生場所は湖沼やダム貯水池と考えられる場合が，約9割を占めている．湖沼の富栄養化により植物性プランクトンが大増殖すると，水にカビ臭が放出される．カビ臭物質としては**ジェオスミンや2-メチルイソボルネオール（2-MIB）**が同定されている（図D.4）．これらは藍藻類などによる代謝物であるが，藻類の死後これを栄養とする放線菌などによっても産生される．悪臭の対策としては，浄水場で活性炭やオゾン処理を用いることが試みられ始めている．しかし，根本的には，富栄養化の原因となる有機物質，窒素，リンなどの水道水源への流入を削減すべきであり，有機物質の排水規制や，窒素やリンの下水処理場での高度処理が必要とされる．水道水の悪臭味の発生状況は，厚生労働省による調査では，全国で平成5年度には1,412万人に，平成9年度には645万人に被害が生じた．地域別には，近畿や関東が多かったが，最近では大幅に減少した．これは，平成4年よりオゾン処理や活性炭吸着による**高度浄水処理**が開始されたためと考えられる．

第二に，産業活動の高度化や生活様式の変化などにより，有機溶剤などの化学物質の使用量が増大した結果，有害な化学物質が水道水の水質基準に近い値で水道水源中から検出される事例がみられるようになっている．特に地下水については，発癌性の恐れが指摘されている**トリクロロエチレン**などの有機塩素系溶剤による汚染が進行し，社会問題化している地域が広がっている．特に，地下水源は一度汚染されると，その回復が非常に困難であるという性格を有している．

第三は，農薬や肥料による水道水源の汚染である．近年，農業労働力の不足に伴い，多様な農薬や肥料が使用され始めている．農薬が水道水源や水道施設の周辺の田畑や果樹園で，使用されたり駆虫散布されて水道水源を汚染している事例がある．また，肥料を長年多量に使用しているような地域の

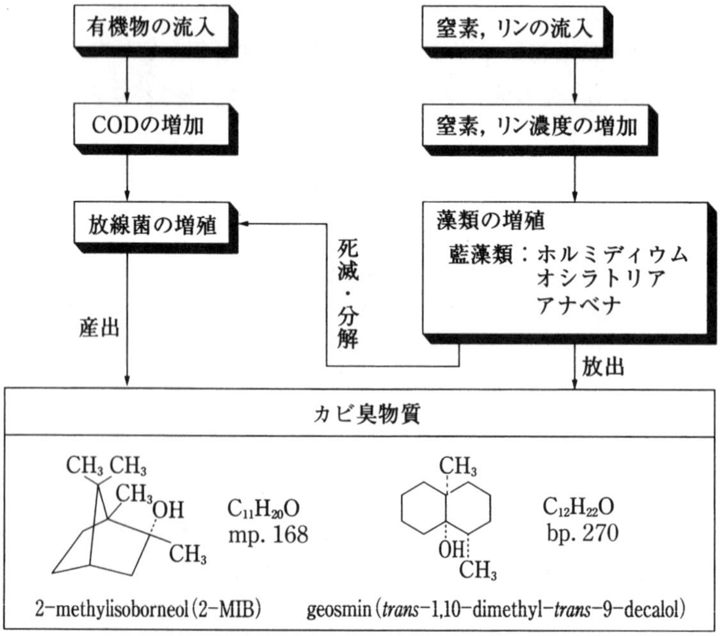

図D.4　有機汚染と富栄養化によるカビ臭発生の概念図
（環境省）

地下水においては，乳児の**メトヘモグロビン血症**の原因となる硝酸性窒素の濃度が基準値を超えてきている．

第四は，上流の水源地における開発に伴う問題である．上流域の水源は良質である場合が多く，これを原水とする山間地域における小規模な簡易水道では，これまで消毒施設など簡単な浄水操作だけで十分対応できてきた．しかし近年，上流域においても，ゴルフ場における農薬や肥料の使用，また廃棄物の処理施設の設置などにより水道水源の汚染が起き始め，その対応が難しくなってきている．

1.3　浄水法

水道とは，導管およびその他の工作物により，水を人の飲用に適する水として供給する施設の総体をいう．水道水は河川，湖沼，地下水の原水を取水せきから浄化場に取り入れて，そこで沈殿，ろ過，殺菌（消毒）という3段階の処理をして浄化されている（図D.5）．

1.3.1　一般の浄水処理

a）沈　殿

普通（自然）沈殿法と薬品沈殿法の二つがある．普通沈殿法は原水の砂や土を沈砂池で沈めた後，沈殿池に導いて水の流れを止め，微細な浮遊粒子を沈殿させる．しかし，微細なコロイド状物質は沈殿しにくい．そこで，凝集剤である**硫酸アルミニウム**（硫酸バンド）に消石灰 $Ca(OH)_2$ などのアルカリ剤を混和して，**水酸化アルミニウム**の無機性凝集塊（フロック）を形成させて，これに水中の浮遊物質を吸着させて除去する．この方法を**薬品沈殿法**という．

$$Al_2(SO_4)_3 + 3\,Ca(OH)_2 = 2\,Al(OH)_3 + 3\,CaSO_4$$

b）ろ　過

緩速ろ過法と**急速ろ過法**の二つがある．緩速ろ過法は砂と砂利のろ過層を1日4～5mのゆっくりした速さで通水する．この方法では，ろ過層を通ることによる物理・化学的な阻止，吸着，イオン

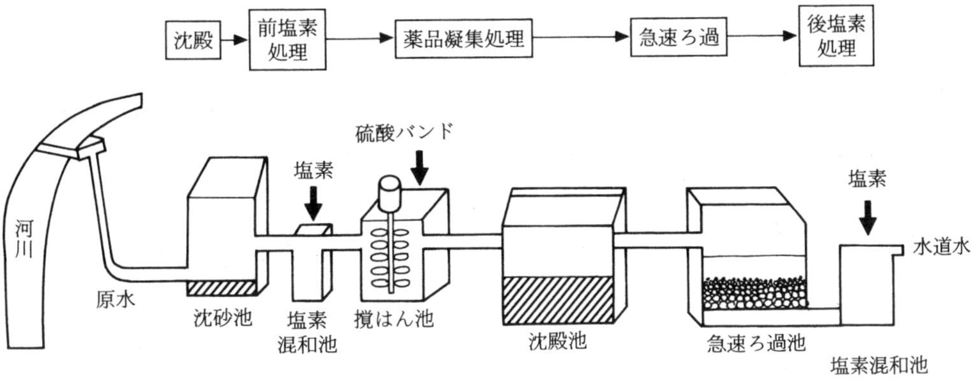

図D.5　一般的な浄水処理の工程

交換による除去に加えて，砂層の表面に生息する好気的微生物による有機物質の**生物的酸化分解**が起こる．この浄化水は，細菌のほか，鉄イオン，アンモニア，異臭味などの微量な溶解性物質もほとんど除去されるので，極めて良質な水道水となる．しかし，緩速ろ過法は，ろ過速度が小さいため広い用地を必要とする．また，ろ過膜が肥厚して目詰まりを起こしたり，原水水質が悪化して溶存酸素が低下すると，ろ過膜が腐って使用できなくなる問題がある．**急速ろ過法は薬品沈殿法**と組み合わせ，薬品による凝集塊沈殿の上澄みを 120〜150 m / 日の速度で，1 m 足らずの砂ろ過層を通水させる．この方法では，砂層に捕捉されたフロックによる阻止，吸着，イオン交換により，比較的短時間で浄化が行われる．狭い用地で大量の水が処理でき，悪化した水質にも対応できるこの方法は，大規模な都市の浄水場で採用されている．しかし，急速ろ過法はアンモニア，カビ臭，細菌などを完全に除去できないので，緩速ろ過法より水質の面で劣っている．

c）殺菌（消毒）

ろ過による浄水処理により，水中の細菌はほとんど除かれるが完全ではなく，また給配水の途中で故障などにより細菌汚染が起こる可能性もある．そのため，水道水は，病原細菌を塩素ガスや次亜塩素酸塩（サラシ粉）を用いて完全に殺菌する．塩素ガスやサラシ粉は水に溶解すると**次亜塩素酸（HClO）**を生じる．次亜塩素酸は，pH により酸とイオンの両形態をとる．すなわち，次亜塩素酸は pH 4 〜 5 付近ではほとんど解離せず，pH 5 以上になると解離が進み，pH 10 では完全に次亜塩素酸イオン（ClO^-）となる．

$$Cl_2 + H_2O \rightleftharpoons HClO + HCl$$

$$Ca(ClO)_2 + 2\,H_2O \rightleftharpoons 2\,HClO + Ca(OH)_2$$

$$HClO \rightleftharpoons H^+ + ClO^-$$

HClO と ClO^-を比較すると，殺菌力は HOCl がより強く，残留安定性は ClO^-がより高い．なお，塩素殺菌作用は，HClO の酸化力による菌体膜の破壊と SH 酵素などの失活によるものと考えられている．HClO と ClO^-の両者を**遊離残留塩素**という．HClO は水中にアンモニアやアミン類が存在すると反応して**クロラミン**を生成し，これを**結合残留塩素**という．クロラミンは pH に支配されてさまざまな形をとり，中性付近の水では主にモノクロラミン（NH_2Cl）とジクロラミン（$NHCl_2$）が混合して存在する．結合残留塩素は水中で徐々に解離して遊離残留塩素となる．したがって，結合残留塩素は遊離残留塩素に比べて**残留安定度**は高いが，**殺菌力**は約 1/20〜 1/100 と弱い．

$$NH_3 + HClO \rightleftharpoons NH_2Cl + H_2O$$

$$NH_3 + 2\,HClO \rightleftharpoons NHCl_2 + 2\,H_2O$$

$$NH_3 + 3\,HClO \rightleftharpoons NCl_3 + 3\,H_2O$$

塩素を水に注入すると，水質により残留塩素は三つの特徴的な型で変化していく（図 D.6）．Ｉ型は純水においてみられ，塩素消費は全くなく，注入された塩素は直ちに遊離残留塩素として増加していく．Ⅱ型は，**還元性無機物**（硫化水素，亜硫酸塩，亜硝酸塩，第一鉄塩，第一マンガン塩）や酸化されやすい有機物を含んでいる水でみられ，はじめ注入された塩素は含有物の酸化に消費される．還元性物質がなくなると，注入塩素はＩ型と同じく遊離残留塩素として増加していく．この残留塩素が生成されてくるまでの塩素注入量を**塩素消費量**という．Ⅲ型は，アンモニアやアミン類を含む水の場合で，はじめ注入した塩素はクロラミンを形成して結合残留塩素が増加していくが，やや多量に注入

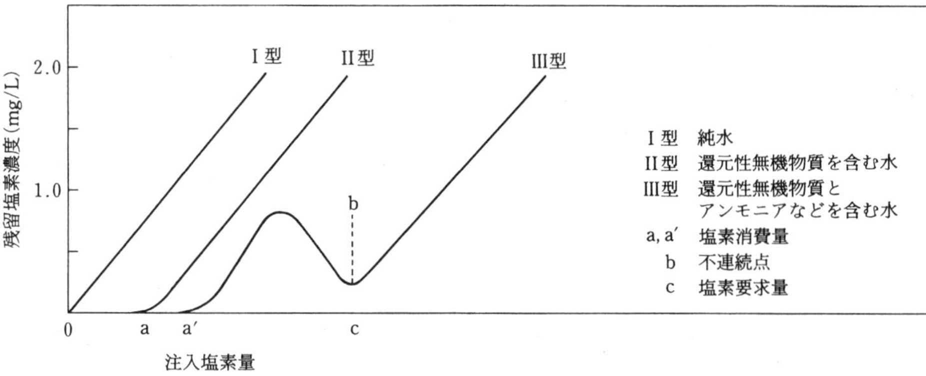

図 D.6 塩素注入量と残留塩素濃度

された塩素により，やがてクロラミンの分解が起きて，結合残留塩素は減少していく．さらに塩素を注入し極小点に達すると，今度は遊離残留塩素が増大していく．ここの変曲点を**不連続点**といい，不連続点を形成させるだけの塩素注入量を**塩素要求量**という．このように不連続点反応が完結し，遊離残留塩素が生成されてくるまで塩素を注入する方法を，**不連続点塩素処理法**という．この方法ではアンモニアが分解し，遊離残留塩素による速やかな殺菌が行われる．

$$2\,NH_3 + 3\,Cl_2 = N_2 \uparrow + 6\,HCl$$

$$NH_2Cl + NHCl_2 = N_2 \uparrow + 3\,HCl$$

$$2\,NH_2Cl + HClO = N_2 \uparrow + 3\,HCl + H_2O$$

水道法においては，**給水栓**における塩素濃度は条件により 2 通り定めてある．通常の場合は，給水栓における水の遊離残留塩素を **0.1 mg/L** 以上あるいは結合残留塩素を **0.4 mg/L** 以上の**どちらか**を保持するように決められている．給水する水が病原生物に著しく汚染されるおそれがある場合は，遊離残留塩素は 0.2 mg/L 以上あるいは結合残留塩素は 1.5 mg/L 以上とされている．

1.3.2 高度な浄水処理

都市部での水質が悪化し，アンモニア性窒素が水道原水に高濃度で検出されるようになると，その対策として**前塩素処理方式**が 1960 年代はじめに導入され，今日では，全国的に広く採用されている．アンモニアは注入された塩素と反応してクロラミンを形成するが，さらに塩素を注入するとクロラミンも分解される．また，給水管内で徐々に酸化物となり**赤水**の原因となる溶解性マンガンや鉄は，塩素酸化により不溶性にして除去することができる．そこで，薬品凝集沈殿の前段階で塩素を注入して，これらの物質を除去することを前塩素処理という．ところが，すでに述べたように，1974 年米国の環境保護局により，塩素処理において**発癌性**のトリハロメタンが生成されることが発表されると，塩素消毒浄水の安全性が世界的に大きな問題となってきた．また，1960 年代になると，発泡する合成界面活性剤や異臭味など，一般の浄水処理では除去できない物質に対応することも必要となってきた．そこで，良質で安全な水道水を得るため，**オゾン**や**活性炭処理法**さらには**生物処理**などの新たな**高度浄水処理**システムの付加が，近年取り入れられている（図 D.7）．わが国においては，1989 年に東京都金町浄水場で「オゾン・活性炭吸着処理」が導入された．また，関西でも 1993 年に兵庫県で，

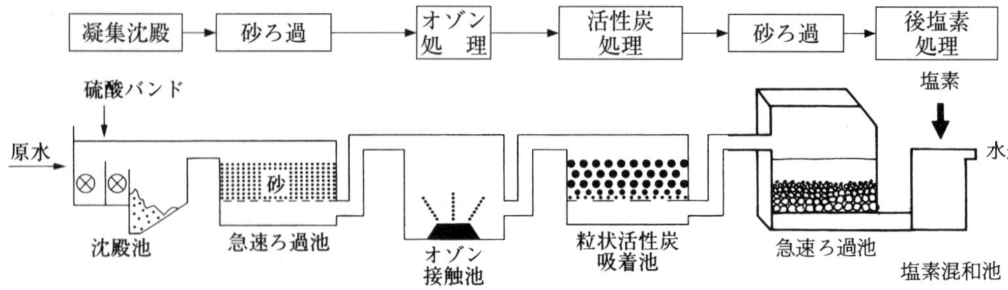

図 D.7　高度な浄水処理の工程

1994 年に大阪府で「オゾン・粒状活性炭ろ過処理」が稼動し始めた．現在，高度浄水処理システムは全国的な本格稼働に向けて施設の整備が行われているが，平成 13 年度では全国の浄水量の約 30 % が高度浄水となっている．導入された施設では，物質の除去目的の違いにより，各地の処理システムは生物処理，オゾン処理，活性炭処理などで違いがみられ，カビ臭の原因物質，アンモニア性窒素，陰イオン界面活性剤（合成洗剤）などはほとんどが除去され，トリハロメタンの生成は従来の半分に抑えられている．しかし，高度浄水処理システムは施設の建設や維持管理に膨大な経費がかかり，エネルギー消費の観点からも問題がある．

a）オゾン処理

オゾン（O_3）は生臭いにおいのする刺激臭のある有毒ガスである．このガスは塩素より酸化力が強く，カビ臭などの臭気物質や農薬など各種の有機化学物質を酸化分解する．また，ウイルスの不活性化や微生物の殺菌においても，オゾンは塩素より低濃度で高い効果を有している．オゾンは非常に不安定な物質で，すぐに分解してしまうので貯蔵や輸送することはできない．このため，浄水場の注入点近くにオゾン発生装置を設け，空気を放電管内を通すことによってオゾン化した空気をつくり，これを散気管で小さな気泡にして水と接触させる．ヨーロッパでは塩素臭が嫌われることもあり，オゾンは早くから浄化処理に利用されてきたが，米国では，オゾン処理の副生成物に発癌性物質が検出されたことから，オゾン処理の導入には慎重な姿勢がとられている．わが国ではこの対策として，オゾン処理の後で活性炭吸着処理をすることを原則としている．また，オゾンではアンモニア性窒素は分解されないし，オゾンは分解が速くて残留効果はない．このため，オゾン処理と併せて中塩素処理および**後塩素処理**を行って，アンモニアの分解と配水管での細菌増殖を抑える必要がある．

b）粒状活性炭処理

活性炭は水中に溶存する臭気成分，有機塩素系化合物，農薬，色度成分など微量な有機物質を物理化学的に吸着除去する．活性炭処理には二つの問題点がある．一つは，活性炭には有機物質の飽和吸着量がある点である．飽和吸着に達した活性炭は，廃棄されることなく熱とか薬品を使うことにより再生されるが，吸着能の低下，再生のたびの活性炭の損失，再生コストなどに問題がある．二つ目は，活性炭塔からの粉末の流失である．活性炭は極めてもろく，少しの衝撃で破壊され処理水中へ流出される．また，活性炭には微生物が繁殖しやすく，水道水が細菌汚染を受ける．こうしたことから，浄水処理では活性炭層のあとに砂ろ過処理が行われる．

c）生物処理

硝化細菌など微生物は，アンモニア性窒素を硝化したり，臭気成分をはじめとする有機物質を分解する．生物処理では，微生物を付着させた板を水中に浸漬して，有機物質を酸化分解させる**生物接触酸化法**が行われている．生物処理は塩素やオゾン処理におけるような副生成物に関する問題がなく，各地の浄水場で採用されつつある．

1.4　水道水の水質基準

水道水の水質基準は，水道法に基づき設定される基準であり，水道水が有すべき質についての具体的基準を水質基準として示して，それを確保する責務を水道事業者に課したものである．現在の基準は，水道水質に関する前述した問題や世界保健機関（WHO）における検討を踏まえ，平成 4（1992）年，平成 11（1999）年そして平成 16 年に改定されている．この改定では，従来の無機物中心のものから，消毒副生成物，有機溶剤，農薬などによる水質汚染に対応して，水道水に含まれる消毒副生成物，微生物による感染症，新しい化学物質などの安全性の評価が，従来に比べ，より厳格に行われた．新しい水質基準（表 D.1）では，**水質基準項目**を 46 項目から 50 項目に変更（9 項目削除，13 項目追加）し，新たに 27 項目の水質管理目標値を設定している．人の健康の保護に関する項目の基準値の求め方は，基本的に従来と同様である．すなわち，毒性評価の結果に基づき，食品，空気など他の曝露源からの寄与を考慮しつつ，生涯にわたる連続的な摂取をしても人の健康に影響が生じない水準を基とし，水処理技術および検査技術についても考慮して設定されている．水質管理目標設定項目とは，水質基準として設定するまでには至らないが，一般環境中で検出されている物質，使用量が多く今後水道水中でも検出される可能性がある物質等，水道水質管理上留意すべき物質で，水質目標とともに関連情報を付して公表し，関係者の注意を喚起すべきであるとされた項目である．

1.5　飲料水試験法

この試験法は，主として飲料水に用いる水について，飲料用の適否を試験する方法である．水質試験を行う目的の一つは，上水，井水の飲用適否試験，食料品工場用水などの細菌あるいは**し尿汚染**および有毒・有害な無機・有機物質の汚染を調べる衛生試験である．し尿汚染を調べるには**大腸菌**試験に重点をおく．また，細菌試験ほど現実のし尿汚染そのものを示すものでないが，し尿汚染を推定する化学試験項目として，**アンモニア態窒素**，**亜硝酸態窒素**，**硝酸態窒素**，Cl^-，**有機物**（**TOC**）などがある．無機・有機物質汚染を調べるには，化学試験および不快な外観，臭味などの物理的試験がある．二つ目の目的としては溶質試験があり，残留塩素や硬度などの化学試験がある．

なお，試験項目によっては正確な結果を得るため試験に着手するまでの時間に注意する必要がある．水温，外観，臭気，残留塩素は試料採取現場で直ちに測定する．

試料の採取の方法には，理化学試験用と細菌試験用とがある．

理化学試験用試料：採水びんは無色の共栓硬質ガラス製かポリエチレン製のびんを用いる．容器からは**重金属**が溶出することがある．そのため容器は，薄い**硝酸**を入れて一夜放置した後，精製水で十

表 D.1　水道水の水質基準項目及び基準値

	項目	基準
1	一般細菌	1 mL の検水で形成される集落数が 100 以下
2	大腸菌	検出されないこと
3	カドミウム及びその化合物	カドミウムの量に関して，0.003 mg/L 以下
4	水銀及びその化合物	水銀の量に関して，0.0005 mg/L 以下
5	セレン及びその化合物	セレンの量に関して，0.01 mg/L 以下
6	鉛及びその化合物	鉛の量に関して，0.01 mg/L 以下
7	ヒ素及びその化合物	ヒ素の量に関して，0.01 mg/L 以下
8	六価クロム化合物	六価クロムの量に関して，0.05 mg/L 以下
9	シアン化物イオン及び塩化シアン	シアンの量に関して，0.01 mg/L 以下
10	硝酸態窒素及び亜硝酸態窒素	10 mg/L 以下
11	フッ素及びその化合物	フッ素の量に関して，0.8 mg/L 以下
12	ホウ素及びその化合物	ホウ素の量に関して，1.0 mg/L 以下
13	四塩化炭素	0.002 mg/L 以下
14	1,4−ジオキサン	0.05 mg/L 以下
15	シス−1,2−ジクロロエチレン及びトランス−1,2−ジクロロエチレン	0.04 mg/L 以下
16	ジクロロメタン	0.02 mg/L 以下
17	テトラクロロエチレン	0.01 mg/L 以下
18	トリクロロエチレン	0.01 mg/L 以下
19	ベンゼン	0.01 mg/L 以下
20	塩素酸	0.6 mg/L 以下
21	クロロ酢酸	0.02 mg/L 以下
22	クロロホルム	0.06 mg/L 以下
23	ジクロロ酢酸	0.04 mg/L 以下
24	ジブロモクロロメタン	0.1 mg/L 以下
25	臭素酸	0.01 mg/L 以下
26	総トリハロメタン	0.1 mg/L 以下
27	トリクロロ酢酸	0.2 mg/L 以下
28	ブロモジクロロメタン	0.03 mg/L 以下
29	ブロモホルム	0.09 mg/L 以下
30	ホルムアルデヒド	0.08 mg/L 以下
31	亜鉛及びその化合物	亜鉛の量に関して，1.0 mg/L 以下
32	アルミニウム及びその化合物	アルミニウムの量に関して，0.2 mg/L 以下
33	鉄及びその化合物	鉄の量に関して，0.3 mg/L 以下
34	銅及びその化合物	銅の量に関して，1.0 mg/L 以下
35	ナトリウム及びその化合物	ナトリウムの量に関して，200 mg/L 以下
36	マンガン及びその化合物	マンガンの量に関して，0.05 mg/L 以下
37	塩化物イオン	200 mg/L 以下
38	カルシウム，マグネシウム等（硬度）	300 mg/L 以下
39	蒸発残留物	500 mg/L 以下
40	陰イオン界面活性剤	0.2 mg/L 以下
41	ジェオスミン	0.00001 mg/L 以下
42	2−メチルイソボルネオール	0.00001 mg/L 以下
43	非イオン界面活性剤	0.02 mg/L 以下
44	フェノール類	フェノールの量に換算して，0.005 mg/L 以下
45	有機物（全有機炭素（TOC）の量）	3 mg/L 以下
46	pH 値	5.8 以上 8.6 以下
47	味	異常でないこと
48	臭気	異常でないこと
49	色度	5 度以下
50	濁度	2 度以下

（平成 24 年　厚生労働省）

表 D.2　飲料水試験法

項　目		試　験　法
アンモニア態窒素		インドフェノール法
亜硝酸態窒素*		イオンクロマトグラフ法*，ジアゾ化法
硝酸態窒素*		イオンクロマトグラフ法*，サリチル酸ナトリウム法
総窒素		ジアゾ化法（カドミウム還元法）
過マンガン酸カリウム消費量		過マンガン酸カリウム逆滴定法
塩化物イオン*		モール法（硝酸銀滴定法)*，イオンクロマトグラフ法*
細菌試験	一般細菌数*	標準寒天培地法*
	大腸菌*	特定酵素基質培地法*
残留塩素		DPD（*N*, *N*-diethyl-*p*-phenylenediamine）酸化法，ポーラログラフ法ほか
硬度*	総硬度*	EBT（エリオクロムブラック T）指示薬を用いる方法*，原子吸光光度法*，ICP 法*，イオンクロマトグラフ法*
	カルシウム硬度およびマグネシウム硬度	NN 指示薬を用いる方法
鉄*		ICP（Inductively Coupled Plasma：誘導結合プラズマ）/ 発光分光分析法による定量*，原子吸光光度法*
フッ素*		イオンクロマトグラフ法*
シアン化合物*		ポストカラム・イオンクロマトグラフ法*
フェノール類*		固相抽出–誘導体–GC–MS 法*
陰イオン界面活性剤*		固相抽出–HPLC 法*
カビ臭気物質（ジェオスミン，2–メチルイソボルネオール*）		パージ・トラップ / ガスクロマトグラフ / 質量分析法（PT-GC-MS 法)*
低沸点有機ハロゲン化合物*		ヘッドスペース / ガスクロマトグラフ / 質量分析法（HS-GC-MS 法)*
ダイオキシン類		ガスクロマトグラフ / 質量分析法（GC–MS 法）

注）＊，水道水の水質基準で定められた項目及び試験方法

分洗浄しておく．水道水は，給水管からの鉛や鉄などの溶出の有無やトリハロメタンの存在を知るのには，**開栓直後**の水を採水する．しかしながら，一般的に水道水を調査するのには，開栓後，蛇口から数分間放水した後採水する．試料は冷暗所に保存し，できるだけ早く試験する．

細菌試験用試料：採水びんは良質の共栓ガラスびんを用い，洗浄後乾熱滅菌あるいは高圧蒸気滅菌を行う．残留塩素を含む試料を採取するときには，$Na_2S_2O_3$ 粉末を入れて高圧蒸気滅菌した採水びんを用いる．試料は採取後ただちに試験に供することを原則とする．やむを得ない場合でも汚染度の高い試料は 6 時間以内，汚染度の低いものでも 12 時間以内に試験に供する．

1.5.1　臭　気

臭気は汚水の混入，プランクトンの繁殖，地質，塩素処理などに起因する．発臭物質の中には微量濃度でも発臭するものがあり，臭気はしばしば重要な分析情報を与えてくれる．

◆操作◆　冷時臭：試料を共栓三角フラスコにとり，密栓し室温で激しく振り混ぜた後，開栓と同時に臭気の有無および種類を検査する．

温時臭：試料を共栓三角フラスコにとり，軽く栓をして40〜50℃に温めた後，開栓と同時に臭気の有無および種類を検査する．

◆注解◆　冷時に感じないものでも，微温を与えるとよく感じることがある．

1.5.2 味

水の異味は地質や海水による場合もあるが，プランクトンの繁殖，下水，工場排水などの混入によることもある．

◆操作◆　試料をビーカーにとり，まず室温で検査し，次に40〜50℃に温めて味の有無および種類を検査する．

◆注解◆　水の味は臭気と密接な関連があり，特に有機物による異味の場合は臭気を伴うことが多く，両者の区別は困難な場合がある．

1.5.3 pH

飲料水のpH値は，一般に溶存塩類が少ないため，遊離炭酸と炭酸塩の割合によって決まる．また，下水や工場排水の汚染による塩類や酸類によって変化する．

◆試験◆　ガラス電極法

◆原理◆　ガラスの薄膜を境とすると，水素イオンは他のイオンに比べ著しく易動度が大きい．そこで，ガラス薄膜に溶液を接触させ，水素イオンのみを選択的に通過させて薄膜と溶液の間に生じた一定の電位差の起電力を測定し，水素イオン濃度を逆数の常用対数であるpH値として表す．

◆注解◆　地下水などのように溶存ガスを多く含む場合には，大気中において平衡状態になった時のpH値（これをRpH値という）と採水直後のpH値の差が大きくなることがある．したがって，採水後測定までに時間が経過したものはRpH値であることが多いので，飲料水のpH値は現地で測定することが望ましい．

1.5.4 アンモニア態窒素

アンモニア態窒素とは，アンモニウム塩をその**窒素量**をもって表したものである．水中のアンモニアは，し尿，工場排水などの混入によって生じるもので，水の汚染を推定するのに有力な一指標となる．アンモニアの検出は，汚染が比較的近い過去にあったことを疑わせる．しかし，深層水中では，微生物の作用により硝酸が還元されてアンモニアとなることもあるので注意が必要である．

◆試験◆　インドフェノール法

◆原理◆　水中のアンモニウムイオンをアルカリ性で次亜塩素イオンと反応させてクロラミンとし，次いでニトロプルシッドナトリウム存在下にフェノールを作用させると，波長

640 nm 付近で最大吸光するインドフェノール青が生成する．

$$NH_3 + HClO \longrightarrow NH_2Cl + H_2O$$

$$2NH_2Cl + 2\,\langle\!\langle\rangle\!\rangle\text{-OH} \longrightarrow O=\!\langle\!\langle\rangle\!\rangle\!=\!N\!-\!\langle\!\langle\rangle\!\rangle\text{-OH} + NH_4Cl + HCl$$

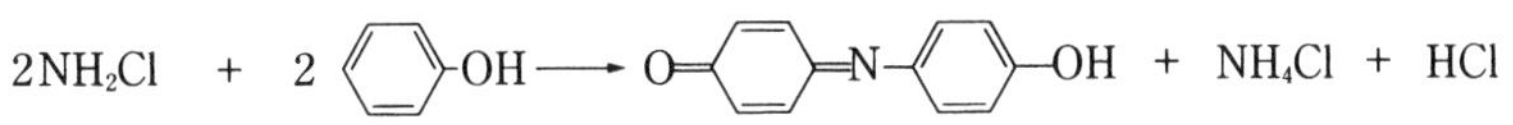

　　　　　　　　　　　　　　　　　　青色

◆注解◆　　ニトロプルシッドナトリウムは反応促進剤である．

1.5.5　亜硝酸態窒素

　亜硝酸態窒素とは，亜硝酸塩をその**窒素量**をもって表したものである．水中の亜硝酸は主として，し尿，下水などの混入によるアンモニアの酸化によって生じるものであるから，水の汚染を推定するのに有力な一指標となる．しかし，深層水中では，嫌気性微生物による硝酸の**還元**により亜硝酸が生じることもある．

◆試験◆　　ジアゾ化法
◆原理◆　　亜硝酸イオンを，酸性において，スルファニルアミドおよびナフチルエチレンジアミンと反応させ，波長 540 nm 付近で最大吸光する**ジアゾ色素**（桃～紅色）を生成させる．
◆計算◆　　亜硝酸態窒素（N mg/L）＝亜硝酸イオン（NO_2^- mg/L）・0.3043

$$H_2N\!-\!\langle\!\langle\rangle\!\rangle\!-\!SO_2NH_2 \xrightarrow{+HNO_2+HCl} N\equiv N^+\!-\!\langle\!\langle\rangle\!\rangle\!-\!SO_2NH_2\ Cl^-$$

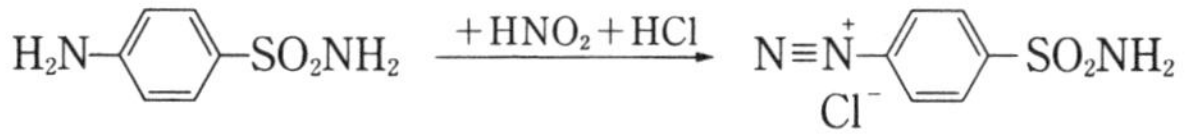

　　スルファニルアミド　　　　　　　　　　　　　ジアゾニウム塩（B）

(B) + ナフチルエチレンジアミン　⟶　アゾ色素

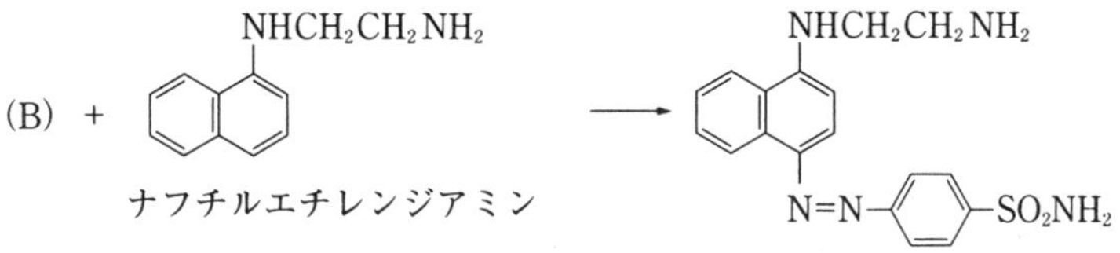

1.5.6　硝酸態窒素

　硝酸態窒素とは，硝酸塩をその**窒素量**をもって表したものである．水中の硝酸は種々の窒素化合物が酸化を受けて生じた最終産物であるから，これが多量に存在することは，その原因であるアンモニア，亜硝酸，有機窒素化合物と関連して衛生上注意を要する．

◆試験◆　　サリチル酸ナトリウム法
◆原理◆　　サリチル酸塩を水中の硝酸イオンと濃硫酸によってニトロ化し，生成したニトロサリチル酸をアルカリ性でキノイド化し，このとき呈する黄色の波長 410 nm 付近の吸光度を測定する．

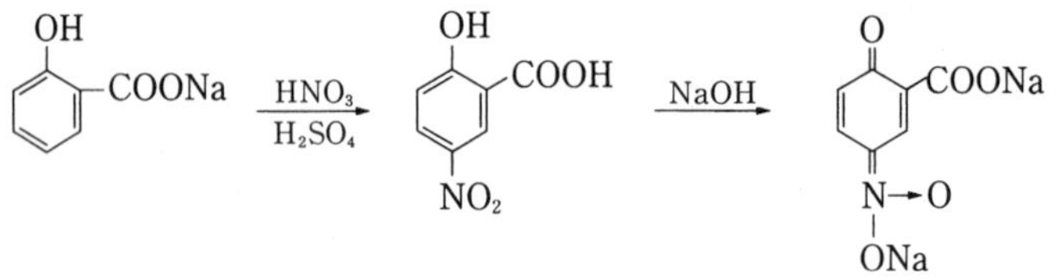

◆計算◆　硝酸態窒素（N mg/L）＝硝酸イオン（NO_3^- mg/L）・0.2258

1.5.7　過マンガン酸カリウム消費量

過マンガン酸カリウム消費量とは，水中の酸化されやすい物質により消費される $KMnO_4$ の量をいう．本法は主として水中の有機性物質の量を知ることを目的とするが，第一鉄塩，亜硝酸塩，硫化物なども $KMnO_4$ を消費する．過マンガン酸カリウム消費量は，下水，工場排水，し尿などの混入によって増大する．しかし，汚染に関係なく地質に基づく場合もある．

◆試験◆　過マンガン酸カリウム逆滴定法

◆原理◆　硫酸酸性にした試料水に一定量（10 mL）の 0.002 mol/L $KMnO_4$ 溶液を加えて，被酸化性物質を酸化する．次に，未反応の MnO_4^- を一定量（10 mL）の 0.005 mol/L $Na_2C_2O_4$ 溶液を加えて分解し，残存する $C_2O_4^{2-}$ を 0.002 mol/L $KMnO_4$ 溶液で逆滴定する．

◆計算◆　過マンガン酸カリウム消費量（$KMnO_4$ mg/L）

$$= 0.316\{(10 + a)F - 10\} \cdot 1000/ 試料（mL）$$

0.316：0.002 mol/L $KMnO_4$ 溶液 1 mL 中の $KMnO_4$ mg 量

a：0.002 mol/L $KMnO_4$ 溶液 1 mL の滴定 mL 数

F：0.002 mol/L $KMnO_4$ 溶液の力価

◆注解◆　① H_2SO_4 溶液に溶存したり使用器具に付着している被酸化物質は，試料の $KMnO_4$ 消費量に影響を及ぼすため，あらかじめ $KMnO_4$ で分解除去しておく必要がある．

② 0.002 mol/L $KMnO_4$ 溶液は，その力価が 1 以上であると $KMnO_4$ 消費量が少ない試料ではシュウ酸ナトリウム溶液を加えても脱色しなくなることがあるので，力価を 1 以下にしておく．

③ 0.002 mol/L $KMnO_4$ 溶液で逆滴定するのは，$KMnO_4$ 溶液をシュウ酸ナトリウム溶液で滴定すると微紅色から無色になる終末点の変化が不明瞭となるためである．

④ 液温 60～80 ℃で滴定しなくてはならないが，80 ℃以上では $KMnO_4$ の自己分解が生じ，60 ℃以下では反応が遅くなり，滴定に影響を及ぼすためである．

1.5.8　塩化物イオン

自然水はおおむね Cl^- を含有しているが，下水，海水，工場排水，し尿などの混入によっても Cl^- が増加することが少なくないので，Cl^- は汚染の一指標となる．

◆試験◆　モール法

◆原理◆　水中の塩化物イオンを硝酸銀で滴定すると，白色の塩化銀を生じる．さらに，過剰の硝酸銀を添加すると，指示薬として加えたクロム酸イオンと反応してクロム酸銀を生じ微類褐色を呈するので，この点を滴定の終末点とする．

$$Cl^- + AgNO_3 \longrightarrow AgCl\downarrow + NO_3^-$$

$$CrO_4^{2-} + 2\,AgNO_3 \longrightarrow Ag_2CrO_4\downarrow + 2\,NO_3^-$$

◆注解◆　試料溶液の色度が高い時は，$Al(OH)_3$ で脱色して試験に供する．古くから用いられている測定法であり，比較的 Cl^- 濃度の高い試料に適している．

1.5.9 細菌試験

水の細菌試験は，し尿の汚染を最も的確にそして簡便に検出できるので，汚染の指標として価値がある．特に大腸菌の水中における分布は，常に汚染源と深い関わりがあるので，この試験が水質汚染の解明に有力な指標となり重要である．

水の細菌試験には，通常，一般細菌と大腸菌の試験が行われる．

a）一般細菌

一般細菌は水中のすべての生菌数を指すものではなく，**標準寒天培地**を用いて 35～37 ℃で 24 ± 2 時間培養したとき発生する菌集落数である．

◆試験◆　標準寒天培地法

◆原理◆　試料を寒天平板培地上に塗り広げて培養し，個々の菌体から集落を形成させ計数する．

b）大腸菌

特定酵素基質培地法によって β-グルクロニダーゼ活性を有する好気性または通性嫌気性の菌をいう．大腸菌は人や温血動物の腸管内に常在し，糞便由来ではない細菌も含む大腸菌群と比べて糞便汚染の指標として信頼性が高い．大腸菌には一般に病原性はないが，一部に下痢や腸炎等の病原性を示すものがあり，「病原性大腸菌」と呼ばれている．

◆試験◆　特定酵素基質培地法

◆原理◆　大腸菌に特異的な酵素基質として MUG（4-Methylumbeliferyl-β-D-Glucuronide）を含む培地を用いる．MUG が β-グルクロニダーゼによって代謝され，蛍光色素である 4-メチルウンベリフェロンが遊離した場合は大腸菌の存在を示す．

1.5.10 残留塩素

残留塩素とは，水中に溶存する遊離残留塩素および結合残留塩素をいう．残留塩素は分解を受けやすいので，**採水後に直ちに**測定しなければならない．

◆試験◆　DPD（*N*, *N*-diethyl-*p*-phenylenediamine）酸化法

◆原理◆　DPD 試薬を中性で残留塩素により酸化すると，キノイド体に変わる前の段階で，電子 1 個を授受するセミキノン中間体を形成するので，この桃赤色の吸光波長 510 nm

を測定する．遊離残留塩素は**反応後直ちに**吸光度を測定し，全残留塩素は発色液に **KI を加えて 2 分放置後**，吸光度を測定する．

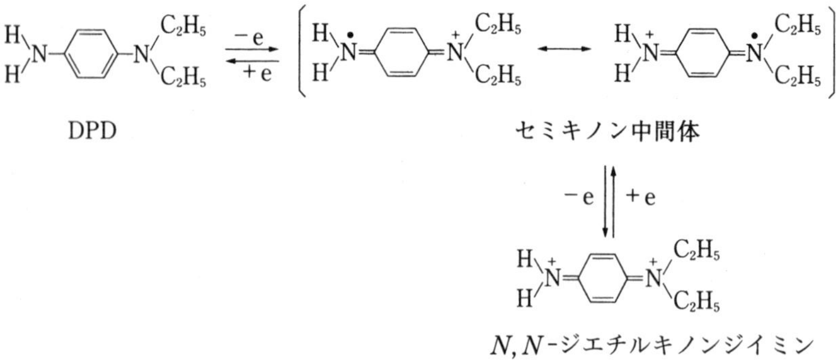

◆計算◆　結合残留塩素（mg/L）＝全残留塩素－遊離残留塩素

◆注解◆　DPD 法は，発癌性のオルトトリジンの使用を避けるために開発された方法である．

水道水の残留塩素の検査方法（厚生労働省告示第 318 号，平成 16 年 4 月 1 日より適用）

	遊離残留塩素の測定方法	結合残留塩素
1	ジエチル-*p*-フェニレンジアミン（DPD）法（従来の方法）	遊離残留塩素測定後，ヨウ化カリウム約 0.5 g を加え，約 2 分後に比色する．
2	電流法 適量の検水にリン酸緩衝液（pH 7）1 ml を加え，電流滴定器を使用してフェニルアルセノオキサイド溶液（0.00282 mol/l）を用いて滴定する．	遊離残留塩素測定後，検水にヨウ化カリウム溶液（5 W/V %）1ml 及び酢酸緩衝液（pH 4）を加える．
3	吸光光度法 DPD 法を吸光光度計を用いて行なう．検量線は標準塩素水を用いて作成する．	遊離残留塩素測定後，ヨウ化カリウム約 0.5 g を加え，約 2 分後に比色する．
4	連続自動測定機器による吸光光度法 DPD 法による連続自動測定．校正は次亜塩素酸ナトリウム溶液で行なう．	測定不可
5	ポーラログラフ法 ポーラログラフ法による連続自動測定．校正は次亜塩素酸ナトリウム溶液で行なう．	測定不可

1.5.11　硬　度

硬度とは，水中の Ca^{2+} および Mg^{2+} 量を，これに対応する **$CaCO_3$** の mg/L に換算して表したものである．硬度には総硬度，カルシウム硬度，マグネシウム硬度，永久硬度および一時硬度の 5 種類がある．**総硬度**とは，水中の Ca^{2+} および Mg^{2+} の総量により示される硬度をいう．**カルシウム硬度**とは，水中の Ca^{2+} の総量により示される硬度をいう．マグネシウム硬度とは，Mg^{2+} の総量により示される硬度をいう．**永久硬度**とは，硫酸塩，硝酸塩，塩化物などのように，煮沸により析出しない Ca および Mg 塩による硬度をいう．**一時硬度**とは，重炭酸塩のように煮沸により析出する Ca および Mg 塩による硬度をいう．水中の Ca および Mg 塩は，主として地質に起因するが，海水，工場排水，下水などの混入によることもある．

$$Ca(HCO_3)_2 \xrightarrow[\Delta]{} CaCO_3 \downarrow + H_2O + CO_2$$
$$Mg(HCO_3)_2 \xrightarrow[\Delta]{} MgCO_3 + H_2O + CO_2$$
$$MgCO_3 + H_2O \xrightarrow[\Delta]{} Mg(OH)_2 \downarrow + CO_2$$

a）総硬度

◆試験◆　EBT（エリオクロムブラック T）指示薬を用いる方法

◆原理◆　水中のカルシウムやマグネシウムと EBT との**錯塩**を形成させると，EBT-Mg はブドウ赤色を呈する．次に，エチレンジアミン四酢酸二ナトリウム（EDTA）溶液で滴定すると，EDTA はカルシウムやマグネシウムと 1：1 の割合で結合して解離度の低い錯塩をつくり，EBT は遊離型に戻り，青色を呈する．

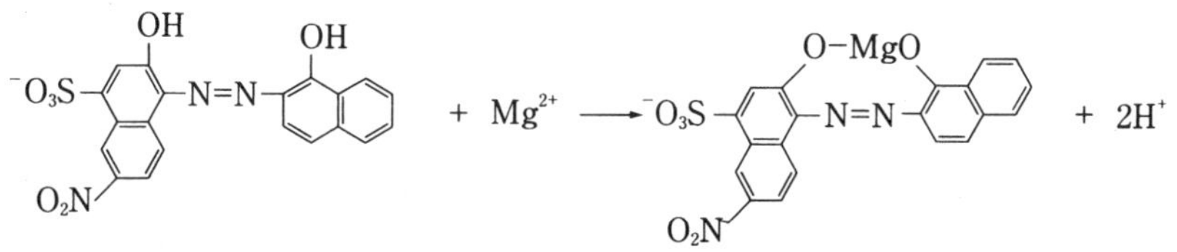

EBT（青色）
(eriochrome black T)

ブドウ赤色錯体

◆計算◆　総硬度（$CaCO_3$ mg/L）＝（aF − 1）・1000/ 試料（mL）

a：0.01 mol/L EDTA 溶液の滴定 mL 数

F：0.01 mol/L EDTA 溶液の力価

◆注解◆

① 試料中 Mg^{2+} が少なすぎると，指示薬である EBT と Mg との錯体のブドウ赤色が不明瞭となり滴定終末点が判定しにくくなるため，0.01 mol/L $MgCl_2$ 1 mL を予め添加する．計算式中で 1 を引くのはこのためである．

② pH が 10 以上では Mg^{2+} が $Mg(OH)_2$ となって沈殿し，また，pH 10 以下では EBT と Mg^{2+} の反応性が低下する．したがって，滴定反応の pH はアンモニア緩衝液で 10.0 ± 0.1 に保たなければならない．

③ Ca^{2+} および Mg^{2+} 以外の 2 価の金属イオン（Fe，Cu，Zn イオンなど）のマスキング剤として，KCN 溶液を添加する．Ca^{2+} と Mg^{2+} はシアン錯体を形成しない．

b）永久硬度および一時硬度

煮沸によって一時硬度を除いた後，永久硬度を総硬度と同様に定量する．総硬度と永久硬度の差を一時硬度とする．

c）カルシウム硬度およびマグネシウム硬度

◆試験◆　NN 指示薬を用いる方法

◆原理◆　NaOH を用いて試料の pH を 12 以上にし，$\mathbf{Mg^{2+}}$**を** $\mathbf{Mg(OH)_2}$ として沈殿させた後，NN 指示薬とカルシウムとの錯塩を形成させて赤色を呈色させる．次に，EDTA 溶液で滴定すると，NN 指示薬は遊離型に戻り，青色を呈する．

◆注解◆　総硬度とカルシウム硬度の差をマグネシウム硬度とする．

1.5.12 フッ素

水中のフッ素は工場排水の混入による場合と地質に起因する場合とがある．フッ化カルシウム（CaF_2）を主成分とするホタル石を含有する地層を流下する温泉水や河川水では，フッ素イオン濃度が高くなる．フッ素を 0.5～1.0 mg/L 程度含有する水は虫歯の予防に効果を示すが，過剰に存在すると乳幼児などの骨への異常変化が生じるとともに**斑状歯**の原因となる．

◆試験◆　イオンクロマトグラフ法（表 D.2 参照）

1.5.13 シアン化合物

◆試験◆　ポストカラム・イオンクロマトグラフ法

CN^-および CN 化合物は自然水中にはほとんど含まれていない．CN 化合物は金属精錬，メッキなどの金属表面処理，コークス炉，写真，殺鼠剤，害虫駆除剤，シアノ錯塩，ニトリル製造などに広範囲に利用されているため，それらの工場などの排水によって水道水源である河川水が汚染される．CN^-および一部の CN 化合物は塩素消毒により塩化シアンを生成する．

1.5.14 フェノール類

フェノール類とは，フェノールだけでなく各種のフェノール化合物を含み，フェノール（C_6H_5OH）として表す．フェノール類はガラス製造工場，化学工場などの排水に含まれる．フェノール類は極微量でも塩素処理により**クロロフェノール**を生成し，ヨードホルム様の異臭を生じる．また，近年ではビスフェノール A，4-ノニルフェノール，4-オクチルフェノールに内分泌撹乱作用のあることが報告されている．

◆試験◆　固相抽出-誘導体化-ガスクロマトグラフ / 質量分析法

1.5.15 陰イオン界面活性剤

環境水を汚染する合成洗剤の主成分である界面活性剤の大部分は陰イオン界面活性剤または非イオン界面活性剤である．

陰イオン界面活性剤としては直鎖アルキルベンゼンスルホン酸塩，α-オレフィンスルホン酸塩，アルキル硫酸エステル塩，ポリオキシエチレンアルキルエーテル硫酸塩，アルキルスルホン酸塩などがある．

◆試験◆　固相抽出-HPLC 法

1.5.16　カビ臭気物質

2-メチルイソボルネオール（MIB）と**ジェオスミン**（*trans*-1,10-ジメチル-*trans*-9-デカロール）の2種類が確認されている．水中にこれらが5～10 μg/Lの低濃度に含まれても人は異臭味を感じる．

◆試験◆　パージ・トラップ / ガスクロマトグラフ / 質量分析

◆原理◆　水中のMIBやジェオスミンをばっ気（パージ）により気相に移し，気相中のこれら物質を吸着剤に捕集（トラップ）して濃縮する．次に，これを加熱して，物質をガスクロマトグラフ / 質量分析計に導き分析する．

1.5.17　低沸点有機ハロゲン化合物

対象とするものは，沸点が150℃以下の低沸点有機ハロゲン化合物である．飲料水中に含まれるこれら化合物には，水道原水を人為的に汚染しているトリクロロエチレン，テトラクロロエチレン，1,1-ジクロロエチレン，シス-1,2-ジクロロエチレン，ジクロロメタンなどと，水の塩素処理により生成されるクロロホルム，ブロモジクロロメタン，ジブロモクロロメタンおよびブロモホルムの4種のトリハロメタンなどがある．

◆試験◆　パージトラップ / ガスクロマトグラフィー/ 質量分析法または，ヘッドスペース / ガスクロマトグラフィー/ 質量分析法

◆試験◆　ヘッドスペース / ガスクロマトグラフィー/ 質量分析法

◆原理◆　試料をバイアルにとり，ゴム栓をした後，低沸点有機ハロゲン化合物を揮発させ，気相中のこれら物質をガスクロマトグラフ / 質量分析計に導き分析する．

D 2.　水質汚濁

水質の悪化は，特定の工場排水に含まれる生物に有害な重金属や無機・有機物質あるいは下水道の病原細菌などによる場合と，工場排水や洗濯，風呂，台所などの生活排水に含まれ，BODなどの指標で示される一般的な有機物質による場合とに区別される．前者は汚染（contamination），後者は汚濁（pollution）というが，両者の区別は必ずしも明瞭でない．河川が受ける汚濁負荷の起源はさまざまであり，上流域では主に自然汚濁負荷によるのに対し，中・下流域では人間活動に由来するものが占める割合が大きくなる．自然汚濁負荷やある程度の人為的負荷に対しては，河川はその自浄能力で十分に対応している．**自浄作用**には物理的な要因も係わるが，その中心は**微生物生態系**によるものである．わが国に多く見られる浅い河川では，河床の付着生物が浄化に大きな役割を果たしている．このような場での水の自浄作用をみてみると，水中の**好気性細菌**は溶存酸素を消費して有機性汚濁物質を水，炭酸ガスなどに分解し，分解により得たエネルギーで栄養分を同化して繁殖する．細菌は，次に原生動物に捕食され，さらに動物プランクトン，昆虫の幼虫，小魚へと水域の生態系において食物

連鎖が起こり，その中で汚濁有機物質は無機化あるいはエネルギーとなって減少していくことになる．ところが，河川にその浄化能力以上の有機物質が流入すると，この生態系の循環システムは破壊される．有機物質が大量に流入して微生物の**好気的分解**による酸素の消費が水面からの酸素の補給を上回ると，その河川は好気的な状態から嫌気的な状態へと移行していく（図D.8）．嫌気的な状態では，**嫌気性細菌**が有機物質を分解するが，その際，メタン，硫化水素，アンモニア，各種のメルカプタンなどの不快なガスが発生する．有機物質の嫌気的細菌による分解はやはり自浄作用ではあるが，嫌気的状態が進行すると他の水棲生物が生存できなくなり，その河川の生態系は消滅していく．また，窒素やリンなどの栄養塩類を多量に含む比較的浅い停滞した水域においては，水温や日照などの物理的条件がそろうと，植物性プランクトンである**藻類**が増殖する．藻類が増殖すると，無機物質からの有機物質生産が起こり，**自濁作用**として現れてくる．この**富栄養化状態**は，わが国の水質汚濁の中では最も広域的に起こっている現象である．特に，湖沼や内湾のように比較的閉鎖性の強い水域においては，流入した栄養塩類が滞留する傾向が強いため，水の華や赤潮が発生して，現在，各地で深刻化している．

人口密度が高く，都市化が進行したわが国の河川や湖沼などの公共用水域では，工場・事業所排水と生活排水に含まれる有機汚濁物質によって大きな負荷が加えられている．一方，これらの公共用水域は，水道用水をはじめ，農業，鉱業，水産など多岐にわたる利用が行われている．そこで，公害対策基本法（平成5年より環境基本法に引き継がれた）では河川や湖沼を利用目的に応じて類別し，**類型**ごとに水質汚濁指標の**環境基準**（生活環境の保全に関する環境基準）を設定して，それぞれの利用に適する水質の確保を行っている．特に，良質な水道水を得る上で公共用水域の保全は重要であり，水道用水の公共用水域には最も基準の厳しい類型が当てはめられている．

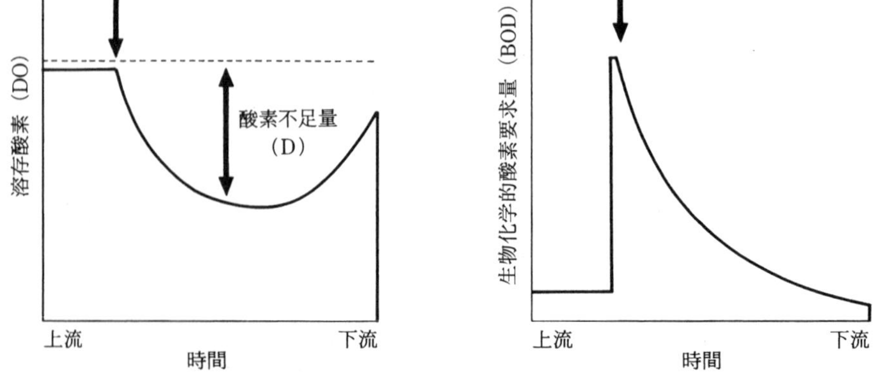

図D.8　有機物質汚濁の自浄作用に伴うDOとBODの変化

2.1　水質汚濁指標

2.1.1　水素イオン濃度（pH）

魚類の生息には水素イオン濃度 6.5～8.5 が適している．農業用水としては，水素イオン濃度 6.0～7.5 が稲の生育に適し，水素イオン濃度が低いと根の発育不良を起こす．

2.1.2　溶存酸素（DO）

溶存酸素（dissolved oxygen：DO）は，水中に溶存している**酸素量（mg/L）**をいう（図 D.8）．水への酸素の溶解度は温度，圧力，塩濃度に影響を受ける．清浄な地表水はほぼ飽和に近い DO 値（8～10 ppm）を示す．水が有機物質の汚染を受けると，好気性微生物による分解の際に DO は消費されて減少する．また第一鉄，亜硝酸塩，硫化物などの被酸化性無機物質によっても急速に消費される．DO の多少は水に生息する生物相を左右する．また，DO が消失した水では，嫌気性生物による有機物質分解が起こるため悪臭が発生する．DO は公共用水域の河川，湖沼，海域の環境基準に定められている．

ウインクラー法

◆原理◆　共栓びん（図 D.9）に充満させた試料中に $MnSO_4$ とアルカリ性 KI を加え，生成された $Mn(OH)_2$ により水中の酸素を固定させて H_2MnO_3（亜マンガン酸）を生成させる．次に，H_2SO_4 を加え，マンガン酸により KI を酸化し I_2 を析出させる．この I_2 をデンプンを指示薬として 0.025 mol/L $Na_2S_2O_3$ 溶液で滴定する．

$$MnSO_4 + 2NaOH = Mn(OH)_2 + Na_2SO_4 \quad 1)$$

$$Mn(OH)_2 + 1/2O_2 = H_2MnO_3 \text{（亜マンガン酸）} \quad 2)$$

$$H_2MnO_3 + 2KI + 2H_2SO_4 = I_2 + MnSO_4 + K_2SO_4 + 3H_2O \quad 3)$$

$$I_2 + 2Na_2S_2O_3 = 2NaI + Na_2S_4O_6 \quad 4)$$

◆計算◆　DO（O mg/L）$= 0.2 \cdot aF \cdot V_1/V_2 \cdot 1000/(V_1 - 2)$

a：0.025 mol/L $Na_2S_2O_3$ 溶液の滴定数（mL）

F：0.025 mol/L $Na_2S_2O_3$ 溶液の力価

V_1：滴定びんの容量（mL）

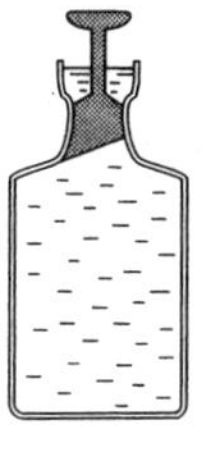

図 D.9　DO 測定用ふ卵びん

V_2：滴定に用いた分取量（mL）

V_1 − 2：$MnSO_4$ 溶液 1 mL とアルカリ性 KI 溶液 1 mL を加えたため，試料の量（V_1）が 2 mL 損失している．

2.1.3　生物化学的酸素要求量（BOD）

生物化学的酸素要求量（biochemical oxygen demand：BOD）は，水中の有機物質が好気性微生物に酸化される際に**消費される酸素量**（mg/L）をいう（図 D.8）．河川のような開放系水域では汚染物質の生分解はあまり進行しないが，湖沼のような閉鎖系水域では BOD 値の高い水は DO を消費して嫌気性となるため悪臭の原因となる（BOD 10 ppm……悪臭）．BOD は河川水の環境基準ならびに汚濁規制のための排水基準に定められている．

BOD 値は，**試料水を 20 ℃，5 日間**，暗所で好気的微生物と接触させ，その際の DO の減少を測定して算出する．有機物質の微生物による酸化分解は炭素化合物と窒素化合物とで速度が異なり，酸素消費は**2 段階**に分けられる（図 D.10）．第 1 段階の酸素消費は**炭素化合物の酸化**によるものであり，20 ℃で 7 〜10 日を要する．したがって 20 ℃，5 日間の酸素消費量をもって表す BOD 値は，第 1 段階の全酸素消費量の約 70〜90 %に相当する．この際，タンパク質などのアミノ基は脱アミノされアンモニウム塩などの窒素化合物となる．第 2 段階の酸素消費では，**アンモニウム塩**などが硝化性細菌によりさらに酸化され，亜硝酸塩を経て硝酸塩にまで酸化される．試料水中でのこの反応の完結には約 100 日間を要する．第 1 段階の酸素消費は第 2 段階のそれよりはるかに大きく，また，酸素消費は 20 ℃，5 日間まで，日数にほぼ直線的である．

◆計算◆　BOD（O_2 mg/L）＝（D_1 − D_2）/P

D_1：試料の 15 分後の DO

D_2：試料の培養 5 日後の DO

P：希釈試料の希釈度

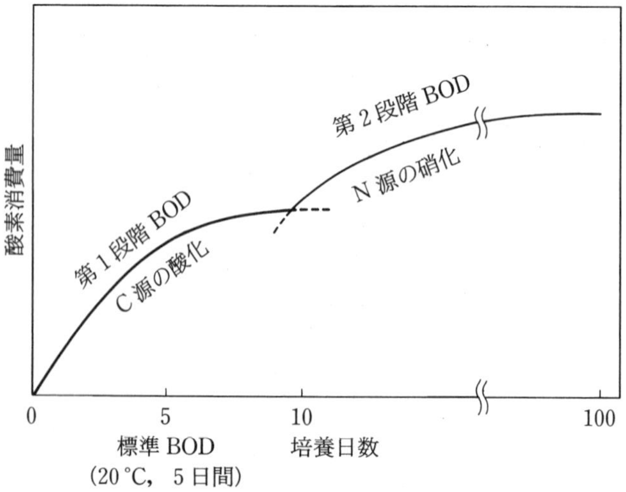

図 D.10　溶存酸素消費曲線

◆注解◆　① 残留塩素を含む試料は Na_2SO_3 で還元処理する．

② 微生物の存在しない試料には，河川水や家庭下水などを植種する．

③ 有害・有毒物質を含む試料は希釈するか，吸着剤で除去あるいは植種希釈水に馴化した微生物を使用する．

④ 希釈水には，微生物の発育に必要でDOを消費しない $MgSO_4$，$CaCl_2$，$FeCl_3$，KH_2PO_4，K_2HPO_4，Na_2HPO_4，NH_4Cl などを含むものを使用する．

⑤ 第一鉄塩，第一マンガン塩，亜硝酸塩，硫化物などの無機性還元物質を含んだ工場排水では瞬時（15分間）に酸素を消費する場合がある．このように短時間（0～15分）に非生物学的に消費される**酸素を瞬時の酸素要求量**（immediate dissolved oxygen demand：**IDOD**）と呼んでおり，BODと区別する．

⑥ それぞれの希釈試料について，DO消費率（%）を（D_1 － D_2/D_1）・100より計算し，DO消費率が40～70 %の範囲内よりBODを算出する．

2.1.4　化学的酸素要求量（COD）

化学的酸素要求量（chemical oxygen demand：COD）は，水中の被酸化物，特に，有機物質が酸化剤により酸化される際に消費される酸素量（mg/L）をいう．CODは有害・有毒物質を含みBOD測定が不可能な工場排水などの有機・無機物質汚濁に適応される．BODは生物により酸化分解を受ける有機物質の量のみを知る数値であるのに対し，CODは汚染物質の**化学的酸化**により求められる数値である．また，有機物質の種類によりBODとCODとが異なることがあり，両者の間には一定の関係は成立しない．また，BODやCOD以外の汚濁指標として，有機物質を燃焼させて発生する炭酸ガスを測定する**全有機体炭素量**（total organic carbon：**TOC**）がある．湖沼のような閉鎖系水域では，汚染物質を栄養にして微生物の増殖が起こるため，BOD値は低くなるが，COD値は高くなる．CODは湖沼と海域の環境基準に定められている．

COD値は試料は一定量の酸化剤を加えて一定条件で反応させ，その際消費される酸化剤の量を測定し，それを酸素の量に換算して表す．使用する酸化剤の種類（過マンガン酸カリウム，重クロム酸カリウム）や反応条件などが異なるいくつかの方法があり，それぞれ有機物質が酸化剤を消費する程度が異なるので，方法の種類により得られるCOD値は異なる．

a）酸性高温過マンガン酸法（COD Mn）

◆原理◆　試料に $AgNO_3$ を添加して Cl^- を除去した後，一定量（10 mL）の5 mmol/L $KMnO_4$ 溶液を加え，100 ℃，30分間加熱して有機物質を酸化する．次に，一定量（10 mL）の12.5 mmol/L シュウ酸溶液を加えて脱色後，残存するシュウ酸を5 mmol/L $KMnO_4$ 溶液で逆滴定する．

◆計算◆　COD（O_2 mg/L）＝ 0.2・（a － b）F・1000/ 試料（mL）

a：本試験に要した5 mmol/L $KMnO_4$ 溶液の滴定数（mL）

b：空試験に要した5 mmol/L $KMnO_4$ 溶液の滴定数（mL）

F：5 mmol/L $KMnO_4$ 溶液の力価

◆注解◆　① Cl^- は $KMnO_4$ を消費するので AgCl として除去する.
② 測定原理は過マンガン酸カリウム消費量の項と類似している.

b）アルカリ性過マンガン酸法（COD OH）

◆原理◆　試料にアルカリ下に 5 mmol/L $KMnO_4$ 溶液 5.0 mL を加え，100 ℃，60 分間加熱して有機物質を酸化する．次に，残存した $KMnO_4$ により H_2SO_4 酸性下に KI を酸化した I_2 を析出させる．この I_2 のデンプンを指示薬として $Na_2S_2O_3$ 溶液で滴定する.

◆計算◆　COD（O_2 mg/L）＝K・（b − a）F・1000/ 試料（mL）

K：25 mmol/L または 10 mmol/L $Na_2S_2O_3$ 溶液 1 mL に対応する酸素量（O_2 mg 数）で，それぞれ 0.2 または 0.08

a：本試験に要した $Na_2S_2O_3$ 溶液の滴定数（mL）

b：空試験に要した $Na_2S_2O_3$ 溶液の滴定数（mL）

F：25 mmol/L（または 10 mmol/L）$Na_2S_2O_3$ 溶液の力価

◆注解◆　① 本法は試料中の Cl^- の妨害を受けない.
② 酸化力は酸性高温過マンガン酸法より小さい.

c）ニクロム酸法（COD Cr）

◆原理◆　試料に Ag_2SO_4 を添加して Cl^- を除去した後，0.04 mol/L　$K_2Cr_2O_7$ 溶液 10.0 mL を加え，100 ℃，2 時間 H_2SO_4 酸性下，有機物を酸化する．次に，残存する $K_2Cr_2O_7$ を 0.025 mol/L $FeSO_4$（NH_4）$_2SO_4$ 溶液でオルトフェナントロリンを指示薬として滴定する.

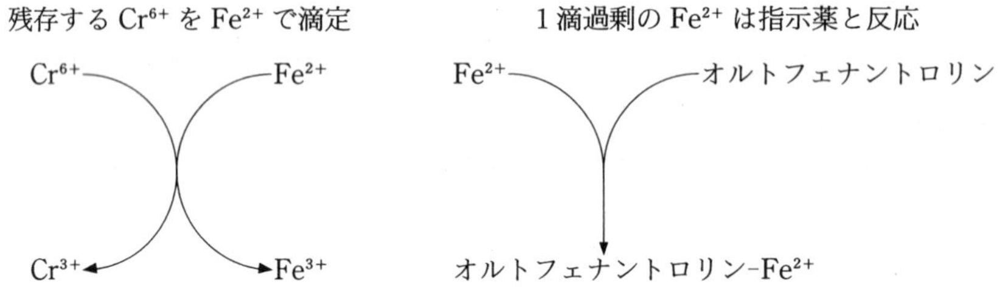

◆計算◆　COD（O_2 mg/L）＝0.8・（b − a）・1000/ 試料（mL）

a：本試験に要した 0.025 mol/L $FeSO_4$（NH_4）$_2SO_4$ 溶液の滴定数（mL）

b：空試験に要した 0.025 mol/L $FeSO_4$（NH_4）$_2SO_4$ 溶液の滴定数（mL）

◆注解◆　① Ag_2SO_4 の添加は $KMnO_4$ を消費する Cl^- を除去するためである.
② オルトフェナントロリンは Fe^{2+} と錯体を形成し，赤緑色から赤褐色に変わる.
③ 本法は最も酸化力が強く，BOD，20 日値に近い.
④ 6 価 Cr は有害であるので，十分な管理を必要とする.

2.1.5　浮遊物質

浮遊物質（suspended solid：SS）は，水中に浮遊している有機性と無機性の**懸濁物質**の総重量である．SS は河川および湖沼の環境基準に定められている．

ガラス繊維ろ紙ろ過法

◆原理◆ 網目 2 mm のふるいを通過し，孔径 1 μm のガラス繊維ろ紙上にろ過されて残る固形物質の乾燥重量を秤量する．

2.1.6 n-ヘキサン抽出物質

n-ヘキサン抽出物質は，比較的揮発しにくい炭化水素，動植物油脂，グリースなどの**不揮発性油分**（油状物質）の総重量である．n-ヘキサン抽出物質は海域の環境基準に定められている．

◆原理◆ 試料を HCl で pH 4 以下とした後，n-ヘキサン抽出し，揮散・乾燥後重量を秤量する．

◆注解◆ ① HCl の添加は pH を 4 以下として微生物による分解を防止し，また脂肪酸塩から脂肪酸を遊離させるためである．

② n-ヘキサンの沸点は 68.6 ℃であるから，n-ヘキサン抽出後，n-ヘキサンを 80～85 ℃で揮散させるため，低沸点の油分は測定不可能である．

2.1.7 全窒素

総窒素（T-N）は，水中に含まれる窒素化合物の総量をいい，窒素濃度（mg/L）で表示する．T-N は湖沼と海域の環境基準に定められている．

a）紫外線吸光度法

◆原理◆ 試料中の有機性窒素，アンモニア性窒素量を，高圧下ペルオキソ二硫酸カリウム（$K_2S_2O_8$）により酸化分解して硝酸性窒素とする．次に，HNO_3 を 220 nm の紫外部吸収より定量する．

b）硫酸ヒドラジン還元法

◆原理◆ 試験 a)と同様にして得られた HNO_3 を硫酸ヒドラジン（N_2HSO_4）で HNO_2 に還元後，ジアゾ・カップリング反応で生じたアゾ色素を比色定量する．

◆注解◆ 総窒素の測定と同一の試料溶液の調製により，同時に総リンの定量も行える．

2.1.8 全リン

総リン（T-P）は，水中に含まれる無機および有機リン化合物の総量をいい，リン濃度（mg/L）で表示する．T-P は湖沼と海域の環境基準に定められている．

原子吸光分析法

◆原理◆ 総窒素と同様，高圧下ペルオキソ二硫酸カリウムにより，無機および有機リン化合物をオルトリン酸に酸化分解する．次に，モリブデン酸アンモニウムと L-アスコルビン酸を加えて，形成させたリン・モリブデン酸錯体（モリブデンブルー）を有機溶媒で抽出し，原子吸光法で定量する．

◆注解◆　リンが多量の場合には，モリブデンブルーを吸光波長 880 nm で比色定量することもできる．

2.2　水質汚濁に係る環境基準と排水基準

水質汚濁に係る環境基準は，環境基本法（以前は公害対策基本法）に基づき，人の健康を保護し，生活環境を保全する上で，達成あるいは維持されることが望ましい公共用水域における物質などの濃度として目標値を環境省が設定したものである（表 D.3）．この環境基準値を達成するための具体的対策としては，公共用水域への特定工場・事業所からの排水を規制する水質汚濁防止法をはじめとして，下水道やし尿処理施設の整備，河川・湖沼における浄化などの水質保全関連事業を推進させる各種の法律がある．水質環境基準は，「**人の健康の保護に関する環境基準**」と「**生活環境の保全に関する環境基準**」の二つからなる．人の健康の保護に関する環境基準（健康項目）は平成 4（1992）年の水道水の水質基準の改正を踏まえ，平成 5 年に大幅に改正された．この改正では，従来，九つの健康項目について環境基準が定められていたが，これに新たに有機塩素化合物や農薬などに 15 物質を加え，1 物質（有機リン）をはずした．平成 11 年，さらに 4 項目が追加され，現在 27 の健康項目について環境基準が設定されている．これらの基準はすべての公共用水域において一律であり，直ちに達成されなければならないとされている．これは，人の健康の保護は何よりも優先すべきものであり，水域ごとに数値に差を設けたり，達成するための期限を置くことが適当でないと考えられたことによる．人の健康に関する項目は，おおむね水道水の水質基準と同じ値をとっている（表 D.4）．また，水質汚濁防止法では，汚水などを排出する施設として政令で定められている特定施設を設置する工場・事業場からの排出水が規制を受けている．一般の河川は工場排水の 10 倍以上の流量があり，排水口から少し離れれば汚染物質は希釈拡散されるという考え方から，健康項目の排水基準は排水の場所に関係なく一律に水質環境基準のだいたい 10 倍の値が定められている（表 D.5）．ただし，自己流量の少ない都市内の河川へ排水する工場・事業場が集中している地域では，国が定める基準（**一律基準**）より厳しい基準（**上乗せ基準**）を都道府県が定めている．また，平成 12（2000）年にダイオキシン類対策特別措置法が施行されたことにより，ダイオキシン類の水質環境基準とともに，特定事業場から公共用水域に排出される水にはダイオキシン類の排水基準が定められた．

生活環境の保全に関する環境基準は，pH，BOD，COD，SS，DO，大腸菌群数，*n*-ヘキサン抽出物質，全亜鉛（平成 15 年に追加），全窒素および全リンの 10 項目について定められていたが，平成 24（2012）年にノニルフェノールが追加されて 11 項目となっている．生活環境項目は，河川（表 D.4 の 2（1）），湖沼（表 D.4 の 2（2）），海域（表 D.4 の 2（3））の各公共用水域について，それぞれの利用目的に応じて設けられたいくつかの**水域類型**ごとに，該当する水域名を指定することにより，

表 D.3　公共用水域と水質汚濁指標

	pH	DO	BOD	COD	SS	*n*-ヘキサン抽出物質	大腸菌群数	全亜鉛	ノニルフェノール	全窒素	全リン
河川	○	○	○	−	○	−	○	○	○	−	−
湖沼	○	○	−	○	○	−	○	○	○	○	○
海域	○	○	−	○	−	○	○	○	○	○	○

表 D.4　水質汚濁に係る環境基準（公共用水）

1. 人の健康の保護に関する環境基準　→ C.6 表C.4参照

2. 生活環境の保全に関する環境基準

（1）河川　ア

類型	利用目的の適応性	基準値 水素イオン濃度（pH）	生物化学的酸素要求量（BOD）	浮遊物質量（SS）	溶存酸素量（DO）	大腸菌群数	該当水域
AA	水道1級 自然環境保全 及びA以下の欄に掲げるもの	6.5以上 8.5以下	1mg/L 以下	25mg/L 以下	7.5mg/L 以上	50MPN/ 100ml以下	別に環境大臣又は都道府県知事が水域ごとに指定する水域
A	水道2級　水産1級　水浴　及びB以下の欄に掲げるもの	6.5以上 8.5以下	2mg/L 以下	25mg/L 以下	7.5mg/L 以上	1,000MPN/ 100ml以下	
B	水道3級 水産2級 及びC以下の欄に掲げるもの	6.5以上 8.5以下	3mg/L 以下	25mg/L 以下	5mg/L 以上	5,000MPN/ 100ml以下	
C	水産3級 工業用水1級 及びD以下の欄に掲げるもの	6.5以上 8.5以下	5mg/L 以下	50mg/L 以下	5mg/L 以上	－	
D	工業用水2級 農業用水 及びEの欄に掲げるもの	6.0以上 8.5以下	5mg/L 以下	100mg/L 以下	2mg/L 以上	－	
E	工業用水3級 環境保全	6.0以上 8.5以下	10mg/L 以下	ごみ等の浮遊が認められないこと。	2mg/L 以上	－	

備考　1　基準値は、日間平均値とする（湖沼、海域もこれに準ずる。）。
　　　2　農業用利水点については、水素イオン濃度6.0以上7.5以下、溶存酸素量5mg/L以上とする（湖沼もこれに準ずる。）。

（注）
1　自然環境保全：自然探勝等の環境保全
2　水道1級：ろ過等による簡易な浄水操作を行うもの　水道2級：沈殿ろ過等による通常の浄水操作を行うもの
　水道3級：前処理等を伴う高度の浄水操作を行うもの
3　水産1級：ヤマメ、イワナ等貧腐水性水域の水産生物用並びに水産2級及び水産3級の水産生物用
　水産2級：サケ科魚類及びアユ等貧腐水性水域の水産生物用及び水産3級の水産生物用
　水産3級：コイ、フナ等、β－中腐水性水域の水産生物用
4　工業用水1級：沈殿等による通常の浄水操作を行うもの　工業用水2級：薬品注入等による高度の浄水操作を行うもの　工業用水3級：特殊の浄水操作を行うもの
5　環境保全：国民の日常生活(沿岸の遊歩等を含む。)において不快感を生じない限度

河川　イ

項目／類型	水生生物の生息状況の適応性	基準値 全亜鉛	ノニルフェノール	直鎖アルキルベンゼンスルホン酸及びその塩	該当水域
生物A	イワナ、サケマス等比較的低温域を好む水生生物及びこれらの餌生物が生息する水域	0.03 mg/L 以下	0.001 mg/L 以下	0.03 mg/L 以下	別に環境大臣又は都道府県知事が水域ごとに指定する水域
生物特A	生物Aの水域のうち、生物Aの欄に掲げる水生生物の産卵場（繁殖場）又は幼稚仔の生育場として特に保全が必要な水域	0.03 mg/L 以下	0.0006 mg/L 以下	0.02 mg/L 以下	
生物B	コイ、フナ等比較的高温域を好む水生生物及びこれらの餌生物が生息する水域	0.03 mg/L 以下	0.002 mg/L 以下	0.05 mg/L 以下	
生物特B	生物A又は生物Bの水域のうち、生物Bの欄に掲げる水生生物の産卵場（繁殖場）又は幼稚仔の生育場として特に保全が必要な水域	0.03 mg/L 以下	0.002 mg/L 以下	0.04 mg/L 以下	

備考　1　基準値は，年間平均値とする．（**湖沼もこれに準ずる.**）

（平成 26 年環境省）

表 D.4　つづき

(2) 湖沼（天然湖沼及び貯水量 1,000 万立方メートル以上の人工湖）ア

類型	利用目的の適応性	基準値					該当水域
		水素イオン濃度(pH)	化学的酸素要求量（COD）	浮遊物質量(SS)	溶存酸素量(DO)	大腸菌群数	
AA	水道１級，水産１級，自然環境保全及びＡ以下の欄に掲げるもの	6.5 以上 8.5 以下	1 mg/L 以下	1 mg/L 以下	7.5 mg/L 以上	50 MPN/100 mL 以下	別に環境大臣又は都道府県知事が水域類型ごとに指定する水域
A	水道２，３級，水産２級，水浴及びＢ以下の欄に掲げるもの	6.5 以上 8.5 以下	3 mg/L 以下	5 mg/L 以下	7.5 mg/L 以上	1000 MPN/100 mL 以下	
B	水産３級，工業用水１級，農業用水及びＣの欄に掲げるもの	6.5 以上 8.5 以下	5 mg/L 以下	15 mg/L 以下	5 mg/L 以上	−	
C	工業用水２級，環境保全	6.0 以上 8.5 以下	8 mg/L 以下	ごみ等の浮遊が認められないこと．	2 mg/L 以上	−	

備考　水産１級，水産２級及び水産３級については，当分の間，浮遊物質量の項目の基準値は適用しない．

注）１．自然環境保全：自然探勝などの環境保全
　２．水道１級：ろ過などによる簡易な浄水操作を行うもの　２，３級：沈殿ろ過などによる通常の浄水操作，又は，前処理などを伴う高度の浄水操作を行うもの
　３．水産１級：ヒメマスなど貧栄養湖型の水域の水産生物用並びに水産２級及び水産３級の水産生物用　２級：サケ科魚類及びアユなど貧栄養湖型の水域の水産生物用並びに水産３級の水産生物用　３級：コイ，フナなど富栄養湖型の水域の水産生物用
　４．工業用水１級：沈殿などによる通常の浄水操作を行うもの　２級：薬品注入などによる高度の浄水操作，又は，特殊な浄水操作を行うもの
　５．環境保全：国民の日常生活（沿岸の遊歩などを含む．）において不快感を生じない限度

湖沼イ

類型	利用目的の適応性	基準値		該当水域
		全窒素	全リン	
I	自然環境保全及び II 以下の欄に掲げるもの	0.1 mg/L 以下	0.005mg/L 以下	別に環境
II	水道１，２，３級（特殊なものを除く） 水産１種，水浴及び III 以下の欄に掲げるもの	0.2 mg/L 以下	0.01 mg/L 以下	別に環境大臣又は都道府県知事が水域類型ごとに指定する水域
III	水道３級（特殊なもの）及びａ以下の欄に掲げるもの	0.4 mg/L 以下	0.03 mg/L 以下	
IV	水産２種及びＶの欄に掲げるもの	0.6 mg/L 以下	0.05 mg/L 以下	
V	水産３種，工業用水，農業用水，環境保全	1 mg/L 以下	0.1 mg/L 以下	

備考　１．基準値は，年間平均値とする．
　２．水域類型の指定は湖沼植物プランクトンの著しい増殖を生ずるおそれがある湖沼について行うものとし，全窒素の項目の基準値は，全窒素が湖沼植物プランクトンの増殖の要因となる湖沼について適用する．
　３．農業用水については，全リンの基準値は適用しない．

注）１．自然環境保全：自然探勝などの環境保全
　２．水道１級：ろ過などによる簡易な浄水操作を行うもの
　水道２級：沈殿ろ過などによる通常の浄水操作を行うもの
　水道３級：前処理などを伴う高度の浄水操作を行うもの（「特殊なもの」とは，臭気物質の除去が可能な浄水操作を行うものをいう．）
　３．水産１種：サケ科魚類及びアユなどの水産生物用並びに水産２種及び水産３種の水産生物用
　水産２種：ワカサギなどの水産生物用及び水産３種の水産生物用
　水産３種：コイ，フナなどの水産生物用
　４．環境保全：国民の日常生活（沿岸の遊歩などを含む．）において不快感を生じない限度

湖沼ウ（全亜鉛，ノニルフェノール，直鎖アルキルベンゼンスルホン酸及びその塩）→　基準値は河川イと同値（河川イの表を参照）

表 D.4　つづき

(3) 海域ア

類型	利用目的の適応性	基準値					該当水域
		水素イオン濃度(pH)	化学的酸素要求量(COD)	溶存酸素量(DO)	大腸菌群数	*n*-ヘキサン抽出物質(油分等)	
A	水産1級，水浴，自然環境保全及びB以下の欄に掲げるもの	7.8以上 8.3以下	2 mg/L 以下	7.5 mg/L 以上	1000 MPN/ 100 mL以下	検出されないこと	別に環境大臣又は都道府県知事が水域類型ごとに指定する水域
B	水産2級，工業用水及びCの欄に掲げるもの	7.8以上 8.3以下	3 mg/L 以下	5 mg/L 以上	－	検出されないこと	
C	環境保全	7.0以上 8.3以下	8 mg/L 以下	2 mg/L 以上	－	－	

備考　水産1級のうち，生食用原料カキの利水点については，大腸菌群数70 MPN/100 mL以下とする.

注）1．自然環境保全：自然探勝などの環境保全
　2．水産1級：マダイ，ブリ，ワカメなどの水産生物用及び水産2級の水産生物用　2級：ボラ，ノリなどの水産生物用
　3．環境保全：国民の日常生活（沿岸の遊歩などを含む.）において不快感を生じない限度

海域イ

類型	利用目的の適応性	基準値	
		全窒素	全リン
I	自然環境保全及びII以下の欄に掲げるもの (水産2種及び3種を除く)	0.2 mg/L 以下	0.02 mg/L 以下
II	水産1種 水浴及びIII以下の欄に掲げるもの (水産2種及び3種を除く)	0.3 mg/L 以下	0.03 mg/L 以下
III	水産2級及びIV以下の欄に掲げるもの (水産3種を除く)	0.6 mg/L 以下	0.05 mg/L 以下
IV	水産3種，工業用水 生物生息環境保全	1 mg/L 以下	0.09 mg/L 以下

備考　1．基準値は，年間平均値とする.
　2．水産類型の指定は湖沼植物プランクトンの著しい増殖を生ずるおそれがある海域について行うものとする.

注）1．自然環境保全：自然探勝など環境保全
　2．水産1種：底生魚介類を含め多様な水産生物がバランス良く，かつ，安定して漁獲される
　水産2種：一部の底生魚介類を除き，魚類を中心とした水産生物が多獲される
　水産3種：汚濁に強い特定の水産生物が主に漁獲される
　3．生物生息環境保全：年間を通して底生物が生息できる限度

海域　ウ

項目／類型	水生生物の生息状況の適応性	基準値			該当水域
		全亜鉛	ノニルフェノール	直鎖アルキルベンゼンスルホン酸及びその塩	
生物A	水生生物の生息する水域	0.02 mg/L以下	0.001 mg/L以下	0.01 mg/L以下	別に環境大臣又は都道府県知事が水域類型ごとに指定する水域
生物特A	生物Aの水域のうち、水生生物の産卵場（繁殖場）又は幼稚仔の生育場として特に保全が必要な水域	0.01 mg/L以下	0.0007 mg/L以下	0.006 mg/L以下	

表 D.5　水質汚濁に係る排水基準

一律排水基準

・健康項目

	有害物質の種類	許容限度	備考
1	カドミウム及びその化合物	0.1 mg/L	1.「検出されないこと.」とは，第２条の規定に基づき環境大臣が定める方法により排出水の汚染状態を検定した場合において，その結果が当該検定方法の定量限界を下回ることをいう. 2. 砒（ひ）素及びその化合物についての排水基準は，水質汚濁防止法施行令及び廃棄物の処理及び清掃に関する法律施行令の一部を改正する政令（昭和49年政令第363号）の施行の際現にゆう出している温泉（温泉法（昭和23年法律第125号）第２条第１項に規定するものをいう．以下同じ.）を利用する旅館業に属する事業場に係る排出水については，当分の間，適用しない.
2	シアン化合物	1 mg/L	
3	有機燐化合物（パラチオン，メチルパラチオン，メチルジメトン及び EPN に限る.）	1 mg/L	
4	鉛及びその化合物	0.1 mg/L	
5	六価クロム化合物	0.5 mg/L	
6	砒素及びその化合物	0.1 mg/L	
7	水銀及びアルキル水銀その他の水銀化合物	0.005 mg/L	
8	アルキル水銀化合物	検出されないこと	
9	ポリ塩化ビフェニル	0.003 mg/L	
10	トリクロロエチレン	0.3 mg/L	
11	テトラクロロエチレン	0.1 mg/L	
12	ジクロロメタン	0.2 mg/L	
13	四塩化炭素	0.02 mg/L	
14	1,2-ジクロロエタン	0.04 mg/L	
15	1,1-ジクロロエチレン	1 mg/L	
16	シス-1,2-ジクロロエチレン	0.4 mg/L	
17	1,1,1-トリクロロエタン	3 mg/L	
18	1,1,2-トリクロロエタン	0.06 mg/L	
19	1,3-ジクロロプロペン	0.02 mg/L	
20	チウラム	0.06 mg/L	
21	シマジン	0.03 mg/L	
22	チオベンカルブ	0.2 mg/L	
23	ベンゼン	0.1 mg/L	
24	セレン及びその化合物	0.1 mg/L	
25	ほう素及びその化合物	海域以外 10 mg/L	
		海域 230 mg/L	
26	ふっ素及びその化合物	海域以外 8 mg/L	
		海域 15 mg/L	
27	アンモニア，アンモニウム化合物亜硝酸化合物及び硝酸化合物	（*） 100 mg/L	
28	1,4-ジオキサン	0.5 mg/L	

（*）アンモニア性窒素に0.4を乗じたもの，亜硝酸性窒素及び硝酸性窒素の合計量

・生活環境項目

	生活環境項目	許容限度
1	水素イオン濃度（pH）	海域以外 5.8～8.6
		海域 5.0～9.0
2	生物化学的酸素要求量（BOD）	160 mg/L
		（日間平均 120 mg/L）
3	化学的酸素要求量（COD）	160 mg/L
		（日間平均 120 mg/L）
4	浮遊物質量（SS）	200 mg/L
		（日間平均 150 mg/L）
5	ノルマルヘキサン抽出物質含有量（鉱油類含有量）	5 mg/L
6	ノルマルヘキサン抽出物質含有量（動植物油脂類含有量）	30 mg/L
7	フェノール類含有量	5 mg/L
8	銅含有量	3 mg/L
9	亜鉛含有量	2 mg/L
10	溶解性鉄含有量	10 mg/L
11	溶解性マンガン含有量	10 mg/L
12	クロム含有量	2 mg/L
13	大腸菌群数	日間平均 3000個 /cm^3
14	窒素含有量	120 mg/L
		（日間平均 60 mg/L）
15	燐含有量	16 mg/L
		（日間平均 8 mg/L）

（平成24年　環境省）

その水域の基準値が決定される．類型指定の対象水域は，水質の汚濁防止を図る必要のある公共用水域すべてとなっている．生活環境項目がこのような水域群別方式を採用したのは，各公共用水域の生活環境が個別の水域ごとに多種多様であり，水質保全行政の目標である環境基準も，水域ごとに設定されるべきであることによる．全体では，1992 年までに全国で 3149 水域（河川 2433，湖沼 130，海域 586）について指定がなされたが，平成 12（2000）年までに国が類型指定を行う水域についてはすべて指定された．水道水源の確保は公共用水域の水質保全上，特に重要であり，水道利用の予定される水域の環境基準としては，河川については AA 類型，A 類型および B 類型，湖沼については AA 類型および A 類型を当てはめている．また，**全窒素**および**全リン**については，1982 年に湖沼において，また 1993 年に海域において，その富栄養化を防止するための環境基準が定められた．

2.3　水質汚濁の動向

わが国においては，昭和 30 年代以降の著しい産業の発展および都市への人口集中に伴い，各地の公共用水域が一時期，劣悪な水質汚濁の状況に陥った．この対策としてこれまで，公害対策基本法に基づく水質環境基準の設定や水質汚濁防止法に基づく排水規制，下水道などの生活排水処理施設の整備など，さまざまな水質保全上の措置が行われてきた．その結果，水銀やカドミウムなど，**人の健康の保護に関する項目**については，その環境基準値を超える検体数の調査総検体数に対する割合は，昭和 46（1971）年 0.63 % であったものが年々急激に減少し，平成元（1989）年は 0.01 % と大幅に改善された．平成 13 年度全国公共用水域水質測定結果によると，カドミウム等の人の健康の保護に関する環境基準（26 項目）の達成率は，99.4 %（前年度 99.2 %）と，前年度と同様，ほとんどの地点で環境基準を達成していた（図 D.11）．しかし，過去の汚染によって汚染物質が堆積している水域では，これを除去しない限り汚染が長期間続くという，いわゆる蓄積性汚染の問題が残っている．このため，水銀，PCB などの有機物質が含まれるヘドロについては，全国的に除去事業が進められている．一方，**生活環境の保全に関する項目**については，閉鎖性水域の湖沼，内湾，内海や都市内の生活排水が流入する中小河川において，依然として BOD や COD の環境基準が未達成な水域が多数残されている（図 D.12）．ここ数年の環境基準の達成状況をみると，平成 12 年度末までに環境基準類型が当てはめられた 3291 水域（河川 2544，湖沼 153，海域 594）について，有機汚濁の代表的な水質指標である BOD（または COD）の**環境基準の達成率**をみると，全体では平成 5 年度には 76.5 % であったが，平成 6 年度には渇水の影響により 68.9 % まで低下した．しかしながらその後は，毎年わずかながら向上し，平成 18（2006）年度は 86.3 % であった．水域別にみると，河川 91.2 %，湖沼 55.6 %，海域 74.5 % であり，特に，湖沼，内湾，内海などの閉鎖性水域で依然として達成率が低い．このように，水道に利用される公共用水域の水質汚濁については，河川では改善の傾向がみられるものの，汚濁物質の滞留しやすい水域である天然湖沼やダム湖では，富栄養化の進行とあいまって，依然として改善が進んでいない状態にある．

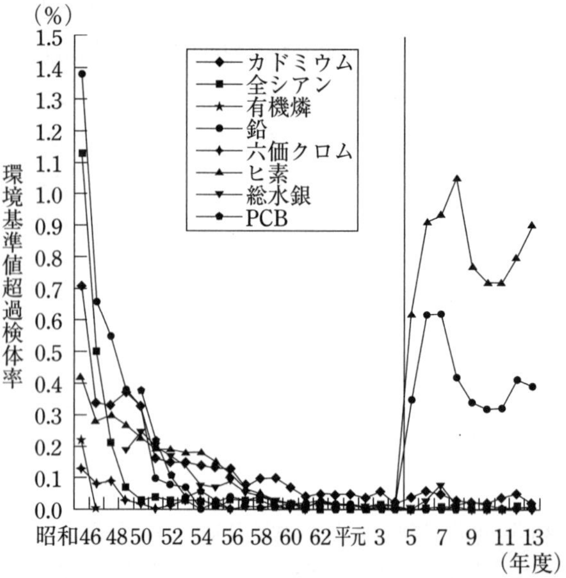

備考1：平成5年3月の環境基準改正により，健康項目が15項目追加されたが，それ以前からの健康項目9項目のうち，8項目について環境基準値超過検体率の推移を示した．なお，もう1つの項目であるアルキル水銀は昭和46年度以降超過検体率0%である．

2：平成5年3月の環境基準改正により，鉛の環境基準値は0.1 mg/Lから0.01 mg/Lへ，ヒ素の環境基準値は0.05 mg/Lから0.01 mg/Lへそれぞれ改訂され，有機燐の環境基準値（検出されないこと）は削除された．表中の縦線より右において，鉛とヒ素の超過検体率が上昇を示すのはそのためである．

出典：環境省『平成13年度公共用水域水質測定結果』

図D.11　健康項目に係る環境基準値超過検体率の推移（8項目）

2.4 水質汚濁物質の発生源とその対策

2.4.1 一般有機物

公共用水域においては**有害ではない有機汚濁物質**が，浄水過程での塩素注入に伴う化学反応によりトリハロメタンを生成することは，今日，公共用水域の環境保全上最も対応を図らねばならない課題の一つである．有機汚濁物質は，工場・事業所，家庭，農業・畜産といった多様な発生源から広く排泄されている．地域により，発生源の立地状況や負荷割合は異なっているが，一般的には，工場・事業所からの排水については排水規制の強化などの措置が効果を現している．一方，都市化が急速に進み，下水道などの整備が追いついていない地域では，家庭からの排水などによる汚濁負荷量が増大して，**生活排水**の汚濁原因に占める割合が高くなっている．例えば，閉鎖性水域における平成16

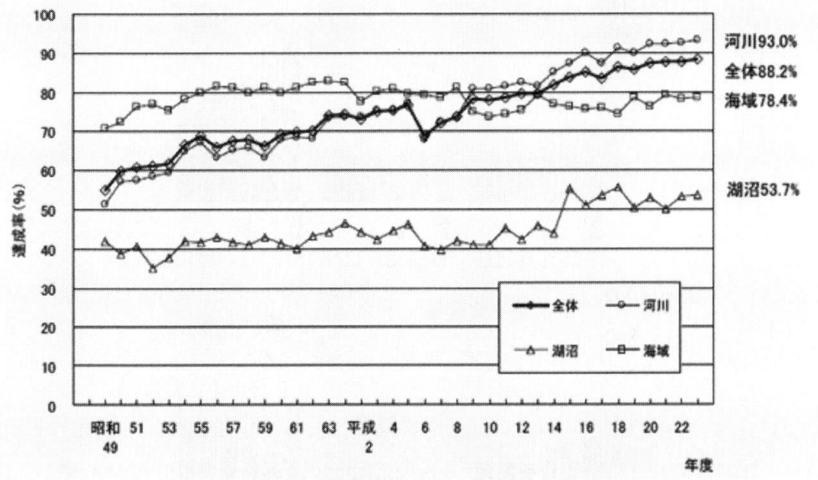

図 D.12 公共用水域における環境基準（BOD，COD）達成状況の推移
（環境省：平成23年度公共用水域水質測定結果）

(2004) 年度の水質汚染に占める生活排水の割合は，東京湾64％，伊勢湾50％，瀬戸内海45％であった（図D.13）．今後は公共用水域の水質汚濁に対して，従来からの工場などに対する排水規制と併せて，生活排水対策を強力に進めなければならない．生活雑排水対策としては下水道をはじめ，地域の実情に応じ，コミュニティ・プラント，農業集落排水施設，合併処理浄化槽の各種生活排水処理施設の整備を推進していくことが計られている．また，湖沼や内湾，内海などに窒素やリンを含む排水が流入すると富栄養化に伴う水の華や赤潮が発生する．この富栄養化抑制のために，下水処理場およびし尿処理工場においては，**脱窒素**，**脱リン**を行う高度処理が，有機物だけを取り除く排水処理に加えて講じられる必要がある．なお，生活排水処理施設の整備には相当の時間がかかる場合もあり，生活雑排水による影響の大きな地域においては，未処理の生活雑排水対策として台所対策などの住民自ら行う対策の普及啓発も必要となる．

2.4.2 合成洗剤

洗剤（界面活性剤）は，衣類や食器類などを洗うため家庭生活の必需品であり，産業においても広範囲にわたり使用されている．昭和30年代までは，洗剤としては主な高級脂肪酸である石鹸が用いられていたが，現在では合成洗剤が広く普及している．高級脂肪酸は，環境中の微生物によって比較的分解を受けやすいこと，またカルシウムやマグネシウムと不溶性の塩をつくり水中から除かれるので，あまり環境問題にならなかった．界面活性剤は，その親水基の水溶液中で示すイオン性により，**陰イオン系界面活性剤**，陽イオン系，両性系および非イオン系の4種類に分類される．合成洗剤の生産量は，昭和34（1959）年に約4万トンであったのが昭和49年には約83万トンと，15年間に約20倍に拡大し，石鹸に代わって洗剤として用いられるようになった．合成洗剤の中では陰イオン界面活性剤が大部分を占めており，陰イオン界面活性剤としては生分解性の低い側鎖型アルキル基をもつ

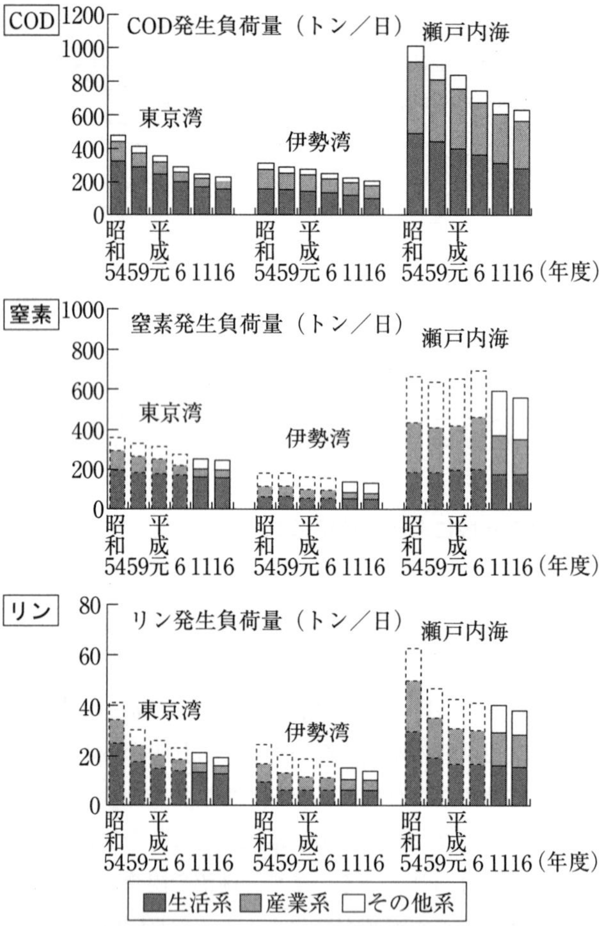

注 1：点線の棒グラフは，関係都道府県のデータの集計
2：平成16年度の値は削減目標量とした
出典：環境省

図 D.13　発生負荷量の推移と削減目標量

ABS（アルキルベンゼンスルホン酸塩；Alkylbenzene Sulfonate）から生分解性のより高い ABS の中でも直鎖型のアルキル基をもつ LAS（Linear Alkylbenzene Sulfonate）に切り替えられている．社会問題となった合成洗剤による河川や下水処理場における発泡などの水質汚濁は，軽減はされたもののまだ解決されているわけではなく，河川，湖沼のみならず沿岸の海水にまで及んでいる．合成洗剤による環境問題としては，分解を受けにくいため，水の停滞しやすい水域に残留・蓄積してその界面活性作用により環境に棲息する生態系に悪影響を及ぼすことが懸念されている．

2.4.3　農　薬

農薬の使用は，生物活性を有する物質を環境中に放出することであるので，人体や環境に悪影響を及ぼすことのないよう安全性を評価し，農薬の適正使用を進めていくことが必要である．このため，農薬による水質汚染を防止するためには，これまで述べてきた水質環境基準や水質汚濁防止法のほか農薬取締法が制定されている．**農薬取締法**では，水田で使用される農薬については，個別農業ごとに水質汚濁に係る農薬登録保留基準を定め，人の健康被害あるいは水産動植物への被害の防止を行っている．なお，空中散布や水田などで一時に広範囲に使用される農薬で，公共用水域における水質汚濁に関する基準値が定められているものについては，水から検出された場合の安全性の目安となる指標値の設定が進められている．また，1980 年代後半に入りゴルフ場の数が全国的に急増しはじめると，ゴルフで使用される農薬による公共用水域の水質汚濁問題が各地で顕在化した．平成 2（1990）年，環境庁は「ゴルフ場で使用される農薬による水質汚濁の防止に係る暫定指導指針」を定めて，都道府県に対してゴルフ場の排水口での水質監視を行い，指針値を超過した場合には適切な指導を行うよう通知している．農薬は平成 16 年度から水質基準項目には含まれていないが，水質管理目標設定項目の中でひとまとめにして農薬類として取り上げられており，101 種類の農薬につき別途個別に設定されている目標値と，実際の検出濃度との相対比の総和として，目標値 1 が設定されている．

2.4.4 低沸点有機ハロゲン化合物

地下水は，一般に良質で水温の変化も少ない貴重な水資源であり，現在でも，都市用水の約 3 分の 1 は地下水に依存している．しかし，最近，人に対する発癌性の疑いのある有機塩素系溶剤による汚染問題が明らかとなっている．特に問題となっている**有機ハロゲン溶剤**は，金属の脱脂洗浄，抽出溶剤などに使用するトリクロロエチレンとドライクリーニング，フロンの製造原料のテトラクロロエチレンである．昭和 57（1982）年度に環境庁が全国の 15 都市において行った地下水質の実態調査では，**トリクロロエチレン**や**テトラクロロエチレン**が 3 割近くの井戸で検出され，また WHO の飲料水水質ガイドライン値を超える井戸も全体の 3 %以上の割合でみられるなど，全国的な汚染状況が明らかとなった．その後，1984 年度以降，地方公共団体が独自に実施した地下水質調査結果について全国的なとりまとめが行われているが，1988 年度までの 5 年間に調査された約 2 万 6600 本の井戸についても同様な地下水汚染が各地でみられることが確認された．汚染源は廃棄物の埋立て処理や貯蔵タンクなどからの漏出などと考えられている．地下水は表流水に比べて**停滞時間が長いため**，一旦汚染されるとその回復が難しく，汚染の未然防止を図ることがとりわけ重要である．そこで，1989 年には，水質汚濁防止法が改正され，有害物質を使用する特定施設からの有害物質を含む水の地下浸透の禁止，都道府県知事による地下水の常時監視などの対策がとられ，地下水汚染対策の強化が図られた．また，平成 8（1996）年に改正された水質汚濁防止法では，都道府県知事は汚染原因者に対して地下水の浄化を命令することができることとなった．水質汚濁防止法に基づく全国の井戸の地下水質調査は 1989 年以降にも行われてきたが，2006（平成 18）年の地下水汚染の調査では，4,738 本の調査井戸のうち 320 本（超過率 6.8 %）で環境基準を上回る項目がみられた．項目別の超過率では，メトヘモグロビン血症の原因となる硝酸性窒素および亜硝酸性窒素が 4.3 %と最も高く，その他にヒ素，フッ素，鉛，ホウ素なども環境基準を上回っていた．また，テトラクロロエチレン（超過率 0.3 %）やトリクロロエチレン（超過率 0.2 %）などの有機塩素系溶剤による新たな汚染井戸が見つかっている．

2.5 下水・排水処理

2.5.1 有機物質処理

下水とは，し尿，家庭雑排水，工場排水，農畜産業排水，漁業排水，雨水などをいう．**下水道普及率**は平成19（2007）年末で71.7％（人口8,374万人）を達成している（図D.14）．内訳をみると，人口が100万以上の指定都市では普及率が98％と高率であり，工場排水や家庭排水のほとんどが下水処分場で処理されて放流されている．しかし，5万以下の市町村の普及率は36％に満たず，こうした地域はより水道水源に近い地帯，すなわち取水場よりも上流に多いことが問題である．下水道整備には多額の費用と長い年月を要するため，人口密度の低い地域では，下水道の代替排水処理システムとして農業集落排水施設，コミュニティープラントあるいは家庭単位での浄化槽の設置が適している．公共用水域の水質の汚濁の原因の一つとして，炊事，洗濯，入浴など人の日常生活に伴って排出される家庭からの生活排水が大きな要因となっている．生活排水中のBODの汚濁負荷量を発生源別にみると，台所からの負荷が約4割，**し尿が3割**，風呂が2割，洗濯が1割を占めている（図D.15）．家庭用浄化槽には，し尿だけを処理する**単独処理浄化槽**と，し尿と生活雑排水を一緒に処理する**合併処理浄化槽**の2種類がある．平成18年度の水洗化人口は1億1,458万人で，総人口の83.7％であり，内訳は浄化槽人口が3,083万人（総人口の22.5%），下水道人口が8,374万人（同61.2%）となっている（図B.5）．単独浄化槽は生活排水中の有機物質の30％しか占めないし尿を衛生的に処

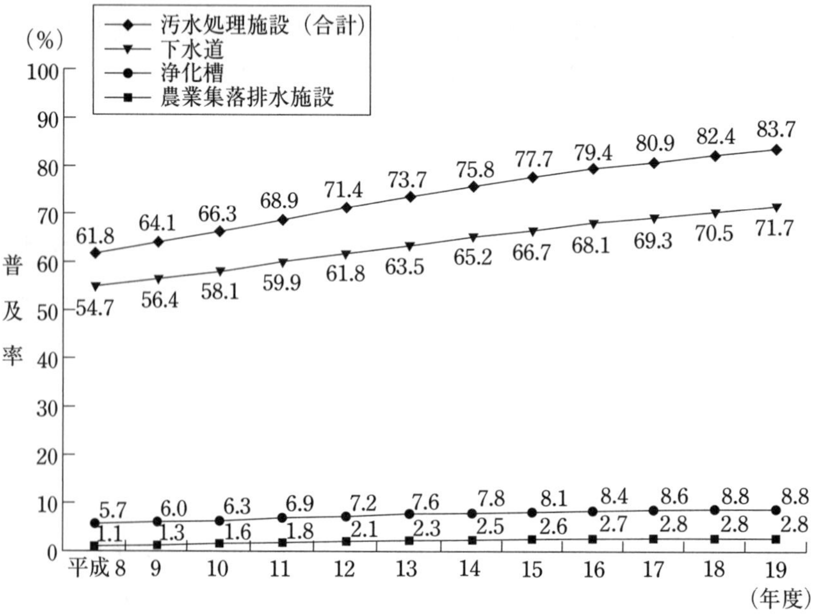

資料：農林水産省，国土交通省，環境省

図D.14　汚水処理人口普及率の推移

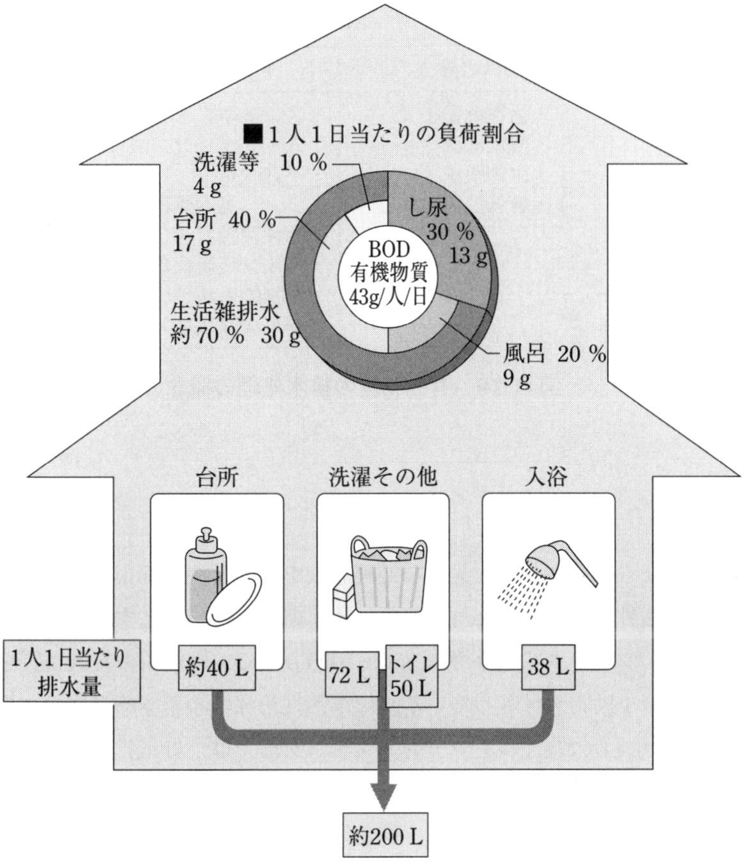

出典：環境省『生活雑排水対策推進指導指針』

図 D.15　生活排水と生物化学的酸素要求量（BOD）の割合

理するためのものであり，その BOD 除去率も低い．したがって，生活雑排水中の汚濁物質は，合併処理浄化槽では排出量の 10 %以下しか公共用水域に流れ込まないが，単独処理浄化槽では約 80 %が放流されることになる．下水道がない自治体では，生活雑排水の大部分は公共用水域に垂れ流しされており，周辺の河川や湖沼の水質汚濁の大きな原因となっている．厚生労働省は，既設の単独処理浄化槽については合併処理浄化槽への転換を図っており，平成 13 年より単独処理浄化槽の新設を禁止している（浄化槽法）．

排水は物理学的，化学的および生物学的方法を組み合わせて処理される（図 D.16）．処理工程は，**SS の除去**（一次処理），**BOD の除去**（二次処理），**N,P の除去**（三次処理）に分けられる．一般に，下水は大量の有機物質を含んでおり，排水処理の主要な工程は BOD 除去であるが，微生物の浄化力を活用する**生物処理法**が浄化施設の規模の大小を問わず利用されている．生物処理法は，空気中の酸素を汚水に十分供給する**好気性処理法**と，空気と汚水との接触を断つ**嫌気性処理法**とがある．

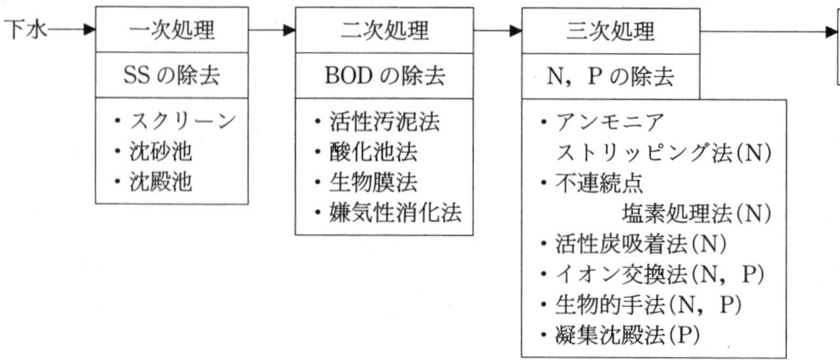

図 D.16　有機物質の排水処理の概念

a）活性汚泥法

生物処理法の代表的なものであり，大規模な処理施設を必要とする都市下水や有機性の産業排水処理に採用されている．活性汚泥（activated sludge）とは細菌をはじめとする**微生物の凝集塊**であり，これを**フロック**という．フロックの大きさは300～1000 μmで，排水中の有機物質を直接摂取する菌類の固まりの周囲には微小動物が付着している．標準活性汚泥法の基本構造物はエアレーションタンクと最終沈殿池である（図D.17）．エアレーションタンク内では，好気性微生物による水中酸素の消費を補充するため，曝気により十分な空気をタンク内に吹き込みながら活性汚泥を排水中で混和する．この際，微生物は排水中の有機物質を吸着して**酸化的分解**する．活性汚泥法では，微生物が有機物質をエネルギー源として分解して増殖するので，常に大量の汚泥が生成されていく．そこで最終沈殿池では，余分の汚泥を除くとともにエアレーションタンクへ汚泥を返送するための仕分けが行われる．この工程においては，活性汚泥は速やかに沈殿するための**凝集性**が必要となる．その良否を表すものにスラッジ容量指数（sludge volume index：SVI）があり，活性汚泥混合液を30分静置沈殿した時に

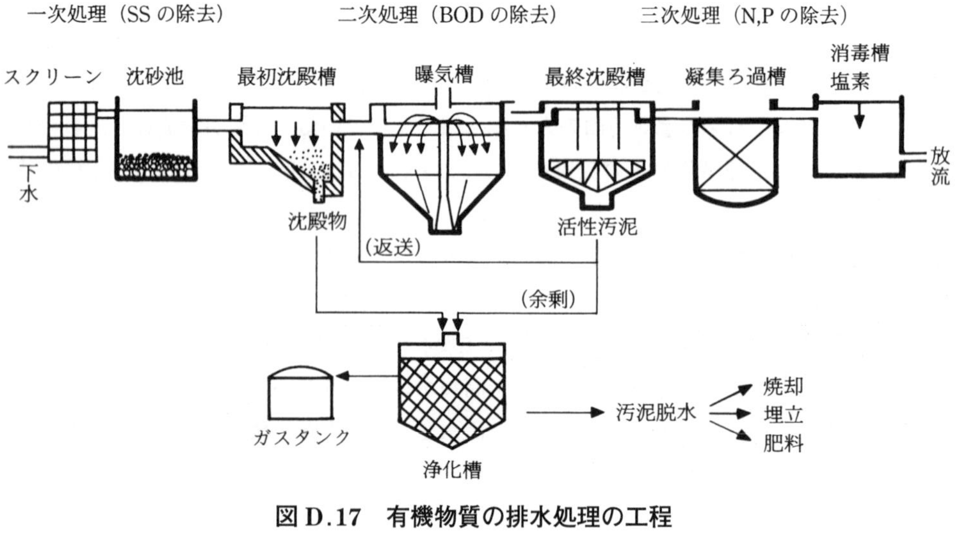

図 D.17　有機物質の排水処理の工程

汚泥1gが占める沈殿汚泥の容量をmLで示した数値である.

$$\mathrm{SVI} = \frac{\text{曝気槽混合液1Lの30分沈殿後の汚泥容量 (mL)}}{\text{曝気槽混合液1Lの汚泥乾燥重量 (g)}}$$

活性汚泥中で糸状菌や酵母が優先種となり，活性汚泥が**膨化**（バルキング）して上澄液の分離が悪くなると，SVIは大きくなる．正常な汚泥のSVIは50〜150くらいであるが，膨化した汚泥では300〜400以上にもなる．また，微生物の集合体である活性汚泥はpH，温度，溶存酸素，汚水中の栄養塩の割合，有毒物質の混入など，さまざまな因子の影響を受けて性状が変わりやすい．さらに，排水中にシアン，フェノール，クレゾール，ホルマリンなどの有害物質が混入する場合には，馴化培養した活性汚泥を用いることが必要となる．このようなことを含めて，活性汚泥の質や量の管理は煩雑であり，処理水の汚泥分離作業も手間がかかるなどの問題もある．なお，**余剰汚泥**は消石灰，塩化第二鉄，けいそう土などの凝集剤を加えて脱水し，ケーキ状にした後，焼却あるいは埋立処分される．また，脱水ケーキは有機物質に加えて窒素，リンを豊富に含んでいるので，堆肥としても利用される．

b）生物膜法

微生物をろ材や薄板に膜状に**固定させた生物膜**に，汚水中の有機物質を吸着させて好気的に酸化分解する方法で，散水ろ床法，回転板接触法，接触曝気法などがある．散水ろ床法では，径2〜10cmの砕石，レンガなどのろ材の上から汚水を散布し，ろ材の表面を液が流下する間に，ろ材に付着している微生物により有機物質が分解される．回転板接触法では，微生物が付着した多数の円板を汚水中でゆっくりと回転させる．**接触曝気法**は，微生物を付着させた**多孔質のろ材**を曝気槽に浸漬する方法である．ろ材の形状には塊状，板状，蜂巣状などさまざまな工夫がなされて生物膜の面積が広くとれるようになっており，合併浄化槽をはじめとする小規模な処理槽で利用されている．

c）酸化池法（ラグーン）

池に排水を長時間（数日〜数十日）滞留させ，太陽光のもとで生育する光合成藻類により供給される酸素を利用して，好気性細菌による有機物質の分解を行う方法である．なお，水深がある池においては，下層では嫌気性細菌の活動も浄化に大きな役割をなしている．処理法としてはきわめて安価であるが，所要面積が大きいため，人口密度の低く処理効果のよい気温が高い地域（アメリカ，インド，ブラジル）で普及している．

d）嫌気性消化法（メタン発酵法）

好気性微生物の活動を利用する排水処理では十分な酸素を供給しなくてはならない．したがって，有機物質の濃度が高い汚水を処理するには，希釈のため施設の規模拡大が必要となる．そこで，BOD値が非常に高い汚水や固形物濃度が高い余剰汚泥などを処理するには，むしろ，酸素が不十分な状態でも生育する**嫌気性微生物**の代謝活性を利用する処理方法がとられる．有機物質が嫌気的に分解されると，好気性分解の場合と異なり，分解物は低分子化合物の段階で止まるが，有機物質の容積は大幅に小さくなる．嫌気性消化法での高分子有機物質の分解過程は，有機酸生成細菌によりアルデヒドや有機酸に液化する第1段階と，メタン生成細菌により**メタンにガス化**する第2段階からなる．なお，**消化槽**では多量の炭酸ガスや窒素ガスの他，微量の硫化水素，アンモニア，メルカプタンなどのガスも発生する．

e）窒素・リン除去法

窒素やリンなどの栄養塩類を多量に含む排水が閉鎖系水域に放流されれば，藻類が繁殖して水質が悪化する．そこで，窒素やリンを含む排水は三次処理を行って除去していく必要がある．脱窒素の手法として，排水をアルカリ性にした後，空気を噴射してアンモニア性窒素を大気中に放散させる**ストリッピング法**などの物理的方法，排水に凝集薬剤を投入して除去する化学的方法があるが，これらは悪臭や経済性の点で問題となる．水中のアンモニア性窒素を，第1段階として曝気による好気性処理により硝酸性窒素に変え，第2段階として嫌気性の脱窒素菌の働きにより窒素ガスに分解する生物的手法は，わが国では今後，最も普及していくものとされている．脱リンの手法としては，活性炭などによる吸着，金属水酸化物による凝集沈殿，水生植物への吸収などがある．

2.5.2　有害物質の処理

産業排水中には多種多様の有害物質が含まれていることが多いが，無機・有機水銀，カドミウム，鉛，ヒ素などは残留して人体に蓄積されることが問題であり，有機リン，シアンなどは急性毒性が問題となる．有害物質の排出源としては，有害物質を含む原材料を使用する工場ばかりではなく，製造過程で有害物質を生成する工場もある．特定事業場から公共用水域に排出される排出水は**排水基準**に適合するように処理しなければならない．有害物質の処理方法としては，中和，イオン交換，分解，難溶性化合物の生成，沈殿などがある．

a）重金属（6価クロム，カドミウム，鉛，水銀など）

i）**水酸化物沈殿法**：重金属を含有する排水の一般的な処理法は中和法であり，消石灰，生石灰，苛性ソーダ，炭酸ソーダなどのアルカリ剤を添加し，**難溶性の金属水酸化物**（$Cr(OH)_3$，$Cd(OH)_2$，$Pb(OH)_2$）として析出させ，それを分離除去する．さらに，凝集剤としてアルミニウム塩や鉄塩などを加えてフロックを生成させると，金属水酸化物の沈降が早められる．ただし，6価クロムはアルカリを添加しただけでは沈殿を生成させることはできない．6価クロムの処理には，硫酸第一鉄や亜硫酸などの還元剤で一旦3価クロムに還元した後，アルカリを加える還元中和法が行われる．

$$H_2Cr_2O_7 + 6FeSO_4 + 6H_2SO_4 = Cr_2(SO_4)_3 + Fe_2(SO_4)_3 + 7H_2O$$

$$Cr_2(SO_4)_3 + 3Ca(OH)_2 = 2Cr(OH)_3 \downarrow + 3CaSO_4$$

$$2FeSO_4 + 2Ca(OH)_2 + H_2O + 1/2O_2 = 2Fe(OH)_3 \downarrow + 2CaSO_4$$

ii）**硫化物沈殿法**：一般に重金属は，硫化物のほうが水酸化物より溶解度が低く，効率的な除去が期待できる．特に，水銀は，他の重金属のようにアルカリを加えても不溶性の水酸化物を生成することがないが，硫化ソーダを加えると水に極めて**難溶性の硫化物**として沈殿する．

$$Hg^{2+} + Na_2S = HgS \downarrow$$

b）ヒ　素

水酸化物共沈法：ヒ素は非金属と金属の中間の性質をもち，その化学的特性が把握されていないこともあり，ヒ素の除去のみを目的とした効率的な除去方法はない．一般に排水中のヒ素は他の重金属の中和沈殿処理の際に共沈除去されるが，特に，$Fe(OH)_3$ のフロックによる吸着がヒ素の処理法として最も効果的である．

c）シアン

アルカリ塩素法：シアンはアルカリ性のもとで，塩素，次亜塩素酸ソーダ（NaOCl），さらし粉（$Ca(ClO)_2$）などにより酸化分解する．

$$NaCN + 2NaOH + Cl_2 = NaCNO + 2NaCl + H_2O$$

$$2NaCNO + 4NaOH + 3Cl_2 = 6NaCl + 2CO_2 + N_2 + 2H_2O$$

d）有機リン

アルカリ加水分解法：パラチオンなどの有機リン剤は，アルカリ性のもとに 60〜80 ℃で加熱するか，さらし粉を添加し 7 〜10 日間静置して加水分解する．

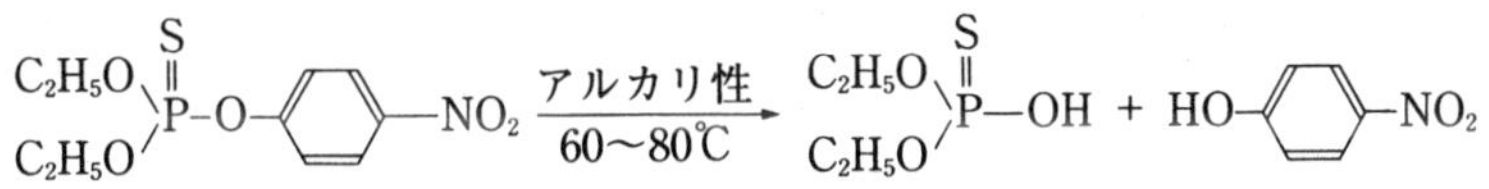

e）PCB

PCB は化学的に極めて安定であるため化学的な処理ができず，PCB のアルコール溶液に紫外線や放射線（γ 線）を照射したり，1,500 ℃以上の高温処理により分解処理が可能となる．しかし，現在のところ排水処理への応用は最も遅れている物質である．

f）低沸点有機塩素化合物

ストリッピング法：トリクロロエチレンやテトラクロロエチレンは揮発性が高いことを利用して，曝気や噴霧などの操作により排水から大気中に気化・放出させる．しかし，多量の低沸点有機塩素化合物を大気中に放散させることは問題であるので，活性炭吸着装置や水分離機などで回収して再利用することが望ましい．

E 大気環境

E 1. 空気環境の衛生

地球上で生活をしている人類をはじめ，ほとんどすべての生物が生存するために絶対に必要なものは，地球をとりまき，その環境を形成している大気であり，この環境に適応した生物が，無意識のうちに少しの休みもなく空気を消費しながら生存している．これまで自然大気の環境は，大気の質が，地上どこでもほぼ一定で，自然的な大気環境が容易に得られていた．ところが近年科学の進歩，産業の発達のために社会環境が変わり，人口が都市に集中し，そこで行われる生産，その他の人間の活動が大規模になって，局部的に大気の質が悪化し，その大気環境の変化がわれわれに複雑な影響を与えるようになってきた．

人の呼吸数は，平均1分間に約16回であり，1回に呼吸する空気の量は約500 mLであるから，1日約10,000 Lとなる．この呼吸により，空気から酸素を摂り，体内における物質代謝の最終産物である二酸化炭素，水分および体内の余分の熱を放出している．吸気と呼気の組成を比べると，酸素は21 v/v%から16 v/v%に減り，二酸化炭素は0.03 v/v%から4.4 v/v%に増えている．これは，肺胞で純物理的拡散によってガス交換がなされるからである．この空気と接触する肺胞膜の表面積は約50 m^2といわれ，体表面積の約25倍に相当する広い面積を有しているから，空気中の有害物質は微量でも体内に容易に侵入する場合があるので，大気汚染と健康との関係は重要な問題となる．

しかも，われわれと空気とのかかわりあいは単に酸素の供給と，炭酸ガスの空気中への排気だけでなく，生活する上で，温度，湿度，騒音，臭気というような生活環境条件がすべて空気を介して伝えられ，また，燃料を燃やしてエネルギーの供給など生活活動の維持もやはり空気に依存している．

E 2. 空気の物理的・化学的性状

2.1 大気の層

地球をとりまく大気圏の下層部分である空気の密度は，地表で約 1.2 kg/m^3 であり，上層では当然小さくなる．大気圏は 1,100 km 上空まで及んでいる．そのうち地上 10 km までの層では大規模な対流が行われており，対流圏といわれている．一方，地上 1 km までの境界層と，それより上を自由大気層と分ける分類もある．境界層はさらに地上 100 m までの接地気層と，その上部の外部境界層とに細分される．これは各層における風の挙動，汚染物質の拡散状態が相違しているためである．また対流圏においては，気温減率の法則に従って高度 100 m につき約 1 ℃ずつ気温は低下する．

2.2 大気の組成

大気は地球を取り巻く比較的薄い層の中に存在していて，地球の誕生以来その組成を徐々に変えて現在に至っている．地上 10 km までの対流圏と呼ぶ大気下層部の自然乾燥空気の組成は，ほぼ一定しており，窒素 78.08 v/v%，酸素 20.95 v/v%を主組成とし，そのほかアルゴン 0.93 v/v%，および表 E.1 に示すような十数種にのぼる微量成分を標準組成とする気体混合物である．さらに，この標準組成以外の常在成分として水蒸気を含んでおり，その濃度は，場所によって異なり，また天候や温度に左右されるが，だいたい 0.1～ 7 v/v%の間で変化する．その他，二酸化硫黄，二酸化窒素，一酸化炭素，非メタン系炭化水素，オゾン等は都市気体成分を特徴づける成分である．現在地球上で燃料の燃焼に消費される酸素の量は膨大であり，一方，光合成による酸素の生成は水の汚染により減少

表 E.1　乾燥大気の組成

成　分	容積比(%)	重量比(%)
乾燥空気	100	100
窒　素 (N_2)	78.088	75.527
酸　素 (O_2)	20.949	23.143
アルゴン (Ar)	0.93	1.282
二酸化炭素 (CO_2)	0.03	4.53×10^{-2}
ネオン (Ne)	1.8×10^{-3}	1.25×10^{-3}
ヘリウム (He)	5.24×10^{-4}	7.24×10^{-5}
メタン (CH_4)	1.4×10^{-4}	7.25×10^{-5}
クリプトン (Kr)	1.14×10^{-4}	3.30×10^{-4}
水　素 (H_2)	5×10^{-5}	3.48×10^{-6}
酸化窒素 (N_2O)	5×10^{-5}	7.6×10^{-5}
キセノン (Xe)	8.6×10^{-6}	3.90×10^{-6}
オゾン (O_3)	1.0×10^{-6}	1.7×10^{-6}

(万有百科大辞典，宇宙，地球，p.370，小学館 (1975))

しつつあるので，将来酸素が不足するのではないかと懸念されたが，酸素の変化速度が非常に小さく，そのような心配はない．しかし，都市大気においては，微量成分のうち，二酸化炭素，窒素酸化物，およびオゾンの濃度が徐々に増加している傾向を示している．

空気中には気体成分のほか，霧，雨滴，雪片，土壌粒子，海塩粒子，花粉，微生物などの液体や固体の微粒子が浮遊しており，雨滴や雪片など以外の微粒子をエーロゾル（aerosol）ともいい，自然大気中の浮遊微粒子はごく微量で 50 $\mu g/m^3$ 以下である．大気中にはさまざまな大きさをもった粒子が浮遊している．砂漠で砂が移動するときのように，粗い粒子でも短時間であれば大気中に存在しうるが，大気中に普通にみられる粒子は径が 10 μm 以内である．粒径が 150 μm を超える粒子はすぐに落下してしまうのに対し，5 μm 以下の粒子の移動は空気の動きに左右される．粒子は一次および二次粒子状物質に分類される．一次粒子状物質は花粉，海塩粒子，土壌粒子のように発生源から直接粒子として大気に供給される物質であり，道路粉じんもここに含まれる．砂漠は地球規模の一次粒子発生源として注目されている．二次粒子状物質は化学反応で生じた粒子であり，微粒であることが特徴である．気相反応で生じる粒子の径は 0.1 μm 以下のことが多い．大気中の二酸化硫黄が酸化され，水と結合した硫酸のエーロゾルとなる．硫酸がアンモニアと反応すると硫酸アンモニウムの粒子となる．都市域の粒子状物質の主成分は炭素（すす）である．その主な発生源は自動車であり，微量ではあるが発癌性のある多環式芳香族化合物も含まれている．都市域の粉じんを構成する物質はさまざまであって，工業生産，道路交通のような人類起源の物質に自然起源の物質が混合しているため，複雑な組成を示すことが多い．国内の主要都市の浮遊粒子状物質は平均して 30〜40 $\mu g/m^3$ 程度である．全地球的にみると，量的に多い粒子状物質は海塩粒子で，その発生量は 1.5×10^{12} kg である．砂漠に由来する土壌粒子がそれに次ぎ，発生量は 0.75×10^{12} kg と見積もられている．火山，山火事も粒子状物質の発生源である．

E 3. 主な大気汚染物質（推移，発生源，健康影響）

わが国の環境問題は，経済構造の変化，消費の多様化，技術革新，諸活動の都市への集中，国際化，生活様式の変化などに伴って，非常に複雑・多様化している．大都市では，自動車の走行密度の高まりに伴って大気汚染，特に二酸化窒素の濃度が上昇し，環境基準が達成されない地域が拡大している．大気汚染とは人工的につくられた汚染物質が大気中に拡散し，人間や動植物の生存を妨害するようになった状態をいう．

わが国の大気汚染は，工場，自動車，発電所が主な発生源で，大気汚染物質を表 E.2 に示している．発生源から直接大気中に排泄されるガスや粒子状物質を一次汚染物質，一次汚染物質が光化学反応によって生じるオキシダント等を二次汚染物質という．粒子状物質は粒径や成因によって表 E.3 のように分類されており，粒径 10 μm 以下の粒子は呼吸器に強い障害を及ぼすので，浮遊粒子状物質として重視されている．大気汚染物質中で当初二酸化窒素（NO_2），二酸化硫黄（SO_2），一酸化炭素（CO），光化学オキシダント，浮遊粒子状物質の 5 物質について環境基準が設定され（表 E.4），これら 5 種類の汚染物質の大気中濃度については，全国各地の測定局（一般環境大気測定局と自動車排出ガス測定局）で常時自動観測体制がとられ，一方，大気汚染防止法により，硫黄酸化物（SO_2，SO_3），ばいじん（すすなど），有害物質（CO，Pb，HF，Cl_2，HCl，NO_2 など），自動車排出ガス（CO，Pb，NO_2，炭化水素）について，排出基準が設定され，規制が行われた．このうち粉じんについては，さらに，人の健康に被害を生じるおそれのある物質を**特定粉じん**（現在，石綿/アスベストを指定），それ以外の粉じんを一般粉じんとして定めている．その後，さらにベンゼン，トリクロロエチレン，テトラクロロエチレン，ジクロロメタン，ダイオキシン類について環境基準が定められ（表E.4），これらについても大気中への排出規制が行われている．

しかしながら，生活様式の変化などに伴って，大気汚染物質も多様化しており，工場，作業場で事

表 E.2 大気汚染物質の種類

ガス状物質	窒素酸化物	NO_x
	硫黄酸化物	SO_x
	一酸化炭素	CO
	オキシダント	O_3，パーオキシアセチルナイトレート（PAN）
	ハロゲン化合物	
	有機化合物	オレフィン類 アルデヒド，ケトン　など
粒子状物質	浮遊粉じん 降下ばいじん	

表 E.3 粒子状物質の分類

分類名	態	成　因	粒子径 μm	汚染成分
粉じん dust	固態	固形物質の破砕	1～数百	鉱滓，コンクリート，土壌などの無機物，動・植物性物質
フューム fume	固態	固形物質の高温加熱や化学反応で生成した気体分子が冷却してコロイド状の固体となったもの（昇華，燃焼など）	0.1～1.0	金属単体のフューム（Pb その他），金属単体蒸気の酸化（ZnO など）
ミスト mist	液態	液体分散，凝縮による液滴（コロイド）	0.5～30	H_2SO_4 ミストなど
煙 smoke	固態 液態	有機物の不完全燃焼などで生じた微粒子やコロイド	0.01～0.1	たばこ，石炭，油，木材，紙などの燃焼煙
もや fog	液態	気体の凝縮で生じた微細液滴	0.1～100	大気汚染スモッグ

表 E.4 大気汚染にかかわる環境基準

物質名	環境基準
二酸化窒素	1時間値の1日平均値が 0.04 ppm から 0.06 ppm の範囲内，またはそれ以下であること．
二酸化硫黄	1時間値の1日平均値が 0.04 ppm 以下であり，かつ，1時間値が 0.1 ppm 以下であること．
一酸化炭素	1時間値の1日平均値が 10 ppm 以下であり，かつ，1時間値の8時間平均値が 20 ppm 以下であること．
光化学オキシダント	1時間値が 0.06 ppm 以下であること．
浮遊粒子状物質	1時間値の1日平均値が 0.10 mg/m³以下であり，かつ，1時間値が 0.20 mg/m³以下であること．

表 E.4　つづき

有害大気汚染物質（ベンゼン等）に係る環境基準

物質名	環境上の条件
ベンゼン	1年平均値が0.003 mg/m³以下であること．
トリクロロエチレン	1年平均値が0.2 mg/m³以下であること．
テトラクロロエチレン	1年平均値が0.2 mg/m³以下であること．
ジクロロメタン	1年平均値が0.15 mg/m³以下であること．

ダイオキシン類に係る環境基準

物質名	環境上の条件
ダイオキシン類	1年平均値が0.6 pg-TEQ/m³以下であること．

微小粒子状物質に係る環境基準

物質名	環境上の条件
微小粒子状物質	1年平均値が15 μg/m³以下であり，かつ1日平均値が35 μg/m³以下であること．

注）微小粒子状物質はPM2.5ともよばれる．

表 E.5　大気汚染防止法による特定有害物質

アンモニア	フッ化水素	シアン化水素	一酸化炭素	ホルムアルデヒド	
メタノール	硫化水素	リン化水素	塩化水素	二酸化窒素	アクロレイン
二酸化硫黄	塩素	ベンゼン	ピリジン	フェノール	硫酸　フッ化ケイ素
ホスゲン	クロルスルホン酸	黄リン	三塩化リン	臭素	ニッケルカルボニル
五塩化リン	メチルメルカプタン	二硫化炭素	二酸化セレン		

故時の濃厚汚染の場合に措置が必要な28種の指定物質は，さらに特定有害物質として掲げられている（表E.5）．

3.1　二酸化窒素

大気中に存在する主な窒素酸化物は，一酸化窒素（NO）と二酸化窒素（NO_2）であり，NOは空気中で酸化されてNO_2に変化する．この両者を総称して窒素酸化物（NO_x）という．

NO_xは空気中に存在する窒素ガスが，燃料とともに高温で燃焼するときに発生する．その主な発生源は工場のボイラーなどの固定発生源と自動車，船舶，航空機などの移動発生源であるが，一般家庭でもストーブ，コンロ，タバコなどから発生する．NO_2は，人体に対しては呼吸機能を低下させ，細気管支炎や肺水腫など肺に病変をひき起こす．環境省が児童についての健康状態を追跡調査した結果，NO_2の年平均濃度が0.03 ppmを超える地域では，喘息様症状の発生率が高くなる傾向が認められている．NO_2は後述するように光化学オキシダントや酸性雨の発生原因にもなり，われわれの生活にさまざまな被害を及ぼしている．このような状況を踏まえて，

①　総量規制や排煙脱硝技術，低NO_x燃焼技術の開発などによる固定発生源対策

②　NO_x排出量の多いディーゼル車の排出ガス規制などの自動車単体対策

③　交通管理システムの整備，道路構造の改善などによる自動車交通対策

を3本柱として環境基準の早期達成に向けて各種の対策が検討されている．

しかしながら，現状では窒素酸化物による大気汚染の状況は悪化しており，汚染防止対策は十分すすんでいない（図E.1）．図E.2に先進主要各都市の二酸化窒素汚染状況推移を示している．

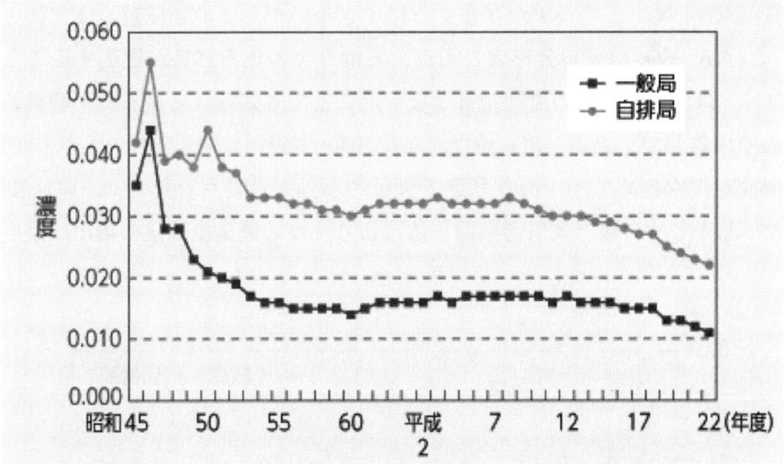

資料：環境省「平成22年度大気汚染状況について（報道発表資料）」

図E.1　二酸化窒素濃度の年平均値の推移

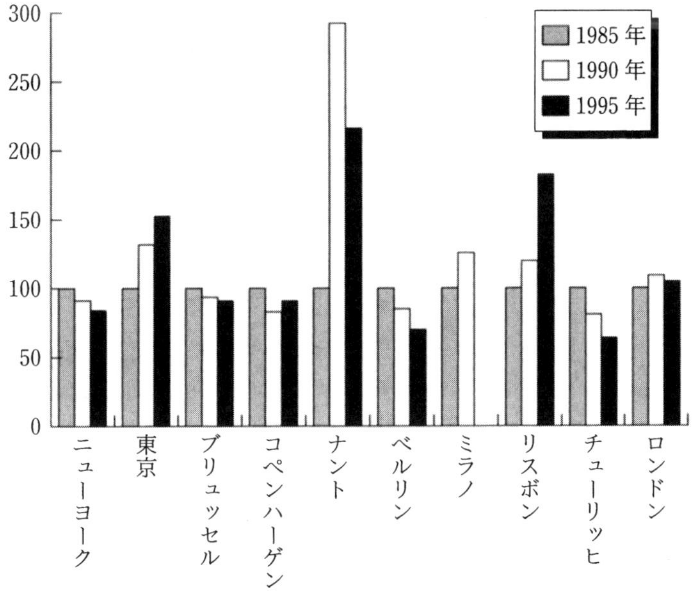

図E.2　先進国主要各都市の二酸化窒素汚染状況推移

注：1985年を100とし，比較を行ったもの．コペンハーゲン，ナント，リスボンは1985年のデータがないため，コペンハーゲンは1988年，ナント，リスボンは1986年のデータを100として比較を行ったもの

資料：OECD「ENVIRONMENTAL DATA 1999」より環境庁作成

（環境庁，平成12年版「環境白書・総説」）

3.2　二酸化硫黄

大気中に存在する硫黄酸化物の大部分は，二酸化硫黄（SO_2）である．二酸化硫黄がさらに酸化された三酸化硫黄（SO_3）は，ごくわずか存在するにすぎないが，この2種類の酸化物を総称して硫黄酸化物（SO_x）と呼ぶ．SO_2 は硫黄分を含む石炭，石油などの化石燃料が燃焼することよって生じる．SO_2 は人体に対しては四日市喘息の原因物質となったことでも知られるように，呼吸器への悪影響があり，酸性雨の原因物質でもある．SO_2 濃度の年平均値の推移は，図 E.3 のとおりである．1960年代後半には，脱硫対策が極めて不十分な状態で大量の石油が消費されたため，SO_2 濃度は 0.06 ppm にも達していた．しかしその後，大気汚染防止法により，ばい煙発生施設の排出口濃度をその有効高

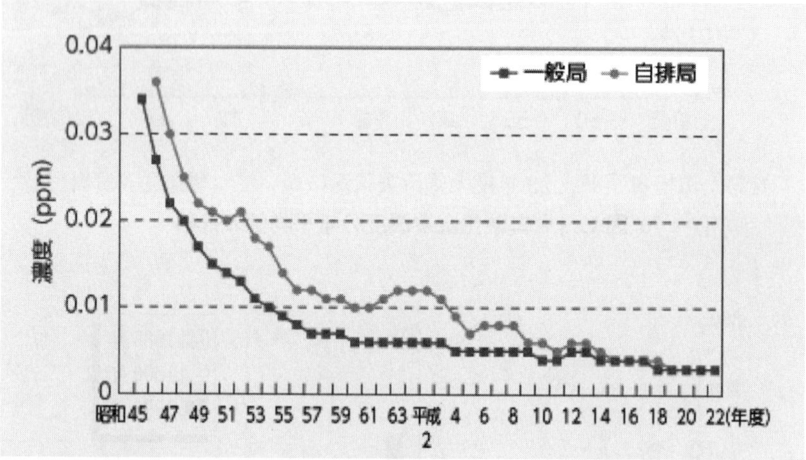

資料：環境省「平成22年度大気汚染状況について（報道発表資料）」

図 E.3　二酸化硫黄濃度の年平均値の推移

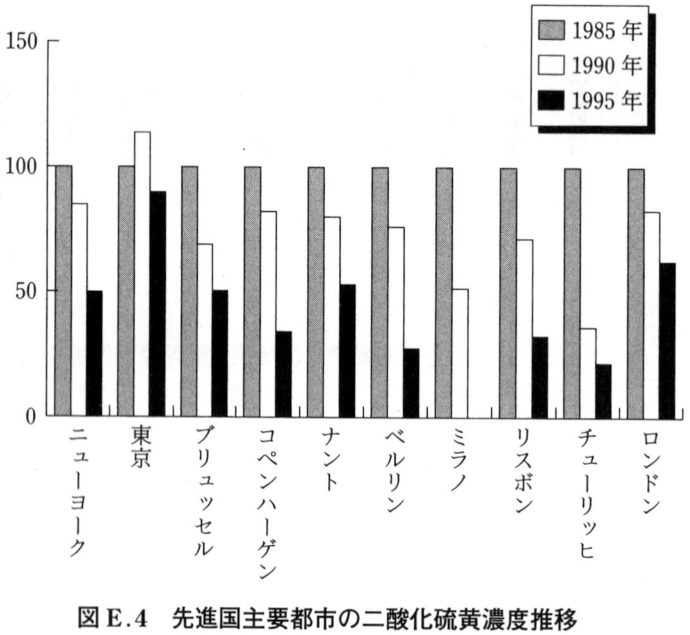

図 E.4　先進国主要都市の二酸化硫黄濃度推移

注：1985年を100とし，比較を行ったもの．コペンハーゲンは，1988年のデータを100として比較を行ったもの

資料：「OECDENVIRONMENTAL DATA 1999」より環境庁作成

（環境庁，平成12年版「環境白書・総説」）

さと地域ごとに定めたK値から求めた値から規制した（いわゆるK値規制）．

硫黄酸化物の排出基準k　　　$Q = K \times 10^{-3}He^2$

Q：硫黄酸化物の許容排出量（Nm^3/時）

He：有効煙突高さ*

K：汚染の程度に従って地域別に定めた定数

*実際の煙突の高さに，排煙温度，排煙量，排煙速度によって変わる煙の高さに基づき補正を加えた値

そして，厳しい公害対策が実施された結果，急激にSO_2濃度は減少し，1985年以後は0.01 ppmのレベルとなり，ほとんどの地域で環境基準が達成されている（図E.3）．このようにわが国においてSO_2汚染が著しく改善されたのは，①施設単位の排出基準と工場単位の総量規制基準による排出規制，②重油の脱硫による低硫黄燃料の使用，③高性能の排煙脱硫装置の設置，などの諸対策が講じられたことによる．発展途上諸国，特に工業化の著しい都市でのSO_2汚染は深刻なレベルに達しているので（図E.4），これらの諸国に対してわが国の優秀な技術の移転が望まれるところである．一方，先進諸外国の主要都市ではおおむね低下傾向にある（図E.4）．

3.3　一酸化炭素

一酸化炭素（CO）は血液中のヘモグロビンとの結合力が強く，体内各組織への酸素の供給を阻害するので貧血や頭痛などを起こし，重症の場合は死亡する．大気中のCOは燃料の不完全燃焼によって発生するもので，主にガソリン車の排出ガスによるものと考えられており，特にアイドリング状態のときに多く発生する．なお，ディーゼル車はほとんどCOを発生しない．継続測定を行っている一般局と自排局でのCO濃度平均値の推移は，図E.5のとおりである．1966年に自動車の排出ガスに対する規制が開始され，逐次強化されてきた結果，大気中のCO濃度は大幅に改善され，1984年以降は一般局，自排局ともすべての局で環境基準が達成されている．

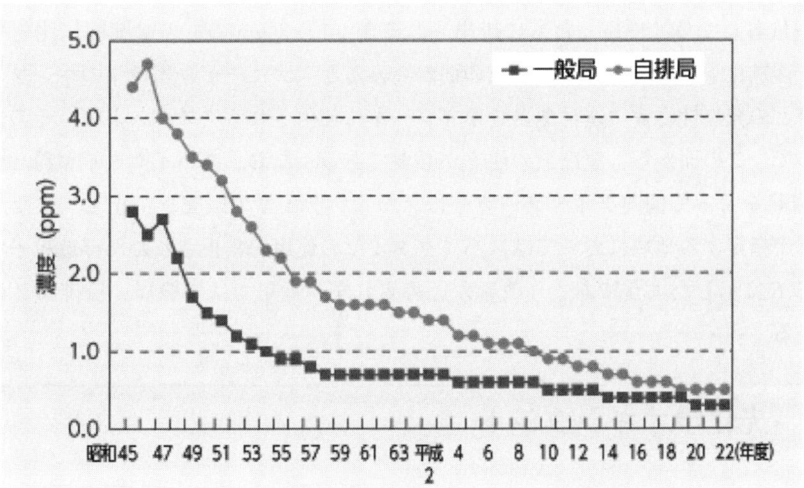

資料：環境省「平成22年度大気汚染状況について（報道発表資料）」

図E.5　一酸化炭素濃度の年平均値の推移

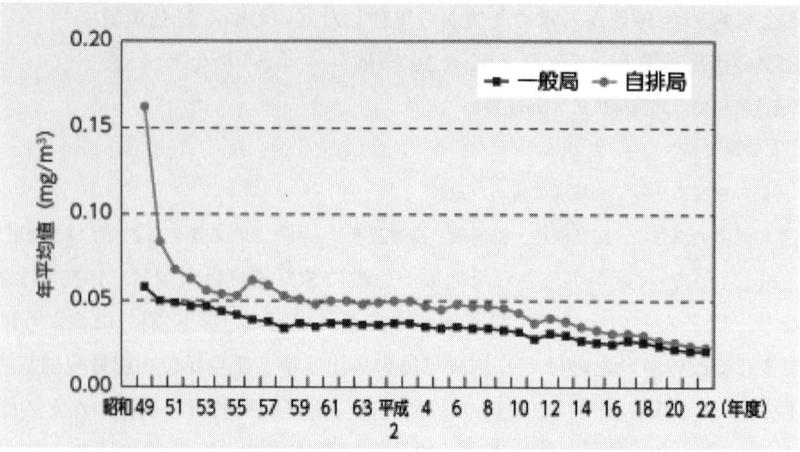

資料：環境省「平成22年度大気汚染状況について（報道発表資料）」

図E.6　浮遊粒子状物質濃度の年平均値の推移

3.4　浮遊粒子状物質

環境基準で定める浮遊粒子状物質は，大気中に浮遊する粒子状物質のうち粒径10 μm以下の微小なもので，高濃度の場合には人の健康に与える影響が大きくなる．また，大気中の粒子状物質のうち10 μm以上のものは自然に地表へ降下してくることが多いので，降下ばいじんと呼んでいる．石炭をエネルギーとして多用していた時代には，降下ばいじんによる汚染が深刻であったが，今日では浮遊粒子状物質のほうが問題となっている．浮遊粒子状物質の発生源は，人為的なもの以外に自然発生的なものもあって多様であるが，化石燃料の燃焼に伴って発生する場合が多く，特にディーゼル車からの黒煙（diesel exhaust particle, DEP）が全国ベースで20〜40 %を占めている．積雪・寒冷地域では，冬期に金属製ピンを装着したスパイクタイヤを使用する自動車の増加によって，いわゆるスパイクタイヤ粉じん汚染が生じている．浮遊粒子状物質のうち，粒径が6〜7 μm以上のものは，鼻腔や咽頭部に大部分が付着して鼻汁や痰とともに排出されるが，1〜2 μmのものは肺胞に沈着するので最も危険である．浮遊粒子状物質を化学的組成の面からみると，ディーゼル黒煙中のベンゾピレンやジニトロピレンなどの発癌性物質，建材や自動車ブレーキに使用されるアスベスト等，その他無数の化学物質があるので，この面からも健康上の注意が必要である．なお，スパイクタイヤ粉じんについては，1991年3月末日をもって国内タイヤメーカーはスパイクタイヤの販売を中止し，また，同年4月より環境庁長官が指定する地域においてはスパイクタイヤの使用が禁止された．浮遊粒子状物質の経年変化は，図E.6に示したようにあまり改善が認められず，近年では一般局，自排局ともにほぼ横ばいが続いている．

3.5　光化学オキシダント

光化学オキシダントとは，窒素酸化物（NO_x）と炭化水素類（HC）が太陽光線の紫外線によって反応して，二次的に生成されるオゾン（O_3）やPAN（peroxyacyl nitrate）などの酸化性物質の総称で

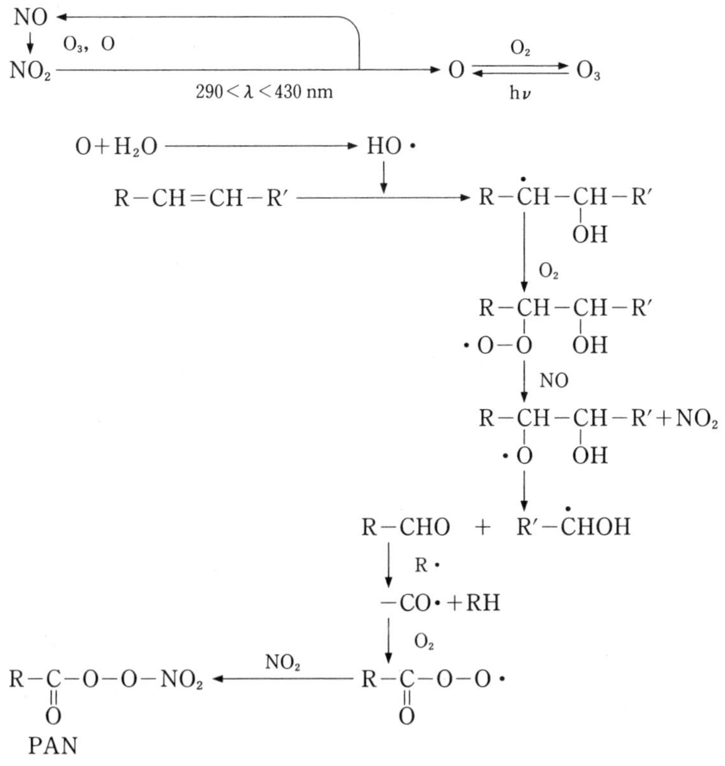

図 E.7　光化学反応

ある（図 E.7）．わが国の光化学オキシダントの主成分は O_3 であり，90 %以上を占める．光化学オキシダントの有害作用は主に O_3 によるもので，人体に対しては目や咽喉などの粘膜を刺激するため，涙が出たり，のどが痛くなったりする．植物に対しても葉の変色などがみられる．また，ゴムを劣化させる作用が強いので自動車のタイヤなどが被害を受ける．光化学オキシダント濃度の 1 時間値が 0.12 ppm 以上で，気象条件からその状態が継続すると認められる場合には注意報を発令し，屋外での運動をさけるなど被害を防ぐための措置がとられている．注意報の発令回数を地域別にみると，東京湾および大阪湾の近接地域に多く，全体の約 70 %を占めている．光化学オキシダント濃度は，全国ほとんどの地域で環境基準を超え，図 E.8 に示すように注意報の発令回数や被害届出人数も依然として多いことから，今後とも NO_2 や HC の排出抑制を推進していかねばならない．

3.6　その他の大気汚染物質

現在大気中の濃度が直ちに人間の健康にとって問題となるレベルでなくても，将来的には濃度上昇が懸念される物質については，長期的，継続的にその推移を把握しなければならない．大気中には人体に有害な微量汚染物質が無数に存在し，これらの物質についてはまだ十分に知られておらず，体系的な規制も行われていない．大気中の有害微量汚染物質は，① 水銀，カドミウムなどの重金属類，② ホルムアルデヒド，PCB，トリクロロエチレン，テトラクロロエチレン，四塩化炭素，ダイオキシンなどの人工あるいは非意図的生成化学物質，③ 放射性核種などの放射性物質，④ アスベストの

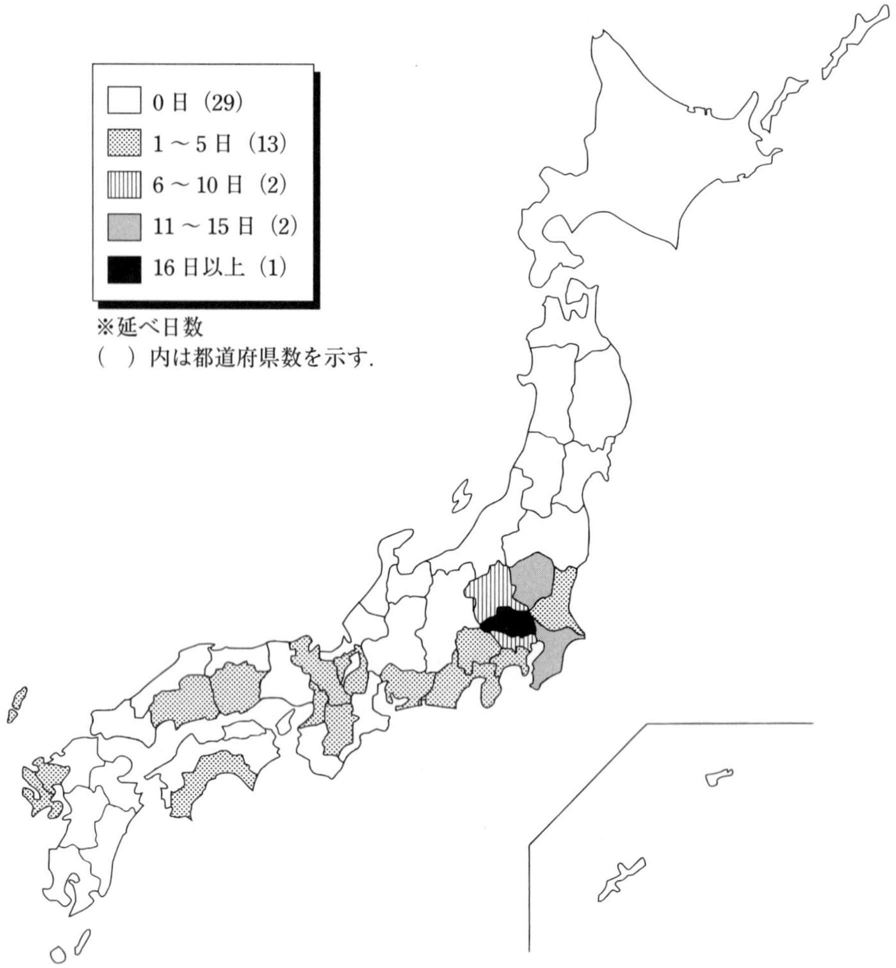

出典：環境省「平成 23 年光化学大気汚染関係資料」

図 E.8　平成 23 年の注意報レベル（0.12 ppm 以上）の濃度が出現した日数の分布

ような繊維，の 4 群に大別される．これらの物質については，監視の継続，発生源の実態把握，人体影響などの調査，研究を進め，適切な対策を講じる必要がある．

3.7　ヒートアイランド現象

大気にかかわる生活環境の変化によって起こるヒートアイランド現象が大都市圏で問題となっている．都市では高密度のエネルギーが消費され，また，地面の大部分がコンクリートやアスファルト等で覆われているため，水分の蒸発による気温の低下が妨げられ，郊外部に比べ気温が高くなる．この現象は，等温線を描くとあたかも都市を中心とした「島」のようにみえるため，ヒートアイランド現象と呼ばれている．

建築物などが日中蓄えた熱を排出する夕方から夜間にかけてこの現象が顕著に現れる．特に夏季は，冷房による排熱が気温を上昇させ，それによりさらに冷房のためのエネルギー消費が増大するという悪循環を生み出している．

ヒートアイランド化を緩和するには，次のような対策が望まれる．

① 人工排熱の低減化

省エネルギー対策として，住宅建設における断熱材の使用，工場排熱の回収，太陽エネルギーの使用，風力発電システムの導入，ゴミ焼却排熱の利用など．

② 都市における緑や水辺の保全

緑の倍増，建物の屋上の緑化，道路の沿道の緑化，多自然型河川の造成など．

3.8 排煙処理法

a）排煙脱硫

化石燃料である石炭や石油中に含まれる硫黄成分は，これらを燃料として利用するとき，大気中に SO_2 や SO_3 などの硫黄酸化物として排出され，これにより「四日市喘息」のような公害病を引き起こした．現在日本では，微粉炭を除き石炭はほとんど燃料として使用されていないので，輸入原油の低硫黄化，排煙脱硫が行われている．低硫黄化は接触水素化脱硫法によって，硫黄化合物を硫化水素として除いている．

接触水素化脱硫法

$$RSH + H_2 \xrightarrow[\text{触媒}]{} RH + H_2S$$

触媒は Mo，Co，Ni などの酸化物または硫化物

排煙脱硫には乾式法と湿式法があるが，乾式法は脱硫率が劣るため，湿式法が主流である．二酸化硫黄（SO_2）の発生源の主なものはボイラー排ガスであって，その濃度は 500～3,000 ppm 程度である．塩基性の水溶液またはスラリーに接触させることにより，排煙中の SO_2 を 90～95 %程度除去することは比較的容易である．下に基本的な湿式法による脱硫反応を示している．

原油の低硫黄化，排煙の脱硫化の方法が開発された結果，大気中の硫黄酸化物の濃度は低値を保ち，環境基準もクリアーしている．

湿式法による脱硫反応

1. 水酸化ナトリウム溶液による吸収法

$$2NaOH + SO_2 \longrightarrow Na_2SO_3 + H_2O$$

$$Na_2SO_3 + 1/2\ O_2 \longrightarrow Na_2SO_4$$

2. アンモニア水溶液による吸収法

$$2NH_3 + SO_2 + H_2O \longrightarrow (NH_4)_2SO_3$$

$$(NH_4)_2SO_3 + 1/2\ O_2 \longrightarrow (NH_4)_2SO_4$$

3. 石灰，消石灰による吸収法

$$Ca(OH)_2 + SO_2 \longrightarrow CaSO_3 + H_2O$$

$$CaCO_3 + SO_2 \longrightarrow CaSO_3 + CO_2$$

$$CaSO_3 + 1/2\ O_2 \longrightarrow CaSO_4$$

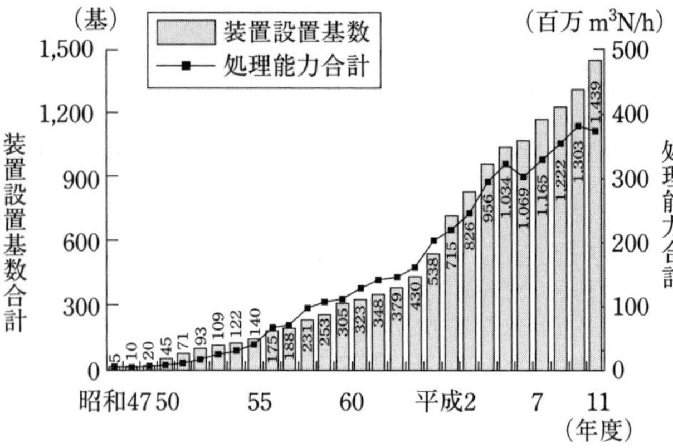

資料：環境省『大気環境に係る固定発生源状況調査』より作成

図 E.9　年度別排煙脱硝装置設置状況（昭和 47 年度～平成 11 年度）

b）排煙脱硝

窒素酸化物（NO_x）の固定発生源の主なものは，ボイラーや工業用炉から排出される燃焼排ガスであって，その濃度は 1,000 ppm 以下である．NO_x には主として燃焼に伴って発生し，燃料起源のもの（ヒューエル NO_x）と，燃焼に伴う酸化反応によって燃焼空気中の窒素が酸化されるもの（サーマル NO_x）とがあるが，一般に後者が圧倒的である．NO_x の 90～95 % は水に難溶で，反応性の乏しい NO であるため，水洗法またはアルカリ洗浄法といった単純な吸収法（湿式法）では効果的な除去はできない．よって現在採用されている脱硝方式の多くは乾式選択接触還元法である．

乾式選択接触還元法

$$6NO + 4NH_3 \xrightarrow[\text{触媒}]{} 5N_2 + 6H_2O$$

$$6NO_2 + 8NH_3 \xrightarrow[\text{触媒}]{} 7N_2 + 12H_2O$$

反応温度は 350～400 ℃の高温で，触媒は酸化チタンが用いられる．

図 E.9 に示されるように，排煙脱硝装置の設置基数および処理能力は着実に増加しているが，大気中の NO_x の濃度が減少しないのは，増加する自動車，大気汚染防止法で規定する「ばい煙発生施設」に該当しない小規模燃焼機器の関与が大きいとされている．

一方，NO_x 生成抑制燃焼技術として，効果的な燃焼法のうち，2 段燃焼法はヒューエル NO_x 抑制手段として最も一般的な方法で，1 段目において燃料過剰燃焼を行い，NO_x の N_2 への還元を促進し，2 段目で未燃焼分を完全燃焼させるものである．オフストイチオメトリック燃焼法は燃料過剰バーナーと空気過剰バーナーとを配置したもので，燃料過剰バーナーでは NO_x の抑制と，空気過剰バーナーでは燃焼温度低下によるサーマル NO_x 抑制を図ったものである．

E 4. 主な大気汚染物質の測定法

4.1 一酸化炭素

非分散型赤外分析法：環境規準による測定法は非分散型赤外分析法が指定されている．CO 分子は特有の波長の赤外線を吸収し，CO 濃度に対応した吸収を示すことが知られている．よって非分散型赤外線吸収法は，ビルや大気中の一酸化炭素を連続的に自動分析するのに便利な方法である．赤外線は 2 種の元素よりなるガス，例えば CO，CO_2，NO，CH_4 や揮発性の有機溶剤などにより吸収されると発熱する．非分散型赤外線吸収法はこれを応用したもので，1 光源 1 セル方式，1 光源 2 セル方式，2 光源 2 セル方式などの種類がある（F.2.3 CO_2 の測定法参照）．

検地管法：検知管法には，CO の濃度により変化する色調で測定する比色法と，色の変化した長さで測定する測長法がある．比色法としては，多孔質のシリカゲル粒を担体とし，これに硫酸酸性の硫酸パラジウムとモリブデン酸アンモニウムを吸着させた検知剤がある．着色の原理は，パラジウムが触媒となり，CO によりモリブデン酸アンモニウムが還元されてモリブデンブルーとなるもので，黄色から黄色・緑色，青緑色，さらに青色へと変色する．測長法は亜硫酸パラジウムカリウム $K_2Pd(SO_3)_2$ を吸着したもので，以下の反応式のように金属 Pd を析出して黒色を呈する．

$$K_2Pd(SO_3)_2 + CO \longrightarrow CO_2 + SO_2 + Pd + K_2SO_4$$

4.2 二酸化硫黄

溶液導電率法：フィルターを通して試料空気を吸収液（微量の硫酸を含む過酸化水素水）に通じると（硫酸ミストはフィルターで除かれる），二酸化硫黄は過酸化水素によって酸化されて強電解質の硫酸となり，吸収液の導電率が増加するので，この導電率を測定することによって大気中の二酸化硫黄の濃度を知ることができる．吸収液に少量の硫酸を加えるのは，過酸化水素の分解防止と導電率の測定の安定化のためである．

捕集液　過酸化水素水（H_2O_2-H_2O）

溶液導電率法

$$\left.\begin{array}{l} SO_2 + H_2O_2 \\ SO_3 + H_2O \end{array}\right\} \longrightarrow H_2SO_4\ (2H^+ + SO_4^{2-})$$

SO_4^{2-} の増加による導電率の増大を測定．

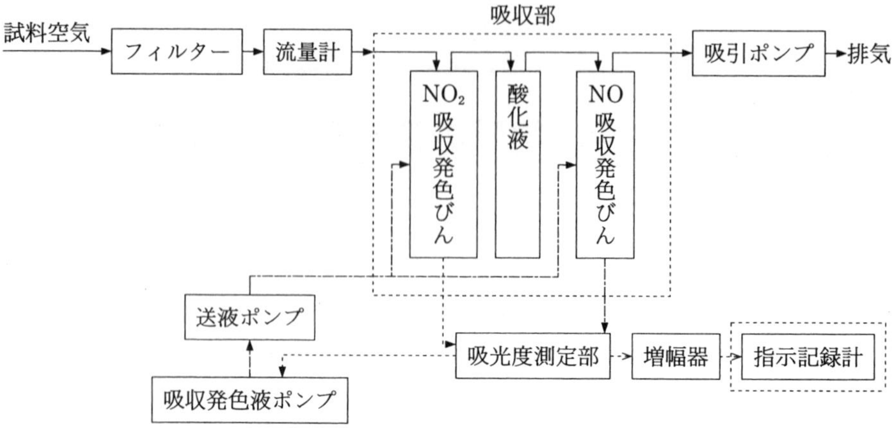

図 E.10　大気中の窒素酸化物測定器の構成例

4.3　二酸化窒素

ザルツマン法：二酸化窒素を含む試料空気をザルツマン試薬（ナフチルエチレンジアミン二塩酸塩・スルファニル酸および酢酸の混合溶液）に通じると，ジアゾ化反応が起こり，液が呈色するので，この呈色度を吸光光度法で測定することによって，二酸化窒素の濃度を知ることができる．呈色の原理は次のとおりである．

$$NO_2 + 1/2\ H_2O \longrightarrow \alpha \cdot HNO_2 + (1-\alpha) \cdot HNO_3$$

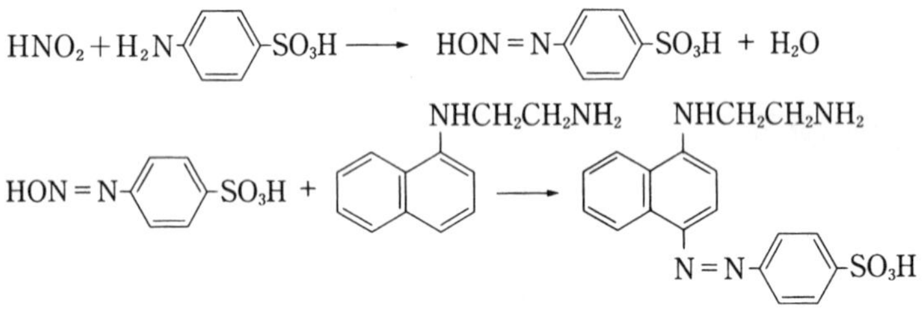

反応原理　α はザルツマン係数と呼ばれ，NO_2 1モルから生成される NO_2^- のモル数であり，理論的には 0.5 であるが，実測によると 0.84 であるといわれ，現在この値が採用されている．装置の構成の1例を図 E.10 に示す．

この装置でまず NO_2 を発色させ，次に NO を酸化液（$KMnO_4$ 硫酸）中で NO_2 となり，吸収発色部でザルツマン試薬と反応する．ただし酸化反応が 70 % であるので，生成した NO_2 に対してさらに 100/70 をかけて算出する．

4.4　浮遊粒子状物質

①　ろ紙法：ろ紙に空気を採取し，その重量を測定する方法がある．これに用いる捕集装置としては，毎分 1.2〜1.7 m^3 の空気を採取できるハイボリウムエアーサンプラー（図 E.11）と粒径 10 μm 以下の粒子を捕集するのを目的とし，毎分 20 L 程度を採取できるローボリウムエアーサンプラーとがある．

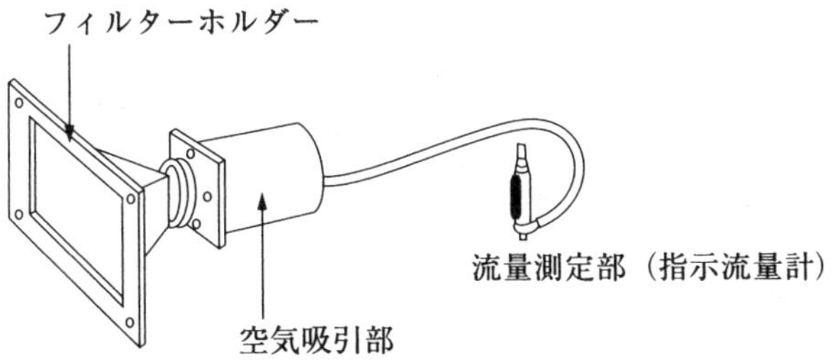

図 E.11　ハイボリウムエアーサンプラー

② 散乱光法：粒子による光散乱を利用した間接的連続測定法である．

③ 圧電天ビン法（ピエゾバランス法）：圧電結晶振動を利用した浮遊粒子状物質の質量濃度連続測定法である．

④ β線吸収法：ろ紙上に吸収された浮遊粒子状物質にβ線を照射し，吸収β線を測定することにより，浮遊粒子状物質の質量濃度を連続的に測定する方法である．

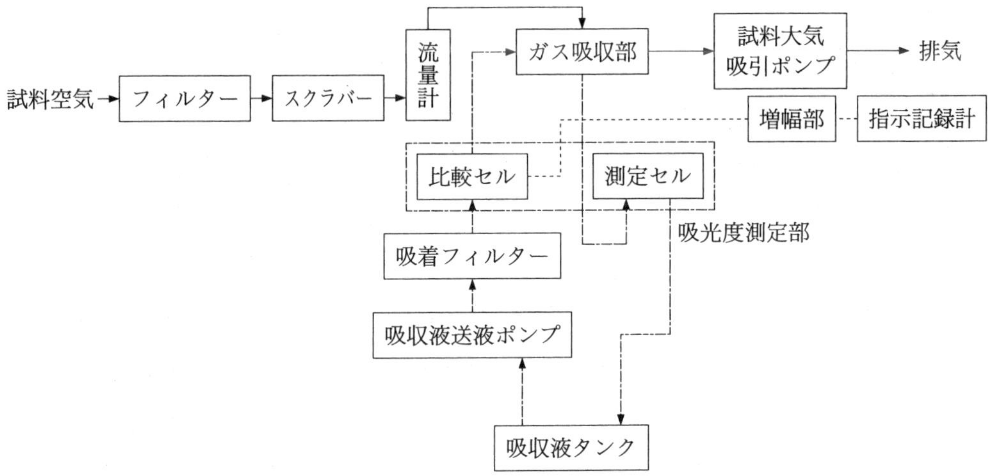

図 E.12　大気中のオキシダント自動測定器の構成例

4.5　光化学オキシダント

中性ヨウ化カリウム法：中性ヨウ化カリウム法は KI 溶液にオキシダントが接触することによって，次式（1）の反応により I_2 が遊離する．ついで I_2 は過剰の KI と反応して KI_3 となる．水溶性の I_3^- は 352 nm に極大吸収をもっているので，その吸光度を測定する方法である．

$$2KI + O_3 + H_2O \longrightarrow 2KOH + I_2 + O_2 \cdots (1)$$

$$KI + I_2 \longrightarrow KI_3 \cdots (2)$$

自動分析装置の構成の 1 例を図 E.12 に示す．本法は，SO_2 や NO_2 によって妨害を受けるので，スクラバーとして CrO_3 を浸したガラス繊維ろ紙を詰めた酸化器を使用する．

E 5. 大気汚染に影響する気象要因（逆転層など）

5.1 大気安定度

大気汚染に影響する気象条件に大気安定度がある．一般に，大気の温度は地表面が高く，上層に行くに従って低くなり，乾燥した空気は 100 m 上昇するごとに正確には 0.98 ℃ずつ低下していく．これを乾燥断熱気温減率といい，Γで表される．

実際，地表近くにある空気は暖かく，上空の冷たい空気よりも比重が軽い．そこで，軽い空気は上空の重い空気と入れ代わる傾向があり，大気の動きが生じる．この場合，地表近くに存在する汚染物質は上空に向け拡散され，このような条件では大気汚染は起こらないことになる．このような地表面の空気と上空の空気が入れ代わる状態を，大気が不安定であると呼ぶ．逆に，上空の空気の温度が下層の空気温度より高い場合は，下層空気中の汚染物質の上空への拡散は起こらない．このような状態を大気が安定であるという．現在の空気の気温減率を γ とし，乾燥断熱気温減率をΓで表すと，次のような関係が成り立つ．

$\Gamma < \gamma$　　大気が不安定

$\Gamma = \gamma$　　中立

$\Gamma > \gamma$　　大気が安定

気温減率が 100 m につき 0.98 ℃以上のときは大気は不安定であり，0.98 ℃では中立，0.98 ℃以下では安定となる（図 E.13）．このうち，ある高さまでは上層に行くに従って気温が低下するが，ある空気の層の部分で，温度が逆に上昇するような現象がみられる場合，この層を逆転層という．逆転層が発生した場合，逆転層の下の部分の大気は撹拌されるが，逆転層の部分でさえぎられてしまい，これ以上，上空への汚染物の拡散は起こらない．すなわち，逆転層があると汚染度が高くなるという現象がみられるのはこのためである．

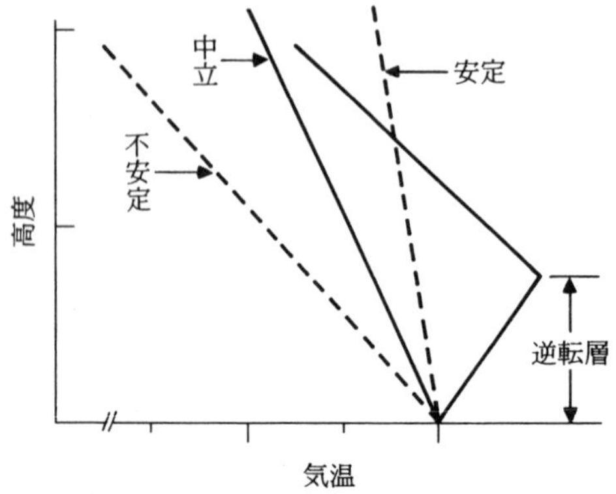

図 E.13　地表面からの高度と気温の関係

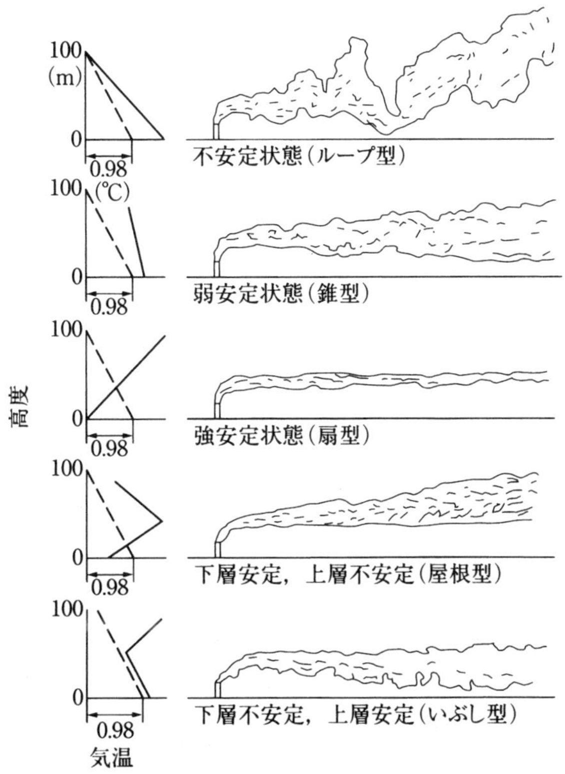

図 E.14 気温の垂直勾配と煙の形

図 E.14 は煙突から排出される煙の形と大気安定型，逆転層の起こり方をまとめたものである．

5.2 逆転層

逆転層は，その成因により以下のように区別される．

放射性（接地）逆転：日中の気温減率は大きく，大気は不安定であり，大気は撹拌されている．しかし，日没後は地表面の熱放射により，地表面が大気よりも先に冷やされる．このため地表近くの気温が下がり，一方，大気の冷却が遅れるため，地表からある高さまでは気温が上空に行くにつれて上昇することがある．このことを放射性（接地）逆転という．年間を通じて発生するが，特に冬季に多く，高気圧が広がり，微風の晴天の夜間によく発生する．逆転層の高さは地上 150〜250 m である．逆転層に閉じこめられた汚染物質は，日の出後，地表が暖められると分解し，大気の撹拌（対流）によって地表近くに運ばれる．冬の晴れた無風の夜間に起こるロンドンスモッグが知られている．

地形性逆転：局地的な地形によるもので，盆地，深い入り江，谷間などでは夜間冷却された空気が斜面に沿ってゆっくりと底のほうに流入し，盆地や谷間の底のほうが温度が低くなり逆転層を形成する．このような底部に工場の汚染物質などの排出源があると，局地的な大気汚染の起こることがある．呼吸器障害が発生したベルギーのミューズ谷やアメリカでのドラノ谷事件が知られている．

沈降性逆転：高気圧の外側で沈降性の気流が生じ，その空気の断熱圧縮で温度が上昇し，下層より気温が高くなるとき起こる．ロサンゼルススモッグとして有名で，自動車排ガスのオキシダントが問題になる．

前線性逆転：低気圧の圏内で，まわりの冷たい空気の流入により暖気団の下にもぐり込むことで起こる．

表 E.6　逆転層の種類とその生成要因

逆転層の種類	逆転層の生成要因
1　放射性逆転層	日没後，急速な熱放射のため，地表面の気温が上層より低下し，形成する逆転層をいう．
2　沈降性逆転層	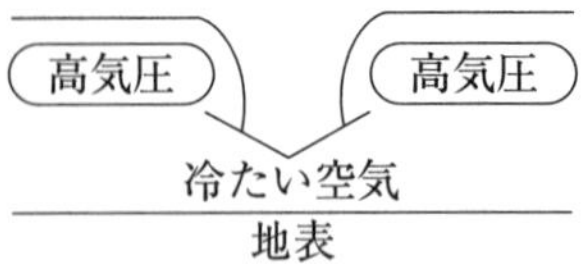 高気圧圏内では，沈降性の気流が存在し，その下降した空気が断熱圧縮で温度上昇し，下層空気より気温が高くなる．このときに形成する逆転層をいう．
3　前線性逆転層	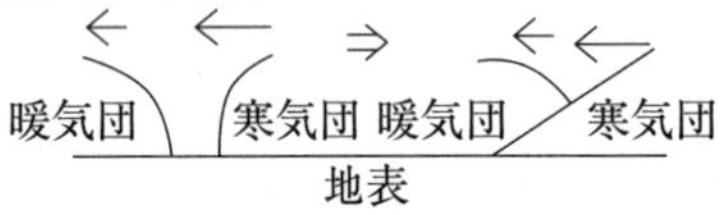 寒気団が暖気団の下にもぐって形成する逆転層をいう．
4　地形性逆転層	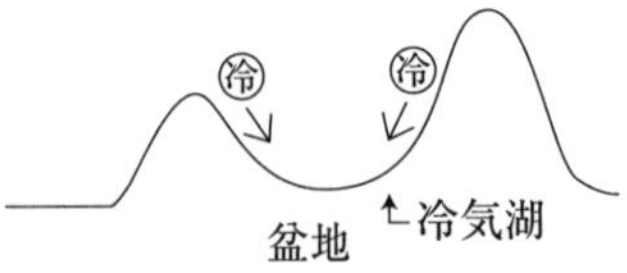 斜面に沿って冷たい（重い）空気が谷間や盆地に流れ込み冷気湖を形成するときに起こる逆転層をいう．

（最新薬剤師国試対策　衛生薬学—健康・環境，2007年版，p. 535，日本医薬アカデミー）

F 室内環境

空気環境には，生活環境としての普通室内環境（室内空気）と屋外の大気環境がある．その他，人が作業し労働する場所の環境，すなわち作業環境がある．

室内空気の対象となるのは，住宅，事務所，学校，病院，宿泊施設，映画館，店舗，集会所，その他日常生活をする屋内ならびにそれに準じる場所である．室内環境は室外気象条件の変化に影響されるほか，建物の構造や位置，内部設備の規模や機能などの居住環境，さらに室内の人の人数や室内での作業内容に影響される．室内空気の判定基準として，従来から日本薬学会協定衛生試験法に普通室内空気試験成績判定基準（表 F.1）があり，温度条件および汚染条件各項目につき，快適値（区分 A），許容値（区分 C），不適値（区分 E）までの 5 階級に分けて快適さ，または衛生上の判定基準としている．その他室内基準の判定基準として，ビル衛生管理法（「建築物における衛生的環境の確保に関する法律」）によるもの（表 F.2），学校保健安全法による学校環境衛生の基準（表 F.3）などがある．これらの環境衛生基準には，温度条件以外に汚染条件として二酸化炭素，一酸化炭素，浮遊粒子状物質（浮遊粉じんまたはじんあい）および細菌数（落下細菌）の基準値がある．

F 1. 室内環境を評価するための代表的指標

1.1 温度条件

人が快適な温度感を覚えるのは，体内で生成する熱と放散する熱が等しく，体温がほぼ一定しているときであり，この熱の発生と放散は周囲の気象条件に影響される．

a）気　温

太陽の輻射（日射）量により左右され，日中でも変動する．気温は空気の温度条件のうち，感覚温度（体感温度）にもっとも影響を与えるもので，気温が体表面温度より低い場合，伝導，対流，輻射により体熱は放散され，気温が高い場合は，熱が体内に流入するので体熱放散は皮膚その他からの蒸発に依存する．すなわち気温 15～25 ℃は人体のエネルギー消費が最小となり違和感がないが，気温

表 F.1　普通室内空気試験成績判定基準表

試験項目			季節	A	B	C	D	E
				成績表示区分				
温度条件	気温（℃）		夏〔冷房の場合〕	24～25 (25～26)	26 23	27 22～21	28 20	＞29 ＜19
温度条件	気温（℃）		春秋	22～24	25 21	26 20	27 19	＞28 ＜18
温度条件	気温（℃）		冬	22～23	24 21～20	25 19	26 18	＞27 ＜17
温度条件	気湿（%）			50～60	61～65 49～45	66～70 44～40	71～80 39～30	＞81 ＜29
温度条件	気動（m/sec）		夏	0.40～0.50	0.51～0.74 0.39～0.25	0.75～1.09 0.24～0.10	1.10～1.49 0.09～0.04	＞1.56 ＜0.03
温度条件	気動（m/sec）		春秋	0.30～0.40	0.41～0.57 0.29～0.17	0.58～0.82 0.16～0.08	0.83～1.15 0.07～0.03	＞1.16 ＜0.02
温度条件	気動（m/sec）		冬	0.20～0.30	0.31～0.45 0.19～0.12	0.46～0.65 0.11～0.06	0.66～0.99 0.05～0.02	＞1.00 ＜0.01
温度条件	カタ冷却力		乾	6.0～7.0	7.1～9.0 5.9～5.0	9.1～11.0 4.9～ 3.5	11.1～12.9 3.4～ 2.1	＞13.0 ＜ 2.0
温度条件	カタ冷却力		湿	18.0～19.0	19.1～20.9 17.9～15.1	21.0～24.0 15.0～12.1	25.0～29.9 12.0～ 9.1	＞30.0 ＜ 9.0
温度条件	感覚温度	℃	夏	22	23 21～20	24 19	25 18	＞26 ＜17
温度条件	感覚温度	℃	春秋	20～21	22 19	23 18	24 17	＞25 ＜11
温度条件	感覚温度	℃	冬	19	20 18	21 17	22 16	＞23 ＜15
温度条件	感覚温度	°F	夏	71～72	73～74 70～68	75～76 67～65	77～78 64～63	＞79 ＜62
温度条件	感覚温度	°F	春秋	68～70	71～72 67～65	73～74 64～63	75～76 62～61	＞77 ＜60
温度条件	感覚温度	°F	冬	66～67	68～69 65～64	70～71 63～62	72～73 61～60	＞74 ＜59
汚染条件	二酸化炭素（%）	普通の場合		＜0.069	0.070～0.099	0.100～0.139	0.140～0.199	＞0.200
汚染条件	二酸化炭素（%）	再循環式機械換気実施の場合		＜0.099	0.100～0.139	0.140～0.199	0.200～0.249	＞0.250
汚染条件	二酸化炭素（%）	無煙突暖房の場合（主としてガス，石油ストーブ）		＜0.099	0.100～0.199	0.200～0.349	0.350～0.449	＞0.450
汚染条件	浮遊粒子状物質（mg/m^2）			＜0.09	0.1～0.29	0.3～0.9	1.0～1.9	＞2.0
汚染条件	細菌数（落下法5分間露出）			＜29	30～74	75～149	150～299	＞300

備考：温度（気温，感覚温度）の実測値が小数点以下の端数の場合は，四捨五入した値で判定する．
（日本薬学会編：衛生試験法・注解2010，金原出版より）

27℃以上では脈拍と呼吸の増加，発汗，血圧低下，食欲低下などを起こし，気温15℃以下では末梢血管の収縮，局所の発赤，貧血，血圧上昇，ふるえ，筋肉緊張などが起こる．

表 F.2　ビル衛生管理法による建築物環境衛生管理基準

(1)　浮遊粉じんの量	空気 1 m^3 につき 0.15 mg 以下（約 10 μm 以下のものについて）
(2)　一酸化炭素の含有率	10 ppm（厚生労働省令で定める特別の事情がある建築物にあっては，厚生労働省令で定める数値 20 ppm）以下
(3)　炭酸ガスの含有率	1000 ppm 以下
(4)　温　　度	①　17℃以上 23℃以下 ②　居室における温度を外気の温度より低くする場合は，その差を著しくしないこと
(5)　相 対 湿 度	40 %以上 70 %以下
(6)　気　　流	0.5 m/sec 以下
(7)　ホルムアルデヒド	0.1 mg/m^3

b）気湿（湿度）

通常その温度における飽和水蒸気圧に対する相対湿度（%）で表される．気湿が 45〜65 %の範囲は通常快適感を与え，80 %以上では湿潤感を，30 %以下では強い乾燥感を与える．しかし人が感じるとき，気温の違いによってさまざまである．例えば高湿は，高温の時は蒸し暑さを，低温のときは底冷えを感じるし，低湿は，高温の時は爽快さや涼しさを与えるが，上部気道を刺激し，微生物やじんあいの捕集効果を低下させ，呼吸器疾患を起こしやすくする．

至適湿度は温度によってそれぞれ異なるが，概ね 40〜70 %を可とし，15 ℃では 70 %，18〜20 ℃では 60 %，21〜23 ℃では 50 %，24 ℃以上では 40 %とされている．

c）カタ冷却力

人の平温（36.5 ℃）に等しい温度において，その周囲の空気により，人の体表面から単位時間に奪われる熱量（ミリカロリー/秒）を示す指標である．人体表面のモデルとして乾カタ温度計（図 F.6）を用い，人の平温（36.5 ℃）に等しい温度計（カタ）がその周囲の空気によりどれだけ冷却されるかを冷却力として表す．カタ冷却力には輻射（放熱），気動（気流）ならびに蒸発冷却に基づくものがある．

カタ温度計には乾カタ温度計と湿カタ温度計（カタ温度計の球部が湿ったもの）があり，乾カタ冷却力は生体からの輻射，伝導による放熱と気動を，湿カタ冷却力は輻射，伝導，気動に加え，水分の蒸発量による熱損失の尺度である．カタ冷却力から気動を求めることができる．

d）気動（気流）

室内空気が快適であるかどうかを左右する条件の一つとして，空気の流動速度すなわち気動がある．例えば，夏期において適度の風が好ましいことは誰しも経験するであろう．試験法のところで記すように，気動の算出には，乾カタ冷却力と気温のデータが必要である．したがって，乾カタ冷却力は，生体からの輻射放熱（体温による輻射），伝導放熱（体温と気温との温度差による放熱）および気動という因子の組み合わせである．したがって，乾カタ冷却力と気温がわかれば気動を求めることができる．

気動の計算

表 F.3　学校保健安全法による学校環境衛生基準

検査項目	検査事項		場所・条件	判定基準
換気および保温	(1) 換気		授業中，各階1以上の教室などを選び，1か所以上の机上の高さ	二酸化炭素 1500 ppm 以下が望ましい（日常的には不快な刺激や臭気がないこと）
	(2) 温度			10℃以上，30℃以下が望ましい
	(3) 相対湿度			30％以上，80％以下が望ましい
	(4) 浮遊粉じん*			0.10 mg/m^3 以下
	(5) 気流*			0.5 m/秒以下が望ましい
	(6) 一酸化炭素**			10 ppm 以下
	(7) 二酸化窒素**			0.06 ppm 以下が望ましい
	(8) 揮発性有機化合物***	ア）ホルムアルデヒド	普通教室，音楽室，図工室，コンピュータ教室，体育館などの温度が高い時期	100 μg/m^3 以下
		イ）トルエン		260 μg/m^3 以下
		ウ）キシレン		870 μg/m^3 以下
		エ）パラジクロロベンゼン		240 μg/m^3 以下
		オ）エチルベンゼン		3800 μg/m^3 以下
		カ）スチレン		220 μg/m^3 以下
	(9) ダニまたはダニアレルゲン		保健室の寝具，カーペット敷の教室などダニの発生しやすい場所で温度が高い時期	ダニ数 100 匹/m^2，または同等のアレルゲン量以下
採光および照度	(10) 照度		教室およびそれに準ずる場所	300 ルクス以上
			教室および黒板	500 ルクス以上が望ましい（最大照度：最小照度＝20：1 以下****）
			コンピュータ教室などの机上	500〜1000 ルクスが望ましい（画面などに反射や影が映らないこと）
			テレビ，コンピュータなどの画面	100〜500 ルクスが望ましい（垂直面照度）
			その他の場所	日本工業規格 Z9110 学校施設の人工照明の照度基準に適合すること
	(11) まぶしさ		輝きの強い光源（窓）	黒板の外側 15° 以内にないこと
			見え方を妨害する光沢	黒板面および机上面にないこと
			見え方を妨害する電灯・窓など	テレビおよびコンピュータなどの画面に映じていないこと
騒音	(12) 騒音レベル		教室内閉窓時	L_{Aeq} 50 デシベル以下が望ましい（教師の声などが聞き取りにくくないこと）
			開窓時	L_{Aeq} 55 デシベル以下が望ましい（教師の声などが聞き取りにくくないこと）

＊：空気の温度，湿度または流量を調節する設備を使用していない教室などでは，必要な場合

＊＊：燃焼器具を使用していない教室などでは，省略できる．

＊＊＊：ウ〜カは，必要と認める場合に検査を行う．

＊＊＊＊：10：1を超えないことが望ましい．

（日本薬学会編：衛生試験法・注解2010，金原出版より）

気温および乾カタ冷却力から，次式に従って気動を算出する．

① 気動が 1 m/sec 以下の場合（H/θ の値が 0.60 よりも小さい場合）

$$V = \left(\frac{H/\theta - 0.20}{0.40}\right)^2$$

② 気動が 1 m/sec 以上の場合（H/θ の値が 0.60 より大きい場合）

$$V = \left(\frac{H/\theta - 0.13}{0.47}\right)^2$$

V：気動（m/sec）

H：乾カタ冷却力

θ：$(36.5 - t)$ ℃（t は，アスマン通風湿度計によって測定した気温）

カタ温度計は，当初は環境が人体を冷却する能力を測定する装置として考案された．しかし，気流に非常に敏感で屋内空間レベルの 10 cm/s 程度の微風速の気流の検出に適した構造特性を持つことから，主に微風速計として利用されるようになった．現在では，別法として**熱線風速計**による方法もある．電流を通じて加熱した白金線が風によって冷却されると，電気抵抗が増すことを利用した風速計で，気動および風速を直読できる．受風部の構造により，指向性の強いものと，無指向性のものがある．

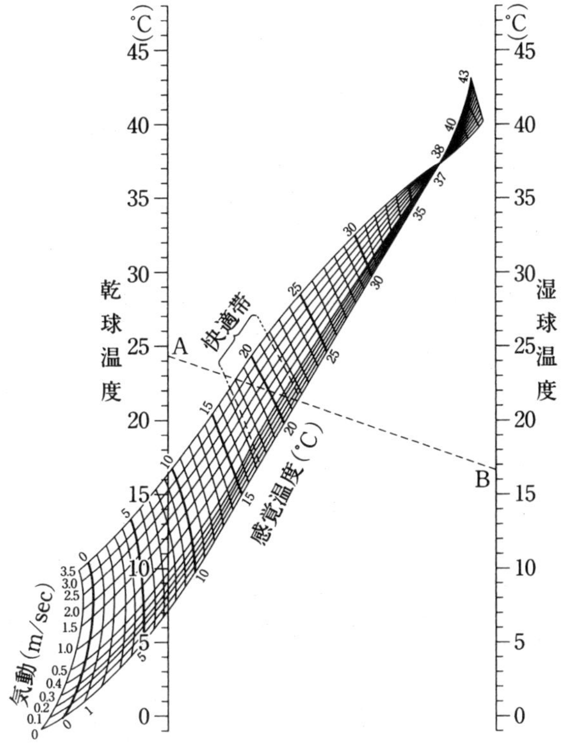

図 F.1　感覚温度図表

e）感覚温度

人の周囲の気温，気湿および気動の3因子が複合して人体に実感として感じさせる温度を飽湿の静止した空気の温度として示したものをいう．人体から対流，輻射，蒸発により等しい熱量が放出されるとき，いずれも人体に同じ程度の温熱感を与えることから，C. P. Yaglou は人工気候室で組み合わせた各種温熱条件を被験者の体温感覚と対比して作成した温熱指標を感覚温度と称した．

感覚温度は，乾球温度（t），湿球温度（t'）および気動（V）の値を感覚温度図表（図 F.1）に代入して求めるもので，これにより人が快適と感じるか否かを判定できるものである．

最近，不快指数という表示も用いられているが，これは乾球温度 t と湿球温度 t' とから算出するもので，次式から求められる．

$$不快指数 = 0.72\,(t + t') + 40.6$$

不快指数70を超えると一部の人が不快になり，75で50 %，79でほぼ100 %の人が不快になるとされているが，これはアメリカ人によるデータであり，高温多湿の日本では不快の程度は異なると考えられる．

1.2　二酸化炭素（CO_2）

CO_2 の生体への影響は，大気中濃度2.5 %以下では影響が出ないし，室内空気中の CO_2 はこの濃度にまで上昇することはなく，人に影響を与えることはない．しかし，室内空気の汚染度と CO_2 濃度の間には，ある程度の相関関係があるとされている．

二酸化炭素は大気中に0.03～0.04 %（300～400 ppm）存在する．二酸化炭素は人の呼吸によって増加するから，室内の二酸化炭素の増加は，その室内の汚染度の増加を意味する．二酸化炭素の労働衛生上の許容濃度が0.5 %となっていることからもわかるとおり，それ自体はそれほど毒性のあるものではないが，二酸化炭素の濃度が0.2 %位になると，室内の温度，湿度，感覚温度などの温度条件が悪化するのが一般的である．したがって，二酸化炭素の測定の意義は，人の集合する室内の空気の清浄度または汚染度をチェックして，換気の必要性の有無を判断する指標とすることにある．

通常，室内空気の二酸化炭素の上限としては，0.1 %ないし0.15 %の値がとられている．労働衛生上の許容濃度は5000 ppm（0.5 %）である．

1.3　一酸化炭素（CO）

COは有機物や炭素の不完全燃焼によって生成する無色，無臭のガスで，室内空気中に広く存在する．一般に家庭用燃料，都市ガス，自動車排ガスなどがある．近年も不完全燃焼によるCO中毒により，多くの人が死亡している．COの人に対する毒性としては体内組織の酸素欠乏によるものである．COの血液中へモグロビン（Hb）との結合力は O_2 の210倍であり，COが存在するとHbの本来の機能である体内組織への O_2 の供給を妨げることになる．Hbとの結合は吸入時間が長くなるとCO-Hb量は増加する．例えば空気中にCOが0.07 %あると，血中Hbの50 %はCOと結合し，体内への O_2 の供給は半減する．COの中毒症状は，Hb総量に対するCO-Hbの割合によって左右される．図 F.2

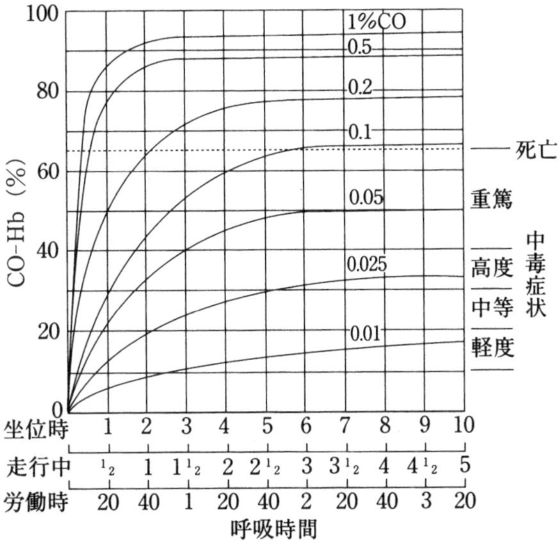

図 F.2 CO-Hb 増加の経過

にはCO濃度，吸入時間とCO-Hb濃度との関係を示している．

1.4 浮遊粒子状物質

浮遊粒子状物質は，形態から固体粒子と液体粒子の2種に分類される．固体粒子には人体の老廃物や衣服の繊維，ほこり，花粉，ダニ，かびなどがある．呼吸器では気管や気道に「粘液プランケット」と呼ばれる洗浄防御機構があり，粒子径が10 μm以上のものは肺胞に達しにくい．0.5〜10 μm程度の粒子は肺胞まで吸入され，最も影響が大きい．鉱物粉じんを長期的に吸入すると肺組織に繊維性の変化が生じ，肺機能が低下する（けい肺症，石綿肺症など）．また，金属を含む場合には亜鉛熱やベリリウム肺肉芽腫症など，金属に由来する症状を示す．花粉症やハウスダスト症は，花粉やダニをアレルゲンとするアレルギーである．今日では小児気管支喘息の80〜90％がダニによるものとされている．

一方，液体粒子としてはタバコの煙やくしゃみなどがある．タバコ煙の粒子相成分には多くの発癌性物質が含まれている．液体粒子の中には細菌やウイルスを含有するものがある．

1.5 微生物

空気中に浮遊する微生物は0.01〜100 μmの大きさのものが普通で，一般的には植物性や動物性のじんあいなどの粒子に付着している．その個数は，屋外大気では1 m^3当たり数十〜数百個，オフィスビル内では数10個程度である．またこれらの大部分は非病原性である．また，室内空気中の微生物は，在室する人およびその人の活動内容により影響される．すなわち，室内の微生物量を測定することは室内の空気の清浄度を評価する上だけでなく，感染防止の点からも重要である．特に病院などではバイオクリーンルームに関係する法律や指針が実施され，浮遊じんあい数，浮遊菌数，落下細菌数を定期的に測定することにより作業環境の空気清浄度の確認が行われており，手術後の抵抗力の低下している患者などへの日和見感染の防止に努めている．また，インフルエンザも室内空気のウイルス汚染が原因の一つである．

1.6　騒　音

騒音とは不快な音の総称で，「うるさい」，「騒がしい」，「不愉快だ」などと判断する主観的な心理量である．ところが音は人間の存在とは無関係に客観的な物理量として存在する．騒音の発生源には工場，建設現場，新幹線，航空機，自動車などがあり，さらに街頭放送や深夜の娯楽遊戯場の騒音もある．人口の都市集中や都市の拡張に伴って住宅地帯と工場地帯が接近したこと，都市交通機関の高速化，航空路線の増設や拡張，自動車の急増などが原因になって，騒音は特定地域だけの問題ではなく，快適な生活環境の妨害として公害苦情件数のなかで，高い比率を示している．(C.1 図 C.2 参照)．

騒音規制法（1968 年）により地域の類型ごとに環境基準が定められ，一方，工場，建設騒音については指定地域の区分ごとに規制基準が設定されている．また航空機騒音（1973 年），新幹線鉄道騒音（1975 年）にかかわる環境基準も設定された．自動車騒音については定常走行騒音，排気騒音ならびに加速走行騒音について規制が行われ，許容限度が定められている．さらに飲食店営業などにかかわる深夜騒音については，地方公共団体が条例で規制措置をとっている．

a）音の物理量

音の強さ：音の進行方向に直角方向の単位面積（1 m^2）を通り抜ける音のエネルギー量をいい，W/m^2 を単位とし，記号は I で表す．

音圧：音は大気圧に対する圧力の変化であり，この圧力をいい，p で表す．I と p の間には次式の関係がある．

$$I = \frac{p^2}{\rho c}$$

ただし，ρ は空気の密度で 1.2 kg/m^2，c は音速

$\rho c \fallingdotseq 400$ N・s/m

音の強さのレベル：音の強さを I，人の最小可聴値を I_0 として表すと，音の強さのレベル IL は（1）式であるが，その 10 倍したデシベル（dB）を単位として用いている．

$$IL = \log_{10}\frac{I}{I_0}\ \text{単位ベル}\quad (1)\qquad\qquad IL = 10\log_{10}\frac{I}{I_0}\ \text{dB}\quad (2)$$

（2）式は音圧との関係で（3）式となるから，結局（4）式で表される．

$$10\log_{10}\frac{p^2/\rho c}{{p_0}^2/\rho c}\quad (3)\qquad\qquad IL = 20\log_{10}\frac{p}{p_0}\ \text{dB}\quad (4)$$

これは音圧を使用しているので音圧レベル（SPL：sound pressure level）という．よって音圧を dB で表示したものである．音圧の最小可聴値 p_0 は（2×10^{-5} N/m^2）であるので音圧 p を音圧レベルで表すことができる．

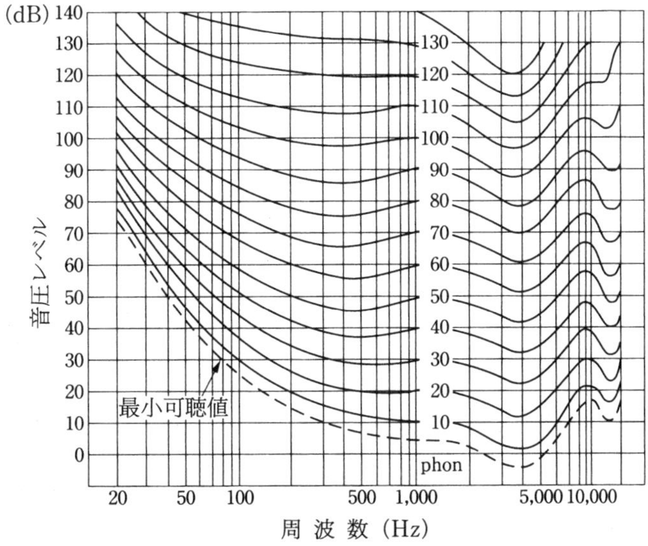

図 F.3　等感度曲線

b）音の大きさの感覚量

音の強さと音の大きさは一般に混同して使われているが，音の強さは音の物理量であり，音の大きさは耳で音を聞いたときの判断量，すなわち感覚量（phon）である．人の聴覚が感じる音の大きさは同じ音圧レベル（dB）であっても，周波数が多いと高い音に，少ないと低い音に感じる．

そこで，周波数の異なる種々の音圧レベルの音を聞かせ，同じ大きさと感じた音を調べ，等感度曲線（図 F.3）をつくり，1000 Hz の音を基準として，人の感覚量のレベルの単位 phon が作成された．

c）騒音レベル

音の大きさのレベル phon は人の感覚を基礎にしているので，騒音量を表すのに理想的であるが，1000 Hz の基準音と聞き比べなければならず，また騒音は複雑な周波数の成分をもつので，実際の騒音との対応も問題になる．そこであらかじめ人の聴感に似せた特性をもつ周波数の補正回路（聴感補

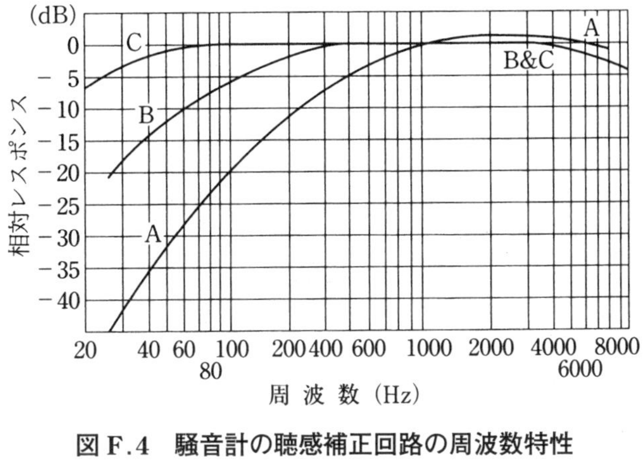

図 F.4　騒音計の聴感補正回路の周波数特性

正回路）を組み入れた騒音計（指示騒音計，簡易騒音計）で音の大きさを測定し，その指示値を騒音レベルとしている（図F.4）．単位はホンまたはdBである．騒音計はA，B，C三つの特性をもつ聴感補正回路を備えており，それぞれ40，70，85 phonの等感曲線に近い周波数依存性を示す．騒音レベルの測定は原則としてB特性を用いて測定し，60ホン未満のときは，A特性，85ホン以上のときはC特性で測定し，用いた特性をXホン（A）のように表示する．

ある場所において特定の音について測定を行うとき，その特定の対象音がないときにその場所における騒音を対象音に対する暗騒音というが，騒音レベルの測定にはこの暗騒音を考慮しなければならない．なお，航空機騒音については，各時間帯毎の飛行回数を加味した加重等価知覚騒音レベル（WECPNL）がある．

d）騒音の人に及ぼす影響

① 聴力障害：長期間騒音に曝露されると，聴力は低下損失し永久的難聴（騒音性難聴）となる．
② 心身に及ぼす影響：騒音は気分や神経をいらだたせ，注意力を散漫にし，不快感や怒りに発展させるなど情緒的影響力が強い．
③ 会話，音声の聴取妨害
④ 作業，生活に対する妨害：頭脳的作業で妨害されやすい．学童では集中力がなくなり，学習能率の低下をきたす．睡眠，休息などの一般生活も妨害する．

e）環境基準

騒音問題は，今日一般家庭にも及んでおり，環境省は環境基準を設け騒音を規制しているが，未達成の地域が多い（表F.4，表F.5）．

表F.4　騒音の環境基準

地域の類型	昼間（6：00～22：00）	夜間（22：00～翌日の6：00）
AA	50デシベル以下	40デシベル以下
AおよびB	55デシベル以下	45デシベル以下
C	60デシベル以下	50デシベル以下

日本薬学会編：衛生試験法・注解2010（金原出版より）

表F.5　道路に面する地域の騒音の環境基準

地域の区分	昼間（6：00～22：00）	夜間（22：00～翌日の6：00）
A地域のうち2車線以上の道路に面する地域	60デシベル以下	55デシベル以下
B地域のうち2車線以上の道路に面する地域およびC地域のうち車線を有する道路に面する地域	65デシベル以下	60デシベル以下
幹線交通を担う道路に隣接する空間	70デシベル以下	65デシベル以下

日本薬学会編：衛生試験法・注解2010（金原出版より）

F 2. 室内環境の保全

2.1 気温・気湿の測定法

a）気温の測定法

一般室内の気温を測定するのには，普通の棒状温度計やアスマン通風湿度計を用いる．アスマン通風湿度計を用いると，熱幅射や風の影響を受けず正確に温度を測定できるだけでなく，同時に湿度も測定可能である．

アスマン通風湿度計は，図 F.5 に示すように A および B の金属筒にそれぞれ乾球温度計ならびに湿球温度計が挿入されており，測定する場所で三脚の取付金具に釣り下げて設置し，湿球部のガーゼを水で潤したのち，ネジ G を回す．E の中の翼車が回転し始めると C，D の金属筒を通して空気が急速に吸引され，3 分くらい経つと乾球温度計（気温の示度）と湿球温度計の示度が一定となるので，それぞれの温度を読む．

b）気湿の測定法

通常アウグスト乾湿球温度計やアスマン通風湿度計，さらに毛髪湿度計などで測定される．ここではアスマン通風湿度計を用いた場合の計算式を掲げる（測定法は 2.1.a 気温の測定法参照）．

$f = f' - 1/2\ (t - t')\ H/755$

$R = f/F \times 100$

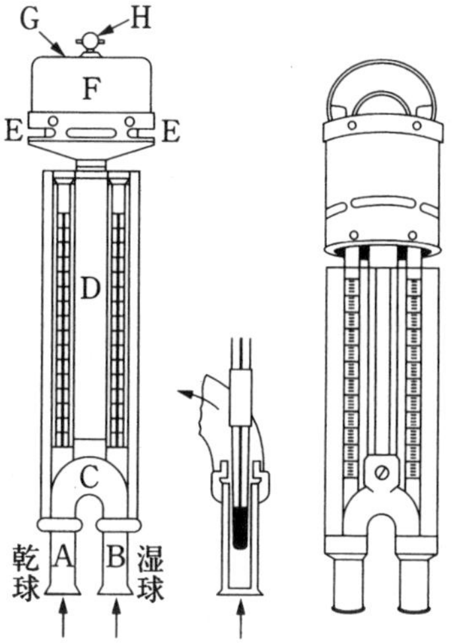

図 F.5　アスマン通風湿度計

表 F.6　水の飽和水蒸気圧

°C	ヘクトパスカル	°C	ヘクトパスカル	°C	ヘクトパスカル	°C	ヘクトパスカル	°C	ヘクトパスカル	°C	ヘクトパスカル
0.0	4.581	4.9	6.494	9.8	9.082	14.7	12.54	19.6	17.10	24.5	23.06
0.1	4.615	5.0	6.540	9.9	9.143	14.8	12.62	19.7	17.21	24.6	23.19
0.2	4.648	5.1	6.586	10.0	9.205	14.9	12.70	19.8	17.32	24.7	23.33
0.3	4.682	5.2	6.632	10.1	9.267	15.0	12.78	19.9	17.42	24.8	23.47
0.4	4.716	5.3	6.678	10.2	9.329	15.1	12.87	20.0	17.53	24.9	23.61
0.5	4.750	5.4	6.725	10.3	9.392	15.2	12.95	20.1	17.64	25.0	23.76
0.6	4.785	5.5	6.772	10.4	9.455	15.3	13.03	20.2	17.75	25.1	23.90
0.7	4.820	5.6	6.819	10.5	9.518	15.4	13.12	20.3	17.86	25.2	24.94
0.8	4.855	5.7	6.866	10.6	9.582	15.5	13.20	20.4	17.97	25.3	24.18
0.9	4.890	5.8	6.914	10.7	9.646	15.6	13.29	20.5	18.08	25.4	24.33
1.0	4.925	5.9	6.962	10.8	9.710	15.7	13.37	20.6	18.19	25.5	24.47
1.1	4.961	6.0	7.010	10.9	9.775	15.8	13.46	20.7	18.31	25.6	24.62
1.2	4.997	6.1	7.059	11.0	9.840	15.9	13.54	20.8	18.42	25.7	24.76
1.3	5.033	6.2	7.108	11.1	9.906	16.0	13.63	20.9	18.53	25.8	24.91
1.4	5.069	6.3	7.157	11.2	9.972	16.1	13.72	21.0	18.65	25.9	25.06
1.5	5.105	6.4	7.207	11.3	10.04	16.2	13.81	21.1	18.76	26.0	25.21
1.6	5.142	6.5	7.257	11.4	10.10	16.3	13.89	21.2	18.88	26.1	25.36
1.7	5.179	6.6	7.307	11.5	10.17	16.4	13.98	21.3	18.99	26.2	25.51
1.8	5.216	6.7	7.357	11.6	10.24	16.5	14.07	21.4	19.11	26.3	25.66
1.9	5.254	6.8	7.408	11.7	10.31	16.6	14.16	21.5	19.23	26.4	25.81
2.0	5.292	6.9	7.459	11.8	10.38	16.7	14.25	21.6	19.35	26.5	25.96
2.1	5.329	7.0	7.510	11.9	10.45	16.8	14.34	21.7	19.46	26.6	26.12
2.2	5.368	7.1	7.562	12.0	10.51	16.9	14.43	21.8	19.58	26.7	26.27
2.3	5.406	7.2	7.614	12.1	10.58	17.0	14.53	21.9	19.70	26.8	26.43
2.4	5.445	7.3	7.666	12.2	10.65	17.1	14.62	22.0	19.82	26.9	26.58
2.5	5.484	7.4	7.719	12.3	10.72	17.2	14.71	22.1	19.95	27.0	26.74
2.6	5.523	7.5	7.772	12.4	10.79	17.3	14.81	22.2	20.07	27.1	26.90
2.7	5.562	7.6	7.825	12.5	10.87	17.4	14.90	22.3	20.19	27.2	27.05
2.8	5.602	7.7	7.879	12.6	10.94	17.5	14.99	22.4	20.31	27.3	27.21
2.9	5.642	7.8	7.933	12.7	11.01	17.6	15.09	22.5	20.44	27.4	27.37
3.0	5.681	7.9	7.987	12.8	11.08	17.7	15.18	22.6	20.56	27.5	27.53
3.1	5.722	8.0	8.042	12.9	11.15	17.8	15.28	22.7	20.69	27.6	27.70
3.2	5.763	8.1	8.997	13.0	11.23	17.9	15.38	22.8	20.81	27.7	27.86
3.3	5.804	8.2	8.152	13.1	11.30	18.0	15.47	22.9	20.94	27.8	28.02
3.4	5.845	8.3	8.208	13.2	11.38	18.1	15.57	23.0	21.07	27.9	28.18
3.5	5.886	8.4	8.263	13.3	11.45	18.2	15.67	23.1	21.19	28.0	28.35
3.6	5.928	8.5	8.320	13.4	11.52	18.3	15.77	23.2	21.32	28.1	28.52
3.7	5.970	8.6	8.377	13.5	11.60	18.4	15.87	23.3	21.45	28.2	28.68
3.8	6.012	8.7	8.433	13.6	11.68	18.5	15.97	23.4	21.58	28.3	28.85
3.9	6.055	8.8	8.491	13.7	11.75	18.6	16.07	23.5	21.71	28.4	29.02
4.0	6.098	8.9	8.548	13.8	11.83	18.7	16.17	23.6	21.84	28.5	29.19
4.1	6.141	9.0	8.606	13.9	11.91	18.8	16.27	23.7	21.98	28.6	29.36
4.2	6.184	9.1	8.665	14.0	11.98	18.9	16.37	23.8	22.11	28.7	29.53
4.3	6.227	9.2	8.723	14.1	12.06	19.0	16.47	23.9	22.24	28.8	29.70
4.4	6.271	9.3	8.782	14.2	12.14	19.1	16.58	24.0	22.38	28.9	29.87
4.5	6.315	9.4	8.841	14.3	12.22	19.2	16.68	24.1	22.51	29.0	30.04
4.6	6.360	9.5	8.901	14.4	12.30	19.3	16.79	24.2	22.65	29.1	30.22
4.7	6.404	9.6	8.961	14.5	12.38	19.4	16.89	24.3	22.78	29.2	30.39
4.8	6.449	9.7	9.021	14.6	12.46	19.5	17.00	24.4	22.92	29.3	30.57

表 F.6　つづき

°C	ヘクトパスカル	°C	ヘクトパスカル	°C	ヘクトパスカル	°C	ヘクトパスカル	°C	ヘクトパスカル	°C	ヘクトパスカル
29.4	30.75	33.0	37.73	36.6	46.06	40.2	55.93	43.8	67.58	47.4	81.25
29.5	30.92	33.1	37.95	36.7	46.31	40.3	56.23	43.9	67.93	47.5	81.67
29.6	31.10	33.2	38.16	36.8	46.56	40.4	56.53	44.0	68.28	47.6	82.08
29.7	31.28	33.3	38.37	36.9	46.82	40.5	56.83	44.1	68.64	47.7	82.49
29.8	31.46	33.4	38.59	37.0	47.08	40.6	57.13	44.2	68.99	47.8	82.91
29.9	31.64	33.5	38.81	37.1	47.33	40.7	57.44	44.3	69.35	47.9	83.33
30.0	31.83	33.6	39.02	37.2	47.59	40.8	57.74	44.4	69.71	48.0	83.75
30.1	32.01	33.7	39.24	37.3	47.85	40.9	58.05	44.5	70.07	48.1	84.17
30.2	32.19	33.8	39.46	37.4	48.11	41.0	58.36	44.6	70.43	48.2	84.60
30.3	32.38	33.9	39.68	37.5	48.37	41.1	58.67	44.7	70.80	48.3	85.03
30.4	32.56	34.0	39.90	37.6	48.64	41.2	59.98	44.8	71.16	48.4	85.45
30.5	32.75	34.1	40.13	37.7	48.90	41.3	59.29	44.9	71.53	48.5	85.88
30.6	32.94	34.2	40.35	37.8	49.17	41.4	59.60	45.0	71.90	48.6	86.31
30.7	33.13	34.3	40.58	37.9	49.43	41.5	59.92	45.1	72.27	48.7	86.74
30.8	33.32	34.4	40.80	38.0	49.70	41.6	60.24	45.2	72.64	48.8	87.18
30.9	33.51	34.5	41.03	38.1	49.97	41.7	60.55	45.3	73.01	48.9	87.62
31.0	33.70	34.6	41.26	38.2	50.24	41.8	60.87	45.4	73.39	49.0	88.06
31.1	33.89	34.7	41.49	38.3	50.51	41.9	61.19	45.5	73.77	49.1	88.50
31.2	34.08	34.8	41.72	38.4	50.79	42.0	61.52	45.6	74.15	49.2	88.94
31.3	34.28	34.9	41.95	38.5	51.06	42.1	61.84	45.7	74.53	49.3	89.39
31.4	34.47	35.0	42.18	38.6	51.34	42.2	62.17	45.8	74.91	49.4	89.84
31.5	34.67	35.1	42.41	38.7	51.62	42.3	62.49	45.9	75.29	49.5	90.29
31.6	34.87	35.2	42.65	38.8	51.89	42.4	62.82	46.0	75.67	49.6	90.74
31.7	35.07	35.3	42.89	38.9	52.17	42.5	63.15	46.1	76.06	49.7	91.19
31.8	35.27	35.4	43.12	39.0	52.45	42.6	63.48	46.2	76.45	49.8	91.64
31.9	35.47	35.5	43.36	39.1	52.74	42.7	63.81	46.3	76.84	49.9	92.10
32.0	35.67	35.6	43.60	39.2	53.02	42.8	64.15	46.4	77.23	50.0	92.56
32.1	35.87	35.7	43.84	39.3	53.31	42.9	64.49	46.5	77.63	50.1	93.02
32.2	36.07	35.8	44.08	39.4	53.59	43.0	64.82	46.6	78.03	50.2	93.48
32.3	36.28	35.9	44.33	39.5	53.88	43.1	65.16	46.7	78.43	50.3	93.95
32.4	36.48	36.0	44.57	39.6	54.17	43.2	65.50	46.8	78.82	50.4	94.41
32.5	36.69	36.1	44.82	39.7	54.46	43.3	65.84	46.9	79.22	50.5	94.88
32.6	36.89	36.2	45.06	39.8	54.75	43.4	66.19	47.0	79.63	50.6	95.35
32.7	37.10	36.3	45.31	39.9	55.04	43.5	66.53	47.1	80.03	50.7	95.82
32.8	37.31	36.4	45.56	40.0	55.34	43.6	66.88	47.2	80.44	50.8	96.29
32.9	37.52	36.5	45.81	40.1	55.63	43.7	67.23	47.3	80.84	50.9	96.77

ただし，t：乾球温度計の示度（℃）

t'：湿球温度計の示度（℃）

H：気圧計の示度（ヘクトパスカル）

f'：t'℃における飽和水蒸気圧（ヘクトパスカル）表 F.7 より求める．

f：試料空気の水蒸気圧（ヘクトパスカル）

F：t℃における飽和水蒸気圧（ヘクトパスカル）表 F.7 より求める．

R：相対湿度

c）カタ冷却力の測定法

図 F.6 のような乾カタ温度計を用い，アルコール柱が 38 ℃（100 °F）から 35 ℃（95 °F）にまで降

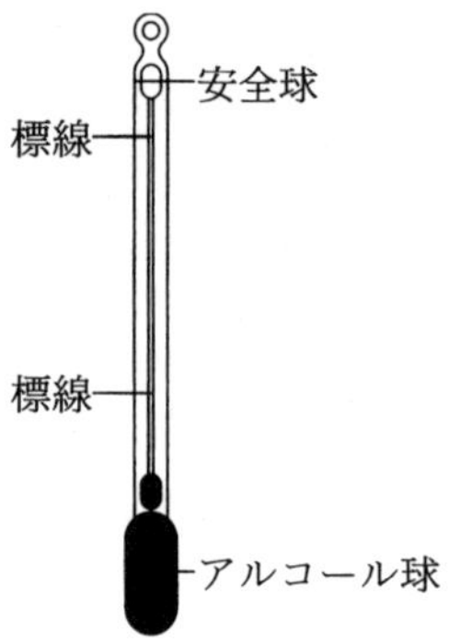

図 F.6　乾カタ温度計

下するに要する時間 T（秒）を測定する．カタ冷却力 H は以下の計算式を用いて算出される．

カタ冷却力（mcal/sec）＝ f/T

f：カタ係数（単位＝ミリカロリー）

T：カタ温度計のアルコール柱が 38 ℃から 35 ℃まで下降するのに要する時間（秒単位）

気動の計算

気温および乾カタ冷却力から，次式に従って気動を算出する．

① 気動が 1 m/sec 以下の場合（H/θ の値が 0.60 よりも小さい場合）

$$V = \left(\frac{H/\theta - 0.20}{0.40}\right)^2$$

② 気動が 1 m/sec 以上の場合（H/θ の値が 0.60 より大きい場合）

$$V = \left(\frac{H/\theta - 0.13}{0.47}\right)^2$$

V：気動（m/sec）

H：乾カタ冷却力

θ：$(36.5 - t)$ ℃（t は，アスマン通風湿度計によって測定した気温）

2.2　換　気

ある室内に対して，その室内以外から空気が流入し，流入した空気によって室内の空気が希釈され，交換されることを換気と呼ぶ．換気量は単位時間当たり置換される空気量（m^3/h）で表す．また 1 時間に置換される空気の量を室内気積で除した値は，1 時間にその室内の空気が何回置換されたかを示すもので，換気回数という．また室内のある汚染物質の濃度を一定濃度以下にするための換気量を，必要換気量という．

室内に一定数の在室者がある場合には，一定量の二酸化炭素が発生しているのでその空気は汚染されている．そこで室内の空気が人の健康上必要な水準に保つために供給されるべき新鮮な外気の量を必要換気量という．

a）換気量の測定法（室内に人が居ない場合）

換気量の測定法を大別すると，空気量を直接測定する方法と，空気の化学的あるいは物理的変化の状況（CO_2 の量や絶対温度など）を測り，これから計算によって間接的に求める方法がある．

室内に二酸化炭素を供給し，換気によるその濃度の低下の速度測定による方法

室内に適当量の二酸化炭素を供給したのち，室内空気をよくかき混ぜて分布を均等にし，室内 CO_2 平均濃度 C_1（%）を測定する．次に一定時間（例えば1時間）経過したのち，再び空気をかき混ぜて室内 CO_2 の平均濃度 C_t（%）を測定する．換気量または換気回数は以下の式によって求める．

$$V = 2.303\ \frac{V_R}{t} \log \frac{C_1 - C_0}{C_t - C_0} \qquad (1)$$

$$E = \frac{V}{V_R} \qquad (1')$$

V：換気量（m^3/hr）

V_R：室の気積（m^3）（気積は床面積に天井の高さを乗じ，それからすべての室内物件の容積を差し引いて求める．なお普通は床面上 3.6～4 m 以上は計算に加えない）

t：はじめの測定時刻から次の測定時刻までの経過時間（hr）

C_1：はじめの測定時間（$t = 0$）における室内空気の CO_2 濃度（%または m^3/m^3）

C_0：室の外部から入ってくる空気の CO_2 濃度（%または m^3/m^3）

C_t：t 時間における室内空気の平均 CO_2 濃度（%または m^3/m^3）

E：換気回数（回 /hr）

b）必要換気量の測定方法（室内に人が居る場合）

室内に CO_2，CO などのガスが発生する場合，これらのガス濃度を許容量以下にすべき換気量を求める方法である．

$$V = \frac{M \cdot 100}{C_s - C_0}$$

V：必要換気量（m^3/hr）

M：室内で発生するガス量（m^3/hr）

C_s：許容濃度（%）

C_0：外気中または給気中のガス濃度（%）

1時間における換気回数は換気量（m^3/hr）を気積（m^3）で除して求められ，室内の空気が1時間当たり入れ替わる回数である．

2.3　CO_2 の測定法

検知管法と非分散型赤外線吸収法が一般的である．

a）検知管法

検知管法は，検知剤を充填した検知管に試料空気を導入すると変色することを利用したものである．汎用されているNaOH・チモールフタレイン検知剤は，アルミナ粒子にチモールフタレインを加えた水酸化ナトリウム溶液を吸着させたものであり，二酸化炭素によりpHの変化を受けて青紫色からうすい桃色に変化する．また，最近よく用いられているヒドラジン・クリスタルバイオレット検知剤は，以下の反応式のようにヒドラジンとCO_2が反応してカルバジン酸となり，pH指示薬のクリスタルバイオレットが無色から紫色に変化するもので，NaOH・チモールフタレイン検知管の反応が遅いため測定に5分を要するのに対して，ヒドラジン・クリスタルバイオレット検知管では1～2分で測定できる利点を有している．

$$CO_2 + NH_2NH_2 \longrightarrow NH_2NHCOOH$$

b）非分散型赤外分析法

二酸化炭素の場合，他のガスよりも濃度が高いため，最も簡単な1光源1セル方式が用いられる（図F.7）．

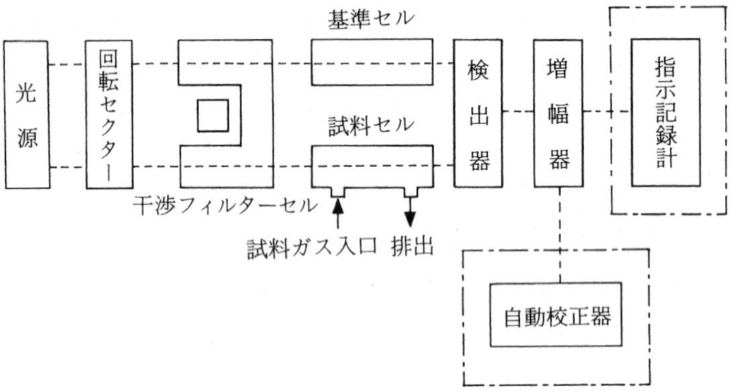

図F.7　赤外線ガス分析計

2.4　紫外線

紫外線照度計を用いる．この装置は受光部と指示部から構成されており，受光部には光電管，光電池または導電セルが用いられ，フィルター，絞り板などからなる．通常は300～400 nmの波長範囲を測定するが，有害紫外線を対象にするときは250～350 nmの波長範囲の強度を$\mu W/cm^2$で指示するようになっている．

2.5　照　度

照度はある面が光で照らされる度合，すなわち入射光密度をいう．この密度をルックス（K）で表示する．測定には，光電池，ルックスで目盛った電流計からなる光電池照度計を用いる．電流計の目盛りは最高値を1,000・3,000・5,000ルックスに設定した各種の目盛りがあり，切り替えによって正確に測定できる．

2.6　熱輻射（赤外線）

熱輻射は，黒球温度TGや放射体温度（mW/cm^{2}あるいはcal/cm^2/min）で表され，輻射熱は0.5 mmの厚さのつや消しした黒塗りとし，その中心に普通温度計（100〜160℃）の球部にコルクせんを通して挿入した黒球温度計（図F.8）で通常測定される．熱輻射によって黒球が温められ，黒球内部の温度が上昇する．黒球温度から同時に測定した気温を差し引いたものを実効輻射温度とする．

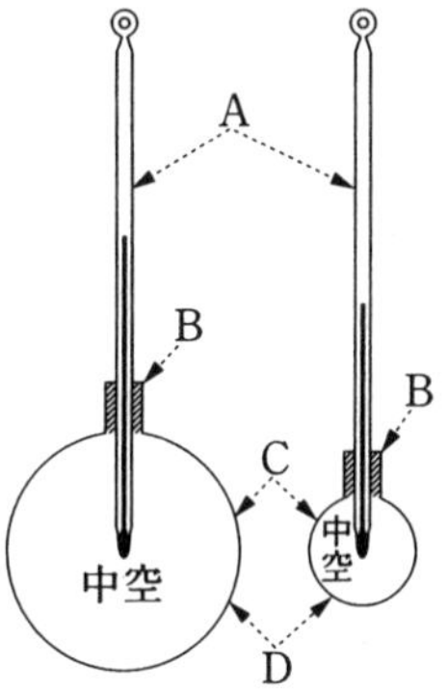

図F.8　黒球温度計

A：100〜150℃ 棒状温度計
B：コルクせん
C：つや消し黒塗り
D：銅板（0.5 mm）

2.7　微生物

落下細菌数：寒天平板3枚を試験場所に置き，5分間露出した後，36℃にて24〜48時間培養し，集落数を算定する．得られた1平板当たりの集落数（平均値）を落下菌数とする．

F 3. 室内環境と健康

都市に集中して生活するようになり，また居住空間の機密性の向上によって，室内環境は大きく変化した．多くの人は狭くて空気の流通の悪い空間に居住することになった．その結果，ダニやカビの発生の増加に伴い，アレルギーが増加することになった．

3.1 ハウスダストアレルギー

室内環境の変化に伴い，ハウスダストアレルギーが増加の傾向にある．このようなアレルギー疾患を引き起こすアレルゲンにはダニの成分，昆虫の破片，花粉，繊維成分，カビの胞子などがある．このようなアレルギーの原因となるダニはチリダニ科コナヒヨウダニ属の「ヤケヒョウダニ」と「コナヒョウダニ」である．ヒトの垢や抜け毛を餌として，一年中増殖するが，6～7月に最も増殖し，8～9月に死んだダニが増え，秋口に喘息発作が多い原因の一つと考えられている．

3.2 シックハウス症候群

近年，住宅の高気密化に伴い，「病気を引き起こす家」の意味でシックハウス症候群という言葉が使われるようになった．これは新建材や壁紙の接着剤などに含まれているホルムアルデヒド，トルエン，キシレンおよび防臭剤として使用されているパラジクロロベンゼンなどが原因で，皮膚アレルギー，気管支炎，呼吸困難，頭痛，慢性疲労，注意力低下などの症状を惹起すると考えられている．新築建物の入居者で多く見られるが，化学物質過敏症という極めて微量の化学物質にも反応してしまう化学物質過敏症という病態も報告されている．これらの化学物質のなかで，ホルムアルデヒドによる健康影響が最も危惧されている．ホルムアルデヒドの室内濃度指針値として，30分の平均値で0.1 mg/m^3 と定められている．

3.3 レジオネラ症

室内微生物について，特に注目されているのがレジオネラ菌である．もともとこの菌は一般の土壌に生息する菌であり，少量の菌では健康な人には感染しないが，老人など抵抗力の低下している人には肺炎のような重篤な症状を示す．1976年7月にアメリカ，フィラデルフィアのホテルで退役軍人の集まりで起こったことから，在郷軍人病とも呼ばれている．これは，空調機の循環冷却水に大量に繁殖したレジオネラ菌が空調機の冷風によって，飛散したために起こされた集団肺炎である．この他にも，イギリスにおいて空調設備を月曜日に使用し始めることによって，レジオネラ菌によってアレルギー症状を呈し，月曜病と呼ばれた例や，病院において空調や給湯器から感染した例がある．

表 F.7　室内空気中化学物質の室内濃度指針値及び標準的測定方法等について

平成 14 年 2 月 7 日　医薬発第〇二〇七〇〇二号医薬局長通知

化学物質		指針値	主な用途
厚生労働省が濃度指針値を定めた 13 物質	1）ホルムアルデヒド	100 μg/m^3（0.08 ppm）	合板，パーティクルボード，壁紙用接着剤等に用いられるユリア系，メラミン系，フェノール系等の合成樹脂，接着剤，一部ののり等の防腐剤
	2）アセトアルデヒド	48μg/m^3（0.03 ppm）	ホルムアルデヒド同様一部の接着剤，防腐剤
	3）トルエン	260 μg/m^3（0.07 ppm）	内装材等の施工用接着剤，塗料材
	4）キシレン	870 μg/m^3（0.20 ppm）	内装材等の施工用接着剤，塗料材
	5）エチルベンゼン	3800 μg/m^3（0.88 ppm）	内装材等の施工用接着剤，塗料材
	6）スチレン	220 μg/m^3（0.05 ppm）	ポリスチレン樹脂等を使用した断熱材等
	7）パラジクロロベンゼン	240 μg/m^3（0.04 ppm）	衣類の防腐剤，トイレの芳香剤等
	8）テトラデカン	330 μg/m^3（0.04 ppm）	灯油，塗料等の溶剤
	9）クロルピリホス 但し，小児の場合は	1 μg/m^3（0.07 ppb） 0.1 μg/m^3（0.007 ppb）	しろあり駆除剤
	10）フェノブカルブ	33 μg/m^3（3.8 ppb）	しろあり駆除剤
	11）ダイアジノン	0.29 μg/m^3（0.02 ppb）	殺虫剤
	12）フタル酸ジ-*n*-ブチル	220 μg/m^3（0.02 ppm）	塗料，接着剤等の可塑剤
	13）フタル酸ジ-2-エチルヘキシル	120 μg/m^3（7.6 ppb）**	塗料，床材等の可塑剤
	ノナナール（暫定値）	41 μg/m^3	
	総揮発性有機化合物（TVOC）	400 μg/m^3	

指針値；室内濃度の 30 分間平均値
※ 25℃の場合　　ppm：100 万分の 1 の濃度，ppb：10 億分の 1 の濃度
1），9）は，建築基準法（国土交通省）の規制対象物質
1）～6）は，日本住宅性能表示基準（国土交通省告示）で，濃度を測定できる 6 物質
建築基準法では，厚生労働省の指針に基づき，化学物質による室内空気汚染を防止するため，ホルムアルデヒド及びクロルピリホスについての規制を導入している．

参考文献

1）水質法令研究会・環境庁水質保全局（監修）（1994）逐条解説　水道水源法，中央法規
2）厚生省生活衛生局水道環境部計画課・水道整備課（監修）（1994）安全で良質な水道水の確保を求めて，中央法規
3）環境省編（2003）平成 15 年版　環境白書　地域社会から始まる持続可能な社会への変革，ぎょうせい
4）日本薬学会環境・衛生部会（2002）フォーラム 2002：衛生化学・環境トキシコロジー

（参考）薬学部卒業または薬剤師免許取得によって得られる資格，取得が有利な資格

（**太字**は，特に衛生薬学と関連のある資格）

(1) 薬学部卒業生のみが取得可能な資格	
・有試験（受験資格）	**薬剤師**［受験資格］
(2) 薬学部を卒業すると取得可能な資格・取得に特別の考慮が払われる資格	
・有試験（受験資格）	**登録販売者**［受験資格，実地経験免除］
・有試験（受験資格；受験に際し，選択科目，講習，実務経験などが免除）	**環境計量士**［受験資格，実地経験を免除］ 甲種危険物取扱者［実地経験を免除］ **食品衛生監視員**［食品衛生監視員採用試験受験資格，養成課程履修を免除］ 弁理士［選択科目免除］ 臨床検査技師［別途，臨床検査に関する必要単位を取得をすることで，受験資格有り］
・無試験（任命，申請，あるいは講習・実務経験により付与される資格・業務）	**建築物環境衛生管理技術者（ビル管理技術者）**［要講習］ **食品衛生管理者**［講習免除］ **水道技術管理者**［要実地経験］ **特別管理産業廃棄物責任者（感染性廃棄物以外の特別管理産業廃棄物を生ずる事業場）**［要講習］ **廃棄物処理施設技術管理者**［要実地経験］
・任用資格（公務員）	**環境衛生監視員**［公務員の中から任命］ **環境衛生指導員**［公務員の中から任命，実地経験を免除］
(3) 薬剤師でなければできない資格や業務	
	薬局で調剤業務 薬局の管理者（一般医薬品販売業の管理者） 医薬品製造販売業（輸入販売業）の管理者（動物用医薬品の製造所管理者を含む） 医薬品製造販売業の総括製造販売責任者 **学校薬剤師** 保険薬剤師 **専門薬剤師**（がん専門薬剤師，薬物療法専門薬剤師，感染制御専門薬剤師，HIV 感染症専門薬剤師，精神科専門薬剤師　他） **認定薬剤師**（研修認定薬剤師，プライマリ・ケア認定薬剤師，がん薬物療法認定薬剤師，救急認定薬剤師，漢方薬・生薬認定薬剤師，妊婦・授乳婦薬物療法認定薬剤師，認定実務実習指導薬剤師　他）
(4) 薬剤師であれば特別の考慮が払われる資格 / 業務	
・有試験（受験資格；受験に際し，選択科目，講習，実務経験などが免除）	**労働衛生コンサルタント**［5 年以上の実務経験で受験資格有り］ 医薬情報担当者（MR）［一部の科目を免除］ 介護支援専門員（ケアマネージャー）［5 年以上の実務経験］
・無試験（薬剤師資格があることにより付与される資格・業務）	**衛生管理者（第 1 種衛生管理者）**［試験免除，申請のみで取得可能］ **船舶に乗り組む衛生管理者（船舶衛生管理者）**［試験免除］ **作業環境測定士（第 1 種及び第 2 種）**［試験免除，要講習］ **特別管理産業廃棄物責任者（感染性産業廃棄物を生ずる事業場）**［試験免除］ **公害防止管理者　［大気関係（第 2 種），水質関係（第 1～4 種），ダイオキシン類関係］** ［公害防止管理者等資格認定講習受講資格，但し，薬学部卒は要実地経験 3 年＋試験］ **毒物劇物取扱責任者**［試験免除］
・業務（届出，許可制など）	**医薬部外品，化粧品，又は医療機器の製造（輸入販売）所の製造責任技術者**［届出］ 配置薬販売業者［都道府県の許可制］ 向精神薬取扱責任者　［届出］ **放射線取扱主任者（但し，放射性医薬品の管理業務*）**［選任業務］ 麻薬管理者［登録申請］
・任用資格（公務員）	**麻薬取締官**［国家公務員試験合格者または薬剤師国家試験合格者から採用，実務経験免除］ **薬事監視員**［公務員の中から任命；主に薬剤師で構成されている］ **家庭用品衛生監視員**［食品衛生監視員，薬事監視員などの公務員の中から任命］

*別に，第 1～3 種放射線取扱主任者（有試験）という国家資格が存在するので混同に注意.

この表は薬学部卒業または薬剤師免許取得によって取得可能な資格のうち主なものを記した.

日本語索引

カ

キ

ク

ケ

コ

サ

シ

ス

セ

ソ

タ

チ

ナ

ニ

ネ

ノ

ハ

へ

ホ

マ

外国語索引

Q

R

S

T

最新 衛 生 薬 学
[第 3 版]

定 価(本体 7,800 円+税)

編者承認
検印省略

編 集 別府 正敏(べっぷ まさとし) 平塚 明(ひらつか あきら)	平成 9 年 4 月 25 日	初版発行©
	平成 13 年 3 月 25 日	第 2 版発行
	平成 31 年 3 月 20 日	第 3 版 11 刷発行

発行所 株式会社 廣 川 書 店

〒113-0033 東京都文京区本郷 3 丁目 27 番 14 号
〔編集〕 電話 03(3815)3656 FAX 03(5684)7030
〔販売〕 電話 03(3815)3652 FAX 03(3815)3650

Hirokawa Publishing Co.

27-14, Hongō-3, Bunkyo-ku, Tokyo